U0883789

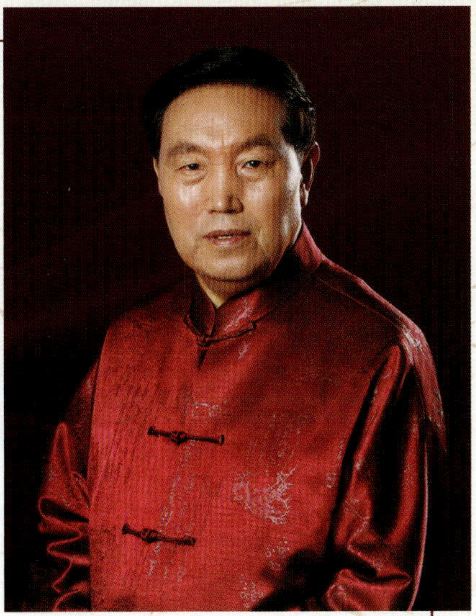

王道坤教授简介

WANGDAOKUN

王道坤1961年考入北京中医学院（现为北京中医药大学），在任应秋、王绵之、颜正华、周信有等名师教导下，勤奋好学，功底扎实；1967年毕业后，响应党的号召，扎根甘肃。50年来工作认真，临床与教学相结合，谙熟经典，兼通百家。尤精伤寒、易水、温补学派。临证中医德高尚，技艺精湛，既善攻邪，又娴扶正，擅长诊治内、儿、妇科疾病。诊治50余万人次。创立“风火痰瘀”辨治疑难病辨证方法，对消化系统疾病、再障、肾病、急慢性胰腺炎、糖尿病等疑难病症有自己独到的见解。特别是用敦煌禁秘方治疗慢性萎缩性胃炎独树一帜。多年来坚持主攻慢性萎缩性胃炎(CAG)及其癌前病变、胃癌等；开创敦煌医学研究先河，填补世界显学“敦煌学”之空白。研制出“萎胃灵”系列院内制剂，治愈CAG及癌前病变3万多例，被患者称为“胃病王”。至今仍在临床第一线，年接诊量万余人次。对待患者仁心仁德，一视同仁。诊查疾病，五诊合参，尤重色脉；治病策略，三疗并重，讲究到位；遣方用药，崇尚经方，擅用参芪；饮食宜忌，结合四时，讲解详细。因此，临床疗效显著，患者云集，享誉海内外。甘肃省人民政府2004年授予首届“甘肃省名中医”和“教学名师”的称号；是第三、第五、第六批全国老中医药专家学术经验继承工作指导老师；被甘肃中医药大学和中国中医科学院聘为博导；是北京中医药大学中医临床特聘专家。出版著作10余部，发表论文60多篇。获国家级大奖4项，获省厅级奖21项。享受国务院特殊津贴。

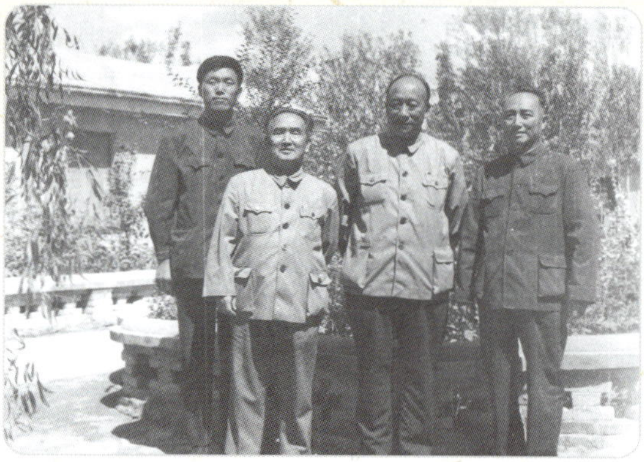

和于已伯院长（右2），周信有、戈敬恒教授在安西县照

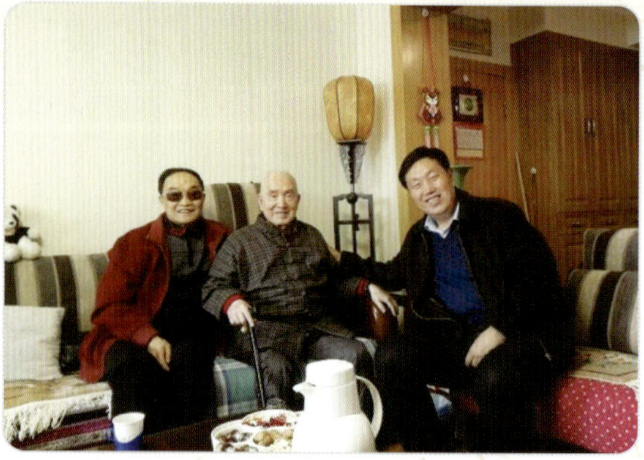

和国医大师周信有、大师兄贾斌在一起

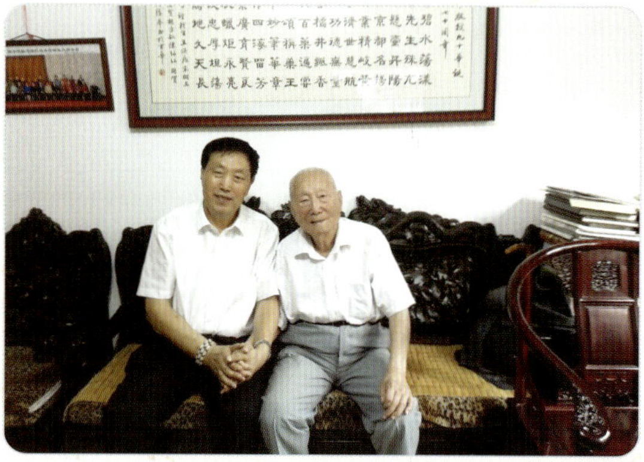

向97岁的首届国医大师颜正华恩师请教养生之道

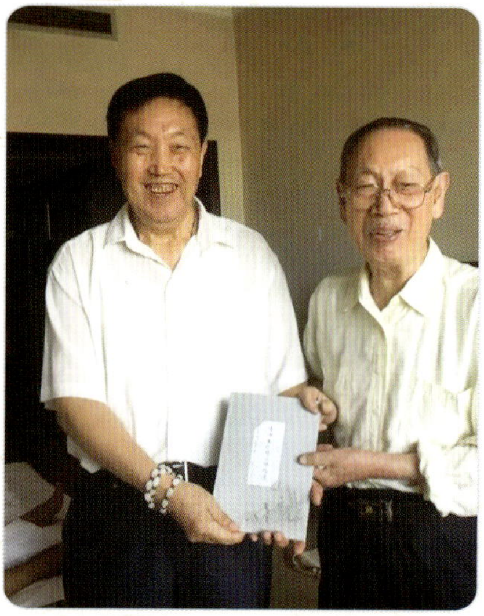

国医大师王世民赠大作

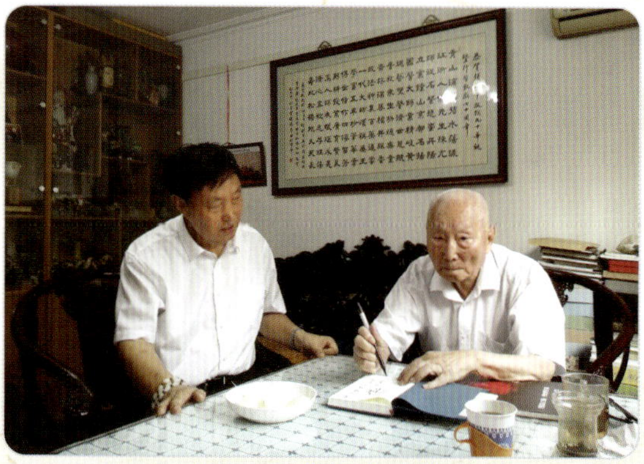

颜正华恩师赠大作并题词

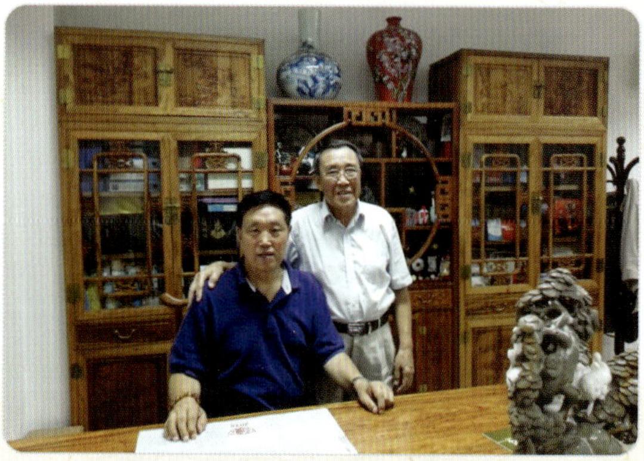

和温病大家刘景源教授在一起

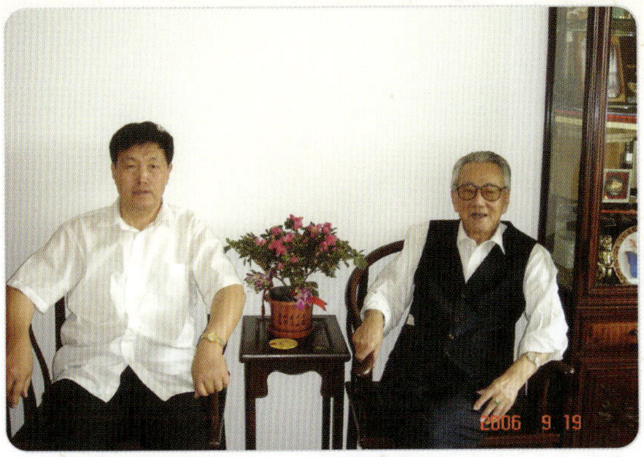

和国医大师王绵之老师在一起

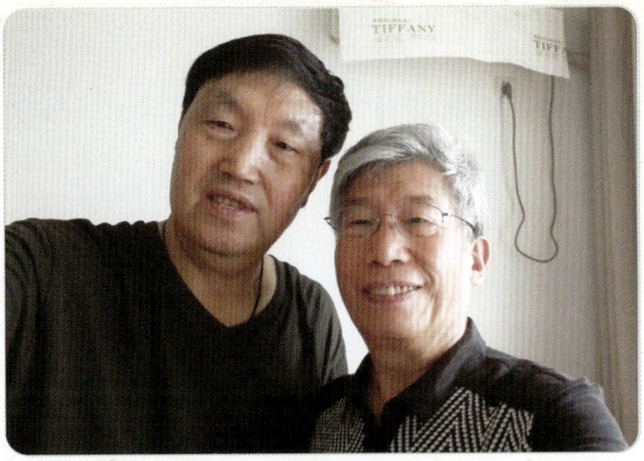

和伤寒大家郝万山在一起

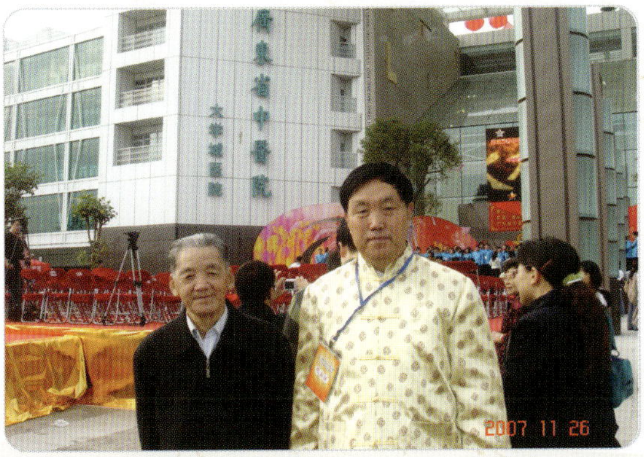

和国医大师路志正教授在一起

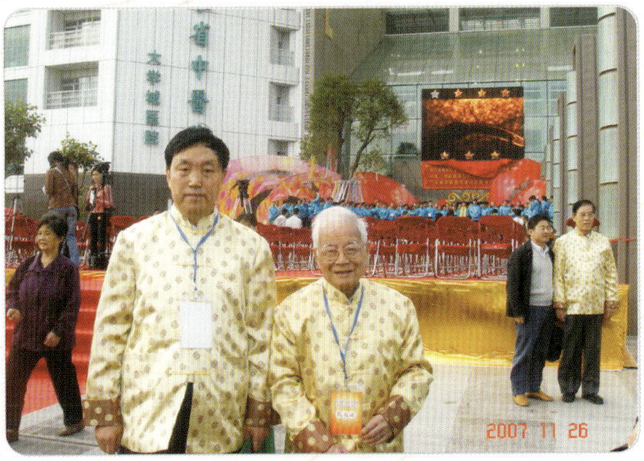

和国医大师邓铁涛教授在一起

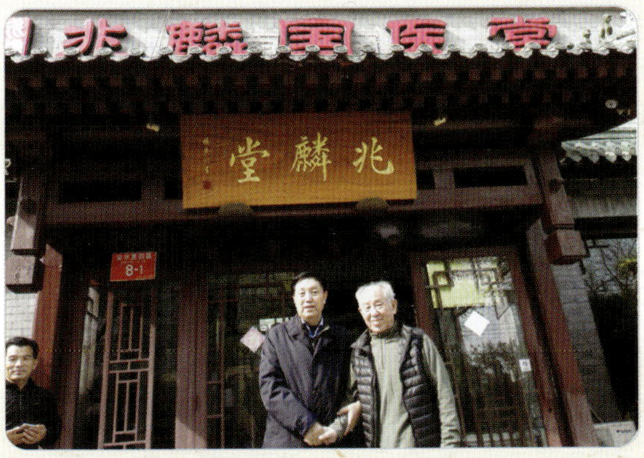

和师兄鲁兆麟在兆麟堂

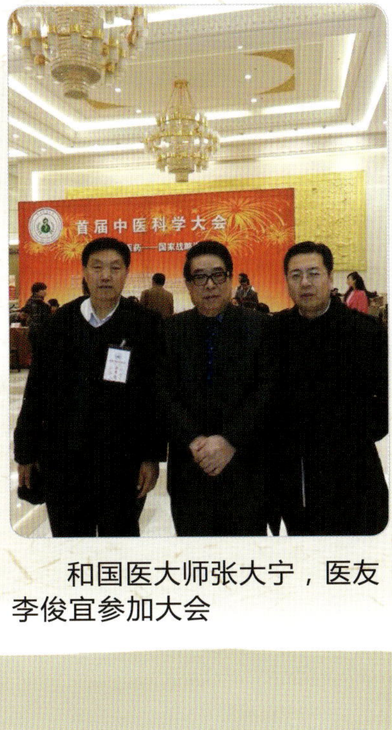

和国医大师张大宁，医友李俊宜参加大会

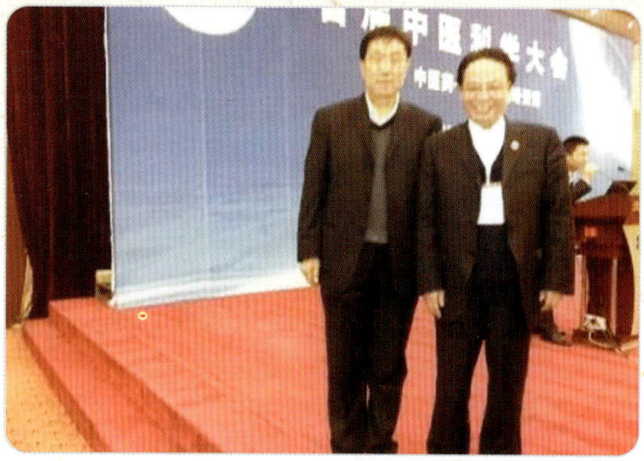

和国医大师孙光荣教授在一起

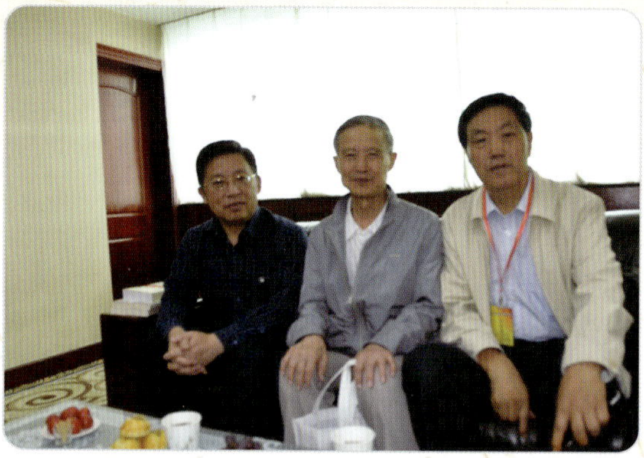

和经方大家冯世珑、黄煌教授在一起进行学术交流

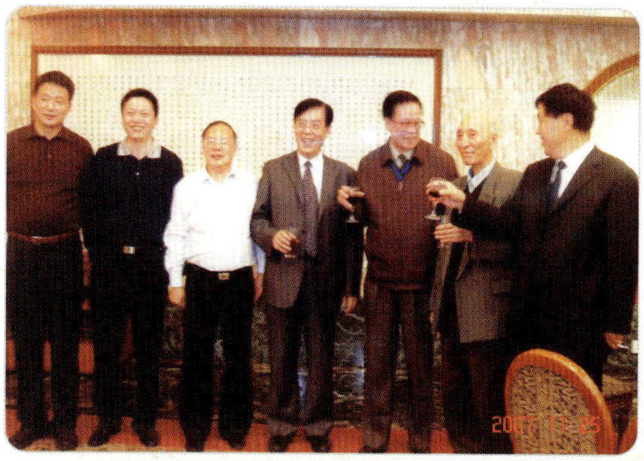

与获得师承名师的师兄弟欢聚广州

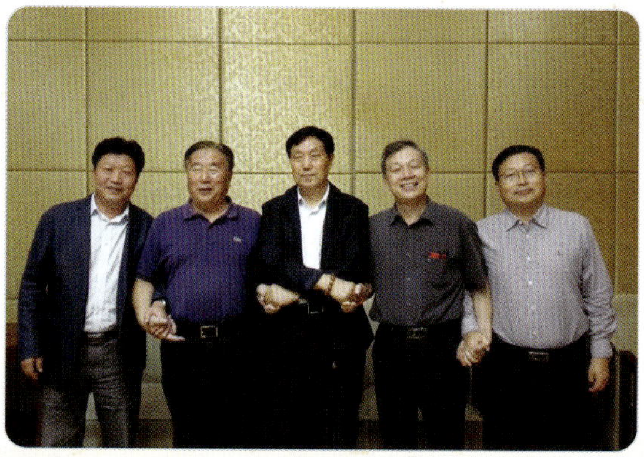

友谊常青

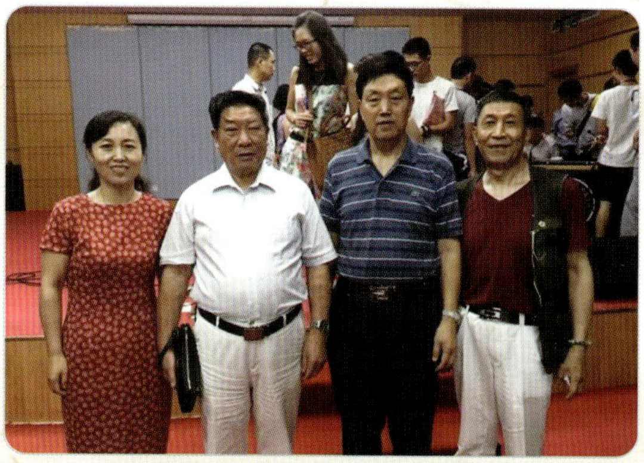

和刘方伯、周明易教授在一起

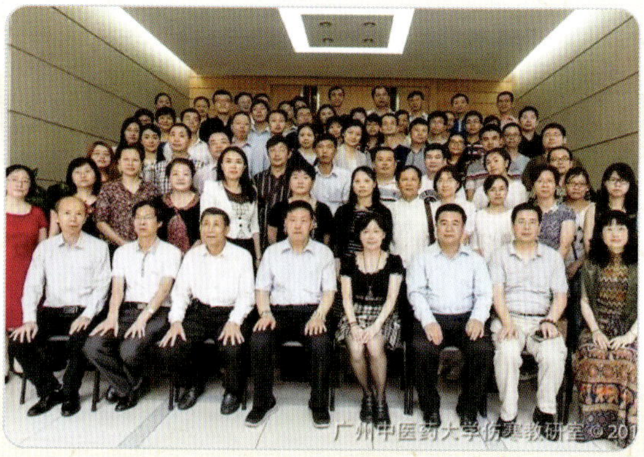

在广州学术交流会上

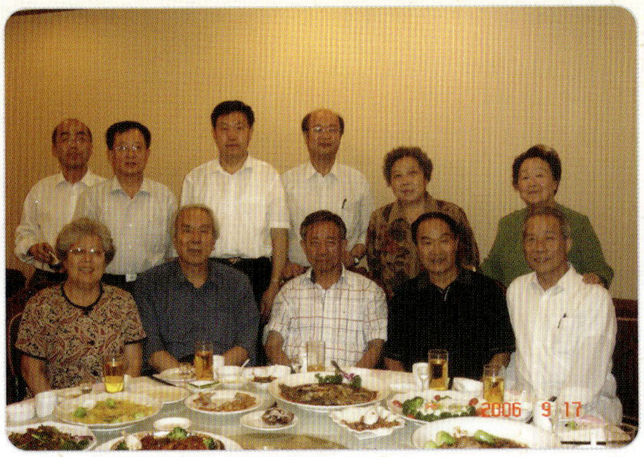

师兄弟欢聚一堂

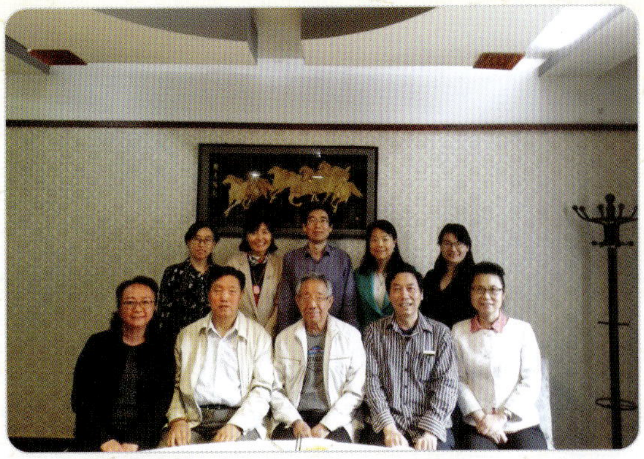

和高学敏教授团队在一起

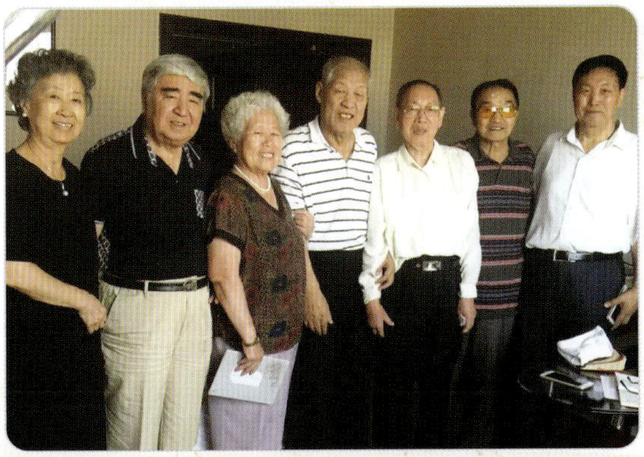

向大师兄们请教

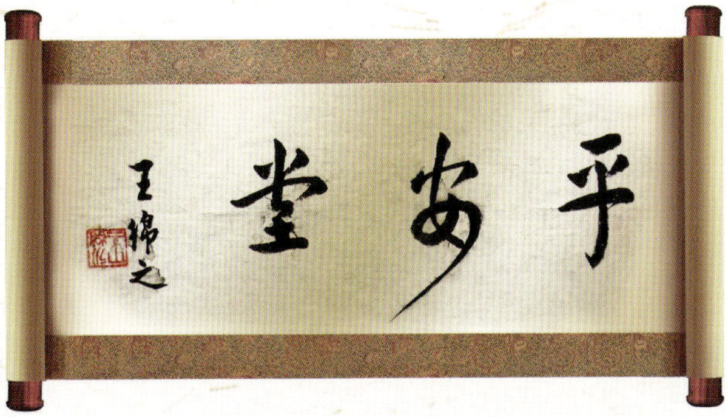

获国医大师王绵之老师题字

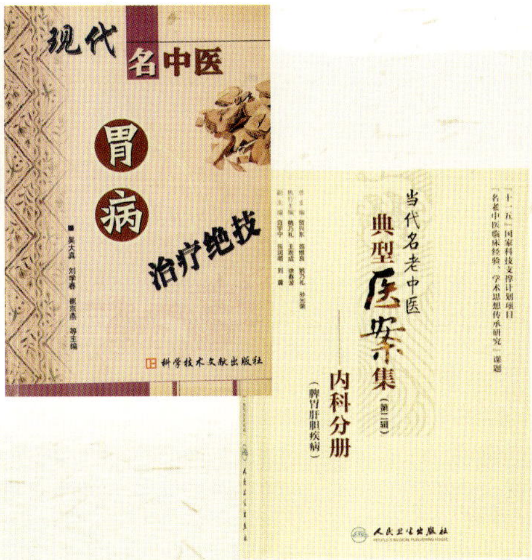

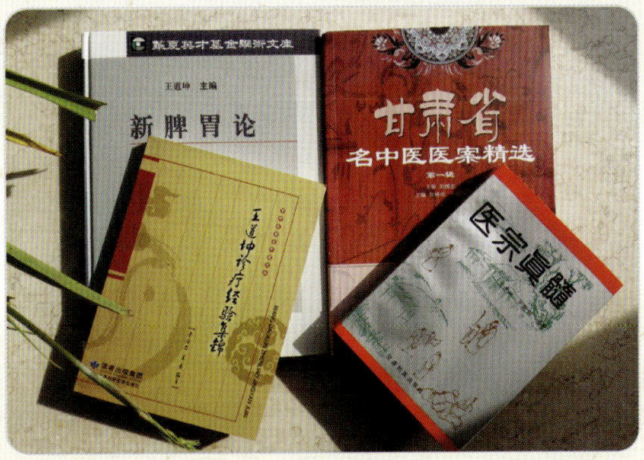

部分著作

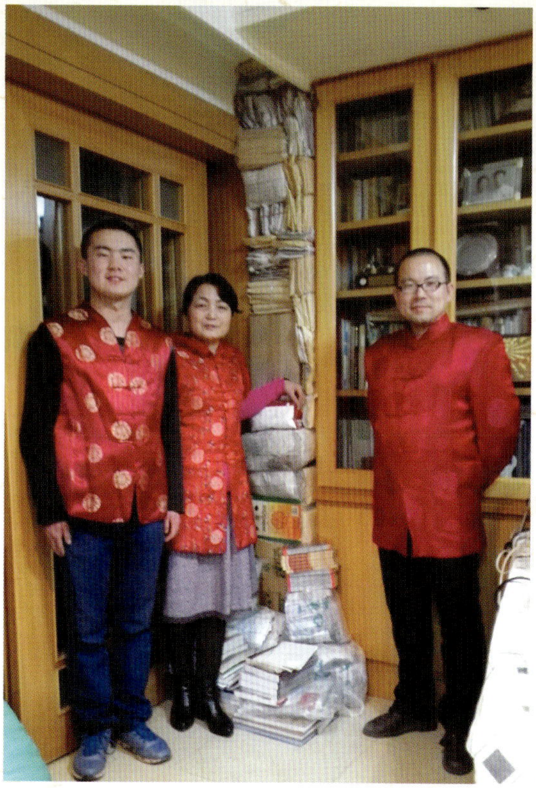

同学们欣赏比三层楼房还要高的病历处方

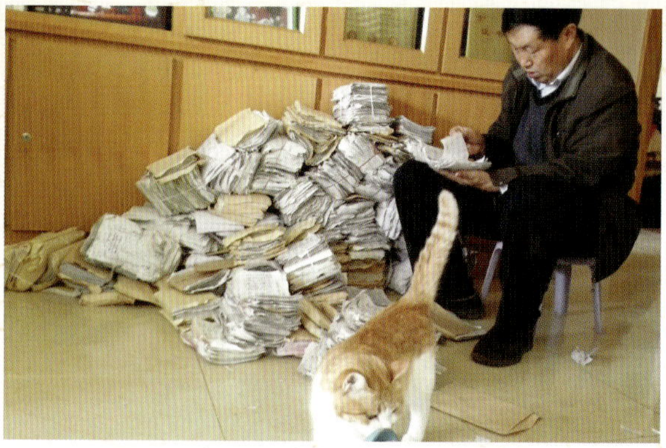

利用元宵节在整理处方

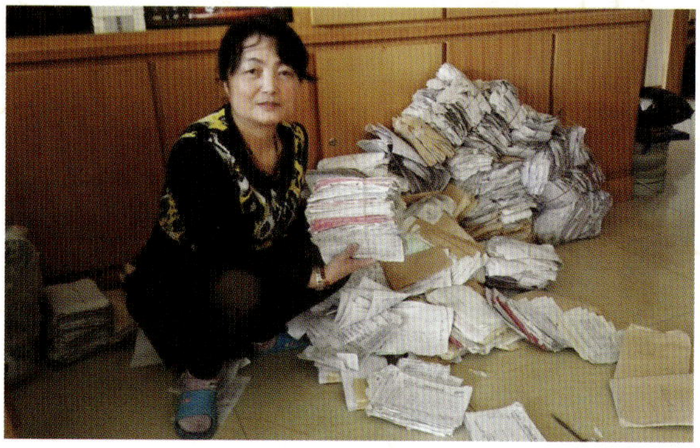

整理病历处方

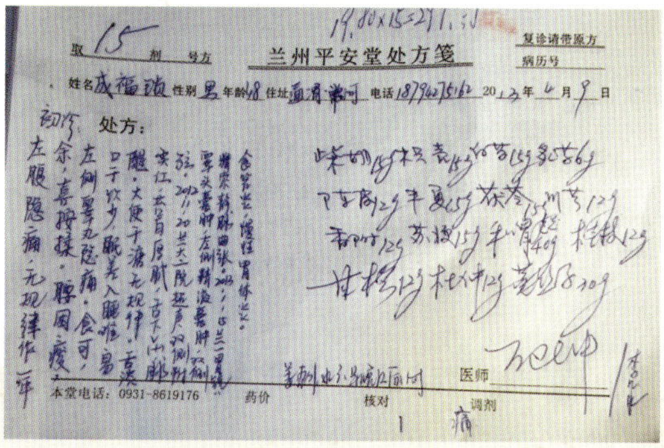

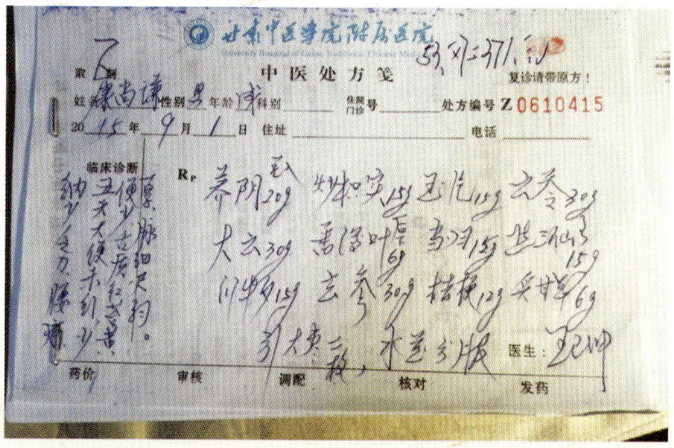

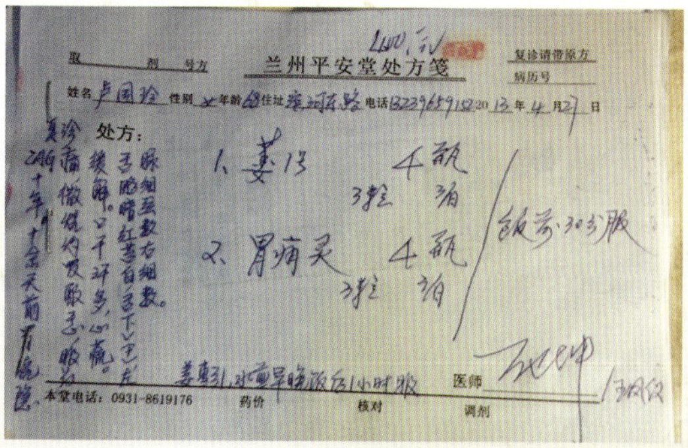

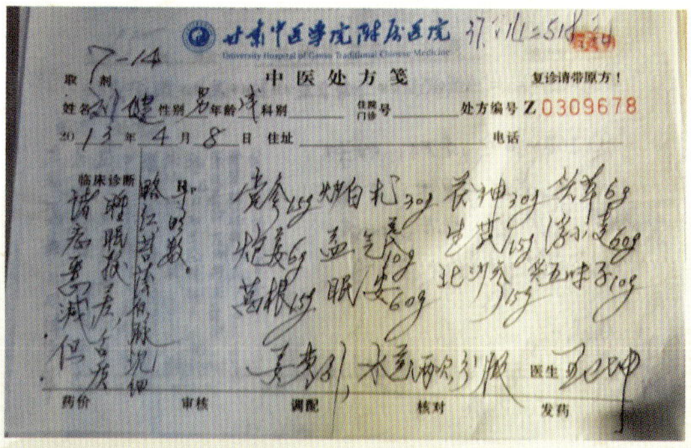

王氏临证，五诊合参，三疗并重，均有记载

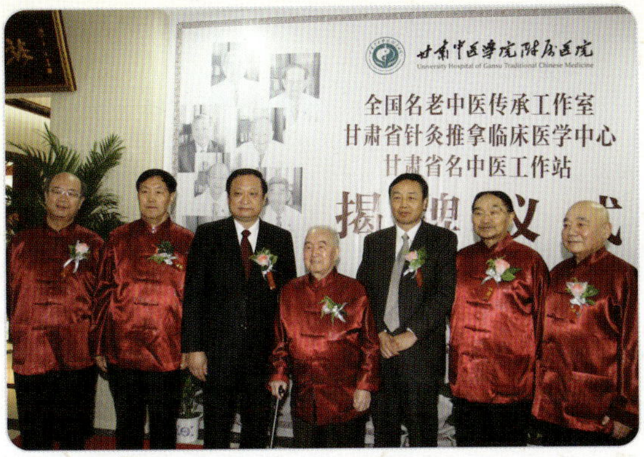

王国强部长（左3）、郝远副省长（右3）参加揭牌仪式

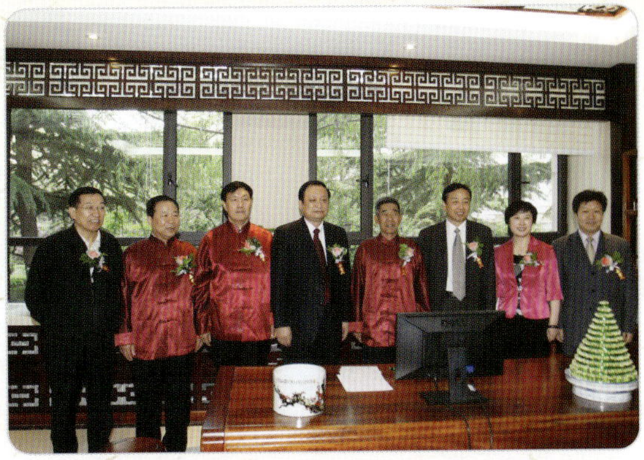

领导视察王道坤名中医诊室

著名中医专家于天安门广场革命博物馆向抗日老战士义诊留念 1995.6.30

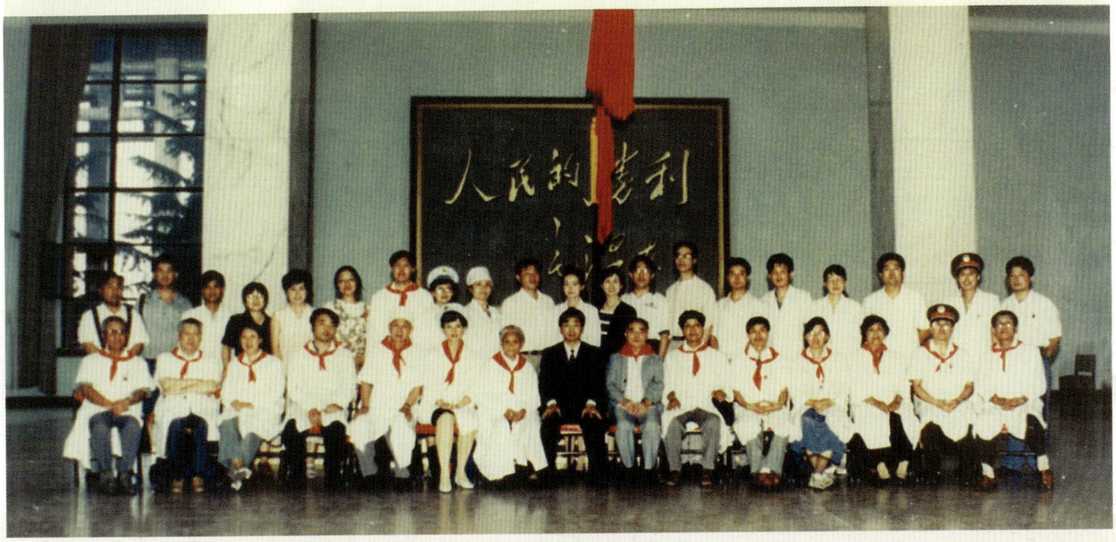

北京中医药大学第七次中医药教育研讨会暨校友会理事会 2017 年度全体会议

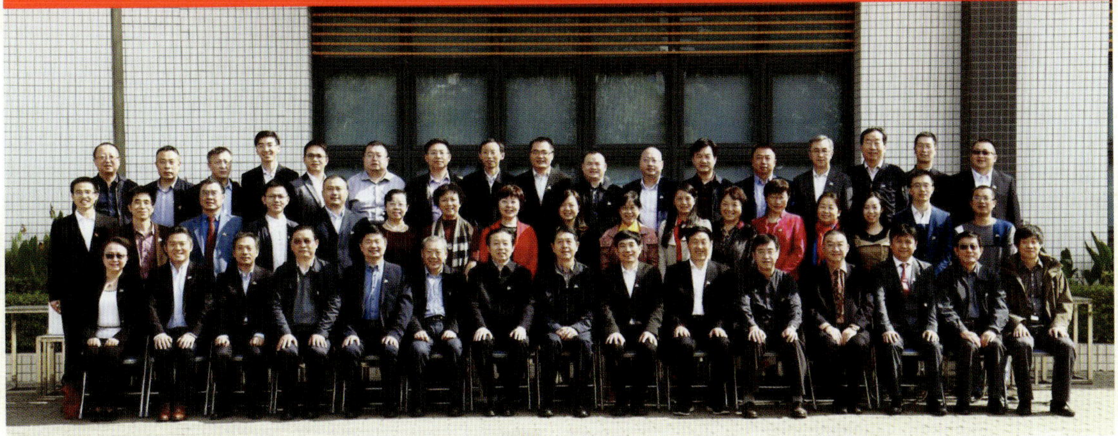

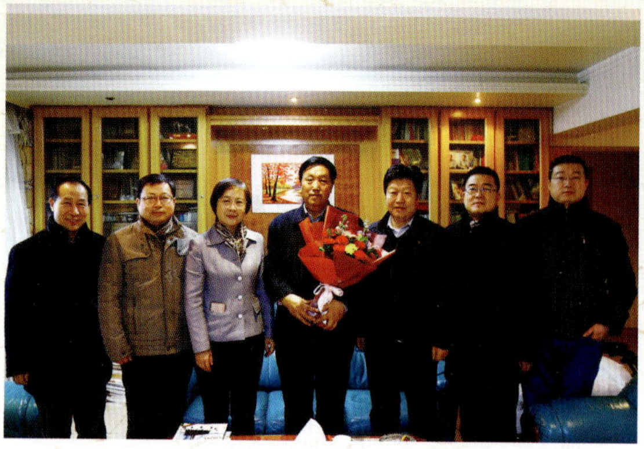

2017年春节甘肃中医药大学校领导慰问

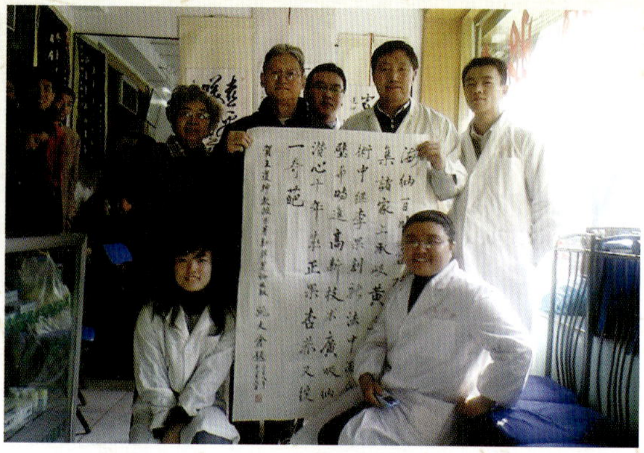

姚文仓先生对《新脾胃论》的评价

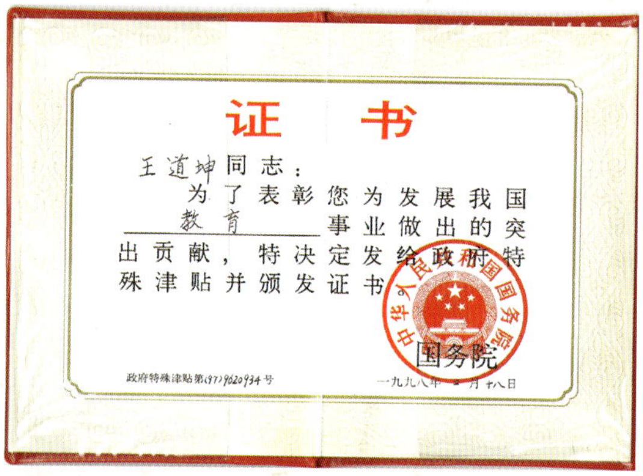

证书

王道坤同志：

为了表彰您为发展我国教育事业做出的突出贡献，特决定发给政府特殊津贴并颁发证书。

国务院

政府特殊津贴第(97)9620934号 一九九八年 月十八日

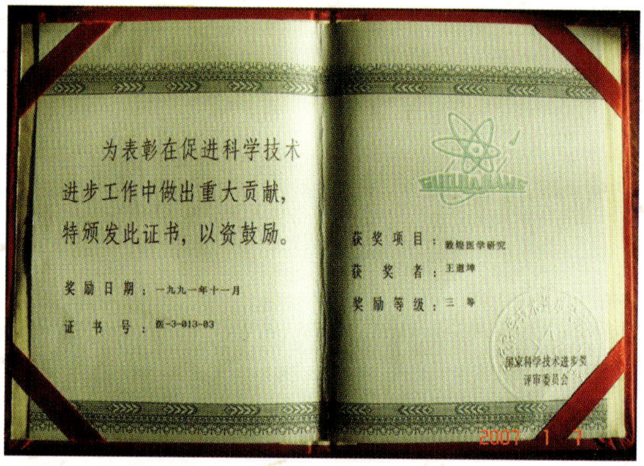

为表彰在促进科学技术进步工作中做出重大贡献，特颁发此证书，以资鼓励。

奖励日期：一九九一年十一月

证书号：[illegible]

获奖项目：敦煌医学研究

获奖者：王道坤

奖励等级：三等

国家科学技术进步奖评审委员会

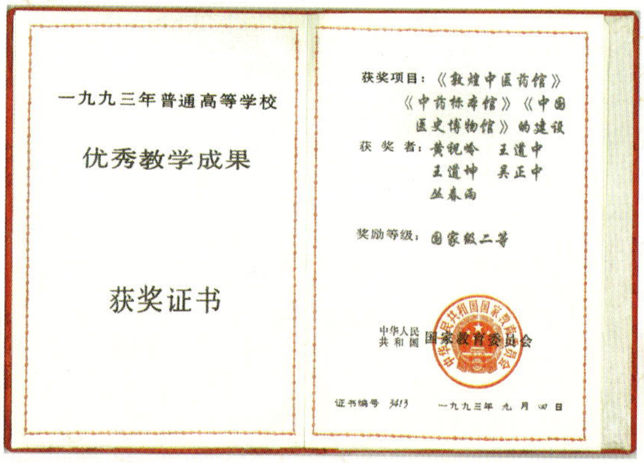

一九九三年普通高等学校

优秀教学成果

获奖证书

获奖项目：《敦煌中医药馆》《中药标本馆》《中国医史博物馆》的建设

获奖者：黄鸲峰 王道中 王道坤 吴正中 丛春雨

奖励等级：国家级二等

中华人民共和国国家教育委员会

证书编号 3413 一九九三年九月四日

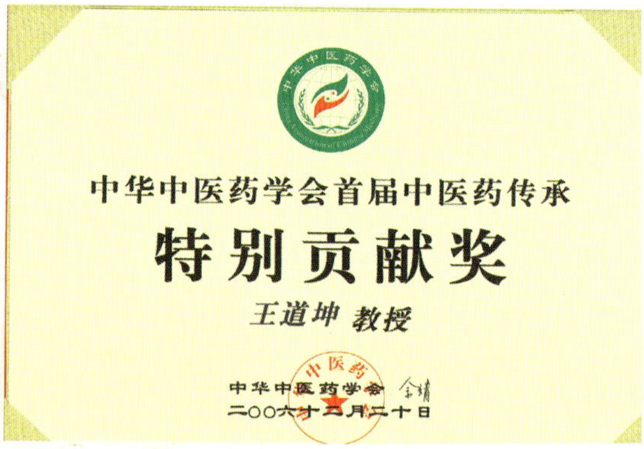

中华中医药学会首届中医药传承

特别贡献奖

王道坤 教授

中华中医药学会

二〇〇六年十二月二十日

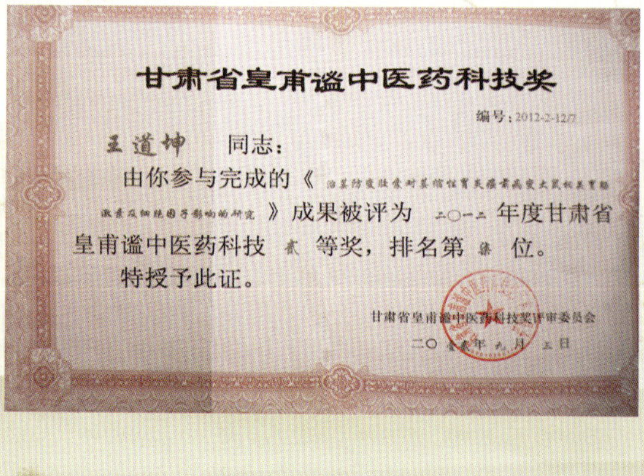

甘肃省皇甫谧中医药科技奖

编号：2012-2-12/7

王道坤 同志：

由你参与完成的《[illegible]》成果被评为二〇一二年度甘肃省皇甫谧中医药科技贰等奖，排名第[illegible]位。

特授予此证。

甘肃省皇甫谧中医药科技奖评审委员会

二〇[illegible]年九月三日

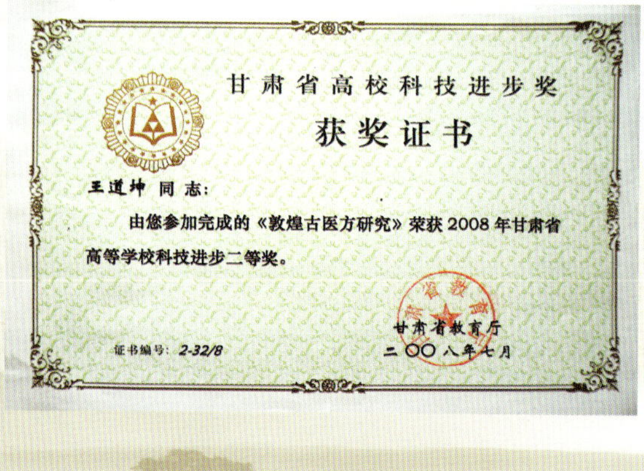

甘肃省高校科技进步奖

获奖证书

王道坤 同志：

由您参加完成的《敦煌古医方研究》荣获2008年甘肃省高等学校科技进步二等奖。

甘肃省教育厅

证书编号：2-32/8 二〇〇八年七月

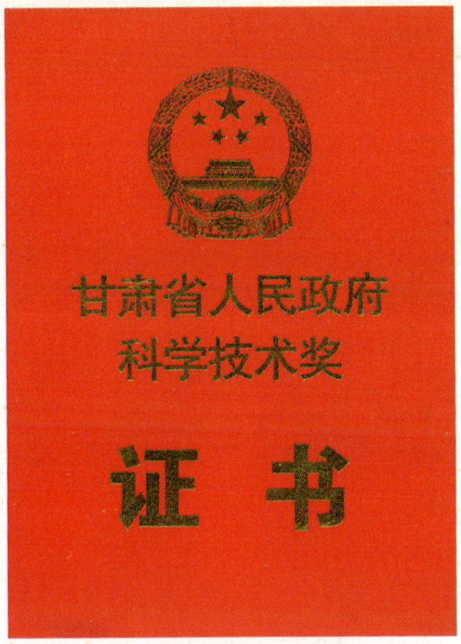
甘肃省人民政府
科学技术奖
证书

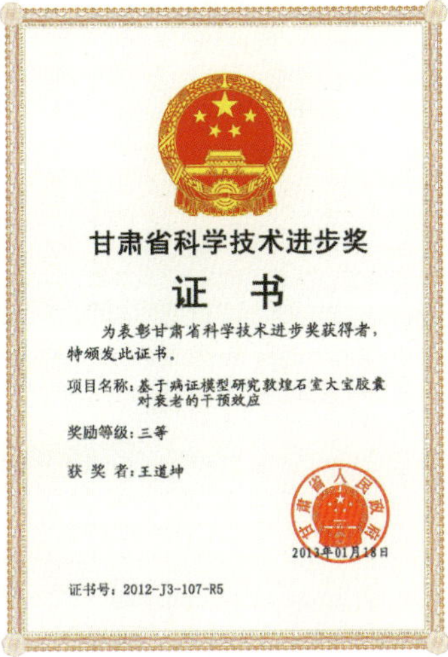
甘肃省科学技术进步奖
证 书
为表彰甘肃省科学技术进步奖获得者，特颁发此证书。
项目名称：基于病证模型研究敦煌石室大宝胶囊对衰老的干预效应
奖励等级：三等
获 奖 者：王道坤
证书号：2012-J3-107-R5

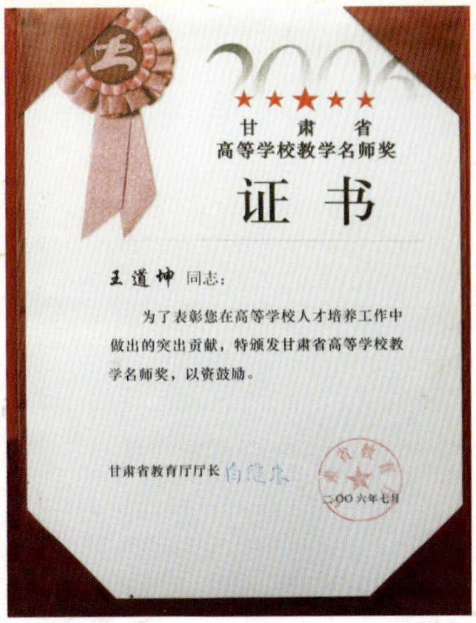
甘 肃 省
高等学校教学名师奖
证 书
王道坤 同志：
为了表彰您在高等学校人才培养工作中做出的突出贡献，特颁发甘肃省高等学校教学名师奖，以资鼓励。
甘肃省教育厅厅长
二〇〇六年七月

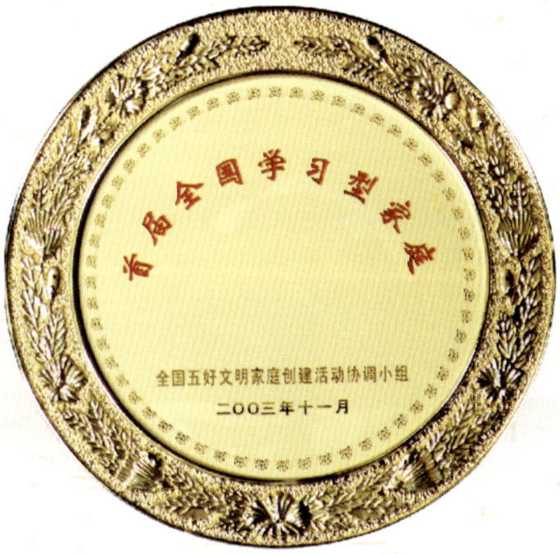
首届全国学习型家庭
全国五好文明家庭创建活动协调小组
二〇〇三年十一月

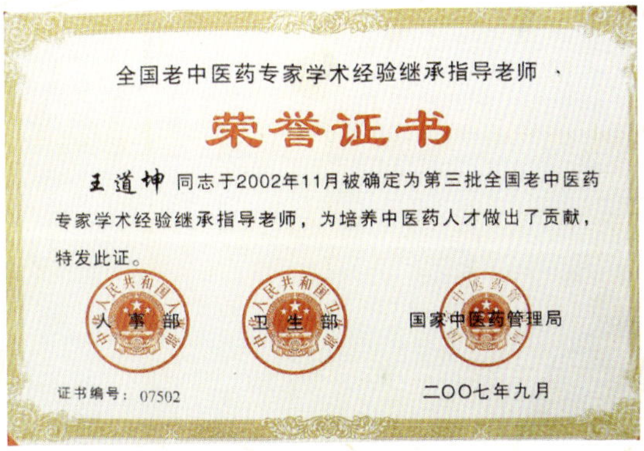
全国老中医药专家学术经验继承指导老师
荣誉证书
王道坤 同志于2002年11月被确定为第三批全国老中医药专家学术经验继承指导老师，为培养中医药人才做出了贡献，特发此证。
人事部
卫生部
国家中医药管理局
证书编号：07502
二〇〇七年九月

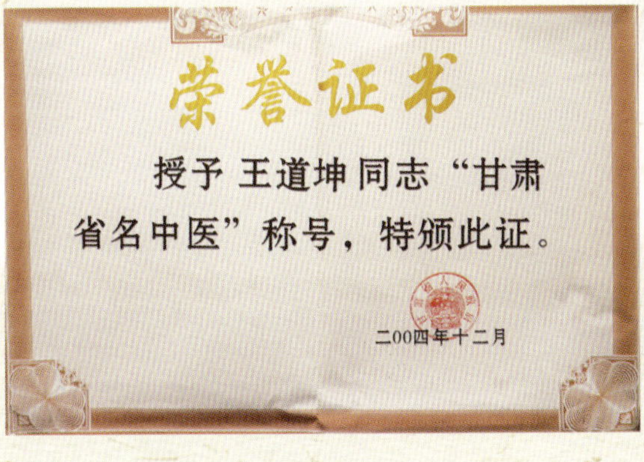
荣誉证书
授予 王道坤同志“甘肃省名中医”称号，特颁此证。
二〇〇四年十二月

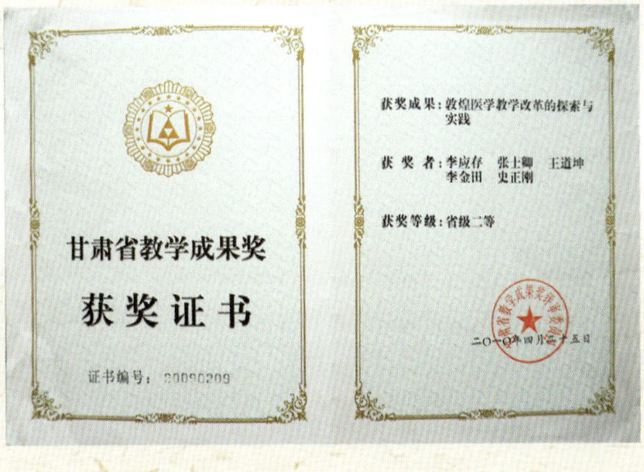
甘肃省教学成果奖
获奖证书
证书编号：20090209
获奖成果：敦煌医学教学改革的探索与实践
获 奖 者：李应存 张士卿 王道坤 李金田 史正刚
获奖等级：省级二等

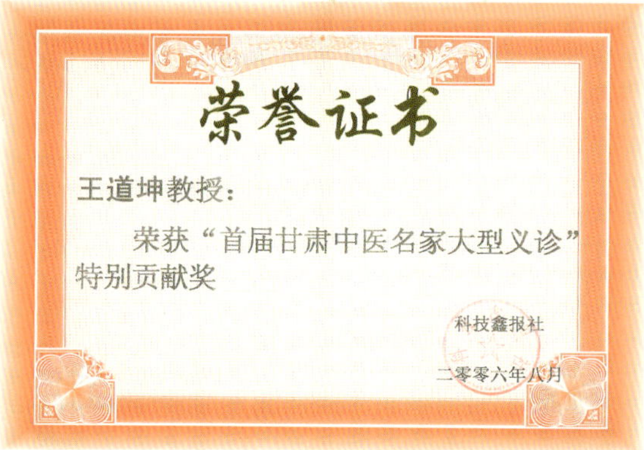
荣誉证书

王道坤教授：

荣获“首届甘肃中医名家大型义诊”特别贡献奖

科技鑫报社

二零零六年八月

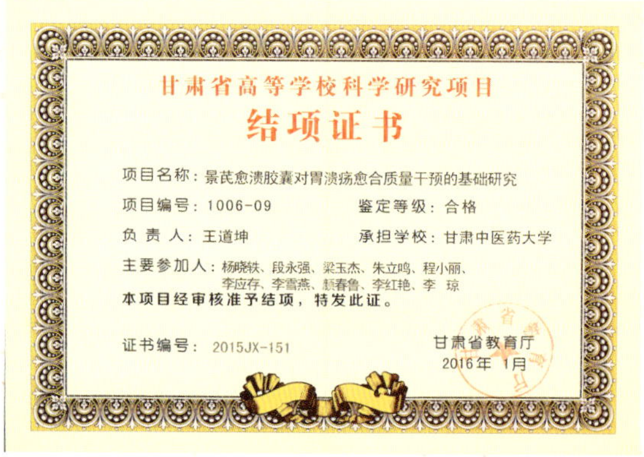
甘肃省高等学校科学研究项目

结项证书

项目名称：景芪愈溃胶囊对胃溃疡愈合质量干预的基础研究

项目编号：1006-09 鉴定等级：合格

负责人：王道坤 承担学校：甘肃中医药大学

主要参加人：杨晓轶、段永强、梁玉杰、朱立鸣、程小丽、李应存、李雪燕、赵春鲁、李红艳、李琼

本项目经审核准予结项，特发此证。

证书编号：2015JX-151

甘肃省教育厅

2016年1月

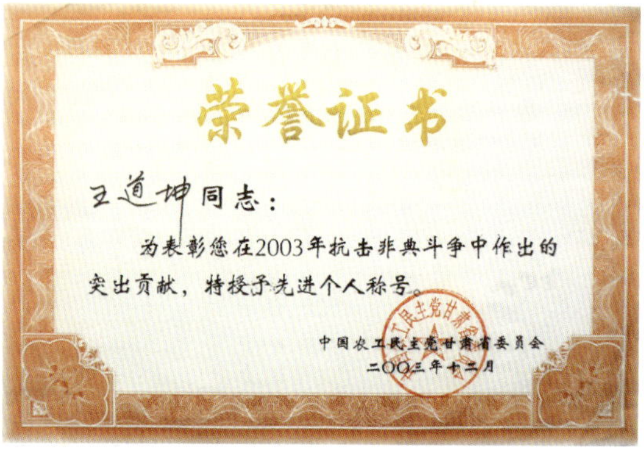
荣誉证书

王道坤同志：

为表彰您在2003年抗击非典斗争中作出的突出贡献，特授予先进个人称号。

中国农工民主党甘肃省委员会

二〇〇三年十二月

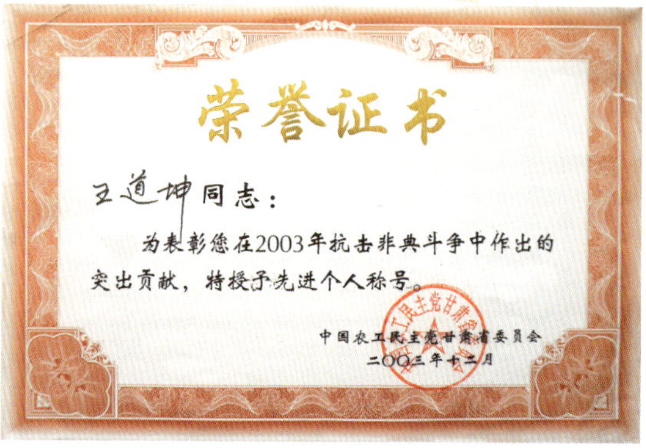
荣誉证书

王道坤同志：

为表彰您在2003年抗击非典斗争中作出的突出贡献，特授予先进个人称号。

中国农工民主党甘肃省委员会

二〇〇三年十二月

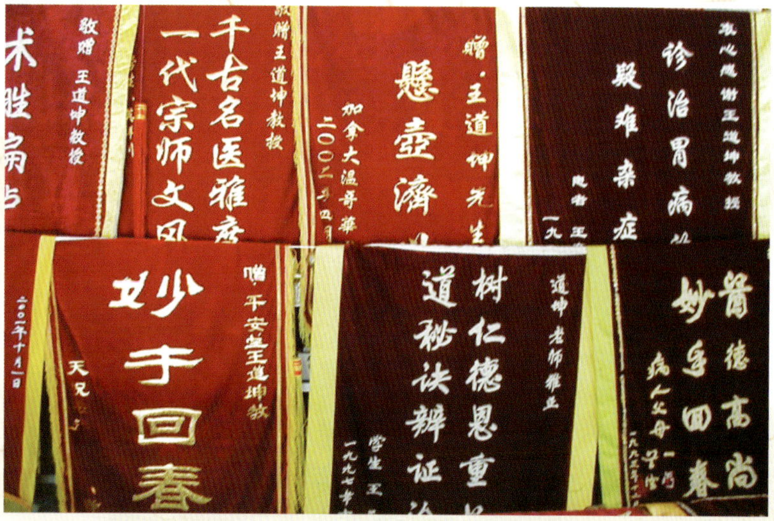

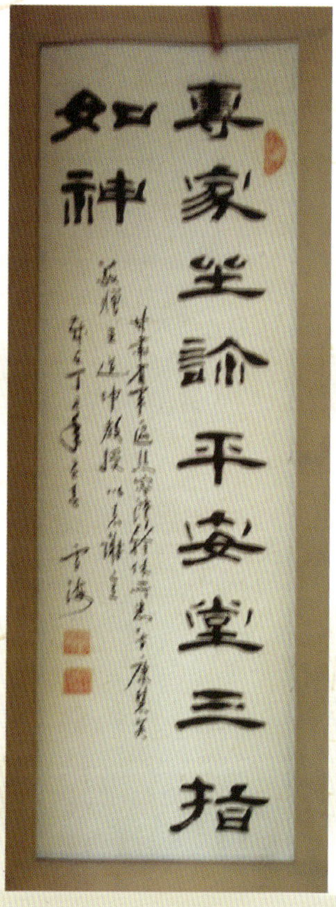

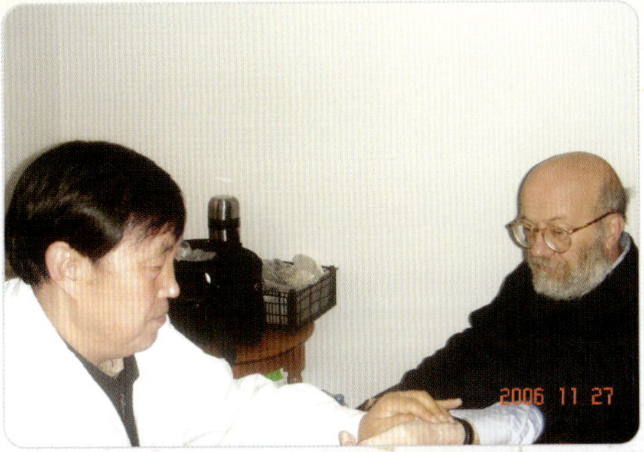

治愈德国魏兰德先生的久泻

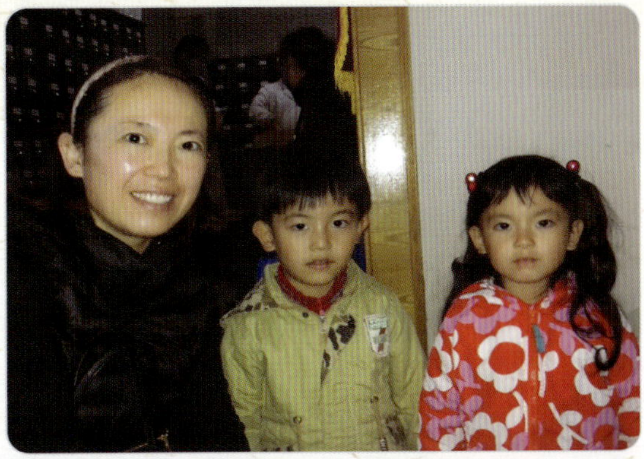

用温经汤合调经丸治愈不孕症后喜得双生的郭某

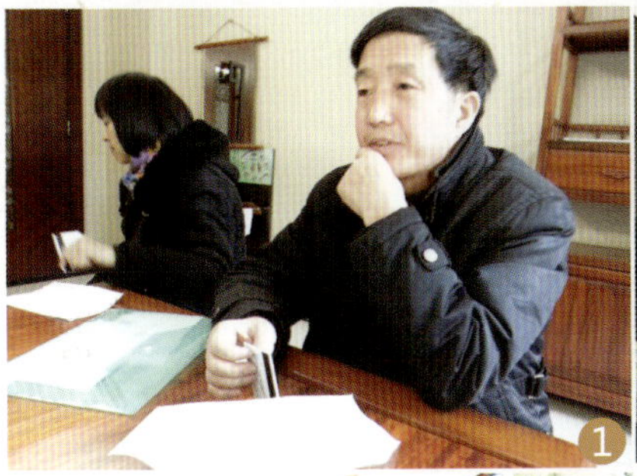

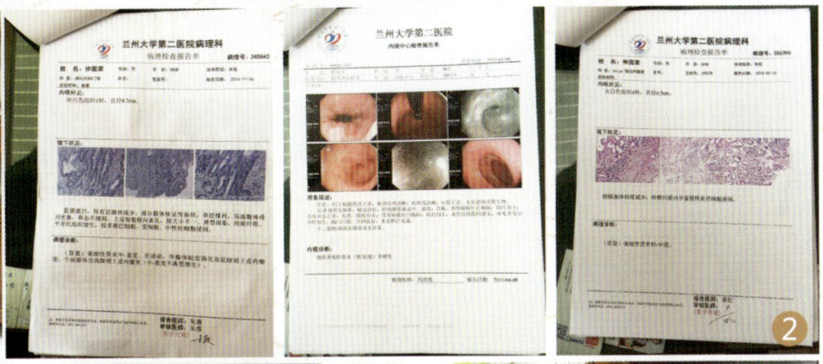

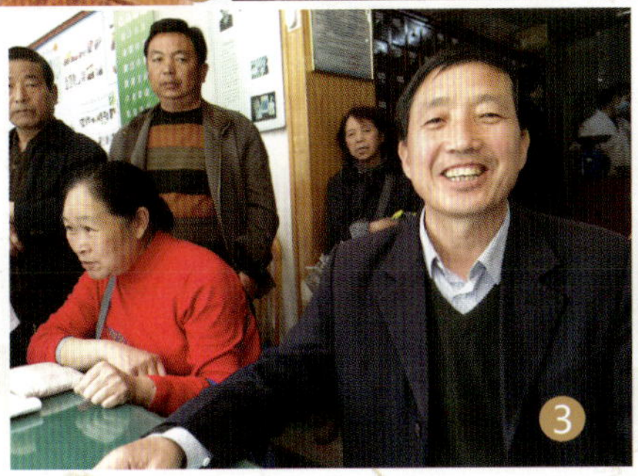

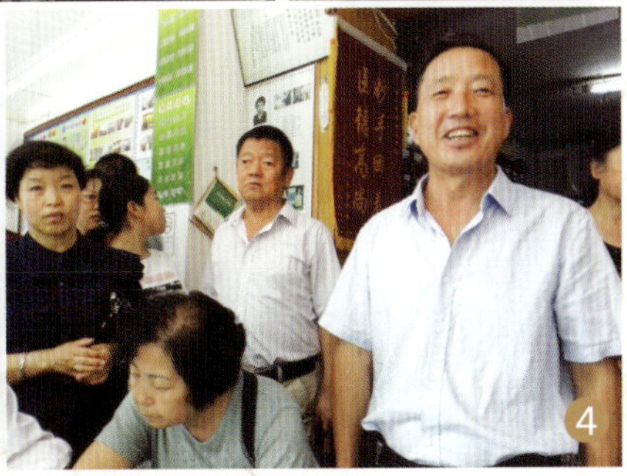

1 获知癌前病变时愁眉苦脸的仲国荣
2 仲国荣检查单
3 用疏肝和胃汤和治萎防变胶囊一疗程治愈仲国荣重度CAG增生肠化
4 治愈CAG癌前病变2年后，健康无恙。复查胃镜和病理无异常。

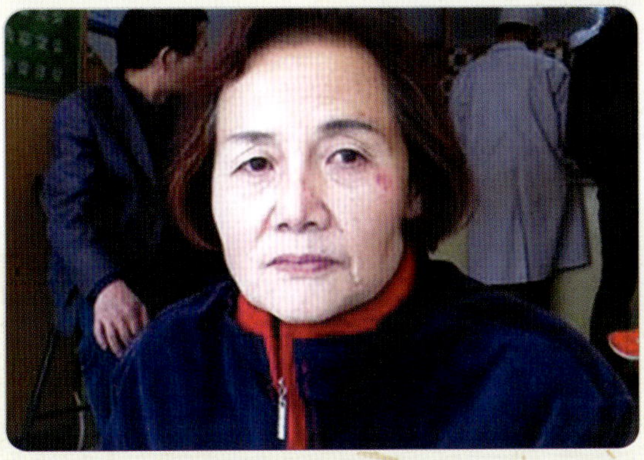

治愈30年后，因胆囊切除又发生CAG重度伴肠化生，再次治愈的兰州患者尹淑（2012年10月26日随访照）

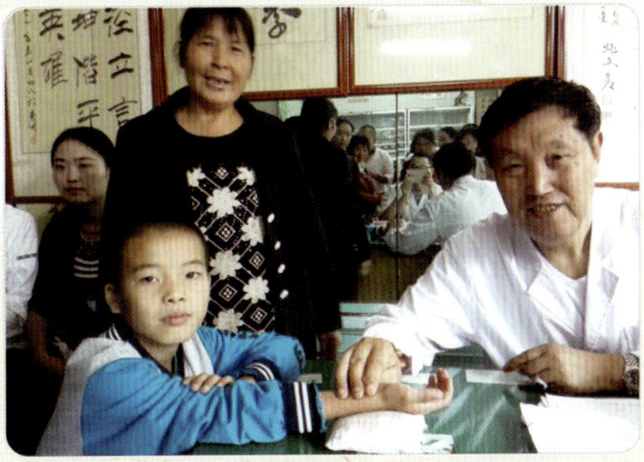

九岁患慢性萎缩性胃炎的张博，治愈2年后的随访照

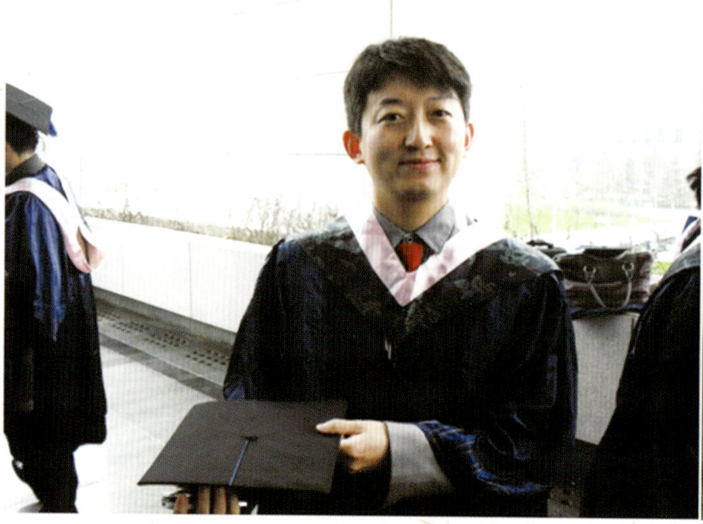

兰州市高某五岁患世界性罕见病难治症——肺含铁血黄素沉积症，经王教授治愈25年后已是硕士毕业

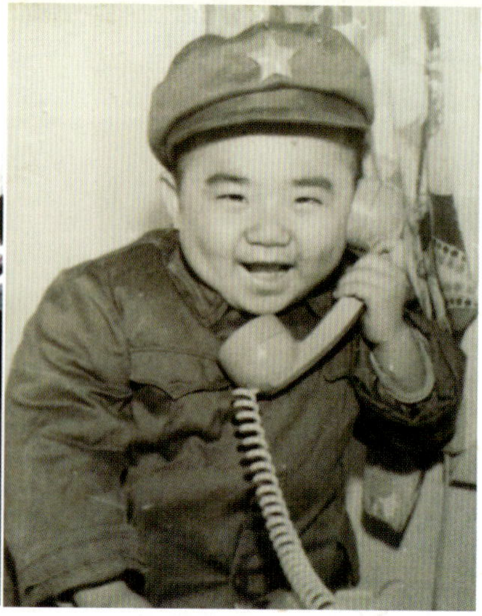

治愈陕西户县再生障碍性贫血患儿龚毅，36年来健康无恙，大学本科已毕业

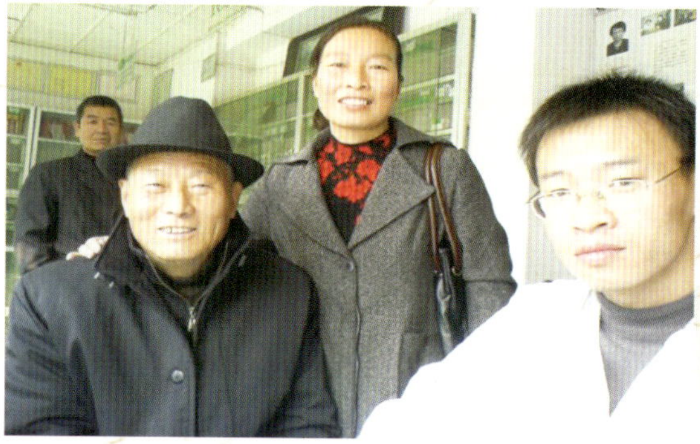

用大补脾汤加减治愈印戒细胞癌并发转移的患者高义4年后随访照片

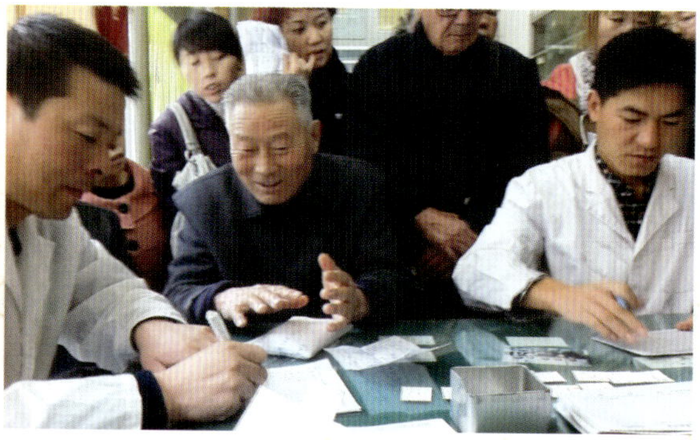

治疗11年后，红光满面健康快乐的高义

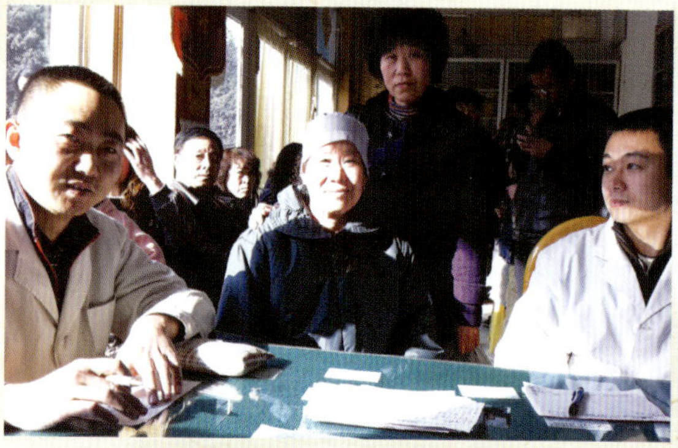

晚期胃癌患者中药治疗3年后的状况

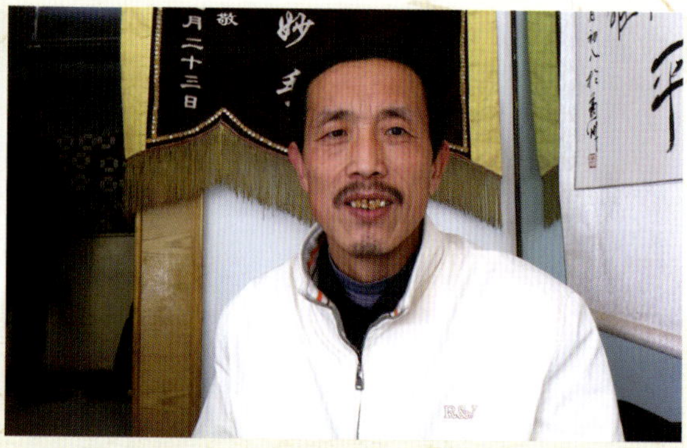

用大阳旦汤加减治愈患者郭仲生4×6cm的巨大胃溃疡，半年后的随访照

沉疴痼疾 药到病除

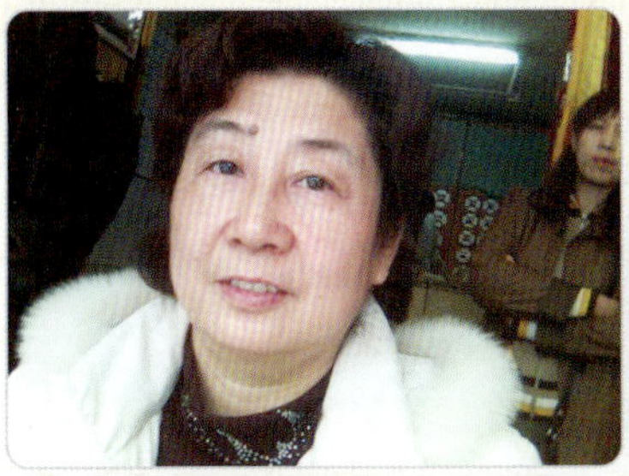

治愈兰州患者梁大兰CAG伴中重度肠化增生15年后随访照

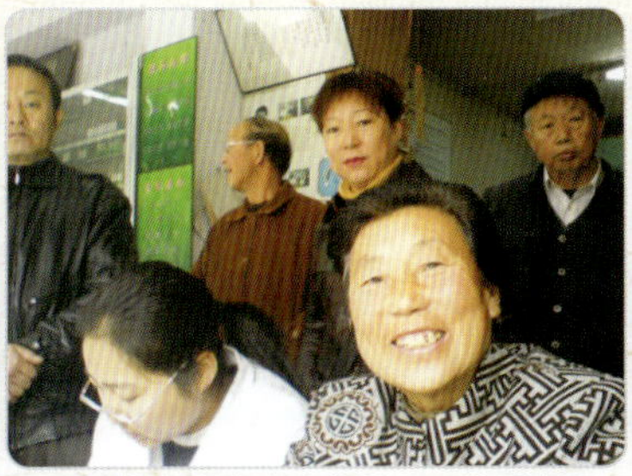

治愈会宁患者庞蕊兰CAG伴重度肠化12年后随访照

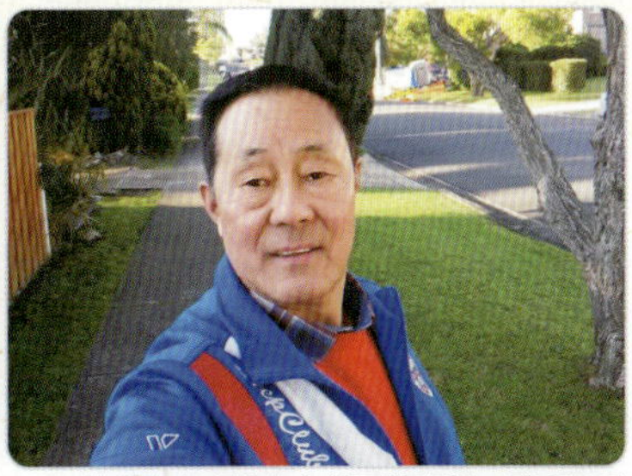

北京患者李继先在美国的照片，患CAG癌前病变，经北医三院胃镜和病理复查已痊愈

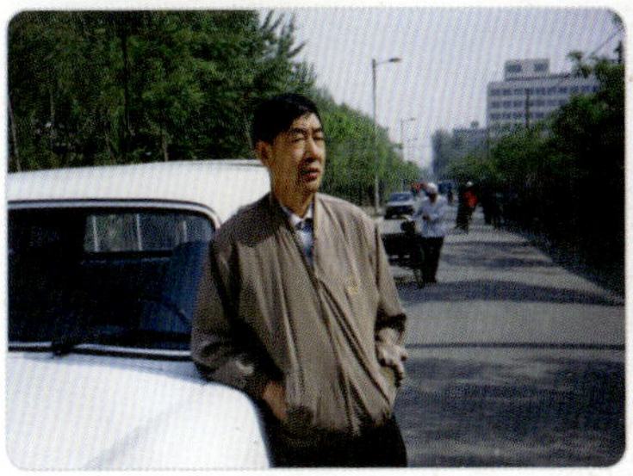

治愈兰州患者潘同喜CAG5年后的随访照（摄于1995年）

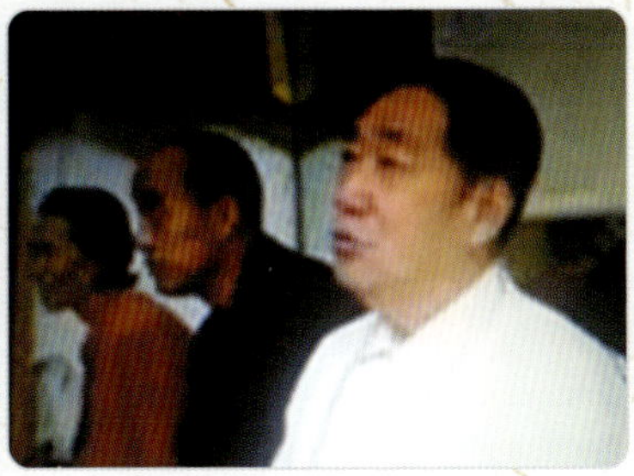

治愈26年后的患者潘同喜，红光满面，精力充沛

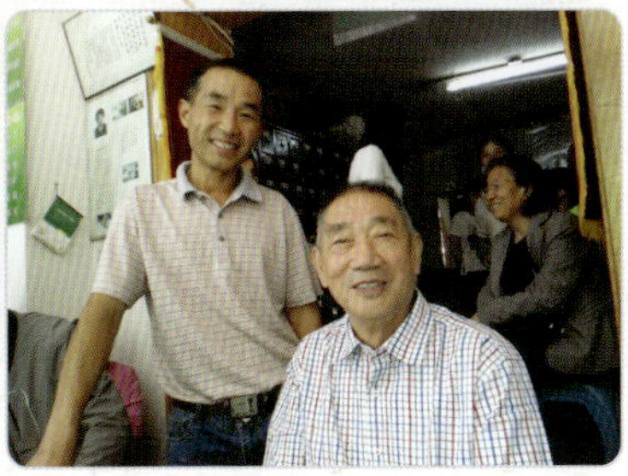

治愈31年后的患者潘同喜，2017年已82岁，体健无恙，思维敏捷

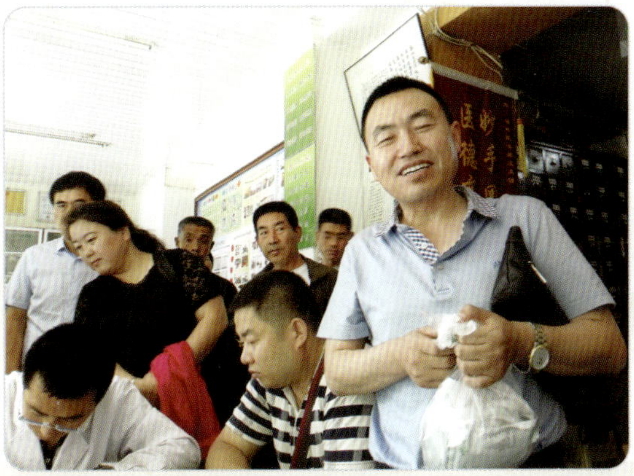

治愈兰州患者李占春反复发作的胰腺炎，20年后的随访照

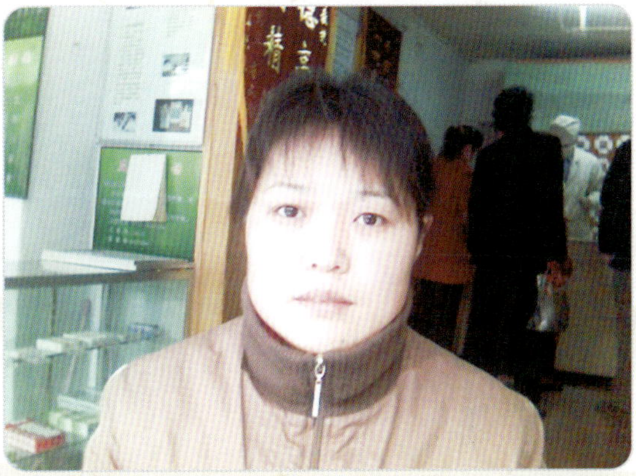

患肾病综合征的兰州患者石洁，治愈6年后随访照

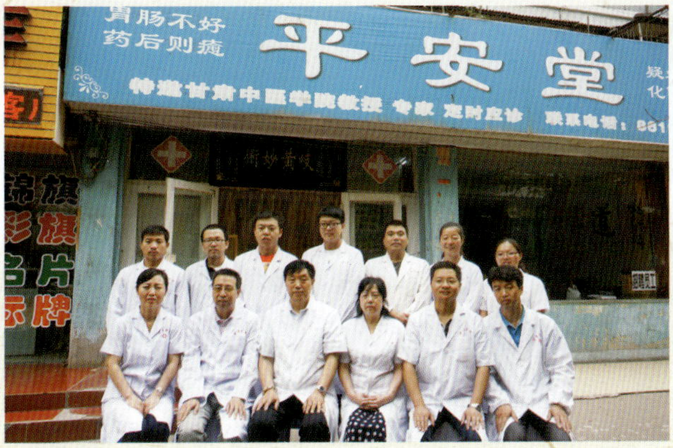

平安堂：治疑难重症宝地 育硕博英才摇篮

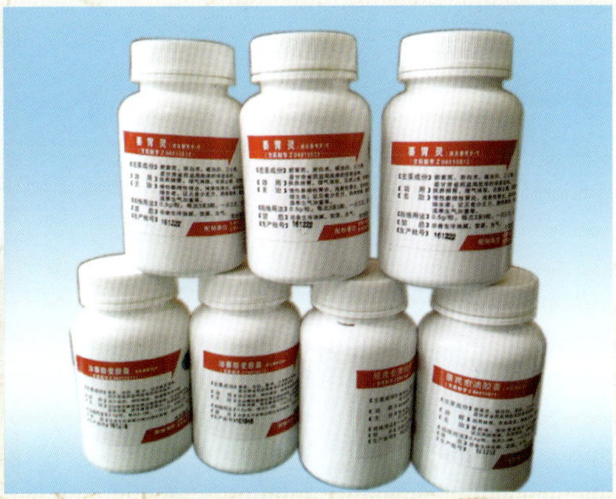

神奇的萎胃灵系列药

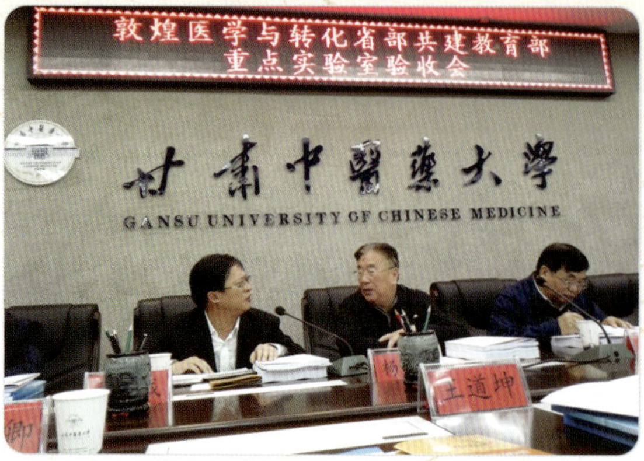

参加敦煌医学与转化省部共建教育部重点实验室验收会

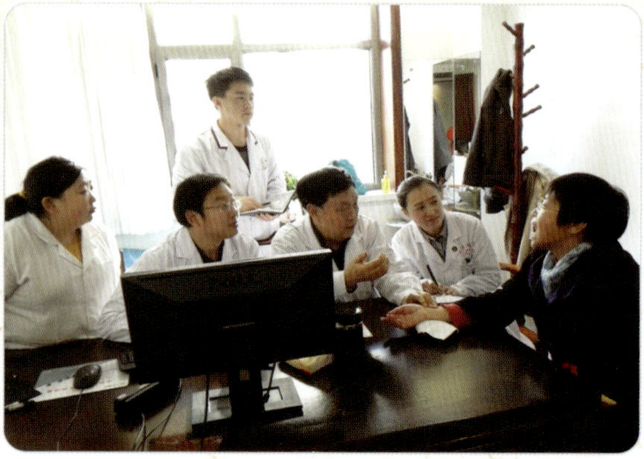

指导第六批师承博士生诊治疑难病

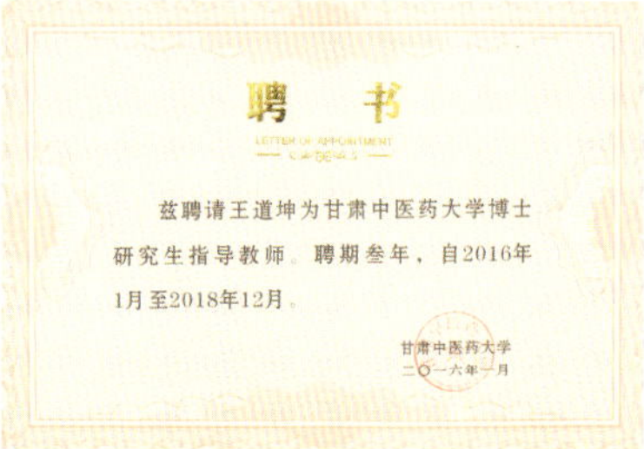

聘　书

LETTER OF APPOINTMENT

兹聘请王道坤为甘肃中医药大学博士研究生指导教师。聘期叁年，自2016年1月至2018年12月。

甘肃中医药大学
二〇一六年一月

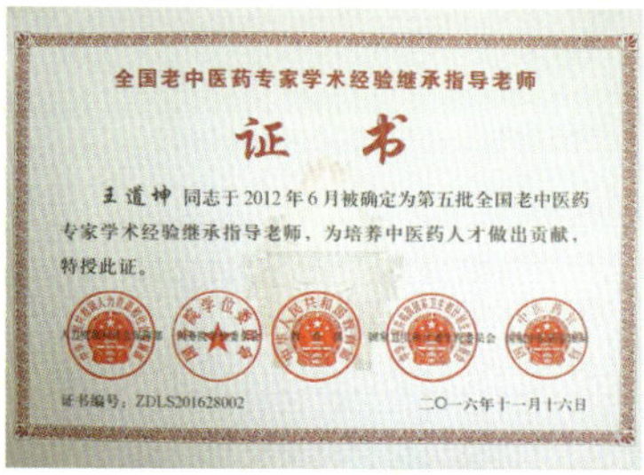

全国老中医药专家学术经验继承指导老师

证　书

王道坤 同志于2012年6月被确定为第五批全国老中医药专家学术经验继承指导老师，为培养中医药人才做出贡献，特授此证。

证书编号：ZDLS201628002

二〇一六年十一月十六日

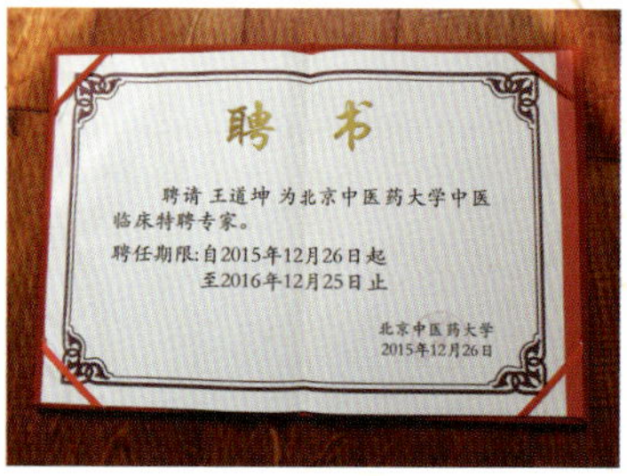

聘　书

聘请 王道坤 为北京中医药大学中医临床特聘专家。

聘任期限：自2015年12月26日起
至2016年12月25日止

北京中医药大学
2015年12月26日

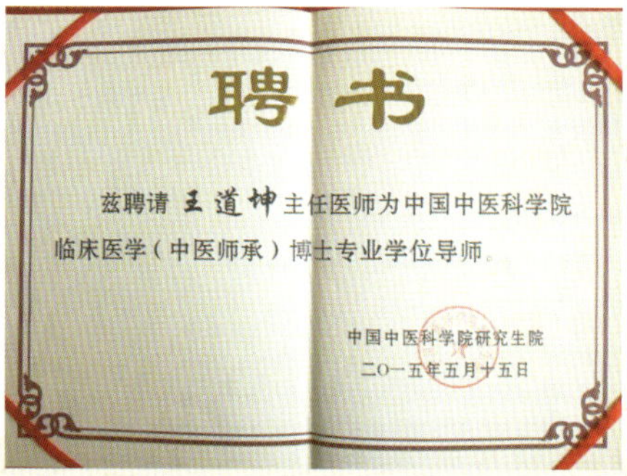

聘　书

兹聘请 王道坤 主任医师为中国中医科学院临床医学（中医师承）博士专业学位导师。

中国中医科学院研究生院
二〇一五年五月十五日

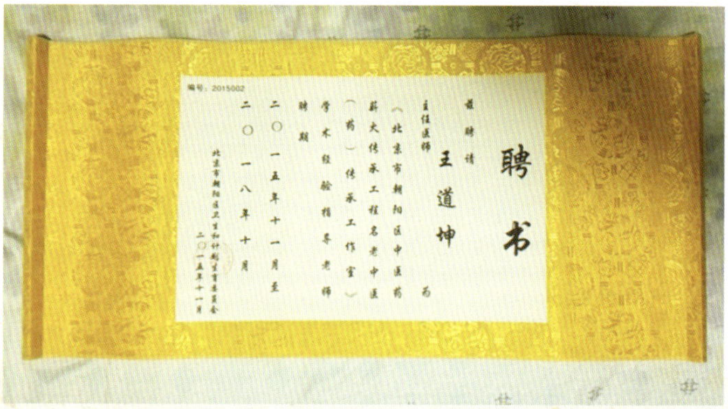

聘书

兹聘请

王道坤 主任医师 为（北京市朝阳区中医药薪火传承工程名老中医（药）传承工作室）学术经验指导老师

聘期 二〇一五年十一月至二〇一八年十月

北京市朝阳区卫生和计划生育委员会
二〇一五年十一月

编号：2015002

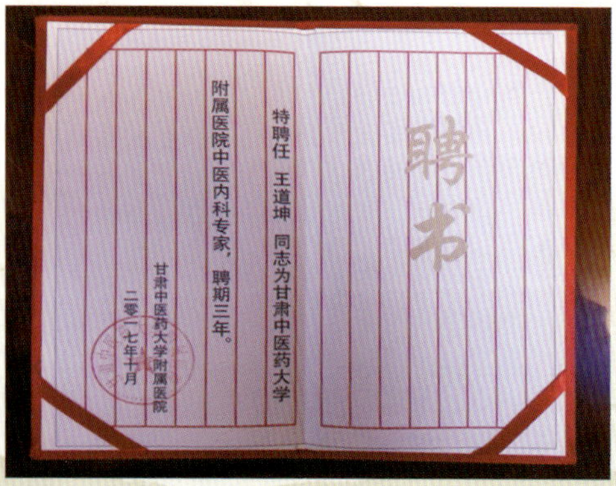

聘书

特聘任 王道坤 同志为甘肃中医药大学附属医院中医内科专家，聘期三年。

甘肃中医药大学附属医院
二零一七年十月

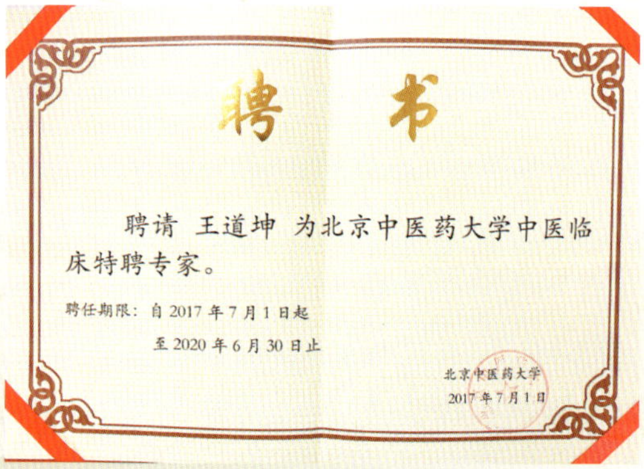

聘　书

聘请 王道坤 为北京中医药大学中医临床特聘专家。

聘任期限：自2017年7月1日起
至2020年6月30日止

北京中医药大学
2017年7月1日

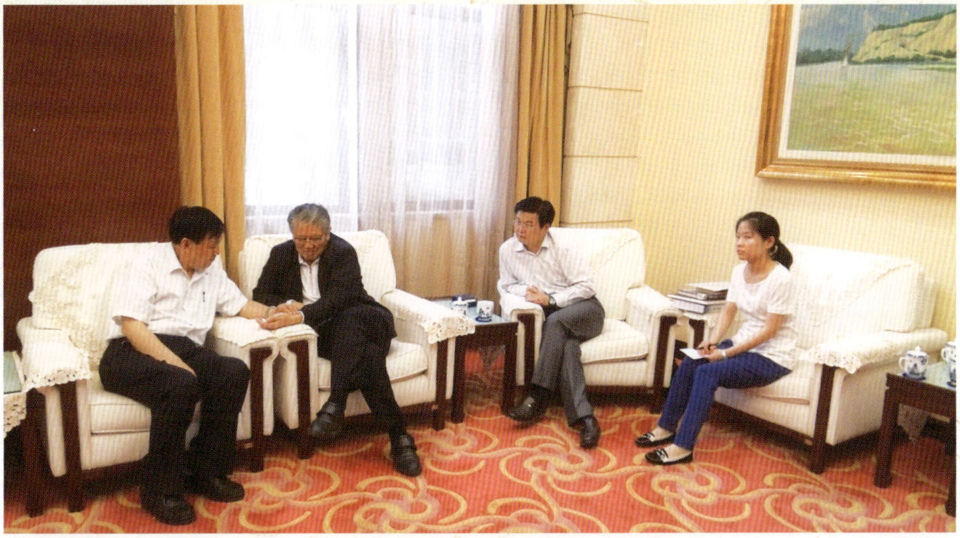

给领导干部诊断疾病

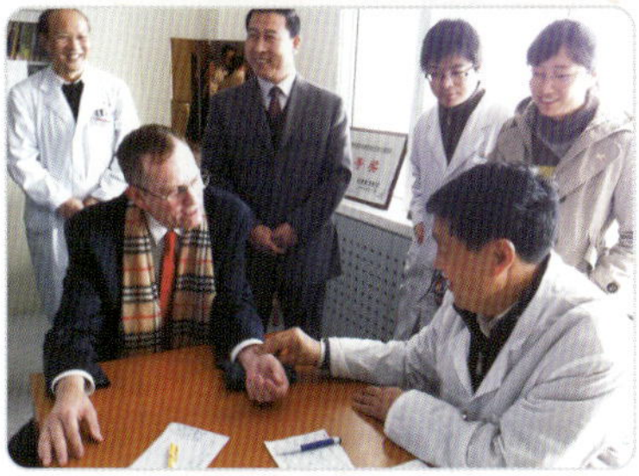

给美国某大学校长诊病

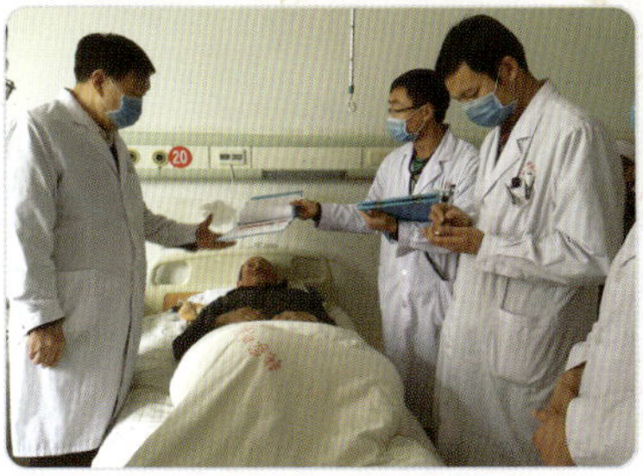

在张家川为回民兄弟义诊查房

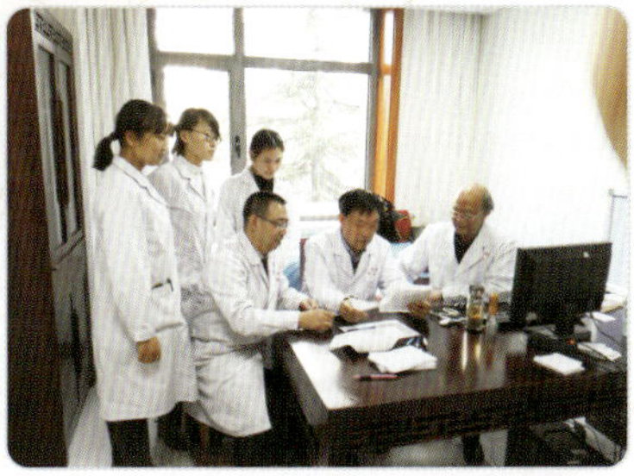

和全国名中医张士卿教授切磋技艺

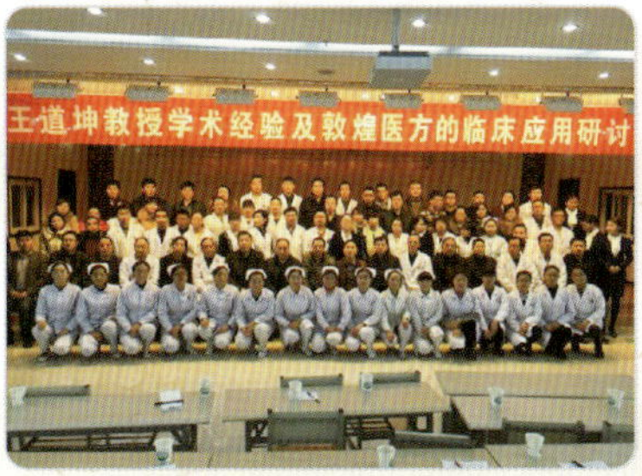

王道坤教授学术经验交流会

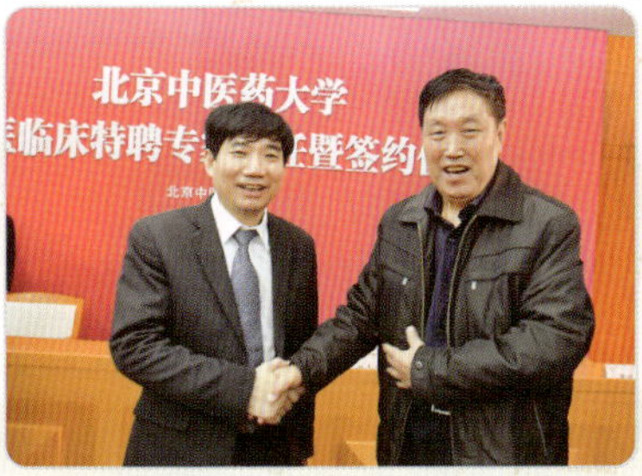

北京中医药大学续聘会与徐安龙校长合影留念

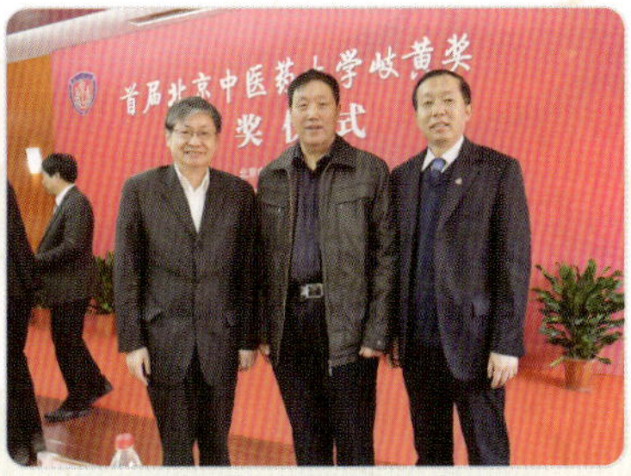

和北京市中医药管理局局长屠志涛（左）和北京中医药大学副校长靳奇（右）合影

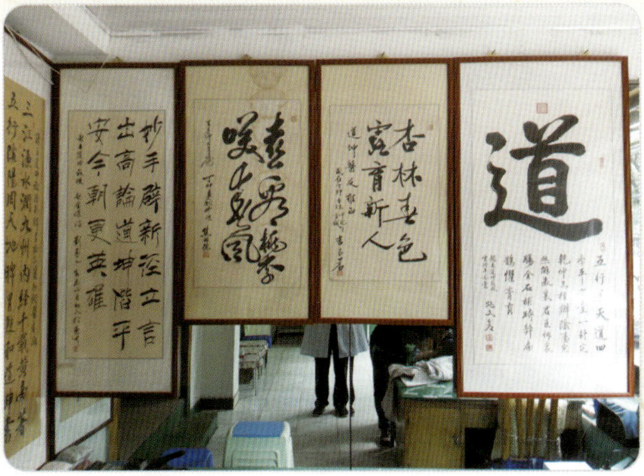

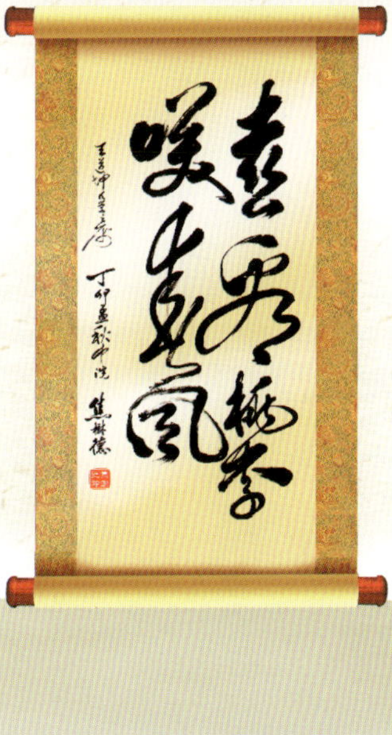

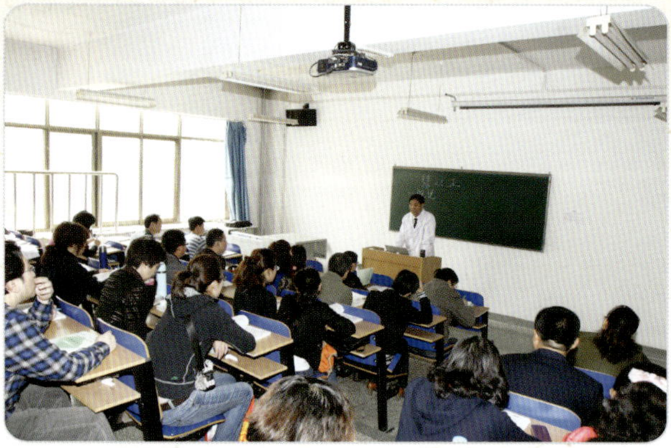

给甘肃中医药大学本科生讲《中医各家学说》课程

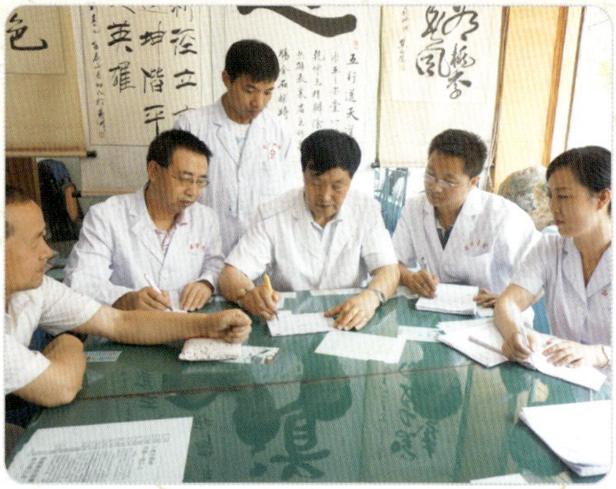

向博士生传授如何用风火痰瘀辨治疑难病

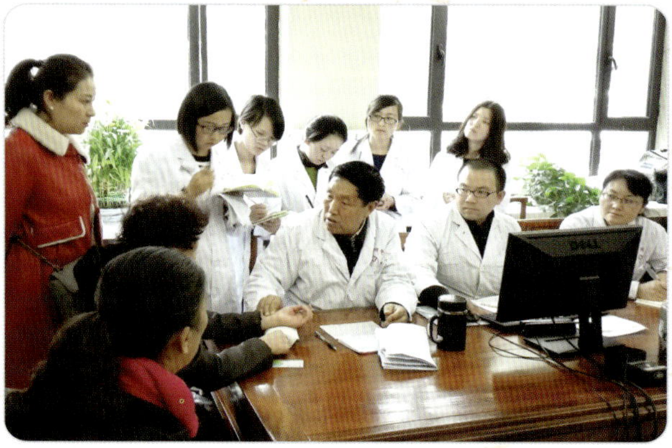

带本科生上临床

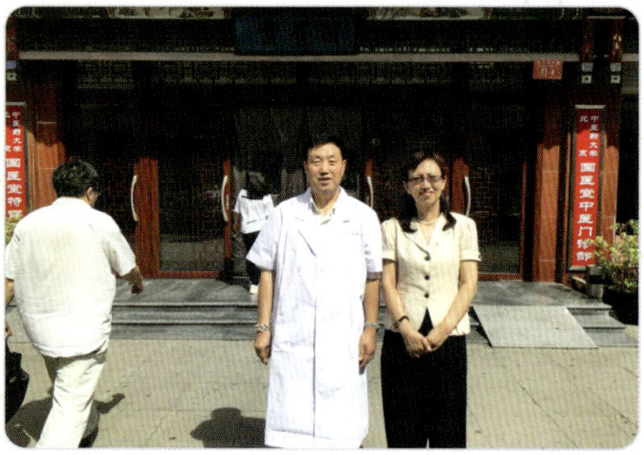

在北京中医药大学国医堂出诊

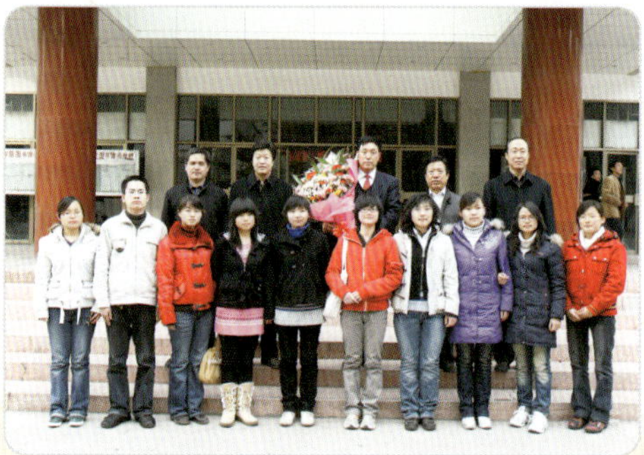

第11届获“王道坤英才奖学金”的学生和校领导合影

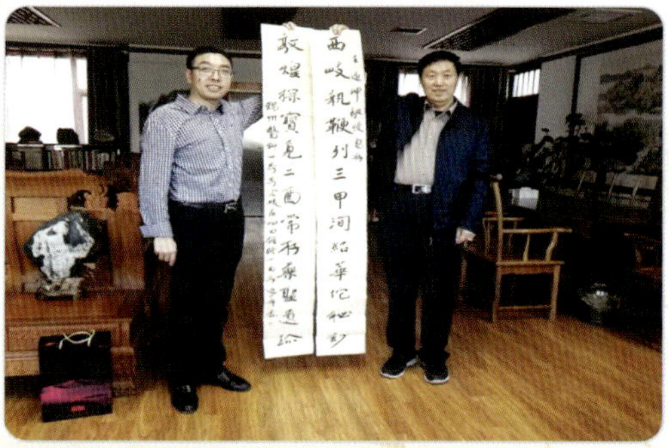

横批：精穷奥业
西岐执鞭列三甲常效华佗秘妙
敦煌探宝觅二酉幸存药圣遗珍

国家级继续教育项目 国医名师、名老中医临床经验传承和研习班暨
全国名老中医王道坤教授治疗脾胃病学术思想传承学习班合影

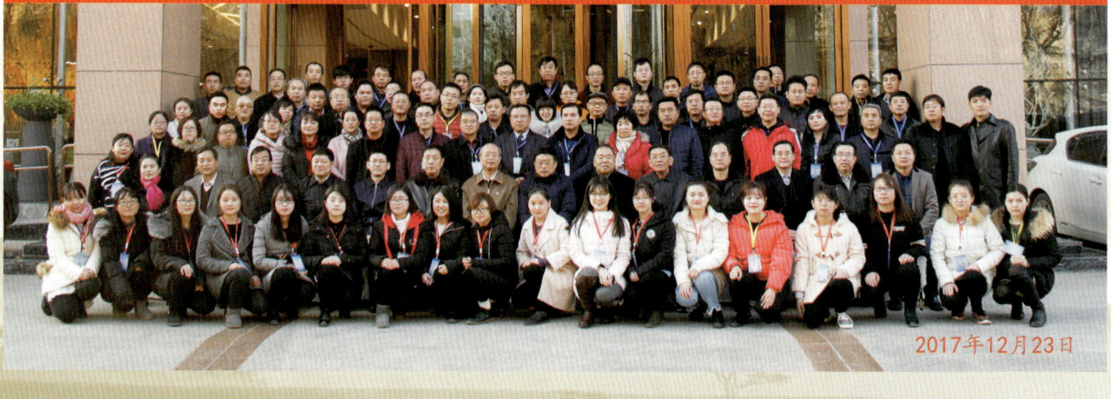

新脾胃论

第2版

王道坤　主编

科学出版社
北京

内容简介

《脾胃论》系统阐述了脾胃学说理论及其临床运用，是金元大家李杲的名著，功在千古。但是，斗转星移，时过境迁，后学又在李氏的基础上，颇多新彩，加之疾病谱的变化，科技的发展，急需再度总结，再度深化，故《新脾胃论》应运而生。《新脾胃论》新在：着重论述了李杲以后历代医家对脾胃学说的新见解；积极吸取现代科技和中西医最新研究成果，强调以提高临床疗效为第一要务；一切从临床诊疗实际出发，力求反映当代脾胃系疾病中医临床诊治最高水平。

本书分上、中、下3篇，计15章。上篇论述脾胃学说的形成、发展及其理论价值和应用价值；中篇论述"方证论治"的意义、内容及方法；下篇论述疾病的诊断和治疗。本书以西医病名为纲，以辨病、鉴别诊断、方证论治、临床心得等为目，具有鲜明的时代气息和特色。

本书融古通今，不仅着眼于广度，充分反映脾胃学说的完整性，而且在深度上也努力反映脾胃学说的丰富内容，既保持了中医的特色和优势，又反映了脾胃学说的现代研究进展，融系统性、实用性、时代性、权威性为一体，实为一本不可多得的脾胃学专著。

本书较上一版修订后内容更充实，把很多新的见解吸收进来，供参考。

本书主要读者是中医院校的师生和中西医临床医师以及从事中医专科专病的临床工作者。

图书在版编目(CIP)数据

新脾胃论／王道坤主编．—2版．—北京：科学出版社，2018.1

ISBN 978-7-03-056411-5

Ⅰ.①新…　Ⅱ.①王…　Ⅲ.①脾胃学说　Ⅳ.①R256.3

中国版本图书馆CIP数据核字(2018)第016314号

责任编辑：刘　亚　曹丽英／责任校对：张凤琴

责任印制：赵　博／封面设计：陈　敬

版权所有，违者必究。未经本社许可，数字图书馆不得使用

科学出版社 出版

北京东黄城根北街16号

邮政编码：100717

http://www.sciencep.com

保定市中画美凯印刷有限公司印刷

科学出版社发行　各地新华书店经销

*

2008年10月第　一　版　　开本：787×1092 1/16

2018年1月第　二　版　　印张：33 1/4　插页：8

2025年3月第七次印刷　　字数：924 000

定价：168.00元

（如有印装质量问题，我社负责调换）

本书编写人员

主　编　王道坤

副主编　王　君　段永强

编　委　(按姓氏笔画排序)

王道坤　甘肃中医药大学
王　君　中日友好医院
尹婉如　甘肃中医药大学
刘　晖　上海同济大学附属第十人民医院
刘俊宏　甘肃中医药大学附属医院
安小平　甘肃中医药大学附属医院
孙立明　北京市第一中西医结合医院
牟德海　甘肃中医药大学
李应存　甘肃中医药大学
郑保平　江西赣州医学院附属医院
杨晓轶　甘肃中医药大学
段永强　甘肃中医药大学
顾景辉　北京市第一中西医结合医院
般世鹏　甘肃中医药大学
高　琰　北京医院

国医大师周信有序

王道坤教授长期从事中医临床、教学和科研，理论造诣精深，临床经验丰富，尤其对脾胃病的中医辨证论治比较擅长，是首批“甘肃省名中医”之一。

由王道坤教授、主任医师主编的《新脾胃论》书稿，三篇一十五章，阅读深感资料翔实，内容丰富，论述精当，逻辑性强，既有继承，又多创新，是一部论述脾胃学说和证治颇有新义的专著，是有一定的科学性、创新性和实用性。

这部书稿全面系统地论述了中医脾胃学说的形成与发展。思路清晰，驾驭文史哲的能力很强，论述脾胃学说的理论价值和应用价值，尤为深刻，颇多新义。对脾胃疾病的病机特点和辨证施治的基本规律的归纳提炼，切中要害，很有适用价值；同时又认真吸纳了现代科技和中西医名家的最新研究成果，具有浓厚的时代气息和博采众长的品格，可以说其学术水准达到国际先进水平，值得一读，特向同道推荐。

周信有 2008-07-24 于兰州

前　言

中国医药学是一个伟大的宝库，是地地道道的尖端科学，而脾胃学说则是其中之瑰宝，光彩夺目。其起始于《内经》，创立于东垣，又经历代医家的不断发展、完善，脾胃学说在中医界已形成一个著名的学术流派。新中国成立60多年来，我国科技工作者广泛地开展了对脾胃学说的理论研究、临床研究和实验研究，取得了丰硕的成果，丰富了脾胃学说的学术内容。脾胃学说经过实践检验，已被证明不仅是阐明机体生理活动与病理机制的中心环节，而且也是临床治疗学的理论依据；不仅在消化系统疾病防治方面有重要指导意义，而且在临床各科疾病防治中也得到广泛的应用。

面对21世纪生命科学的到来，为了满足广大患者希望直接得到高水平医师诊疗的需求，中医药工作者面临严峻的机遇和挑战。一方面脾胃病的中医和中西医结合临床研究越来越受到医学界和广大患者的关注；而另一方面随着疾病谱的变化，中医书籍多未论及，如免疫性疾病（艾滋病等）、遗传疾病、内分泌疾病等。而许多临床专家在中医脾胃病临床研究中所取得的一系列成果又缺乏系统整理，致使广大临床医师查阅及学习颇感不便，所以系统总结脾胃学术，荟萃临床专家的诊治精华，集中展现脾胃病中医诊疗的最先进水平，已成为迫在眉睫之事。

基于以上原因，我们在完成医、教、研任务的同时，齐心协力，秉烛伏案，数易其稿，共同编写了这本《新脾胃论》。

《脾胃论》系统阐述了脾胃学说理论及其临床运用，是金元大家李杲的名著，功在千古。但是，斗转星移，时过境迁，后学又在李氏的基础上，颇多新知，加之疾病谱的变化，科技的发展，急需再度总结，再度深化，故《新脾胃论》应运而生。《新脾胃论》新在：着重论述了李杲以后历代医家对脾胃学说的新见解；积极吸取现代科技和中西医最新研究成果，一切从临床诊疗实际出发，推出60余个方证，其中经方仍保留原著之分量，公开近20个经验秘方，收集现代临床最新常用中成药160多个，强调以提高临床疗效为第一要务，力求反映当代脾胃病中医临床诊治最高水平；在体例上采用辨病与方证论治相结合，在下篇以西医病名为纲，以增加中西医之间的亲和力和广大患者的认知度。

每个疾病内容包括辨病、鉴别诊断、方证论治、其他治疗、临床心得、疗效评定标准、典型病例等部分，力求与临床医师的临证思维和实际操作相吻合，因而具有鲜明的时代气息。

其中辨病部分为现代科技内容，重点介绍本病临床特点和目前最新的诊断标准，有重要的参考价值。方证论治部分是本书的核心内容。西医治疗重点选择特效疗法，使辨病与辨证相结合，切实反映当代中医临床的实际情况，既突出中医特色又使中西医治疗的长处得到充分的发挥。医案是医生临床诊治患者的如实记录，也是医生学术思想乃至医德医风的体现。章太炎先生曾说："中医之成绩医案最著。"医案最能体现医生医学思想和辨证论治艺术技巧的水平。中医重视个案及医生的创新，体现中医从不确定性的思路审视疾病，据此方证论治。

本书的编写，不求全而求新、求深、求实用。其中包括了中西医新观点、新理论和临床、实验与影像研究的新成果，反映了多学科的交叉、沟通与渗透，以期充实中医脾胃学说的研究思路、方法和手段。

本书内容翔实、深入。纳百家之言、取各家之长，内容广度与深度兼顾，理论和实践结合，集古今为一体；融科学性和实用性为一体。着重于临床运用，强调临床疗效是本书的最大特点。虽然以西医的病名为主干，但思路清晰，理法方药，丝丝入扣，治疗每个病证行之有效的单验方、针灸、外治、按摩、气功等亦有所介绍，旨在强调中医综合疗法之优势。除常见病外，对某些少见病和目前治疗较困难的疾病也予介绍，使人每每受益匪浅。

总之，本书融古通今，承先启后，不仅着眼于广度，充分反映脾胃学说的完整性，而且在深度上也努力反映脾胃学说的丰富内容。既保持了中医的特色和优势，又反映了脾胃学说的现代研究进展，融系统性、实用性、时代性为一体，实为一本不可多得的脾胃学专著。

本书经过数十年的共同努力，数易其稿，几经删修，终于得以出版。但是否达到我们原定的上述目标，尚有待于广大同道和专家、学者给予评判，如有错讹不足之处，敬请读者指正。

上一版出版后得到广大读者的认可，出版后很快销售一空。我们收到很多同行的来信来电，要求购买，联系出版社，结果出版社连一本也没有了。经和出版社协商，决定修订后再版。经一年多的修订，终于修订告罄。这次修订重点放在应用本书的经验治愈的疾病，为了不占过多篇幅，所以多以照片形式，附以简要文字说明。毕竟出版时间相隔已久，临床上又有很多新的经验，所以这次重点增加了许多共识意见，供同道参考。

我们衷心希望她能成为广大师生和临床医师以及从事中医专科专病临床工作者的良师益友。

王道坤

2017年10月6日

目　录

下篇　脾胃疾病临床方证论治规律研究

上　　篇

脾胃学说的形成、发展与价值

第一章 脾胃学说的形成

脾胃学说是中医理论体系的重要组成部分。它导源于《内经》，奠定于李杲，后世有所发展。

中医对脾胃的认识不仅建立在一定的解剖知识基础上，而且更主要的是在整体观念和辨证论治的思想指导下，经过哲学的概括，归类成一组有共同生理病理特点和规律的包括以现代消化系统为主的多器官系统的综合功能单位。脾与胃共同协调配合完成纳运水谷，敷布津液，化生气血等功能，从而维持人体正常生命活动，故有“后天之本”之称。

现将其基本内容与发展情况简要介绍如下：

第一节 脾胃学说导源于《内经》、《难经》

《内经》、《难经》对脾胃的解剖、生理、病理、诊断、治疗以及预防，都有颇为深刻的论述。分述如下：

《灵枢·经水》：“八尺之士……其死可解剖而视之”，又如《肠胃》篇云：“胃纡曲屈，伸之，长二尺六寸，大一尺五寸，径五寸，大容三斗五升”。《难经》对脾有明确描述，《四十二难》云：“脾重二斤三两，扁广三寸，长五寸，有散膏半斤，主裹血，温五脏，主藏意”。又云：“胃重二斤一两……盛谷二斗，水一斗五升”。这些资料说明，脾胃形态的描写，是建立在原始解剖实践基础上的。

（一）对脾胃生理功能的阐述

1. 胃主纳谷、脾主运化

《素问·灵兰秘典论》曰：“脾胃者，仓廪之官，五味出焉”。王冰注：“包容五谷，是为仓廪之官；营养四傍，故云五味出焉”。对于脾胃功能作了精辟论述。

《素问·经脉别论》又云：“食气入胃，散精于肝，淫气于筋。食气入胃，浊气归心，淫精于脉。脉气流经，经气归于肺，肺朝百脉，输精于皮毛……饮入于胃，游溢精气，上输于脾，脾气散精，上归于肺。通调水道，下输膀胱。水津四布，五经并行……”这些论述，明确指出脾胃具有运化水谷精微的作用。《灵枢·决气》：“中焦受气，取汁变化而赤是谓血”。《灵枢·邪客》中说：“五谷入于胃也，其糟粕、津液、宗气分为三隧。故宗气积于胸中，出于喉咙，以贯心脉，而行呼吸焉。营气者，泌其津液，注之于脉，化以为血，以荣四末，内注五脏六腑……卫气者，出其悍气之慓疾，而先行于四末、分肉、皮肤之间而不休者也。”就是说，宗气、营气、卫气以及由营气化生的血都由胃摄入谷气化生而来。故《灵枢·五味》也说：“胃者，五脏六腑之海也，水谷皆入于胃，五脏六腑皆禀气于胃”。《素问·玉机真脏论》还说：“五脏者皆禀气于胃，胃者五脏之本也”，都从不同角度论述了脏气与胃中水谷之气的关系。其中，营血与中焦之气的关系尤为密切。《灵枢·营卫生会》说：“中焦亦并胃中，出上焦之后，此所受气者，泌糟粕，蒸津液，化其精微，上注于肺脉，乃化而为血，以奉生身，莫贵于此，故独得行于经隧，命曰营气。”这说明都有赖于脾胃纳化水谷精微来完成。

2. 脾胃主肌肉而营养四肢百骸

《素问·痿论》云：“脾主身之肌肉”。《素问·阴阳应象大论》说：“脾生肉”。王冰注云：“脾之精气，生养肉也。”《素问·热论》有“阳明主肉，其脉侠鼻络于目”的记载，说明胃与脾，具有主司肌肉的功能。

脾胃与四肢百骸的联系，《素问·玉机真脏论》说：“脾脉者土也，孤脏以灌四旁者也”；《太阴阳明论》：“四肢皆禀气于胃”。

《灵枢·本神》：“脾藏营，营舍意，脾气虚则四肢不用，五脏不安，实则腹胀经溲不利”。《素问·阴阳应象大论》说：“脾在志为思。思伤脾”。说明脾胃与精神活动方面的关系密切。脾胃与身形各部的内外联系，《内经》论述的也十分明确。如《灵枢·脉度》曰：“脾气通于口，脾和则口能知五味矣。”以此说明口为“脾(之)窍”、唇为“脾之官”的道理。

(二) 阐述脾胃病的病因病机

1. 病因

(1) 外邪侵袭：脾为阴土属脏，喜燥恶湿，以升为健；胃为阳土属腑，恶燥喜润，以降为顺。通常情况下，太阴湿气行令，每多伤脾。如《素问·至真要大论》：“诸湿肿满，皆属于脾”；“太阴之复，湿变乃举，体重中满，食饮不化，阴气上厥……”；“太阴之胜……火气内郁……胃满……少腹满，善注泄……头重，足胫胕肿，饮发于中，胕肿于上。”

(2) 禀赋不足：《内经》特别强调禀赋的重要性，突出人们体质内因在疾病发生中的主导作用。《素问·上古天真论》说：“恬淡虚无，真气从之，精神内守，病安从来?”《素问·刺法论》：“正气存内，邪不可干”。《灵枢·本脏》有“脾坚则脏安难伤，脾脆则善病消瘅易伤；脾端正则和利难伤，脾偏倾则善满善胀也。”

(3) 饮食不节：饮食不节主要包括饥饱不节及五味失调两个方面。适量的饮食及五味的和调为化生血气、充养脏腑、维持人体正常生理活动所必需。若饥饱不节，常可损伤脾胃。《素问·痹论》说：“饮食自倍，肠胃乃伤”。《素问·生气通天论》云：“因而饱食，筋脉横解，肠澼为痔；因而大饮，则气逆”。五味偏嗜，皆能致病：“味过于酸，肝气以津，脾气乃绝；味过于咸，大骨气劳，短肌，心气抑；味过于甘，心气喘满，色黑，肾气不衡；味过于苦，脾气不濡，胃气乃厚；味过于辛，筋脉沮弛，精神乃央。”主张“谨和五味，骨正筋柔，气血以流，腠理以密……长有天命。”《素问·至真要大论》认为如果五味偏嗜日久，可致“久而增气”，“气增而久，夭之由也”。

(4) 情志过极：在正常生理情况下，《素问·阴阳应象大论》说：“人有五脏，化五气，以生喜怒悲忧恐”。即心“在志为喜”，肝“在志为怒”，脾“在志为思”，肺“在志为忧”，肾“在志为恐”。若七情妄动，五志过极，皆能为病。大怒伤肝，肝木横逆，又可犯脾侮土；卒恐伤肾，肾水泛溢，常致土困水横。《素问·阴阳应象大论》所谓“思伤脾”；《灵枢·本神》所谓“脾愁忧而不解则伤意，意伤则悗乱，四肢不举，毛悴色夭死于春。”

2. 病机

关于脾胃病的病机，在《内经》中有很多内容是阐述脾胃系疾病的病机的，如《素问·至真要大论》：“诸风掉眩，皆属于肝…… 诸湿肿满，皆属于脾……诸厥固泄，皆属于下；诸痿喘呕，皆属于上……诸逆冲上，皆属于火；诸胀腹大，皆属于热……诸病有声，鼓之如鼓，皆属于热；诸病胕肿，疼酸惊骇，皆属于火；诸转反戾，水液浑浊，皆属于热；诸病水液，澄沏清冷，皆属于寒；诸呕吐酸，暴注下迫，皆属于热。”又如《素问·脏气法时论》：“脾病者，身重、善饥、肉痿，足不收，行善瘈，脚下痛，虚则腹满肠鸣，飧泄，食不化……”《素问·刺热篇》：“脾热病者，先头重颊痛，烦心颜青，欲呕身热，热争则腰痛不可俯仰，腹满泄，两颔痛……”《素问·调经论》：“脾藏肉……形有余则腹胀泾溲不利，不足则四肢不用。”再如《灵枢·师传》：“胃中热，则消谷，令人悬心善饥，脐以上皮热；胃中寒，则腹胀”。

(三) 提出“治未病”理论

《内经》十分重视对疾病的预防,首先提出“治未病”的观点,如《素问·四气调神大论》:“圣人不治已病治未病……夫病已成而后药之,乱已成而后治之,譬犹渴而穿井,斗而铸锥,不亦晚乎?”强调治未病的重要性。

其次,提出预防脾胃病的方法。《灵枢·师传》:“食饮者,热无灼灼,寒无沧沧。寒温中适,故气将持,乃不致邪僻也。”《灵枢·本脏》还说:“寒温和则六腑化谷,风痹不作,经脉通利,肢节得安矣。”

(四) 提出治疗脾胃病的原则

《素问·脏气法时论》:“脾苦湿,急食苦以燥之”,“脾欲缓,急食甘以缓之,用苦泻之,甘补之”。《阴阳应象大论》:“中满者,泻之于内”。《素问·六元正纪大论》还提到“土郁发之”。这些治疗原则,一直指导着后世医家的临床实践。在汤剂治疗方面,《内经》仅收方药两首:一是《灵枢·邪客》的半夏汤(秫米一升,半夏五合);一是《素问·奇病论》治脾瘅的兰草汤。

综上所述,《内经》、《难经》关于脾胃的解剖、生理、病理、诊断、治疗与预防等方面,均作了深刻的论述。所以说脾胃学说导源于《内经》与《难经》,奠定了脾胃学说的理论基础。

第二节　张机确立了脾胃疾病辨证论治原则

张机,字仲景,东汉著名医家。著《伤寒杂病论》合十六卷,仲景最大的贡献是确立了祖国医学辨证论治的原则。在脾胃病的诊治上,他将《内经》、《难经》确立的理论原则具体地应用于临床实践。

(一) 发展了“四诊”在脾胃病证中的应用

关于“四诊”的论述,《内经》、《难经》已有记载,如《灵枢·本脏》云:“视其外应,以知其内脏,则知所”。但大多过于简要,缺乏系统性、条理性。如《难经·六十一难》说:“望而知之者,望见其五色,以知其病;闻而知之者,闻其五音,以别其病;问而知之者,问其所欲五味,以知其病所起所在也;切而知之者,诊其寸口,视其虚实,以知其病,病在何脏腑也。经言以外知之曰圣,以内知之曰神,此之谓也”。而张机则大大地发展了《内经》、《难经》有关“四诊”的理论,而且将其应用于脾胃病的诊断。分述于下:

1. 望诊

有以下三大特点。

(1) 望面色:“鼻头色青者,腹中痛,苦冷者死;鼻头色微黑者,有水气;色黄者,胸上有寒;色白者,亡血也,设微赤非时者死;其目正圆者痉,不治;又色青为痛,色黑为劳,色青为风,色黄者便难,色鲜明者有留饮”(《金匮要略·脏腑经络先后病脉证》)。尤在泾注曰:“鼻头,脾之部;青,肝之色,腹中痛者,土受木贼也……”(《金匮要略心典》)。

(2) 望舌苔:在《伤寒论》中,仲景以舌苔白滑为不可攻下为标准,如“脏结无阳证,不往来寒热……舌上苔滑者,不可攻也”(133 条);“脏结……舌上白胎(苔)滑者,难治”(132 条)。在《金匮要略》中,仲景还首先描述了里实患者在腹满、腹痛时可见黄苔的情形,并以此作为辨治的依据之一,所谓“病者腹满,按之不痛为虚,痛者为实,可下之。舌黄未下者,下之黄自去”(《金匮要略·腹满寒疝宿食病脉证治》)。《金匮要略·惊悸吐衄下血胸满瘀血病脉证治》指出瘀血患者常有“唇痿、舌青、口燥”等特点。

（3）望形态：在诊断脾胃病方面，十分重视观察患者腹部局部的形态变化。如《金匮要略》大建中汤证："腹中寒，上冲皮起，出见有头足，上下痛而不可触近"（《金匮要略·腹满寒疝宿食病脉证治》）。所谓"有头足"，即是腹部有不规则的隆起或肠型。

2. 问诊与闻诊

《伤寒论》中，在应用麻黄汤时，提出八大禁忌证，其中有"汗家"、"淋家"、"疮家"、"亡血家"等记载。说明他在临证时，十分注重问病史。张机根据患者呻吟时的情形，提出谵语与郑声的鉴别，即谓"实则谵语，虚则郑声。郑声者，重语也"（215 条）。

3. 切诊

在切诊方面，表现在切脉与切按腹部等方面。他总结出热盛于阳明则见"脉大"（191 条）；脾胃虚弱、自利则见"脉弱"（280 条）；胃中有热，则可见"趺阳脉浮涩"（249 条）。

切按诊法始于《内经》。《素问·举痛论》已有"痛甚不可按者，或按之痛止者，或按之无益者"，以及"皆可扪而得也"等记载。仲景继承、发展《内经》关于按切诊法的理论，在《金匮要略·腹满寒疝宿食病脉证治》中提到腹痛"按之不痛为虚，痛者为实"，以按之疼痛与否作为辨别虚证和实证的要点。

（二）确立了临床辨证论治的思维方法

《伤寒论》第十六条云："观其脉证，知犯何逆，随证治之。"这是对辨证论治的高度概括，是《伤寒论》的精髓。它不仅是治疗伤寒病的大法，也适用于杂病治疗。正如清·柯琴在《伤寒来苏集·伤寒论翼》中说："六经之为病，不是六经之伤寒，乃是六经分司诸病之提纲，非专为伤寒一症立法"。仲景根据《素问·热论》六经分证的论述，将《素问·热论》中有关阳明病形证结合自己的临床实践，进行了高度的概括，总结为"胃家实"（185 条），并将阳明病分为"太阳阳明"、"正阳阳明"、"少阳阳明"三类。至于阳明病的证型，陈修园根据原文分为阳明经证与阳明腑证。经证以"身热，自汗出，不恶寒，反恶热"（187 条）等为主，常见口渴、脉大、面赤等象；腑证则以"不更衣，内实，大便难"（186 条）为主，甚至出现神昏谵语之类的神志症状。治疗以清热攻邪为主。病在太阴，仲景以腹满、吐、食不下、自利、腹痛（273 条）等为主症。其病机多为中气虚弱，其脏有寒，或为寒邪直中，或为阳热误治传里，故常以四逆汤治疗。故后世有"实则阳明，虚则太阴"之说。

在方证治疗上，充分体现出辨证论治的原则。仲景常于解表方中加入健脾除湿之品，如《金匮要略·痉湿暍病脉证》篇以麻黄加术汤治疗"湿家，身烦疼"。又胃为阳土属腑，如病在太阳误下，转属太阴，证见"腹满时痛，食不下"，则治在脾家，以桂枝加芍药汤和表缓中；若"大实痛者"，病涉胃腑，治以"桂枝加大黄汤"，外散太阳之邪，内除胃腑之实（279 条）。

脾气以升则健，胃腑宜降则和。故下法在脾胃病中应用颇多，尤以胃腑燥实、热结津伤时用的最为及时。代表方如痞满燥坚实的大承气汤，燥结不甚者用小承气汤，里热津伤则用调胃承气汤。对于脾约，小便频数，大便秘结者，则以麻子仁丸润而下之。

若痰涎阻塞咽膈，食滞胃脘，或误食毒物未久，《伤寒论》则以瓜蒂散涌吐；虚烦不得眠、心中懊憹者，治以栀子豉汤。

和法通常用于治疗半表半里之证，却常收到调和胃气之功。如《伤寒论》："阳明病，胁下鞕满，不大便而呕，舌上白苔者，可与小柴胡汤。上焦得通，津液得下，胃气因和，身濈然汗出而解"（233 条）。

总之，《伤寒论》，始终贯穿着辨证论治精神。

（三）创拟了很多脾胃病证有效方药

由于张机“勤求古训，博采众方”，他在《伤寒杂病论》收录了大量治疗脾胃病证的方药。如阳明经热，用白虎汤；经热津伤，用白虎加人参汤；气津两伤，气逆欲呕，用竹叶石膏汤；阳明燥热，里有实邪，用调胃承气汤；阳明腑热，燥结未甚，用小承气汤；阳明腑实，痞满燥坚，用大承气汤；阳明蓄血，血热互结，用抵当汤；阳明瘀热发黄，用茵陈蒿汤；寒热互结，用半夏泻心汤。

用于三阴经证的有：阴盛格阳，胃气衰败，用四逆汤；脾胃虚寒，中阳衰微，用理中汤、理中丸；脾肾阳虚，水气不化，用真武汤；肝胃寒凝，浊邪上泛，头痛、干呕，吐涎沫者，用吴茱萸汤；虚劳里急，腹痛悸衄，用小建中汤；虚劳诸不足，用薯蓣丸；虚劳里急，诸不足，用黄芪建中汤；腹中寒凝，雷鸣切痛，用附子粳米汤；寒实腹痛，呕不能食，上冲皮起，用大建中汤等等。他不仅收方较多，而且疗效卓著，为后人治疗脾胃病提供了范例，被后世誉为“医方之祖”。

综上所述，张机十分重视脾胃，从诊断、辨证、治则、方药等方面为脾胃学说奠定了临床证治基础。

第三节　张从正丰富和发展了吐下两法

张从正，字子和，号戴人。张氏之学，本于《内经》、《难经》、《伤寒论》，私淑刘河间。著有《儒门事亲》一书，凡15卷，为其代表作。提出了“先论攻其邪，邪去而元气自复也”的新见解。在理论方面，他丰富和发展了《内经》“其高者，因而越之”，“其下者，引而竭之”的治疗原则，善用汗、吐、下三法以攻邪，被后世誉为攻邪派的宗师。清代医家王孟英对其评价甚高，称“亘古以来，善治病者，莫如戴人。”

（一）论病重邪

张氏论病，首重邪气。他在《儒门事亲·汗下吐三法该尽治病诠》说：“夫病之一物，非人身素有之，或自外而入，或由内而生，皆邪气也。”对于邪气的由来，张氏也有相当的研究，他将邪气分为：天邪、地邪、人邪三类。并指出由于邪气性质的不同，而有天邪发病多袭乎上，地邪发病多袭乎下，人邪发病多袭乎中的部位差异，因而治疗上采用汗，吐，下三法以攻邪。反映了张氏重视邪气致病的观点。

张氏治病以攻邪为主，在《灵枢》“刺与污虽久，犹可拔而雪，结与闭虽久，犹可解而决”的启示下，他认识到既然疾病的形成、转归、预后都系于邪气之进退，故治疗之首务当为攻邪，他在《儒门事亲·汗下吐三法该尽治病诠》说：“邪气加诸身，速攻之可也，速去之可也，若先论固其元气，以补剂补之，真气未胜而邪已交弛横骛不可制矣”。

（二）对《内经》补泻理论的发展

张氏认为：“经云‘虚则补其母，实则泻其子者’，此欲权衡之得平也。”人身以气血流通为贵，若“积聚陈莝于中，留结寒热于内”，用其下法荡其邪积，虽曰攻邪实则为补。因“陈莝去而肠胃洁，癥瘕尽而荣卫昌，不补之中有真补存焉”。故治疗“取其气偏胜者，其不胜自平矣。”损有余乃所以补其不足也。”张氏这种以泻为补，以通为补，寓补于攻的治疗原则，体现于他对人身气血“贵流不贵滞，贵平不贵强”的观点，是对《内经》补泻理论的一大发展。

（三）提倡食疗养生

子和认为：“养生当论食补，治病当论药攻。”在《儒门事亲·推原补法利害非轻说》云：“凡药有毒也，非止大毒、小毒谓之毒，虽甘草、人参不可不谓之毒。久服必有偏胜，气增而久，夭之由也。”莫若“以五谷养之,五果助之,五畜益之,五菜充之。相五脏所宜,毋使偏倾可也。”这种主张至今仍有一定的现实意义。

(四)在脾胃疾病治疗上,突出了吐下两法的应用

他在《儒门事亲·偶有所遇厥疾或瘳记》说:“世人欲论治大病,舍汗、下、吐三法,其余何足言哉。”他平生对三法的运用,积累了丰富的经验,所以他在《儒门事亲·汗下吐三法该尽治病诠》说:“所论三法,至精至熟,有得无失,所以敢为来者言。”并以“三法兼众法”,综合运用多种手段攻邪,丰富了三法的内涵。

1. 吐法

吐法是应用催吐药物内服或以物理机械刺激咽喉部引起呕吐,使停留于咽喉、胸膈、胃脘等部的痰涎、宿食、毒物等排出的一种简单实用、疗效显著的方法。吐法导源于《内经》“其高者因而越之”。但由于吐法从上而越,其势较剧,吐之不当,则易变生他病,患者不愿接受,几乎绝灭。正如张氏在《儒门事亲·凡在上者皆可吐式》指出:“夫吐者,人之所畏,且顺而下,尚犹不乐,况逆而上,不悦者多矣。然自胸以上,大满大实,痰如胶粥,微丸微散,皆儿戏也,非吐,痰焉能出?”力倡吐法攻邪的重要性。且在实践中对吐法的应用“渐臻精妙,过则能止,少则能加,一吐之中,变态无穷,屡用屡验,以至不疑。”

他认为,“凡在上者,皆宜吐之”。痰饮、宿食、酒积等在膈或上脘所致的大满大实之证宜吐。伤寒或杂病中的某些头痛,痰饮病胁肋刺痛、眩晕、恶心、口疮、牙痛等四十余症,皆宜吐之。

张氏临证使用吐法有催吐,探吐、鼻饲、取嚏等。催吐常用方剂有三圣散(防风、瓜蒂、藜芦)、独圣散、茶调散(瓜蒂末、茶叶末)、郁金散(郁金、滑石、川芎)等。如治沉积水气,胁肋刺痛,投郁金散可驱水湿之邪自上而出。吐后,上焦之气开,肺得宣降,水道通调,小便通利,水湿之邪从下而出。木郁则达之,用瓜蒂散吐之则具疏肝行气、清热之功,此实为疏肝理气的又一门径。若“伤寒三下不通,不可再攻,便当涌之”,用瓜蒂散吐之,上焦之气开,下焦自得通也,此为攻下之又一法也。他常用吐法的药物有三十六味,其中属于催吐的药物只有瓜蒂、常山、胆矾、藜芦、铜绿五味。

此外,张氏临证时,吐法常和下法相兼而用,一般是先吐后下。如治失眠,心下闷硬,先涌胶痰一、二升,又下脓血数升而愈。并指出吐法转归有四:顿快、轻快、反闭闷,反发热。前两者为病邪已解;反闭闷为邪未尽,可再吐;反发热者为上邪已去,下邪犹存,故应当继续攻下。由此可见张氏应用吐法,有常有变,以切中病情为要。

张氏用吐法甚为审慎。强调使用吐法,应先予小剂,不效则逐渐增量,或配合钗股、鸡羽、手指、虀汁探引催吐。体质壮实者,可一吐而安;体弱者可小量多次轻吐;吐不尽者,可隔数日再吐。同时,吐后应注意避免饱食、房事或七情刺激,对性情刚暴,好怒喜淫及病势危重、老弱气衰、自吐不止、亡阳血虚、各种出血疾病则禁用吐法。若吐后口渴、眩晕者,可进凉水、瓜果等冷物,不必服药。若呕吐不止,因于藜芦的,可用葱白汤解;因为瓜蒂或其他草木药者,可用麝香汤解;因于矿石类药物者,可用甘草贯众汤解。体虚,用理中汤;气逆者,宜服大黄甘草汤,随证治之,进行解救。

2. 下法

下法导源于《内经》“土郁夺之”、“因其重而减之”、“其下者引而竭之”,其后张仲景创制了寒下的“大承气汤”,温下的“大黄附子汤”及峻泻的“十枣汤”和润下的“蜜导煎”等36方,为下法奠定了临床基础。张氏则本《内经》、《伤寒》之旨,更有发挥。

张氏指出:“夫下与吐一理也,但病有上下,故用药有逆顺耳”。吐、下之目的皆在于“令无壅碍”,但下法主要用于邪滞宿食蕴结胃脘、杂病腹满拒按、黄疸、食劳等。

张氏攻下法，在辨清热壅，或寒结，或水聚，或痰滞，或血瘀的前提下，针对病机分别投以寒下、温下、峻下、缓下之剂，其中尤以寒凉之剂为多。如治外感四时不正之气，邪入胃腑所致便秘，谵语、脉实则投以调胃承气及大、小承气汤。若肠中燥垢，则用导水丸(大黄、黄芩、滑石、黑白丑)。若三焦闭塞，水道通不行，则以八正散、石韦散清利。停饮肿满，轻则用五苓散分利水道，重则用三花神佑丸(甘遂、大戟、芫花、黑白丑、大黄)。足痿，投舟车丸，浚川散大下，因“诸痿独取阳明”；阳明者，胃与大肠也，荡涤肠胃积热，则痿可得愈。

张氏还对三十味常用攻下药的性味、主治进行了辨析。认为大黄虽然苦寒，却有通利九窍，利大小便，除五脏六腑积滞之功。近年来对大黄药物作用机制的大量研究，证实了张氏的见解有一定的科学性。

张氏使用下法很有法度 。他在《儒门事亲・凡在下者皆可下式》指出：“急则用汤，缓则用丸，或以汤送丸；中病即止，不必尽剂，过而生衍；沉积多年羸劣者，不可服陡动之药；虚中积聚者，只可五日一服。”

可见，张氏通过临床实践而总结出的一套治疗方法。不仅极大地丰富了中医学的发病及治则理论，而且对后世医学的发展具有极其深远的影响。其对吐下之法的独特应用，在临床上具有很高的实用价值。但吐法治疗，自张氏以后，未得到应有的重视，历代医家应用甚少，迫切需要更好的继承和发扬。

第四节　李杲师徒创立了脾胃学说

一、李　杲

李杲，字明之，晚号东垣老人，宋金时真定(今河北正定县)人，所处时代正值金元混战，人民疲于奔命，恐惧忧伤，饥困劳役，致损伤脾胃。而时医执古不化，或滥用《局方》温燥，或不善师仲景、河间，妄用发表、寒凉，重损胃气，因此患脾胃病的人很多。他在老师张元素的脏腑辨证思想影响下，总结《黄帝内经》、《难经》等古典医著和仲景、钱乙、元素等前辈医学的经验，结合自己的临床实践，提出了“内伤脾胃，百病由生”的著名论点，并创立了脾胃学说，充实和发展了祖国医学。

其著作颇多，鼎足而立的代表作有：《内外伤辨惑论》3 卷，着重论述内伤脾胃病与外感病的鉴别诊断。《脾胃论》3 卷，全书论说 36 篇，处方 63 首，论述精当，颇有见地。《兰室秘藏》3 卷，分 21 门，是李杲逝世 20 年后，罗天益整理遗稿而成。该书实是李氏平生临证的记录。

(一) 提出“脾胃气伤，诸病由生”的观点

脾胃为滋养元气的本源，因此，脾胃损伤必然导致元气不足而产生各种病变。东垣说：“脾胃之气既伤，而元气亦不能充，而诸病之所由生也”。这是其脾胃内伤学说的基本观点。

脾胃内伤致病，是由于人体升降浮沉的气化活动发生障碍或被破坏所致。李氏谓：“或下泄而久不能升，是有秋冬而无春夏，乃生长之用，陷于殒杀之气，而百病皆起；或久升而不降，亦病焉。”由于升浮的失常，便影响了正常的沉降，以致“清气不升，浊气不降，清浊相干，乱于胸中，使周身气血逆行而乱”，所以脾胃气虚，升降失常，便会产生种种病变。

(二) 对脾胃的生理功能的论述

1. 脾胃为滋养元气之本

人身元气由先天所生，后天所长。李氏对此有着充分的认识，并特别重视脾胃对元气的滋养

作用。他说:“真气又名元气,乃先身生之精气,非胃气不能滋之。”同时,他还认为人身诸气莫不由胃气所化,故又谓:“夫元气、谷气、营气、清气、卫气、上升之气,此数者,皆饮食入胃,谷气上行,胃气之异名,其实一也。”李氏引用了《五癃津液别》、《海论》等篇有关论述,说明在正常情况下,人受水谷,由脾胃输布精微,化生元气。

因此,脾胃的盛衰直接决定元气的盛衰。如果脾胃有病,则必致气血俱弱。因此东垣所称由胃气所化的元气,不仅指先天之精气,实也概括了阴阳气血而言。所以,他明确指出“脾胃为血气阴阳之根蒂也”。

2. 脾胃为人体气机升降之枢纽

内经云:“升降出入,无器不有。”升降浮沉是自然界事物的基本运动形式,在正常情况下,升降相替,沉浮更变,周而复始。如以天地四时之气而言,春夏主升浮,万物由初萌而趋郁茂,秋冬主沉降,万物由收戢而致潜藏。

所以李氏说:“经言岁半以前天气主之,在乎升浮也……岁半以后地气主之,在乎降沉也……升已而降,降已而升,如环无端,运化万物,其实一气也。”可知气机升降,有了春夏之气的正常升浮,才有秋冬之气的正常沉降。由于脾胃属中土,土旺于四时,在四时中皆有土气,所以,土在升降浮沉和万物的生长收藏过程中,居于非常重要的地位。

推及于人体,亦是同理。脾胃属土,在脏腑精气的升降运动中起着重要作用。东垣指出:“盖胃为水谷之海,饮食入胃,而精气先输脾归肺,上行春夏之令,以滋养周身,乃清气为天者也;升已而下输膀胱,行秋冬之令,为传化糟粕,转味而出,乃浊阴为地者也”。

又说:“地气者,人之脾胃也。脾主五脏之气,肾主五脏之精,皆上奉于天,二者俱主生化之奉升浮,是知春生夏长皆从胃中出也”。说明脾胃不仅将水谷之精气灌溉四脏,滋养周身,同时排泄废物,还推动了脏腑精气的上下流行,循环化生。总之,脾胃是人体气机升降的枢纽。

在论述脾胃之气上升的同时,东垣还重视胆气的升发作用。他说:“胆者,少阳春升之气,春气升则万物化安,故胆气春升,则余脏从之”,并认为:“食入胃,营气上升,即少阳甲胆之气也”。

人身精气升而复降,降而复升,是正常的生理现象。李氏所言升降,侧重在于升发的一面,但并非忽视潜降,在他看来,整个气机升降的过程中,脾气的升发是居于主导地位的,有升然后才有降。如果没有脾气上升,则水谷之精气无从化生气血,更谈不上精气的正常升降运行。总之,脾气升发是元气充盛的必要条件。

由此可见,元气是健康之本,而脾胃是元气之本,人们无论在日常生活或治病过程中,都必须注意脾胃,借以护养元气。

(三) 对病因病机的阐发

1. 病因

病因主要归纳为四种:

(1) 情志内伤:“此因喜怒忧恐,损耗元气,资助心火。火与元气不两立,火胜则乘其土位,此所以病也”(《脾胃论·卷上·脾胃虚实传变论》)。情志不遂,则心火偏盛,心火盛则必乘土位而损元气。这里,李氏以心火为阴火,为壮火,能食气。

(2) 劳役过度:“形体劳役则脾病,脾病则怠惰嗜卧,四肢不收,大便泄泻,脾既病则其胃不能独行津液,故亦从而病焉”(《脾胃论·卷上·脾胃胜衰论》)。李氏认为“劳倦伤脾”,劳役过度,累及肌肉、四肢,先伤及脾。因津液须赖脾的运化,今脾虚则不能为胃行其津液,故脾病而胃亦同时受病。

(3) 饮食不节:“夫饮食不节则胃病,胃病则气短精神少,而生大热,有时而显火上行,独燎其面。……胃既病则脾无所禀受……故亦从而病焉”(《脾胃论·卷上·脾胃胜衰论》)。

(4) 外感时邪:“肠胃为市,无物不受,无物不入,若风寒暑湿燥一气偏胜亦能伤脾损胃”(《脾胃论·卷下·脾胃损在调饮食适寒温》)。

以上四种病因,李氏颇为重视情志因素在发病过程中的先导作用。他说:“皆先由喜怒悲忧恐,为五贼所伤,而后胃气不行,劳役饮食不节继之,则元气乃伤。”(《脾胃论·卷中·阴病治阳阳病治阴》)元气既伤,则易感受外邪。由上可见,李氏认为内伤病的形成,常是上述因素相互影响,综合作用的结果。

2. 病机

根据《内经》有关理论,东垣论述脾胃元气不足的发病机制大致有以下方面:

(1) 劳伤阳气,汗泄精绝,身热心烦,甚而昏厥。

(2) 脾胃不和,谷气下流,阳气沉降,阴精失奉,令人病夭。

(3) 胆气不生,饮食不化,飧泄肠澼。

(4) 五味不藏,五气失养,津衰神少,气或乖错。

(5) 脾胃衰弱,形气俱虚,乃受外邪。

脾胃内伤,必然破坏脏腑之间的制约平衡。其中最受其累的是肺,所谓“脾胃一虚,肺最受病”,此外,还招致心火、肝木及肾水的各种病变。同时,脾胃虚弱,元气不足,必然使脏腑、经络、四肢、九窍均失所养,故李氏指出“胃虚则脏腑经络皆无所受气而俱病”,“脾胃虚则九窍不通”。总之,内伤元气不足的发病情况颇为复杂,而脾胃虚弱,阳气不升是其根本,这就不同于一般情况下的脏腑病变。

(四) 对临床表现的描述

东垣在《脾胃论·脾胃虚损论》指出:“脾胃一伤,五乱互作。其始病,遍身壮热,头痛目眩,肢体沉重,四肢不收,怠惰嗜卧。”如阴火上冲于肺,则气高而喘,烦热,渴而脉洪;如阴火灼伤阴血,心无所养,则心乱而烦;如肝木挟心火妄行,则胸胁痛,口苦舌干,往来寒热而呕,或多怒,夜梦亡人,淋溲,腹中急痛;如肾中伏火则躁烦不欲去衣,足不任身,脚下隐痛等。

(五) 首创内外伤鉴别诊断

内伤热中证有异于外感热病,除去其病因、病机方面的不同外,气虚不足的症候是一个明显特征。为了能使内伤热中证的头痛、发热、烦渴等症与外感症状有所区别,东垣专著《内外伤辨惑论》以示后人。

书中论述饮食不节、劳役过度,则心脉变见于气口,气口脉急大而涩数,时有代脉。病人畏风恶寒,得温则止;蒸蒸燥热,得凉则止。手心热而手背不热;头痛时作时止;伤之重者必渴,口不知味,恶食;清涕虽或有或无,但不鼻塞;此外,尚有声低气短,少气不足以息,怠惰嗜卧,四肢沉重不收等症,均需与外感区别。这些临床经验,具有一定的实用意义。

(六) 创立论治脾胃内伤大法和方药

由于气火失调之根本原因在于脾胃元气之不足,升降失常的主要方面在于阳气之升发不足。因此,对脾胃内伤的治疗,李杲主张益气泻火,升清降浊。

1. 益气泻火

李氏认为,治疗脾胃内伤,气火失调,内伤热中之证,“唯当以辛甘温之剂,补其中而升其阳,甘寒以泻其火则愈矣”。具体治疗方法,大体可分为三类:

(1) 益气泻火并重:脾胃气虚,阴火内盛,壮火食气,脾胃愈虚,二者一盛则一衰。此时不补脾胃元气,无以制约阴火;不泻阴火,阴火更耗元气,因此治疗之时,应益气与泻火并用。

如补脾胃泻阴火升阳汤。方中黄芪、人参、苍术、炙甘草益气健脾;柴胡、羌活、升麻升举清阳之气,共合以益气升阳,助脾胃元气。更用黄芩、黄连、石膏以泻火,保护脾胃元气。

加减法:"如见胃火旺及督、任、冲三脉盛,则用黄柏、知母。"该方在《脾胃论》一书中,是李氏的第一张方剂,李杲在说明该方时,特别写明"后之处方者,当从此法"。

李氏认为气火失调是脾胃内伤病变的主要病机之一,因此益气泻火是治疗的根本法则之一。正如李杲所说:"今所立方中,有辛甘温药者,非独用也;复有甘苦大寒之剂,亦非独用也。"

(2) 益气升阳,甘温除热:若气火失调,以脾胃元气虚为主,阴火内盛始得之时,又当以益气升阳为主,兼以泻火。

正如李杲所云:"《经》曰:劳者温之,损者益之。盖温能除大热,大忌苦寒之药,损其脾胃。脾胃之证,始得则热中。今立治始得之证。"

在原文下,立补中益气汤以治疗。方中黄芪最多,益肺为气之本,重用之以补脾肺之气,益皮毛而固腠理,不使自汗以损其元气,又可助人参以益脾胃之气。人参、甘草可补脾胃元气。再用白术、当归除湿和阴,升麻、柴胡以升清阳之气,并引黄芪、甘草、人参等甘温之性上升,以补脾中元气而实肌表,共合益气升阳之剂。

值得提及的一点是,甘温除热法,"应该说是辛甘温除热法,有一'辛'字才反映为升阳除热的主要论据。其'温'字是滋养之义,非指药温也"(《溯洄集·内伤余议》)。这样,就作了进一步的阐述。同时,"温能除大热"容易使人误解为凡是温药都能除大热,必须冠以"甘"字;甘药多补,怎能除热?当然是虚得补而热收。

在益气升阳治法范围内,李氏还创制升阳散火汤治疗血虚或胃衰过食生冷,遏郁阳气所致的发热证;制当归补血汤治疗饥困劳役所致的血虚发热,均为后人树立了典范。

(3) 泻火为主,以治其标:对于火盛为主之证,李氏亦不偏执甘温,而以泻火为主,先治其标,泻火热以保护元气。如李氏治疗饮食劳倦,损伤脾胃,心火乘脾时,"若心气浮心乱,则以朱砂安神丸镇固之"。此正是先镇心安神以泻心火之亢,急则治标之法。故接着李氏认为朱砂安神丸服后,"得烦减,止勿服"。

以上是李氏益气泻火治法之大略。但必须注意,泻阴火除燥热,选用苦寒之药,只能适可而止,不宜久服。盖阴火之产生,根本原因在于脾胃虚衰,苦寒过用,易伤脾胃,不仅不能保护脾胃元气,反有损伤元气之弊。

2. 升清降浊

脾胃为升降之枢,升降失常亦是内伤病机的重要方面,因此,李氏治疗脾胃内伤病证,升清降浊亦是其重要治疗法则。

治疗"幽门不通,上冲,吸门不开,噎塞,气不得上下,治在幽门闭,大便难"用通幽汤,方用桃仁、红花、生地黄、熟地、当归身、炙甘草、升麻。其中桃仁、当归、地黄养血润肠通便,更佐以升麻以升清阳,降中有升,升降相因,寓意降浊必佐以升清。

四时之气的升降浮沉对脾胃内伤患者多有一定影响。他认为脾胃虚弱,随时为病,故当随病制方。其中尤其重视长夏季节对脾胃病的影响,制清暑益气汤治疗暑热之邪乘脾胃损伤而发病。

脾胃气虚所致的其他脏腑疾病,李氏都求其本而治之,提出"治肝、心、肺、肾,有余不足,或补或泻,唯益脾胃之药为切"。如治疗"肺之脾胃虚",用升阳益胃汤,使胃气升发则肺气自复等。

在其他各科的治疗中,也同样讲究补益脾胃,升发元气,降纳阴火。如阴血不足,心火旺盛所致的瞳子散大,视物昏花,制熟干地黄丸治疗,方中补气升阳与滋阴养血降火之品同用。在妇科方面,如以黄芪当归人参汤治经水暴崩。凡此等等,均体现了东垣的治疗特点。

在用药过程中,不仅忌寒凉淡渗及辛热之品,以免重泻阳气,更助阴火,而且,在饮食方面也注意及此,提出温食、减食、美食等食养事宜。尤其强调省言养气,安养心神,以助元气恢复。

东垣的脾胃学说是较为全面的,在他重点阐发的脾胃内伤证论治中,还化裁了张洁古的枳术丸,制成橘皮枳术丸、半夏枳术丸、木香人参生姜枳术丸等,以治脾胃虚弱兼有积滞诸证。

3. 峻剂攻下

他对脾胃实证,也不废峻剂攻下,如备急丸、雄黄圣饼子、神应丸等,均为他所习用。可见,李氏不仅精于论治脾胃虚证,也善治脾胃实证, 只是他在大作中重点发挥了前人之未备而已。

李氏用药的特点是,用量轻,主次分明,立法严谨,是以轻取胜的代表医家。并有病禁、时禁和药禁,很有可取之处。对于脾胃病,李氏还提倡食养,他说:“须薄味之食或美食助其药力,益升浮之气而滋其胃气,慎不可淡食以损药力,而助邪气之降沉也”。若有食积,则主张控制饮食,“损其谷,此最为妙也”(《脾胃论·卷上·用药宜禁论》),这些都是十分有见地的。总之,李杲是金元四大家之一,独重脾胃,被后世称为“补土派”的鼻祖。他提出“内伤脾胃,百病由生”的论点,对脾胃内伤病的病因、病机、诊断、治疗独具见地,卓然成家。

二、王好古倡言阴证论

王氏的学术思想,渊于《内经》、《伤寒论》等经典,因师从张元素和李杲,受其影响很深。王氏著有《汤液本草》、《此事难知》、《阴证略例》等书,其中《阴证略例》是其代表作。对脾胃学说发展的主要贡献是:

(1) 提出阴证论,阐发阴证理、法、方、药,补充了李氏脾胃学说之未备。《阴证略例》对阴证的病因、诊断和治疗等都作了详细的分析。对病证作了鉴别。他认为造成阴证的原因有二,一是“内伤冷物”;二是人体气虚。二者之中,人体脾胃气虚、阴邪内伏是发病与否的关键。他说:“有单衣而感于外者,有空腹而感于内者,有单衣空腹而内外俱感者,所禀轻重不一,在人本气虚实之所得耳;岂特内寒饮冷、误服凉药而独得阴证哉! 重而不可治者,以其虚人,内已伏阴,外又感寒,内外俱病,所以不可治也。”(《阴证略例·扁鹊仲景例》)

(2) 治疗方面主张温养脾肾。收集的验方如返阴丹、回阳丹、火焰散、霹雳散、正阳散等,都是以附子为主药的温肾方剂。甚至有的还是同硫黄并用,如附子散、白术散、肉桂散等,成为脾肾双补之峻剂。此外,王氏还自拟有治疗内伤饮冷(冷物)兼外感风寒的方剂,如神术汤、白术汤、黄芪汤、调中丸等(上述方剂均见于《阴证略例》)。

三、罗天益以“三焦”论治脾胃

罗天益从李杲学医十余年,对李杲的学术思想有极为深透的理解与心得。其代表作《卫生宝鉴》,全书二十四卷,补遗一卷。

1. 发扬李杲学说,在病因上有所创新

(1) 对李氏饮食不节分列食伤和饮伤:在论述脾胃为饮食所伤的病机时,李杲笼统指出:“饮食不节则胃病”(《脾胃论·卷上·脾胃胜衰论》)。罗氏认为:“盖食物饱甚,耗气非一。”(《卫生宝鉴·卷四·饮食自倍肠胃乃伤论》)而且又分别提出《食伤脾胃论》和《饮伤脾胃论》,尤其告诫人们:“酒味苦甘辛,火热有毒,不可耽嗜过度。否则过伤之毒一发,耗真之病百生。”(《卫生宝鉴·卷四·饮伤脾胃论》)

(2) 对劳倦所伤,分列出“虚中有寒热之分”:在论述脾胃为劳倦所伤的病机时,李杲着重阐述内伤热中证。而罗氏则结合临证治验，在《卫生宝鉴》中分别列出“劳倦所伤虚中有寒”和“劳倦所伤虚中有热”，从而强调了脾胃为劳倦所伤有虚寒与虚热之辨，较之李氏所说更为全面。

2. 分析病证，详于三焦气机

罗氏在《饮食自倍肠胃乃伤治验》中，他说：“《内经》曰：‘水谷入口，则胃实而肠虚，食下则肠实而胃虚，更虚更实，此肠胃结化之理也。’今饮食失节，肠胃俱实，胃气不能腐熟，脾气不能运化，三焦之气不能升降，故成伤也。”所以，投以备急丸、无忧散，使患者得吐又利，三焦气机渐复调畅而愈。审证用药时，又有辨治上、中、下三焦之不同。他在《卫生宝鉴》的《泻热门》篇中阐明了辨治热病有“上焦热”、“中焦热”、“下焦热”之分，在《除寒门》篇中又论述了辨治寒病有“上焦寒”、“下焦寒”之别，并都提出了各自施治的方药。

3. 治疗脾胃病，重在甘辛温补

罗氏用药特点是：重在甘辛温补，慎用寒凉，反对滥用下法。他在《卫生宝鉴·劳倦所伤虚中有寒》中说：“建脾者必以甘为主……黄帝针经云：荣出中焦，卫出上焦是也。卫为阳，不足者益之必以辛；荣为阴，不足者补之必以甘。甘辛相合，脾胃健而荣卫通。”

在《卫生宝鉴·卷三·轻易服药戒》又说：“凡人之脾胃，喜温而恶冷。”所以，他治脾胃病时善用甘辛温补，慎用寒凉。这与李杲的学术主张是一致的。如他治气虚头痛，汗后头越痛，痛甚不得安卧，恶风寒而不喜饮食，气短而促，少语懒言之证，以升阳补气之法，在李杲创制的补中益气汤中加入白芍、川芎、蔓荆子、细辛之品，拟为顺气和中汤，二服痊愈（《卫生宝鉴·卷九·气虚头痛治验》）。他所拟益胃升阳汤一方，也是在补中益气汤中加入炒曲、生黄芩，改当归为当归身而成（《卫生宝鉴·卷十八·崩漏带下》）。

罗氏对李杲的学术思想理解深透，并有所长。他既继承了李杲脾胃学说又发扬之，并善于汇通张、李之说而自成一体。清初喻嘉言说：“见过于师，方堪传授，见与师齐，减师丰德，谦甫真不愧东垣弟子矣”。这是十分正确的评论。

第二章　明清医家对脾胃学说的充实与发展

金元以后诸家对脾胃学说也有不少发挥,明清时期是中医药学理论与实践发展的鼎盛时期之一,名家辈出。他们根据其理论造诣和临床经验,对于脾胃学说各有发挥,促使脾胃学说进一步发展。

第一节　薛己倡“人以脾胃为本”

薛己,字新甫,号立斋。明代“精通十三科”医家,著作甚多,以《内科摘要》为代表。薛己的学术观点源于《内经》,并深受李杲脾胃学说的影响。他援引经旨,潜心研究,成一家之言,临证注重脾与肾之辨证,治疗用药以温补著称,对后世医家之温养理虚颇多启发。

1. 补充脾胃病病因

薛己对脾胃病病因除赞同东垣的论点外,还认识到命门火衰亦能导致脾胃虚损。他提出:“命门火衰,不能生土,土虚寒使之然也”(《内科摘要・命门火衰不能生土等症》)、“命门火衰而脾土虚寒”(《明医杂著・泄泻》)。

2. 强调“人以脾胃为本”

薛己对于脾胃生理的认识,多从脾胃与气血的生化立论。他认为:“人以脾胃为本,纳五谷,化精液,其清者入荣,浊者入卫,阴阳得此,是谓橐籥,故阳则发于四肢,阴则行于五脏。土旺于四时,善载乎万物,人得土以养百骸,身失土以枯四肢。”(《明医杂著・丹溪治病不出乎气血痰郁》)他不但强调脾胃对肾命的润营养作用,而且还提出肾命对脾胃的温煦作用,并将脾胃分开论述,即胃有胃气、胃血;脾有脾气、脾血。

3. 滋补化源,慎用苦寒

薛己对脾胃病的治疗,药少力专,疗效显著。补脾化裁于四君子或六君子;补肾惯用六味、八味。深得治本之要领。薛己认为,虚寒者,宜温补,主张用六君子汤为主方。如“若阳气虚弱而不能生阴血者,宜用六君子汤”;“阳气虚寒而不能生阴血者,亦用前汤加炮姜、肉桂”(《明医杂著・医论・丹溪治病不出乎气血痰郁》)。脾胃虚弱者宜补益,多选用四君子、六君子等方剂;若脾胃虚寒者,用四君子或六君子加炮姜、肉桂;脾虚饮食停滞者,用六君子汤送香连丸;脾胃气虚而痰积滞者,用六君子汤加枳壳、木香;若因脾胃气虚而食积滞者,用六君子汤加神曲、麦芽等。若劳倦所伤而中气下陷者,用补中益气汤升补之。

对于由命门火衰不能生脾土者,他多用八味丸补之。他说:“此命门火衰,不能生土而脾病,当补火以生土”(《内科摘要・卷上・命门火衰不能生土等症》)、“命门火衰而脾土虚寒者,用八味丸……”(《明医杂著・卷之二・泄泻》)。可见,薛己论述脾胃是与肾和命门紧密联系起来的。

对于由脾胃虚损而产生的虚火,薛已对东垣以苦寒之药治标持有异议。他说:“世以脾虚误为肾虚,辄用黄柏、知母之类,反伤胃中生气,害人多矣”(《内科摘要・饮食劳倦亏损元气等症》)、“不可认作有余之火,而用黄柏、知母之类也”。(《明医杂著・医论・劳热》)、“禁服黄柏、知母,恐多伤阳气耳”(《明医杂著·医论·内伤发热》)。

总之,明代薛己除倡导“胃为五脏之本源,人身之根蒂”外,在治疗上主张滋其化源,擅用温补。滋化源者,一为补脾土;二为补肾命。

第二节　张介宾倡“五脏之邪,皆通脾胃”

张介宾,字景岳,明代著名医家。著有《类经》、《类经图翼》、《类经附翼》及《景岳全书》等,以《类经》和《景岳全书》为其代表作。以下所提到的学术观点皆出自《景岳全书·杂证谟·脾胃》。对脾胃的论述极其详尽,其主要贡献如下:

1. 倡“五脏之邪,皆通脾胃”

张氏在调治脾胃疾病时,特别强调整体观念,既考虑到脾胃对其他脏腑的影响,又考虑到五脏对脾胃的影响。张氏说:“脾为土脏,灌溉四傍,是以五脏中皆有脾气,而脾胃中亦皆有五脏之气,此其互为相使,有可分而不可分者在焉。”所以他指出:“善治脾者,能调五脏,即所以治脾胃也;能治脾胃而使食进胃强,即所以安五脏也。”他抨击当时一些医家,凡遇脾胃病,不考虑脏腑之间的整体关系,亦不考虑脾病的致病因素,统用参、苓、枳、术、山楂、麦芽、神曲之弊端。

他对六淫侵袭脾胃所致的病制定了一整套治疗脾胃病的大法:“风邪胜者,宜散之”,多用麻黄、桂枝、柴胡之类治之;“寒邪胜者,宜温之”,多用桂、附、干姜、丁香等药治之;“热邪胜者,宜寒之”,多用芩、连、知、柏、栀子、石膏之药治之;“湿邪胜者,宜燥之”,多用苍术、白术、半夏、猪苓之药治之。能纳不能化,为脾虚,以健脾为主;既不能纳,又不能运,脾胃之气大亏,速回阳气,多用十全大补、八味丸之类。饮食停积者,宜行之,多用三棱、蓬术、大黄、芒硝之类治之。劳倦内伤者,宜补之,多用人参、黄芪、白术、杜仲之类药治疗。

由于五脏邪气导致脾胃病的:心邪犯脾,分心火炽盛与心火不足。心火炽盛者,以清火为主;心火不足者,补脾土以生心火。肝邪犯脾,分肝脾俱实与肝强脾弱:肝脾俱实者,单平肝气即可;肝强脾弱者,舍肝而救脾。肺邪犯脾,分肺气壅塞与肺气不足:肺气壅塞者,泄肺以理脾之滞;肺气不足者,补肺以防脾虚。肾邪犯脾,有脾虚、肾虚之别:脾虚水克土者,以救脾为主;肾虚而启闭无权者,以壮肾为主。

2. 根据胃气,判断预后

景岳对“有胃气则生,无胃气则死”有其独到见解。一般认为,胃气是指人的脾胃之气,即功能表现。他十分强调胃气的重要性,无论是诊断疾病,还是治疗疾病,都必须顾护胃气。“凡欲察病者,必须先察胃气;凡欲治病者,必须常顾胃气;胃气无损,诸可无虑”。他认为,“凡胃气之关于人者,无所不至,即脏腑、声色、脉候、形体,无不皆有胃气,若失,便是凶候”。他还论述了依据胃气的盛衰判断五脏病变的吉凶,他认为:“凡气短、气夺而声哑喘急者,此肺之胃败也”;“神昏失守,昏昧日甚,而畏寒异常者,此心之胃败也”;“躁扰烦剧,囊缩、痉强而恐惧无已者,此肝胆之胃败也”;“胀满不能运,饮食不能入,肉脱、痰壅而服药不应者,此脾之胃败也”;“关门不能禁,水泉不能化,热蒸不能退,骨痛之极不能解者,此肾之胃败也”。

第三节　李中梓首倡“脾为后天之本”论

李中梓(公元1588～1655),字士材,号念莪,出身官宦之家。明末华亭(今上海市)人。《江南通志》曰:“少年博学,习岐黄术。凡奇证遇无不立愈。”李氏初习举子业,后因多病而自学并攻研医学。其治学主张兼通众家之长,不偏不倚;他勤求古训,博采众长,对诸家学说守其常者,他能通其变；古书中博而繁者，他能撮其要。李氏读书无数，积五十年之经验，治病无不中，常有奇效。其著作计有《内经知要》2卷、《医宗必读》10卷、《伤寒括要》、《删补颐生微论》4卷、《诊家正眼》2卷等。

李氏对脾胃学说的论述主要有以下几方面：

1. 首倡“肾为先天本，脾为后天之本”论

李氏以自然界的现象，比喻人体的先后天根本的重要作用。他说：“《经》曰：‘治病必求于本’，本之为言根也，源也。世未有无源之流，无根之木，澄其源而流自清，灌其根而枝乃茂，自然之经也。”（《医宗必读·卷一·肾为先天本脾为后天本论》）他从人的生理功能论述脾胃在人身的重要作用：“脾何以为后天之本？盖婴儿既生，一日不食则饥，七日不食则肠胃涸绝而死。《经》云：‘安谷则昌，绝谷则亡。’犹兵家之饷道也，饷道一绝，万众立散。胃气一败，百药难施。一有此身，必资谷气，谷入于胃，洒陈于六腑而气至，和调于五脏而血生。而人资之以为生者也，故曰后天之本在脾。”（《医宗必读·卷一·肾为先天本脾为后天本论》）从而有力地论证了脾为什么为后天之本。其次，他以《内经》理论为依据，论述了阳气在人体中的重要作用。他说：“余考之《内经》，‘阴阳之要，阳密乃固’，此言阳密则阴亦固，而所重在阳也。又曰‘阳气者，若天与日，失其所则折寿而不彰，故天运当以日光明’。此言天之运、人之命俱以阳为本也。”（《医宗必读·药性合四时论》）

2. 治疗特点

他指出，治后天根本则有饮食、劳倦之分。饮食伤者，虚中有实，枳术丸消而补之；劳倦伤者，乃属纯虚之证，补中益气汤升而补之。他说：“每见立斋治症多用前方，不知者妄议其偏，唯明于求本之说，而后可以窥立斋之微耳。”（《医宗必读·肾为先天本脾为后天本论》）

对于先后天的治疗，他的特点是理脾不拘于辛燥升提，治肾不拘于滋腻呆滞。既反对时医滥用苦寒，又不赞成滥用桂、附。主张补肾与理脾兼行。如欲用辛温扶脾，须防愈耗肾水，扶脾之中参以五味、白芍等；欲甘寒补肾，恐滋腻不利于脾，故在滋肾之中佐以砂仁、沉香等。

第四节　叶桂创立了胃阴学说

叶桂，字天士，号香岩。江苏吴县人，一生忙于诊务，无暇著述。以其门人总结的《温热论》和《临证指南医案》面世。

（一）提出脾胃分治理论

叶氏在强调胃阴学说的同时，在脾胃分治的观点上又有发挥。叶氏说：“胃为阳土，非阴柔不肯协和”，“脾喜刚燥，胃喜柔润”，“盖胃腑为阳土，阳土喜柔，偏恶刚燥，若四君、异功之类，竟是治脾之药，腑宜通即是补”。突出强调，对脾胃二者应加以区别，脾胃的属性不同：胃属戊土，脾属己土，戊阳己阴；脾胃的功用不同：脏宜藏，腑宜通，纳食主胃，运化主脾，脾宜升则健，胃宜降则和；治法上的不同：东垣大补阳气，其治在脾，仲景急下存阴，其治在胃。脾阳不足，胃有寒湿，一脏一腑皆宜温燥升运者，当遵东垣治法；而脾阳不亏，胃有燥火，应当使用养胃之法。

叶氏脾胃分治的认识，尤其提出胃阴宜养的学术观点，给后世医家很大启迪，至今对临床仍有重要指导意义。

（二）创立了胃阴学说

叶天士对李杲的《脾胃论》推崇备至，叶氏临证也十分重视脾胃。他说：“土旺四季之末，寒热温凉随时可用,故脾胃有心之脾胃、肺之脾胃、肝之脾胃以及肾之脾胃”。在温病的治疗中,他特别强调滋养脾胃之阴,认为温病存得一分阴液,便留得一分生机。形成胃阴虚的因素约有以下四种:禀质木火偏胜,烦劳郁怒,五志过极,阳升火炽,燔灼胃阴;素体阴虚,或年老液衰,复加外感温热燥邪,劫耗胃阴;五味偏胜,过食辛辣温燥之品;误治,如辛散劫阴,燥热助火。

叶氏明确提出“胃易燥”,“胃为阳明之土,非阴柔不肯协和”的论点。叶氏养胃阴多用甘平或甘凉濡润之品,使津液来复,通降自成,具体方法运用如下:

(1) 甘凉濡润法:用于燥热灼烁胃阴的病证。

症见舌红或绛,咽干或咽痒干咳,气逆咯血,烦渴思饮,不寐,肌燥而热,虚痞不食,便秘燥结,或脘中觉热,脉数促。阴伤较甚,燥热不平急投甘凉濡润之品,如沙参、麦冬、石斛、花粉、玉竹、白芍、蔗浆、梨汁等。

(2) 酸甘济阴法:用于肝阴虚耗,肝用太过,化热上扰,胃阴受伤者。症见废食不便,心烦热、渴,或喜酸甘,或眩晕,干呕恶心,舌干唇红或舌光剥。予酸甘济阴法,药如白芍、乌梅、石斛、沙参、麦冬、生地、五味子、木瓜等。如肝风震动、昏迷欲厥,另以生牡蛎、黑豆衣以祛风。

以上都是叶天士对胃阴学说的重大发挥。

(三) 治疗脾胃病的特点

1. 温邪入里,到气清气

叶氏在《温热论》对邪在中焦气分的治疗,均有扼要的叙述:“到气才可清气”,是对无形经热的主要治法,即以白虎汤辛寒清泄气分为主。如见大腹满痛、舌苔老黄等阳明热结证,叶氏指出:“皆当下之,如小承气汤,用槟榔、青皮、枳实、元明粉、生首乌等”。

2. 治湿要招,利尿通阳

针对湿热之邪,“如油入面之难舍难分之势”,叶氏提出“通阳”的治则,他说:“热病救阴犹易,通阳最难。救阴不在血,而在津与汗;通阳不在温,而在利小便”。“通阳”是一种宣通气机、畅利三焦的方法。湿热阻遏气分,三焦失畅,小便不利,湿无出路。通过宣通气机使小便通利,湿随利去,这是治湿热之要招。

3. 治疗虚损,甘药培中

治疗虚损力倡甘药培中,旨在恢复胃气,因人身之精气资于水谷,而甘药能“培生生初阳,是劳损主治法则”。培中则主张脾胃分治,脾阳虚以温补为宜,升阳为要;胃阴虚以养阴为宜,降胃为先。胃阳虚,“通补为宜”,常用陈皮、半夏、茯苓、厚朴等,务使补中有通。脾胃两虚者,兼顾二者,常用黄芪建中汤去生姜或麦门冬汤去半夏治之。

4. 久病通络,常用三法

叶天士说:“初为气结在经,久则血伤入络”。由气结到血伤,是一个病理变化发展的过程,故治疗非治气既治血,治血宜通络,“以经主气,络主血也”。

(1) 络脉气虚,法宜补气通络:叶氏说:“大凡络虚,通补最宜”。胃络气虚,或为胃痛,或为呕吐,或为泄泻,或为吐血,或为便血,或为积聚。治宜补气通络。常用药有:黄芪、人参、云苓、白术、甘草、当归、桂枝、郁金、青葱管、旋覆花等。

(2) 痰浊阻络,法宜祛痰通络:叶氏说:“痰因气滞,气阻血瘀”、“胃痛久而屡发,必有凝痰聚瘀”。或为胃痛,或为积聚。治宜祛痰通络,即用“辛润苦滑,通胸中之阳,开涤浊涎结聚”。常用药有瓜蒌、薤白、半夏、茯苓、生姜、白芥子等。

(3) 胃络瘀结,法宜化瘀通络:叶氏说:“久病入络,气血皆窒”。又说:“久有胃痛,更加劳力,致络中血瘀,经气逆,其患总在络脉中痒窒耳。”或为胃痛,或为噎膈,或为吐血,或为便血,或为积聚。治宜化瘀通络,即“血无凝着,气可宣通”。常用药有:蜣螂虫、全虫、五灵脂、桃仁、桂枝、当归、姜黄、郁金等。

第五节　吴瑭创立三焦辨证,尤重中焦脾胃

吴瑭,字鞠通,一生潜心研究温病,在继承历代医家的温病学说,尤其是叶天士卫气营血理论的基础上,结合自己丰富的临证经验,创立了三焦辨证纲领,著有《温病条辨》。他认为温病的发展演变是按“始于上焦,终于下焦”的规律进行的,即在层层深入的同时,病变由上焦向中焦、下焦发展,以纵向传变为主。无论伤寒之邪化热入里,或是温热、疫疠、湿浊等邪,均可侵犯中焦脾胃。故温病之中,中焦病证最多,亦最为复杂,《温病条辨》全书共238条,中焦篇就占102条。可以说,吴鞠通论述中焦病证最为详细,最为深刻。

(一) 总结出温邪传入脾胃传变规律

吴氏善于将复杂的临床现象作高度概括,为中焦温病设立总纲以及针对中焦各个病证设立多个提纲,指导后人驾驭复杂的临床现象。《温病条辨》中焦篇第37条说:“风温、温热、温疫、温毒、冬温之在中焦,阳明病居多;湿温之在中焦,太阴病居多;暑温则各半也。”这是中焦温病的总纲,说明所有温病之在中焦的总趋势。一般温热在中焦多归为阳明证,湿温在中焦多归为太阴证;而暑温虽暑热偏盛,多阳明证;但暑多兼湿,又兼有太阴证,故称“各半也”。

再如《温病条辨》中焦篇第43条说:“湿之入中焦,有寒湿,有热湿,有自表传来,有水谷内蕴,有内外相合。其中伤也,有伤脾阳,有伤脾阴,有伤胃阳,有伤胃阴,有两伤脾胃。伤脾胃之阳者,十常八九;伤脾胃之阴者,十居一二。彼此混淆,治不中窾,遗患无穷,临证细推,不可泛论”。这是湿证在中焦的总纲,说明湿证病因病机总规律,以及其伤阴伤阳种种演变的规律

在中焦篇第1条云:“面目俱赤,语声重浊,呼吸俱粗,便闭,小便涩,舌苔老黄,甚则黑有芒刺,但恶热不恶寒,日晡益甚者,传至中焦,阳明温病也。脉浮洪躁甚者,白虎汤主之;脉沉数有力,甚则脉体反小而实者,大承气汤主之;暑温、湿温、温疟不在此例”。这是中焦温病的提纲,阐明了阳明热结的主要脉证与治法。

(二) 丰富了温病下法的方药

吴氏论中焦温病的治疗之法,针对温热和湿热之邪的不同,加以论述:

1. 温热之邪在中焦,或清或下,随证而定

热在气分,当用清法,无湿用白虎汤,有湿用三石汤(滑石、生石膏、寒水石、杏仁、竹茹、银花、金汁、白通草)或白虎加苍术汤,热伤津气用白虎加人参汤等,论述甚详。

而其对中焦温病的突出贡献,在于大大扩大和丰富了下法。他将下法从《伤寒论》的三承气汤法发展到温热通下十二法:

温病大实大满用大承气;腑实轻证用小承气;“热结旁流”用调胃承气(中焦篇第1、3、6、7条);温病三焦俱急用承气合小陷胸汤;“温病三焦俱急,大热大渴,舌燥,脉不浮而躁甚,舌色金黄,痰涎壅甚,不可单行承气者,承气合小陷胸汤主之”(中焦篇第10条),这是用小承气、小陷胸合方,用以治疗上焦、中焦同病,古方新用,甚为巧妙。温病液亏便秘用增液汤:“阳明温病,无上焦证,数日不大便,当下之,若其人阴素虚,不可行承气者,增液汤主之”(中焦篇第10条),这是一种“增水行舟”法。这样,大承气、小承气、调胃承气以及增液汤形成该书的鼎足而立的三类下

法。吴氏对此总结:"本论于阳明下证,峙立三法,热结液干之大实证,则用大承气;偏于热结而液不干者,旁流是也,则用调胃承气;偏于液干而热结少者,则用增液,所以回护其虚,务存津液之心法也。"

此外,在中焦篇第17条,提出五个"下之不通"证和五种特殊下法:"阳明温病,下之不通,其证有五,应下失下,正虚不能运药,不运药者死,新加黄龙汤主之。喘促不宁,痰涎壅滞,右寸实大,肺气不降者,宣白承气汤主之。左尺牢坚,小便赤痛,时烦渴甚,导赤承气汤主之。邪闭心包,神昏舌短,内窍不通,饮不解渴者,牛黄承气汤主之。津液不足,无水舟停者,间服增液,再不下者,增液承气汤主之。"所谓下之不通,意即用下法而大便不下,热结不除;或用一般下法,大便虽下而证候不除,甚或加剧而言。对此五种情况,分别用五种不同下法,其中"无水舟停"者,除用增液或增液承气汤以外,吴氏又提出"护胃承气汤"(增液承气去芒硝加知母、丹皮,中焦篇第5条)。如见下焦蓄血证,则用桃仁承气汤:"少腹坚满,小便自利,夜热昼凉,大便闭,脉沉实者,蓄血也,桃仁承气汤主之,甚则抵当汤"(下焦篇第21条)。

以上凡十二法,针对中焦温病的种种变化,灵活而实用,甚为可贵。

2. 丰富了湿热之邪的治法和方药

吴氏在《温病条辨》上焦篇(第43条)云:"头痛恶寒,身重疼痛,舌白不渴,脉弦细而濡,面色淡黄,胸闷不饥,午后身热状若阴虚,病难速已,名曰湿温。汗之则神昏耳聋,甚则目瞑不欲言,下之则洞泄,润之则病深不解。长夏深秋冬日同法,三仁汤主之。"此条提出湿温初起主要脉证、治法、禁忌及误治后果,文字精练,内容深刻,向为后人所推崇,可谓是湿温证的提纲。

湿热之邪在中焦以清化宣畅为原则:湿热在中焦,其证最为复杂,治法繁多。因湿热之邪,其性氤氲黏腻,湿热在气,常呈弥漫之象,上至清窍,中至脾胃、三焦,下及二阴,旁注四肢经脉,无处不到。如湿热之邪以阻遏中焦为主,吴氏设立五个加减正气散辨证治之,可谓经验丰富:"三焦湿郁,升降失司,脘连腹胀,大便不爽,一加减正气散主之";"湿郁三焦,脘闷便溏,身痛舌白,脉象模糊,二加减正气散主之";"秽湿着里,舌黄脘闷,气机不宣,久则酿热,三加减正气散主之";"秽湿着里,邪阻气分,舌白滑,脉右缓,四加减正气散主之";"秽湿着里,脘闷便泄,五加减正气散主之"(中焦篇第58~62条)。以上五证,均以脾胃湿热、湿阻中焦为主,这是用藿香正气散加减治疗的共同基础,根据兼症不同而作不同的加减。因此,取正气散中的藿香(叶或梗)、厚朴、陈皮、茯苓作为基础药,如以湿阻气机、脘腹胀满为主,则加茵陈、杏仁、神曲、麦芽、大腹皮而成一加减正气散,以清利宣通为主;如出现身疼、脉象模糊,湿阻经脉,则加木防己、生薏米、大豆卷、通草而成二加减正气散,通利经络之湿;如湿郁化热,则加滑石、杏仁而成三加减正气散,以清热利湿;如湿阻气分而见苔白滑,脉缓,则加草果、山楂、神曲而成四加减正气散,加强化湿和升清降浊之功;如见泄泻,则加苍术、谷芽、大腹皮而成五加减正气散,以健脾燥湿止泻。此五证五法,辨证准确,加减灵活,给我们以很大启发。此与温热在中焦的"下之不通"五法相对照,温热、湿热两个治疗体系更为明了。这是对温病湿热证的一大贡献。

总之,中医脾胃学说导源于《内经》、《难经》,发展于汉唐,成熟于金元,明清时期得到进一步完善与发展。先秦时期,《内经》、《难经》对脾、胃的形态、部位、特性、功能进行了详细阐述。东汉张机明确提出"四季脾旺不受邪"。金元时期李杲提出"内伤脾胃,百病由生",强调"调脾胃以安五脏",可以说正式创立了脾胃学说。明清时期,薛己首倡"脾为人身之根蒂";李中梓提出"脾为后天之本"论,主张脾肾并重;张景岳着重发挥"治五脏以调脾胃"的观点,叶天士则提倡"脾胃分治",尤重"养胃阴"。吴鞠通总结出中焦温病的传变规律,共同形成和发展了脾胃学说。

第三章　现代名老中医对脾胃学说的创新

新中国成立后,脾胃学说有很大发展,中西医结合研究,其中包括脾的实验研究,开创了崭新的局面。

第一节　董建华教授对脾胃学说的发挥

董建华教授(1918—2001),先后在南京中医学院、北京中医学院任教,从事中医临床、教学、科研已50余年。他曾任中华全国中医学会常务理事,全国中医内科学会名誉主任委员,全国人民代表大会常务委员会委员,全国人大常委教科文卫委员会委员等职。其主编的著作有《中医内科学》、《临证治验》、《温热病证治》、《中国现代名中医医案精华》等。

董建华教授擅长内科、妇科,对脾胃疾病及急性热病的治疗更有独到之处。提出了把六经、卫气营血和三焦辨证三种理论有机地结合起来,创立了辨治温热病三期分证的新学说,即把温热病分为表证期、表里证期和里证期。以此三期证候作为辨治温热病的总纲领,便于掌握,从而提高了辨治温热病的水平。

1. 对"保胃气"的发挥

"保胃气"作为治疗温热病的重要方法,自古就有"有胃气则生,无胃气则死"的名论。对如何"保胃气",历代医家多从保护消化功能,不恣用苦寒刚燥,注意饮食调摄方面加以论述,而董建华教授则认为,通降胃气是"保胃气"的重要措施,从而丰富了"保胃气"的理论内容,增加了"保胃气"的具体方法。根据温热病过程中,由于病邪的侵袭,往往可导致胃气不降或上逆的病理状态,有不同程度的呕恶、嗳气、纳呆、腹胀症状。所以这是董建华教授治疗温病学术思想的一大特征。

2. 宣畅气机,巧治湿热

湿热病属温热病中的一大类疾病,为湿邪和热邪共同为患,具有病程长,缠绵难愈,易犯中焦脾胃的特点。董建华教授在吸取前人精华的基础上,更强调宣畅气机以化湿。他认为湿热之邪内蕴机体非初起即为燥热的温热之邪。湿热病缠绵难愈的根本在于湿性黏腻,最易阻遏气机,郁闭阳气。因而强调治湿热病应先宣气化湿,即调畅气机,芳香化湿,这样气行则湿行,湿行则热退。在用药上,多用质轻芳香之品,如清水豆卷、藿香、佩兰、白蔻仁、生苡仁、杏仁之类,以轻可去实。这样,大大缩短了缠绵难愈的病程,提高了临床疗效。

3. 创"通降论",治疗脾胃病

董建华教授"通降论"的学术思想,是其治疗经验的精髓。在中医界有较大的影响和很高的信誉。归纳起来,有三大特点。一是胃病认识上的三要素;二是胃病治则上的二点论;三是胃病治法上的一轴线,简述于下。

董教授在胃病认识上抓住生理、病理、治疗三个要素,即生理上以降为顺,病理上因滞而病,治疗上以通祛疾。三位一体,以胃为中心,由胃及脾,由脾胃联系其他脏腑气血阴阳,纲目分明。

胃以降为顺,以通为用,通是降的结果和表现,通降是胃的生理特点的集中体现。降则胃气因和,生化有源,出入有序;不降则胃气因滞,传化无由,甚则反升为逆。

董建华教授认为胃为水谷之腑,"传化物而不藏",只有保持舒畅通降之性,方能奏其纳食传导之功,其病理特点在一个"滞"字。

胃的通降异常主要有胃气不降和不降反升两种情况。胃气不降,则糟粕不得向下顺承传递,其在上者则为噎嗝,其在中者则脘腹胀痛,其在下者,则致便秘;不降反升则发生呕吐、嗳气、呃逆,反胃等病症。脾胃互为表里,生理上紧密相关,病理上相互影响。胃病可以及脾;脾病亦可传胃。胃气郁滞,通降失常,日久必致脾的功能异常,出现脾气不升或不升反降两种情况。不升则不能运化精微和化生气血,从而出现脘闷,食后思睡,腹胀腹泻,饮食不为肌肉而疲弱无力、精神倦怠等症;不升反降则出现中气下陷而发生内脏下垂、脱肛、大便滑脱不禁及崩漏等症。

董建华教授治胃病以通降为大法,并非一味地单纯通降攻泄,而是审因对症,因势利导。病位单纯在胃,则重点治胃,复其通降;若胃病及脾,升降反作,则降胃理脾,二者兼顾。病情属实,则通降为主,专袪其邪;虚实夹杂,则通补并用。通降方法概括为十法:理气通降、化瘀通络、通腑泄热、降胃导滞、滋阴通降、辛甘通阳、升清降浊、辛开苦降、平肝降逆、散寒通阳。

4. 治疗脾胃病,主张两点论

董建华教授在胃病治疗原则主张两点论,既"脾胃分治",又"脾胃合治"。这一点既继承了古代医家的脾胃学说内容,又对其部分内容有所发扬和补充。

(1)"脾胃合治":董氏认为,既然脾胃之间有解剖位置、生理功能、病理传变等方面的密切联系。在临床治疗胃病、脾病、脾胃合病时,理应根据脾胃纳化、升降、燥湿、阴阳等不同特点,综合考虑脾胃病机而制定治法方药,通过"脾胃分治"而使治法方药更切合胃宜降,以通为补;脾宜升,以运为健的生理特性,利于袪邪愈疾。而不是胃病只知治胃、脾病一味治脾。临床用药上,每于补脾之剂中伍以开胃之品,常在通降之方里佐以升清之味,用意即在于此。

(2)"脾胃分治":董建华教授在大量、长期临床实践的基础上,结合《素问·太阴阳明论》中"太阴阳明为表里,脾胃脉也,生病而异者何也。"的启发,在继承前贤经验基础上,又对其进行了深入的剖析,从而建立了自己对胃肠疾病辨证论治的认识,认为"脾胃分治"在临床胃肠疾病,尤其是慢性胃病的诊治上有着重要的学术地位和指导作用。

董建华教授在慢性胃病的治疗上,有三个特点体现并开拓了"脾胃分治"的内容。一是胃病主病在胃,由胃及脾,治疗理应重点治胃,察胃及脾;二是胃之病理环节至要之点乃"郁滞"二字,且胃又为多气多血之腑,故调理气血,行畅气机,疏通血络是对应大法;三是胃之病理结果及表现为通降失常,甚至及脾,故治疗总以复其通降之性为最终目的。

董建华教授认为,胃病固然有温、清、补、泻等众多治法,但调理气血是其中的一条中心轴线,贯穿始终。抓住了调理气血这一环节,也就抓住了恢复胃气通降功能的整个精髓。

董建华教授认为,胃与气血的关系非常密切,胃内气血的状况如何,直接决定着胃的强盛衰弱,胃内气血功能一旦发生了障碍,就会发生病变。情志不遂,饮食不节,冷热失常,劳倦过度等内外因素均能使胃的气血功能异常而发生气滞血瘀。因此,从调理气血入手,是治疗胃病的根本。

董建华教授认为,调理气血治疗胃病,须分清脏腑经络气血,而不是笼统含混。他认为,气滞不通是胃病发生发展的重要环节,无论肝气犯胃,或脾胃虚弱,均可先致胃气壅滞,血络郁滞。血络瘀阻则与痰湿、食积、寒凝、热郁等多在气滞基础之上产生,因而他在临床上非常注重调畅气机,复其通降。在调理气血的前提下,或伍温阳刚燥之品,存其温通之性,取其助气药行气散寒、助血药活血通络之用;或配清热化湿之剂,以袪热毒灼络之源,解湿阻气滞之因;或佐养阴滋润之味,益胃阴而使润降、和阴血而通络脉;或辅消食化积之药,助运袪结而畅气机,食积血瘀并消而和胃络。从而通过清热、散寒、消食、化湿、温阳、养阴而切实达到调和中焦气机、胃腑血络的作用,从而使脾胃功能恢复正常。

第二节 刘渡舟教授对阴虚性肝胃不和的辨证及治疗经验

刘渡舟教授(1917—2001),辽宁省营口市人。著名中医学家,博士生导师。刘渡舟教授十分注重中医经典著作的研究,在《伤寒论》六经辨证论治理论体系研究方面有很深的造诣,并重视六经实质及六经病提纲证意义的研究,精辟地提出《伤寒论》398条原文之间的组合排列是一个有机的整体。擅长运用经方治疗各种疾病,丰富和发展了经方的临床运用。1978年晋升为教授,1990年享受政府特殊津贴。曾历任北京中医学院中医系伤寒教研室主任,金匮教研室主任,《北京中医学院学报》总编,全国人大第五、六、七届代表,国务院学位评议委员会学科评议组(医学)成员等职。

在临床上,一提起肝胃不和,往往多指肝气郁结而犯胃,引起胃失和降;或是中焦痰浊内阻,导致肝气疏泄不利而言。治疗多采用疏肝理气和胃或化痰利湿疏肝的方法,方如逍遥散、温胆汤等。对此似乎没有什么可议论之处。但刘渡舟教授认为,还有一种"阴虚性的肝胃不和"则恰恰相反,认识它的人还不够广泛。这种病证的临床表现,看起来与一般所指的肝胃不和证很相似,辨证时极易混淆,因而在治疗上也易犯"燥药劫阴"的错误。

刘渡舟教授指出,肝胃之阴液,具有节制肝、胃之气阳的作用。肝阴虚或者胃阴虚,不能节制其脏腑之气阳,则可导致肝胃失和。因此,肝胃阴虚而失和是不可分割的,在病因、病机、辨证及治疗上都有其特殊性,不能将之与一般的肝胃不和相提并论。

1. 对病因病机的新认识

(1) 由于情志不遂而致肝气抑郁不疏,或暴怒伤肝,激发肝阳亢奋,日久皆能化火而伤肝阴。

(2) 凡久视伤血,房劳过度而伤精,或产乳过多而耗血等,皆能累及肝阴而使其匮乏。

(3) 平素偏嗜辛辣,或过服温燥之药,日久则能助阳化火而内伤肝胃之阴。

(4) 六淫之邪皆能化火,尤其是外感温热邪气,或传经之邪从阳化燥,最能耗损肝胃阴液。

(5) 误用汗、吐、下等法,内耗胃液,或外感热病后期,或大病愈后,肝胃之阴多呈不足之象。

刘教授认为,肝胃之阴,原本相通。以上各种原因,或以伤肝阴为主,或以耗胃液为主。但一脏有虚,则两脏俱病,所以不可截然分割。

肝木禀受春气,而有生、升的特点;又因厥阴肝与少阳胆为表里,中寄相火,阴中有阳。所以,刘渡舟教授认为肝阳之"用"容易过极,而肝阴之"体"容易不足。

一旦肝阴不足而不能制约肝阳,则使肝阳发动,肝气横逆;或胃液虚损而不能济于胃阳,则盛阳无制,燥气得逞而使胃失和降。肝阴虚所致的肝气横逆以及胃液亏损所致的胃失和降,相互影响,最终构成了"阴虚性的肝胃不和"。这种学术认识为阴虚性肝胃不和的病机演变奠定了理论基础。

2. 治疗上的创新

刘渡舟教授认为,一贯煎虽有肝胃合治之义,其中之枸杞、熟地又偏滋腻;益胃汤则重于滋养胃液而对柔肝则不足。通过长期的临床观察和细心研究,针对阴虚性肝胃不和病机偏重的不同情况,刘教授研制出了"柔肝滋胃饮"和"益胃和肝汤"两张方剂,分别施治于肝阴虚为主和胃阴虚为主的肝胃不和。

(1) 肝阴虚为主的肝胃不和证治:凡阴血虚弱不能滋养肝体,肝失所养,变柔为刚而使肝气横逆,则胃首当其冲。这种肝胃不和主要是由肝阴虚所致,即叶天士所说的"厥阴之气上干,阳明之气失降”。

证见胸胁满闷，胃脘痞胀或疼痛，嗳气或呃逆。常伴见不欲饮食，大便不爽或稀溏，口咽发干，尤其以晨起为甚，或兼低热。舌质红绛，少苔或无苔，脉弦细或数。

治用柔肝滋胃汤（沙参、麦冬、玉竹、生地、白芍、川楝、佛手、橘叶、丹皮）。本方具柔肝、滋胃、调气之功，有滋养肝胃之津液、疏利肝气而不犯香燥劫阴的特点。

（2）胃阴虚为主的肝胃不和证治：胃之阴液不足，不但不能濡养胃阳而使其燥气得逞，还能导致肝失疏泄而风阳发动。这种肝胃不和主要是由胃阴虚所致，即叶天士所说的“胃汁竭，肝风动”。

证见口咽干燥，胃中灼热，虽欲饮水而量不多，纳食减少，厌食荤腥，大便偏溏。或兼胸脘胀满，嗳气不除。舌质红绛，无苔或少苔，脉弦细或数。

治用益胃和肝汤（沙参、麦冬、玉竹、生地、白芍、枇杷叶、川楝、郁金、荷蒂、丹皮）。本方具滋胃阴、和肝气之功，以养阴凉血，通胃平肝，滋而不腻，疏而不旷，降而不泻为特点。

第三节　颜正华教授调护脾胃，贯穿始终，提出“三不忘一谨慎”

颜正华教授，字秀峰，江苏丹阳人。著名中医学家、中药学家，博士生导师。1978年晋升为教授，1990年享受政府特殊津贴。历任北京中医药大学中药学院中医药临床研究室顾问、中药研究所名誉所长；兼任中国药学会北京分会理事会顾问、中华中医药学会中药分会理事会顾问、光明中医函授学院顾问暨北京分院院长、《中华本草》编委会总编委。曾任国务院第二届学位评定委员会医学药学组成员、国家教委科技委员会医药组成员、中国药典委员会委员、全国药品评审委员会委员、卫生部医学科学委员会委员暨药学专题委员会委员、中国药学会理事暨北京分会理事、《健康报》中医刊授学院顾问等职。

颜教授对“脾胃为气血生化之源，后天之本。”十分推崇，将其作为临证的座右铭。他常说，人在出生之后，主要靠健康的脾胃功能保证生长发育的需要。脾胃功能正常，正气充足，则体健少病，即使患病，也抗邪有力，病易向愈。若脾胃功能失调或受损，正气不足，则体弱易病，一旦受病，抗邪不力，病患就缠绵难愈。颜教授注重调护脾胃，并认为调护脾胃应做到三点：一是诊察疾病必问脾胃，二是辨证立法不忘脾胃，三是遣药组方想着脾胃。也就是说，将调护脾胃的思想贯穿于诊治疾病的始终。

（1）颜教授在诊察疾病时必问脾胃：所谓必问脾胃，就是指询问与脾胃有关的症状，如纳食多少，有无味道，有无嗳气吞酸等。临证时，不论何病，也不论年龄性别，他均认真询问，从不疏漏。他常告诫侍诊的弟子，要时刻牢记此点，作为诊察每一位患者的必需项目。否则，就等于不了解患者后天本源是否健康，怎能提出恰当的治疗。

（2）在辨证立法时不忘脾胃：他认为所谓不忘脾胃，即无论何病，或内伤，或外感，或寒热，或虚实，均要辨析疾病的发生发展是否与脾胃有关；对久病不愈者，更应如此。他对肠胃病首先考虑脾胃，固不待言，对其他脏腑的疾病，在辨证立法时也十分重视调理脾胃。他认为其他脏腑患病常常累及脾胃，而脾胃为后天之本，既已受累，必当调理。若不调理，势必影响疾病的治疗。再如脾与心，脾主运化主统血；心主血脉，共同主宰血液的生成与运行。心血不足等证常兼脾虚证见心悸、失眠、多梦及气短乏力等症，治当养血健脾。健脾是为了充足化源，促进血液生长。如此心脾两健，血运和常，诸证悉除。此外，对体弱诸脏皆虚而又无明显体征者，颜教授主张要抓住脾胃这一关键环节，进行治疗。

（3）遣药组方想着脾胃：所谓想着脾胃，是指时时顾护脾胃。他曾说，口服给药法历来是中医治疗疾病的主要方法，药液经口服后，与水谷精微在体内的代谢一样，先受纳于胃，运化于脾，然后输布于机体的各个组织器官。其功能正常与否，直接关系到药物成分的吸收及疗效的好坏。鉴于此，他在临证遣药组方时，但见兼有脾胃疾患者，必于方中加入调理脾胃之品，以顾护脾胃。他的具体做法是：若所兼脾胃之疾较轻，不影响主症的正常治疗，即于治疗方中稍加调理脾胃之药，所用之药最多不过三味，用量一般为常量的三分之二，且药性多平和，不影响对主证的治疗。如治体患风寒湿痹关节疼痛者，当投以辛温行散之品，然新近又见脘腹胀满，食少便秘，口干，舌红少苔等症状，说明又兼胃阴被伤，运化失职，且病情较重。此时若仍按原法，以治风湿痹痛为主，投以大量羌活、独活、威灵仙等辛温香燥走窜之品，势必导致再伤胃阴，加重脾胃的损失，当改为养阴生津、理气开胃为主，投以南、北沙参、石斛、炒枳壳、炒谷芽等；祛风湿、通痹止痛为辅，投以少量祛风湿、止痹痛而药性平和之秦艽、桑枝、木瓜等。

他提倡用药要轻灵平和，也是基于保脾胃之气这一原则。对于以攻邪为用，而药性峻烈，易伤脾胃之药，他主张尽量少用或不用，能用1g即效者，绝不用1.5g；能用一次即效者，绝不用两次。而药性平和者，他却屡屡选用。

第四节　名医孔伯华著述《脾病论》尤擅实脾法

孔伯华(1884—1955)，字以行，山东曲阜人，为北京四大名医之一。1929年，联合同道在北京创立中医药学会。1930年与肖龙友合办北京国医学院，任院长。艰苦经营，历时十五载，毕业生达七百余人，为发展中医事业作出卓越贡献。新中国成立后，孔氏多次受到毛主席和周总理的接见，历任全国政协委员、卫生部顾问、北京中医学会顾问等职。孔氏对内科，外科，妇科、儿科均有专长，尤擅治温热病。晚年始抱病著述，其遗稿和部分医案，由其门人整理、编辑成《孔伯华医集》一书问世。

孔伯华于临床十分重视脾胃，著有《脾病论》，擅长实脾渗湿。他在《脾病论》中提出："饮食不节，劳倦，皆伤于脾；木气太过，肝气过亢，克伤于脾；甘虽生之，过反伤脾；忧愁不解，亦足伤脾；脾伤则病遂乘之。"

"夫脾经受湿，郁热发黄；脾经受寒，病苦注泄；脾太过则令人四肢不举，不及则令人九窍不通……脾不运化，阳自升而阴自降，乃成天地不交之否，于是清浊相混，隧道塞壅，气留血滞，郁而不行，胀满遂作，湿气内停。至如饮食过饱，脾为之伤，脾伤则气馁，气馁则湿停，湿停则痰生。故朱丹溪有云：'实脾土，燥脾湿，乃治痰之本。'脾病多为湿因，虽有内外两因，然治法大抵以实脾土为主，燥脾湿亦即寓于其中矣。"

临证施治突出从整体调整脾胃病变。如治疗痢疾，从肝、肺、脾论治。

孔氏认为：痢疾之因，多属湿热，四季皆有，发于秋夏者居多。证属于脾，然肝主疏泄，肺主二便，肺气清肃，气机通畅，肝气条达而不迫，脾家虽有湿有滞，亦不致成痢。故痢初起，责在肝脾肺三经；肝气既郁，肺气亦不清肃，湿滞在脾，是内有湿邪而作痢。伤于气者则痢白；伤于血者痢赤。脉来滑数，里急后重。其痢白当清肺气，轻者银菊散，重者白虎汤去粳米加杏仁、厚朴、白芍、黄芩；如小便不利加桑皮、地骨皮、滑石以利水；有表邪而发寒热者，则加葛根以升发之。肺主二便，肺气既清，病当愈，是以白痢在气分，万不可用血分之药，导之入血，使变赤白，致轻者反重矣。

银菊散：银花9g，白菊花9g，连翘9g，生白芍9g，杏仁(去皮尖)9g，桔梗3g，莱菔子(炒黑)9g，木香9g，牛蒡子9g，甘草9g。该方清热解毒，宣畅肺气用之治白痢之轻者。

白虎汤：生石膏15~30g，甘草3g，黄芩9g，白芍9g，杏仁9g，厚朴9g。该方重用石膏，辛甘寒之性，宣肺清热。

有表证发寒热者加葛根9g，小便不利者加桑白皮9g、地骨皮12g、滑石12g。

若痢既变赤，从肝论治或初病即赤者，是湿滞热邪已伤血分，肝气遂下迫，是当引肝气上达，兼为清热导滞，宜白头翁汤与金花汤主之。

白头翁汤：白头翁15g，黄柏9g，黄连9g，秦皮9g。

金花汤：黄芩9g，黄连9g，黄柏9g，栀子9g，杏仁9g，槟榔9g，当归9g，赤芍、生地、地榆各9g，青蒿9g，荆芥炭、甘草各3g。

第五节　邓铁涛教授创脾胃虚损五脏相关学说

邓铁涛，广州中医药大学终身教授，现代著名中医学家，博士研究生导师。新中国成立后历任广州中医学院教务处副处长、副院长，中华人民共和国卫生部第一届药品评审委员会委员，中华医史学会委员，广东省第四、五届政协委员等职。两度被广东省政府授予“广东省名老中医”称号。1989年被英国剑桥世界名人中心载入世界名人录。1993年荣获广东省“南粤杰出教师”特等奖。现任中国中医药学会理事会顾问，中国中医药学会中医理论整理委员会副主任委员，国家中医药管理局中医药工作专家咨询委员会委员，科技部“973”计划中医基础理论研究（专项）首席科学家等职。

邓铁涛教授学验俱丰，对中医理论有较深造诣，对五脏相关学说、伤寒与温病之关系、中医诊法与辨证、中医教育思想等进行了研究。

邓铁涛教授重要著作及获奖项目有：主编《中国医学通史·近代卷》；参与主编《中医大辞典》，1997年获国家中医药管理局基础研究二等奖；主编《邓铁涛医集》等专著20多部。

邓铁涛教授在国内外刊物发表的论文、医话、医案等100多篇。

邓铁涛教授在五行学说的基础上，提出了“五脏相关学说”。所谓“五脏相关学说”，就是指在人体大系统中，心、肝、脾、肺、肾及其相应的六腑、四肢、皮毛、筋、脉、肉、五官七窍等组织器官分别组成五个脏腑系统。在生理情况下，本脏腑系统内部、脏腑系统与脏腑系统之间、脏腑系统与人体大系统之间、脏腑系统与自然界、社会之间，存在着横向、纵向和交叉的多维联系，相互促进与制约，以发挥不同的功能，协调机体的正常活动；在病理情况下，五脏系统，又相互影响。简而言之曰“五脏相关”。

五脏相关学说的提出，突出了以五脏为核心的五个功能活动系统，通过五个功能活动系统的内在联系，及其五者相互间的生克调控，反映了人体生理病理功能活动规律，使中医学的整体系统观念得以充实和深化，并成为辨证论治的重要基础，指导临床诊断和治疗。人体以五脏为核心，以五脏相互间的生理病理联系为疾病发生发展及表现的内在基础，每一种疾病是五脏相关的局部体现。

邓铁涛教授认为，心、肝、脾、肺、肾五脏与其相应的六腑、四肢、皮肤、筋、脉、肉、五官七窍等组织器官构成了人体五大脏腑系统。在生理条件下，脏腑系统内部、脏腑系统与脏腑系统之间、脏腑系统与自然界、社会之间，存在着横向、纵向和交叉的多维联系，相互促进与制约，以发挥不同的功能，协调机体的正常活动；在病理条件下，五脏系统又相互影响。脾为中医五脏之一，与胃、肠、口、肉等共同构成了人体的脾脏系统，执中央运四旁，脾与他脏的关系是中医五脏相关学说的核心内容之一。中医脾胃学说即以脾脏为中心，从生理和病理两方面论述脾、胃与其他脏腑、脾胃与人体器官组织、脾胃与外界的相互联系与相互影响，有效地指导临床实践。

赵益业等研究认为，五脏相关的物质基础是神经内分泌网络，相关的实质是网络内的相互作用和联系。邓铁涛教授一向重视脾胃在人体功能活动中的重要地位，以“脾胃虚损五脏相关”为理论指导治疗重症肌无力，从“肝病实脾五脏相关”理论出发治疗慢性肝炎、肝硬化，从“脾胃为主五脏相关”治疗慢性胃炎及胃、十二指肠溃疡等，均取得了显著的临床疗效。同样，冠心病的病位在心，病变为心脏、血脉气血阴阳失调，痰瘀痹阻，而与其他四脏生理病理及病证的密切相关是从五脏相关学说论治冠心病的基础，其中，脾胃与冠心病的发病、病证及治疗尤其相关。

第六节　儿科大家周慕新注重健脾和胃，善于扶正祛邪

周慕新(1902—1979)，北京人，著名儿科专家，行医五十余载。15岁拜师习医，弱冠之年即考取中医师，后又选入前清太医院医学馆深造，得到太医院正堂赵友琴、瞿文楼等前辈的亲自指导，受益颇深，而立之年专诊小儿科，未及数年，名噪北京，日诊百人。对小儿温热病及脾胃病有独到之处，活人甚众，备受赞誉。

周氏认为：脾胃健则五脏皆荣，脾胃弱则五脏俱损。小儿特点是脾胃柔弱，易虚易实。尤其脾虚泄泻更为婴幼儿之常见多发病，夏秋季节生冷瓜果肆进更易罹病。但另一方面婴幼儿贪食肥甘，又极易停食而使脾胃蕴热，此时又应消导通腑以泻其实，否则延误病机，使脾胃失其升降之职，气不得生，阴液暗耗，疳积、虚损之证旋踵而至。且由于脾胃虚弱，腠理疏松，卫外失固，极易感受外风，而中焦食滞，内热蕴蓄，易使风邪入里化热，形成虚实夹杂之难治病证，气阴耗伤更重。

因此，善治儿科病者，首先要使脾健胃和，方能扶正胜邪。即使胃实证，短期应用承气辈，目的亦为承顺胃气，泻实以防阴津之再耗。周氏曾多次强调："先天之肾无力追补，后天之脾应着力培健，盖脾健则肾强矣"、"小儿脾弱肠薄，诸多大苦寒、燥热药及腥臭碍胃之药，应再三审慎酌用"。特列如下医案：

(1) 史某，男，1岁半。泄泻已近半年，少则日3～4行；多则日6～7行，便稀溏，腹痛，不思食，初口微渴，病经月余则口渴重，不欲冷饮，溺短，发稀，睡露睛，面黄白不泽，乏力肢凉，查大便无何阳性所见(只外观为稀软便)，苔薄白，脉沉细。证示脾虚气陷、肠滑失固。治以升阳健脾、固肠止泻。治以七味白术散、赤石脂禹余粮丸加味。

处方　台党参7g，云茯苓10g，土白术10g，粉葛根7g，绿升麻5g，藿香叶7g，广木香1.5g，赤石脂5g，禹余粮7g，炒薏仁10g，生甘草3g。5剂。

医嘱严禁水果、蔬菜半个月，口渴则以莲子20g、山药20g煎水饮，或小米汤亦可(米汤宜稀，过稠则小儿不欲饮)。中午用荸荠10枚、鲜藕50g煎水酌服。

二诊　药后大便日2～3行，便稍稠，口渴轻，进食略增，活动稍有力，睡露睛轻，腹痛不显。苔脉无何变化。上方党参、葛根加至10g，继服5剂。

三诊　已服药10剂，大便日1～2行，半成形，面显红润，肢温，进食甘，口已不渴，睡不露睛，可正常游戏，舌苔稍白润泽，脉沉象已缓。再服上方药5剂。

四诊　已服药15剂，大便复常，日一行(如服西红柿、水果则便稀溏)，饮食佳，溺如常，苔脉如常，再服下方药5剂，停药观察。

处方　台党参5g，云茯苓7g，土白术5g，粉葛根5g，土扁豆10g，炒当归3g，淮山药10g，生甘草3g。

停药半个月内仍禁食生冷水果。以后患儿大便如常，发较密有泽，饮食佳，活动如常儿。其后进服少量水果亦不再泻。

按语　上方为健脾固肠之常用方，对慢性脾虚肠滑之泄泻确有良效。而严禁生冷，用莲、苡、小米汤代水饮亦不可忽视。莲肉色黄，味甘涩，既健脾又涩肠；苡米健脾渗湿止泻；小米补中土，厚肠胃，健脾益胃，实为养中补土之佳谷。病之收效与饮食关系甚密。否则，即使仍进上方药，恣食冷饮、生菜、水果，疗效亦甚微。

(2) 李某，男，3岁。平日体壮，三日前感风微热，家长未介意，继吃炸羊肉条、烧鸡5～6块。当夜高热，40℃，寒战，面赤，无汗，谵语，口臭，自服对乙酰氨基酚及至宝锭两日，体温降至38.5℃即不再退，腹痛拒按，不食欲呕，微渴，尿赤，口臭，矢气浓浊，大便三日未行，手足凉，苔薄黄，脉沉实。证属阳明腑实，风邪未解。治以祛风通腑、表里双解。

处方　薄荷叶7g，荆芥穗5g，佩兰叶10g，小枳实7g，青连翘10g，生大黄5g，焦三仙20g，生甘

草 3g，炒莱菔子 7g。

二诊　上方药服一剂，药后三小时，肠鸣，解硬粪球三枚，8 小时后体温降至 37.5℃，微汗出，谵语止，进粥食 5～6 口，腹痛止，手足微温。知其表邪渐解，腑实较通。苔仍稍黄，脉显滑象。上方薄荷改 5g，大黄改 3g，再服两剂。

三诊　药后徐徐微汗出，体温 37.2℃，大便日 1～2 行，量少，浊臭减，索食，口渴不显，尿微黄。舌苔白，黄已不显，脉滑。上方药缩小其制，佐培育气阴之剂。

处方　北沙参 7g，大麦冬 10g，川石斛 10g，淡竹叶 7g，云茯苓 5g，广陈皮 5g，焦三仙 10g，生大黄 1.5g，生甘草 1.5g。

四诊　上方药服两剂，脉静身凉，能进食，腹痛止，二便调，身仍乏力。上方去大黄加百合 10g、玉竹 7g，再服两剂。药后精神体力如常，饮食佳，二便调。停药并嘱今后应饮食有节，少吃油炸黏腻食物，加食粗食，多进蔬菜，肉食适量，瓜果生冷勿过度。

第七节　名医蒲辅周保胃气贯穿临床始终

蒲辅周，主任医师，四川梓潼人。曾任中国中医研究院副院长、中华医学会常务理事。他擅长内、妇、儿科，尤以治急性热病著称。倡外感辨表里寒热，内伤审虚实寒热。其善用食疗和民间经验，有《中医对几种传染病的辨证论治》、《蒲辅周医案》、《蒲辅周医疗经验》等留世。

1. 保胃气，贯彻临证始终

蒲氏认为，凡病之发生、转归，莫不与脾胃有关。提出：察病先察脾胃强弱，治病先顾脾胃盛衰，要处处注意保护胃气。尝云："体壮实，祛邪即保胃气，因邪气除胃气自然通畅；胃气虚则宜补养，脾后天资生有源，中气斡旋得复，疾病始有转机。"所以他临证审胃气决死生：内、妇、儿，胃为本；治外感，护胃气。

2. 保胃气，措施多样

主要有：①对八法的应用，提出汗勿伤、下勿损、温勿燥、寒勿凝、补勿滞、和勿泛、吐勿缓等维护胃气的原则。②强调"六腑以通为补"，通则健运化生气血，壅滞则害，但要攻中有守，补中有通。蒲氏告诫说："攻击之药，病重则病受，病轻则胃受之而伤矣"、"投纯寒之剂，胃败必导致病情恶化。"所以对清热、通下等法的应用，规定为"邪未入里、无里热，决不轻用苦寒清泄；苦寒攻伐，中病即止；邪居阳明，未至大实满，不可与大承气汤，乃用小承气汤。"指出"误下伤阴，寒下不当亦伤胃阳。"③"必须注意到胃气的盛衰，胃气不任重剂，则当小剂量。"对慢性病，尤其是脾胃见虚者，力主宁可再剂，不可重剂；祛邪和扶正，都宜小剂量，以便轻舟速行。④胃病喜用散剂。⑤病后恢复，多倡食疗，且宜少少予之，循脾胃功能渐进。他调补喜用补益资生丸，称之"无参苓白术散之补滞，无香砂枳术丸之燥消"；赞四逆散治气郁胃滞，枳、柴升降并用，芍、甘刚柔相济，具有疏肝和胃、升清降浊、宣通郁滞、以通为补的功能。⑥大凡体虚之人或老年人患大便秘结，不可勉强通之，大便虽闭而腹无所苦，应予润剂，切勿攻也。认为决明子性平微苦，入肝经，功擅润肠通便清热，对于体虚或老年人的便秘，用之疗效甚佳。因此，蒲老常在处方中加决明子，或单用决明子粉，每服 3～6g，视病情每日 2～3 次，疗效可靠。

第八节　李玉奇教授提出"萎缩性胃炎以痈论治"说

李玉奇，1917 年生于辽北银州城。从医 60 余年，精研中医脾胃病 30 余载。是全国首批五百名老中医之一，享受国务院政府特殊津贴，中华中医药学会终身理事。辽宁中医药大学教授、硕士生导师。承担“六五”、“七五”、“八五”国家攻关课题，获得中华中医药学会首届中医药传承特别贡献奖、国家卫生都先进卫生工作者称号、辽宁省科技成果进步奖等。论著有《萎缩性胃炎以痈论治与研究》、《脾胃病与胃癌癌前期病变研究》、《医门心镜》等。

（1）倡言：“人百病，首脾胃”。人百病，首犯脾胃为先：从婴儿呱呱坠地之伤乳、吐乳，到青少年暴饮暴食之脾痞；从中年酗酒劳累之脾伤，到老年牙齿不利之运化失常，脾胃病贯穿人的一生。东垣曰：“胃虚则五脏、六腑、十二经、十五络、四肢，皆不得营运之气，而百病生焉。”临床治疗杂病中，唯以脾胃病最常见。精研《脾胃论》，受其启迪，临床辨证常从血治，喜用桃仁；又善用黄连，谓之“厚肠胃”，并佐以砂仁、白蔻，即东垣所说：“用辛甘之药滋胃，当升当浮，使生长之气旺。”

（2）又说：“治胃先理脾，使脾气得以运化，为胃行其气，胃得脾气而升降，使药调之，病乃告愈。同样，肝气犯胃，应先实脾，使脾气得旺，反制于肝，肝失横肆之势，无力劫胃，使胃气得舒。”以此为据，辨证多端。

（3）提出“萎缩性胃炎以痈论治”的论点。认为胃脘痈之本质是“胃阳之气不得宣发而受遏抑，所谓胃阳遏抑亦可视为胃之表证，即寒气隔阳；胃的里证乃热聚于胃口，故萎缩性胃炎是因脾胃俱病而出现的寒热交错诱发的瘤痈”。

他提出的“以痈论治”理论的核心是用“清热解毒”的方法治疗胃炎，常用大量的苦参、黄连、黄芩、蒲公英等，每每取得奇特的疗效。近年来澳大利亚科学家巴里·马歇尔（Barry J. Marshall）和罗宾·沃伦（Robin Warren）在胃内发现幽门螺杆菌，并因此获得诺贝尔医学奖。幽门螺杆菌的发现与胃腑生疮是何等相似，可以说是不谋而合。

针对本病的演变转化趋势，李玉奇教授制定了严密的治疗观察方法，提出了治疗本病的四大法则，即升阳益胃、生津救阴、解毒除湿、去腐生新。在此大法下选用黄芪、苦参等中药组方配伍，研制成治疗萎缩性胃炎的有效方剂——“十三方”。

在众多萎缩性胃炎临床观察中，李玉奇教授凭借中医四诊优势，总结出发现胃癌癌前期病变的三大指征：①脉来弦实有力；②望诊可见肿瘤面容，舌面萎缩无神无根；③体重急剧下降，胃脘胀满，全无食欲。具体内容是，如在临床遇有脾胃病患者，面色灰垢无华，形体消瘦，舌体萎缩，舌面少津、无神无根，口干渴而不欲饮，胃脘胀满而无痛楚，体重急剧下降，特别是脉来弦实有力，多为癌前病变。按病久当虚，脉应无力，今反弦实有力，乃因正邪交争，正气被病邪所夺，阴阳离决，故脉反大于外，并非正常，乃病使然。舌面无神无根，胃津匮乏，证明胃气衰败而离决；口干渴不欲饮水，乃病在血分不在气分；体重急剧下降，乃胃阳欲脱，脾阴匮乏，病人险境，多为癌前病变指征。为了解除萎缩性胃炎患者的痛苦，毅然决定把自己毕生经验，治疗胃癌癌前病变的秘方——十三方献给全人类，做出自己的一点贡献。后十三方因科研需要，更名为“阻癌冲剂”。

李氏高风亮节，德高望重，清贫守治，经常教育弟子们：“医者仁术，决不可以治病为商贾，要把良心摆正，研究真正的学问。”世界卫生组织特地授予其“中医学博士”学位，斯里兰卡总统夫人代表总统本人亲自授予其“红宝石”勋章，为国争光，可喜可贺。

第四章　脾胃学说的理论与应用价值

第一节　脾胃学说的理论价值

脾胃学说是中医药学说的重要组成部分，脾胃学说中的脾胃应该是广义的。《素问·六节藏象论》提出："脾、胃、大肠、小肠、三焦仓廪之本，名曰器，营之居也，能化糟粕，转味而入出者也。"《素问·经脉别论》进一步讨论了脾胃对饮食的代谢过程，指出："饮入于胃，游溢精气，上输于脾，脾气散精，上归于肺，通调水道，下输膀胱，水精四布，五经并行。"所以说脾胃学说中的脾胃是广义的，它既包含了脾胃，也包含了参与受纳、运化、传导过程中的多个脏器。对脾胃的其他生理功能《内经》中也做了一些论述：如脾主身之肌肉，脾藏营，营舍意，脾主湿而恶湿，脾开窍于口，大肠者传道之官、变化出焉，小肠者受盛之官、化物出焉等。这进一步说明脾胃系统不仅包含了现代医学的消化系统，同时也涉及内分泌、血液、泌尿、运动、免疫等多个系统。脾胃学说中的脾胃病所包含的概念也应该是属广义的范畴。

在脾胃学说的发展过程中，根据五脏相生相克的关系，脾胃系统的疾病还可累及其他脏腑，其他脏腑的病变也可影响到脾胃系统，这是脾胃学说的外延含义。如李杲在《脾胃论》中就初步讨论了肺之病，指出脾胃虚则肺最受病，表现为怠惰、恶寒、面色不和。此为阳气不伸所致，用升阳益胃汤。《脾胃论》也讨论了他脏累及脾胃的概念，指出主气衰而客气旺，至而不至，导致肾水反侮脾而产生"肾之脾胃病"等。随着时间的渐进和认识上的提高，发现肝、胆也参与了脾胃的运化功能，肝、胆与脾、胃、大肠、小肠、三焦的关系密切，因此，肝、胆疾病也列入脾胃系统疾病，后世医家在临床实践中常用大小柴胡汤、茵陈蒿汤、承气汤等治疗肝胆疾病，取得了显著的临床疗效。所以，我们在下篇讨论了食管、胃、肠、肝、胆、胰腺等病变。

（一）阐明机体生理活动的中心环节

从生理功能和病理变化来看，主要是：

1. 脾胃是人体气血生化之源，元气之本

《内经》云："人之所受气者谷也。谷之所注者胃也。胃者，水谷气血之海也。中焦之所出，亦并胃中；出上焦之后，此所受气者。泌糟粕，蒸津液，化生精微，上注于肺脉，乃化而为血，以奉生身，莫贵于此。"李东垣复申其义认为：脾胃是维持生命、元气的根本，因为人体一切生命活动和脏腑功能均依靠气血的供应，而脾胃乃"气血阴阳之根蒂"，产生气血之源泉。李东垣在《脾胃论》中云："真气又名元气，乃先身生之精气也，非营气不能滋之。天气、谷气、荣气、清气、卫气、生发诸阳上升之气，此六者，皆饮食入胃，谷气上升，胃气之异名。其实一也。"其意谓谷气是产生人体诸气之根本，脾胃之气无所伤方能滋养元气；脾胃之气既伤，而元气亦不能充，故诸病之所由生。因此可以称脾胃为元气之根，元气为健康之本，如果脾胃内伤，就会百病由生。

2. 脾胃是人体气机升降出入的枢纽

"气机"是人体阳气固有的一种运动特性。这种特性造成脏腑形体之气总处在不停顿的升降出入状态中。清·周学海说："气者，无形而有机者也。以其机之所动，有三焦之分出也。"所以，气机是指阳气的承受和运动能力。"升降出入，无器不有。"由于气机升降出入运动是人体功

能活动的具体表现形式，如五脏中心之曲运神机，肝之升发疏泄，脾之输布运化，肺之宣发和肃降，肾之潜藏蒸腾；六腑中胃之受纳下降，大小肠之泌别传导，三焦和胆之宣泄决渎，膀胱之气化行水等。这些气机升降运动处于动态平衡状态，其越是保持相对稳定，抵御病邪侵袭的能力、适应自然界变化的能力也就越强，相反则抗病能力减弱。如果气机不畅，则会导致人体各部位的生理功能失常，产生各种病变；如果气机不通，则会危及生命，置人于死地，正如《内经》所言："黄帝曰：'余闻虚实以决死生，愿闻其情。'岐伯曰：'五实死，五虚死。'帝曰：'愿闻五实，五虚。'岐伯曰：'脉盛，皮热，腹胀，前后不通，闷瞀，此谓五实也；脉细，皮寒，气少，泄利前后，饮食不入，此谓五虚也。'帝曰：'其时有生者，何也？'岐伯曰：'浆粥入胃，泄注止，则虚者活；身汗得后利，则实者活。此其候也。'"（《素问·玉机真脏论》）这是"出入废则神机化灭；升降息则气立孤危。"的明证。

李东垣认为"胃为水谷之海，饮食入胃，而先输脾归肺，上行春夏之令，以养周身，乃清气为天者也；升已而下输膀胱，行秋冬之令，为传化糟粕，转味而出，乃浊阴为地者也。"因此脾胃被认为是人体气机升降出入之枢纽。因脾主升清，胃主和降，脾主运化，胃主受纳，肺主肃降，肝主疏泄，肾主关约，而脾胃之升降为气机运化之关键，只有脾胃之升降有序，才能促使肝之疏泄畅通，肺之肃降下行，肾之关约自利。《内经》"五谷入于胃也，其糟粕、津液、宗气分为三隧，故宗气积于胸中，出于喉咙，以贯心脉，而行呼吸焉。荣气者，泌其津液，注之于脉，化以为血，以荣四末，内注五脏六腑，以应刻数焉。卫气者，出其悍气之慓疾，而先行于四末分肉皮肤之间而不休者也"，这就是人体气机运动的生理之常。

李东垣认为如果脾胃升降功能失常，就会出现气机运化的病理之变，并因此就会发生各种疾病，一般气机紊乱可表现为脾气不升，胃气不降，中气下陷，升降失调等。脾胃损伤是内伤病发生之根本内因，营卫失宁，诸病生焉。

李东垣在重视脾胃升降作用的同时，更强调脾气升发的一面。认为食物的精华为上升的"清气"，糟粕为下降之"浊气"，只有脾胃之气上升，水谷清气才能上行，元气才会充沛，身体气机运化才能旺盛。"脾胃既和，谷气上升，春夏之令行，故其人寿；脾胃不和，谷气下流，秋冬之令行，故其人夭。"在临床治疗方面，他独树一帜地着重益气升阳，善用升麻、柴胡、羌活等提升之品，黄芪、党参等健脾之药，补中益气汤、升阳益胃汤和调中益气汤等是其代表方剂，这些方剂迄今仍在临床上常用以治疗脾胃虚弱之病。后世称他为补土派的鼻祖。

（二）脾胃学说是发病学的理论依据

1."四季脾旺不受邪"

张机在《金匮要略》中提出"四季脾旺不受邪"的重大理论观点。强调未病先防，已病防变。脾胃的主要生理功能是：脾主运化水谷精微，而胃主受纳水谷；脾主升清，胃主降浊；通过受纳、运化、升降，以化生气血津液而奉养周身，故称为"生化之源"。薛己称"胃为五脏本源，人身之根蒂"。

脾胃运化失常，则食欲缺乏，对水谷的消化吸收产生障碍，营卫气血化生受损，机体正气虚弱，抗病能力下降而致病。对脾气虚证本质的研究表明，脾虚则消化功能、能量代谢、免疫功能等方面均减低或失调。研究发现，脾气虚大鼠肝细胞和空肠肌细胞线粒体病变程度呈逐渐加重趋势，从而为脾气虚证蛋白质代谢的动态变化提供了物质学基础。这提示脾气虚证低蛋白血症与小肠吸收功能不良，包括氨基酸在内的营养物质吸收障碍有密切关系。脾气虚患者氨基酸含量降低，可使肝细胞线粒体合成蛋白质的能力下降。脾气虚大鼠的肝、空肠肌细胞线粒体由轻至重的渐进病变过程，进一步说明，脾气虚证肠道吸收不良、氨基酸等营养物质含量下降，导致肝脏合成蛋白质原料不足、线粒体的功能、结构逐渐破坏并逐渐加重，使肝脏合成蛋白质的能力逐渐降低。

现代研究表明,脾虚则机体防御功能下降,导致全身免疫功能失调,T 淋巴细胞转化率、血清 IgM 水平及细胞因子活性均降低,主要以细胞免疫功能变化为主。慢性胃病脾气虚者所产生的免疫功能低下及免疫细胞网络失衡,正从微观说明了"脾旺不受邪"的道理。

2. 内伤脾胃,百病由生

脾胃内伤是内伤病发生的根本内因,在《内经》中提出了"人以水谷为本",而脾胃为水谷之海,若人的脾胃损伤则中气不足,中气不足则六腑皆绝于外,故经言"五脏之气已绝于外者,是六腑之元气病也,气伤脏乃病,脏病则形乃离,是五脏六腑真气皆不足也。唯阴火独旺,上乘阳分,故荣卫失守,诸病生焉。"基于这个观点,故李东垣提出"脾胃内伤,百病乃生"的发病学理论。

在脾胃内伤的发病学中,李东垣还提出了一个"阴火论"的病机概念。他认为"元气与阴火不两立,一胜则一负",脾胃内伤,则元气衰微,元气不足,则阴火内生,出现内伤发热的一派虚热之象,并针对此病机制定了治疗方法,即"补中升阳散火"的用药法则,此乃临床上有名的"甘温除大热"的论治大法,相应地制定了"补中益气汤"、"补脾胃泻阴火升阳汤"、"升阳散火汤"等一系列方剂。

(三) 临床治疗学的理论依据

《内经》云:"治病必求于本",又说"人以胃气为本"。薛己阐发说:"《经》曰:治病求其本,本于四时五脏之根也。"(《明医杂著注・续医论》)所谓四时五脏之根本,即人身之本源,薛己认为《内经》千言万语,旨在说明人有胃气则生,以及四时皆以胃气为本。

"胃气"就是脾胃之气,是后天之本。所谓"本",就是生命之根本。我认为:一部《伤寒论》之辨证论治核心就是"保胃气,存津液"。《内经》所说的"人以胃气为本",不仅说的是人后天生命之本需要依赖脾胃所化生的水谷精微来营养,而且先天禀赋不足也可通过调摄后天脾胃来补益。由此可见,保养调摄脾胃之气事关先后天之气,务须重视。脾胃之气不伤,人体健康,亦少生或不生疾病。即使生病,如果胃气不伤,食欲不损,病虽重亦能逐渐痊愈;反之,病虽轻,但终有不可救之一日。

对如何"保胃气",历代医家积累了很丰富的经验,概括起来主要有四条:一是保护消化功能,不恣用苦寒刚燥药。二是节制饮食,包括节制食量,调节五味,寒温适宜和节制生冷不洁之物。《内经》提出"饮食自倍,肠胃乃伤","谷不入半日则气衰,一日则气少矣",从两方面说明不节制食量的结果。过饱则脾胃不能完全运化,导致宿食停滞,脾胃必伤;过饥则化源不足,气血必虚,甚至造成抗病能力低下。三是用药祛邪,勿伤胃气。无论何病,只要胃气不伤,食欲不损,病虽重也能逐渐自愈。杨氏引用《内经》所说的"大毒治病,十去其六;常毒治病,十去其七;小毒治病,十去其八;无毒治病,十去其九。谷肉果菜,食养尽之,无使过之,伤其正也"。认为这段经文的中心意思就是用药祛邪不可伤胃气。凡治病药物都有一偏,如清热的药物大多偏于寒凉,解表的药物大多偏于辛散,正是利用药胜之偏而达到治病祛邪的目的。但有利必有弊,偏则易伤正。故只要病邪已去十分之六,即应停药,然后用饮食疗法来调理。就是无毒之药,即性味平和之品,也应当在病邪已去十分之九时停用,以免损伤胃气。四是治疗用药中要通降胃气,这也是"保胃气"的重要措施。故有"调理脾胃者,医中之王道也"的雅称。

(四) 养生长寿的理论武器

《内经》中在阐述如何通过调理脾胃以达到养生长寿的原则时指出:"食饮有节,起居有常,不妄作劳,故能形与神俱,而尽终其天年,度百岁乃去。"(《素问・上古天真论》)如果不这样做,而是"以酒为浆,以妄为常,醉以入房,以欲竭其精,以耗散其真,不知持满,不知御神,务快其心,

逆于生乐，起居无节，故半百而衰也。"(《素问·上古天真论》)

《素问·四气调神大论》中又指出："故阴阳四时者，万物之终始也，死生之本也。逆之则灾害生，从之则苛疾不起，是谓得道。"

第二节　脾胃学说的应用价值

一、脾胃学说在脾胃疾病防治方面有重要指导意义

脾胃学说在脾胃疾病防治方面的重要意义，无需多言。仅举在治疗胃癌中的应用加以说明。

首先脾胃学说与胃癌关系密切。胃癌在祖国医学中被包含在"积聚"、"胃脘痛"等范畴内。脾胃虚弱而易成胃癌。临床上胃癌患者均有不同程度的神疲乏力、面色少华、腹胀不适、纳呆便溏、食欲缺乏等脾胃虚弱证候。国内学者研究发现脾胃虚弱的肿瘤患者小肠吸收功能、消化激素的含量明显低于正常人，而这些患者在运用健脾药治疗后，吸收功能和消化激素的含量明显上升。可以证明脾胃虚弱而易生胃癌。

胃癌是最常见的恶性肿瘤，死亡率在我国居恶性肿瘤之首。通过 T 细胞亚群、NK 细胞及免疫调节因子检测，脾虚证患者的细胞免疫功能普遍低下，尤以虚寒型明显，NK 细胞活性降低，免疫调节因子失衡。说明中医学脾的功能包括了免疫系统的功能，也为"四季脾旺不受邪"的中医观点提供了依据。因脾虚在胃癌形成过程中起着关键作用，而从临床研究可以发现脾胃虚衰的程度和胃癌的发展阶段也是成正比。通过辨证施治，使用健脾益气药调节自主神经和抗体免疫功能，升高 cAMP/cGMP 比例，加快血液循环，促进新陈代谢，增强胃黏膜屏障作用，修复损伤，可以控制胃癌前期病变，降低胃癌发病率。

在治疗方面，目前临床治疗胃癌以手术和放化疗等西医疗法为主要手段，中医药治疗一般只起辅助作用。但是国际上对中医药治疗胃癌的实验研究和临床应用甚多。脾胃学说注重"保胃气"，提高人体脾胃功能，增强机体自身抗病抗癌能力，从而达到控制癌症的发生发展，因此成为关注热点。在我国，临床应用中医、中西医结合以治疗胃癌，降低西医治疗的毒副作用，提高患者的生存质量已为必然趋势，且在临床治疗中已得到很好的证明。

上海中医药大学附属龙华医院郑坚等将 145 例进展期胃癌患者分为健脾中药组、化疗组和中西医结合组，比较 1、3、5 年生存率。结果显示健脾中药组第 1 年生存率为 80.00%、第 3 年生存率为 52.00%、第 5 年生存率为 28.0%；化疗组第 1 年生存率为 84.09%、第 3 年生存率为 27.27%、第 5 年生存率为 9.0%；中西医结合组第 1 年生存率为 90.20%、第 3 年生存率为 47.06%、第 5 年生存率为 9.80%。表明健脾中药组第 3、5 年生存率明显高于化疗组，第 5 年生存率明显高于中西医结合组，均有统计学显著意义($P<0.05$)。

在防止复发方面，胃癌形成是一个长期的、多步骤的过程，其起始与启动是肿瘤发生必不可少的两个重要阶段，而起始子、启动子的作用至关重要。为此，邱佳信以反映碱基置换突变和移码突变的 V79 细胞突变试验观察健脾单味中药和复方的反突变作用，如党参、茯苓、白术、太子参、黄芪、山药、甘草、大枣等。实验结果提示，具有健脾作用的某些中药如太子参、党参、茯苓、白术等的反突变作用明显优于他药，而以健脾为主的复方亦比其他复方的反突变作用强。所以在临床治疗胃癌时，通过加入健脾方药，利用健脾药的反突变作用，可以抑制导致肿瘤发生的起始子和启动子的生成，有效防止胃癌的复发。

总之，脾胃学说提示了脾胃虚弱是导致胃癌前期病变以及胃癌产生的病因，通过健脾补胃中药的作用，能调理脾胃功能，增强机体免疫力，从而达到预防和治疗胃癌的目的。对提高疗效，降低复发，增加患者生存率均有重要意义。

二、脾胃学说在临床各科疾病防治中广泛应用

(一) 内科疾病

1. 脾胃学说在再生障碍性贫血治疗中的应用研究

再生障碍性贫血(简称再障),是一种常见的血液病,国内统计其发病率为(1.8～2.1)/10万。再障是造血组织显著减少,造血功能部分或全部衰竭,患者临床表现以进行性贫血、出血、反复感染及全血细胞减少为其特征。临床发现继发性再障所占的比例已越来越大,约占70%。

中医学虽无再障的病名,但根据急性再障患者所呈现的显著贫血、严重出血、伴发高热及发病急骤的特点,多将其归属于"血证"范畴;而慢性再障患者主要表现为贫血、出血,头晕无力,面色㿠白,心悸气短,失眠多梦,食少纳呆,时有发热及衄血现象,因而将其归属为"髓劳"或"血证"范畴。

中医学提出"血者,水谷之精也,生化于脾"。"中焦取汁,变化而赤是谓血"(《灵枢》)。血的生成主要是生化于脾,总统于心,蕴藏于肝,宣布于肺,化精于肾。

中医学认为"脾肾分主气血","肾主骨,生髓,藏精";"血为精所化","骨者肾之府","肾者骨之充也","骨髓肾固,气血皆从"(《灵枢》)。这些记载说明肾、骨髓、血液三者的关系;骨髓与造血有直接关系,骨髓藏于骨,又为肾所主,肾之功能强弱与否,可影响精髓的盈虚。因精生于谷,水谷之气充足,自能生血化精,精血充盛。故脾胃健顺,纳运五谷之功能正常,诸虚可复。若脾胃虚弱,饮食少而血不生,则五脏齐损。治疗时若不顾及脾胃,而他脏难施。故脾胃功能正常,则三焦畅利,升降功能才能保持平衡。脾不下陷,则精气固,故脾安则肾安。李东垣在《脾胃论》中认为脾胃为元气之本,"养生当充元气,欲实元气当调理脾胃。"说明调脾胃在恢复元气、恢复阴阳平衡中有很重要作用。五脏皆受气于脾,故凡补益,常以补脾为主。

在再障患者治疗过程中随病情好转,多数患者证型亦随之转化。一般规律是由肾阴虚证转化为肾气虚、脾肾气虚,最后转化为脾肾阳虚证。多数患者在阴虚证型阶段需在用大剂量补阴药的同时加健脾益气药、和胃药,以发挥脾土转输功能。

急性再障的本质是肾阴亏虚,阴虚火旺、迫血妄行。证见出血症状较重,常有鼻衄、龈衄,皮肤大片瘀斑,咯血,尿血,甚至便血、呕血。治以填阴清热、凉血止血。方用滋阴降火汤。方药常由水牛角、生地、龟板、生石膏、地骨皮、丹皮、白芍、藕节、白茅根、三七粉等组成。我们用于再障严重出血者,疗效满意。

还有的患者属于脾肾气虚,气不摄血。其主症为皮肤散在针尖样出血点,色淡,或有齿龈出血,或月经过多,无其他热证时,为脾肾两虚、脾不统血所致。治疗重在补脾肾。方用归脾汤加减。至于患者具脾肾两虚证,又有齿龈衄血、皮肤出血点较多,伴有烦急、失眠、手足心热等一二症状时,为再障阴阳两虚,治疗在补脾肾基础上选加生地、白芍、元参、麦冬、阿胶、地骨皮、白茅根等滋阴凉血活血之品。待虚热清,出血点减少时,再转入补脾肾。

大出血患者,经填阴潜阳、凉血止血治疗,大出血控制后,症状明显改善,而血小板未见上升或上升缓慢时,不应轻易更方,随着症状好转,血小板亦能缓慢逐步上升。需要再坚持治疗。

慢性再障患者表现为脾肾阳虚,临证时应当审证求因,辨证施治。我们临床体会,治疗原则以填阴潜阳为主,方用补脾益肾汤加减。方中熟地、山茱萸、枸杞、麦冬、龟板以填补肝肾之阴,山药、莲肉、茯苓等甘平之品健脾益气,炒麦芽、鸡内金和胃,甘草调理脾胃。"重用养阴中兼用健脾之品"是朱丹溪善于补阴的特点,再障患者阴虚阳亢阶段,滋阴凉血潜阳是必不可少的法则,而因滋阴凉血之品,宜伤脾胃,故健脾和胃是不可忽视的法则。

再障病程缠绵,治疗绝非一朝一夕之功,且要根据不同阶段辨证加减,所以治疗时需随证势

转化而当机立断，不可延误时机。

在明确上述病理变化规律之后，要主动指导临床，即在阴虚阳亢、热迫血妄行阶段使用滋阴潜阳、凉血止血之剂治疗，待大出血控制，高热已退，病势必向脾肾阳虚阶段过渡，即可加入健脾和胃之品，选加如陈皮、茯苓、山药、大腹毛、生黄芪、菟丝子、巴戟、肉苁蓉等，不必等待便溏、腹胀、纳呆、阴部凉等症状明显出现后再用。所以治其未病，防其未然，结果疗效显著提高。另外，在脾肾阳虚阶段，当用健脾益气和肾阳之法时，常需配以滋阴养血药，如龟板、鳖甲、首乌、地黄、麦冬、阿胶、鹿角胶等，使脾肾气复阴血生长。在养阴与助阳时，由于“孤阳不生，孤阴不长”，必须善于调补阴阳。因为“善补阳者，必于阴中求阳，则阳得阴助，生化无穷；善补阴者，必于阳中求阴，则阴得阳助，源泉不竭”。所以，在补脾肾时，需随时注意脾肾两脏先后天的依赖关系，唐氏在《血证论》说“当补脾者十之三四，当补肾者十之五六，补阳者十之二三，补阴者十之八九”，这个比例关系虽不是一成不变的，但在补益脾肾、补阳与补阴的大法中，在临床上确有一定参考价值。

现代医学认为，再障患者的主要病理改变是红骨髓显著减少，代之以脂肪组织，并伴有周围毛细血管排列不整齐及畸形，毛细血管脆性增大，导致渗出、出血、瘀点等微循环障碍，这些改变属于中医痰瘀互阻范畴，活血化痰药能改善甲皱微循环，同样也可使骨髓微循环障碍得以减轻，调节免疫功能，有助于骨髓的再生，有利于干细胞的发育、增生、分化、成熟和释放。对于难治性再障的治疗，在辨证分型治疗基础上，加活血化瘀和化痰药，选用丹参、赤芍、川芎、当归、鸡血藤、益母草、三七及陈皮、半夏、枳实等，能显著提高治疗难治性再障如有效率。

如解放军患者孙某，男，19 岁，住酒泉某医院，1976 年诊断为再障。曾住医院 1 年多，输血逾 10 000ml，不愈。证见时时鼻衄，血色鲜红，入睡后尤甚，常常将枕头和被单染红；耳朵在阳光下黄如蜡纸；血红蛋白在 4g 上下，红细胞在 200 万上下；五心烦热，舌红暗少苔，脉细数。请我诊治，我处以滋阴养血药龟板、鳖甲、生地黄、桑叶、阿胶，加入健脾补肾之品陈皮、茯苓、山药、枳实、菟丝子。又加入透热转气的竹叶、连翘。连服五剂后，烦热减而鼻衄止，以后在此方的基础上，加减化裁调理半年而愈。

陕西户县患者龚某，男，7 岁，患急性再障，曾在西安几家大医院治疗无效，到酒泉请我医治。观前医主要从肾论治，虽几次输血但过几天就又出血发热，我以犀角[1)]地黄汤加补脾阴药治疗：水牛角、生地、龟板、生石膏、生龙齿、地骨皮、丹皮、白芍、黄芩、羚羊角粉、藕节、白茅根、三七粉、山药、陈皮等组成。服药后可见到前症状有所减轻，血小板计数略有上升。以后，在此方基础上加补脾和胃药，减去部分清热药，予以调理半年而愈。现已经大学毕业就业，身体很好。

举这些例子，旨在说明现代医学认为再障与骨髓造血功能障碍有关，而中医脾胃学说则认为与脾肾有关。正如张璐在《张氏医通》中云：“人之虚，非气即血，五脏六腑莫能外焉。血之源头在于肾，气之源头在于脾”。这里强调了脾肾的重要性。《医宗金鉴·杂病心法要诀》进一步提出：“后天之治本气血，先天之治法阴阳”。这提示医者在治疗属于虚劳证的慢性再障时，必须重补脾肾。

2. 治疗慢性肾盂肾炎

慢性肾盂肾炎，现代医学主要采用对细菌敏感的抗生素治疗，当菌尿消失、尿常规基本正常以后，临床宣告痊愈，但许多患者仍遗留一些不适的症状，如腰酸、腿痛、尿频等等，影响正常的生活和工作，此时必须发挥中医辨证论治的优势，运用补益扶正、清热利湿之法，可尽快恢复患者的体质，这是本病善后调理的有效措施。但目前对恢复期患者的中医中药治疗措施尚未引起广大医务工作者的高度重视。下面谈谈个人应用方证论治的体会。

（1）双五汤证：见症为面部及下肢轻度浮肿，纳少便溏，腰酸腿软，畏寒肢冷，小便频数，脉沉

1）为保持古方原貌，本书仍保留药物犀角、麝香，临床应用均以水牛角、人工麝香替代。

细弱,舌淡苔薄白且边有齿痕。属脾肾两虚,治以健脾补肾,方用双五汤(即五味异功散合五子衍宗汤)加减:生芪 30g,党参 15g,白术 10g,茯苓 10g,陈皮 6g,覆盆子 15g,枸杞子 12g,菟丝子 15g,金樱子 12g,五味子 10g,女贞子 12g,车前子 12g。加减:尿少、尿闭者,加炒知母 10g、炒黄柏 10g、肉桂 6g,以滋肾通关利水;贫血者,加四物汤益气养血。

临证体会:此型在慢性肾盂肾炎患者中最为多见,尿常规检查常出现蛋白+~++,少量红、白细胞。《内经》云:"肾主蛰藏",当脏腑亏损时,肾失封藏,摄纳无权,精气下泄。《内经》云:"肾者主水,多为五脏六腑之精气而藏之。"而精气为水谷精微所化生,来源于后天脾胃,当脾阳虚不能升清时,即发生精气外泄,出现蛋白尿。故蛋白尿的产生,一般责之肾气不固,但与脾脏功能关系极为密切,以健脾补肾法治疗慢性肾盂肾炎蛋白尿有很显著的疗效。此法还可保护肾功能,对防止病情恶化进入肾衰阶段,起着很大的作用。当尿少、尿闭时,称为"癃闭",其病位在膀胱,但其病理机制却与脾肾有着密切的关系,当脾气不升、肾元亏虚时,可发本病。《景岳全书·癃闭》中详细阐述了气虚而闭的病理机制:"今凡病气虚而闭者,必以真阳下竭,元海无根,水火不交,阴阳痞隔,所以气自气而气不化水,水自水而水蓄不行",意思是说气虚而闭者,必须要"得其化"。滋肾通关丸的作用是助气化,达到气化则行、小便自通的目的,效果颇佳。肉桂可温运脾肾之阳气,炒知母、炒黄柏可清利下焦之湿热。当患者有贫血证候时,面色萎黄,精神极度衰弱,血红蛋白下降,此时脾肾两虚,阳损及阴,脾胃衰败,气血阴阳俱虚,属"虚劳"范畴,急需用补益气血的方法治疗,于养阴健脾补肾的方剂中加入血肉有情之品,以补血生精,效果更佳。尿毒症晚期患者,因长期贫血,可造成心血管并发症,以致心功能不全,而输血又可促使尿素氮升高,易使病情恶化,以致加速死亡,故输血应慎重,应用益气养血、健脾补肾法是此阶段最安全可靠的方法。此法可补益脏腑虚损之气,使患者体质增强,精神好转,生命延长。

(2)五八汤证:见症为食少脘堵,大便稀溏,尿频尿急,尿道热痛且余沥不尽,腰痛,脉象沉弦滑,舌淡苔白或白滑。属脾气不足,湿热蕴结。治以健脾利湿清热。方用五八汤(五味异功散合八正散)加减:党参 15g,白术 10g,茯苓 10g,陈皮 6g,萆薢 15g,萹蓄 15g,瞿麦 15g,木通 6g。加减:腰痛明显者,加川续断 12g,桑寄生 15g 以补肾益气;尿道热痛表现明显者,加炒知母 10g,炒黄柏 10g 以清利下焦湿热。

临证体会:此型患者尿常规化验常有较多的白细胞,或为菌尿,脾虚与下焦湿热同时并存,治疗应以健脾益气为主,佐以清热利湿;在辨证的同时,还要与辨病相结合,即酌情加入清热解毒药物,如连翘、蒲公英、地丁、败酱草等;同时要掌握急则治标、缓则治本的原则。湿热之邪黏腻,常易反复发作,当下焦湿热症状较重时,尿检白细胞较多,或尿培养有细菌时,也可以清热利湿解毒为主,待白细胞减少、菌尿消失时,再用补益脾气之法,治疗随证灵活变化,才能收到满意的疗效。

(3)归脾汤证:见症为心悸气短,少寐倦怠,小便不畅,食欲缺乏。证属心脾两虚,治以健脾养心,方用归脾汤加减:生黄芪 15g,党参 15g,白术 10g,茯苓 10g,当归 10g,远志 10g,炒枣仁 15g,莲子心 10g,车前子 30g。

临证体会:慢性肾盂肾炎患者脾虚时,脏腑失养,功能失常,则发生心气不足,渐至气血两亏,不能上奉于心者则发生心悸、不寐等症。治疗当以益气健脾为本,佐以养心安神。本症表现为阴虚者较多,故用莲子心以清心火。

(4)六君汤证:见症为咽喉不利,吐痰黏白,微咳,胸闷气短,眼睑及下肢轻度浮肿,食欲缺乏,脉沉细滑,舌淡苔薄白。属脾虚痰湿。治以健脾化痰祛湿。方用六君子汤加味。方药是党参 15g,白术 10g,茯苓 10g,陈皮 6g,半夏 10g,甘草 6g,瓜蒌 15g,车前子 15g。

临证体会:此型患者多为脾失健运,痰浊内生,上干于肺而致咳。《医学三字经·咳嗽》说:"肺为脏腑之华盖,呼之则虚,吸之则满,只受得脏腑之清气,受不得脏腑之病气,病气干之亦呛而咳矣"。说明咳嗽有痰是内外病邪犯肺,亦即脾湿生痰,痰湿犯肺,肺失宣降而致咳嗽。以四君子汤益气健脾,以二陈汤燥湿化痰,可取得较好的效果。

(二) 脾胃学说在外科临床的应用

中医学认为元气是维系人体生命活动的动力和源泉,而元气的充养依赖于脾胃。李东垣在《脾胃论》中说:“百病皆由脾胃衰而生也”。明代名医周慎斋云:“诸病不愈,必寻到脾胃之中,万无一失”。用脾胃学说的理论指导外科疾病的治疗,应用已十分广泛,现简述于下。

1. 调理脾胃法在疮疡外科的应用

(1) 乳痈(急性乳腺炎):系外科常见病。《丹溪心法》出:“乳房阳明所经,乳头厥阴所属”,当情志不畅、肝郁气滞或饮食不节、胃热壅滞时,可致消化功能障碍,造成乳汁排泌不畅,引起乳汁淤积,再加上外邪入侵而致病。临床常将乳痈分为三个证型:肝郁气滞证、胃热壅盛证和毒邪外侵证。其中胃热壅盛证的治疗需要清胃(清除胃热)、泻胃(凉泻胃火)。清胃热常用生石膏、知母、黄连、黄芩等,泻胃火常用大黄、枳实等。此外,属胃热壅盛的疮疡很多,治疗方法大同小异,都需清泻胃热,凉血解毒。

(2) 臁疮(慢性下肢溃疡):就病因病机而言,有两个方面:一是湿热下注,由于饮食不节、过食辛辣炙煿之品,导致脾胃湿热内生,湿性黏腻重浊,常与热邪互结下注,阻于经络,致气血凝滞而发病;二是禀赋不足,脾胃素虚,气虚血少,肌肤失养,复因抓磕破损染毒而成。毒滞日久难化,病损及肾,故著名医家汪机曰:“下部生疮,虽属湿热,未有不因脾肾虚而得之”。治疗臁疮,清利湿热是治标,健脾益气是治本。脾虚则气血生化乏源,故疮面久不愈合,滋水淋漓不尽;气血亏虚,滋养力薄,故疮口下陷,边缘如缸口;气血衰败,抗邪无力,毒滞难化,故皮色紫暗,疮面秽污。健脾常用方药为补中益气汤、参苓白术散等,健脾药可与开胃药、活血药、利湿药并用,以促进疮面修复、愈合。

(3) 脱疽(血栓闭塞性脉管炎):是一种进展缓慢的周围血管病,其发病系因脾肾阳气不足,不能温养四肢,复感寒湿之邪,导致气血凝滞,经络阻遏,不通则痛。四肢气血不充,失于濡养,故皮肉枯槁不荣;寒邪郁久化热蕴毒,湿毒浸淫,脉络闭阻,肢末无血供养,而致焦黑坏死,甚至脱落。治疗本病,除活血化瘀外,在化热之前的早期(局部缺血期),必须重用温脾补肾之品,如附子、肉桂、干姜等。脾主肌肉,脾虚食少、肌肉萎缩者宜加用白术、茯苓、扁豆、山药。著名中医外科专家房芝萱教授指出:对于脱疽的治疗,宜用活血助气药如桃仁、红花、生地,而不宜过用补血药,如熟地、阿胶等,因其性黏稠腻滞,易于碍胃,不但影响脾运,且能凝固血络,反而加重病情。

(4) 深静脉血栓形成:属中医脉痹、水肿范围。“湿”是主要病邪。表现于患肢肿胀、疼痛。特别是脾虚湿阻,临床表现为患肢肿胀,朝轻暮重,沉重胀痛,皮温不高,肤色正常或伴有色素沉着,偶见并发淤积性皮炎、湿疹、溃疡,舌体胖大,舌质淡红,舌苔白腻,脉缓。对本证治宜温脾阳利湿浊,兼用活血之剂;寒湿之邪非温不能化,凝滞之弊非活不能通。肿,是本病主要证候,客观检查可见,有阴阳之分。阳证水肿,皮温升高,皮色暗红,见于本病急性期;阴证水肿,肿势弥散不聚,局部皮温不高,见于本病慢性期。胀多指自觉症状,其原因多为气虚,故治疗宜用大剂益气之品,如生黄芪、党参、云苓、白术等。气为血帅,气足才能催血行、促血生,瘀滞可解。

(5) 烧伤:是最常见的损伤之一。《洞天奥旨·汤火疮》谓:“汤烫疮……轻则害在皮肤,重则害在肌肉,尤甚者害在脏腑”。并指出:“治火烧之病,必须内外兼治”大面积烧伤,是一种严重的全身性疾病,阴阳气血紊乱,脏腑功能失调,甚至危及生命。烧伤早期,创面渗液流津,气阴大伤,表现为躁动不安,表情淡漠,口渴思饮,尿少或无尿,重者出冷汗,手足发凉,血压下降。舌质淡或尖红有芒刺,脉细数。此乃阴液大耗,导致气阴两伤之证,除输液外,中医治疗宜益气养阴,益胃生津,常用药为人参、黄芪、五味子、麦冬、生地、石斛、花粉等。出现神志恍惚、手足冰凉、脉微欲绝等亡阳危象时,宜用参附汤回阳救逆。在烧伤救治的不同阶段,患者常发生胃肠功能紊乱,食欲缺乏,恶心呕吐,腹胀腹泻,口不渴或口渴喜热饮,舌质淡,舌苔薄白,脉迟,属脾胃虚寒,治宜温胃散寒，方选理中汤；在温运中阳的同时，可加用开胃药，如砂仁、焦三仙、鸡内金等。此外，亦可见胃阴伤败证，表现为饮食日减，口干思饮，腹胀便溏，口舌糜烂，舌质红而干，舌光如镜，脉细数，治宜养阴益胃，方选益胃汤，另加西洋参、金石斛，佐以醒脾和胃之品，如谷麦芽、砂仁、白蔻、藿香等。对烧伤恢复期患者，应健脾益胃、生肌固皮，常用药为黄芪、党参、黄精、白术、茯苓、山药、陈皮等，并可配合应用活血药，如丹参、当归、桃仁、红花等，以促进创面修复、愈合。

2. 调理脾胃法在急腹症治疗中的应用

急腹症是以急性腹痛为共同特征的多种腹部疾病的总称，包括溃疡病急性穿孔、急性胰腺炎、急性肠梗阻、急性胆囊炎、急性胆管炎、胆石症等。中医学关于急腹症的记载，散见于许多古今医籍，内容极为丰富。治疗参考有关章节，此处不再多述。

3. 调理脾胃法在治疗术后发热、术后并发症中的应用

（1）术后发热：术后发热，在外科十分常见，尤其是部分低热患者，白细胞及分类正常，又未发现感染病灶，经现代医学的各项检查，往往难以确定其原因。发热有虚、实之分。现简述于下：

1）藿香正气散治疗术后湿邪困脾发热：湿邪困脾多见于肝、胆、胰、脾、泌尿系手术之后者，主要证候为术后发热，午后为重，汗出而热不解，腹胀，食纳不佳，倦怠无力，身重肢沉，舌体胖大且边有齿痕，舌苔白腻，脉滑。治疗原则是健脾祛湿，藿香正气散应症取效。

2）保和丸加减治疗食滞胃脘发热：食滞胃脘多见于胃肠道及肝、胆、胰手术之后，消化功能不良，过食厚腻，伤于饮食者。临床表现为食纳不佳，胃脘胀满，嗳腐口臭，大便不调，发热不解，舌苔黄厚，脉滑数。证属脾虚胃热、食滞中焦，治宜健脾和胃、导滞退热。方选保和丸加减，药如炒莱菔子、焦三仙、鸡内金、连翘、大黄、栀子、淡豆豉、地骨皮、青陈皮等。

3）补中益气汤治疗术后气虚发热：术后气虚发热多见于脏器大手术之后者，主要表现为气短自汗，少气懒言，语声低微，面色㿠白，肢体倦怠，舌质淡，苔薄白，脉虚大无力。治宜健脾益气，方选补中益气汤。参芪味甘性温，为补脾胃圣药。汪机说："参芪不唯补阳，而亦补阴"。中医有"甘温除大热"的理论，所谓甘温即指中药性味属辛甘温一类的温补药，"大热"是指难以退掉的"虚热"，临床实践表明，中医辨证施治对过去难治的"脾后热"（脾切除术后长期低热）也多能取得良效。

（2）七味白术散加减治疗假膜性肠炎：假膜性肠炎是一种较严重的术后并发症，系一种急性肠道炎症，常发生于大手术之后者，尤其是应用广谱抗生素并长时禁食的体弱患者更易发生。因此，本病又称"手术后肠炎"、"抗生素肠炎"。致病原因为应用某些抗生素（如四环素、土霉素、氨苄西林、先锋霉素等）后，肠道内菌群比例失调，大肠菌类受抑制，而金黄色葡萄球菌或难辨梭状芽孢杆菌大量繁殖并产生毒素。临床表现为发热，全身乏力，恶心腹胀，大量腹泻，呈绿色海水样或黄色蛋花样水便，含有脱落的假膜。病情轻重不一，重者不一定出现严重腹泻，因感染中毒可很快发生休克。其中，脾虚湿盛、清浊不分证，主要病象为面色㿠白，神疲懒言，食少纳呆，口渴不欲饮水，或见畏寒怕冷，浮肿，腹泻频作；溏稀便，色黄绿，苔白，脉沉细。治以健脾利湿、升清降浊、清利分化。我们常按"飧泄"用七味白术散（党参、茯苓、炒白术、藿香、木香、煨葛根）加减治疗。若见脾阳虚衰，又当温里升阳，如吴茱萸、炮姜等。脾肾虚衰、阳虚欲脱者，治以温补脾肾、回阳固脱，药如附片、炮姜、官桂等。

（3）四君子汤加味治疗"倾倒"综合征："倾倒"综合征是胃部分切除术后的并发症之一。胃部分切除术后，由于幽门括约肌功能丧失，食物迅速从胃排入肠道，可引起一系列的症状，称"倾倒"综合征。症状可发生在进食过程中，也可发生在进食后数分钟至一小时；食量较多或进甜食，更易诱发。主要病象为脘腹胀满，恶心呕吐，腹痛肠鸣，大便溏薄，或有心悸、出汗、头晕、乏力、面色苍白，舌质淡，苔薄白，脉沉细数。证属脾虚胃弱，气机逆乱。治宜健脾温胃、益气升阳。方选四君子汤加味，药如黄芪、党参、茯苓、白术、山药、白芍、木瓜、石斛、干姜、旱半夏、砂仁、陈皮等。

（4）健脾益气汤促进手术后患者身体的康复：外科手术后，尤其是消化系手术后，患者消化功能减退，常出现脾气虚证候，一般多等待其自然康复，但康复过程较长。我们对消化系手术后出现脾气虚证候的患者，如全身疲乏，四肢无力，汗多，面色苍白，口淡纳少，腹部虚胀，舌体胖，舌质淡，舌边齿痕或有中裂，苔薄白，脉沉细。以健脾益气汤治疗，每日1剂，分2次服。处方如下：黄芪30g，党参15g，茯苓15g，白术15g，陈皮10g。两周后发现患者康复迅速，原有证候痊愈者占八成以上。此外，临床检验值也有显著差异。由此可见，健脾益气汤能加快手术后脾气虚患者的康复过程。

（5）旋覆代赭汤治疗胃手术后吻合口排空障碍：胃部分切除术后，尤其是胃空肠吻合术后患者，并发吻合口排空障碍的发生率高达3%～4%。主要病变为胃脘胀满，不思饮食，恶心呕吐（呕吐物为所进食物，含或不含胆汁），乏力，无腹痛，无发热，舌苔白腻，脉滑数。钡餐检查可见吻合口完全不通或呈线样通过。置胃肠减压管可吸出大量液体，随之症状消失，但停止减压或再进食后症状又复出现，一般持续10～20天，重者长达30～40天。由于长时间留置胃管，患者痛苦异常，再加上长时间不能进食，水、电解质容易失衡，营养难以维持。若予以旋覆代赭汤加减，一般治疗1～5天症状即可消失。

中　篇

脾胃学说主要问题研究

第五章　研究脾胃学说的思路与方法

一、要树立“以人为本，治病救人”的观念

1.“心必诚”

这是由医学的本性决定的。“医本仁术”，孔子说：“仁者爱人”。爱，尊重、关怀、救助也。沈金鳌说：“医系人之生死。”喻昌：“医之为道大矣，医之为任重矣。”对医生的要求，杨泉在他的《物理论》讲：“夫医者，非仁爱之士，不可托也；非聪明理达，不可任也；非廉洁淳良，不可信也。”所以，对患者要“一视同仁”，要“一心扶救”，要有一片诚心。诚心是一种美德，更是一笔财富，我们每个人都应该培养自己诚心的美德，作为我们成功人生中最好的一种投资。孙思邈在《大医精诚》中说：“凡大医治病，必当安神定志，无欲无求，先发大慈恻隐之心，誓愿普救含灵之苦。”应该作为我们的座右铭。

2.“志必坚”

从近几年来出版和热销的《思考中医》、《中医存亡论》、《中医沉思录》、《中医复兴论》等著作和网上的“取消中医”签名活动，反映出当前中医所处的危机状态和有识之士对危机的深刻认识及哲学反思。对于中医科学性问题这一敏感话题，我们既不能一味回避，也要对中医学的发展有一个更新的、更深层次的认识。

我建议同志们看一看《哲眼看中医》，这本书非常值得一读。因为它是由中国中医药报社主办的“2004 年中医药科学论坛”邀请了全国著名的哲学家、科学家和中医药专家来共同探讨中医学的科学性问题后编著的。中医文化博大精深，包罗万象。其中，中医哲学是全部中医文化的理论基础，在中医文化中处于核心地位。

我认为至少有以下两方面的意义：首先，有助于增强同道们的民族自豪感和爱国热情。中医学是中国传统文化的结晶，凝聚了中国传统文化的精华。通过学习，了解中国传统文化的源远流长、博大精深，认识中国传统文化不仅仅创造过历史的辉煌，而且当今依然以其特有的东方智慧对现代科学文化的发展具有重要启发价值和借鉴意义。现代世界上有两个潮流，一是西学东进，一个是东学西流。互相渗透，互相影响。其次，有助于同道们正确认识中医，巩固专业思想，增强干好中医事业的信心。为中医药事业奋斗终生的目标选定以后，毅力就是成功的保证。有心人都会发现，成功的人其实都有一个共同点，那就是应用了其他人未应用的一般规律——坚持。坚持，它就是成功与失败的分界。

由于对历史缺乏了解，容易导致认识上的困惑、理解上的偏离，甚至对所学专业失去信心。至现在还有人怀疑中医学的科学性，容易和一些偏见的人产生共鸣。

3.“言必信”

“言必信”是“言”的基本道德标准。答应病家的事，一定要按时实现；不管什么原因失信，都必须及时解释，当面道歉；对小孩子也不能忽视。有时在医疗策略上需要隐瞒，因为一旦泄露可能后果更坏，但必须有记录。有时幽默一点，讲几句开心话，也是必要的，但要注意原则性与科学

性和当时的气氛。这须有赖于平日的科学、哲学与艺术的修养，不然，会引起医源性疾病或医疗纠纷。

4. "技必精"

医疗技术是医生最根本的服务工具和与患者沟通的手段。技术过硬才能治好病，病家才要和你交朋友。所以医生要不断地提高技术水平，要一生不间断地继续学习，才能达到"精"。

一要读书：牢牢掌握中医学的基本理论。要有一本固定参考书（肘后书）；选一本比较全面的专业著作（及时修订版），如《实用中医内科学》、《实用中医儿科学》、《黄家驷外科学》等。这些书是要经常翻阅的。遇到看不懂的病，可以查阅几个可能的病；知病而不详或不深，也要查一查；看完病即刻再系统复习一遍，对加强理解和记忆更为有利。这样这本书中常用的部分就翻熟了，甚至连页数都能记住。放在手边随时查看，保你少犯错误，医术水平逐渐到位。

二要练功：作为一个医生，不管哪一种，外科医生的手术操作技术是基本功。内科、妇科、儿科、针灸科、骨科等，都有专业操作。特别是望、闻、问、切和汤头歌诀以及药性等技术及知识，是一个中医师的基本功。要熟练到有艺术水平，不但做得到位，而且看着舒服，要达到"帅"的程度。建议同志们参考一下笔者的《医宗真髓》，这是一本内容比较全面的少而精的专业必读书，作为一本固定参考书（看家书，案头书，肘后书）熟读后必能享用终身。

总之，我们都希望自己能有所创新，为医学事业作出更大贡献，然而树立"以人为本，治病救人"的观念是至关重要的。

二、要深入发掘中医学原始创新"系统观"，为全人类的卫生保健服务

英国李约瑟博士（1900—1995）是著名的中国科学技术史研究专家。他预言说："如果下一世纪还要爆发科学革命的话，我敢说，它将不会是牛顿式的、尼古拉斯式的，而是海森堡式的。""如果科学革命再发生，决不会是一种建立在一种机械论的哲学观基础上的一个东西，一定是建立在注重整体的，注重辩证思维的一种革命。"

早在20世纪50年代，钱学森老前辈就有这方面的论断："中医药学是地地道道的尖端科学"。钱老说："西医起源和发展于科学技术的'分析时代'，也就是为了深入研究事物，把事物分解为其组成部分，一个一个地认识，这有好处，便于认识。但也有坏处，把本来整体的东西分割了，西医的毛病就在于此。然而这一缺点早在一百年前，恩格斯就指出了，到大约二十年前终于被广大科技界所认识到，要恢复'系统观'，有人称为'系统时代'。人体科学一定要有系统观，而这就是中医的观点。"又说"医学的方向是中医而不是西医，西医也要走到中医的道路上来。"

钱老把中医学放在科学史的广阔背景上透视以后，高度评价了中医的科学性，这说明中医学和当代的先进科学有许多相同的信息和共同语言。

中国科学院朱清时教授认为，中医的科学理论是现代科学的理论基础。中医的科学理论恰恰是走在时代最前列的。他说："中医可能引起医学革命，而医学革命可能引起整个科学革命。"

《内经》为中医药学建立了系统的完整的理论体系，整体观念是中医理论体系的特点之一，是中医学原始创新理论之一，是先进的系统生命科学认知体系。它既强调人体内部的统一性，又重视人体与外界环境的统一性。整体观把人体内脏和体表各部组织器官看成是一个有机的整体，并以一脏、一腑、一体、一窍、一华为一个系统，将人体以五脏为中心，分为五大系统，这五个系统之间，通过经络和精、气、血、津液把全身组织器官联系在一起，成为统一的整体来维持生命活动。而任一脏、腑功能的异常必将直接影响机体系统免疫、生物功能。整体观还体现在将人与自然界及周围环境、人类社会也视为一个整体。如《内经》认为，人体本身就是"天地之气生"、"天地合气，命之曰人"、"人与天地相应也"、"天人合一"，并认为天地人共有同一个阴阳五行之理，

即中医学特别强调人与自然的和谐。

中医的阴阳学说同样是其系统论的体现。阴阳是古人用以认识世界和解释世界的一种世界观和方法论，是事物性质和变化的根本法则。阴阳学说引入医学领域后，成为中医学的说理方法之一，它贯穿于中医理论的各个方面，用来阐明人体的组织结构、生理功能和疾病的发生发展规律并用以指导临床实践。人是阴阳对立的统一整体。《内经》曰："阴平阳秘，精神乃治"，是指阴阳两者相互调节，在对立中取得动态平衡，从而使五脏六腑的功能趋于正常。阴阳学说认为，正常人体阴阳及各脏腑始终处于相互制约的动态平衡之中，只有破坏了这一动态平衡，才会出现阴虚、阳虚、阴盛、阳亢等病理反应，而且这些病理改变可以互相转化。

中医药已得到全世界很多国家的重视和认可，就连美国 FDA 都发布指导性文件，认同中医药学与西方主流医学一样，是一门有着完整理论和实践体系的独立科学体系，而不仅仅是对西方主流医学的补充（见《健康报》2007 年 7 月 24 日头版）。

三、要突出中医学的特色与优势，开创脾胃学说研究新纪元

中医学是国宝，是成熟的理论医学，是前沿科学。中医不仅是理论医学，而且是成熟的理论医学。为什么说不是经验医学呢？因为经验医学在用实验方法取得经验之前，对所遇到的疾病无法解决，只有在取得了治疗这种病的经验，找到了有效治疗方法之后，才敢用于临床。

为什么说中医学是成熟的理论医学呢？因为《内经》和《伤寒论》奠定了中医学自己的完整的独特的理论体系和临床辨证论治的体系。经过历代医家的不断补充和发展，形成了自己最完整、最系统、最独特的理论体系（即藏象、经络、气血、病因、病机、诊断、治则、方药、针灸、养生以及阴阳五行、五运六气等理论）。

运用这个理论体系不仅可以解决目前临床上的问题，而且可以解决"新出现的疾病"；不仅可以指导人们养生长寿，还可用预测未来疾病的发生、性质和趋势，是为中医学所独有。从西汉以来的两千多年中，中国发生过 320 余次瘟疫，正是中医前辈们应用中医药理论进行了防治，不仅都有效地控制了疫情的蔓延，而且总结出了《伤寒论》、《温疫论》、《霍乱论》等名著，使中国从未出现过像欧洲那样一疫死亡上千万人的悲剧。

如 2003 年新发生的"非典"，中国内地非典确诊病例中医药参与治疗的占 58.3%，取得了明显的疗效，死亡率是全世界最低的，全球的非典死亡率是 11%，中国香港是 17%，中国台湾是 27%，中国内地只有 7%，而广东省只有 3.8%，广州与香港的地理气候，生活习惯是有可比性的，为什么会有这么大的差别呢？其原因之一在于中医药参与了"非典"的防治。这种效果受到了国际卫生组织十几位考察专家的高度评价，认为中医药防治非典是安全有效的，具有潜在效益。

早在两千多年前，《灵枢·天年》就已经很形象地描述了人类百岁的情况。生动地刻画了人类的生命历程。《素问·上古天真论》云："其知道者，法于阴阳，和于术数，食饮有节，起居有常，不妄作劳，故能形与神俱，而尽终其天年，度百岁乃去。"现实生活中百岁的人很多，如名人张学良、宋美龄；名中医朱良春、邓铁涛、李少波、周信有等。他们大多坚持练武术、气功，虽已近 90 高龄，但仍思维敏捷，健步如飞，就是明证。同时，《素问·上古天真论》还从反面告诫人们："今时之人不然也，以酒为浆，以妄为常，醉以入房，以欲竭其精，以耗散其真，不知持满，不知御神，务快其心，逆于生乐，起居无节，故半百而衰也。"某些大城市的高科技园区，科技人员死亡的平均年龄不足 53 岁，原因之一在于"以妄为常"、"逆于生乐，起居无节"，痛心之余，应该说这是违背中医学养生理论的恶果。

为什么中医理论会有这么大作用呢？因为它有自己独特的优势和特色。所谓优势，是指其他医学不能而中医独能做到者；或虽都能做到，中医做得比其他医学做得更好。中医优势很多，在防治脾胃病方面，简要归纳为三大优势和三大特色。

(一) 优势

1. 历史悠久,经验丰富

中医学是中国的原创性医学,与中华民族历史一样悠久,为中华民族的繁衍昌盛做出了不可磨灭的贡献。

中医药学是中华文化的重要载体,我国古籍中三分之一以上是医籍,而且中医学是中国哲学、人文科学、社会学、地理学、天文、农学、化学等各学科之集大成者。仅举研究《伤寒论》为例,历代就有700多大家,著作1100多部。其中论述脾胃病的可以说部部均有研究。再如杨济时于1601年编著成《针灸大成》,是一部在针灸界影响极大的著作。由于此书较系统地总结了明以前的针灸学成就,其中论述脾胃病的治疗经验相当丰富,有较高的研究和应用价值。至今各种版本已达50余种,并被译成德、法、英、日等国文字,受到世界许多国家医学界的重视和应用。

2. 中医擅长治疗慢性病、老年病和疑难杂症

20世纪70年代以来,人类疾病谱由以感染性疾病为主,转向以慢性病、老年病、疑难病为主。面对新的疾病谱,现代医学暴露出其局限性,表现为缺乏真正的"特效药",而只能是对症给药,一次一大把药片。中医不仅能治常见病、多发病,而且应用调理脾胃的方法,对慢性病、老年病、疑难杂症非常有效。对于这些多因素疾病,现代医学没有很好的办法,而防治这些疾病,正是中医的优势。例如,1998年,马某,82岁,男,西医确诊为:原发性高血压病、胃溃疡、慢性胃炎、心衰、肺衰、肾衰、青光眼、慢性结肠炎等9种疾病,真是多因素疾病。多次长期住院治疗无效,亲戚朋友们都已为他准备好后事,经我用中医治疗,连服60剂汤药而愈,他激动地写下了这样的肺腑之言:

"杏林名盛传,疑症得安全。逢春皆口碑,患者抱御环。

良医真良相,华佗世人羡。身患九疾苦,救痼二十年。"

我国即将进入老龄社会,60岁以上的人口已有1.46亿,80岁以上的有1619万人。真正发挥中医防治慢性病、老年病、疑难病的优势,则可解决老龄社会的医疗保健问题,使老年人健康长寿,安享晚年。

慢性萎缩性胃炎,是世界性难治病,西医认为"萎缩了的腺体是不可逆的"。然而经过我20多年的探索,针对本病本虚标实,痰瘀互阻的病机,发掘敦煌医方,研制成"萎胃灵"系列中药制剂治愈了两万多例这样的患者,其中有200多例属癌前病变,饮誉海内外,达到了国内外领先水平。其他医家如北京广电总局广电门诊部施安丽教授采用中医非药物疗法综合治疗帕金森氏病,疗效奇特。又如在艾滋病的治疗中,河南中医学院周立华教授教患者自己用艾卷灸三个穴位治疗腹泻和头痛,解除了上千名艾滋病患者的痛苦,受到患者一致好评。西班牙华侨俞云教授几十年来一直用切脉针刺方法治疗癌症、艾滋病等各种疾病,疗效甚佳。

3. 中医药最大的优势是治疗急性病和防治外感热病

一些人认为中医是"慢郎中",其实中医擅长于治疗急性病。董建华教授说过:"我国历史上的名医都是治疗急症的能手。"张机、叶桂、吴瑭是;吴又可、王孟英、岳美中也是如此。

中医治疗急性病由来已久。扁鹊使虢国太子起死回生之事几乎妇孺皆知。2003年发生的"非典"可以说是典型例子,广东中医药大学附属医院,共收治48例"非典"患者,他们按中医的理法方药论治,结果创下了三个零的奇迹,即"零转院、零使用呼吸机、零死亡率。"

近年来由于种种原因,中医治疗急症受到了影响,给人们造成一种错觉、误会,好像中医只能治慢性病。其实,中医通过凉下,温下化湿,开窍固脱,清热解毒等方法,在治疗流行性出血热、上

消化道出血、心肌梗死、急性胰腺炎、急性肺炎、急性肾功能衰竭、乙型脑炎、外感高热等急重症方面，都已取得了相当好的效果。2005 年 3 月，一位高干住在某医院，高烧七天不退，输液吸氧，头枕冰袋皆无效。请我诊治，我认为是风寒外袭，内挟湿邪，让其撤去冰袋，停掉液体，开以人参败毒散加化湿之品，半剂热退，3 剂痊愈。

（二）特色

中医特色不能丢。所谓特色，是指做事的方法或称方法论。中医的特色主要可归结为三条：

（1）整体论：中医药学本来就是先进的系统生命科学认知体系。早在《内经》成书时代，中医药学就建立了系统的完整的理论体系，整体观念是中医理论体系的特点之一，它既强调人体内部的统一性，又重视人体与外界环境的统一性。

（2）辨证论治：西医讲群体治疗，只要是某种病即统一用某种药。而真正的中医是讲个性化治疗，即所谓"辨证论治"。同一个病，不同的人，不同的时间，不同的阶段，证情不一，治疗有异。这种处理方法最符合唯物主义的精髓：即不同的矛盾用不同的方法解决。而且提高临床疗效的关键是辨证论治的水平。《内经》针对疾病错综复杂的变化，制定了诸如平调阴阳，补虚泻实，正治反治，治未病等重要的治疗原则。这些治疗原则，主张在整体水平恢复机体阴阳平衡；应因时、因地、因人制宜。如甘谷县患者原某，患急性新月体肾小球肾炎合并肾衰，双目失明，我根据"肝开窍于目"的理论，化裁镇肝息风汤，肾衰从肝论治。患者服汤剂 10 剂，视力好转，饮食睡眠转佳，服 30 剂后，各项化验指标基本正常。患者及家属们惊奇地说，简直是奇迹，中医了不起。

（3）所用中药讲究药性：药性即四气五味、升降沉浮和归经等。另外，中药技术的一个核心秘密是炮制，通过炙、蒸、煅、炒等方法可以改变原药材的药性。

中药是中医治病的武器，而中药本身也是系统性的。中药有效性的物质基础是其中所含的化学成分，但是这些同类及不同类的化学成分相互配合又"涌现"出了四气、五味、归经、升降浮沉、毒性等中药的整体药性。同时，按照"君臣佐使"的基本原则配伍，组成方剂后，各单味药的活性成分重新组合，或生成新的有效物质，或相互协同而增加疗效，或相互拮抗而降低疗效，或减小毒性，或增加毒副作用等，从而构成了新的更高一层的系统，并在与人体作用时，其活性成分与靶系统之间发挥强大的系统与系统的作用。应用中药治疗就是在辨证论治的基础上，实施"系统干扰"，调节人体系统性功能，以促进机体阴阳平衡，实现防病治病。正如《素问·至真要大论》："谨察阴阳所在而调之，以平为期。"

要发扬中医药的优势，必须保持自己的特色。只有保持特色，才能发挥优势。因此我们在进行临床研究的时候，不能丢弃中医的临床思维，不能忽略对人体整体状态的把握。

四、要突出中医自己治疗脾胃病的特色和优势，让临床疗效升格

1. 抓住主症，方证论治

主症（又称主要症状、主诉）就是疾病的主要脉、症，是疾病之基本的、本质的病理变化的外在表现，是证的诊断标准。在临床辨证过程中，抓住了主症就是抓住了疾病的本，依据主症治疗就是治本，就能获得好的治疗效果，抓主症是中医临床经验成熟的反映，是取得疗效的秘诀。主症对于疾病诊断有着特殊的意义，诊断是从症状入手的，任何症状总是从属于一定的病和证的，并表现于病和证之中，为病、证诊断提供了依据。作为诊断的依据，主症除同一般症状有上述这种关系之外，还是决定病或证全局的重要一环。如，有消渴症状的尽管并不都是消渴病，但消渴是消渴病的主要症状，没有消渴症就无须辨消渴病，消渴症在消渴病中具有重要的诊断意义，消渴症在这里既起鉴别诊断作用，又作为诊断此病的向导。

在一些病例中，主症相同，兼症不同，性质也不同，例如《伤寒论》“无汗而喘”，为“太阳表寒”，若“汗出而喘”，则为“邪热迫肺”。前者用麻黄汤，发汗解表；后者用麻黄杏仁石膏甘草汤，宣肺清热。兼症之差，证候迥然有别。

刘渡舟老师非常重视和擅长运用“抓主症”辨证方法，临床应用得心应手。他认为“抓主症”是中医辨证的最高水平，是中医临床经验成熟的体现。他说：“主症是辨证的关键，反映了疾病的基本变化，是最可靠的临床依据。”

2. 多元整合，综合治疗

中医学除了阿是穴、小夹板固定、疮疡上药等属于点对点之外，大部分治疗措施都是间接的整体调节治疗。针灸的上病治下、左病治右如此；单味中药如此，复方中药也如此；补母泻子，培土生金更是如此。中医治病的时候，首先把能够表征人体疾病的一切要素，都纳入进来考虑，从天地季节气候，到饮食睡眠精神，一切感觉都与治疗有关。而且，必须整合治疗，用孙思邈的话讲，叫“杂合以治”。无论气功按摩、药物针灸，都可以一起上，不是干扰，而是“一揽子解决”。

五、要有“拿来主义”思想，充分吸收和利用现代科技成果，武装提高和发展自己

在实践中我们深深体会到，中医药学和其他学科一样，在自己的发展进程中，必须吸收人类文明的全部成果，汉代张机是这样，明代李时珍也是如此。要贯彻科学发展观。但是，中医药吸收和借鉴现代科技成果，必须最终为中医药发展服务，绝不能用来替代中医药。现代文明，必须为提高中医药理论和临床疗效所用。只要指导思想正确，现代科学技术的应用，可以让中医药在更高的技术平台上发挥作用，产生更好的临床疗效，使中医药在治疗疾病的范围越来越广，疗效越来越好。这要作为中医药发展的长期战略去考虑，去实践。建议要用系统生物学的观点来研究中医药。

人类基因组计划的发起人之一，美国科学家莱诺伊·胡德（Leroy Hood），系统生物学的创始人之一。他认为：“系统生物学将是21世纪医学和生物学的核心驱动力”。系统生物学的发展大大促进了现代生物医学对人体等生命现象的认识。促进人们从分子到细胞、器官、组织进而到生物体水平来研究、理解整个生物系统内广泛、复杂的联系，以进一步揭示生命现象的本质。即系统生物学是一门系统科学，其目的在于从系统水平来理解和阐明生命的奥秘，它与经典分子生物学的最大区别在于分子生物学以还原论为指导，将遗传信息同实体物质如DNA或蛋白质联系起来，强调研究具体的一个或数个基因和蛋白质的行为；而系统生物学以系统论为指导，认为生物系统行为是其组分之间广泛作用的结果，强调从整体层次去研究和量化生物系统的行为。

1. 用系统生物学对中医学进行研究

刘永琦教授认为，中医学是一种先进的系统生命科学认知体系，同时也是一门将信息调控作为主要医疗手段的医学。兵法云“知己知彼，百战不殆”。中医学采用了系统论方法，将人体视为一个系统，首先是从外揣内，通过四诊获取人体处于何种状态的信息，通过各种“辨证”方法对这些信息加以分析、判断，最后按照理而立法，根据法选方，根据证而化裁加减药味，（注：“方”不是中药随意的组合，而是经过实践验证的最佳配伍），综合调节不平衡的病理状态，使之向健康状态转化。中医学把人体看作“黑箱”，再用复诊的方式“以药测证”，不断充实信息的可信度，因此，其获取信息的优越之处在于通过宏观的方式对人体整体状态进行观察和辨别分析，而并非仅仅限于某个功能系统、细胞蛋白，这些都符合系统论的思维方法。但缺点有二：一是在于它只能进行“黑箱操作”，未落实到科学的准确性上来，其整体调节也只是“知其然，不知其所以然”

的过程,很难揭示事物的内在本质,无法解释系统内部组成成分和动力学过程。因此,要把理化检查充分利用起来。二是在于未能将这些信息量化,以至于在应用这些信息时存在主观性和不稳定性。而系统生物学是建立在分子生物学基础之上并且结合了信息科学、控制论、系统论方法,所以有望利用系统生物学把人体系统转化为“白箱”,不仅要了解系统的结构和功能,而且还要揭示出系统内部各组成成分的相互作用和运行规律。通过对捕获信息的整合及设计复杂的系统数学模型,对疾病能作出准确的预测,并针对每个患者的差异改变药物设计和治疗程序,采用系统的最优化原则,取得最佳治疗效果。

2. 用系统生物学研究方法指导对中药的研究

在过去的近50年中,对中医理论及实践的研究也主要是按照西医的还原论的思维方法进行。中医药现代化研究虽然取得了一定的成果,但因部分研究对中医整体理论无原则的还原式分解,使中医学研究局限为中药学研究,而将中药学研究继而简单化为天然药物研究。自中药现代化的命题提出以来,通过提取分离单味中药有效单体进而阐明中药作用的物质基础,对新药的开发起到了一定的作用。但是随着研究的深入,研究者们发现:药物的化学成分提取出来了,可药效却降低或消失了,而且提取纯化程度越高,疗效越不理想,所制定的单味药有效性的标志性成分并不总能标志中药的质量;以现代新技术制成的中药复方制剂也往往达不到汤剂的治疗效果,中药现代化的研究陷入了简单重复、水平低、进展慢的困惑之中,这个弯路应该认真汲取。

刘永琦教授认为,既往的药物研发思路有三个弊端:过多注重药物与受体间的作用,较少关注这种关系对整体的影响;注重药物的自身代谢,较少关注药物对系统影响的动态变化;注重单味药物的作用结果,较少关注多种药物共同作用的规律。在这种情况下,对中医中药同样进行了类似的还原式研究。中药本身的系统性决定了仅以提取有效成分,以单体疗效来评价中药整体疗效或是复方研究的只拆不合的方法,必然无法得到其本质属性。而系统生物学强调通过创建详尽系统模型进行药物设计和药理实验,继而在系统论的指导下,从各层次水平研究药物效果及其副作用。因而在系统生物学研究方法指导下的中药研究思路包括:第一,明确中药所针对的具体证候,中药是以中医理论为指导的,没有明确的证候,必将导致研究中药不具备针对性,而在方药不对证的情况下,其疗效会不明显甚至出现不良反应。第二,在中医基础理论指导下通过计算机、生物学等多学科合作建立中药所对应的征候模型;第三,中药现代化既需要研究复方、单味药及其各化学成分的理化性质、生物活性,又需要研究化学成分间的反应规律及与人体作用的靶系统和其协同作用的方式。应在大量还原“分”的研究基础之上,建立以复方、单味药及其中药活性成分组学研究为主的“合”的研究体系。在系统水平上全面分析中药的功能,使中药研究从对单一成分研究转向更注重对复方、单味药及其多个成分同时进行研究。第四,建立证候的药效评价方法,这是中药新药发现和评价的基础,目前中药药效评价多采用西药药效的评价方法,难以体现中药作用的特点与优势。比如在系统论指导下,研究特定药物的药效,就要理解特定药物作用于不平衡的系统,整个系统将要发生怎样的改变,既要准确预测药物影响下的系统的行为,同时还要从系统的观点来了解和预测环境将如何影响疾病和治疗。

第六章　脾胃系统脏腑的生理及病理特点

脏腑是藏象学说的基础,脏腑既是形态学的概念,又是功能学的概念。脾胃系统疾病与中医脾胃关系最为密切,其次是与肝、胆、小肠、大肠、肾、心、肺及三焦也息息相关,反映出中医学认为人是一个有机的整体。正如张景岳所说:“肝邪之犯脾者,单平肝气可也;肝强脾弱,舍肝而救脾可也。心邪犯脾者,心火炽盛,清火可也;心火不足,补火以生脾可也。肺邪之犯脾者,肺气壅塞,当泄肺以疏脾之滞;肺气不足,当补肺以防脾之虚。肾邪犯脾者,脾虚则能反克,救脾为主;肾虚则启闭无权,壮肾为先。”于是他在肯定“善治脾胃者,即可以安五脏”的前提下,进一步指出“五脏之邪,皆通脾胃”,发挥治五脏可以安脾胃的主张,补充和丰富了调治脾胃的内容。

现将脾胃系统的生理和病理特点概括如下:

(一)脾胃

脾胃的生理特点是:脾为湿土属阴恶湿,胃为燥土属阳恶燥。脾主运化、主思、统血、主升清,为气血生化之源;胃主受纳、主禀、主降浊、腐熟水谷、为水谷之海。在病理方面:如脾气虚可见失血、便溏等。脾中寒甚则会出现洞泄寒中,腹痛难忍诸疾。思虑伤脾则四肢不举、五脏不安;胃中有热邪则会变生消谷善饥、便秘、腹胀等症。

总之,脾之与胃,燥湿相济,升降相因,从而才维持了人体的正常生理活动;而气血旺盛,元气充沛,诸病不染。所以仲景说“四季脾旺不受邪”。如脾胃不调,纳化失常,气血亏损,元气衰少,就会百病交侵。因此东垣讲“内伤脾胃,百病由生”。因此四时百病,皆以胃气为本,有胃气则生,胃气少则病,无胃气则死。脾胃的病理变化是:脾的运化功能失调或患器质性病变,使食物和水液的吸收、转输等功能障碍。脾虚则湿阻、痰生、饮停、水泛,出现寒湿困脾、湿热蕴脾等实证,又可出现脾失升提,升清提气功能障碍和脾失统血,血出脉外之证。

由于胃的消化功能障碍或器质性病变,使得饮食水谷积滞于胃中,从生他变;或脾无以运化,而营卫气血乏源,脏腑受累。在脾胃系统疾病中,既有胃气不足、胃阳虚弱、胃阴亏损等虚证和寒热之邪阻胃、瘀阻胃络等实证,又有胃虚气滞、胃虚血瘀等虚实相兼证。胃失通降,则使饮食物无以下行和糟粕难以传化,可出现胃中停饮、胃气上逆等证。

(二)肝胆

肝脏体阴用阳,肝主藏血,主疏泄,具有疏通和升发全身气、血、津液的功能。肝为刚脏,主升、主动。由于肝的疏泄,才能使全身气机、情志调畅,血、津畅运和促进脾胃运化及胆汁的分泌、排泄。

胆为“中精之府”,主贮存和排泄胆汁。胆汁是肝之余气积聚而成,它受肝疏泄功能的调节,行助脾胃的运化功能和直接消化饮食物的作用,且能温煦诸脏。肝属脏、性刚,胆属腑、为奇恒之腑(助消化而不能传物),相为表里、互为影响,且共调、同促脾胃的运化功能。

肝在志为怒,在液为泪,在体合筋,其华在爪,开窍于目。这些官窍均能反映肝的功能状态。

如果肝失藏血,则储藏血液和调节血量的功能失调或器质性病变,使肝的阴阳、气血失衡就会表现为肝气、肝阳常有余,肝阴、肝血常不足的病理特点。在脾胃系统疾病中既可出现肝阴亏损、肝血虚亏、肝气虚弱等虚证,又可出现疏通和升发功能的障碍,使气机失畅,血和津运行失顺,出现肝气郁滞、化热、血瘀、寒着等实证,还可引发肝风、犯胃、侮脾、出血等证。

胆失储存和排泄胆汁的功能失调或器质性病变，可使胆汁清净、泄汁和助脾胃运化，以及直接消化和温煦诸脏的功能障碍，而出现胆腑郁热或湿热，蛔虫窜胆等。

（三）小肠、大肠

小肠主受盛、化物和泌别清浊，与心相表里。小肠的功能是再消化、吸收和传送糟粕，这也是脾胃升清降浊功能的一方面。

大肠属腑，与肺相表里。主传化糟粕，接受小肠送来的食物残渣，再吸收其中多余的水分，形成粪便，经肛门排出体外。大肠这种传化物功能，以降为顺，以滞为病。也与肺的宣肃功能有关。

如果小肠失盛则容纳和停留饮食物的功能失调；失化则消化和吸收功能障碍；失别则吸精与传浊功能紊乱。然而这些病理变化，也是脾升清、胃降浊功能的异常，所以常与脾胃病变相合。小肠失健则出现小肠虚寒、气滞、湿阻、热蕴等证。

大肠传送残渣和吸收水液的功能障碍，将使排便出现异常，或溏泄不止，或出现热结、寒结、气虚便秘等。

（四）心肺与脾胃病

心主血脉、藏神，是“君主之官”。脾胃是血的生化之源；脾、胃、肝、胆，也需靠心血来供养，形成相互依赖、互为协调的关系，故云“主明则下安”。

肺主气、宣肃、通调水道，与大肠相表里。肺主一身之气。供养之气，是由肺吸入的清气和脾胃化生之水谷精气相合而成。气的调节和水道的通调，是通过肺的宣发和肃降来实现。所以肺对消化系统有一定影响。

心的气、血、阴、阳，要靠脾胃、肝肾和肺来供养，脾胃尤其重要。所以这些脏腑有病，必然影响对心的供养，即可出现心脾气虚、阳虚、阴虚、血虚和心肝阴虚、血虚等虚证，又可出现心脾积热、心肝热盛等实证，以及热扰心神，甚则热闭心包等危重症。

由于脾胃有病，从而影响对肺的供养，主要出现肺脾气虚和肺胃阴虚两证。肺若调节气机和水道的功能失调，则影响脾气的升清和肠气的降浊，从而出现肺脾气陷、肺肠气滞等证。

（五）肾与脾胃病

肾主藏精，主五液。在志为恐，在液为唾，为胃之关。在体为骨、生髓；其华在发；在窍为耳及二阴。精者，生之本也。肾精和肾气，互为生化，共同构成人体的基本物质，也是人体各种功能活动的物质基础。五脏之阴非此不能滋，五脏之阳非此不能化。脾胃、肝胆、大小肠，均需要得到它的滋养和温煦，才能发挥各自正常的生理功能。

肾主五液，对体内水液的生成、输布和排泄具有重要作用。水液是通过胃的受纳、脾的运化和传输、肺的宣降、三焦的决渎、膀胱的开合，以及肝的疏泄等共同作用下，清者运行于脏腑，浊者化为汗和尿排出体外。而在这个生理活动过程中，肾中精气的气化功能起着主宰作用。

如果肾精和肾气亏乏，就会对脾、胃、肝、胆的润养和温煦乏能，而表现出脾肾气虚和肝肾精亏等虚证。

如果肾的阴阳失调，从而影响脾、胃、肝、胆和小肠、大肠的功能，可出现脾肾阳虚、肝肾阴虚等虚证和阴虚热生、阳虚寒盛等虚实相兼证。若肾的主水、气化代谢功能紊乱，使水液在脏腑或肌肤潴留出现肿胀；另则由于肾对脾胃、肝胆、大小肠的影响，使脾的运化、肝的藏血和疏泄、小肠的分清浊、大肠的传化功能亦要受阻，也可出现水液停留水肿胀满等象。

(六) 三焦

三焦指的是上焦、中焦和下焦。上焦包括胸部、心、肺和头面部;中焦为上腹部、脾、胃、肝、胆;下焦为下腹部、小肠、大肠、肾、膀胱。

三焦在生理上,主诸气,行水液。《素问·六节藏象论》云:"三焦者,决渎之官,水道出焉。"总司全身的气机和气化功能,具有疏通水道、运行水液的作用。分别有升发和宣散与泌糟粕、蒸津液以及排泄糟粕和尿液的作用。

三焦有病则气化功能失调和水液代谢障碍,然与各部所属脏腑的功能相关,所以它的临床表现,常在相关脏腑病变中反映出来。在脾胃系统病中,与之关系最密切的是中焦和下焦。

第七章　脾胃系疾病现代中医诊断特点——五诊合参

现代中医诊断的特点，应该是在传统的望、闻、问、切四诊合参的基础上，把自己的特色和优势与现代科技发展的成果结合起来，并加以消化吸收，丰富和发展自己，这样才能与时俱进，符合临床实际，名曰“五诊合参”，即望、闻、问、切、查。

一、问　　诊

问诊的目的，在于收集与辨证论治有关的资料。因此，不能单靠患者自述，必须向患者作重点询问，抓住主症非常重要。

问诊内容：“首问所苦（即主诉——患者最主要的痛苦或体征，一般多系主症。）及时间，性质部位及传变。”除询问一般情况，家族病史，既往病史和起病过程外，脾胃系疾病还要详细地询问生活习惯、现在症状和二便情况。

（1）问生活居处：生活习惯及居处情况，如喜热、喜凉、吸烟、嗜酒、饮茶和饮食无节等这些都能影响病情。喜凉恶热，则内有阳热；喜热恶凉，则内有阴寒；癖嗜酒茶，则生痰湿；饮食不节，易伤胃肠。其次应特别询问有无七情所伤情况。居处阴冷，易患胃肠病。正如《素问·疏五过论》所云：“凡欲诊病者，必问饮食居处，暴乐暴苦。”

（2）问现在症状及寒热：问寒热主要是辨外感内伤及阴虚阳虚。如突然恶寒发热，虽加衣被，仍然恶寒，手背比手心热，背部比腹部热，则证系外感；症非突然，寒热间作，得衣被则寒减，手心比手背热，胸腹比背部热，则证系内伤。昼热夜安，病在阳分；夜热昼安，病在阴分。大便溏薄，四肢不温，证属脾肾阳虚；口干舌燥，大便秘结，舌红少苔，手足心热，则阴液不足。

（3）问大小便：大便分便秘与便溏，小便要问利与不利。

大便秘结，数日不通，潮热口渴，舌燥苔黄，腹部硬满，则为热证实秘；大便秘结，面色苍白，喜温喜按，六脉沉迟，则为寒证虚秘。大便不通，胃脘疼痛，得食呕吐，多为幽门梗阻；腹痛腹胀，停便停气，多为肠梗阻。大便清水，肛门灼热，气味腐臭，多系热结旁流；大便清水，杂有粪球，无腐臭味，喜温喜按，腹痛难忍，多系寒结旁流。大便黏腻不爽，肛门灼热，多为胃肠湿热。大便溏薄，肢冷腹痛，舌白口淡，则为胃肠虚寒。大便初硬后溏，多为脾虚有湿。五更泄泻，多属脾肾阳虚。下痢脓血，腹痛不适，里急后重，则是痢疾。上吐下泻，转筋抽搐，肉削目陷声嘶，则为霍乱。

小便清长，是下焦虚寒，阳气不足；小便频数涩少，是阴虚内热。

（4）问饮食口味：口渴多饮，则为热；口淡不欲饮，则为寒；渴而不多饮，则胃肠有湿热；口干欲饮，但仅欲嗽口，不欲下咽，是血热有瘀；渴而饮水即吐，多系胃中停有水饮。

凡病得食稍安，多为虚证；得食更甚者，有实证也有虚证；善食而饥，能食而瘦，是胃火过旺，胃阴必虚；似饥非饥，想食而食又不多，似痛非痛，胃中热辣不宁，则系嘈杂证；饥而不欲食，则胃阴不足。口苦则胆液反流；口酸则是肝郁化热；口淡则是胃肠有湿，水气不化，或病后胃虚，水湿停留。

二、望　　诊

根据“有诸内必形诸外”的理论,不仅能对体表各部及其排泄、呕吐物等进行观察,以了解疾病的变化。除此而外,应该把影像、内镜、化验、病理等检查手段充分吸收进来,侦察到机体内部的细微变化。只有这样才能更全面地掌握病情,做出正确的诊断。

(一) 传统望诊

在传统望诊中,以面部、舌部为核心,以神、色、形、态为重点。因为“心为君主之官,其华在面”,五脏六腑之精华皆能反映在面部,“舌为心之苗,又为脾之外候”。

1. 观察双目,辨神得失

神,是人体生命活动总的外在表现。《灵枢·平人绝谷》说:“神者,水谷之精气也。”《素问·八正神明论》又说:“血气者,人之神。”说明神以精气为物质基础,是脏腑气血盛衰的外露征象,是生命的主宰。具体反映在人的面色、目光、表情、体态、言语、意识等各方面。

辨神的得失,《灵枢·天年》说:“失神则死,得神则生。”《素问·移精变气论》也说:“得神者昌,失神者亡。”《素问·本病论》又说:“人神失守,神光不聚。”

辨神主要是观察目的神态。古人认为:“神藏于心,外候于目。”石芾南也说:“人之神气,栖于两目,历乎百体。”所以,当临床接触到危重病人时,首先必须观察目的神采,这样对病情的轻重安危,可以迅速得出一个较明确的认识。临床辨神,一般可从四个方面进行观察,即得神、神疲、失神、假神。

(1) 得神:患者表现眼球活动灵活,目光精采内含,明亮有神,体态无明显异常,言语清亮,神志清楚,表情自然等。表示“形神合一”,正气未伤,预后良好。

(2) 神疲:也称少神。它介于得神与失神之间,是由于疾病导致正气损伤,多见于虚证。常表现两目迟呆,目晦少神,精神委靡,倦怠懒言,表情淡漠等。表示病情严重。

(3) 失神:患者表现为目暗睛迷,反应迟钝,言语错乱,神志不清,撮空理线,循衣摸床。或一时昏倒,口开目合,瞳神散大,手撒遗尿。或暴病卒作,沉迷烦躁,昏不识人。表示精气将脱,病情危重,预后多不良。

(4) 假神:假神见于临终前夕,临床有多种表现:如患者本来病重垂危,精气衰极,精神颓靡不堪,忽然一时精神振作,目光明亮;或者病至粥浆不入,忽然转为食欲顿佳。或者病至语言低微断续,忽然转为声音洪亮,多言多语,但简单而多重复。它与失神转为得神的区别主要在于:好转只是局部和暂时的现象,很快即进入恶化;病人的整个病情与个别现象不相符。临床上,通常把这种反常现象喻称“回光返照”。系阴阳之气欲将离绝,阳气虚脱,孤阳外越,是病情濒危之兆。

2. 望面部色泽,判断十种体质

体质,即机体素质,是指人体在其生长、发育和衰老过程中形成的功能、结构、代谢上的特殊性。它受到先天(指父母)遗传和后天多种因素影响。人的体质有强弱不同和偏寒、偏热之差,加之疾病因素的影响,判断患者体质类型对指导用药的意义不言而喻。

(1) 实热体质:凡满面通红,体格强壮、声高气粗、活泼好动的人,属于实热体质。此类人平素气血旺盛,经常喜凉怕热,易烦躁,口渴喜冷饮,尿黄便结,病则易发热。

(2) 虚寒体质:面色白、手足凉、畏寒喜热,为虚寒体质。平素必然基础代谢率低,体内产生的热量少,其人四肢即使在夏天也是冷的。很少口渴,不喜饮水,也不喜吃凉的东西。

(3) 气虚体质:面色萎黄,是气虚体质。其特征必是:气短乏力,精神疲惫,自汗,头晕,动则

气喘等，舌白嫩胖，边有齿痕。夏天怕热，冬天怕冷。若患病则诸症加重。

（4）血虚体质：面色苍白、唇色淡白，为血虚体质。平素必头晕眼花、心悸失眠、手足发麻、舌质淡白。

（5）阴虚体质：面色偏红或有颧红，形体瘦小，为阴虚体质。平素必易激动，易口燥咽干，心烦，眠差，手足心热，便干尿黄，不耐春夏，多喜冷饮。

（6）阳虚体质：面色㿠白，体型虚胖，为阳虚体质。平素必精神欠佳、易感冒、怕寒冷，常易汗出，小便清长，大便偏软，舌淡偏胖。暴病苍白，为阳气虚脱之征；里寒腹痛剧烈或战栗时，也可见面色苍白。

（7）肝郁体质：面色发青，形容憔悴，为肝郁体质，为气血不通，经脉瘀滞之色。平素必爱生气，情怀抑郁，情绪低落，胸闷胁痛。

（8）痰湿体质：面色淡白，体型肥胖、肌肉松软，多为痰湿体质。平素必喜食肉类和脂肪、多汗、怕热又畏冷、嗜睡，多痰，便溏。

（9）血瘀体质：面色黧黑，肌肤甲错，为血瘀体质。平素必多见肌肤干枯无光泽，或身体局部刺痛，或有出血倾向，舌紫暗或有瘀点。

（10）肾虚体质：若面黑暗淡，眼眶暗黑，黑为阴寒水盛或气血凝滞之色。不论新久，多为肾虚体质；黑而浅淡，为肾阳衰微；黑而干焦，耳郭萎缩、为肾精亏虚。

除此之外，不论面部何色，凡明润有光泽者为“善色”，不论何种体质，病变尚轻，易治，预后较好；凡枯槁晦暗者为“恶色”，病情深重，脏腑气血衰败，预后不良。

3. 望舌

望舌是观察舌质与舌苔的变化，以判断正气的盛衰，分辨病位的深浅，区别病邪的性质，推断病情的进退，以及估计疾病的预后等病情变化的一种独特诊法。《形色外诊简摩》认为：“舌质如常，舌苔虽恶，胃气浊秽而已。舌质既变，即当察其色之死活，活者细察底里，隐隐犹见红活，此不过气血之有滞，非脏气之败坏也；死者底里全变干晦枯痿，毫无生气，是脏气不至矣，所谓真脏之色也。”这是辨别舌苔、舌质两者关系的经验之谈。

（1）望舌质：舌质，即舌之本体，由舌之肌肉、血脉、经络组成，与体内脏腑、气血、津液关系密切。望舌质对于诊察疾病，判断预后都有十分重要的意义。望舌质应从神、色、形、态诸方面审察。

1）舌神：舌神主要以“荣”、“枯”来辨有神、无神。荣润有血色为有神；干枯无血色为无神恶候。《辨舌指南·辨舌之神气》说：“荣润则津足，干枯则津乏。荣者谓有神，神也者灵动精爽，红活鲜明，得之则生，失之则死。明润而有血色者生，枯暗而无血色者死。”

2）舌色：舌色，即舌体的颜色。一般分为淡红、淡白、红绛和青紫四类。

A. 淡红舌：舌色淡红润泽。是气血调和，无病之象，常见于正常人；如外感表证初起，病情轻浅，未伤气血，也可见到淡红舌；内伤杂病中，若舌色淡红明润，提示阴阳平和，气血充盈，病情尚轻，或为疾病好转之征兆。淡红舌主要反映心之气血充足，胃气旺盛的生理状态。

B. 淡白舌：舌色较正常浅淡。舌色白，几无血色者，称为枯白舌。主气血两虚、阳虚。枯白舌主脱血夺气，病情危重。多由气血亏虚，血不上荣；或阳气衰微，无力载血上荣所致。

C. 红绛舌：舌色较淡红舌为深，甚至呈鲜红色者为红舌；深红色者为绛舌。一般绛舌多由红舌进一步发展而成。多由阳热亢盛，气血上壅于舌；或热入营血，耗伤营阴，血液壅滞，充斥于舌；亦可因阴虚内热，虚火上炎于舌所致。故主热证。

a. 舌色稍红，或仅舌边尖略红，多属外感风热表证初起；舌尖红，多为心火上炎；舌两边红，多为肝经有热。

b. 舌色鲜红，舌苔黄燥者，属气分实热；舌色深绛，苔薄而干，多属热入营血。

c. 舌嫩红或绛，少苔或无苔，多主阴虚内热。

红绛舌颜色越深，表明邪热越重。舌色由淡红转为红绛，提示热势渐增，病情加重；反之，则是热退病轻之象。

D. 青紫舌：全舌呈均匀青色或紫色，或红绛之中泛现青紫色者，是全青紫舌；如仅局部见青紫色斑块、斑点或条带，是局部青紫舌，主气血不畅。

a. 舌由红绛进而紫红或绛紫，干枯少津，多系热毒炽盛，深入营血，营阴受灼，血壅不畅所致；舌由淡白进而淡紫或青紫湿润，多因阴寒内盛，血脉瘀滞所致。

b. 暴力外伤致气滞血瘀也可见舌青紫或暗紫。全舌青紫，为血瘀较重；舌局部见紫斑、紫点，为局部血瘀或血瘀较轻。

c. 紫斑、紫点见于舌尖，多主心血瘀阻；见于舌边，多为肝郁血瘀。

3）舌形：舌形，指舌体的形质。病理舌形有胖瘦、老嫩、裂纹、芒刺和齿痕等异常变化。

A. 胖瘦：舌体比正常人大而厚，伸舌满口，舌肌弛缓者，为胖大舌，主水湿、痰饮。舌体肿大，盈口满嘴，甚者不能闭口，为肿胀舌，主热盛、酒毒。舌体较正常舌瘦小而薄，为瘦薄舌，主阴血亏虚。

舌深红而肿胀，多为心脾热盛。舌淡而胖大，多属脾肾阳虚，水湿内停。舌红而胖大，多为脾胃湿热或痰热内蕴。舌青紫而肿胀，是酒毒攻心之象。舌色红绛而瘦薄者，多因热盛伤阴或阴虚火旺所致。舌色浅淡而瘦薄者，属心脾气血两虚。

B. 老嫩：舌体坚敛苍老，纹理粗糙或皱缩，舌色较暗者为老舌，主实证；舌体浮胖娇嫩，纹理细腻，舌色浅淡者为嫩舌，主虚证。由于嫩舌多兼浮胖，故常并称胖嫩舌。舌质老嫩是舌色和形质的综合表现。

a. 老舌多因邪气亢盛而正气未衰，邪正剧争，气血壅滞所致。嫩舌多因气血亏虚，舌体不充所致。胖嫩舌多由脾肾阳虚，水湿不化，上泛舌络所致。

b. 舌淡白而胖嫩，多属脾肾阳虚。舌淡白而嫩，多属气血亏虚。舌红而嫩，多属阴液不足。

C. 裂纹：

a. 舌面上有明显裂沟，且裂沟中并无舌苔覆盖。主阴血亏虚。

b. 舌色浅淡而裂，多属血虚；舌色红绛而裂，多由邪热伤津或阴虚火旺失养。

c. 与生俱来者，为先天性舌裂，应与病理性裂纹舌加以区别。

D. 齿痕：舌体边缘有牙齿压迫的痕迹。胖大舌常伴有舌边齿痕，但亦有舌体不胖大而出现齿痕者，均为齿痕舌。主脾虚，水湿内停。舌体胖大，舌色淡白伴有齿痕，多为阳气虚弱，水湿内停；舌体不胖而有齿痕，舌质嫩者多属脾虚或气血两虚。

E. 芒刺：舌面上有乳头高突如刺，摸之棘手。主热盛。多因脏腑热极或血分热盛，充于舌络所致。舌尖有芒刺，多为心火亢盛。舌中有芒刺，主胃肠热极。舌边有芒刺，多属肝胆热盛。一般芒刺越多，邪热愈甚。舌红而生芒刺多见于气分热盛；舌红绛而生芒刺多主血热内盛，或阴虚火旺；舌绛紫而生芒刺，多属热入营血，气血壅滞。

4）舌态：舌态，即舌体的动态。病理舌态有痿软、强硬、震颤、歪斜、吐弄、短缩等变化。

A. 震颤舌：舌体不自主的颤动，动摇不宁，轻者仅伸舌时颤动，重者不伸舌亦抖颤难宁。主肝风内动。新病舌绛而颤动，多属热极生风。舌红少津而颤动，见于肝阳化风，阴虚动风。久病舌淡白而颤动者，为血虚动风。酒毒内蕴，亦可见舌体颤动。

B. 痿软舌：舌体软弱，伸缩无力。主阴虚、气血两虚。舌色红绛而暴痿者，多因邪热亢盛，阴液耗损所致。舌色红绛而渐痿的，多为肝肾阴亏，筋脉失养所致。舌色淡白而渐痿者，系久病亏损，气血虚极所致。

C. 强硬舌：舌体失却柔和，屈伸不利，或不能转动者。主热入心包，高热伤津，风痰阻络。多因外感邪热亢盛，热入心包，扰及神明，舌无主宰；或高热伤津，筋脉失养；亦可因肝风挟痰，风痰上阻舌络而致。舌色红绛，干而强硬，多主高热伤津。舌红绛强硬，兼神志不清，多属热入心包。舌强语言謇涩，伴肢体麻木、眩晕，多为风痰阻络，中风之征兆。

D. 吐弄舌：舌伸口外，不立即回缩者为吐舌；舌反复吐而即回，或舌舐口唇四周，掉动不宁者为弄舌。两者皆因心脾有热。吐舌不宁，多属疫毒攻心，或正气已绝。弄舌不已，常见于小儿智能发育不良，或为动风先兆。

E. 歪斜舌：伸舌时舌体偏向一侧，或左或右。一般舌歪在前半部明显。多为中风、中风先兆。

F. 短缩舌：舌体卷短，紧缩不能伸长，严重者舌难抵齿。舌短缩常与舌痿软并见。主寒凝、痰阻、血虚、津伤。舌胖大而短缩，多为痰湿内阻。舌淡白痿软而短缩，多属气血虚衰。舌青紫湿润而短缩，多属寒凝筋脉。舌干红而短缩，系热盛津伤。短缩舌多为病情危重的征象。

5）舌下络脉：正常舌下络脉颜色暗红，无怒张、弯曲、增生，大多为单支，极少有双支出现。其长度、形态、粗细、色泽和舌下小血络等变化反映气血运行情况。

如舌下络脉短而细，周围小络脉不明显，舌色偏淡，多属气血不足，脉络不充。若舌下络脉粗胀，或呈青紫、绛紫、紫黑色，或曲张如大小不等紫色葡萄状，或舌下细小络脉呈暗红色或紫色网络，均为血瘀的征象。

（2）望舌苔：舌苔，是舌体上面的一层苔状物。正常舌苔由脾胃之生气上熏胃津而成。病理舌苔多由胃气挟邪气上泛而成，由于胃气的强弱不同，病邪的寒热有别，故可形成各种不同的病理舌苔。舌苔变化包括苔质和苔色两个方面。

1）苔色：苔色，即舌苔的颜色。临床常见有白苔、黄苔和灰黑苔三种。

A. 白苔：白苔有薄、厚之分。薄白苔，舌上薄薄分布一层白色舌苔，透过白苔仍可看到舌质。厚白苔，苔呈乳白色或粉白色，舌边尖稍薄，中根部较厚，舌质被舌苔遮盖。

a. 苔薄白而润，布于舌中、舌根部者，是为正常舌苔。

b. 苔薄白，兼有恶寒发热、脉浮等症，是表证初起。苔薄白，舌质浅淡者，多为气血亏虚证。

c. 苔薄白而干，舌质淡红者，为表邪未解，肺津已伤，多由外感风热所致。苔薄白，舌尖红者，多为燥热伤津，或心肺火盛。

d. 苔厚白滑或腻，多主痰湿、食浊内阻。苔厚白而干者，常为痰浊上泛，或热伤津液。苔厚白如积粉，常见于瘟疫。

B. 黄苔：主里证、热证。黄苔有淡黄、深黄和焦黄之分。淡黄苔，又称微黄苔，是薄白苔中现有均匀的浅黄色，多由薄白苔转化而来。深黄苔，又称正黄苔，苔色黄而略深厚。焦黄苔，又称老黄苔，是深黄中夹有灰褐色。

a. 苔色越黄，热邪越重；淡黄为热轻，深黄为热重，焦黄为热结。

b. 舌尖苔黄，热在上焦；舌中苔黄，热在中焦；舌根苔黄，热在下焦；舌边苔黄，肝胆有热。

c. 舌苔由白转黄，或黄白相间，为外感表证化热入里，但尚未完全入里，表里相兼阶段。苔薄黄而润，是邪初入里，热未伤津。苔薄黄而干，为邪热不甚，但津液已伤。苔黄而腻，为食积，或为湿热或痰热内蕴。苔黄厚干燥，主高热伤津。苔焦黄干裂，多为热极伤津之证。

C. 灰黑苔：苔色浅黑为灰苔，苔色深灰为黑苔。灰苔与黑苔仅有轻重程度的差别，常并称为灰黑苔。灰黑苔多由白苔或黄苔转化而成。主里寒、里热之重证。

a. 舌面湿润，边尖苔白腻而中根部苔灰黑，多主阳虚寒湿内盛，或痰饮内停。

b. 舌苔黑而干燥见于舌尖者，多属心火极盛；见于舌中者，为肠热腑实，或胃将败坏之象；见于舌根部者，主下焦热盛。

2）苔质：苔质，即舌苔的质地。苔质包括苔之厚薄、腐腻、润燥、剥落和有根、无根等变化。

A. 厚薄：透过舌苔能隐约见到舌体者，称薄苔，又称见底苔。不能透过舌苔见到舌体者，称厚苔。主邪气的盛衰和浅深。薄苔是正常舌苔的表现之一，或为疾病在表。厚苔，主疾病在里，病情较重。

a. 舌苔薄而均匀,或舌之中根部微厚,常见于健康之人;若疾病初起在表,病情轻浅,未伤胃气,舌苔无明显变化,亦可见到薄苔。

b. 舌苔厚,或舌中根部尤著者,提示外感邪气已入里,或胃肠内有宿食、痰浊停滞。

c. 舌苔由薄增厚,提示邪气渐盛,或表邪入里,为病进;舌苔由厚变薄,提示正气胜邪,或邪气内消外达,为病退。如薄苔突然增厚,提示邪气极盛,迅速入里;若舌苔骤然消退,舌上无新生舌苔,为正不胜邪,或胃气暴绝。

B. 润燥:舌苔润泽有津,干湿适度者,为润苔;舌苔干燥少津者,为燥苔。提示体内津液的盛衰。

a. 舌苔润泽,多属正常。病中见润苔,提示体内津液未伤且运行正常。

b. 舌红苔燥,多属热甚伤津。舌淡而苔燥,多因痰饮内阻。舌青紫而苔燥,多为瘀血内阻。

c. 如舌苔由润变燥,表明热重津伤,或津失输布;反之,舌苔由燥转润,主热退津复,或饮邪始化。

C. 腐腻:苔质疏松,颗粒较大,刮之易去,如豆腐渣堆积舌面,为腐苔。主食积胃肠;苔质致密,颗粒细腻,刮之难去,为腻苔,主湿浊、痰饮。病中腐苔渐退,续生薄白新苔,为正气胜邪,病邪消散。舌苔薄腻,或腻而不板滞,多为食积,或脾虚湿困;白腻而滑,多主痰浊、寒湿内阻;黄厚黏腻,多为痰热、湿热、暑湿之邪内蕴。

D. 剥(落)苔:舌本有苔,忽然全部或部分剥脱,为剥落苔。舌苔前半部剥脱者,称前剥苔;舌苔中部剥脱者,称中剥苔;舌苔根部剥脱者,称根剥苔;舌苔多处剥脱,舌面仅残存斑驳舌苔者,为花剥苔;舌苔剥脱形状不规则,形似地图,边缘凸起,界限清楚,部位时有转移者,为地图舌;舌苔全部剥脱,舌面光洁如镜者,为镜面舌。剥(落)苔主胃气大伤,胃阴枯竭,或气血两虚。舌红苔剥,主阴虚;舌淡苔剥,为气血两虚。镜面舌,色红绛,为胃阴枯竭,属阴虚重证;舌色枯白如镜,为营血大虚,或阳气虚衰,均病重难治。

剥脱部位,多与舌面脏腑分布相应:如舌苔前剥,多为肺阴不足;舌苔中剥,多为胃阴不足;舌苔根剥,多为肾阴枯竭。

望舌苔的有无、消长及剥脱变化,不仅能测知胃气、胃阴的存亡,亦可反映邪正的盛衰和疾病的预后。如舌苔从全到剥,是胃之气阴不足,正气渐衰的表现;如舌苔剥落之后,复生薄白之苔,乃邪去正安,胃气渐复之佳兆。无论舌苔的增长或消退,都以逐渐转变为佳;若舌苔骤长骤退,多为病情暴变征象。

E. 有根、无根苔:有根苔,又叫真苔,无论苔之厚薄,皆紧贴舌面,刮之难去;无根苔,又叫假苔,舌苔不与舌质相连,似浮涂于舌,刮之易去,刮后舌质光洁无垢。舌苔有根无根主胃气的有无。有根苔,表示有胃气;无根苔,表示胃气已衰。有根苔,是由脾胃生发之气熏蒸,上聚于舌所成,故其苔有根蒂,与舌体不可分离;无根苔,往往因久病之后,胃气匮乏,不能续生新苔,而已生之旧苔渐渐脱离舌面而无根蒂。察舌苔有根与无根,对辨别病情轻重、预后有重要意义。

(3) 舌象综合分析:疾病的变化是一个复杂的病理过程,舌质和舌苔的变化虽然同是内在复杂病变在舌上的反映,但两者反映的病情侧重面有所不同。一般认为,脏腑虚实、气血盛衰的变化,主要表现在舌质;而病邪的寒热深浅、邪正的消长,多反映于舌苔。一般来说,舌质与舌苔的变化是统一的,提示病机相同,主病为两者意义的综合。如舌质红,舌苔黄,主实热证;舌质红绛有裂纹,舌苔焦黄干燥,多为热极伤津;舌质淡胖,苔白滑,主虚寒证。

但是,在病变过程中,也常有舌质、舌苔变化不一致的情况出现,此时,应对舌质、舌苔形成的原因及相互关系进行全面审定,以求得统一的临床意义。

4. 望唇

望唇的色泽和形状,能辨别疾病的虚实寒热。

(1) 唇色以红而鲜润为正常。唇色深红,为热证实证。呕吐者为胃热,胸胁胀满者为肝郁化火。唇色深红而干焦,热甚伤津;干焦紫黑为恶候。唇色淡红,为胃肠虚寒,或脾胃气血不足;唇色淡红而黑,寒甚。唇色青黑,胃肠寒痛;唇色黑似漆,胃气将绝。唇色发黄,脾虚湿困;唇黄流津,脾阳式微,阴寒内盛。

(2) 唇形以干湿适中,纹理清晰,柔细均匀,无裂无疮为正常。唇干,里热亢盛,津液伤损;唇干燥裂开,呈现零碎起皮,甚则渗血,表示邪热伤阴。若天气干燥,亦能出现上述现象。唇面生疮,脾胃蕴热。唇赤而肿者,多为实热;白而肿者,多为虚寒。唇痿,气血亏损。唇痿兼黄,脾胃多湿;唇痿而舌青、口燥、但嗽水不欲咽,为血瘀。

5. 望呕吐物

呕吐为外感、内伤引起胃气上逆所致。观察呕吐物的形、色、质、量的变化,有助于了解胃气上逆的病因和病性。

(1) 呕吐不消化的酸腐食物,属伤食,多因暴饮暴食,食滞胃脘,胃气上逆所致。

(2) 呕吐物清稀,为寒呕,多因胃阳不足,或寒邪犯胃,损伤胃阳,水饮内停,胃失和降所致。

(3) 呕吐黄绿色苦水,多属肝胆郁热,胃失和降。

(4) 呕吐清水痰涎,为痰饮,多因饮停胃腑,胃气失降所致。

(5) 吐血鲜红或紫暗有块,挟有食物残渣者,属胃有积热,或肝火犯胃,络破血溢所致。

6. 望二便

(1) 望大便:大便的形成与脾、胃、肠的功能状况密切相关,同时还受肝的疏泄、肾阳温运及肺气宣降等的影响。观察大便的形、色、质、量、次数等变化,可以诊察脾、胃、肠等的功能状况及病性的寒热虚实。

1) 大便清稀如水样,属寒湿泄泻,为外感寒湿,或饮食生冷,以致脾失健运。大便稀溏,完谷不化,或如鸭溏,属脾虚或兼肾虚泄泻,常因脾胃气虚或阳虚,运化失职,或兼肾阳虚衰,火不暖土所致。

2) 大便黄褐如糜,属湿热泄泻,为外感暑湿,或饮食不洁,伤及胃肠,大肠传导失常所致。

3) 大便如黏冻,挟有脓血,为痢疾,乃湿热蕴结大肠所致,若血多脓少者偏于热,脓多血少者偏于湿。

4) 大便色灰白,多见于黄疸,因肝胆疏泄失常,胆汁外溢所致。

5) 大便干燥硬结,甚者燥结如羊屎,属肠燥津亏,可见于年老、产后患者。

6) 大便出血,简称便血。若血色鲜红,为近血,见于风热灼伤肠络所致的肠风下血,或肛裂、痔疮出血等;血色紫暗或色黑如柏油,为远血,多因脾不统血所致。

(2) 望小便:小便的形成与体内的津液代谢直接相关,受肺的通调、脾的运化、肾和膀胱的气化、三焦决渎的直接影响。故观察小便,可以了解体内的津液代谢以及相关脏腑的功能状态。

1) 小便清长,多见虚寒证,因阳虚气不化津,排尿失摄所致。可见于久病阳虚或年高体弱、肾气不固之人。

2) 小便短黄,多见实热证,因热盛伤津所致;也可见于剧烈汗、吐、泻而津亏的患者。

3) 尿中带血,多因湿热蕴结膀胱,热伤血络,或脾肾不固所致。多见于血淋、肾癌、膀胱肿瘤等病。

4) 小便浑浊如米泔、牛乳状,多因肾气亏虚,固摄无力,脂液下流所致;或下焦湿热,气化不行,清浊不分并趋于下所致。可见于尿浊、膏淋等患者。

(二) 利用现代科技望诊

所谓利用现代科技望诊是指应用现代的影像检查和生化检查技术,来补充中医传统之不足,换言之,这些检查可以说是中医望诊的延伸,故列于此。

1. 影像学检查

脾胃疾病选择检查项目的原则和程序。

现在临床上常用的检查项目很多,选做的原则和程序应该是:先简单,后复杂;先价廉,后昂贵。并非越新越好,越贵越准确。只有针对具体病情,正确选择检查项目,才能达到既经济又准确的结果。程序是:

(1) 首选B超检查:B超操作简单,具有对患者无损害、无痛苦、检查结果迅速及时、可反复多次检查等优点。B超检查主要适合于胃肠、肝、胆、胰、肾。

1) 胃肠:怀疑有各种胃肠病,如胃炎、胃溃疡、胃癌、胃术后、胃息肉以及胃溃疡的随诊等;癌肿晚期伴有腹腔内广泛转移腹水者。

2) 肝脏:观察肝的形态、大小、边缘状况、位置;肝内占位性病变,如肝实质弥漫性损害,如肝癌、肝硬化、脂肪肝;肝周围脓肿、血肿、肝囊肿、阻塞性黄疸的鉴别诊断;超声指导下肝穿刺术。

3) 胰腺:急慢性胰腺炎、囊肿、胰腺癌、转移性肿瘤,胰岛细胞瘤等。

4) 胆囊:急慢性胆囊炎、胆石症、息肉、肿瘤等。

(2) 其次是上消化道X线钡餐检查:上消化道钡餐检查是诊断上消化道疾病的主要手段之一。通常在检查前8~12小时患者应禁食,检查前4小时应禁水。通过钡餐检查可观察到的病变有:

1) 食管病变:食管癌、息肉、平滑肌瘤、食管静脉曲张或狭窄、食管-贲门失弛缓症、食管溃疡、憩室、食管裂孔疝、食管纵隔瘘等。

2) 胃部病变:胃溃疡、息肉、胃扭转、外压性改变、胃黏膜脱垂、幽门梗阻及胃癌等。

3) 十二指肠病变:十二指肠壶腹溃疡、憩室、肿瘤、狭窄、肠系膜上动脉压迫综合征、胰头癌、壶腹癌等。一般来说,胃镜对观察胃黏膜病变较好,而X线钡餐检查对胃形态、黏膜下或外压性病变较优,与胃镜检查相结合可起到互补的作用。

(3) 胃镜:目前临床上使用的胃镜大多为纤维胃镜,小部分为电胃镜。纤维内窥镜是指用玻璃纤维作为导光的内镜;电子胃镜无光导纤维,而是微电子摄像系统,它与纤维胃镜相比,具有图像清晰、分辨率高、有录像储存功能。胃镜主要有诊断和治疗两个方面的作用。由于它具有直接,可重复观察的特点,加上必要的活检,可确诊几乎所有的胃黏膜病变。但胃镜检查有严格的适应证和禁忌证。

适应于凡有上腹部不适、食欲缺乏,怀疑有胃病,经过检查不能确诊者;X线检查发现溃疡、肿物及其他病变不能明确性质者;急性胃出血及慢性原因不明失血者;各种胃病如胃炎、胃术后、胃溃疡的随诊;息肉治疗、异物取出等。而对于急性咽喉炎、食管炎、休克、重症心脏病及肺病、精神病或不能配合检测的患者都不宜行胃镜检查。胃镜检查虽比较安全,但也可有咽后壁、食管及胃穿孔等危险,诱发心绞痛或心肌梗死等并发症。

(4) 腹腔镜:腹腔镜是进入腹腔进行观察,治疗腹腔脏器疾病的光学仪器,检查具有一定的创伤性。其合并症有:皮下气肿、出血等。

适应于各种肝脏疾病的诊断;黄疸的鉴别诊断;腹腔疾病的诊断;某些胃肠表面病变的诊断;门脉高压的鉴别;盆腔疾病的诊断和治疗;绝育术;腹部肿块的鉴别。

而对于有心肺功能不全、出血性疾病、各种疝、腹腔广泛粘连等要谨慎。

(5) 纤维肠镜:纤维肠镜检查主要是用于大肠检查,全结肠镜亦可进行部分回肠检查。

适应于腹部包块尤以下腹包块需明确诊断者;便血者;慢性腹泻或长期进行性便秘者;消瘦、贫血者;结肠、直肠术后随诊者;X 线钡剂灌肠怀疑有结肠病变者;需行结肠腔内手术、激光治疗者。

而对于腹膜炎、肠穿孔、腹腔内广泛粘连者;癌肿晚期伴有腹腔内广泛转移者;细菌性痢疾活动期者;直肠、肛管、肛门周围急性炎症病变者;有严重的心脑血管病,对检查不能耐受者等要谨慎。纤维肠镜并发症比胃镜多见,主要有肠穿孔、肠出血、肠撕裂伤、心血管意外等。

(6) 最后是腹部 CT:CT 是临床上较先进的检查手段。其特点为敏感度高,可反映出轻微的密度改变,达到早期诊断的目的。腹部 CT 主要检查实质性脏器及空腔脏器的实质肿块性病变:如肝癌、肝囊肿、肝硬化;脾脏大小及脾结核;胆囊炎、胆石症、息肉、肿瘤;胰腺炎、胰腺癌及囊肿及少数空腔脏器病变(如小肠淋巴瘤)。但是 CT 对空腔脏器胃、小肠、大肠病变,如炎症、溃疡、出血等无检查意义。

较详细内容参考本章第二节。

2. 生化检查

目前在临床上检查的项目繁多,现仅列举与脾胃病相关的项目,如:①血、尿、便三大常规检查;②24 小时 pH 值检测;③LES 压力测定;④血清促胃液素测定;⑤胃酸测定;⑥乙肝五项测定;⑦甲～戊肝 DNA 测定;⑧甲、丙、丁、戊肝抗体检查;⑨肝功能检查;⑩AFP,CEA ,CA19-9,CA15-3,CA125 肿瘤标志物测定;⑪血、尿淀粉酶测定;⑫Hp 检测(^{13}C、^{14}C)。

详细内容参考本章第三节。

三、闻　　诊

闻诊, 脾胃病主要应该突出嗅气味和听声音两方面:

(一) 嗅气味

1. 口气

口气指从口中散发出的异常气味。正常人呼吸或讲话时,口中无异常气味散出。

口中散发出臭气者,称为口臭,多与口腔不洁,龋齿及消化不良等因素有关。口气臭秽,多属胃热。口气酸臭,兼见食少纳呆,脘腹胀满者,多属胃肠积滞。口气腐臭,或兼咳吐脓血者,多为内有溃腐脓疡。口气臭秽难闻,牙龈溃烂者,为牙疳。

2. 呕吐物之气

呕吐物清稀无臭味者,多属虚寒。气味臭秽者,多属胃热。气味酸腐者,为食积。呕吐脓血而腥臭者,为内有溃疡或癌瘤。

3. 排泄物之气

排泄物之气包括二便及妇女经、带等的异常气味,应结合望诊、问诊综合判断。

大便臭秽难闻者,多为肠中郁热。大便泄泻臭如败卵,矢气酸臭者,为伤食。大便溏泄而腥者,多属脾胃虚寒。小便混浊,臊臭异常者,多属膀胱湿热。尿液若散发出烂苹果样气味者,多属消渴病。

妇女月经臭秽者,多属热证;经血味腥者,多属寒证。带下腥臭而清稀者,多属寒湿;带下臭秽而黄稠者，多属湿热。崩漏或带下奇臭，兼见五色带者，多为癌症所致。

4. 病室气味

病室气味多由患者身体及排出物、分泌物的气味散发而成，多属病情危重。

病室臭气触人，轻则盈于床帐，重则充满一室，多为瘟疫类疾病。病室有血腥味，患者多患失血证。病室有腐臭气味，多属患者疮疡溃烂。病室有尸臭气味，多为脏腑败坏，病情危重。若闻及病室有烂苹果味，多见于重症消渴患者。病室有尿臊味，多见于水肿晚期患者。

（二）听声音

1. 呕吐声

呕吐声指饮食、痰涎等胃内容物上逆，经口而出的症状。前人将其分为呕、吐及干呕三种，有声无物为干呕，有物无声为吐，有声有物为呕吐，临床上统称呕吐，皆因胃失和降，胃气上逆所致。

饮食不洁引发吐泻，多为食物中毒。呕吐酸腐食物，多属伤食，多因暴饮暴食等损伤脾胃所致。

吐势较猛，声音壮厉，吐物呈黏痰黄水，或酸或苦，多属实热证。多因热邪伤及胃津，胃气上逆所致。

呕吐呈喷射状者，多为热扰神明或脑髓有病。

吐势徐缓，声音微弱，吐物呈清水痰涎，多属虚寒证。多因脾胃阳虚，运化失职，胃气上逆所致。口干欲饮，饮后即吐者，称为水逆，多因痰饮停胃，胃气上逆所致。朝食暮吐，暮食朝吐，为胃反，多属脾胃阳虚，多见于胃癌中晚期。

2. 呃逆声

呃逆声指胃气上逆，从咽喉部发出一种不由自主的冲击声，声短而频，呃呃作响的症状。俗称"打呃"。新病呃逆，其声有力，多属寒邪或热邪犯胃；久病、重病呃逆不止，声低气怯者，为胃气衰败之危候。呃声频作，高亢而短，连续有力者，多属实证；呃声低沉，声弱无力，良久一声，多属虚证。

3. 嗳气声

嗳气者指胃中气体上出咽喉所发出的一种声长而缓的声音，俗称"打饱嗝"，古称"噫"，也是胃气上逆的一种表现。

嗳气酸腐，兼脘腹胀满者，多因宿食不消所致。嗳气频作，声音响亮，嗳气后胀满减轻，嗳气发作与情绪变化而增减者，多属肝气犯胃。嗳气频作，兼脘腹冷痛，多属寒邪犯胃，或为胃阳虚。嗳气低沉断续，无酸腐气味，兼食少纳呆者，属脾胃虚弱，多见于久病或老年人。

4. 太息声

太息声又称叹息，指情志抑郁，胸闷不畅时不自觉地发出的长吁或短叹声。多因情志不遂，肝气郁结使致。

5. 肠鸣声

肠鸣声指腹中胃肠蠕动所产生的声响。在正常情况下，肠鸣音低弱而和缓，一般难以闻及；当腹中气机不利时，胃肠中水气相搏而发出声响，此时可以闻及。

胃脘部鸣响，如囊裹浆，振动有声，行走或推抚胃脘部，其声下移者，为痰饮停聚于胃脘，中焦气机阻遏所致。脘腹鸣声辘辘,得温得食则减,饥寒加重者,为中气不足,肠胃虚寒所致。肠鸣高亢频急,脘腹痞满,大便泄泻者,多为感受风寒湿邪,胃肠气机紊乱所致。肠鸣稀少,多因肠道传导功能障碍所致。肠鸣消失,脘腹部胀满疼痛拒按者,属肠道气滞不通所致的肠梗阻重证。

四、切　诊

切诊,脾胃病主要应该突出以下两方面,切脉和切腹。

(一) 切脉

切脉是中医独特和积累经验最丰富的诊断方法之一。只要肯下功夫,通过切脉即可以知道病变在表在里、是寒是热、是虚是实;通过寸关尺三部的细分,可以知道邪气在何脏何腑。可惜近年来一些中医不在切脉上下工夫,不用说二十八脉区分不开,恐怕就连六纲脉也分不清。只好依靠理化检查结果来下药,难怪临床疗效上不去。

我们认为,从事脾胃病诊治的医生,应该重点掌握好以下脉象和主病,即浮、沉、迟、数、虚、实、细、涩、微、弦、洪、芤、濡、细、散、弱、伏、牢等十多种脉象。分述于下:

1. 浮脉

脉象　浮在肌表,轻按即得,如水漂木,重按反觉搏动力量相对减弱。

主病　表证。浮而有力为表实,浮而无力为表虚。

机制　外邪侵袭体表,病邪在肌表经络,卫气抗邪于外,正邪斗争于肌表,气血趋于肌表,故脉象应指而浮,且浮而有力,多见于感冒和某些外感发热病的初期。如果在表的卫气不足,虽浮而无力,主表虚。

2. 沉脉

脉象　与浮脉相反,沉取始得,轻按反不明显。

主病　里证。有力为里实,无力为里虚。

机制　病邪在里,气血闭阻,则脉见沉象。若病邪在内,而正气不衰,抗邪有力,邪正相搏,则脉沉而有力,是谓里实证,如阳明腑实证。如病邪在里,而正气已虚,脉象难以鼓动,则脉沉而无力,是谓里虚证,如脾虚、肾虚证,可见此脉。

3. 迟脉

脉象　脉来迟慢,一息不足四至(每分钟60次以下)。

主病　寒证。有力为冷积(实证),无力为阳虚(虚证)。

机制　寒则气收,寒凝气滞,脉道气血凝滞,运行缓慢,故脉见迟。若沉寒冷积,积则邪实,故脉有力,寒则血滞,故脉迟,因而脉迟而有力,是为寒实证,如冷饮寒食积滞肠胃,可见此脉。若阳虚内寒,运血无力,故脉迟而无力,是谓虚寒证,如五脏阳虚证,可见此脉。

4. 数脉

脉象　与迟脉相反,一息脉来五至以上(相当每分钟90次以上)“去来促急”。

主病　热证。有力为实热,无力为虚热。

机制　数为阳盛之脉,邪热鼓动,气血运行加速,故见数象。实热内盛,正气不衰,正邪相争,故数而有力。如外感热病,风热之邪在表,脉多浮数;邪热在里的阳明证、气分证,可见洪数脉。

久病阴虚,虚热内生,血行亦快,但数而无力。如阴虚证的脉细数无力,虚阳外浮的脉见数大无力，按之豁然而空等。

与此相似的脉有疾脉。其脉象，脉来一息七至以上，往来急疾。主热极，阴竭阳越，病情危重。机制是真阴竭绝，元阳无制，或随阳气外越，元气将脱，故脉急疾而无根。

5. 虚脉

脉象　三部脉举按皆无力，是无力脉的总称。

主病　虚证。多为气血两虚，但以气虚为多见。

机制　气不足以运血，则脉来无力；血不足以充脉，故按之空豁。

临床可见于内伤久病体衰及各种慢性消耗性疾病。

6. 实脉

脉象　与虚脉相反，来去俱盛，特点是三部举按皆较大而坚实有力，是有力脉的总称。

主病　邪实证。

机制　邪盛而正气不虚，正邪相搏，气血壅盛，故搏动有力。临床多见于高热伴有大便秘结、停食、气血郁结的患者。

7. 滑脉

脉象　往来流利，向前滚动，应指圆滑，指下有如圆珠滚动感，“往来流利，如盘走珠”。

主病　痰饮、食滞、实热等。

机制　痰、食内滞，邪气壅盛，气实血涌，往来流利，故脉来应指圆滑。常见于痰饮咳喘，饮食停积，以及发热的患者。

另外，妊娠期，由于血聚养胎，多见滑脉，初产妇更明显。

区别在于：滑数同有流利，似有快急，但不同于数脉的次数多。

8. 涩脉

脉象　与滑脉相反，往来艰涩不畅，如轻刀刮竹。

主病　气滞、血瘀、精伤、血少。

机制　气滞、血瘀，脉道受阻，故血流艰涩而不畅，如正气不虚，则多涩而有力，可见中风偏瘫，癥病结块等证。精伤、血少，不能濡润经脉，故脉气往来艰涩而无力，可见于失血、腹泻以及遗精、滑精等患者。

9. 细脉

脉象　脉细如线，应指明显，起落分明。

主病　气血两虚，以血虚为主，诸虚劳损，又主湿邪内侵。

机制　营血亏虚，不能充盈经脉，气不足又无力鼓动血行，故脉体细小；湿邪阻压脉道，亦见细脉。常见于虚劳病，血虚证，阴虚证以及贫血等。

10. 濡脉

脉象　浮小而细软，轻按可得，重按反不明显，故亦属浮脉类，但浮而细软，故不同于浮脉。

主病　诸虚，主湿。

机制　精血虚而不荣于脉，脉道细小，故主诸虚。湿邪在表，表证脉浮，有湿邪压抑脉道，故浮而细小，当与证合参。本脉常见于气血虚而有表证，及表邪夹湿等证。

11. 微脉

脉象 极细而软,似有似无,欲绝非绝,至数不明。

主病 阳气衰危。

机制 阳气虚衰,鼓动无力,故脉微。常见于心肾阳虚及暴脱患者。

12. 弱脉

脉象 沉细无力,即沉细而软弱,但应指分明。

主病 气血两虚诸证。

机制 血虚脉道不充,气虚脉搏乏力,故脉来沉细软弱。

13. 洪脉

脉象 脉体宽大,浮中沉三部均有力,而以浮取时力量更大,有浮大满指的感觉,且来的力量大,去的力量弱。洪脉极大,状如洪水,来盛去衰,滔滔满指。

主病 邪热亢盛。

机制 内热充斥,脉道扩大,气盛血涌,故脉见洪象。临床多见于高热病人,且常与数脉并见。

14. 弦脉

脉象 端直而长,直起直落,搏指有力,如按琴弦。

主病 肝胆病、痛证、痰饮。

机制 肝主疏泄,以柔和为贵,肝病肝气不柔,则经脉劲急而有力,即出现弦脉。诸痛,则经脉亦劲急,痰饮则正邪交争,经脉亦劲促而有力。若见于疾病的后期,促而细小无力,多是虚脱之象。

15. 结脉

脉象 脉来缓慢,时有停止,但无规律。

主病 寒痰瘀血,阴盛气结。

机制 这是由于阴盛而阳不和,脉气阻滞所致。可见于寒痰瘀血等症。

另外,与浮脉相似的脉有两个:一是散脉,二是芤脉。

散脉脉象的特点是浮大无根,六脉浮取脉形虽大,但无力,稍一用力则按不着,故有“散似扬花无定踪(言其轻飘散)”的描述。其主病为脏腑精气将绝,多见于危证。原因是精气将绝,正气耗散所致。

另一个是芤脉,脉象特点是应指而浮大,但上下两旁皆有脉形,按之中空,如按葱管。主病为失血、伤阴。常见于突然大量失血,或属于过汗、大吐、泻后伤津所致。机制是由于失血过多,或因过汗伤津,阴血虚于内,故脉来中空;阳气浮于外,故脉来浮大。

与沉脉相似的脉也有两个:

一是伏脉,但脉象较沉脉部位更深,须重按推筋着骨始得,甚至暂时伏而不显。主病为邪闭、厥证、痛极。原因是阴寒邪气内伏,气血不得宣通之故。

二是牢脉,其脉象特点是脉来实大弦紧,浮取、中取均不应指,唯沉取始得,坚牢不移。主病为阴寒积聚,常见于癥瘕、痞块、疝气等病。原因是阴寒积聚在里,故脉见坚牢;气血不得宣通,故脉见深在,着骨始得。

最后是关于缓脉,它有正常脉和病脉两个不同的概念。

正常缓脉：一息四至，脉来从容不迫，均匀和缓，是正常人的脉象，亦称缓脉。

病脉缓脉：一息四至，但脉来迟缓松懈，有缓慢之感。主病为湿邪，脾胃虚弱。其机理是湿性黏滞，气血被湿所困，或脾胃虚弱，气血不足以充盈鼓动，所以脉来迟缓。

（二）切腹

又名腹诊。由于脾胃系统的主要脏器都位于腹腔内，因此做好腹部的检查，对于诊断脾胃系疾病十分重要。我们体会，对腹部的检查应用望、触、叩、听，全面了解情况。

按脘腹初按热甚，久按热反转轻的为热在表。久按其热更甚，热自内向外蒸的为热在里；肌肤热泛而无蒸腾的为虚劳发热。身寒多衣，脘腹发凉，则为"阳虚则寒"。危重病人少腹冰冷者，为阳气欲绝；治疗后脐下转温者，为阳气回复之佳兆。

皮肤润泽为津液未伤；干燥或甲错为津液已伤或内有干血；重手按之不能即起，凹陷成坑的为水肿；按之凹陷，举而即起的为气肿。若胸脘满闷，按之不痛，多系痞证；胸脘满闷而痛，多系结胸，其心下按之则痛者，为痰热互结；心下坚硬，大如盘，边如旋杯，为水饮。心下直到小腹满痛，辘辘有声，为水热互结。胸胁胀痛，叹声不绝，系肝气郁结。

腹痛喜按，多属虚；腹痛拒按，多为实；按之如囊裹水，小便不利的是水臌。腹内有肿块，按之坚硬，推之不移，痛有定处为癥为积，多属血瘀；肿块时聚时散，或按之无形，痛无定处的，为瘕为聚，多属气滞。腹痛绕脐，左下腹部按之有块累累，应考虑燥屎内结；呕吐声高，吐物酸腐，积食有热；呕吐声低，吐物无味，脾胃虚寒；泻下臭秽，犹如败卵，积食郁热；泻物腥臭，内有涉热；得热痛减为寒，得冷痛减为热；痛有定处为瘀血；中脘痛而势急，系胃络不通；脐下痛而有气上冲咽喉，多为奔豚证；少腹右侧痛有定处，按之痛剧，是瘀血凝滞，或为肠痈；绕脐腹痛，按之坚满，大便秘结，心烦口渴，是大肠燥结；脘腹胀满，鼓之如鼓，谓之有气；脘腹胀满，鼓之震荡，谓之有水（血）；腹痛剧烈，按之坚硬如木板，则为穿孔；腹痛剧烈，按之有反跳痛，为腹膜有炎症；腹痛时作时止，痛处来去无定，经久不愈，多是虫痛。

五、查

（一）影像学检查

随着我国临床医学的不断深化，影像学自身飞速发展，影像学的检查，它已由单一的、传统的X线诊断学扩展为包括X线、CT、MRI及超声的现代医学影像诊断学和介入放射学，形成了集影像诊断和介入治疗学为一体的诊治并存的新模式——医学影像学。

在此介绍较为成熟的新技术或诊断方法，例如肝、胆、胰的CT、MRI和超声诊断以及功能性成像的应用等，以保证本书的适用性。

影像检查部分的内容，突出了适用性，并尽可能符合我国临床的实际情况。让大家清楚地了解医学影像诊断学所涵盖的内容和在临床医学中的地位，了解不同成像技术在不同疾病诊断中的价值与限度，便于优选与综合应用，而不是为了掌握其技术。

1. 超声检查

超声检查是利用超声波的物理特性和人体器官组织声学特性相互作用后产生的信息，并将其接收、放大和信息处理后形成图形、曲线或其他数据，借此进行疾病诊断的检查方法。

在20世纪后半世纪，超声诊断发展迅速。随着声学理论的深入、计算机技术的发展，使超声诊断取得了前所未有的进步。从早期的A型、M型一维超声成像、B超二维成像，演进到动态实时三维成像。由黑白灰阶超声成像发展到彩色血流显像、谐波成像、组织多普勒成像等新型成像技术和各项新的超声检查技术(如腔内超声检查、器官声学造影检查、介入超声)逐渐应用于临床。目前超声诊断,不仅能观察形态,而且能检测人体脏器功能和血流状态,在临床诊断与治疗决策上发挥着重要作用,成为医学影像学中的重要组成部分。因此超声诊断已广泛应用于内、外、妇产、儿科和眼科等临床各科。它已成为许多内脏、软组织器官病变首选的影像学检查方法。

(1)超声检查:在临床上常用于诊断脂肪肝、肝硬化、肝脓肿、肝癌、急慢性胆囊炎、胆道结石等。经胃十二指肠超声和经直肠超声分别用于胃、十二指肠和直肠及周围毗邻脏器疾病的观察和诊断。

借助于多种腔内探头、术中探头,有助于某些微小病变的早期发现,肿瘤侵犯范围的精确定位,有无周围淋巴结的转移等,用以进行肿瘤的分期和制定合理的治疗方案。

超声引导定位穿刺技术:即介入性超声诊断与治疗,进一步提高临床诊断与治疗水平。

三维超声成像:由于计算机技术的进步,三维超声成像逐渐由三维超声重建向实时三维超声成像发展。新的实时三维超声成像能实时三维显示脏器的活动情况、心脏瓣膜开放等,对疾病的诊断将发挥巨大的作用。

应当指出,超声诊断也有其局限性。由于超声的物理性质,使其对骨骼、肺和肠管的检查受到限制。

(2)超声内镜检查:超声内镜是电子内镜与超声技术相结合的检查方法。将微型超声探头安装在内镜的顶端,在直视下将内镜插入消化管,既可直接观察黏膜表面的病变形态,又可进行超声扫描,获得病变与消化管管壁各层次的相互关系,及周围邻近重要脏器的超声影像。适用于诊断:

1)食管壁内外静脉曲张。

2)食管癌的浸润程度以估计外科手术切除的可能性。

3)胃平滑肌瘤(恶性及良性),食管或胃壁的类癌、胃癌和胃脂肪瘤,以及胃癌浸润深度、浸润范围和发现周围肿大的淋巴结。判断消化管壁外受压迫的原因和性质。

4)判定溃疡的类型和分期,估计治疗的难易度及其预后。

5)胆管和胰腺疾患,如十二指肠乳头癌、胆石症、胆总管癌、异位胰腺、胰腺癌及胰腺囊肿等。

6)直肠、结肠炎症及其并发症等。

2. X 线检查

X 线诊断就是通过观察和分析 X 线穿透人体后在荧光屏或胶片上所显示的黑白影像,来判断某部位的形态和功能。X 线诊断用于临床已超过百年。尽管现代影像技术,例如 CT 和 MRI 等对疾病诊断显示出很大的优越性,但并不能取代 X 线检查。除脑与脊髓、肝、胆、胰等的检查则主要靠现代影像学,而 X 线检查作用小外,胃肠道仍主要使用 X 线检查。由于 X 线具有成像清晰、经济、简便等优点,因此,X 线诊断仍是影像诊断中使用最多和最基本的方法。引入的物质称为对比剂,也称造影剂。造影检查的应用,扩大了 X 线检查的范围。

临床常用 X 线检查方法有:透视、摄片,或通过造影剂(如较安全的钡剂和过敏较为常见或偶尔有严重反应的有机碘剂)的引入,可以观察消化器官的位置、形态、运动、充气和积液状况,借以诊断腹部和食管、胃肠及胆道之炎症、溃疡、憩室、占位性病变、结石和功能异常。

X 线检查方法的选用,应该在了解各种 X 线检查方法的适应证、禁忌证和优缺点的基础上,根据临床初步诊断和诊断需要来决定。应当选择安全、简便而又经济的方法。因此,应首先用普通检查,再考虑造影检查。胃肠检查首先就要选用钡剂造影。有时应用两三种检查方法也是必要的。对于可能发生反应和有一定危险的检查方法,选择时更应严格掌握适应证,不可滥用,以免给患者带来不必要的痛苦。

数字图像与普通X线图像都是所摄部位总体的叠加影像，普通X线能摄照的部位也都可行数字成像，对图像的解读与诊断也与传统的X线图像相同。只不过数字图像是由一定数目（如1024×1024）的像素所组成，而普通X线图像是由银颗粒所组成。数字胃肠双对比造影在显示胃小区、微小病变及肠黏膜皱襞方面也优于普通的X线造影。

3. 介入放射

介入放射以放射诊断学技术作为向导，通过穿刺导管插管手段，取得组织学（包括病理组织学）、细胞学、细菌学、生化学和生理学资料，以求进一步明确诊断的一项新兴诊断技术。方法有：

（1）选择性腹腔动脉造影：用于诊断胃肠道出血及肝血管瘤、原发性肝癌、胰腺癌、胰岛细胞癌等。

（2）经皮肝穿刺胆管造影（简称PTC）：用于诊断胰头癌、胆管癌、胆石症等。

（3）逆行胰胆管造影术（简称ERCP）：将十二指肠电子内镜送至十二指肠降段，经十二指肠乳头插入导管，注入有机碘造影剂，以显示胰管和胆管病变，可用于诊断胆结石、胆管肿瘤、慢性胰腺炎、胰腺肿瘤等。

（4）数字减影血管造影：应用电子计算机处理数字化影像信息消除血管造影中骨骼和软组织的减影技术，以诊断腹部消化器官炎症、结石、出血和肿瘤等。

4. CT检查

CT是Hounsfield G. N. 1969年设计成功，1972年问世的。CT不同于普通X线成像，它是用X线束对人体层面进行扫描，取得信息，经计算机处理而获得的重建图像，是数字成像而不是模拟成像。它开创了数字成像的先河。CT所显示的断层解剖图像，其密度分辨力明显优于X线图像，使X线成像不能显示的解剖结构及其病变得以显影，从而显著扩大了人体的检查范围，提高了病变检出率和诊断的准确率。CT作为首先开发的数字成像大大促进了医学影像学的发展。继CT之后又开发出MRI与ECT等新的数字成像，改变了影像的成像技术。CT检查无痛苦，易为患者所接受。不足的是受伪影的影响和不能进行活检。由于这一伟大贡献，Hounsfield G. N.获得了1979年的诺贝尔奖金。

腹部的CT检查，应用也日益广泛，主要用于肝、胆、胰、脾、腹膜腔及腹膜后间隙以及肾上腺及泌尿生殖系统疾病的诊断，尤其是肿瘤性、炎症性和外伤性病变等。胃肠病变向腔外侵犯以及邻近和远处转移等，CT检查也有价值。当然，胃肠管腔内病变情况主要仍依赖于钡剂造影和内镜检查及病理活检。

CT灌注成像比MR灌注成像操作简单、快捷，是有发展前途的成像技术。冠状动脉和心瓣膜的钙化和大血管壁的钙化，螺旋CT和EBCT检查可以很好显示。对于诊断冠心病有所帮助。

CT诊断由于它的特殊诊断价值，已广泛应用于临床。但也应在了解其优势的基础上，合理地选择应用。

5. 磁共振成像

磁共振成像（MRI）是利用原子核在磁场内所产生的信号经重建成像的一种影像技术。早在1946年Block和Purcell就发现了物质的磁共振现象并应用于化学分析上，而形成了磁共振波谱学。1973年Lauterbur发表了MRI成像技术，使磁共振应用于临床医学领域。为了准确反映其成像基础，避免与核素成像混淆，现已将磁共振成像改称为磁共振成像。

与X线、CT相比，MRI没有辐射损伤，反复检查对人体无害，而且能形成三维、多维参数像，可做任意方向切层扫描，观察病变全面，空间立体定位准确，对软组织的形成显像有较高敏感性。

对肿瘤病变能较好地反映瘤体与周围组织的关系、侵犯程度及淋巴结转移情况。临床上常用于诊断原发性肝癌、转移性肝癌、肝囊肿、肝血管瘤和胰腺肿瘤等。

6. 放射性核素

放射性核素是应用放射性标志物显像或标志显影剂显像的一项检测技术，具有无创性、精确性等特点。

(1)肝、胆系、脾疾病检查

1) 肝胶体显像剂^{99m}锝(^{99m}Tc)显像，可了解肝脏位置、大小、动态及功能，诊断肝占位性病变、肝硬化等。

2) 肝脏血池用^{99m}Tc-红细胞，可显示肝脏的血液分布，主要了解占位病变处血供情况，鉴别病变的性质，对肝血管瘤、肝囊肿、脓肿和肝癌有鉴别诊断价值。

3) 胆系用IDA系列和吡哆醛氨基酸系列，可显示肝胆系各部位功能、形态和胆系通畅性，对急、慢性胆囊炎，黄疸鉴别诊断有意义。

4) 脾脏用^{99m}Tc标记热变性红细胞，以显示脾脏大小、位置、形态和功能状况。主要用于脾脏肿大、脾占位性病变、脾梗死、脾畸形等诊断。

(2)胃肠疾病检查：消化道出血用^{99m}Tc标记红细胞以诊断消化道出血，特别是对X线、内镜难以发现的小肠出血有重要的诊断意义。

(3)胃肠功能检查：

1) 胃-食管反流测定：患者空腹饮用含有^{99m}Tc胶体或^{99m}Tc-DTPA的果汁饮料300ml后15分钟，取仰卧位，用X线摄影机持续观察食管和胃区，并用加压腹带在腹部加压，观察胃内放射性向食管反流情况。食管内有放射性者，即可诊断为胃-食管反流。

2) 肠-胃反流测定：^{99m}Tc-HIDA静脉注射后，利用放射性显像剂通过肝胆系统排入肠道，以观察肠道放射性有无反流至胃腔。如胃内出现放射性，即可诊断为肠-胃反流。此外，也可用放射标志剂测定食管通过功能和胃排空时间。

(二) 内镜检查

1. 食管镜检查

适用于有食管疾患及上消化道出血原因未明，疑食管有病变者。食管炎、食管上皮细胞增生等。禁忌证有：咽、食管急性化脓性炎症，重症心脏病及肺病，精神病或不合作患者。

2. 胃镜检查

有前视式、侧视式和斜视式3种。凡临床提示有胃部、十二指肠疾患，但X线钡餐造影无明显阳性表现者；钡餐造影检查疑有溃疡或其他病变而不能确诊者；上消化道出血、良性与恶性病变之鉴别，以及有进行性贫血和营养不良等全身疾患而未能确诊原因者，均可作此项检查。胃内的一些治疗，如异物的夹取、电凝、电切和局部喷药、注射等也可采用胃镜治疗。

3. 小肠镜检查

适用于经X线钡餐检查未能发现病变或疑有病变者；如原因不明的消化道出血；腹痛、小肠良、恶性肿瘤，小肠吸收不良综合征、肠结核等。

4. 结肠镜检查

结肠镜有不同长度的型号。可用于便血或大便隐血反复阳性而未发现出血病因、X线检查结肠有异常改变、结肠息肉、炎症性肠病、结肠癌或息肉术后随访等。

禁忌证有:腹膜炎和急性消化道炎症,或大量出血肠道积血过多,疑有肠穿孔或狭窄,肛门狭窄或急性炎症,腹腔手术后广泛粘连以及严重的心肺功能不全、高血压,妊娠及精神病等,均不宜采用。

5. 腹腔镜检查

常用于:①肝胆系统疾病的诊断,如各种肝炎、肝硬化、原发性或继发性肝癌、肝脓肿、多囊肝、胆囊炎,以及肝、脾大、黄疸等。②腹腔肿块及腹膜病变性质的认定。还可用于胆囊、阑尾及粘连带的切除等。

禁忌证有急性盆腔炎、腹腔感染或广泛粘连、膈疝、严重心肺疾病、晚期妊娠等。

(三)组织病理学检查

组织病理学是消化道各种器质性病变的最后确诊手段。因获取标本的途径不同,有细胞学涂片检查和组织学切片检查两种。前者应用食管拉网、胃液或腹水的抽取,获得脱落细胞,进行涂片镜检;后者系通过内镜,在直视下钳取可疑病变组织,或经皮肝穿刺术以及手术过程所切取的组织标本。或剖腹探查切取的可疑组织,进行组织学切片镜检。经上述检查,可为消化道的良恶性肿瘤、急慢性炎症、寄生虫病、肝硬化、脂肪肝,以及其他不明原因的疾病提供可靠的诊断依据。

(四)生化检查

1. 消化道运动功能检测

常用的方法有:

(1) X 线钡透:借以观察食管的通过功能,胃的舒缩与排空功能,以及小肠和结肠的传送功能。

(2) 压力测定:食管测压(UES 和 LES),有助于诊断贲门失弛缓症、反流性食管炎、假性肠梗阻等。

(3) 平滑肌电测定:有胃电图、小肠和结肠电图(如 MMC),通过观察电节律和波幅的变化,诊断胃肠道的动力性疾病,如胃轻瘫、慢性特发性假性肠梗阻等,但此项检查尚需不断积累经验,进一步完善。

2. 消化道分泌和吸收功能检测

(1)分泌功能:临床上用以判定分泌功能的项目主要有:

1) 唾液淀粉酶活性实验。

2) 胃液分析实验:包括胃总酸度的 pH 值测定、游离酸测定、胃酸分泌试验、胃蛋白酶原测定和内因子测定。

以上方法可用于诊断胃十二指肠复合型溃疡、萎缩性胃炎、胃癌、促胃液素瘤、慢性胃炎或胃扩张,以及恶性贫血的鉴别诊断。

3) 胰液分泌实验,包括胰泌素测定、胰功肽试验、尿和血清淀粉酶活性及其同工酶(P-Am)测定,以及粪便脂肪和排氮量测定,或直接镜检脂肪和肌纤维等方法,用于诊断急慢性胰腺炎、胰腺细胞癌等。

(2)吸收功能

1) 血和尿的木糖含量测定,以及乳糖负荷试验(LTT),检测小肠总体吸收能力。

2）蛋白质平衡试验，检测蛋白质消化后的吸收情况。

3）粪便中脂肪测定或镜检，检测小肠对脂肪消化后吸收的情况。

3. 肝功能检测

临床上检查肝功能的目的在于探测肝脏有无疾病、肝脏损害程度以及查明病因、判断预后等。目前，能够在临床上开展的肝功能试验种类繁多，不下几十种，但是每一种试验只能探查肝脏的某一方面的某一种功能，到现在为止仍然没有一种试验能反映肝脏的全部功能。因此，应当选择多种试验组合，同时在对肝功能试验的结果进行评价时，必须结合临床表现加以判断，方可准确无误。

（1）反映肝细胞损伤的主要项目检测：血清酶的检测，临床以丙氨酸氨基转移酶（俗称谷丙转氨酶 ALT，又称 GPT）、门冬氨酸氨基转移酶（俗称谷草转氨酶 AST）为最常用。在各种酶试验中，ALT 和 AST 能敏感地反映肝细胞损伤与否及损伤程度。各种急性病毒性肝炎、药物或乙醇引起急性肝细胞损伤时，以血清 ALT 最敏感，是判定肝细胞损害的重要指标。在临床症状，如黄疸出现之前 3 周 ALT 就急剧升高，直至黄疸消退后 2～4 周才恢复正常。同时 AST 也升高，但是 AST 升高程度不如 ALT。在慢性肝炎和肝硬化时，AST 升高程度超过 ALT，因此，AST 主要反映的是肝脏损伤程度。

在急性肝炎恢复期，如果出现 ALT 正常而 γ-GT 持续升高，常常提示肝炎慢性化。患慢性肝炎时如果 GGT 持续超过正常参考值，提示慢性肝炎处于活动期。重症型肝炎时由于大量肝细胞坏死，ALT 随黄疸迅速加深反而血中 ALT 逐渐下降，出现“胆酶分离”现象，这常常是肝坏死的前兆。在 ALT 升高时，AST 也升高。

血清谷草/谷丙的比值在 1.5 左右。ALT 增高说明肝细胞破坏，比值可减少达 0.56，恢复期则比值逐渐上升。慢性肝病中，其比值按慢性迁延性肝炎、慢性活动性肝炎、肝硬化、肝癌而依次增高，肝细胞大量坏死则比值可大于 1.5。

（2）反映肝脏分泌和排泄功能的主要项目检测：包括总胆红素（TBil）、直接胆红素（DBil）、总胆汁酸（TBA）等的测定。当患有病毒性肝炎、药物或乙醇引起的中毒性肝炎、溶血性黄疸、恶性贫血、阵发性血红蛋白尿症及新生儿黄疸、内出血等时，都可以出现总胆红素升高。

直接胆红素是指经过肝脏处理后，总胆红素中与葡萄糖醛酸结合的部分。直接胆红素升高说明肝细胞处理胆红素后的排出发生障碍，即发生胆道梗阻。

（3）反映肝脏合成储备功能的主要项目检测：包括前白蛋白（PA）、白蛋白（Alb）、胆碱酯酶（CHE）和凝血酶原时间（PT）等。它们是通过检测肝脏合成功能来反映其储备能力的常规试验。前白蛋白、白蛋白下降提示肝脏合成蛋白质的能力减弱。当患各种肝病时，病情越重，血清胆碱酯酶活性越低。如果胆碱酯酶活性持续降低且无回升迹象，多提示预后不良。肝胆疾病时 ALT 和 GGT 均升高，如果同时 CHE 降低者为肝脏疾患，而正常者多为胆道疾病。另外 CHE 增高可见于甲亢、糖尿病、肾病综合征及脂肪肝。

凝血酶原时间（PT）延长，揭示肝脏合成各种凝血因子的能力降低。

（4）反映肝脏肿瘤的血清标志物检测

1）甲胎蛋白（AFP）：AFP 为目前公认的最有价值的诊断原发性肝癌血清标志物。一般正常人应小于 20μg/L，若大于 500μg/L，且持续 4 周或由低浓度逐渐升高，在 200μg/L 以上持续 8 周，则应考虑诊断原发性肝癌。甲胎蛋白在肝癌患者出现症状之前 8 个月就已经升高，此时大多数肝癌患者仍无明显症状，这些患者经过手术治疗后，预后得到明显改善。现在甲胎蛋白还广泛地用于肝癌手术疗效的监测、术后的随访以及高危人群的随访。

不过正常怀孕的妇女、少数肝炎和肝硬化等情况下甲胎蛋白也会升高，但升高的幅度不如原发性肝癌那样高。故应同时进行影像学检查如 B 超、CT、磁共振和肝血管造影等，以此增加诊断的可靠性。

2) a-*L*-岩藻糖苷酶(AFU):血清 AFU 测定对原发性肝癌诊断的阳性率在 65% 以上,特异性在 90% 左右。AFU 以其对检出小肝癌的高敏感性,对预报肝硬化并发肝癌的高特异性,和与 AFP 测定的良好互补性,而越来越被公认为是肝癌诊断、随访和肝硬化监护的不可缺少的手段。

(5)反映肝纤维化和肝硬化的主要项目检测:包括白蛋白(Alb)、总胆红素(TBil)、单胺氧化酶(MAO)、血清蛋白电泳等。当患者患有肝脏纤维化和肝硬化时,血清白蛋白和总胆红素降低,同时伴有单胺氧化酶升高。血清蛋白电泳中 γ 球蛋白增高的程度,可评价慢性肝病的演变和预后,提示枯否氏细胞功能减退,不能清除血循环中内源性或肠源性抗原物质。

最近几年在临床上应用较多的是透明质酸(HA)、层黏蛋白(LN)、和Ⅳ型胶原。测定它们的血清含量,可反映肝脏内皮细胞、储脂细胞和成纤维细胞的变化,如果它们的血清水平升高常常提示患者可能存在肝纤维化和肝硬化。

(6)血氨测定:正常情况下,氨在肝脏内经鸟氨酸循环代谢并解毒,形成尿素排出。在严重肝细胞病变时,此循环功能减弱,氨不能及时转变成尿素,引起血氨增高,称内源性血氨增高,可见于重症肝炎、肝昏迷、肝硬化以及原发性肝癌等;外源性血氨增高则是由于肠道内含氮物质增多引起的,如食入大量高蛋白的饮食、上消化道大量出血等。

4. 胆囊功能主要项目检测

胆汁的排出功能:主要用十二指肠引流方法,观察胆汁的排出量以及其理化特征,以了解肝、胆、胰的分泌功能和肝、胆道有无感染、结石、肿瘤等病变。

5. 免疫功能主要项目检测

人体有各类免疫细胞(如吞噬细胞、淋巴细胞、NK 细胞等)以及体液因素(如免疫球蛋白、补体系统、白介素等),构成特异性和非特异性免疫系统。胃肠道的壁内神经丛分泌激素细胞(如 VIP、SS、CCK 等)和丰富的淋巴细胞网络均参与局部和全身的免疫学效应。因此,测定机体的体液与细胞免疫功能,可反映身体的免疫水平和胃肠道的免疫状态。常用的指标有:

(1)细胞免疫

1) T 淋巴细胞:用淋巴细胞转化试验(LCT)和 E-花环试验(ERT),可以了解外周血液中 T 淋巴细胞的免疫活性和数量。T 淋巴细胞的数量,反映身体的细胞免疫水平,患肝炎时 T 淋巴细胞的数量可降低。

2) T 淋巴细胞亚群:根据细胞表面抗原种类和分布不同,T 细胞有 CD3、CD4、CD8 等亚群。T 淋巴细胞各亚群相互作用,维持着机体的免疫功能。CD3 是外周 T 细胞总数的标志,CD4 反映辅助性 T 细胞(TH)的功能。CD8 则反映抑制性 T 细胞的功能。CD4/CD8 有一定比值。检测 T 细胞亚群和 CD4/CD8 比值,可以判断人体的免疫功能状态。通过 CD3 的变化,可以了解外周血液中 T 淋巴细胞的免疫活性;CD4 减低,可出现于原发性胆汁性肝硬化、慢性活动性肝炎;CD8 增高,可见于乙型肝炎;CD4/CD8 减低,可见于病毒性肝炎。

3) NK 细胞活性:NK 细胞是血液中自然杀伤细胞,具有广谱杀瘤和抗感染的非特异性免疫作用。常用来观察肿瘤和病毒性感染患者的免疫功能状态。

(2)体液免疫

1) 免疫球蛋白(Ig):血清中 Ig 根据化学结构和功能特异性可分为 IgG、IgA、IgM、IgE。临床常检测前 3 项。IgG 是人体最主要的抗体,占血清 Ig 的 70% ~80%,对各种细菌、病毒都有很强的抵抗力;IgA 是一类广泛的抗菌、抗病毒抗体,占血清 Ig 的 20% 左右,有血清型和分泌型两种。消化道中以分泌型为主,有保护消化道黏膜免受微生物和异体抗原入侵的重要作用。IgM 的分子量最大,占 Ig 的 5% ~10%。当人体受到病毒或细菌的侵袭后,它首先产生抗体,是杀菌力最强的高效抗体。各种良性感染、慢性肝病、肝癌，以上 3 种 Ig 会增高。

2）循环免疫复合物（CIC）：CIC 是抗原与和它对应的特异性抗体结合而形成的复合物，存在于血液中，它可引起组织损伤，导致发生疾病。乙型肝炎、食管癌、结肠癌等常出现 CIC 增高。

3）补体（C）系统：血清补体蛋白有 30 多种，在特异性和非特异性免疫中均发挥重要作用。临床常测 C3 和 C4 补体。肝硬化、急慢性肝炎可使补体合成减少，含量下降；炎症感染和消化道肿瘤则含量显著增高。

4）血清癌胚抗原（CEA）：CEA 是一种球蛋白，它在 3～6 个月的胎儿血清中可以测到，故称癌胚抗原，可作为良性与恶性肿瘤的鉴别诊断。70%～80% 原发性结肠癌可增高。食管癌、胃癌、胰腺癌、胆管癌等也可增高，结肠息肉、溃结、胰腺炎和酒精性肝硬化也有部分升高，但远低于恶性肿瘤。结肠癌手术切除后，在 1～3 周内可下降至正常水平。如果手术切除不完全，术后还持续阳性，表明患者预后较差或癌肿转移或复发。

6. 胃肠激素功能主要项目检测

近 20 年来研究发现，胃肠道能分泌 20 多种肽类激素，是人体内最大的内分泌器官。测定胃肠激素的水平对于消化道疾病，乃至全身疾病的诊断有重要意义。胃肠激素均为肽类激素，用放射免疫法测定。

（1）促胃液素（GAS）：促胃液素是由胃窦及近十二指肠端黏膜中的 G 细胞分泌的一种胃肠道激素，具有促进胃液分泌、胃窦收缩和消化道黏膜生长等生理作用。促胃液素瘤、恶性贫血、胃酸缺乏症和消化性溃疡等，血清促胃液素浓度增高；胃切除术后、胃窦部胃癌则减低。

（2）胃动素（MOT）：MOT 由肠的 EC2 细胞分泌，在空肠黏膜的浓度最高。十二指肠液酸化，MOT 释放增加，低血糖则抑制胃动素释放。MOT 能强烈刺激上消化道机械运动和生理性肌电活动。过量的 MOT 分泌，可使正常胃窦与十二指肠间协调性运动受影响，而减缓胃的排空。急性细菌性痢疾、溃疡性结肠炎、胰腺炎、肝硬化等，血浆 MOT 升高。

（3）促胰液素（SEC）：由十二指肠空肠及回肠的 S 细胞分泌，它有刺激胰液及小肠液的分泌，阻止胃窦释放促胃液素，减慢胃肠蠕动等生理功能。十二指肠溃疡及肝硬化者升高，胰腺癌则降低。

（4）生长抑素（SS）：SS 由胃、十二指肠、胰腺 D 细胞分泌，有抑制 GAS、SEC、胰岛素分泌，抑制胃运动的生理作用。肠易激综合征患者乙状结肠黏膜 SS 分泌增高。消化性溃疡患者胃窦 D 细胞数和 SS 含量下降，而 GAS 升高。胰腺癌则 SS 受体数目减少。

7. 微生物及寄生虫主要项目检测

（1）微生物检测

1）幽门螺杆菌（Hp）：该菌有不同亚型，且毒力各异，临床表现也不一致。它是消化性溃疡及慢性胃炎的重要病因，且与胃癌关系密切。检测方法有：①^{13}C 或 ^{14}C 标记的尿素呼气试验。②快速尿素酶试验。③黏膜病理组织切片染色。④细菌培养。

2）肠道细菌：食物中毒常见病原菌有沙门菌、致病性大肠埃希菌、产气荚膜杆菌、葡萄球菌。采集大便、呕吐物，进行细菌培养认定。

沙门菌属：①伤寒沙门菌：能引起伤寒。②肠炎沙门菌：可引起副伤寒、食物中毒（有 1700 余种亚型）。检测方法为采集粪便、呕吐物和食物，用不同的培养基进行细菌培养，予以确定。

痢疾杆菌：有多种类型，且毒性各异。有志贺痢疾杆菌、副志贺痢疾杆菌及舒密次痢疾杆菌、福氏痢疾杆菌、鲍氏痢疾杆菌、宋氏痢疾杆菌等。采用肛拭或盐水灌肠粪便涂片检查和细菌培养确认。

3）肝及胆囊内细菌：多由逆行性胆道感染所致。其中金黄色葡萄球菌、大肠埃希菌和链球菌为细菌性肝脓疡常见病原菌。用肝穿刺物细菌培养方法确定。

（2）病毒检测

1）肝炎病毒：目前已知的有 7 种肝炎病毒引起 7 型肝炎。即甲型（HAV）、乙型（HBV）、丙型（HCV）、丁型（HDV）、戊型（HEV）、己型（HFV）和庚型（HGV）。前五型用免疫学方法检测大致可确诊，而己型肝炎尚缺乏可靠诊断方法，庚型肝炎虽可检测 HGV-RNA 来诊断，但未普遍开展。

a. 甲型病毒性肝炎：血清中抗-HAV-IgM 在发病开始至发病后 12 周内均呈阳性，是诊断急性甲型肝炎可靠、灵敏的方法，是早期诊断指标。检测急性期和恢复期双份血清抗-HAV 总抗体滴度，当升高 4 倍以上时也可诊断为甲型肝炎。甲型肝炎病毒抗原（HAVAg）阳性，可确诊为甲型肝炎。甲型肝炎病毒抗体 IgG（HAVAb-IgG 或抗-HAV-IgG）提示恢复期，已产生免疫力。

b. 乙型病毒性肝炎：

乙型肝炎表面抗原（HBsAg）与抗体（抗-HBs）：HBsAg 是目前最常用的 HBV 感染的间接指标。阳性时表示已有 HBV 感染，常出现于慢性 HBsAg 携带者，或急性乙型肝炎潜伏期、慢性迁延性肝炎、慢性活动性肝炎、肝硬化。抗-HBs 阳性时说明机体产生保护性抗体，机体已产生一定免疫力。

乙型肝炎 e 抗原（HBeAg）与抗体（抗-HBe）：HBeAg 阳性是病毒复制活跃与传染性强的指标之一。抗-HBe 阳性是 HBV 感染时间较久、病毒复制减弱与传染性减低的指标。

乙型肝炎核心抗原（HBcAg）与抗体（抗-HBc）：HBcAg 是 HBV 的核心成分，也是 HBV 存在的直接指标。但用一般方法不能在血液中检出。抗-HBc-IgM 阳性表示 HBV 的现症感染，高滴度抗-HBc 表示体内 HBV 有活动性复制，低滴度抗-HBc 是既往有 HBV 感染，但也不排除体内尚有 HBV 存在。

乙型肝炎以上五项（两对半）标志物，临床有各种表现模式，应作综合分析，以判断它的临床意义。

其他：乙肝病毒 DNA，DNA 聚合酶是 HBV 核心成分，乙肝病毒相关的多聚人血白蛋白受体是 HBV 前 S2 基因产物，阳性时均是 HBV 感染、复制的重要依据。

c. 丙型病毒性肝炎：常用酶联免疫吸附试验（ELI-SA）检测血清中的丙型肝炎病毒抗体（HCVAb）呈阳性，阳性时利于 HCV 感染的诊断。抗-HCV-IgM 还是判断病情活动性的指标之一。聚合酶链反应（PCR）法检测 HCV- RNA 有极高的特异性和灵敏性，可用于丙型肝炎的病原学诊断。丙型肝炎常与乙型肝炎合并感染，使肝炎转为慢性化、肝硬化或肝癌。

d. 丁型肝炎病毒：表面缺乏外壳蛋白，本身不能复制，可以不发生病变，只有在 HBsAg 阳性时，借助乙肝病毒的外壳蛋白才能进行复制，引发丁型肝炎。丁型肝炎抗原（HDAg）阳性，表明乙型肝炎和丁型肝炎合并感染，且肝内丁型病毒复制活跃，对肝脏有直接损害，有传染性，病情可迅速变化，导致慢性肝炎或肝硬化；丁型肝炎抗体（HDAb）不属保护性抗体，高滴度持续阳性者，表示已有慢性感染，即使病情缓解，仍可长期阳性。

e. 戊型肝炎：原称肠道传染性非甲非乙型肝炎，可与甲型肝炎相伴发生，散在流行。戊型肝炎抗体（HEAb）有 IgG 和 IgM 两类。HEAb-IgM 阳性，表示近期感染戊型肝炎病毒。

2）肠炎病毒：已发现埃可病毒（ECHO virus）和轮状病毒（rotavirus）能引起腹泻；柯萨奇病毒（Coxsakie virus）的毒株可导致胰腺炎和肝炎。

（3）寄生虫检测

1）蠕虫类：消化道中致病的蠕虫种类甚多，有线虫类如蛔虫、钩虫、蛲虫、鞭虫等；吸虫类如华枝睾吸虫和姜片虫；绦虫类如猪带绦虫、牛带绦虫、短膜壳绦虫和鱼带绦虫等。这些寄生虫多能经粪便镜检其特征状虫卵，或绦虫节片而确诊。

2）原虫类：有溶组织阿米巴和蓝氏贾第鞭毛虫所引起的肠炎、痢疾及阿米巴肝脓肿。粪便检查出滋养体或包囊可得确诊。

8. 其他检测

(1)水、电解质和酸碱平衡：消化病出现的呕吐、腹泻，或采用胃肠减压和胃肠瘘等措施，都能引起体液及各成分的大量丢失，产生水电解质紊乱和酸碱失衡。因此检测电解质浓度和酸碱度(如 CO_2 结合力)，及时加以纠正，对于迅速改善患者状况、挽救其生命具有积极的意义。

(2)基因：近年来消化道肿瘤的分子生物学研究表明，正常细胞转化为恶性肿瘤细胞过程中，细胞核内一系列分子水平发生变化，均能发现一些或某个基因有突变、扩增、重排、转录水平增高，及相应的蛋白产物的基因表达增强。因此，应用基因诊断技术，对消化道肿瘤、癌前期病变的研究，以及中医药的预防、治疗及预后均有应用价值。目前，临床应用的基因检测有：

1）细胞癌基因：①ras 癌基因：包括 H-ras，K-ras 和 N-ras。②核蛋白类：包括 c-myc、N-myc、L-myc、myb、ski 和 P53 等。③生长因子类：如 sis。④酪氨酸激酶类：如 src、yes、fes、fgr。⑤尚未被分类的癌基因：rel、erb-A、ets、mam、met 等。

2）抗癌基因：与消化道肿瘤有关的有 P53、MCC(mutated in colorectal cancer)、DCC(deleted in colorectal carcionoam)。

3）癌基因表达产物：有 P60、P68、P150、P21、P92、P28、P100。

(3)微量元素：人体内有多种微量元素，其数量少而作用甚大，依靠体内的动态平衡，维持在一个狭小的正常范围内。它多以结合形式在人体中参与多种生理功能。临床最常检测有锌、铁、铜三种。

1）锌：慢性萎缩性胃炎、炎性肠病、肝病等都可发生锌缺乏。

2）铁：急性肝炎的初期直至极期，慢性肝炎急性复发、肝细胞变性坏死，可见血清铁的水平升高；梗阻性黄疸，多属正常或减少，故有助于黄疸的鉴别诊断。

3）铜：肝脏在人体组织中含铜量最大。肝内的铜，通过胆汁被排入肠道中。故在肝内、肝外胆汁郁滞，转移性肝癌，原发性胆汁性肝硬化等病症，血中铜蓝蛋白均可增高。慢性肝炎、肝硬化等，血清铜正常或减低。

第八章 脾胃疾病治法与方证论治研究

第一节 脾胃疾病治法研究

《素问·至真要大论》云："经言盛者泻之，虚者补之。余锡以方士，而方士用之，尚未能十全，余令要道必行，桴鼓相应，犹拔刺雪污，工巧神圣，可得闻乎？岐伯曰：审察病机，无失气宜，此之谓也。……故大要曰：谨守病机，各司其属，有者求之，无者求之，盛者责之，虚者责之。必先五胜，疏其血气，令其调达，而致和平，此之谓也。"

这段话告诉人们，怎样才能取得"十全"的疗效。我们体会有以下五点：①要想在临床上达到"工巧神圣"的境界，必须谨守病机，有针对性地进行治疗；②处方用药必须结合四时气候变化，"无失气宜"；③必须考察五脏的盛衰，即"必先五胜"，不能就病治病，因为人是一个有机的整体，是一个活的社会人；④调理的重点是调和气血；⑤治疗的目标是气血冲和、阴阳平衡。因此，要提高治疗脾胃系疾病的疗效，也必须贯彻整体观念和辨证论治的原则。

针对脾胃失调的病机进行诊治。总结几十年的临床实践，我们认为最常见者有脾气虚、脾气下陷、脾阳虚、脾阴虚；胃阴虚、胃中寒、胃腑实热、胃失和降；脾胃虚寒、脾胃湿热、脾胃寒湿等。针对不同的病机与证候，调理脾胃的方法亦是多种多样的。今举我们常用的一些治法方药，分述如下：

（1）益气升阳法：多用于食少乏力，兼见脱肛、内脏下垂、眼睑下垂而腹部有坠胀感，属于脾气虚陷者，补中益气汤为基本方。我们用补中益气汤加枳壳、鸡内金、元胡，治疗胃痛、肝脾下垂共106例，治愈56例，显效25例。用升陷汤治疗脱肛、子宫脱垂、功能性子宫出血等，属于气虚下陷者亦获得良效。如酒泉患者田某，脱肛2月余，服14剂而愈。此外，还用补中益气汤治疗长期低热证，不论是感染性或功能性，只要是脾胃气虚者，都能获得一定疗效，此即所谓"甘温除热"之法。由上可见，益气升阳法应用很广，只要病机相同，不同的疾病都可以应用。

（2）益气补脾法：多用于乏力、食少、气短懒言、面白、舌淡脉弱，属于脾胃气虚者，常选用四君子、六君子汤加减。若兼见心悸怔忡，不寐多梦，或兼见各种出血者，又常以归脾汤为基本方。我们用六君子汤加黄芪、白花蛇舌草、化瘀散治疗胃窦部癌15例、食管鳞癌12例、乳腺低分化腺癌6例，从病机上讲均属于脾胃气虚者，都明显地延长了存活时间。我们治疗60例功能性子宫出血中，有36例属于脾不统血者，用归脾汤加阿胶、仙鹤草等治疗，不仅止血迅速，对月经周期调整亦佳。这些都是由于脾虚不能统血，用益气补脾法治疗而收奇效。

（3）温运脾肾法：多用于脘腹冷痛、呕吐清水、四肢不温、肢体浮肿、泄泻清冷、舌白润、脉沉缓，属于脾阳虚或脾胃虚寒者，常以理中汤加减。我们治疗82例水肿期的慢性肾炎及肾病综合征中，以脾肾阳虚为主者56例，治以温补脾肾法，选用生黄芪、党参、干姜、肉桂、附子、大黄为主，随证加减，基本治愈36例，显效12例，有效15例，无效7例。患者如酒泉王某、天水李某、兰州石某等人，治愈后分别观察22年、18年、5年，均未复发。

（4）健脾渗湿法：多用于脾湿泄泻，症见食入即泄，食少便溏，苔白滑或白厚腻，脉濡缓者，常用参苓白术散，寒湿盛者加用理中汤。例如妊娠高血压综合征常有水肿，多认为是脾虚湿盛所致。庞潘池报告晚期妊娠高血压综合征28例中，属脾虚湿盛者5例，治以健脾渗湿法，用参苓白术散或理中汤加减，取得一定效果。至于脾虚湿盛所致泄泻，用参苓白术散治疗取效则屡有报道。现多认为将健脾与渗湿结合为法，具有相得益彰之效用，治愈病例不胜枚举。

(5) 补火生土法：多用于朝食暮吐、五更泄泻、乏力、畏寒、腰痛、舌淡白、脉沉缓，属于命火亏虚不能生脾土者，我们常用桂附理中汤加减治疗。一些久延不愈的慢性腹泻证，往往因命火亏虚，脾肾阳衰而致，多选用此法治疗。

(6) 疏表和胃法：用于外感寒湿，内伤生冷，引起吐泻交作，脘腹疼痛，或兼寒热之证，我们常用藿香正气散加减治疗。可收桴鼓响应之效。如无外感，以生冷内伤为主，即所谓寒性呕吐者，常用砂半理中汤合小半夏加茯苓治疗，疗效也佳。

(7) 滋润胃阴法：用于胃脘灼热干痛，纳少，或饥不欲食，口咽干燥，干呕便秘，舌红少苔，脉细数无力，属于火盛灼津，胃阴不足者，我们常用枳壳益胃汤加味，治疗慢性萎缩性胃炎数百例，疗效显著。如属土薄力弱，难以生津者，常加山药、石斛、荷叶之类。此法也可用于热病过程中胃津损伤之患。

(8) 滋养脾阴法：用于经常便秘、口舌生疮、食少腹胀之脾阴虚证，常用甘露饮加当归、麻子仁。如脾阴虚极，食少体弱，唇红口干者，可用《不居集》中和理阴汤，即由山药、扁豆、莲肉、人参等组成，治疗脾阴亏损、饮食减少、腹胀不适者。补脾阴不可纯用滋补，以平补为贵。补其虚而不滋腻留邪；除其湿而不伤阴耗液；行其滞而不泥膈碍运，在此基础上，我们创拟了补脾阴汤，经多年应用，疗效满意。

(9) 消食和中法：用于伤食腹胀、嗳腐泛酸、气如败卵之饮食积滞，脾胃不和者，我们常用保和丸或楂砂平胃散治疗，以消食导滞，宽中和胃。

(10) 清利湿热法：适于胸脘痞闷，发热口苦，大便秽臭，小便短黄或面目身黄，苔黄腻，脉濡之中焦湿热证。因脾为湿困，气机不展，遏郁化热所致，我们常用甘露消毒丹、茵陈蒿汤之类。如兰州王某患乙肝重症，虑胆酶分离症，14 剂而达正常。

(11) 通里攻下法：用于胃腑实积、痞满燥坚或高热神昏、苔黄燥、脉实有力者，我们常选三一承气汤加减治疗。如酒泉曾某，发高烧神昏住某医院治疗 13 天不退，全家焦急万分，当时患儿面红耳赤，口唇干裂，腹热如焚，我们用三一承气汤加柴胡一剂而愈。

(12) 收敛温补法：脱肛久痢，久治不愈、形体消瘦者，我们习用真人养脏汤加石榴皮、桃花汤治疗。

以上治疗脾胃病 12 法，有的针对脾胃实证，有的则是治疗虚证及虚实夹杂证。均为现今各科常用治法。

第二节　方证论治的价值

“方证论治”的“方”不仅是指药物的特定组合，而且是指具有明确应用指征的药物。“方”实际上是理、法、方、药串在一起的一个环节，是辨证论治当中作为论治部分的东西，是整个辨证论治过程的落脚点。“证”即用方之证据。是以某些主要的脉症为依据，对疾病过程中一定阶段的病位、病因、病性以及病势等的病理概括，是对疾病阶段性本质所作的结论。其基本精神就是寻找证据、分析证据和运用证据，以做出合理的用方决策。方剂的适应证，即简称为方证，某方的适应证，即称之为某方证。我们在临床上，根据疾病过程中各症状的权重，区分为主症与兼症。“主症”是指患者就诊时最主要的痛苦或体征(即主要矛盾和矛盾的主要方面)，是指决定全局而占主导地位的征候。凡在主症基础上而又出现的新的征候，就叫做兼症。兼症的最大特点就是它与主症在病机上有着千丝万缕的联系，因此离不开主症发病的范围。选用主方，针对“主症”进行论治，谓之“方证论治”。

“方证论治”源于《伤寒论》，书中不少方都是“证以方名，方由证立”，方证一体的形式表述的。论中所言“桂枝证”、“柴胡证”，即是以方名证，是方证论治的典型代表。可以说东汉张机的《伤寒杂病论》在确立了临床辨证论治原则的同时，也开创了“方证论治”的用药先例。至唐代孙思邈正式提出“方证论治”理论,并采用“方证同条,比类相附”的方法进行研究,以使方随证立,证随方呈。宋代朱肱是“方证论治”理论的极力推行者,在《南阳活人书》中,他将“方证”简称为“药证”,提出“所谓药证者,药方前有证也,如某方治某病是也”。明清以来,“方证论治”被越来越多的人所赞同,喻嘉言将“方证论治”解释为“有是病即是有是药,见此证便与此方,是仲景活法”。总之,在历代伤寒学派的发挥和实践下,逐步发展成为一门相对独立的学说。

“抓主症”是方证论治中最为要紧之事,切不可掉以轻心。在临床上,患者的主诉应该说与主症有关,但在某些时候,患者的主诉却不一定与辨证所需的主症有直接关系,要待临床医生去识别。如果只抓主症而不顾兼症,就难以做到随证应变,也就不能根据兼症的出现而及时制订有效的治法。抓不住主症,则治疗无效;抓住了主症,则效如桴鼓。因此,“抓主症”是辨证的最高水平,能否有效地抓住主症,是衡量一个临床医生辨证水平高低的尺度。

抓住和抓准“主症”,是“方证论治”凸显临床疗效的关键所在,也是准确有效地运用成方的一条捷径。经方大师胡希恕谓:“辨方证是辨证的尖端”。

柯琴在《伤寒来苏集》中说:“以方类证,以方名证,方不拘经”。我们认为:方不仅可以“方不拘经”,而且也可以不拘病。这不仅可以使相对局限的征候的方证论治的最大优势得到体现,还可以获得理论上几乎是无限的使用空间。而且,这个空间将交由使用者在一定的思路与方法指导下自由掌握,以符合患者个体差异及医生临证变通的需要。用是方,治是证,不但能治疗慢性病,也能治疗急性病、传染病;它不仅能诊治已知之病,更能治疗目前不明之疾,可以说是破解世界性医学难题的一把金钥匙。

本书中“方证论治”与辨病相结合,既能纳入前贤辨证论治研究成果和临床经验,还能体现现代科学与中医科学的有机结合;既能突现中医辨证论治圆机活法的特色优势,又能给使用者留出发挥的无限空间。另外,须特别提醒的一点是“方证论治”必须通过辨方药的适应证来论治,不能辨病施治。否则,临床只根据疾病的诊断,而忽略不论有无该方的适应证即给予该方,结果可能会发生像日本国的“小柴胡汤副作用事件”。

方证论治的实质是“用是方,治是证”,是“有是证,用是方”的逆向思维和应用。

第三节　脾胃病阳证方证论治规律

脾胃病是临床常见病、多发病。历代医家对脾胃学说都极为重视,从不同角度形成各自的理论与见解,积累了丰富的医疗经验。然而综观古代医学文献,有关脾胃疾病的临床分类及证治却缺乏一个完整的阐述。综合历代最著名的医家有关脾胃学说的文献,结合我们在临床习惯“以方辨证论治”作一个全面的阐述,希望可用以指导临床实践。

脾胃病的方证论治,可以阴阳为纲,以虚实寒热气血为目进行分类。可以以若干个经验方来辨证论治。论中代表方剂,既体现了医学家们的学术思想和经验,又具有“有是证,用是方”的普遍适用规律,方中蕴含了病因病机的内在联系。如孙思邈的《千金要方》、宋代盛行的《太平惠民和剂局方》和钱仲阳的《小儿药证直诀》、陈良甫的《妇人大全良方》均是以方辨证论治的典范。我们采取逆向思维“用是方,治是证”。

(一) 阳证方证论治研究

这里主要阐述实热方证论治研究,实热证主要指阳明实热证,也就是包括白虎汤证、三个承气汤证及清胃散证等。

1. 白虎汤证

方证总括　阳明白虎辨非难,难在阳邪背恶寒;知六膏斤甘二两,米加六合四大安。

服桂烦渴大汗倾,液亡肌腠调阳明;口干舌燥饮数升,白虎加参三两平。

主症 身大热,汗大出,口大渴,脉洪大有力,舌质红,苔黄干燥,即“四大一黄”证。

病机 阳明热盛,热在气分。

治法 清气解热泻火。

方药 白虎汤加减。生石膏 50g,知母 10g,粳米 10g,炙甘草 6g,栀子 6g,芦根 15g。

若里热炽盛,气津两伤者,加人参,名人参白虎汤;桂枝白虎汤治里热而骨节疼烦者;苍术白虎汤治里热而兼风湿者;羚犀白虎汤治里热而气血两燔,神昏谵语者。

应用 此证乃阳明邪从热化,热在气分,燥热伤胃,故患者大渴饮冷;热蒸外越,故壮热大汗;邪盛而实,故脉洪而滑,乃一派里热极盛之象,治以清气解热泻火为法。临床可治疗多种急性热性传染病、中暑、风湿热、糖尿病等而见本方之主症者。从现代药理学分析及实验研究结果来看,白虎汤具有以下三大作用:

(1) 清热解痉:白虎汤煎剂可清肺胃火而解热,石膏内服经胃酸作用变成可溶性钙盐,经吸收入血后,对神经、肌肉有抑制作用,并能降低血管通透性,因而有解痉、消炎作用。

(2) 抗菌消炎:煎剂对金黄色葡萄球菌、溶血性链球菌、肺炎双球菌、痢疾杆菌等有抑菌作用。

(3) 解毒:中和内毒素,缓解毒血症患者的症状。

2. 大承气汤证

方证总括 大承黄四朴半斤,枳五硝三急下云;枳朴先煎后入黄,烊硝痞满燥实行。

主症 脘腹胀痛,大便燥结,潮热谵语,苔黄燥裂,脉滑实而数。或热结旁流,症见下利清水,色纯青,其气臭秽,脐腹疼痛,按之坚硬有块,口舌干燥,脉滑实。或见热厥、痉病、发狂者。

病机 实热内结,阳明腑实。

治法 荡涤实热、泻下通便。

方药 大承气汤。大黄(后下)10g ,芒硝(烊化)6g,厚朴(去皮)12g,枳实 15g,甘草 6g,生姜三片。水煎服。先煎枳实、厚朴,后下大黄,溶服芒硝。

本方证中大黄泻热通便,荡涤肠胃实热结滞,为君药;芒硝助大黄泻热通便,便能软坚润燥,为臣药;厚朴、枳实行气散结,消痞除满,并助硝、黄推荡积滞,共为臣使。全方以攻下药配伍理气药,能使里热积滞速去,津液得以保存,四药合用,共奏竣下热结之功。

应用 随症加减有小承气汤、调胃承气汤、三一承气汤、三化汤、宣白承气汤、导赤承气汤、增液承气汤、牛黄承气汤等。此方可用于多种热性传染病及急腹症的一定阶段。亦可用于心脑血管病、中风、精神分裂症等。用于腹水、胸水时,可选加大戟、芫花、甘遂等。

泻下药一般以汤剂为宜,不必久煎,宜空腹冷服。如神昏患者不能口服者,可灌肠给药。素体脾胃气虚患者或服药不受、药入即吐者,也可用灌肠法。泻下法可排除胃肠积滞,消除体内瘀血及水液潴留等。

3. 清胃散证

方证总括 清胃散用升麻连,当归生地牡丹全;或益石膏平胃热,口疮吐衄及牙宣。

主症 牙龈肿痛,胃脘灼热,烦躁饮冷,口气热臭,或口腔糜烂,大便秘结,舌质深红,舌苔黄腻,脉滑数。

病机 胃有积热,循经上攻。

治法 清泻胃火。

方药 清胃散加味。当归 12g,黄连 10g,生地 15g,丹皮 10g,升麻 6g,石膏 30g,川牛膝 6g。上药为末,水煎,去渣冷服。

方中黄连清泻胃腑之火为君药；升麻宣达郁遏之伏火，生地凉血滋阴，丹皮清热凉血，共为臣药；当归养血和血为佐药；升麻兼以引经为使药。诸药合用，共奏清胃凉血之功。

加减　若兼便秘者，加大黄导热下行；口渴饮冷者，加知母以清热生津；胃火炽盛之牙衄，加川牛膝导血热下行。

应用　此方证可见于炎症性牙痛、牙龈炎、口腔炎、溃疡病、慢性胃炎等。

4. 凉膈散证

方证总括　凉膈硝黄栀子翘，黄芩甘草薄荷饶；竹叶蜜煎疗膈上，中焦燥实服之消。

主症　身热口渴，面赤唇焦，胸膈烦热，口舌生疮，或咽痛吐衄，小便色赤，或大便不畅，舌红苔黄，脉滑数。

病机　肺胃邪热。

治法　清宣肺胃，祛邪解毒。

方药　凉膈散(《太平惠民和剂局方》)加减。连翘15g，生大黄(后下)8g，芒硝(烊化)10g，薄荷(后下)6g，栀子9g，桑叶10g，桔梗9g，黄芩10g，黄连6g。

《成方便读》："若火之散漫者，或在里，或在表，皆可清之、散之而愈。如夹有形之物，结而不散者，非去其结，则病终不痊。故以大黄、芒硝之荡涤下行者，去其结而逐其热。然恐结邪虽去，尚有浮游之火，散漫上、中，故以黄芩、薄荷、竹叶清彻上中之火；连翘解散经络中之余火；栀子自上而下，引火邪屈曲下行，如是则有形、无形、上下、表里诸邪，悉从解散。用甘草、生蜜者，病在膈，甘以缓之也。"

应用　现代临床常用本方治疗咽炎、口腔炎、急性扁桃体炎、胆道感染、急性黄疸型肝炎、结膜炎、多发性疖肿等而见本方证之主症者。

5. 犀角地黄汤证

方证总括　犀角地黄芍药丹，血升胃热火邪干；身热谵语皆能治，加入竹茅效若仙。

主症　身热谵语，斑色紫黑，舌绛起刺，脉细数；或善忘如狂，漱水不欲咽，大便色黑易解等。或热伤血络，见吐血、衄血、便血、尿血等。

病机　热毒炽盛，迫血妄行。

治法　清热解毒、凉血散瘀。

方药　犀角地黄汤(《备急千金要方》)加减。水牛角(先煎)30g，生地20g，白芍15g，丹皮10g，五灵脂6g，竹叶10g，白茅根15g。

本方证中水牛角清热凉血解毒，为君药；生地、白茅根清热凉血、养阴生津为臣药；芍药养血敛阴，丹皮、竹叶、五灵脂清热凉血散瘀，共为佐使药。全方清热之中兼以养阴，使热清血宁而无耗血之弊；凉血之中兼以化瘀，使血止而无留瘀之患。诸药合用，共奏清热解毒、凉血散瘀之功。若神昏谵语甚者，合用安宫牛黄丸或紫雪丹清热开窍；衄血者，加白茅根、黄芩清热止血；便血者，加槐花、地榆清肠止血；尿血者，加白茅根、小蓟清利止血；郁怒而夹肝火者，加柴胡、黄芩、栀子以清泻肝火。

应用　常用于治疗急性黄色肝萎缩、肝昏迷、尿毒症、紫癜急性白血病、败血症等属热入血分药。

6. 黄连解毒汤证

方证总括　黄连解毒汤四味，黄柏黄芩栀子备；躁狂大热呕不眠，吐衄斑黄均可贵。

主症　烦躁昏狂、大热干呕、吐血衄血、乱语发斑等证均可。

病机　三焦实火，迫血妄行。

方药　黄连解毒汤(《外台秘要》)加减。黄连124g、黄柏、黄芩各62g,栀子十四枚组成,每次15g,水煎服。

《成方便读》:"治一切火邪,表里俱盛,狂躁烦心,口燥咽干,大热干呕,错语不眠,吐血,衄血,热盛发斑等证。汪昂曰:毒者,即火邪之盛也。邪入于阳则狂,心为热所扰则烦,躁则烦之盛也;口燥咽干,火盛津枯;干呕者,热毒上冲也;错语者,热毒伤其神也;不眠者,热盛而阴不静也。至于吐衄、发斑等证,热攻于胃,逼血妄行也。此皆六淫火邪,充斥上下表里,有实无虚之证,故治法非缓剂可以了事者。黄芩清上焦之火,黄连清中焦之火,黄柏清下焦之火,栀子泻三焦之火,从心肺之分,屈曲下行,小肠、膀胱而出。盖四味皆大苦大寒之药,清其亢盛之火,而救其欲绝之水,然非实热,不可轻投耳。"

加减　若兼便秘者,加大黄泻下清热;吐衄发斑者,加生地、玄参、丹皮、赤芍清热凉血;瘀热发黄者,加茵陈、大黄、金钱草清热祛湿退黄。

应用　现代临床将本方证广泛应用于各种感染性疾病,如流行性脑脊髓膜炎、流行性乙型脑炎、败血症、脓血症、痢疾、肺炎、泌尿系感染、急性肝炎、急性胃肠炎、急性胆囊炎以及皮肤化脓性感染而呈温热状态者。

7. 导赤散证

方证总括　导赤琥珀地木通,芦草竹叶儿茶攻;口糜淋痛小肠火,引热同归小便中。

主症　小便赤淋,茎中作痛,口糜舌疮,烦热口渴,舌红,脉数。

病机　心移热于小肠。

治法　清心利尿。

方药　导赤散(钱乙《小儿药证直诀》)加味。生地黄、木通、甘草梢各10g,芦根15g,琥珀10g,儿茶12g,竹叶10g。同煎温服。

《医宗金鉴·删补名医方论》:"心与小肠为表里也,然所见口糜舌疮,小便黄赤,茎中作痛,热淋不利等症,皆心移热于小肠之证。故不用黄连直泻其心,而用生地滋肾凉心,木通通利小肠,佐以甘草梢,取易泻最下之热,茎中之痛可除,心经之热可导也。此则水虚火不实者宜之,以利水而不伤阴,泻火而不伐胃也。若心经实热,须加黄连、竹叶,甚者加大黄,亦釜底抽薪之法也。"

应用　现代临床常用本方治疗口腔炎、鹅口疮、小儿夜啼等心经有热者,或肾盂肾炎、膀胱炎、泌尿系结石等心热移于小肠的病证。

8. 安宫牛黄丸证

方证总括　安宫牛黄凉开方,芩连栀郁朱珠襄;犀角雄黄珠冰麝,热闭心包及时上。

主症　高热,昏迷,痰热壅闭心窍、高热烦躁、神昏谵语或舌强肢厥以及中风窍闭,小儿惊厥属痰热内闭者。

病机　热毒闭固,厥阴受邪。

治法　芳香化浊,泻火开窍。

方药　安宫牛黄丸(《温病条辨》)。牛黄、郁金、犀角、黄芩、黄连、雄黄、山栀子、朱砂各30g,梅片、麝香各7.5g,珍珠15g,金箔衣,共为极细末,炼老蜜为丸,每丸3克,每服一丸。

《温病条辨》:"此芳香化秽浊而利诸窍,咸寒保肾水而安心体,苦寒通火腑而泻心用之方也。牛黄得日月之精华,通心主之神。犀角主治百毒,邪鬼瘴气。珍珠得太阴之精,而通神明,合犀角补水救火。郁金草之香,梅片木之香,雄黄石之香,麝香乃精血之香,合四香以为用,使闭固之邪热温毒深在厥阴之分者,一齐从内透出;而邪秽自消,神明可复也。黄连泻心火,栀子泻心与三焦之火,黄芩泻胆、肺之火,使邪火随诸香一齐俱散也。朱砂补心体,泻心用,合金箔坠痰而镇固,再合珍珠、犀角为督战之主帅也。"

应用 现代临床常用安宫牛黄丸治疗:①各种原因引起的昏迷,如乙脑、流脑、急性脑血管疾病、心肌梗死、中毒性痢疾、肝性脑病、肺性脑病、尿毒症等。②各种原因引起的高热,如流脑、乙脑、重症肝病、中毒性肺炎、中毒性痢疾、有机磷农药中毒、中暑所致高热而见本方证之主症者。

9. 紫雪丹证

方证总括 紫雪犀羚朱朴硝,硝磁寒水滑膏邀;丁沉木麝升玄草,热陷昏痉服之消。

主症 神昏痉厥。温热病,邪热内陷心包,高热烦躁、神昏谵语,痉厥,口渴唇焦,尿赤便闭,以及小儿热盛惊厥。

病机 热极动风。

治法 清热息风。

方药 紫雪丹(《苏恭方》)。石膏、寒水石、磁石、滑石各1500g,犀角屑、羚羊角屑、青木香、沉香、玄参、升麻各500g,甘草(炒)240g,朴硝5000g,硝石2000g,麝香38g,朱砂90g,黄金30g,丁香30g。

《外台秘要·卷十八》原书主治:"疗脚气毒遍内外,烦热,口中生疮,狂易叫走,及解诸石草热药毒火,邪热卒黄等。瘴疫毒疫,卒死温疟,五尸五注,心腹诸疾,绞刺切痛,蛊毒鬼魅,野道热毒,小儿惊痫,百病最良方。"《温病条辨》:"诸石利水火而通下窍,磁石、元参补肝肾之阴,而上济君火,犀角、羚羊泻心、胆之火,甘草和诸药而败毒,且缓肝急。诸药皆降,独用一味升麻,盖欲降先升也。诸香化秽浊,或开上窍,或开下窍,使神明不致坐困于浊邪,而终不克复其明也。丹砂色赤补心,而通心火,内含汞而补心体,为坐镇之用。诸药用气,硝独用质者,以其水卤结成,性峻而易消,泻火而散结也。"

应用 现代临床常用本方治疗各种发热性感染性疾病,如流行性脑炎、乙型脑炎的极期,暴发性传染型肝炎的急性肝坏死、肝昏迷,重症肺炎,中毒性细菌性痢疾,斑疹伤寒,猩红热,麻疹并发肺炎,化脓性感染败血症期,大面积烧伤热毒攻心等致高热神昏痉厥。

10. 至宝丹证

方证总括 至宝朱砂麝息香,雄黄犀角与牛黄;金银二箔兼龙脑,琥珀玳瑁用之良。

主症 神昏不语,痰盛气粗、身热烦躁、舌红、苔黄垢腻,脉滑数,以及小儿惊厥属于痰热内闭者。

病机 痰浊内闭,气机逆乱。

治法 从表透里,化浊开窍。

方药 至宝丹(《太平惠民和剂局方》)。生乌犀屑(研)、生玳瑁屑(研)、琥珀(研)、朱砂(研水飞)、雄黄(研)各30g,龙脑(研)、麝香各0.3g、牛黄(研)15.5g,安息香(研)熬膏、45g,金箔、银箔各五十片。

《绛雪园古方选注》:"至宝丹,治心脏神昏,从表透里之方也。犀角、牛黄、玳瑁、琥珀,以有灵之品内通心窍;朱砂、雄黄、金银箔,以重坠之药安镇心神;佐以龙脑、麝香、安息香,搜剔幽隐诸窍。……故热入心包络,舌绛神昏者,以此丹入寒凉汤药中用之,能祛阴起阳,立展神明,有非他药之可及。若病起头痛而后神昏不语者,此肝虚魂升于顶,当以牡蛎救逆以降之,又非至宝丹之所能苏也。"

应用 现代临床多用于治疗流行性乙型脑炎、流行性脑脊髓膜炎、中毒性痢疾、尿毒症、脑血管意外、中暑、肝昏迷、癫痫等属于痰热内闭者。

以上三方,有"凉开三宝"之称。安宫牛黄丸清心泻火的作用较强,紫雪丹解毒镇痉的作用较强,至宝丹化浊开窍的作用较优,临证选用时须加注意。必要时亦可合并使用。

11. 苏合香丸证

方证总括　苏合香丸麝息香,木丁沉附荜檀香;犀冰白术朱诃乳,寒实气闭急需尝。

主症　中风而致突然昏倒、不省人事,面白唇青,牙关紧闭;中恶而致胸腹胀满冷痛,痰壅气闭,或突然昏迷;时疫霍乱而致腹痛胸痞,欲吐泻不得,甚则昏迷。

病机　寒邪痰湿,郁闭气机。

治法　芳香开窍,行气止痛。

方药　苏合香丸(《太平惠民和剂局方》)。苏合香30g,麝香60g,安息香60g,木香60g,丁香60g,朱砂60g,乳香30g,荜茇60g,犀角60g,冰片30g,白术60g,沉香60g,诃子60g,香附60g。上药为末,炼蜜为丸,每丸3g。每次1丸,每日1~2次,温开水送下。小儿用量酌减。使用应注意:本方辛香走窜,有损胎气,孕妇慎用;热闭证及脱证禁用本方。本方多用于急救醒神或止痛,久服耗散正气,故须中病即止。

方中苏合香、麝香、安息香、冰片芳香开窍,为君药。木香、丁香、乳香、檀香、沉香、香附行气解郁,散寒止痛,辟秽化浊,活血化瘀为臣药。荜茇辛热,温中散寒,与上述十种辛香之品配合,增强散寒、止痛、开郁的作用;犀角清心解毒;朱砂镇心安神;白术补气健脾,燥湿化浊;诃子收涩敛气,防辛散伤正之弊,此五药共为佐药。本方是以芳香开窍药为主,配伍大量辛香行气之品,并少佐补气及收涩药。诸药合用,共奏芳香开窍、行气止痛之功。

应用　常用治脑血管意外、有毒气体中毒、老年痴呆症、流行性脑炎、肝昏迷、冠心病心绞痛、心肌梗死、胆道蛔虫、心腹疼痛等属于寒闭或寒凝气滞者。

12. 紫金锭证

方证总括　紫金锭用麝朱雄,慈戟千金五倍同;太乙玉枢名又别,祛痰逐秽及惊风。

主症　脘腹胀闷疼痛,恶心呕吐,泄泻,神昏不语,或小儿痰壅惊厥,舌润而不燥,苔厚腻或浊腻。亦可外敷治疗疮疖肿,蛇虫咬伤,无名肿毒,痄腮,丹毒,喉风等。

病机　暑令感受秽恶痰浊之邪。

治法　化痰开窍,辟秽解毒,消肿止痛。

方药　紫金锭(又名玉枢丹,《片玉心书》)。麝香9g,朱砂30g,雄黄30g,山慈菇90g,红大戟45g,千金子霜30g,五倍子90g。上药研为细末,糯米糊作锭子,阴干备用。口服:每次0.6~1.5g,每日2次;外用:取适量,醋磨调敷患处。注意事项:方中千金子霜、红大戟通利迅疾,二者与雄黄同为有毒之品,不可过量或久服,小儿用量宜减;方中麝香性味芳香走窜,故孕妇禁服。

方中重用山慈菇以清热解毒,化痰散结消肿;麝香芳香开窍,行气止痛,共为君药。千金子霜、红大戟荡涤肠胃,逐痰消肿,以毒攻毒,使秽恶之邪从下而走,为臣药。五倍子涩肠止泻;雄黄化痰辟秽解毒;朱砂重镇定神,俱为佐药。总之,本方内服不仅能开窍化痰,辟秽解毒,并有缓下降逆之功,可用治腹痛、呕恶、泄泻等证;外敷疔疮疖肿,虫咬损伤,无名肿毒,以及痄腮、丹毒、喉风等,有消肿散结之效。《本草正义》说:"肠胃之病,如食积,气滞,胸脘不舒,服玉枢丹少许,则顷刻即效。"又谓本方"外证可敷,内证可服,其效最捷"。诸药合用,共奏化痰开窍、辟秽解毒、消肿止痛之功。

应用　现代常用治急性胃肠炎、食物中毒、痢疾、流行性脑炎、酸性粒细胞增多症、萎缩性胃炎、食管癌梗阻等由秽恶痰浊之邪所致者。外敷亦可治疗皮肤及软组织急性化脓性感染疾病。

(二)湿热方证论治研究

1. 敦煌茵陈汤证

主症　患者一身面目尽黄,两胁不适,脘腹胀满,或身热口渴,小便赤涩,舌苔黄腻,舌质红,脉滑数。

病机　湿热郁于脾胃肝胆。

治法　清热利湿。

方药　敦煌茵陈汤(《医宗真髓·敦煌医方》)加味。茵陈10g,栀子9g,大黄6g,柴胡9g,枳实9g,蒲公英15g,白花蛇舌草15g,半夏9g,白芍15g,茯苓10g,龙胆草6g。

应用　黄疸阴证,合茵陈四逆汤;伤寒身热发黄,用栀子柏皮汤。湿邪入里与脾湿相合者,则湿热互结,郁积于里则发为黄疸,为湿热黄疸。色泽鲜者为热,色泽暗者为寒。此证可见于多种传染病及热性病,如急性黄疸型肝炎、胆囊炎或胆道感染者。

2. 芍药汤证

方证总括　芍药汤中芩与连,大黄归尾木香甘;槟桂痢由湿热盛,腹痛后重白红兼。

主症　热痢下重,痢下赤白,腹痛里急,腹痛肛灼,舌质红,舌苔黄腻,脉滑数。

病机　湿热疫毒,壅滞气血。

治法　清热燥湿,调和气血。

方药　芍药汤(《素问病机气宜保命集》),张介宾云:"此汤乃河间之心方。"芍药15～30g,当归15g,黄连6～9g,槟榔、木香、甘草(炒)各6g,大黄9g,黄芩9g,官桂3～5g。每服15g,水二杯,煎至一杯,食后温服。

方中重用白芍,柔肝理脾,调和气血,《本草纲目》谓其"止下痢腹痛后重",为方中君药,配当归能行血和血,"行血则便脓自愈"。木香、槟榔行气导滞,破结消积,"调气则后重自除"。黄芩、黄连清热燥湿,厚肠止痢。大黄清热解毒、通便导滞,且可破瘀,属"通因通用"之法。肉桂辛热,可防止苦寒伤中与冰伏湿热之邪,配伍活血药又助行血之力。甘草益胃和中,调和诸药,与白芍相配,又能缓急而止腹痛。

加减　若苔黄干,热甚伤津者,可去温燥之肉桂;苔腻脉滑,兼有食滞者,可去甘草,加山楂以消食化积;腹胀满、气滞较甚者,宜去肉桂、甘草,加枳壳以行气;泻下赤多白少,甚或纯下赤冻者,当归改用归尾,并加丹皮和银花炭以加强行血。白多赤少,偏在气分者,加砂仁、厚朴芳化渗湿。

现代药理研究表明,本方主药白芍具有镇静、镇痛、抗惊厥、解热、抗溃疡、抗炎、抑制血小板聚集和增强单核-吞噬细胞系统吞噬功能的广泛药理作用;大黄、黄芩、黄连有广谱抗菌作用,其中对大肠埃希菌、痢疾杆菌作用尤为显著;黄芩尚有抗过敏作用;当归亦有抗菌、解热和镇痛作用;木香、槟榔对胃肠道平滑肌有双向调节作用,既有降低肠管平滑肌张力和解痉的作用,又能兴奋胃肠,增强蠕动;肉桂具有健胃和中枢性镇静、镇痛、解热作用。

芍药汤煎剂对大肠埃希菌、铜绿假单胞菌、变形杆菌、金黄色葡萄球菌均有抑制作用,其中对变形杆菌作用更为明显。

应用　我们临床常用本方治疗细菌性痢疾、阿米巴痢疾、过敏性结肠炎、溃疡性结肠炎、急性肠炎而见有泻下不畅、腹痛里急属湿热为患的。

3. 白头翁汤证

方证总括　白头翁汤二两翁,三两黄连柏与秦;厥阴热痢时思水,下重难通及肠风。

主症　大便泻下臭秽或夹鲜血,腹痛肠鸣,肛门灼热肿痛,口苦口黏,小便短赤,胃脘痞满,恶心纳呆,舌红苔黄腻,脉濡数。

病机　湿热蕴结。

治法　清化湿热,调气行血。

方药　白头翁汤(《伤寒论》)加味。白头翁10g,黄连5g,秦皮10g,黄柏10g,马齿苋20g,赤白芍各10g,当归10g,槟榔9g,煨木香6g,陈皮9g,焦山楂10g,甘草6g。

《医方集解》:"此足阳明、少阴、厥阴药也。白头翁苦寒能入阳明血分,而凉血止痢;秦皮苦寒性涩,能凉肝益肾,而固下焦;黄连凉血清肝,黄柏泻火补水,并能燥湿止痢而厚肠,取寒能胜热,苦能坚肾,涩能断下。"

应用　本方证常见于急性细菌性痢疾和阿米巴痢疾属热毒偏盛者。此外,对于一些非"下利"性疾病如肺炎、泌尿系感染、妇科感染、急性结膜炎等也有良效。

4. 葛根芩连汤证

方证总括　葛根芩连协热痢,喘而汗出促脉聚;三两连芩二两甘,八两葛根牢牢记。

主症　喘汗而痢,舌红苔黄腻,脉濡数。

病机　表里并病。

治法　表里两解。

方药　葛根黄芩黄连汤(《伤寒论》)。葛根12g,甘草(炙)6g,黄芩9g,黄连9g。

徐大椿:"因表未解,故用葛根,因喘汗而痢,故用芩、连之苦以泄之坚之。芩、连、甘草为治痢之主药。"《伤寒贯珠集》:"邪陷于里者十之七,而留于表者十之三,其病为表里并受之病,故其治亦宜表里两解法。……葛根解肌于表,芩、连清热于里,甘草则和表里而并合之耳。盖风邪初中,病为在表,一入于里,则变为热矣。故治表者,必以葛根之辛凉;治里者,必以芩、连之苦寒也。"

应用　本方证常见于肠道感染性疾病,如急性肠炎,细菌性痢疾,肠伤寒,胃肠型感冒;小儿多种原因的腹泻,如小儿夏令腹泻、小儿中毒性肠炎以及其他感染性疾病,如肺炎、肺痈、麻疹肺炎、原因不明的高热等。

5. 三仁汤证

方证总括　三仁杏蔻薏苡仁,朴夏白通滑竹伦;水用甘澜扬百遍,湿温初起法堪遵。

主症　头痛恶寒,身重胸闷,午后身热,苔白不渴,脉濡。

病机　湿热互结,湿邪偏重。

治法　宣畅气机,清利湿热。

方药　三仁汤(《温病条辨》)。杏仁15g,薏苡仁30g,白蔻仁10g,厚朴10g,半夏15g,淡竹叶12g,通草10g,滑石15g。

方中以杏仁宣降肺气,开水之上源,使气化则湿亦化;白蔻仁芳香化湿,畅行中焦气机;薏苡仁淡味渗利湿热,健脾兼以疏导下焦,使湿热从小便而去,三药宣上、畅中、渗下,共为君药。又配半夏、厚朴行气化湿,散结除痞;滑石、白通草、竹叶甘寒淡渗,利湿清热,共为臣、佐药。全方辛开于上,芳化于中,淡渗于下,使湿热之邪从三焦分消。诸药合用,共奏宣畅气机、清利湿热之功。

加减　若湿温初起,卫分症状明显者,加藿香、香薷以解表化湿;若寒热往来者,加草果、青蒿以和解化湿;兼夹秽浊之邪,加佩兰、石菖蒲以化湿辟秽。

应用　临床本方常用于肠伤寒、胃肠炎、肾盂肾炎、布鲁杆菌病、黄疸性肝炎、支气管哮喘等见本方证之主症者。

6. 藿香正气散证

方证总括　藿香正气白芷苏,甘桔陈苓术朴俱;夏曲腹皮加姜枣,寒热吐泻准能驱。

主症　憎寒壮热,腹痛肠鸣,泻下如水,身困,口不渴,舌淡苔白腻或白滑,脉濡缓。

病机　寒湿困脾。

治法　散寒化湿,芳香醒脾。

方药　藿香正气散(《太平惠民和剂局方》)加减。藿香9g,白芷10 g,苏梗6g,陈皮9g,姜半夏 9g，茯苓 12g，大腹皮 9g，川厚朴 6g，苍术 9g，炮姜 6g，桔梗 10g。

吴昆："凡受四时不正之气，憎寒壮热者，此方主之。风寒客于皮毛，理宜解表。四时不正之气由鼻而入，不在表而在里，故不用大汗以解表，但用芳香利气之品以主之。白芷、紫苏、藿香、陈皮、腹皮、厚朴、桔梗，皆气胜者，故足以正不正之气；白术、茯苓、半夏、甘草，则甘平之品耳，所以培养中气。而树中营之帜者也。"（《医方考·卷之一》）

应用　临床运用本方治疗夏季流感，急性胃肠炎、恶阻、荨麻疹等病；本方加味可治疗酸中毒及酒精中毒，术后肠胀气。藿香正气水外用还可以疗婴儿湿疹。

7. 除螺愈溃汤

方证总括　除螺愈溃道坤方，芩连公英吴萸当；海蛸白及芪桂芍，枳实甘草效力彰。

主症　脘腹疼痛，时发时止，舌淡苔腻，脉弦。幽门螺杆菌阳性消化性溃疡。

病机　幽门螺杆菌存在，溃疡反复发作。

治法　制酸止痛、解毒生肌。

方药　除螺愈溃汤（王道坤教授经验方）加味。黄连 10g，蒲公英、黄芩各 15g，吴茱萸 6g，海螵蛸、白及、白芍、桂枝各 10g，黄芪 30g，当归 12g，枳实 15g，甘草各 6g。每日 1 剂，加水 400ml，文火煎，取汁 200ml，分 2 次口服，2 周为 1 疗程。

方中黄连、黄芩抑菌、解毒为君；吴茱萸、蒲公英、海螵蛸、白及制酸止痛、收敛止血、保护胃黏膜为臣；黄芪益气生肌，防苦寒药物伤胃；白芍、桂枝、当归活血养血，消肿止痛；枳实宽中行气，破结消积，除痞止痛，共为佐；甘草调和诸药为使。该方苦寒与辛温并用，升降相因，既无苦寒败胃之弊，又无蕴滞之伤，反复实践证明根除幽门螺杆菌阳性消化性溃疡疗效显著。

加减　肝胃不和加柴胡、香附、陈皮 10g，肝胃郁热加柴胡、粉丹皮各 10g，川楝子、炒山栀各 6g，胃阴亏虚加沙参、生地、麦冬，脾胃虚寒加干姜 6g、附片 10g，大枣 12 枚，瘀血停滞加丹参、刺猬皮、蒲黄各 15g，五灵脂 10g。

8. 甘露消毒丹证

方证总括　甘露消毒蔻藿香，茵陈滑石木通菖；芩翘贝母射干薄，湿瘟时疫用此方。

主症　暑温、温、时疫初起，身热倦怠，胸闷腹胀，小便赤涩，以及颐肿，咽痛，身黄、吐泻、疟疾、痢疾等症，而见舌苔色白，或厚腻，或干黄。

病机　湿热并重，气机不畅。

治法　清化湿热，敛疮生肌。

方药　甘露消毒丹（《温热经纬》）加减。飞滑石 450g，绵茵陈 330g，淡黄芩 300g，石菖蒲 180g，木通、川贝母各 150g，射干、连翘、薄荷、白蔻仁、藿香各 120g。十一味共细末，调服 3g，日服二次。开水调服。或以神曲糊丸，每丸 9g，开水化服。或作汤剂，水煎服。

方中用滑石甘渗利湿而解暑，茵陈清热利湿而退黄，黄芩清热解毒而燥湿，三药重用合而为君药。石菖蒲、白蔻仁、藿香芳香化浊，三药重在化湿，兼以辟秽、健脾为臣药。木通清热利湿，连翘、薄荷轻清透达清解热毒；贝母、射干解毒散结以利咽喉，共为佐药。全方重在清热利湿，兼化湿行气、解毒利咽，体现了上清下渗、中以芳化的配伍法度。诸药合用，共奏利湿化浊、清热解毒之功。

王士雄："此治湿温时疫之主方也。六元正纪，五运分步，每年春分后十三日交二运，徵，火旺，天乃渐温。芒种后十日交三运，宫，土旺，地乃渐湿。温湿蒸腾，更加烈日之暑，铄石流金，人在气交之中，口鼻吸受其气，留而不去，乃成湿温疫疠之病，而为发热倦怠，胸闷腹满，肢酸咽肿，斑疹身黄，颐肿口渴，溺赤便秘，吐泻疟痢，淋浊疮疡等证。但看患者舌苔淡白，或厚腻或干黄者，是暑湿热疫之邪尚在气分，悉以此丹治之立效。并主水土不服诸病。"（《温热经纬·卷五》）

应用　临床常用于治疗感染性发热、流行性出血热、急性黄疸性肝炎、胆囊炎、肠伤寒、急性胃肠炎而见本方证之主症者。

（三）气滞方证论治研究

1. 疏肝和胃汤证

方证总括　疏肝和胃有二陈，四逆芎香和苏梗；口苦咽干胸胁满，不思饮食苔腻宏。

主症　患者口苦咽干，胸胁苦满，脘腹胀痛，不思饮食，舌苔黄腻，脉弦滑数。

病机　肝胃不和。

治法　疏肝和胃。

方药　疏肝和胃汤（王道坤教授经验方）加减。柴胡15g，白芍12g，枳壳12g，陈皮12g，半夏15g，茯苓12g，川芎10 g，香附10g，苏梗6g，炙甘草6g。

方中四逆散加川芎、香附疏肝理气，二陈加苏梗和胃降逆。诸药合用，共奏疏肝和胃，降逆止痛之功。方虽简约，疗效甚佳。

此证是肝气郁结、横逆犯胃，从而形成肝胃不和。肝气郁结，则症见口苦咽干，胸胁苦满；肝气犯胃，则见脘腹胀痛，不思饮食。舒肝和胃法，是用具有疏通和解作用的药物，以达到疏利少阳、调达肝胆、和调胃肠的目的，适用于肝胆疾病所致的消化道症状。

加减　兼食滞者加麦芽、神曲、鸡内金。气滞夹寒者，用良附丸；气滞夹热者加金铃子散。

应用　实验研究证明，本方能解除消化道平滑肌痉挛，缓解疼痛；能促进消化液的分泌，加强消化道酶系统的功能；调整自主神经系统对消化道功能的协调作用。

2. 逍遥散证

方证总括　逍遥散用归柴芍，苓术甘草生姜薄；疏肝健脾兼养血，肝郁血虚此方索。

主症　患者口苦咽干，胸胁苦满，头目眩晕，急躁易怒，食欲缺乏，体乏无力。

病机　肝脾不和。

治法　舒肝健脾。

方药　逍遥散《太平惠民和剂局方》加减。当归12g，白芍12g，白术15g，茯苓12g，炙甘草6g，生姜6g，薄荷9g，柴胡10g。

此证为肝郁脾弱之证。肝气郁结，则有口苦咽干，头目眩晕，胸胁苦满，急躁易怒；脾胃虚弱，则见食欲缺乏，体倦无力，脘腹胀满。

应用　本方可广泛用于肝脏疾病、胃病、消化不良、妇女月经不调以及眼科疾病。实验研究证实，本方对中枢神经系统有保护性抑制作用；降低胃肠道平滑肌的紧张性，具有解痉作用；降低胆道口括约肌的紧张度，具有利胆作用；抑制胃液分泌量，并降低游离酸度及总酸度，因而可能降低胃溃疡的发生率。

3. 旋覆代赭汤证

方证总括　旋覆代赭夏半升，草旋三两噫堪平；人参二两赭石一，枣十二枚五姜生。

主症　患者心下痞硬，嗳气不止，反胃，吐涎，重则恶心呕吐，苔白厚，脉滑。

病机　胃失和降，其气上逆。

治法　益气和胃，降逆。

方药　旋覆代赭汤（《伤寒论》）加减。旋覆花30g，人参10g，生姜3g，代赭石30g，甘草6g，半夏15g，大枣3枚。

加减　胃气不虚者去人参、甘草、大枣；痰多者加茯苓、陈皮。

应用　临床应用本方治疗胃肠神经官能症、慢性胃炎、胃下垂、胃扩张、幽门不完全性梗阻、神经性反胃等而见本方证之主症者，均可应用。

4. 痛泻要方证

方证总括　痛泻要方芍白术，防风陈皮成良剂；肠鸣泄泻腹痛作，补脾柔肝痛泻除。

主症　腹痛则泻，泻后痛减，大便稀烂或黏液便；腹泻前有情绪紧张或抑郁恼怒等诱因；胸胁胀闷，喜长叹息；嗳气不爽；食少腹胀；矢气较频；脉弦或弦细。

病机　肝郁脾虚证。

治法　疏肝理气，健脾和中。

方药　痛泻要方（《景岳全书》）合四逆散（《伤寒论》）。白术10g，白芍9g，陈皮6g，炒防风9g，柴胡9g，枳实9g，甘草6g。

《谦斋医学讲稿》："因为肝旺脾弱，故用白芍敛肝，白术健脾；又因消化不良，腹内多胀气，故佐以陈皮理气和中，并利用防风舒肝理脾，能散气滞。肝旺脾弱的腹泻，多系腹内先胀，继而腹痛，泻下不多，泻后舒畅，反复发作，脉多弦细，表现为木乘土位。"加柴胡升清助脾，枳实降气和胃，甘草调和诸药，效力更显著。

应用　常用本方治疗急慢性肠炎、慢性结肠炎、神经性腹泻，小儿消化不良腹泻等病而见本方证之主症者。

5. 活血通络汤证

方证总括　活血通络檀大黄，丹七香附降脂黄；胸背彻痛舌质黯，痛有定处自安康。

主症　痛如刀割或针刺，痛有定处，痛势较剧，痛彻胸背，食后痛甚，夜间为甚，呕血或黑粪史。舌质紫黯或有瘀点瘀斑，脉涩。

病机　瘀血阻络，气血不和。

治法　活血化瘀，通络止痛。

方药　活血通络汤（王道坤教授经验方）。五灵脂（包）10g，生蒲黄（布包）9g，丹参15g，檀香5g，生大黄6g，三七粉（冲服）3g，降香12g，香附12g。

应用　笔者应用本方治疗慢性萎缩性胃炎、各种关节炎、脑梗死而见主症者，疗效显著。

6. 血府逐瘀汤证

方证总括　血府四物与桃红，柴梗牛膝草壳从；祛瘀行气又止痛，胸中血瘀首选用。

主症　胸痛、头痛，痛有定处，心悸失眠，舌质紫暗或瘀点、瘀斑，脉涩或弦紧。

病机　气滞血瘀，血行不畅。

治法　活血祛瘀，行气止痛。

方药　血府逐瘀汤（《医林改错》）加减。桃仁12g，红花9g，川芎6g，当归9g，牛膝9g，枳壳6g，生地9g，赤芍6g，柴胡3g，桔梗3g，甘草3g，元胡9g，炒川楝5g，化瘀散（分冲）6g。水煎服。

本方由桃红四物汤加柴胡、桔梗、枳壳、牛膝、甘草组成。方中桃仁、红花、当归、川芎、赤芍、元胡、化瘀散活血祛瘀；当归、生地养血化瘀，使祛瘀而不伤阴血；柴胡、枳壳、炒川楝疏肝理气，牛膝破瘀通经，引瘀血下行，桔梗开肺气，引药上行；甘草缓急调药。本方气血兼顾，升降并用，不仅能行血分瘀滞，还能解气分郁结，活血而不耗血，祛瘀又能生新。诸药合用，共奏活血祛瘀、行气止痛之功。后世以本方加减，通治一切血瘀气滞之证。

加减　若心悸失眠较重者，加茯神、酸枣仁以安神定悸；气滞较甚者，可加瓜蒌、薤白以强宽胸行气之力；血瘀重者，重用红花、川芎，酌加丹参以增强活血祛瘀药力。

应用　临床常以本方加减治疗冠心病心绞痛、风湿性心脏病、胸部挫伤及肋软骨炎所致之胸痛，以及高血压、高脂血症、脑震荡后遗症、精神分裂症、神经官能症、慢性粒细胞性白血病、性功能低下、顽固性头痛、顽固性低热、眼底出血、黄褐斑等而见本方证之主症者。

现代研究，本方可使细动脉和细静脉口径明显扩张，毛细血管开放数量明显增多，血流速度加快，红细胞聚集及白细胞贴壁、滚动及堆积等现象明显改善，血流停滞现象消失；本方有明显的抗心律失常、抗缺氧和镇痛作用。

7. 化瘀愈溃汤证

方证总括　化瘀愈溃刘寄奴，芪药灵仙枳壳书；血竭内金连瓦楞，哑然失笑病自除。

主症　证见胃脘疼痛持久，痛若针刺或刀割，痛有定处而拒按，食后或夜间痛甚，或痛时牵涉胸背，或呕血、便血，舌质紫暗或有瘀斑，脉涩。

病机　瘀血内停。

治法　活血化瘀、敛疡止痛。

方药　化瘀愈溃汤（王道坤教授经验方）。生蒲黄、五灵脂、刘寄奴、黄芪、山药、蒲公英各15g，血竭（冲服）3g，煅瓦楞子20g，威灵仙、枳壳各10g，黄连3g，鸡内金6g。每日1剂，水煎2次，取液至300ml，早晚饭后1小时服，42天为1个疗程。疗程间歇1周，可依病情服药2～3个疗程。

本方主治瘀血内停型消化性溃疡。方中生蒲黄、五灵脂、血竭，活血化瘀止痛；煅瓦楞子消痰化瘀，制酸止痛；蒲公英、黄连清热和胃；黄芪、山药健脾益气；威灵仙宣通五脏，除胃中湿痰；刘寄奴活血愈溃；枳壳、鸡内金，和胃消食。

加减　痛较剧者选加乳香、没药、莪术各10g；嗳气反酸、嘈杂明显者选加陈皮6g，法半夏9g，海螵蛸10g；兼有阴虚血少者，加当归、麦冬，养血益胃；吐血者，加白及、云南白药；大便色黑者，加伏龙肝、地榆炭；兼有胀痛者，加枳壳、青皮、木香；瘀甚者，加化瘀散。

应用　瘀血性消化性溃疡和慢性浅表性胃炎。

8. 平胃散证

方证总括　平胃散是苍术朴，陈皮甘草四般药；除湿散满驱瘴岚，调胃诸方从此扩。
或合二陈或五苓，硝黄麦曲均堪着；若合小柴名柴平，煎加姜枣能除疟；
又不换金正气散，即是此方加夏藿。

主症　患者脘腹胀满，不思饮食，口淡不渴，腹泻腿肿，舌苔厚腻，脉濡缓。

病机　脾虚失运，湿滞中焦。

方药　平胃散（《太平惠民和剂局方》）加减。苍术15g，厚朴9g，陈皮9g，甘草4g。上为细末，每服6g，以水加姜两片、干枣两枚同煎，去姜、枣，热服。

方中苍术为君，苦温而燥，最善燥湿以健脾，使湿去而脾健，脾健而能运湿；以厚朴为臣，其辛苦而温，既行气以消胀满，又苦燥兼祛湿邪，与苍术相伍，燥湿以健脾，行气兼化湿，湿去气行则脾胃运化得以恢复；佐以陈皮理气和胃、健脾化痰，以助苍术、厚朴燥湿、健脾之力；使以甘草甘缓和中，并调和诸药；而煎煮时加姜枣，更增调和脾胃之功。诸药合用，共奏燥湿健脾、行气和胃之功。

加减　若舌苔黄腻、口苦咽干但不甚渴，加黄连、黄芩；兼有寒象，加干姜、草豆蔻；兼有表证，加藿香、紫苏；湿盛泄泻者，加茯苓、车前子；兼食积，有腹胀、便秘，加山楂、神曲。平胃散加藿香、半夏，名金不换正气散，治胃寒腹痛、呕吐泄利。加藁本、枳壳、桔梗，名和解散，治疗伤寒头痛，咳嗽吐利。加桑白皮，名对金饮子，治脾胃虚寒，心腹胀满。加五苓散名胃苓汤，治中暑伤湿，停饮挟食。加五皮饮治湿聚为水，流于皮肤而为水肿者。加二陈汤名陈平汤，治疗痰湿咳嗽。

柯琴："《内经》以土运太过，曰敦阜，其病腹满；不及曰卑监，其病留满痞塞。张仲景制三承气汤，调胃土之敦阜；李东垣制平胃散，平胃土之卑监也。培其卑者而使其平，非削平之谓，犹温胆汤用凉剂而使之温，非用温之谓，后之注本草者，曰敦阜之土，宜苍术以平之，卑监之土，宜白术以培之。若以湿土为敦阜，将以燥土为卑监耶？不审敦阜、卑监之义，因不知平胃之理矣（可破向来之惑）。二术苦甘，皆燥湿健脾之用，脾燥则不滞，所以能健运而得其平。白术者柔而缓，苍术者猛而悍。此取其长而发汗，迅于除湿，故以苍术为君耳！不得以白补、赤泻之说，为二术拘也。厚朴色赤苦温，能助少火以生气，故以为佐；湿因于气之不行，气行则愈，故更以陈皮佐之。甘先入脾，脾得补而健运，故以炙甘草为使。名曰平胃，实调脾承气之剂与！夫洁古取（《金匮》）之枳术汤以为丸，枳实之峻，重于厚朴，且无甘草以和之，虽倍白术，而消伐过于此方。昧者以术为补，为当久服，不思枳实为峻而不宜多，特未之思耳。”（《古今名医方论·卷四》）

应用　临床常用本方加减治疗胃炎、肠炎、胃肠功能紊乱、嗜睡、幽门梗阻，小儿畏食、口臭、急慢性湿疹等病。

9. 半夏泻心汤证

方证总括　半夏泻心一连寻，三两姜参炙草芩；半夏半升枣十二，主治痞呕肠中鸣。

主症　患者心下痞满，呕吐下利，苔腻微黄，脉弦数。

病机　寒热互结，升降失司。

治法　平调寒热，散结除痞。

方药　半夏泻心汤（《伤寒论》）加减。半夏12g，黄芩、干姜、人参、炙甘草各9g，黄连3g，大枣4枚。水煎取汁，再煎，温服，日3次。

方中半夏散结消痞，降逆止呕，为君药；干姜温中散寒，黄连、黄芩泄热开痞，均为臣药；人参、大枣补中以复升降之职，是为佐药；炙甘草和中并调和诸药，为使药。全方辛开苦降以调升降，补泻结合以顾虚实，寒热并用以和阴阳。诸药合用，共奏寒热平调、散结除痞之功。

加减　若痞满甚者，去大枣，加枳实、生姜以理气止呕；湿浊甚，加藿香、佩兰、滑石；兼食滞，加焦楂、神曲消食导滞。

应用　临床常用本方治急慢性胃肠炎、胃肠功能紊乱、胃溃疡、小儿消化不良等而见本方证之主症者。

10. 大柴胡汤证

方证总括　大柴枣陈表里行，往来寒热呕吐频；八柴二军半升夏，五姜四枳三芍芩。

主症　寒热往来，脘腹胀痛，痛引胸胁，口苦咽干，心烦喜呕，呕吐不止，苔黄腻，舌质深红，脉滑数。

病机　湿热郁于阳明、少阳。

治法　利胆和胃。

方药　大柴胡汤（《伤寒论》）加减。柴胡12g、黄芩9g、大黄、芒硝、胡黄连各6g、木香3g、元胡9g、白芍9g水煎取汁，再煎，温服，日3次。

《医方考》：“伤寒阳邪入里，表证未除，里证又急者，此方主之。表证未除者，寒热往来，胁痛，口苦尚在也；里证又急者，大便难而燥实也。表证未除，故用柴胡、黄芩以解表；里证燥实，故用大黄、枳实以攻里。芍药能和少阳，半夏能治呕逆，大枣、生姜，又所以调中而和荣卫也。”

加减　后世清胰汤与此方基本相同。蛔虫引起之胰腺炎，加槟榔、川楝子、使君子；重型胰腺炎加丹皮、栀子、厚朴。

应用　临床常用本方治疗急性胰腺炎，急性胆囊炎，胆石症，胃及十二指肠溃疡，慢性肝炎以及其他发热性、传染性疾病如感冒、眩晕呕吐、猩红热、肺炎、腮腺炎、急性肾盂肾炎、疟疾、痢疾、阑尾炎。

11. 小柴胡汤证

方证总括　小柴八两少阳凭，枣十二枚夏半升；三两姜参芩与草，去渣重煎枢机能。

主症　往来寒热，胸胁苦满，不欲饮食，心烦喜呕，口苦、咽干、目眩、舌淡苔白，脉弦。

病机　邪入少阳。

治法　和解表里。

方药　小柴胡汤(《伤寒论》)。柴胡24g，黄芩9g，人参9g，甘草(炙)9g，生姜(切)9g，大枣(擘)12枚，半夏(洗)15g。

柯琴云："此为少阳枢机之剂，和解表里之总方也。少阳之气游行三焦，而司一身腠理之阖。血弱气尽，腠理开发，邪气因入，与正气相搏，邪正纷争，故往来寒热。故取柴胡之轻清微苦寒者以解表邪，以人参之微甘微温者预补其正气，使里气和而外邪勿得入也。其口苦、咽干、目眩、目赤、头汗、心烦等证，皆虚火游行于半里，故用黄芩之苦寒以清之，即用甘、枣之甘以缓之，亦提防三阴之受邪也。太阳伤寒则呕逆，中风则干呕，此欲呕者，邪正相搏于半里，故欲呕而不逆。胁居一身之半，为少阳之枢。邪结于胁则枢机不利，所以胸胁苦满，默默不欲食也。引用姜、半之辛散，一以佐柴、芩而逐邪，一以行甘、枣之泥滞。可以止呕者即可以泄满矣。"

应用　临床常用小柴胡汤加减治疗感冒、流行性感冒、疟疾、慢性肝炎、肝硬化、急慢性胆囊炎、胆结石、急性胰腺炎、流行性腮腺炎、胸膜炎、淋巴结炎、中耳炎、胆汁反流性胃炎、胃溃疡、反流性食管炎、冠心病、血小板减少性紫癜、肾盂肾炎、肾病综合征、神经性头痛、癔症、神经官能症、时辰发作性疾病，经前期紧张综合征等多种疾病见本方证之主症者。

(四) 食滞方证论治研究

1. 保和丸证

方证总括　保和神曲与山楂，苓夏陈翘菔子加；曲糊为丸麦汤下，方中亦可加麦芽；
大安丸内加白术，消中兼补效堪夸。

主症　患者胸脘闷满，腹胀时痛，嗳腐畏食，大便稀软而次数增多，舌苔黄腻，脉滑数。脘腹胀满，嗳腐畏食，苔厚腻，脉滑。

病机　气滞食积。

方药　保和丸。山楂12g，神曲12g，半夏15g，茯苓15g，陈皮12g，黄连12g，莱菔子12g。上药共研为末，炊饼丸如梧桐子大，每次6～9g，日2次，温开水或麦芽汤送服。也可作汤剂水煎服，用量按原方比例酌减。

方中重用山楂，能消一切食积，尤善消肉食油腻之积，并能行瘀，为君药。神曲消食健脾，善消酒食陈腐之积；莱菔子下气消食，长于消谷面痰气之积，为臣药。君臣相须为用，可消一切食积。陈皮、半夏行气化滞，和胃止呕；茯苓渗湿健脾，和中止泻；连翘清热散结，共为佐药。诸药合用，使食积消，胃气和，热清湿去，共奏消食和胃之功。

加减　此方加白术，名大安丸，治食滞兼脾虚；加黄连、大黄、枳实，治食滞较重、湿热互结者；加木香、槟榔、青皮，治食滞成痞者。

应用　此方可用于急性胃肠炎、消化不良以及慢性胃炎急性发作等。

2. 烧盐方证

主症　宿食停滞不消或干霍乱，致脘腹胀痛不舒，欲吐不得吐，欲泻不得泻。或误食毒物，尚停留在胃中者。

治法　烧盐探吐。

方药　烧盐方(《备急千金要方》)。食盐适量,锅内炒赤,热汤调服,每服二至三碗,服后用净翎毛或手指探喉,助吐宿食使尽。

《医方集解》:"本方单用烧盐,熟水调饮,以指探吐,名烧盐探吐法。治伤食,痛连胸膈,痞闷不通……咸润下而软坚,能破积聚,又能宣泄,使不化之食,从上而出,则塞者通矣。""方极简易,而有回生之功,不可忽视。"

3. 瓜蒂散证

方证总括　瓜蒂散用赤豆研,豆豉汁调服下安;催吐逐邪效峻速,宿食痰涎皆可蠲。

主症　胸脘痞闷,懊恼不安,气上冲咽喉不得息。寸脉微浮。

病机　痰涎宿食,壅滞胸脘。

治法　涌吐痰食。

方药　瓜蒂散(《伤寒论》)。瓜蒂(熬黄)、赤小豆各等份,上药研细和匀,每服1.3g,用豆豉30g煎汤送服。不吐者酌加用量,或用洁净翎毛探喉助吐。

方中瓜蒂味苦,性主涌泄,善吐痰涎宿食,为君药;赤小豆味酸,既祛湿除烦,又解毒利水,与瓜蒂相配,酸苦涌泄,增强其涌吐痰食之功,为臣药;再用豆豉煎汤调服,借其轻清宣泄之性,宣畅胸中气机,以助瓜蒂催吐,有利于痰食的涌泄,为佐使药。三药合用,力专效宏,共奏涌吐痰食之功。本方是涌吐法的代表方。

加减　后世通过加减运用,扩展了该方的治疗范围。如《外台秘要》引《延年秘录》的瓜蒂散,即本方去豆豉,治疗急黄,心下坚硬,渴欲得水饮,气息喘粗,目黄等症。《温病条辨》的瓜蒂散,将本方去豆豉,加栀子,治太阳温病,痰涎壅盛,心烦不安,胸中痞塞欲吐者。可资临床借鉴。

临床主要用于误食毒物,癫痫发作,痰涎壅盛者;或饮食过饱,轻度胃扩张者,以及脏躁发作急而呼吸不畅,神志欠清者。

现代药理研究表明,本方具有刺激胃黏膜,反射性引起呕吐中枢兴奋,有强烈催吐作用。增强机体细胞的免疫功能,对肝损害有明显的保护作用,使病变程度大为减轻。

4. 温脾汤证

方证总括　温脾附子与干姜,甘草人参硝大黄;寒热并行治寒结,脘腹绞痛妙非常。

主症　腹痛剧烈,得热痛缓;畏寒喜暖;恶心、呕吐;腹部胀满;停止排气、排便;面色青晦;胸闷、嗳气;四肢不温;舌暗,苔白或白腻;脉沉紧或弦紧。

病机　寒凝气聚。

治法　温中通腑。

方药　温脾汤(《千金要方》)加味。炮附子9g,细辛3g,生大黄(后下)10g,芒硝(冲兑)6g,干姜9g,木香6g,肉桂3g,乌药9g。

方中附子大辛大热散寒凝,大黄苦寒攻积滞,共为君药。干姜温中助阳,以助附子温阳祛寒,芒硝、当归润肠软坚,助大黄泻下攻积,同为臣药。人参、甘草益气补脾,协助姜、附以回阳,为佐药、甘草又能调和药性,兼为使药。诸药合用,共奏攻下寒积、温补脾阳之功。

浙江省杭州市第三人民医院近年来运用温脾汤加减治疗病肾病31例(其方由附子、大黄、蒲公英、牡蛎、甘草所组成),将上药煎取药液200ml,每晚1次灌肠,保留50分钟以上。与口服氧化啶粉胃肠透析的25例作对照,疗效较满意。达到了结肠透析的目的。北京中医药大学通过动物实验研究,观察了温脾汤对大鼠残余肾脏功能及形态学的影响,证实温脾汤具有保护肾脏的功能,从而为临床应用该药提供了实验依据。

5. 实脾散证

方证总括　实脾散用苓术榔，厚朴瓜果与木香；甘草二姜枣炮附，阳虚水肿需此方。

主症　身半以下肿甚，腹胀纳呆，舌淡苔腻，脉沉迟。本方是治疗阴水的主要方剂。

病机　脾肾阳虚、阳不化气行水

治法　温阳健脾，行气利水。

方药　实脾散证（《重订严氏济生方》）。厚朴、白术、木瓜、木香、草果仁、槟榔、炮附子（先煎）、茯苓、炮姜各6g，炙甘草3g，生姜9g，大枣3枚。水煎温服。

方中附子温肾阳以助气化，行阴水之停滞；干姜温脾阳以助运化，散寒水之凝结，二药温养脾肾，扶阳抑阴，共为君药。白术、茯苓健脾渗湿，使水湿从小便而利，为臣药。木瓜、木香、厚朴、槟榔、草果下气导滞，化湿行水，使气化则湿化，气顺则满消，为佐药。甘草、大枣、生姜调和诸药，益脾和中，为使药。诸药合用，共奏温阳健脾、行气利水之功。

加减　若尿少肿盛者，加泽泻、猪苓以利水渗湿；大便溏泻者，将槟榔换成大腹皮以行气利水；便秘者，加牵牛子、郁李仁以泻下通便。

应用　常用治慢性肾小球肾炎、心源性水肿、早期肝硬化腹水、羊水过多症等见本方证之主症者。

6. 化瘀消痞汤证

方证总括　化瘀消痞四君全，半夏干姜曲麦连；枳实黄芪三七好，血竭全虫效若仙。

主症　心下虚痞，不欲饮食，身体懒倦，右手关脉弦。

病机　脾胃虚弱，运化不佳。

方药　化瘀消痞汤（王道坤教授经验方）。枳实12g，黄连6g，半夏曲15g，黄芪、党参各12g，茯苓12g，白术15g，甘草6g，麦芽12g，干姜6g，厚朴10g，化瘀散（分冲）10g。

胃肠病证的演变是有规律可循的。叶天士在其《临证指南医案》中指出："初病在气，久病入血"，或曰："初病在经，久病入络"。这就是胃肠病的演变规律。叶氏说："大凡络虚，通补最宜。"即补气之时，佐以行气活血，以使所补之气引入络脉。胃络气虚，或为呕吐，或为胃痛，或为吐血，或为便血，或为积聚。治宜补气通络。夫满而不痛者为痞。气机升降失常，客于胸胃之间，与有形之痰血饮食互结，正邪搏聚一处为患。故方中以黄连、干姜并用，一辛一苦，一散一降，则无论寒热之邪，皆可开泄，二味实为治痞之主药为君。然痞结于中，则气壅湿聚，必渐至痰食交阻，故以枳实破气，厚朴散湿，麦芽化食，久之必痰瘀互结，故用半夏行痰，化瘀散，化瘀消积。自无胶固难愈之势，共为之臣。但邪之所凑，其气必虚，故必以四君子加黄芪坐镇中州，祛邪扶正，并驾齐驱，为之着。

应用　多用本方治疗慢性胃炎，特别是慢性萎缩性胃炎、胃肠神经官能症等，疗效显著。

（五）虫积（肠虫症）方证论治研究

杀虫丸证

方证总括　杀虫汤内楝使君，榧子槟榔雷丸同。

主症　患者腹中胀痛，时作时止，食欲缺乏，消化不良，面黄肌瘦，各种肠道寄生虫病。

病机　脾胃虚日，遗留诸虫。

治法　杀虫止痛。

方药　化虫丸（王道坤教授经验方）加减。鹤虱10g，槟榔12g，苦楝根皮10g，枯矾6g，榧子10g，雷丸粉（分冲）6g。

应用　此方药用治各种肠道寄生虫病如蛔虫、蛲虫、绦虫等，以及慢性消化不良、营养不良等。

（六）痰饮方证论治研究

1. 苓桂术甘汤证

方证总括　苓桂术甘气春徇，起则头眩身振从；苓四桂三术甘二，温中降逆效从容。

主症　患者脘腹痞满，胸胁支满，目眩心悸，恶心呕吐，喘咳多痰，心悸失眠，头目眩晕，苔黄腻，脉滑数。

病机　脾虚湿盛。

治法　温阳化饮、健脾利湿。

方药　苓桂术甘汤（《伤寒论》）加减。桂枝 9g，茯苓 12g，白术 6g，甘草 6g，半夏 12g，瓜蒌 12g，陈皮 10g。水煎服。

方中以茯苓为君药，健脾渗湿，祛痰化饮；桂枝温阳化气，以化水饮为臣药，君臣相使，一利一温，有温化渗利之妙；白术健脾燥湿，助脾运化为佐药；炙甘草益气和中，调药诸药为使药。加半夏、瓜蒌、陈皮加强化痰之力。全方温而不热，利而不峻，体现了《金匮要略》"病痰饮者，当以温药和之"的治法。诸药合用，共奏温阳化饮、健脾利湿之功。

加减　胃脘胀痛者加丹参、木香、草蔻；喘咳痰多者加桔梗、贝母；呕吐眩悸者，合小半夏加茯苓汤以和胃降逆。

2. 二陈汤证

方证总括　二陈汤中用夏陈，茯苓甘草生姜梅；燥湿化痰理和中，主治湿痰咳嗽证。

主症　咳嗽痰多，色白易咯，胸膈痞闷，苔白润，脉滑。本方为治湿痰证之基础方。

病机　气郁痰停。

治法　燥湿化痰，理气和中。

方药　二陈汤（《太平惠民和剂局方》）加减。半夏 15g，陈皮 15g，茯苓 10g，枳实 9g，全瓜蒌 15g，炙甘草 6g，生姜 3g，乌梅 2g。

方中半夏辛温而燥，既能燥湿化痰止咳，又可降逆和胃止呕，为君药。陈皮理气化痰，使气顺则痰消，为臣药。茯苓健脾渗湿，俾湿去脾旺，痰无由生；生姜辛温化饮，降逆止呕，既可监制半夏之毒，又可助半夏、陈皮化痰和胃，乌梅收敛肺气，与半夏配伍，散中有收，祛痰而不伤正，共为佐药。甘草调和诸药，兼可润肺和中，为使药。诸药合用，标本兼顾，共奏燥湿化痰、理气和中之功。方中半夏、陈皮以陈久者良，故以"二陈"名之。本方为治湿痰证之基础方。

加减　本方为祛痰的通用方剂，随证加减，可广泛用于多种痰证。寒痰，加干姜、细辛以温化寒痰；热痰，加黄芩、瓜蒌、天竺黄以清热化痰；风痰，加制南星、白附子以祛风化痰；食痰，加莱菔子、枳实以消食化痰；顽痰，加礞石、海浮石以攻逐陈积深伏之顽痰。

应用　常用治慢性支气管炎、肺气肿、慢性胃炎、神经性呕吐、妊娠呕吐、耳源性眩晕、脑血管意外、癫痫等属湿痰为患者。

3. 化痰活血汤证

方证总括　化痰活血贝郁金，半夏茯苓蒌桃仁；当归赤芍藻灵仙，汤水难下仔细斟。

主症　吞咽困难，食不得下；或食而复出，甚至水饮难入；胸骨后疼痛，日渐加重；脘痛拒按；形瘦面晦；便秘结，小便少。舌红少津或带青紫；脉细涩。

病机　痰瘀互结。

治法　化痰散结，活血化瘀。

方药　化痰活血汤（王道坤教授经验方）加减。川贝9g，半夏9g，茯苓12g，郁金9g，全瓜蒌30g，当归10g，桃仁9g，红花9g，威灵仙15g，赤芍12g，丹参15g，海藻10g，化瘀散（冲）6g。

叶天士氏说："痰因气滞，气阻血瘀"，"胃痛久而屡发，必有凝痰聚瘀"。或为呕吐，或为胃痛，或为脘胀，或为泄泻，或为积聚。治宜祛痰通络，即用"辛润苦滑，通胸中之阳，开涤浊涎结聚"。常用药有：瓜蒌、薤白、半夏、茯苓、橘红、海藻化痰、白芥子。桂枝、生姜散结祛痰通络；桃仁、红花、当归、赤芍、丹参、化瘀散活血化瘀。

（七）积聚方证研究

鳖甲煎丸证

方证总括　鳖甲煎丸治疟母，十二鳖甲六柴胡，黄姜韦桂朴紫葳，夏胶芍甘䗪虫五，
葶参各一曲麦二，赤硝十二三芩妇，乌扇蜂窠各四分，六羌二桃效桴鼓。

主症　患者胁下痞块癥瘕，两胁胀痛，痛有定处，腹大青筋，面黄干瘦，脉涩苔厚。

病机　脾虚气滞，血瘀痰凝。

治法　化瘀散结，健脾消积。

方药　鳖甲煎丸加减。炙鳖甲、柴胡、黄芩、乌扇（射干，炮）、干姜、大黄、芍药、桂枝、葶苈、石韦（去毛）、厚朴、瞿麦、紫葳、半夏、党参、䗪虫（熬）、阿胶、桃仁、蜂房、赤硝、蜣螂、鼠妇（熬）。

脾主益气生血。若脾气不足，不能行血而形成血液瘀滞，或为痞块（或名积聚）。治疗原则为化瘀散结，健脾消积。此方药为寒热并用，攻补兼施，药虽庞杂，但理法井然。此证中的痞块，即类似现代医学之肝脾大，或类似疟疾所致脾大。临床实践证实，鳖甲煎丸或加三棱、莪术，对缩小肝脾大确有疗效，但需久服。单用鳖甲、三棱或于逍遥散、柴胡疏肝散中加入酥鳖甲30～60g、三棱9～15g，亦可见效。

加减　小儿疳积，则用蟾砂散（大蟾蜍一个，砂仁6g）。

第四节　脾胃病阴证方证论治规律

脾胃病虚证可分为脾气虚、脾阳虚、胃阴虚、脾阴虚等；其中，脾气虚又可分为气虚不运、气虚下陷、气虚寒凝、气虚发热和气虚不统血等，兹分述如下：

（一）脾气虚证研究

1. 四君子汤证

方证总括　四君子汤中和义，参苓术草调免疫；面黄乏力语声低，吐泻倦怠皆可去。

主症　面色萎白，言语轻微，四肢无力，吐泻倦怠，脉来虚弱等气虚诸证。

病机　阳虚气弱，脾虚肺损。

治法　健脾益气。

方药　四君子汤（《太平惠民和剂局方》）。人参、白术、茯苓各6g，炙甘草3g，加生姜三片，大枣2枚。水煎服。

《医方集解》："此手足太阴、足阳明药也。人参甘温，大补元气，为君。白术苦温，燥脾补气，为臣。茯苓甘淡，渗湿泻热，为佐。甘草甘平，和中益土，为使也。气足脾运，饮食倍进，则余脏受荫，而色泽身强矣。再加陈皮以理气散逆，半夏以燥湿除痰，名曰六君，以其皆中和之品，故曰君子也。"

应用　本方证临床上主要用于消化系统疾病，如慢性腹泻、胃炎、胃溃疡及十二指肠溃疡，慢性肝炎。还可治疗贫血、白细胞减少等症，也常作为老年性慢性支气管炎缓解期、慢性肾炎、肺结核等以及放疗、化疗和一般体虚的免疫调节剂。

2. 健脾丸证

方证总括　健脾丸用四君陈，肉蔻香连和砂仁；楂肉山药曲麦炒，消补兼施此方珍。

主症　患者脘腹痞闷，食少难消，大便溏薄，苔腻微黄，脉虚弱。

病机　脾气虚弱，运化失司。

治法　健脾益气，理气运滞。

方药　健脾丸(《证治准绳》)。白术75g，白茯苓60g，人参45g，木香、黄连、甘草各22g，神曲、陈皮、砂仁、麦芽、山楂、山药、肉豆蔻各30g。上药共为细末，糊丸或水泛为丸，如绿豆大，每次50丸(6～9g)，日2次。也可作汤剂水煎服，用量按原方比例酌减。

方中以人参、白术、茯苓、甘草健脾益气为君药。山楂、神曲、麦芽消食化滞为臣药。山药、肉豆蔻健脾止泻；木香、砂仁、陈皮理气和胃，助运而消痞；黄连清热燥湿，共为佐药。诸药合用，共奏健脾和胃、消食止泻之功。本方健脾药居多，食消脾自健，故得“健脾”之名。

加减　若脾虚食滞兼寒者，去黄连，加干姜以温中祛寒；湿甚者，加车前子、泽泻以利水渗湿；无热象者，去黄连。

应用　现代应用常用于慢性胃炎、慢性肠炎、溃疡病、慢性腹泻、胃肠神经官能症之证见脾虚者。

3. 补中益气汤证

方证总括　补中益气芪术参，加入升柴举陷神；甘草陈皮当归身，甘温除热诚可珍。

主症　体倦乏力，少气懒言，面色㿠白，舌淡，脉虚软或虚大无力。

可有三证：

(1) 脾胃气虚证：症见饮食减少，体倦肢软，少气懒言，面色㿠白，大便稀溏，舌淡，苔薄白，脉虚。

(2) 气虚下陷证：症见脱肛，子宫下垂，久泻，久痢，久疟，崩漏等，气短乏力，舌质淡，脉虚。

(3) 气虚发热证：症见身热有汗，渴喜热饮，食少懒言，舌淡，脉虚大无力。

病机　脾气虚弱，中气下陷。

治法　补中益气，升阳举陷。

方药　补中益气汤(《脾胃论》)加减。黄芪18g，炙甘草9g，人参、陈皮、升麻、柴胡各6g，白术10g，当归5g。水煎，去渣，饭前热服。

方中重用黄芪补中益气，升举阳气，为君药。人参、炙甘草、白术补气健脾，合君药共收补中益气之功，为臣药。当归养血和营，既能使气有所依，又可制约温燥伤津之弊；陈皮理气和胃，使诸药补而不滞，两者共为方中佐药。升麻、柴胡共引清气上行，合君药则举陷升阳；合陈皮则升降结合，使清升浊降；且为脾胃之引经药，而为使药。全方体现了补升结合、补行结合、气血双补特点，尤以补气药配伍升举药为其实现升阳举陷的必要条件；本方以甘温之品为主组成，能治疗虚劳发热，体现了中医“甘温除热”之法。诸药合用，共奏补中益气、升阳举陷之功。

加减　若兼腹痛者，加白芍以柔肝止痛；头痛者，加蔓荆子、川芎以疏风止痛；气滞者，加木香、枳壳以行气化滞。

应用　常用治内科之胃下垂、胃黏膜脱垂、重症肌无力、脱肛、乳糜尿、功能性发热、血细胞减少症、慢性肝炎及妇科之子宫脱垂、功能性子宫出血与眼科之眼睑下垂、麻痹性斜视等属脾胃气虚或中气下陷者。然而，阴虚发热、湿热泻痢者，均不能使用本方。实验研究表明，补气升陷药物能增强肠道平滑肌的张力，对子宫及其周围组织有选择性兴奋作用，柴胡、升麻具有明显协同作用。方中党参、白术、黄芪、当归等能促进白蛋白合成，改善糖代谢状况，增加肝糖原，加强机体的新陈代谢。若全方减去升麻、柴胡，则促进肠管蠕动的作用明显减弱，单纯用升麻、柴胡则对肠管蠕动并无明显作用，这说明升阳举陷的药物对补气药有增强疗效的作用。临床实践说明，补气升陷药物不仅适用于上述诸症，而且可应用于其他一些疾病，如红细胞、白细胞减少症，低血压及某些原因不明的发热。

4. 参苓白术散证

方证总括　参苓白术扁豆陈，山药甘莲砂薏仁；桔梗上腹兼保肺，食少便溏效堪珍。

主症　食少便溏，面色萎黄，四肢困倦无力，舌淡苔白腻，脉缓弱。

病机　脾肺虚弱。

治法　补益脾肺，渗湿止泻。

方药　参苓白术散(《太平惠民和剂局方》)。人参、茯苓、土炒白术、陈皮、炙甘草、山药各1000g，炒扁豆750g，莲子肉、砂仁、炒薏苡仁、桔梗各250g组成。

共研细末，每服6g，用大枣煎汤送下，也可以用米汤送下。市售成药“参苓白术丸”，即本方做成的水丸，每服6～9g，每日二次，开水送下。

方中人参、白术、茯苓益气健脾渗湿，为君药。山药、莲子肉健脾固肠止泻；扁豆、苡仁健脾渗湿，均为臣药。砂仁芳香醒脾和胃，行气化湿，使补而不滞；桔梗开宣肺气，又载药上行，皆为佐药。甘草、大枣健脾和中，并调和诸药，以为使药。全方补中有行、补而不滞；且药力平和、温而不燥。诸药相合，共奏益气健脾、渗湿止泻之功。

加减　若兼里寒而腹痛者，加干姜、肉桂；用治小儿单纯性消化不良者，加焦三仙(炒麦芽、炒谷芽、炒山楂)；治妇女脾虚湿重之带下或经行泄泻者，加黄芪、苍术以利湿健脾止带。《医方考》：“脾胃虚弱，不思饮食者，此方主之。脾胃者，土也。土为万物之母，诸脏腑百骸受气于脾胃而后能强。若脾胃一亏，则众体皆无以受气，日见羸弱矣，故治杂证者，宜以脾胃为主。然脾胃喜甘而恶苦，喜香而恶秽，喜燥而恶湿，喜利而恶滞。是方也，人参、扁豆、甘草，味之甘者也；白术、茯苓、山药、莲肉、薏苡仁，甘而微燥者也；砂仁辛香而燥，可以开胃醒脾；桔梗甘而微苦，甘则性缓，故为诸药之舟楫，苦则喜降，则能通天气于地道矣。”

应用　常用治慢性胃肠炎、慢性支气管炎、慢性肾炎、贫血、肺结核、肺癌放疗或化疗毒副作用、妇女带下病等属脾虚夹湿者。

5. 归脾汤证

方证总括　归脾汤用术参芪，归草茯神远志随；酸枣木香龙眼肉，煎加姜枣益心脾。

主症　神疲肢乏，面色不华，气短纳呆，少气懒言，月经过多，便血尿血，皮下出血，舌苔白，舌质淡，脉细数。

病机　脾气虚弱，脾不统血。

治法　补脾摄血。

方药　归脾汤(《济生方》)加减。黄芪30g、党参15g、白术12g、当归15g、白及12g、阿胶(烊化)10g、陈皮6g、甘草6g。

《医方考》：“心藏神，脾藏意，思虑过度而伤心脾，则神意有亏而令健忘也。是方也，人参、黄芪、白术、茯神、甘草，甘温物也，可以益脾；龙眼肉、酸枣仁、远志、当归濡润物也，可以养心；燥可以入心，香可以醒脾，则夫木香之香燥，又可以调气于心脾之分矣。心脾治，宁复有健忘者乎！”

加减　便血色鲜红者加槐花、地榆；便血色暗者加白术、附片；鼻衄者加大小蓟、牛膝；尿血者加白茅根、棕榈灰；崩漏者加阿胶、艾叶。脾不统血，可见各种出血症。

应用　临床常用本方治疗各种出血和出血性疾病，如功能性子宫出血、便血、痔血、血小板减少性紫癜，过敏性紫癜，再生障碍性贫血和各种出血症之见本方证之主症者。

(二) 脾胃阳虚方证研究

1. 理中汤证

方证总括　理中丸主脾虚寒，参姜术草蜜为丸；温中散寒健脾胃，主治腹痛喜温按。

主症　患者呕吐，下利，脘腹冷痛，喜温喜按，畏寒肢冷，舌淡苔白，脉沉细。

病机　脾胃阳虚。

治法　温中散寒，健脾益气。

方药　理中丸(《伤寒论》)加减。人参、干姜、炙甘草、白术各9g。

使用本方有二法，或为汤，或为丸。若病势缓而见病后喜唾，或小儿慢惊，多以丸服而徐徐收功；若病势急而见上吐下泻，或胸痹作痛者，则以汤进，以收速效。

《素问·至真要大论》："寒淫所胜，平以辛热"，方中干姜辛热，归脾胃经，温中祛寒，扶阳抑阴，为君药；人参甘温，补脾益气，为臣药；白术苦甘而温，健脾燥湿以运中州，正合脾喜燥恶湿之性，为佐药；炙甘草补脾益气，并调和诸药，为使药。全方温补并行，以温为主，使寒气去，阳气复，脾胃得补而健运有权，故中焦虚寒可除。诸药合用，共奏温中散寒、补气健脾之功。本方是温中祛寒的基础方。

加减　若呕吐甚者，加砂仁、半夏、生姜以温中和胃、降逆止呕；阳虚失血者，以炮姜易干姜，加灶心土以温中止血；小儿慢惊者，加僵蚕以息风止痉；虚寒胸痹者，重用人参以补益心气、温阳宣痹。

应用　现代常用治急、慢性肠炎，胃及十二指肠溃疡，胃下垂，胃扩张，慢性结肠炎，溃疡病出血等属脾胃虚寒者。此证可见于胃溃疡、十二指肠溃疡、慢性胃炎、慢性结肠炎、慢性菌痢以及慢性胃肠神经官能症。

2. 温中愈溃汤证

方证总括　温中愈溃景萸连，公英海蛸浙贝全；白芍芪桂兼甘草，脘痛乏力手足寒。

主症　症见胃痛隐隐，绵绵不断，喜温喜按，空腹痛甚得食痛减，泛吐清水，遇冷加重，纳差，神疲乏力，甚则手足不温，大便溏薄，舌质淡嫩，或见齿痕，苔薄白，脉沉细。

病机　脾胃虚弱，气血失调。

治法　温补脾胃，抑酸止痛。

方药　温中愈溃汤(王道坤教授经验方)。红景天、黄芪、白芍各15g、桂枝，吴茱萸、川黄连各6g，蒲公英15g、海螵蛸、浙贝各12g，甘草12g。每日1剂，水煎2次，早晚饭后1小时服，42天为1个疗程。忌食生冷油腻，忌烟酒。

本方补中健脾、和胃抑酸，主治中焦虚寒型消化性溃疡。方中红景天、黄芪补气健脾，桂枝通阳活血；左金丸合白芍疏肝解郁，和胃降逆；浙贝、海螵蛸化痰制酸，修复溃疡；蒲公英清胃热解毒防癌；白芍合甘草缓急止痛。

加减　出血、解黑便者加血余炭、白及、地榆炭；兼胃脘胀者加内金、神曲；脾胃寒甚 者加炮姜、肉桂；瘀血偏重者加灵脂、元胡。胃镜检查溃疡面色红、充血者加牡丹皮、黄芩；出血明显者加茜草、蒲黄；溃疡边缘凹凸不平者加半枝莲、薏仁；色灰白、水肿者加法半夏、茯苓、猪苓等。溃疡面较大有恶变倾向者，加白花蛇舌草、蒲公英。白花蛇舌草、蒲公英现代药理研究表明清热解毒药有抑菌消炎,保护胃黏膜的作用,抗菌谱较广,常用于消化道炎症或溃疡以及防癌。

应用　此型患者临床最多见,应用此方治疗消化性溃疡(胃溃疡、十二指肠溃疡、食道溃疡)2000多例,治愈率86.5%,总有效率98.5%,复发率极少。

3. 补脾益肾汤证

方证总括　补脾益肾有理中,熟地萸药桂附群;杜仲牛膝菟丝子,腰腹冷痛大便频。

主症　脘腹冷痛,喜温喜按;遇冷或劳累后加重;畏寒肢冷;得食痛减,食后腹胀;大便溏薄,或完谷不化;腰膝冷痛舌淡,边有齿痕,苔薄白;脉沉细或迟。

病机　脾肾阳虚。

治法　温阳散寒,补益脾肾。

方药　补脾益肾汤(王道坤教授经验方)加减。干姜9g,人参9g,白术12g,炙甘草6g,熟地黄15g,山茱萸12g,山药15g,桂枝9g,炮附子6g,杜仲12g,牛膝10g,菟丝子30g。

方中干姜、炮附子辛热,归脾胃肾经,温中祛寒,扶阳抑阴,为君药;人参甘温,补脾益气,为臣药;白术苦甘而温,健脾燥湿以运中州,正合脾喜燥恶湿之性,熟地黄,山茱萸、山药、桂枝、杜仲、牛膝补肾气,共为佐药;炙甘草补脾益气,并调和诸药,为使药。丹皮性寒,佐制温热。全方温补并行,以温为主,使寒气去,阳气复,脾胃得补而健运有权,故中焦虚寒可除。诸药合用,共奏温中散寒、补气健脾之功。

4. 真人养脏汤证

方证总括　真人养脏诃粟壳,肉蔻当归桂木香;术参甘芍为涩剂,脱肛久痢早煎尝。

主症　久痢不愈,便下白黏冷冻,排便不爽,甚或肛门下坠,滑脱不禁。

兼症　畏寒肢冷,腹部冷痛,喜暖喜按;神疲乏力;舌淡,苔白滑;脉沉细而弱。

病机　脾阳亏虚。

治法　温补脾胃,收涩固脱。

方药　真人养脏汤(《太平惠民和剂局方》)加减。赤石脂12g,罂粟壳6g,肉豆蔻9g,诃子6g,干姜6g,人参10g,白术10g,当归10g,白芍10g,肉桂4.5g,木香6g,石榴皮30g。

《成方便读》:"夫脱肛一证,皆大肠之病,寒热虚实皆可致之。虚而夹热者,如前之河间诃子散;虚而有寒者,即用此方。然脱肛虽属大肠,推其致此之由,皆多由脾虚而致。故以人参、白术、甘草大补其脾。但泻痢日久,赤白虽无,其气分与血分,不无虚而留滞,故以木香理气,归、芍和血,肉桂温其下而散其寒,肉蔻、罂粟壳、诃子三味,皆可固肠止脱,而为收涩之剂耳。"

加减　若中气下陷、滑肠脱肛者,可去木香,加炙黄芪、升麻、枳实以升举清阳;若畏寒肢冷明显者,加吴茱萸、附子以温阳助运;若仍有积滞、大便不爽者,去诃子、罂粟壳,加山楂、槟榔以导滞除积。

应用　临床常用本方加减治疗慢性结肠炎、慢性痢疾、过敏性肠炎、肠结核、小儿泄泻等疾病属于脾肾虚寒者。

5. 黄土汤证

方证总括　黄土汤用干地黄,阿胶芩草术附襄;血色暗淡肢不温,便崩吐衄服之康。

主症　大便下血,或吐、衄、崩漏,血色暗淡,四肢不温,舌淡,脉沉细无力。

病机　脾阳不足,中焦虚寒,脾不统血。

治法　温阳健脾,养血止血。

方药　黄土汤(《金匮要略》)加减。干地黄9g,白术9g,炮附子(先煎)9g,阿胶(烊化)9g,黄芩9g,灶心黄土(包煎)30g,甘草9g。以纱布包煎灶心黄土取汤,再煎余药,将阿胶烊化,分2次服。

方中灶心黄土温中止血,为君药;附子、白术温阳而补中焦之气,助君药以复统摄之权,为臣药；生地、阿胶滋阴养血止血，既补阴血之不足，又制术、附之温燥；黄芩清热止血，共为佐药；甘草调药和中，为使药。全方寒热并用，标本兼顾，温阳而不伤阴，滋阴而不碍阳，体现了温阳止血法。诸药合用，共奏温阳健脾、养血止血之功。

加减 若出血量多者，酌加三七、白及、艾叶、炮姜等，以温阳止血；气虚甚者，加党参补中益气摄血。

应用 临床用于治疗慢性胃肠道出血、功能性子宫出血、肝硬化食道静脉曲张出血、高血压鼻衄、胆道术后大出血、慢性非特异性溃疡性结肠炎、血小板减少性紫癜、先兆流产等属脾阳不足者。

6. 回阳救急汤证

方证总括 回阳急救用六君，桂附干姜五味群；加麝三厘或胆汁，三阴寒厥见奇勋。

主症 四肢厥冷，恶寒战栗，身体蜷卧，吐泻腹痛，口不渴，指甲口唇发青，舌淡苔白，脉沉微或无脉。阴盛阳微之危重症。

病机 阴盛阳微，寒邪直中三阴经。

治法 回阳固脱，益气生脉。

方药 回阳救急汤（《伤寒六书》）。人参 1.5g，白术、茯苓各 3g，炙甘草 0.9g，陈皮、姜半夏各 2.1g，肉桂、炮附子、干姜各 1.5g，五味子九粒，加生姜三片同煎。麝香（冲）0.09g。若无脉，加猪胆汁一匙。

何秀山："少阴病，下利脉微，甚则利不止，肢厥无脉，干呕心烦者，经方用白通加猪胆汁汤主之，然不及此方面面顾到，故俞氏每用之以奏功。揣其方义，虽仍以四逆汤加桂温补回阳为君，而以《千金》生脉散为臣者，以参能益气生脉，麦冬能续胃络脉绝，五味子能引阳归根也。佐以白术、二陈，健脾和胃，上止干呕，下止泻利。妙在更使以些许麝香，斩关直入，助参、附、姜、桂以速奏殊功。浅学者每畏其散气而不敢用，岂知麝香同冰片及诸香药用，固属散气；同参、术、附、桂、麦味等温补收敛药用，但显其助气之功，而无散气之弊矣。此为回阳固脱、益气生脉之第一良方也。"（《重订通俗伤寒论·六经方药》）但本方为辛热峻剂，使用时不可多服，手足温和即止。

加减 若呕吐痰涎或少腹痛者，加盐炒吴萸以温胃暖肝止呕；无脉者，加猪胆汁以为反佐；泄泻不止者，加黄芪、升麻益气升阳止泻；呕吐不止者，加生姜汁以温胃止呕；干呕心烦、厥逆无脉者，去茯苓，加麦冬以养阴清热。

《医方集解》："此足三阴药也。寒中三阴，阴盛则阳微，故以附子、姜、桂辛热之药，袪其阴寒；而以六君温补之药，助其阳气；五味合人参可以生脉；加麝香者，通其窍也。"

应用 临床常用本方救治急性心肌梗死，心源性休克、急性胃肠炎、食物中毒等吐泻交作所致虚脱、血压下降者等。

（三）胃阴不足方证研究

1. 枳壳益胃汤证

方证总括 枳壳益胃治津伤，沙参玉竹斛冰糖；麦地花粉及芦根，养阴益胃是良方。

主症 患者口干舌燥，渴喜冷饮，胃脘灼痛，或嘈杂易饥，形体消瘦，大便秘结，舌红，少苔，脉细数。

病机 胃阴不足，失于润养。

治法 养阴益胃，缓急止痛。

方药 枳壳益胃汤（王道坤教授经验方）加减。枳壳 15 g，南北沙参各 15g，生地 10g，麦冬 12g，玉竹 12g，石斛 15g，天花粉 15g，芦根 15g，冰糖 3g。

方中生地、麦冬养阴生津润燥，为君药。沙参、玉竹、石斛、天花粉、芦根助君药养阴生津，为臣药。枳壳通降胃气为佐药。冰糖濡养肺胃，调和诸药，为使药。诸药合用，共奏养阴和胃之功。

加减　若兼有气虚而见汗多、气短者，加党参、五味子以益气敛汗；食后脘胀者，加陈皮、神曲以理气消食；口渴甚者，加生石膏、知母。

应用　我们常用该方治慢性胃炎、溃疡病、慢性支气管炎、肺结核、糖尿病、小儿畏食症等属胃阴不足者。若苔腻、不欲食者禁用本方。

2. 玉女煎证

方证总括　景岳新方玉女煎，母牛膏地麦冬兼；水亏火甚邪留胃，牙痛齿摇辛芷痊。

主症　头痛，牙痛齿松，烦热干渴，舌红苔黄而干。

病机　真阴不充，胃火炽盛。

治法　滋阴清热。

方药　玉女煎（《景岳全书》）加味。熟地黄、生石膏各15g，麦冬10g，知母、怀牛膝各10g，白芷2g，细辛3g。

《成方便读》："夫人之真阴充足，水火均平，决不致有火盛之病。若肺肾真阴不足，不能濡润于胃，胃汁干枯，一受火邪，则燎原之势而为白虎之证矣。方中熟地、牛膝以滋肾水；麦冬以保肺金；知母上益肺阴，下滋肾水，能制阳明独胜之火；石膏甘寒质重，独入阳明，清胃中有余之热。理虽如此，而其中熟地一味，若胃火炽盛者，尤宜酌用之。即虚火一证，亦改用生地为是。大便溏泄者不宜用本方。"

加减　若火盛者，加栀子、地骨皮清热泻火；齿衄量多者，去熟地，加生地、白茅根、玄参以见清热凉血之功。

应用　常用于急性口腔炎、牙龈炎、舌炎、糖尿病等见本方证之主症者。

3. 养阴愈溃汤证

方证总括　养阴愈溃沙麦地，当归白芍草枸杞；海蛸浙贝蒲公英，脘痛口燥皆能去。

主症　证见胃脘隐隐作痛，空腹时加重，不思饮食，口燥咽干，大便干结，手足心热，舌红少苔或苔花剥，少津或裂纹，脉细弦或细数。

病机　肾阴不足，胃失濡养。

治法　滋肾补阴，和胃止痛。

方药　养阴愈溃汤（王道坤教授经验方）。北沙参12g，麦冬10g，生地30g，白芍、甘草各12g，枸杞子10g，当归12g，浙贝、海螵蛸、蒲公英各15g。每日1剂，水煎2次，早晚饭后1小时服，42天为1个疗程。

本方滋肾补阴和胃，主治阴虚型消化性溃疡。方中沙参、当归、麦冬、生地、枸杞子滋阴养血，滋肾补阴；白芍柔肝养阴；浙贝、海螵蛸化痰制酸，平复溃疡；蒲公英清热解毒；甘草调和诸药，合白芍柔肝止痛。诸药合用治疗阴虚型消化性溃疡，效果良好。

加减　肝胃气滞明显者，加郁金10g，香附子6g；肝胃郁热明显者，加蒲公英15g；兼见脾胃气虚者，加黄芪12g；偏虚寒者，加高良姜3g；泛酸明显者，加生牡蛎30g；黑粪明显者，加生蒲黄10g、三七粉6g；腹胀明显者，加白术各10g；便秘者，加火麻仁、郁李仁各20g。

（四）三阴不足方证论治研究

1. 补脾阴汤证

方证总括　补脾阴汤用山药，枳壳莲肉草白芍；人参葛根唇红裂，腹胀难消效力饶。

主症　患者饮食减少，食后脘闷，腹胀矢气，乏力困倦，轻度浮肿，大便溏，舌体胖淡，舌苔白腻。

病机　脾阴亏损、运化无力。

治法　滋脾养阴，平补为贵。

方药　补脾阴汤（王道坤教授经验方）加减。山药30g，枳壳12g，莲肉12g，人参6g，白芍10g，葛根15g，甘草6g。

补脾阴不可纯用滋补，以平补为贵。方中选用山药，性平不燥，补而不滞，既能滋阴，又能补气，堪称调补脾胃之佳品，为君。脾阴虚每每脾气也亏，故人参、莲肉补脾益气为臣；葛根、枳壳升浮脾气、通降胃气为佐药。甘草调和诸药，为使药。诸药合用，共奏滋养脾阴之功。

由于脾阴亏损可引起其他脏腑之火亢进，如《慎斋遗书·内伤》中说："脾阴不足，肝火上行"。《明医杂著·医论》中说："胃火益旺，脾阴愈伤"。此时如单纯补脾阴则不能达到抑制其他脏腑火旺之效。故治疗脾阴虚、胃火旺，症见能食好食但食后脘闷难化者，佐以石膏、黄连；治疗脾阴虚肝火旺，症见心烦灼热者，佐以丹皮、桑叶、黄芩。

2. 麻子仁丸证

方证总括　麻子仁丸治脾约，小便频数大便秘；黄朴一斤枳芍半，二升麻仁一杏酌。

主症　患者脘腹胀满，不思饮食，大便秘结，口干唇燥，手足心热，苔燥，或舌质偏红或红绛，脉细而弱。

病机　胃强脾弱，大便秘结。

治法　养阴润肠通便。

主方　麻子仁丸加减。麻子仁、杏仁、枳实、厚朴、当归、芍药、白蜜。

加减　本方去枳实、厚朴、芍药，加当归、羌活、桃仁，名润肠丸，治饮食劳倦、大便秘涩。痔疮出血，加槐花、地榆。

应用　临床常用于习惯性便秘、痔疮便秘、慢性消耗性疾患之便秘，也可用于老年体虚之便秘。

3. 滋阴降火汤证

方证总括　滋阴降火道坤方，龟板茱药二地黄；骨皮知柏佐肉桂，骨蒸潮热用之良。

主症　骨蒸潮热，盗汗，五心烦热，失眠多梦，口干咽燥，或咯血，舌红少苔，尺脉数而有力。

病机　阴虚火旺。

治法　滋阴降火。

方药　滋阴降火汤（王道坤教授经验方）加味。生地15g，山药30g，龟板15g，山茱萸12g，地骨皮9g，知母12g，肉桂1.5g，黄柏12g，生甘草5g。上药为末，炼蜜为丸。每次9g，空腹，盐汤送下。脾胃虚弱之食少便溏，以及火热实证，皆不宜使用本方。

本方主治阴虚火旺所致骨蒸、遗精、盗汗、咯血诸症，其病机主要是真阴不足、虚火上炎，故拟滋阴降火为治法。方中生地、龟板滋阴潜阳，为君药。黄柏、知母、地骨皮苦寒降火，保存阴液，共为臣药。山药、肉桂、蜂蜜为丸，既滋补精髓，又制约黄柏之苦燥，是为佐使药。诸药合用，共奏滋阴降火之功。

加减　五心热甚，加青蒿；口干甚者，加麦冬、元参。若阴虚甚者，加天冬、麦冬；咯血者，加白茅根、黄芩；遗泄不止者，加金樱子、龙骨。

应用　临床常用本方治甲状腺功能亢进、肾结核、骨结核、糖尿病等属阴虚火旺者。

4. 一贯煎证

方证总括　一贯煎中生地黄，沙参枸归麦冬藏；少佐川楝疏肝气，阴虚胁痛此方良。

主症 胁肋胀痛，口燥咽干，饥不欲食，胃脘嘈杂，脘痞不舒，大便干结。舌无津液，脉细数。

病机 肝胃阴虚，气津不畅。

治法 益胃疏肝，养阴生津。

方药 一贯煎(《续名医类案》)加减。生地15g，太子参15g，北沙参10g，麦冬10g，当归10g，炒川楝6g，枸杞子10g，鸡内金9g，陈皮9g，乌梅10g，半夏曲10g。

《中风斠诠》："胁肋胀痛，脘腹搘撑，多是肝气不疏，刚木恣肆为病。治标之法，每用香燥破气，轻病得之，往往有效。然燥必伤阴，液愈虚而气愈滞，势必渐发渐剧，而香药、气药不足恃矣。若脉虚舌燥、津液已伤者，则行气之药，尤为鸩毒。柳洲此方，虽是从固本丸、集灵膏二方脱化而来，独加一味川楝，以调肝气之横逆，顺其条达之性，是为涵养肝阴第一良药。凡血液不充，脉络壅滞、肝胆不驯，而变生诸病者，皆可用之。苟无停痰积饮，此方最有奇功……口苦而燥，是上焦之郁火，故以川楝泻火。楝本苦燥，而入于大剂养阴队中，所为润燥之用，非神而明之，何能辨此？方下舌无津液四字，最宜注意，如其舌苔浊垢，即非所宜。"

应用 临床多用于迁延型或慢性肝炎、肝硬化、脂肪肝、慢性胃炎、胃溃疡及十二指肠溃疡、肺结核、糖尿病、神经衰弱、肋间神经痛等属阴虚气滞者。

5. 十灰散证

方证总括 十灰散用十般灰，柏茜茅荷丹榈随；二蓟栀黄皆炒黑，热盛失血最相宜。

主症 一切吐血、咯血不止，来势暴急者，先用此遏之。

病机 气火上升，迫血妄行。

治法 凉血、涩血、散血、行血。

方药 十灰散(《十药神书》)。大蓟、小蓟、荷叶、侧柏叶、茅根、茜根、山栀、大黄、牡丹皮、棕榈皮各等分，炒存性，研极细末，每服5g。以藕汁或萝卜汁调服，尤佳。

《成方便读》："治夫吐血、咯血，固有阳虚、阴虚之分，虚火、实火之别，学者固当予为体察。而适遇卒然起之证，又不得不用急则治标之法，以遏其势。然血之所以暴涌者，姑无论其属虚属实，莫不皆由气火上升所致。丹溪所谓气有余即是火。即不足之证，亦成上实下虚之势。火者南方之色，凡火之胜者，必以水济之，水之色黑。故此手汇集诸凉血、涩血、散血、行血之品，各烧灰存性，使之凉者凉，涩者涩，散者散，行者行。扫各本质而化为北方之色，即寓以水胜火之意。用童便调服者，取其咸寒下行，降火甚速，血之上逆者，以下行为顺耳。"

应用 临床常用本方加减治疗消化道出血、支气管扩张及肺结核咯血等疾病属气火上冲者。本方是急救止血之剂，属治标之法，不宜多服、久服；血止之后，应审证求因，治病求本，方能巩固疗效；虚寒性出血者忌用。

第九章　中　成　药

第一节　脾胃病常用中成药的使用技巧

中成药由于使用方便快捷，疗效稳定，深受广大患者欢迎。但因药味和剂量的固定属于群体性用药，因而体现传统中医个体化治疗不够，好在现在中成药的品种较多，剂型多样也可以弥补这方面的不足。为了提高中成药的疗效和杜绝医疗事故发生，特提出以下几点供参考：

（一）指导思想要正确

必须有正确的指导思想，有的放矢，需要用则用，不需要用的坚决不用，千万不能在经济利益驱动下，不该用的用，不能用的也要用。名医张子和说："是药三分毒。"否则害处有三：一则无效，说你医技不高；二则增加患者经济负担，说你不仁；三则易造成医疗事故，给你带来麻烦。因此，要科学、规范、合理地应用中成药。

（二）提高疗效有技巧

（1）谨守病机，辨证选用中成药。抓主症确定方位，辨兼症看是否合适。不能凭病名选用中成药，否则是对"病"治疗，不是"方证论治"。只要病机相同，即使说明书上未提到的病变也同样有效。从而可以扩大有效的使用范围。

（2）把中医的证和西医的病结合起来，选择中成药，这样可以弥补各自的不足，提高临床疗效。清代徐灵胎在《医本全集》中说："欲治病者，先识病之后，求其病所以然，又当辨其之由各不同，然后考虑其治之法，一病必有主方，一病必有主药。"

（3）既要强调一病一方，又要应用合病合方。一个患者同时患有几种病，可以同时开几个针对性强的中成药，或者先开几种治疗急症的药，后开治疗顽症的药，即分阶段给药或分阶段服药。如患糖尿病，忽又招风寒感冒，即可先服藿香正气口服液，病基本痊愈后再服消渴丸等；或早服补脾之补中益气丸，晚服补肾之八味地黄丸。

（4）根据需要，选择剂型。同一名称的药，急症选用注射剂，非急症的首选用口服剂型，比较安全。就剂型而论，我们的经验是：口服液见效最快，散剂次之，颗粒剂、胶囊和丸剂吸收较慢。疗效最差的是提取"最纯"的部分制剂，不仅疗效差而且副作用也大。用法上也不必拘泥于一日3次，急重症一日3～5次均可，而且应加大剂量，直到病情大有转机再减量。

（5）明确理论依据，科学合理联用西药。

目前中西药联用大致分为两大类：一类是中药与西药互相配伍组成新的复方制剂；另一类则是临床医生根据病情利用中成药或中药方剂与西药合并用药的方法。现在我们讲的是后一种情况。

中西药之间的配伍，既不是简单地凑合，也不是机械地相加，而是根据中西医各自的理论，有根据、有机的相结合。联用时必须慎之又慎。中西药合理运用可以优势互补，增强疗效，减轻或消除毒副作用及其不良反应。如病毒性肝炎的治疗，基本原则是清除病毒、逆转组织学、预防并发症、改善预后。在清除病毒方面，现代医学优于中医学；在逆转组织学方面，中医学优于现代医学。根据我国肝炎病毒感染人口较多，经济基础较差的国情，治疗应因人而异，对多数患者，治疗的目的应是保护肝功能，逆转肝组织学变化，阻断慢性肝炎向肝硬化发展，改善预后。显然，在恢复肝功能、调节免疫、抗病毒、抗肝纤维化、改善组织病理、防治肝癌和改善症状等方面，中西医结合治疗具有明显的协同作用。

另外，中药与抗生素联用也可以增强疗效。中药与抗肿瘤药物联用减少放化疗的毒副作用，可以减少药物剂量和缩短疗程。

但是，有时联用，不仅没提高疗效，反而减低疗效，甚至产生毒副作用。结合临床常用药情况，应牢牢记住“五个不可，六个禁忌”。

1. 五个不可

（1）含神曲、麦芽的保和丸、消食片等，不可与红霉素、四环素、制霉菌素、灰黄霉素合用，否则抗生素可抑制中药中的酵母菌，使酶的活性下降甚至破坏，而影响中药的效力。

（2）抗生素及其有抗菌作用的清热解毒中药，如清热解毒片、保婴散等，不可与乳酸菌素片等活菌制剂合用。否则，乳酸菌在胃中会被灭活，产生不良作用。

（3）pH 值太低或太高的中成药不可与抗生素同服。含有乌梅、山楂、山茱萸的中成药如山楂丸、乌梅丸、加味保和丸、山楂冲剂等含有机酸，经体内代谢后均能使尿液 pH 值降低，不可与四环素类、红霉素类、磺胺类抗生素合用。含有煅牡蛎、硼砂的中成药，如梅花点舌丸、冰硼散等，不可与弱酸性西药（如诺氟沙星、呋喃妥因、吲哚美辛、口服青霉素类、头孢菌素类等等）同服，否则使用后会明显减低抗菌作用。

（4）炭类中成药不可与口服抗生素合用。因十灰散等具有很强的吸附作用，能吸附抗生素。从而降低这些抗生素的血药浓度及疗效。

（5）含鞣质多的中成药不可与抗生素同用。含鞣质较多中成药如六味地黄丸、大黄䗪虫丸等不可与口服青霉素类、头孢菌素类、氨基糖苷类、氯霉素类、大环内酯类等合用，因为合用后，这些抗生素可与成药中的山萸肉、地榆、白芍、大黄等富含的鞣质结合，从而无法被肠道吸收，失去抗菌活性。

2. 六个配伍禁忌

（1）中成药蛇胆川贝液（或蛇胆川贝粉之类），禁忌与西药吗啡、磷酸可待因同时服用，否则毒性作用成倍增加。

（2）鱼腥草注射液与青霉素有药理配伍禁忌。

（3）灯盏花注射液与头孢拉定、氨苄青霉素、硫酸庆大霉素、乳酸环丙沙星同用，溶液浑浊，颜色发生改变。

（4）清开灵注射液与硫酸卡那霉素、硫酸妥布霉素或硫酸小诺米星同用，即刻出现浑浊；与青霉素或盐酸林可霉素同用，清开灵含量降低，不良反应增加。

（5）复方丹参注射液与喹诺酮类抗菌药（如左氧氟沙星、环丙沙星、氧氟沙星或培氟沙星等）配伍后立即出现浑浊，有絮状沉淀产生。

（6）双黄连粉针剂若与硫酸庆大霉素同用，溶液生成棕黑色颜色；若与妥布霉素同用立即生成沉淀；与硫酸阿米卡星同用立即出现浑浊，微粒增多；若与青霉素、氨苄西林钠同用，颜色即刻变深；若与硫酸卡那霉素、诺氟沙星、氧氟沙星等同用，pH 值升高，有沉淀生成。

第二节 市售常用中成药

一、内 服 药

(一) 涌吐剂

瓜蒂散：

功能主治 涌吐宿食。用于宿食壅滞胃脘证。

用法用量 口服，一次 1.3g 用豆豉 30g 煎汤送服。不吐者酌加用量，或用洁净翎毛探喉助吐。

禁忌 食已离胃入肠，须禁用。

(二) 泻下剂

(1) 麻仁润肠丸：

功能主治 润肠通便。用于肠燥便秘。

用法用量 口服，一次 1~2 丸，一日 2 次。

(2) 苁蓉通便口服液：

功能主治 滋阴补肾，润肠通便。应用于阴虚便秘。

用法用量 每次 10~20ml，每日 1 次。

禁忌 热秘与气秘不宜服用。

(3) 芪蓉润肠口服液：

功能主治 温阳益气，润肠通便。芪蓉润肠口服液同时还有补气养阴功效。

用法用量 每次 10~20ml，每日 1 次。

禁忌 热秘与气秘不宜服用。

(4) 益气润肠膏：

功能主治 润肠通便、健胃利气。用于大便秘结引起的腹胀，饮食无味，口干舌燥，对老年人便秘效果尤佳。

用法用量 口服，一次 30g，每日 3 次。

禁忌 孕妇忌服。

(5) 五仁润肠丸：

功能主治 润肠通便。用于老年体弱便秘。

用法用量 口服，一次 1 丸，每日 2 次。

(6) 通幽润燥丸：

功能主治 清热导滞，润肠通便。适宜于老年或病后津亏血少引起的便秘。

用法用量 每次 1 丸，每日 2 次。

(7) 麻仁润肠丸：

功能主治 润肠通便。适宜于肠胃积热的虚者便秘、老年人便秘、产妇便秘等。

用法用量 口服。每次 1~2 丸，每日早晚各 1 次，温开水送服。

禁忌 孕妇忌服。密闭储藏，置室内阴凉干燥处。

(8) 舟车丸：

功能主治 峻下逐水，通利二便。治疗肝硬化腹水疗效满意，复发率低。适用于体质强壮，蓄水腹胀，四肢浮肿，胸腹胀满，停饮喘急，大便秘结，小便短少，水热内结之肝硬化腹水实证者。可与抗病毒、保肝降酶、利尿等西药联合应用。过量服用可致恶心呕吐，电解质紊乱。

用法用量　口服。1 日 1～2 次,1 次 1.5～3 克。

禁忌　孕妇及久病气虚者忌服本品。控制食盐量。

(三) 疏肝利胆剂

(1) 小柴胡颗粒:

功能主治　清解郁热。适用于少阳证寒热往来,口苦咽干目眩者。

用法用量　口服。成人每次 1 袋,每日 3 次。

禁忌　脾胃虚寒便溏者慎用。

(2) 亮菌口服液(合剂):

功能主治　消炎退黄,解痉止痛。用于慢性肝炎,迁延性肝炎及胆道疾病,亦可用于慢性、浅表性、萎缩性胃炎。

用法用量　口服。一日 3 次,每次 10～20ml。

(3) 乙肝宁冲剂:

功能主治　调气健脾,清热利胆,活血化瘀。多用于慢性肝炎、慢性迁延性肝炎属湿热内蕴,肝郁脾虚,气虚血瘀证候者。

用法用量　口服。一日 3 次,每次 1 包。

(4) 朝阳丸(胶囊):

功能主治　温肾健脾,舒肝散郁,化湿解毒。具有抗肝纤维化作用。适用于慢性肝炎肝硬化证属于脾肾不足,肝郁血滞,痰湿内阻者。症见面色晦暗,神疲乏力、纳呆腹胀、腰酸腿软。

用法用量　口服。一日 1 次,每次 1 丸。或遵医嘱。

禁忌　有黄疸及出血倾向者不宜服用。

(5) 双虎清肝颗粒:

功能主治　清热利湿,化痰宽中,理气活血。适用于慢性乙型肝炎湿热内蕴所致的胃脘痞闷,大便黏滞不爽或臭秽,或身目发黄,舌苔厚腻。

用法用量　口服。成人每日 3 次,每次 1 包。

禁忌　脾虚大便溏泄者慎用或减量服用;孕妇慎用;体质虚弱者不可过服、久服,以免损伤脾胃。

(6) 乙肝益气解郁颗粒:

功能主治　益气化湿,疏肝解郁。适用于治疗慢性肝炎属肝郁脾虚的胁痛腹胀,纳呆,大便溏薄。亦可用于消化不良。

用法用量　开水冲服。一日 3 次,每次 20g。

(7) 乙肝养阴活血颗粒:

功能主治　滋补肝肾,活血化瘀。适用于慢性肝炎肝肾阴虚兼血脉瘀滞者。症见面色晦暗,头晕耳鸣,五心烦热,腰腿酸软,苔少。

用法用量　开水冲服。一日 3 次,每次 20g。

(四) 温里剂

(1) 理中丸(党参理中丸):

功能主治　温中散寒,健胃。用于脾胃虚寒,呕吐泄泻,胸满腹痛,消化不良。

用法用量　口服,一次 1 丸,一日 2 次。

禁忌　泄泻时腹部热胀痛者忌服。

(2) 附子理中丸:

功能主治　温中健脾。用于脘腹冷痛,肢冷便溏。

用法用量　口服，一次1丸，一日2～3次。

(3) 补肾健脾口服液：

功能主治　温肾助阳，健脾开胃，消积化食。用于因肾阳不足脾胃亏虚，腰酸膝软，形寒不温，体虚乏力，脘腹胀满、食欲缺乏等症。

用法用量　口服，一次10ml，每日2次，早晚空腹服。

禁忌　忌生、冷、油腻、辛辣食物、重感期间忌服。

注意事项　本品含脂溶性氨基酸，不易溶于水。故有少许沉淀，不影响疗效，请摇匀服用。

(4) 黄芪建中丸：

功能主治　补气散寒，健胃和中。用于中气不足，心跳气短，恶寒腹痛，身体衰弱。

用法用量　口服，一次1丸，每日2次。

(5) 小建中胶囊：

功能主治　温中祛寒，缓急止痛。用于脾胃虚寒，脘腹疼痛，喜温喜按，嘈杂吞酸，食少，心悸。

用法用量　口服，一次2～3粒，每日3次。

禁忌　孕妇忌服。

(6) 桂附地黄丸：

功能主治　温补肾阳。用于腰膝酸软，肢冷尿频。

用法用量　口服，一次1丸，每日2次。

(7) 半硫丸：

功能主治　温阳通便。适宜于老年性便秘属阳虚者。

用法用量　每次1.5g～3g，每日1～2次。

禁忌　孕妇及幼儿忌服。

(8) 八味肉桂胶囊：

功能主治　温中散寒，行气止痛。用于脾胃虚寒，胃脘冷痛，食欲缺乏，消化不良。

用法用量　口服，一次4粒，每日3次，饭后服用。

(9) 温中止泻丸：

功能主治　健脾暖胃，消积舒气，止痛止泻。用于脾胃虚弱，食滞胀气，腹痛呕吐，寒湿肠鸣泄泻。

用法用量　口服，水蜜丸一次2.5～4.5g，大蜜丸一次1～2丸，每日2次。

禁忌　孕妇禁用。

(10) 香砂理中丸：

功能主治　健脾和胃，温中行气。用于脾胃虚寒，气滞腹痛，反胃泄泻。

用法用量　口服，一次1丸，每日2次。

(11) 河车大造丸：

功能主治　滋阴清热，补肾益肺。用于肺肾两亏，虚劳咳嗽，骨蒸潮热，腰膝酸软。

用法用量　口服，水蜜丸一次6g，小蜜丸一次9g，大蜜丸一次1丸，每日2次。

(五) 清热剂

(1) 龙荟丸：

功能主治　泻火通便。用于肝胆火旺，大便秘结，小便赤涩。

用法用量　口服，一次3～6g，每日1～2次，饭前服用。

禁忌　孕妇忌服。

(2) 三黄片：

功能主治　清热解毒，泻火通便。用于三焦热盛，目赤肿痛，口鼻生疮，咽喉肿痛，牙龈出血，心烦口渴,尿赤便秘。

用法用量　口服,一次4片,一日2次。

(3) 芩连片:

功能主治　清热解毒,消肿止痛。用于脏腑蕴热,头痛目赤,口鼻生疮,湿热带下,疮疖肿痛。

用法用量　口服,一次4片,每日2~3次。

(4) 黄连解毒丸:

功能主治　泻火,解毒,通便。用于三焦积热,口舌生疮,目赤头痛,便秘溲赤,心胸烦热,热痢泄泻,咽痛衄血,疮疖痔血。

用法用量　口服,一次3g,每日1~3次。小儿酌减。

禁忌　孕妇忌服;脾胃虚寒忌服。

(5) 香连化滞丸:

功能主治　清热利湿,行血化滞。用于湿热凝滞引起的里急后重,腹痛下痢。

用法用量　口服,一次6g,每日2次;或遵医嘱。

禁忌　忌食生冷油腻,孕妇忌服。

(6) 消积通便胶囊:

功能主治　泻热通便。用于胃肠实热所致的便秘,脘腹胀痛,食欲缺乏。

用法用量　口服,一次3粒,每日3次。

注意事项　通便后即停药。

(7) 泻火解毒片:

功能主治　泻火解毒。用于实热毒火引起的身热口渴,头昏目赤,齿龈肿痛,大便燥结。

用法用量　口服,一次4~6片,每日2~3次。

禁忌　孕妇、儿童禁用。

注意事项　本品不宜长期服用。

(8) 肠胃舒胶囊:

功能主治　清热燥湿,理气止痛,止痢止血。用于湿热蕴结所致的食少纳呆,脘腹疼痛。

用法用量　口服,一次3~5粒,每日3次;儿童酌减。

注意事项　应配合其他抗菌措施。

(9) 左金丸:

功能主治　泻火,疏肝,和胃,止痛。用于肝火犯胃,脘胁疼痛,口苦嘈杂,呕吐酸水,不喜热饮。

用法用量　口服,一次3~6g,每日2次。

(10) 葛根芩连胶囊:

功能主治　解肌,清热,止血,用于泄泻腹痛,便黄而黏,肛门灼热。

用法用量　口服,一次3~4粒,每日3次。

(11) 胃肠宁片:

功能主治　清热祛湿,健胃止泻。用于泄泻及小儿消化不良。

用法用量　口服,一次6片,每日3次。

禁忌　孕妇禁用。

(12) 五味黄连丸:

功能主治　消炎,止泻,止痛。用于胃肠炎,久泻腹痛,胆偏盛引起的畏食。

用法用量　一次1~2g,每日2~3次。

禁忌　孕妇禁用。

(13) 香连丸:

功能主治　清热燥湿,行气止痛。用于泄泻腹痛,便黄而黏。

用法用量　口服，一次 3～6g，每日 2～3 次。

(14) 丹栀口服液：

功能主治　清热除湿，凉血止血，润肠通便。适用于缓解风热瘀阻、湿热壅滞型痔疮引起的肛门肿痛，便时滴血，大便燥结。

用法用量　口服，一次 10ml，每日 2 次。

不良反应　少数患者出现腹泻，胃脘不适等，停药后即自行缓解。

(15) 地榆槐角丸：

功能主治　疏风润燥，凉血泄热。用于痔疮便血，发炎肿痛。

用法用量　口服，一次 1 丸，每日 2 次。

(16) 连翘败毒丸：

功能主治　清热解毒，散风消肿。用于脏腑积热，风热湿毒引起的疮疡初起，红肿疼痛，憎寒发热，风湿疙瘩，遍身刺痒，大便秘结。

用法用量　口服，一次 6g，每日 2 次。

禁忌　孕妇禁用。

(17) 槐角丸：

功能主治　凉血止血。用于痔疮出血。

用法用量　口服，一次 1 丸，每日 2 次。

(18) 九味痔疮胶囊：

功能主治　清热解毒，燥湿消肿，凉血止血。用于湿热蕴结所致内痔出血，外痔肿痛。

用法用量　口服，一次 5～6 粒，每日 3 次；或遵医嘱。

禁忌　孕妇忌服。

(19) 榆槐片：

功能主治　清热燥湿，凉血止血。用于内外痔引起的肛门肿痛，大便下血。

用法用量　口服，一次 6～8 片，每日 3 次。

(20) 脏连丸：

功能主治　清肠止血。用于肠热便血，肛门灼热，痔疮肿痛。

用法用量　口服，水蜜丸一次 6～9g，小蜜丸一次 9g，大蜜丸一次 1 丸，每日 2 次。

禁忌　孕妇禁用。

(21) 止红肠辟丸：

功能主治　清热，凉血，止血，养血。用于痔疮少量出血。

用法用量　口服，一次 1 丸，每日 2 次。

(22) 黄连清胃丸：

功能主治　清胃泻火。用于口舌生疮，牙龈肿痛，胃热牙痛，暴发火眼。

用法用量　口服，一次 10g，每日 2 次。

禁忌　孕妇忌服。

(23) 精制牛黄解毒片：

功能主治　清热解毒，散风止痛。用于肺胃蕴热引起，头目眩晕，口鼻生疮，风火牙痛，暴发火眼，咽喉疼痛，耳鸣肿痛，大便秘结，皮肤刺痒。

用法用量　口服，一次 2 片，每日 2 次。

禁忌　孕妇忌服。

(24) 栀子金花丸：

功能主治　清热泻火，凉血解毒。用于肺胃热盛，口舌生疮，牙龈肿痛，目赤眩晕，咽喉肿痛，大便秘结。

用法用量 口服,一次9g,每日1次。

(25) 凉膈丸:

功能主治 消炎解热,消火凉膈。用于上焦热盛,咽喉不利,牙齿疼痛,大便秘结,小便赤黄。

用法用量 口服,一次6g,每日1次。

禁忌 孕妇忌服。

(26) 新清宁片:

功能主治 清热解毒,活血通便。适宜于便秘伴有热结血瘀之证。

用法用量 片剂,一次3~5片,每日3次。

禁忌 孕妇忌服。服药期间忌食辛辣油煎之品。

(27) 一清胶囊(颗粒):

功能主治 清热燥湿,泻火解毒。适宜于便秘伴有火毒血热的咽喉牙龈肿痛、口疮等症。

用法用量 胶囊每粒0.5g,一次2粒,每日3次;颗粒每袋7.5g,一次1袋,每日3次。

禁忌 ①忌烟、酒及辛辣、油腻食物。②高血压、心脏病、高血压、肝病、糖尿病、肾病等慢性病患者。

(28) 复方芦荟胶囊:

功能主治 调肝益肾,清热润肠,宁心安神。适宜于心肝火盛所致便秘,同时伴有失眠等。

用法用量 口服,一次1~2粒,一日1~2次。

禁忌 肾功能不全者慎用。

(29) 乙肝清热解毒颗粒:

功能主治 清利肝胆,化湿解毒。适用于病毒性肝炎,酒精性肝炎,药物性肝炎,胆道感染的急性活动期。

禁忌 慢性肝炎非活动期,小便不黄,大便不干,舌淡无苔者不宜服用。

(30) 灭澳灵片:

功能主治 清热解毒,益肝补肾。多用于急、慢性乙型肝炎及表面抗原阳性证属正虚兼热毒证候者。

禁忌 湿热明显者尽量不用。

(31) 茵莲清肝合剂:

功能主治 清热解毒,芳香化湿,舒肝利胆,健脾和胃。适用于治疗病毒性肝炎,肝炎病毒携带者及肝功能异常的肝胆湿热。

用法用量 温开水冲服,一次10g(1袋),每日3次。

(32) 熊胆胶囊:

功能主治 清热解毒,息风止痉,清肝明目。适用于惊风抽搐,咽喉肿痛证属肝经风热者。

用法用量 口服,一次2~3粒,每日3次。

禁忌 孕妇及便溏者忌用。

(33) 龙胆泻肝丸(片、颗粒、胶囊、口服液):

功能主治 清肝胆,利湿热。常用于急性结膜炎、急性中耳炎、高血压、肝炎、肝脓疡、红细胞增多、急性膀胱炎、急性胆囊炎、流行性腮腺炎、慢性宫颈炎、急性睾丸炎、阴茎异常勃起、湿疹、脂溢性皮炎、带状疱疹、传染性软疣、口腔扁平苔藓。

用法用量 口服,1次1丸,每日2~3次。

禁忌 非肝胆湿热者,勿用。

(34) 澳泰乐颗粒(冲剂):

功能主治 疏肝健脾,清热解毒。可用于甲、乙型肝炎及各种慢性肝炎见肝郁脾虚,余毒不清证候者,症见疲乏无力,厌油腻,纳呆食少,胁痛腹胀等。

用法用量　开水冲服，一次 15g，每日 3 次，30 天为 1 疗程。

禁忌　湿热明显者尽量不用。

（六）消导剂

（1）保和丸：

功能主治　消食，导滞，和胃。用于食积停滞，脘腹胀满，嗳腐吞酸，不欲饮食。

用法用量　口服，水丸一次 6～9g，大蜜丸一次 1～2 丸，每日 2 次。

禁忌　孕妇忌服。

（2）槟榔四消丸：

功能主治　消食导滞，行气泄水。用于食积痰饮，消化不良，脘腹胀满，嗳气吞酸，大便秘结。

用法用量　口服，一次 6 丸，每日 2 次。

不良反应　有文献报道，偶有引起血尿的可能。

禁忌　孕妇禁服。

（3）复方鸡内金片：

功能主治　健脾开胃，消食化积。用于脾胃不和引起的食积胀满，饮食停滞，呕吐泄泻。

用法用量　口服，一次 2～4 片，每日 3 次。

禁忌　孕妇忌服。

（4）和中理脾丸：

功能主治　理脾和胃。用于脾胃不和引起；胸膈痞闷，脘腹胀满，恶心呕吐，不思饮食，大便不调。

用法用量　口服，一次 1 丸，每日 2 次。

禁忌　孕妇忌服。

（5）焦楂化滞丸：

功能主治　消食宽中，理气消胀。用于饮食停滞，肠胃不和，气滞不舒，膨闷胀饱。

用法用量　口服，一次 1～2 丸，每日 2 次。

禁忌　孕妇忌服。

（6）开胸顺气丸：

功能主治　消积化滞，行气止痛。用于饮食内停，气郁不舒导致的胸胁胀满，胃脘疼痛。

用法用量　口服，一次 1 丸，每日 2 次。

禁忌　孕妇禁用；年老体弱者慎用。

（7）宽中顺气丸：

功能主治　顺气宽胸，消积化滞。用于气血郁滞，停食停水引起胸膈痞满，膨闷胀饱，不欲饮食，脘腹胀痛，大便秘结。

用法用量　口服，一次 1 丸，每日 2 次；或遵医嘱。

禁忌　孕妇及气虚者忌服。

（8）木香顺气颗粒：

功能主治　行气化湿，健脾和胃。用于脘腹胀痛，恶心，嗳气。

用法用量　口服，一次 1 袋，每日 2 次，3 天为一疗程。

（9）舒肝调气丸：

功能主治　舒气开郁，健胃消食。用于两胁胀满，胸中烦闷，呕吐恶心，气逆不顺，倒饱嘈杂，消化不良，大便燥结。

用法用量　口服，一次 6g，每日 1～2 次。

禁忌　孕妇忌服。

(10) 四磨汤口服液：

功能主治　顺气降逆，消积止痛。用于婴幼儿乳食内滞证，症见腹胀、腹痛、啼哭不安、畏食纳差、腹泻或便秘；中老年气滞、食积证，症见脘腹胀满、腹痛、便秘；以及腹部手术后促进肠胃功能的恢复。

用法用量　口服，成人一次 20ml，每日 3 次，疗程一周；新生儿一次 3～5ml，每日 3 次，疗程 2 天；幼儿一次 10ml，每日 3 次，疗程 3～5 天。

禁忌　孕妇、肠梗阻、肠道肿瘤、消化道术后禁用。

(11) 香砂枳术丸：

功能主治　健脾开胃，行气消胀。用于脘腹胀闷，食欲缺乏，大便不畅。

用法用量　口服，一次 1 袋，每日 2 次。

(12) 消积丸：

功能主治　消积行滞。用于食积、肉积、水积、气积。

用法用量　口服，一次 6g，每日 2 次。

禁忌　孕妇忌服。

(13) 沉香化气胶囊：

功能主治　理气疏肝，消积和胃。用于肝胃气滞，脘腹胀痛，胸膈痞满，不思饮食，嗳气泛酸。

用法用量　口服，一次 3 粒，每日 2 次。

禁忌　孕妇忌服。

(14) 六味安消胶囊：

功能主治　健脾和胃，导滞消积，行血止痛。用于胃痛胀满，消化不良，大便秘结，痛经。

用法用量　口服，一次 3～6 粒，每日 2～3 次。

(15) 越鞠保和丸：

功能主治　舒肝解郁，开胃消食。用于气郁停滞，倒饱嘈杂，胸腹胀痛，消化不良。

用法用量　口服，一次 6g，每日 1～2 次。

(16) 曲麦枳术丸：

功能主治　健脾消食。用于脾虚停滞，脘腹痞满，倒饱嘈杂，不思饮食。

用法用量　口服，一次 6g，每日 2 次。

(17) 健脾丸(浓缩丸)：

功能主治　健脾开胃。用于脾胃虚弱，脘腹胀满，食少便溏。

用法用量　口服，一次 8 丸，每日 3 次。

(18) 健胃消食片：

功能主治　健胃消食。用于脾胃虚弱，消化不良。

用法用量　口服或咀嚼，一次 3 片，每日 3 次。

(19) 开胃健脾丸：

功能主治　开胃健脾。用于脾胃不和，消化不良，食欲缺乏，嗳气吞酸。

用法用量　口服，一次 6～9g，每日 2 次。

禁忌　孕妇忌服。

(20) 开胃理脾丸：

功能主治　开胃健脾。用于脾胃不和引起的饮食无味，嗳气倒呃，胃脘胀满。

用法用量　口服，一次 2 丸，每日 2～3 次。

禁忌　孕妇忌服，

(21) 六神曲：

功能主治　健脾和胃，消食调中。用于脾胃虚弱，饮食停滞，胸痞腹胀，小儿食积。

用法用量　每次6～12g,水煎服,或粉碎后入茶、丸、散等制剂用。

禁忌　孕妇忌服。

(22) 参术胶囊:

功能主治　健脾和胃,消食化滞,理气止痛。用于脾胃气滞所引起的脘腹胀痛,少气懒言,食少便溏。

用法用量　口服,一次3～4粒,每日3次。

(23) 复方芦荟胶囊:

功能主治　调肝益肾,清热润肠,宁心安神。适宜于心肝火盛所致便秘,同时伴有失眠等。

用法用量　口服,一次1～2粒,每日1～2次。

禁忌　肾功能不全者慎用。

(七) 补益剂

1. 补气剂

(1) 四君子颗粒:

功能主治　益气健脾。用于脾胃气虚,胃纳不佳,食少便溏。

用法用量　用开水冲服,一次15g,每日3次。

(2) 六君子丸:

功能主治　补脾益气,燥湿化痰。用于脾胃虚弱,食量少,腹胀便溏。

用法用量　口服,一次9g,每日2次。

禁忌　孕妇忌服。

(3) 香砂六君丸:

功能主治　益气健脾,和胃。用于脾虚气滞,消化不良,嗳气食少,脘腹胀满,大便溏泄。

用法用量　口服,一次6～9g,每日2～3次。

(4) 参苓白术散:

功能主治　健脾、益气。用于体倦乏力,食少便溏。

用法用量　口服,一次6～9g,每日2～3次。

(5) 补中益气丸:

功能主治　补中益气,升阳举陷。用于脾胃虚弱、中气下陷引起的体倦乏力、食少腹胀、久泻、脱肛。

用法用量　口服,小蜜丸一次9g,大蜜丸一次1丸,每日2～3次。

(6) 参芪片:

功能主治　补益元气。用于气虚体弱,四肢无力。

用法用量　口服,一次4片,每日3次。

(7) 归脾丸:

功能主治　益气健脾,养血安神。用于心脾两虚,气短心悸,失眠多梦,头昏头晕,肢倦乏力,食欲缺乏。

用法用量　用温开水或生姜汤送服,水蜜丸一次6g,小蜜丸一次9g,大蜜丸一次1丸,每日3次。

(8) 人参健脾丸:

功能主治　健脾益气。用于体倦乏力,胃脘不适,不思饮食。

用法用量　口服,一次1丸,每日2次。

(9) 资生丸:

功能主治　健脾开胃,消食止泻。用于脾虚不适,胃虚不纳,神倦力乏,腹满泄泻。

用法用量 口服,一次6g,每日2次。

禁忌 孕妇禁用。

2. 补血剂

(1) 补肾养血丸:

功能主治 补肝肾,益精血。用于身体虚弱,血气不足,须发早白。

用法用量 口服,大蜜丸一次1丸,水蜜丸一次6克,每日2~3次。

(2) 大补元煎丸:

功能主治 益气养血,滋补肝肾,用于肝肾不足,气血两亏,精神疲惫,心悸健忘,头晕目眩,四肢酸软。

用法用量 口服,一次9g,每日2次。

(3) 当归补血丸:

功能主治 补养气血。用于身体虚弱,气血两亏。

用法用量 口服,一次1丸,每日2次。

(4) 党参养荣丸:

功能主治 益气,补血,养心。用于心脾不足,气血两亏,形瘦神疲,食少便溏,病后虚弱。

用法用量 口服,一次9g,每日2次。

(5) 二至丸:

功能主治 补益肝肾,滋阴止血。用于肝肾阴虚,眩晕耳鸣,咽干鼻燥,腰膝酸痛,月经量多。

用法用量 口服,一次9g,每日2次。

(6) 八珍胶囊:

功能主治 补气益血。用于气血两虚,面色萎黄,四肢乏力。

用法用量 口服,一次3粒,每日2次。

(7) 益气维血颗粒:

功能主治 补血益气。用于面色萎黄或苍白,头晕目眩,神疲乏力,少气懒言。

用法用量 口服。成人一次1包,每日3次;儿童一次1包,每日2次;3岁以下儿童一次1/2包,每日2次。

不良反应 偶见恶心呕吐,腹泻,便秘,可自行缓解或停药后症状消失。

(8) 黄精丸:

功能主治 补气养血。用于气血两亏,身体虚弱,腰腿无力,倦怠少食。

用法用量 口服,一次1丸,每日2次。

(9) 健脾丸:

功能主治 健脾开胃。用于脾胃虚弱,脘腹胀满,食少便溏。

用法用量 口服,小蜜丸一次9g,大蜜丸一次1丸,每日2次。

(10) 生脉饮(党参方):

功能主治 益气,养阴生津,用于气阴两亏,心悸气短,自汗。

用法用量 口服,一次10ml,每日3次。

(11) 十全大补丸:

功能主治 温补气血。用于气血两虚,面色苍白,气短心悸,头晕自汗,体倦乏力,四肢不温。

用法用量 口服,小蜜丸一次9g,每日2~3次。

禁忌 孕妇忌服。

(12) 养荣丸:

功能主治 温补气血。用于气血两亏,神倦,乏力,食少便溏。

用法用量　口服,一次 9g,每日 2 次。

(13) 益血生胶囊:

功能主治　健脾生血,补肾填精。用于脾肾两亏所致的,贫血。头昏眼花,心悸气短,体乏无力,面色萎黄。

用法用量　口服,一次 4 粒,每日 3 次。

3. 补阴剂

(1) 无比山药丸:

功能主治　健脾补肾。用于脾肾两虚,食少肌瘦,腰膝酸软,目眩耳鸣。

用法用量　口服,一次 9g,每日 2 次。

(2) 五味子丸:

功能主治　滋阴补气,填精益髓。用于肾气不足,腰膝疼痛,记忆衰退,头晕耳鸣,四肢无力。

用法用量　口服,一次 1 丸,每日 2 次。

(3) 六味地黄丸:

功能主治　滋阴补肾。用于头晕耳鸣,腰酸软,遗精盗汗。

用法用量　口服,一次 1 丸,每日 2 次。

(4) 左归丸:

功能主治　滋肾补阴。用于真阴不足,腰酸膝软,盗汗,神疲口燥。

用法用量　口服,一次 9g,每日 2 次。

禁忌　孕妇忌服,儿童禁用。

(5) 知柏地黄丸:

功能主治　滋阴清热。用于潮热盗汗,耳鸣遗精,口干咽燥。

用法用量　口服,一次 1 丸,每日 2 次。

(6) (同仁)乌鸡白凤丸(口服液):

功能主治　益气养血,滋阴清热。有抗肝纤维化,提高血清白蛋白的作用。适用于肝硬化气血两虚,阴虚有热所致的慢性肝炎、肝硬化、糖尿病、慢性痢疾、遗精、带下、月经不调、产后虚弱等证。症见自汗或盗汗,腰膝酸软,失眠健忘,舌苔少等。

用法用量　口服,水蜜丸一次 9g,大蜜丸一次 1 丸,每日 2 次。

禁忌　如证属实热、气滞血瘀者不宜使用。

(7) 生脉饮:

功能主治　益气复脉、养阴生津。用于气阴两亏,心悸气短、脉微自汗。

用法用量　10ml/支。3～5 岁,每次服 5ml(半支),日服 2 次;6～7 岁小儿,每次服 5ml(半支),日服 3 次。

禁忌　①本药为滋补药物,不宜过量使用。②小儿外感发热时不宜使用。③乳婴儿不宜服用。

(8) 复方丹参滴丸(片、口服液、气雾剂):

功能主治　活血化瘀,理气止痛。用于胸中憋闷、心绞痛。症见心胸绞痛刺痛,痛处固定,胸中憋闷,舌质紫黯或有瘀斑。

用法用量　滴丸剂,口服或舌下含服,一次 10 粒,每日 3 次,疗程 4 周,或遵医嘱;片剂,口服,一次 3 片,每日 3 次;口服液,一次 10ml,每日 3 次;气雾剂,口腔喷雾,吸入,一次 5 喷,每日 3 次,或遵医嘱。

本品剂型不同,起效时间有差异,急性发作者宜选用气雾剂、滴丸。

禁忌　孕妇慎用。

(9) 补心气口服液:

功能主治 补益心气,理气止痛。用于气短心悸,乏力头晕等心气虚损型胸痹心痛。

用法用量 口服,一次10ml,每日3次。

禁忌 忌食生冷、油腻之品。

(10) 滋心阴口服液:

功能主治 滋养心阴,活血止痛。用于心悸,失眠,五心烦热,舌红少苔等心阴不足型胸痹心痛。

用法用量 口服,一次10ml,每日3次。

禁忌 脾胃虚寒者忌服。

4. 补阳剂

右归丸:

功能主治 滋阴温阳,填精补肾。在滋阴填精基础上,温阳补肾,适合于肾阴阳俱虚证。

用法用量 每日6g,每日2次。

禁忌 阴虚火旺咽痛便秘者忌用。

(八) 祛湿剂

(1) 香砂平胃散:

功能主治 健脾,温中,燥湿。用于饮食不节,食滞湿困,胃脘胀痛,消化不良。

用法用量 口服,一次6g,每日1~2次。

(2) 藿香正气丸:

功能主治 散寒化湿,芳香醒脾。用于夏季流感,急性胃肠炎、恶阻、荨麻疹等病。

用法用量 口服,一次6g,每日2次。

(3) 平胃片:

功能主治 燥湿运脾,行气和胃。用于脘腹胀满,不思饮食,呕吐恶心,嗳气吞酸,肢体沉重,怠惰嗜卧等症。

用法用量 口服,一次6片,每日2次;饭前服用。

(4) 香砂平胃颗粒:

功能主治 健脾,燥湿。用于胃脘胀痛。

用法用量 开水冲服,一次1袋,每日2次。

(5) 搜风顺气丸:

功能主治 搜风顺气,润肠通便。用于肠胃积热,胸膈痞闷,大便燥结。

用法用量 口服,一次1丸,一日1~2次。

(6) 木香通气丸:

功能主治 行气化湿,健脾和胃。用于湿浊阻滞气机所致的胸膈痞闷,脘腹胀痛,呕吐恶心,嗳气纳呆。

用法用量 口服,一次1丸,每日1次。

注意事项 孕妇遵医嘱服用。

(7) 鸡骨草丸(胶囊):

功能主治 舒肝清热,利湿退黄。用于黄疸型和无黄疸型急性传染性肝炎见湿热证候者,症见黄疸,口苦,尿黄,舌质红,苔黄腻。

用法用量 一日3次,每次1包。

禁忌 脾虚体质应慎用。

(8) 垂盆草冲剂:

功能主治　清热解毒,利湿退黄。用于急性肝炎、迁移性肝炎及慢性肝炎活动期,症见黄疸,口苦,厌油,乏力等证。

用法用量　口服。1 次半袋,每日 2 次,开水冲服。

(9) 茵陈五苓丸:

功能主治　清湿热,利小便。用于湿热黄疸,脘腹胀满,小便不利。

用法用量　口服, 1 次 6g,每日 2 次。

禁忌　但应注意热象太盛者慎用。

(10) 橘半枳术丸:

功能主治　健胃消食,利湿化痰。用于脾虚食滞,不思饮食,消化不良,呕吐痰饮。

用法用量　口服,一次 6g,每日 1 ~ 2 次。

禁忌　孕妇忌服。

(九) 理气剂

(1) 不换金正气散:

功能主治　燥湿化痰,理气和中。适用于脾胃不和,痰湿中阻,胸膈痞闷,寒热往来。

用法用量　取生姜、大枣少许炖汤送服,一次 15g,每日 1 ~ 2 次。

禁忌　孕妇忌服。

(2) 肠康片:

功能主治　清热燥湿,理气止痛。用于湿热泄泻。

用法用量　口服,一次 2 ~ 4 片,每日 2 次。

禁忌　孕妇、哺乳期妇女禁用;对盐酸小檗碱过敏者和有溶血性贫血史者禁服。

(3) 加味香砂枳术丸:

功能主治　健胃,理气,消食。用于饮食不消,胸膈胀满,痞闷疼痛,不思饮食。

用法用量　口服,一次 6g,每日 2 ~ 3 次;或遵医嘱。

禁忌　孕妇忌服。

(4) 木香理气丸:

功能主治　行气宽中,化滞通便。用于气郁不舒,停食停水,胸肋痞闷,脘腹胀满,恶心呕吐,倒饱嘈杂,大便秘结。

用法用量　口服,一次 1 丸,每日 2 次。

禁忌　孕妇忌服。

注意事项　本品不宜久服,体弱者慎用。

(5) 开胃丸:

功能主治　健脾和胃,理气除胀。用于消化不良,停食停水,胸腹胀满,不思饮食。

用法用量　口服,一次 6g,每日 2 次;或遵医嘱。

禁忌　孕妇慎服。

(6) 舒肝散:

功能主治　疏肝理气,散郁调经。用于肝气不舒的两胁疼痛,胸腹胀闷,月经不调,头痛目眩,心烦意乱,口苦咽干,以及肝郁气滞所致的面部黧黑斑(黄褐斑)等。

用法用量　口服,一次 10g,每日 2 次,开水或生姜汤送服。

(7) 参苓健脾丸(党参健脾丸):

功能主治　健脾,开胃,消食。用于脾胃虚弱,消化不良,面色萎黄,脘腹胀满,肠鸣腹泻。

用法用量　口服,一次 1 丸,每日 2 次。

禁忌　孕妇忌服。

(8) 参术健脾丸：

功能主治　健脾消食。用于脾胃虚弱，食少便溏，消化不良，脘腹胀满。

用法用量　口服，一次6~9g，每日2次。

禁忌　孕妇忌服。

(9) 柴芍六君丸：

功能主治　舒肝解郁，健脾和胃，益气养血。用于脾胃虚弱，肝胃不和，脾虚溏泄，呕吐吞酸，腹胀腹痛。

用法用量　口服，一次9g，每日2次。

禁忌　孕妇忌服。

(10) 四磨汤口服液：

功能主治　顺气降逆，消积止痛。适宜于治疗气滞便秘。也可应用于便秘型肠易激综合征。

用法用量　口服，一次20ml，每日3次。

禁忌　胃肠手术患者慎用。

(11) 木香顺气丸：

功能主治　行气导滞、燥湿健脾。适宜于胸胁胀满，两胁胀痛。

用法用量　口服。每次6~9g，每日2~3次，温开水送服。

禁忌　忌生冷油腻饮食。孕妇慎服。气郁已化火或兼有阴亏者忌服。

(12) 木香槟榔丸：

功能主治　行气导滞，泻热通便。适宜于治疗气滞便秘伴有脾虚湿滞热结之象者。

用法用量　口服。每次3~6g，每日2~3次；温开水送服。

禁忌　孕妇禁用。年老体弱者慎用。虚胀及因津液亏损大便燥结者不宜使用。

(十) 理血剂

(1) 血府逐瘀丸（胶囊、口服液）：

功能主治　活血化瘀、行气止痛。临床主要用于顽固性头痛；慢性肝炎、肝硬化；各种跌打损伤、瘀血肿胀；脑外伤、颅脑损伤及脑外伤后遗症；可与保肝降酶等西药联合应用。

用法用量　口服。1次1丸，每日2次，空腹，红糖水送服。

禁忌　大量服用可致出血倾向。孕妇及有出血倾向者禁用。

(2) 云南白药胶囊：

功能主治　化瘀止血，活血止痛，解毒消肿。用于跌打损伤，瘀血肿痛，吐血，咯血，便血，痔血，崩漏下血，疮疡肿毒及软组织挫伤，溃疡病出血，肝硬化上消化道出血以及皮肤感染性疾病。治疗肝硬化上消化道出血时应与止血、制酸同时应用。

用法用量　口服。成人1日4次，1次1~2粒。

禁忌　孕妇忌用；有本药过敏史者或家族过敏体质者慎用。伴有严重心律失常的患者不宜使用。

(3) 三七胶囊(片)：

功能主治　化瘀止血，活血止痛。本品用于人体内外各种出血之证，早期肝硬化及肝硬化急性上消化道出血者。

用法用量　口服。1日1~2次，1次5~8片。

禁忌　本品性温，阴虚口干者慎用。出血倾向明显者慎用。

(十一) 开窍剂

(1) 安宫牛黄丸:

功能主治　清热解毒,镇静开窍。常用于热病,邪入心包,高热惊厥,神昏谵语。对脑外伤、重症肝炎、肝性脑病、农药中毒等导致的意识障碍或昏迷,均有十分显著的疗效。

用法用量　口服。1次1丸,1日1次;小儿3岁以内1次1/4丸,4~6岁1次1/2丸,或遵医嘱。

禁忌　安宫牛黄丸是急症用药,中风脱证神昏(包括舌苔白腻、寒痰阻窍者)不宜用。孕妇慎用。安宫牛黄丸含朱砂等有毒之物,不可久服或过服,神志清醒后即当停用。

(2) 紫雪散:

功能主治　清热解毒、镇痉开窍。温热病,邪热内陷心包而致的高热烦躁、神昏谵语、痉厥、口渴唇焦,尿赤便闭,以及小儿热盛惊厥。

用法用量　制成散剂,每服0.9~1.5g,每日1~2次,冷开水调下。

(3) 冠心苏合丸(滴丸、胶囊):

功能主治　理气宽胸,止痛。用于胸痹心痛。心绞痛,胸闷憋气,舌苔白。

用法用量　大蜜丸,嚼碎服,一次1丸,每日1~3次;滴丸剂,含服或口服,一次10~15丸,每日3次;胶囊剂,含服或咽服,一次2粒,每日1~3次,也可临睡前或发病时服用。或遵医嘱。

禁忌　孕妇禁用。

(4) 复方丹参滴丸(片、口服液、气雾剂):

功能主治　活血化瘀,理气止痛。用于胸中憋闷、心绞痛。

用法用量　滴丸剂,口服或舌下含服,一次10粒,每日3次,疗程4周,或遵医嘱;片剂,口服,一次3片,每日3次;口服液,一次10ml,每日3次;气雾剂,口腔喷雾,吸入,一次喷5下,每日3次,或遵医嘱。

禁忌　孕妇慎用。

(十二) 固涩剂

(1) 补脾益肠丸:

功能主治　补中益气,健脾和胃,涩肠止泻。用于脾虚泄泻证,临床表现为腹泻腹痛、腹胀、肠鸣。

用法用量　口服,一次6g,每日3次。

(2) 固本益肠片:

功能主治　健脾温肾,涩肠止泻。用于脾虚或脾肾阳虚所致慢性泄泻,症见慢性腹痛腹泻、大便清稀、食少腹胀、腰酸乏力、形寒肢冷。

用法用量　口服,一次8片,一日3次。

禁忌　泄泻时腹部热胀痛者忌服。

(3) 虚汗停颗粒(10g/袋×6袋/盒):

功能主治　益气养阴,固表敛汗。用于气阴不足所引起的自汗、盗汗及小儿盗汗。

用法用量　4岁以下小儿每次服5g(半袋),日服2次;4岁以上小儿每服5g(半袋),日服3次。温水化汁送服。

禁忌　小儿外感发热时停服,病后继服。

(十三) 抗肝纤维化剂

(1) 复方鳖甲软肝片:

功能主治　软坚散结,化瘀解毒,益气养血。常用于慢性肝炎肝纤维化及早期肝硬化属瘀血阻络,气阴亏虚,热毒未尽证候者。症见胁下痞块,面色晦暗,舌质紫暗等症最为适宜。可与抗病毒、保肝降酶等西药联合应用。

禁忌 服药期间忌食生冷食物。孕妇忌用。

(2) 扶正化瘀胶囊:

功能主治 活血化瘀,益精养肝。用于慢性迁延性肝炎、慢性活动性肝炎及早期肝硬化,瘀血内停兼肝肾不足,症见胁下痞块,面色晦暗,腰膝酸软,疲乏无力,舌质紫暗或瘀斑等。

禁忌 脾虚湿盛者慎用。

(3) 大黄䗪虫丸:

功能主治 活血破瘀,通经消痞。对肝脾大,A/G失调效果良好,常用于慢性肝炎肝纤维化以及早期肝硬化,症见瘀血内停,腹部肿块,肌肤甲错,目眶黯黑,潮热羸瘦,经闭不行。

用法用量 口服,水蜜丸一次3g,大蜜丸一次1丸,一日1~2次。

禁忌 因活血药物较多,可加重患者出血倾向。孕妇及过敏者忌用。

(4) 鳖甲煎丸:

功能主治 活血化瘀,软肝散结。具有抗肝纤维化及免疫调节作用,对肝脾大,A/G失调效果良好。治疗慢性肝炎、肝硬化及晚期血吸虫病肝脾大,可与抗病毒、保肝降酶等西药联合应用。有腹水时可与利尿药合用。

用法用量 口服,水蜜丸一次3g,大蜜丸一次1丸,一日2~3次。

禁忌 因活血药物较多,可加重患者出血倾向。孕妇及过敏者忌用。

(十四) 保肝降酶剂

(1) 复方益肝灵片:

功能主治 益肝滋肾,解毒祛湿。可用于急性及慢性黄疸性与无黄疸性肝炎、慢性肝炎、早期肝硬化、中毒性肝炎、高脂血症等。

用法用量 口服,每次4片,每日3次,饭后服用为佳。

(2) 利肝隆冲剂:

功能主治 疏肝解郁,清热解毒。用于急、慢性肝炎,迁延性肝炎,慢性活动性肝炎,症见胁肋胀痛,口苦,尿黄,眠差等证;舌质红,苔黄。

用法用量 口服,每次一包,每日3次。

(3) 护肝宁片:

功能主治 清热利湿退黄,益肝化瘀解毒,降低谷丙转氨酶。用于急性肝炎及慢性肝炎,早期肝硬化。

用法用量 口服,每次3~5片,每日3次。

(4) 护肝片:

功能主治 疏肝清热,健脾消食。用于慢性肝炎及早期肝硬化等。对慢性肝炎特别是升高血清白蛋白、调整A/G比值至正常的作用比较显著,对HBsAg阳性转阴也有一定的疗效,具有降低转氨酶作用。

用法用量 口服,每次3片,每日3次。

二、中药注射液

(1) 清开灵注射液:

组成 本品由水牛角、黄芩苷、珍珠层粉、栀子等组成。每支2ml,含黄芩苷10mg,总氮5mg。每支10ml,含黄芩苷50mg,总氮25mg。

功能主治　清热解毒，化痰通络，醒神开窍。用于热病神昏，中风偏瘫，神志不清。亦可用于急慢性肝炎、乙型肝炎、上呼吸道感染、肺炎、高烧以及脑血栓形成、脑出血见上述证候者。临床治疗肝昏迷时应与保肝降酶，利胆退黄，支持及积极纠正肝昏迷等措施结合应用。

用法用量　肌内注射：一日 2～4ml。重症静脉滴注：一日 20～40ml，以 10% 葡萄糖注射液 200ml 或生理盐水注射液 100ml 稀释后使用或以 5% 葡萄糖注射液、生理盐水注射液按每 10ml 药液加入 100ml 溶液稀释后使用。清开灵注射液稀释以后，必须在四小时以内使用。注意滴速勿快，儿童以 20～40 滴/分为宜，成年人以 40～60 滴/分为宜。

配伍禁忌　已确认清开灵注射液不能与以下药物配伍使用：硫酸庆大霉素、青霉素 G 钾、间羟胺、肾上腺素、乳糖酸红霉素、洛贝林、美芬丁胺等。

禁忌　有表证恶寒发热者、药物过敏史者慎用。

（2）苦参素注射液：

组成　本品是苦参素的灭菌水溶液。

功能主治　清热解毒利湿。适用于慢性乙型病毒性肝炎见黄疸，口苦，苔黄腻者的治疗。

用法用量　肌内注射 1 次 2ml，每日 1～2 次。

禁忌　对本品过敏者禁用和严重肝功能不全患者慎用。

（3）茵栀黄注射液：

组成　本品由茵陈提取物、栀子提取物、黄芩苷、金银花提取物组成。

功能主治　清热解毒，利湿退黄。适用于急慢性肝炎、肝硬化等疾病证见湿热黄疸者的治疗。还可用于新生儿黄疸、急性胆囊炎、胆道蛔虫症等的治疗。

用法用量　静脉滴注 1 次 10～20ml，用 10% 葡萄糖注射液 250ml 或 500ml 稀释后滴注，症状缓解后可改用肌内注射 1 日 2～4ml。

禁忌　本品为苦寒制剂，口服偶见轻度消化道反应。注射剂使用偶见严重血清病样反应及过敏性休克。

（4）苦黄注射液：

组成　由茵陈、大青叶、苦参、大黄、柴胡等药物提取物组成。

功能主治　清热解毒，利湿退黄，退黄降酶疗效较显著。对急性黄疸型肝炎、慢性活动性肝炎和淤胆型肝炎均有效。症见黄疸，口苦，厌油，尿黄，乏力，舌质红，苔黄腻等。

用法用量　剂量宜从 10ml 开始，逐日增加。

禁忌　临床上应用时偶见轻度腹泻，停药或减量后则腹泻停止；静脉滴注速度过快时，个别患者会出现头晕、心慌，减慢滴速后症状即可消失。注射处局部有一过性潮红。

（5）生脉注射液：

功能主治　益气养阴，复脉固脱。用于气阴两亏，脉虚欲脱的心悸、气短、四肢厥冷、汗出、脉欲绝等症及心肌梗死、心源性休克、感染性休克等。

用法用量　肌内注射：一次 2～4ml，一日 1～2 次。静脉滴注：一次 20～60ml，用 5% 葡萄糖注射液 250～500ml 稀释后使用。

（6）灯盏花注射液：

功能主治　温阳通络，益气活血，祛瘀止痛。用于高血压、心力衰竭、心肌梗死及脑血管意外等疾病的治疗。

用法用量　肌内注射：一次 2～4ml，一日 2 次；穴位注射：每穴 0.5～1ml，多穴总量 2～4ml；静脉注射一次 6～12ml，用 5%～10% 葡萄糖注射液 500ml 稀释后，一日 1 次。

（7）血塞通注射液：

功能主治　活血祛瘀，通脉活络。用于中风偏瘫、瘀血阻络证，动脉粥状硬化性血栓性脑梗死、脑栓塞、视网膜中央静脉阻塞见瘀血阻络证者。

用法用量　肌内注射：一次 100mg，一日 1～2 次；静脉注射：一次 200～400mg，以 5%～10% 葡萄糖注射液 250～500ml 稀释后缓缓滴注，一日 1 次。

禁忌　偶见有皮疹，个别患者出现咽干、头昏和心慌症状，停药后均能恢复正常。禁用于脑血管破裂者；禁用于驾驶员和高空作业人员。

(8) 白花蛇舌草注射液：

功能主治　清热解毒，利湿消肿。用于湿热蕴毒所致的呼吸道感染，扁桃体炎、胆囊炎、阑尾炎、痈疖脓肿及手术后感染，亦可用于癌症辅助治疗。

用法用量　肌内注射，一次 2～4ml，一日 2 次。

第十章 脾胃病预防与调护要领

第一节 “治未病”理论在脾胃病中的应用要领

我们应怎样调护呢?《素问·上古天真论》云:“其知道者,法于阴阳,和于术数,食饮有节,起居有常,不妄作劳,故能形与神俱,而尽终其天年,度百岁乃去。”我体会《内经》关于养生的主要理论是非常适合脾胃病的调护的。

1. 法于阴阳——通天气

大自然是人类的母亲,是人类的摇篮,因此人类对大自然应该有一种虔诚的敬畏之心,应该遵循“天人相应”的整体观来生活来调护。中医学认为,人与自然界是一个统一的整体,因此在调护方面,要求人们掌握和顺应自然界的阴阳变化规律,所谓“法于阴阳,调于四时”、“法天则地,象似日月,辨列星辰,逆从阴阳”等,强调适应自然变化,维持正常生理节律,使人体同外界保持协调平衡,对防止衰老有重要的意义。

《灵枢·岁露》云:“人与天地相参也,与日月相应也。”

《素问·四气调神大论》:“夫四时阴阳者,万物之根本也。所以圣人春夏养阳,秋冬养阴,以从其根,故与万物沉浮于生长之门。逆其根,则伐其本,坏其真矣。故阴阳四时者,万物之终始也,死生之本也。逆之则灾害生,从之则苛疾不起,是谓得道。”

因为“阴阳者,天地之道也,万物之纲纪,变化之父母,生杀之本始,神明之府也。”(《素问·阴阳应象大论》)

“夫自古通天者,生之本,本于阴阳。天地之间,六合之内,其气(指人体阳气),九洲(九窍),五脏、十二节,皆通乎天气。其(指阴阳)生五(指五行之气),其气三(指三阴三阳)。数犯此者,则邪气伤人,此寿命之本也。”

该段文字说明人体与自然界息息相通。天与人之所以相应,成为一个统一的整体,就是因为“皆通乎天气”。由于人体的气与自然界的气息息相通,因此,天地阴阳运动变化,得以通过气而作用于人体,对人体的生命活动产生相应的影响。气周流于全身,无所不在,内则温养脏腑,外则统摄营卫,入于经隧,则出入内外,以行血气,于是人体得以实现协调统一的活动。人气与天气相通相应,即是在此基础上实现的。

阴阳是自然变化的客观规律,基于人与外在环境的统一性。《内经》认为:“人生有形,不离阴阳。”(《素问·宝命全形论》)又说:“生之本,本于阴阳。”(《素问·生气通天论》)说明人体一切组织结构和整个生命活动都是建立在阴阳对立统一规律的基础上的。生命的本质,就是机体内部阴阳的对立运动和与自然界阴阳变化保持统一协调作为基本法则而进行的活动,如果这种有序的、高度的对立统一协调关系被破坏,就会使阴阳失去相对平衡而发生各种各样的病变。所以,人类一定要结合四时来调护,一切顺其自然。

春季万物复苏,生机勃勃,宜“夜卧早起,广步于庭,披发缓形”,以顺其发陈之气。夏季万物茂盛,宜“夜卧早起,无厌于日”,使气得泄,以顺其蕃秀之气。秋天气温凉爽,物景萧条,宜“早起,与鸡俱兴”,收敛神气,以顺其容平之气。冬天天寒地冻,是万物闭藏的季节,宜“早卧晏起,必待日光”,无泄皮肤以顺其闭藏之气。同时日常活动也可体现春夏养阳秋冬养阴之法,如春生夏长,乃阳气发泄之时,教以礼乐者,歌咏以养其性情,舞蹈以养其血脉,亦养阳之道也。秋冬收藏,乃阴气收敛之时,教以《诗》、《书》者,优游以求之,涵咏以体之,亦养阴之道也。

对于气候的急剧变化,“凡大寒大热,大风大雾,皆宜避之,不可恃其强健而不畏也”。否则也会造成脾胃病的复发。所以,“夫上古圣人之教下也,皆谓之虚邪贼风,避之有时”。

2. 养心收心——调心态

中医学认为,心脏是整个机体的中枢和统帅。《素问·灵兰秘典论》说:“心者,君主之官,神明出焉。”《灵枢·邪客》讲:“心者,五脏六腑之大主也,精神之所舍也。”《素问·痿论》又说:“心主全身之血脉。”

由此可以看出,心脏不仅主血脉以供给全身营养物质,而且通过主管精神、意识与思维活动,以支配调节五脏六腑十四经络,使之保持既分工又合作的对立统一关系,从而构成一个统一的有机整体,进行复杂而有序的生命活动。心君功能正常,则主明下安,否则十二官危。正如《素问·灵兰秘典》说:“心者,君主之官,神明出焉……凡此十二官者,不得相失也……故主明则下安,以此养生则寿,殁世不殆,以为天下则大昌。主不明则十二官危,使道闭塞而不通,形乃大伤,以此养生则殃,以为天下者,其宗大危,戒之戒之。”所以养心比养身更重要。

由于中医藏象理论的特点在于脏腑名称主要是人体生理和病理等功能的综合概念,并非仅止于解剖形态。所以,自《内经》以来所确立的“心主神志”、“心藏神”等论点,就已概括了人的精神、意识、思维活动的基本内容。这个自古形成的以“神志之心”代替“脑”的习惯沿袭至今,从整体方面去认识和把握人的精神、意识、思维活动的规律。因此又可以说,心-脑是人体精神活动的中枢和生命活动的主宰。

现代研究表明,情绪与健康的关系非常密切。凡是开朗、乐观、心胸豁达的人,不但机体各种功能健康运转,而且机体的免疫力与抗病能力也明显增强。实践证明,人只有在心平气和的状态下,才能从事持续的智能活动。而急躁易怒、孤僻郁闷、多愁善感、紧张焦虑等不良情绪,都对身心健康不利。心静而气合,心旷而神怡。要想心安静,首先要有仁心。孔子说:“仁者寿。”“仁者”能够关爱他人,私心少,不怕死,不贪名利,有奉献精神,所以心态平静。其次,要善于收心。人之一生多处于阳有余阴不足的状态。何况人之一生又往往受到外界环境的影响,如“温柔之盛于体,声音之盛于耳,颜色之盛于目,馨香之盛于鼻。谁是铁汉,心不为之动也”;“心动则相火亦动,动则精自走,相火翕然而起,虽不交会,亦暗流而疏泄矣”。若不能正心,主静,亦会耗伤阴精。人之阴阳动静,动多静少。丹溪认为人的生存离不开动与静两个方面。“太极动而生阳,静而生阴”二者缺一不可。如果动而无静,是为妄动,妄动则反而为害。朱氏十分强调人之阴阳动静对维持生命的重要意义,认为人体动多静少,丹溪说:“天主生物,故恒于动;人有此生,亦恒于动。”“人之疾病亦生于动,其动之极也,病而死矣。”.

丹溪针对动多静少,提出养性要动静得宜,要做到静,必须收心养心,使心不乱。通过高尚的道德修养来克服各种私欲妄念,也就是所谓“人心听命乎道心”。俾心火凝然不动,相火守位禀命,阴精内奉而健康长寿。

民间在这方面也总结了很多富含哲理的格言,如“笑一笑十年少,愁一愁白了头”;“千保健,万保健,心情乐观是关键”;“心胸里头能撑船,健康长寿过百年”等。这些谚语对保障心理平衡都有重要作用。

当然,也不能过喜过悲。《内经》讲:“喜伤心。”过喜能使人心气耗散。“暴喜伤心,暴怒伤肝,暴恐伤肾,过哀伤肺,过思伤脾”,为五志所伤。治疗以上诸疾,除药物外,心理疗法十分重要。“此神思之病,非自己乐天知命者,名利成败,置之度外,不可治也。”

3. 食饮有节——保脾胃

食饮有“节”有四层意思:包括节食量和适寒温及广食源、不偏嗜。谷、肉、果、菜,皆天地所生以食人者也，各有五气五味，人食之，先入本脏，而后养其血脉筋骨，故人以“五谷为养，五畜为助，五菜为充，五果为益”；“五味稍薄，则能养人，令人神爽”；但都“不可过也，过则成病矣”。

首先要懂得饮食宜忌。根据体质的不同，择饮食而安。阴虚阳热体质，宜凉宜酸，阳虚者，宜甘宜暖。中性者，饮食宜杂，寒热温凉均可。

其次反对偏嗜，万全说：“嗜有所偏，必生有所偏之疾。”五味可随其脏腑所属而各有所伤。“多食酸则伤肝，多食苦则伤心，多食甘则伤脾，多食辛则伤肺，多食咸则伤肾。”“初伤不觉，久则成患也。”这样要求，旨在保护“胃气”。李杲说“内伤脾胃，百病由生”。“脾胃强则谷气全，脾胃弱则谷气绝，全谷则昌，绝谷则亡，人于脾胃可不知所养乎。”而“养脾胃之法，节其饮食而已。”所以万全谆谆告诫人们：“凡有喜食之物，不可纵口，常念病从口入，惕然自省。”“纵一时之欲，贻终身害，善养生者，固如是乎。”

民间饮食法则有：①荤素搭配合理。②寒热适中：“冬吃萝卜夏吃姜，不用医生开药方”。③量上宁少勿多，“少食多餐，益寿延年”，“饮食自倍，脾胃乃伤。”自倍者，过于常度也。万全认为饮食多少，当有分度，过多则成畜水宿食而变生诸病。故应以古人云：“爽口物多终成疾，快心事过必多殃。”“早饭淡而少，午饭厚而饱，晚饭要吃少”；“暴饮暴食会生病，定时定量可安宁”；“宁可锅中存放，不让肚子饱胀”；“一顿吃伤，十顿喝汤”。④清洁卫生，如“宁吃鲜桃一口，不吃烂桃一筐”；“治学要深钻细研，吃饭要细嚼慢咽”。这些谚语格言既准确贴切，又幽默俏皮，读来趣味无穷。

4. 起居有常——保阳气

起者，指劳作也；居者，休息也。起居有常，指工作和休息要有一定的规律。因为劳则耗伤阳气。“阳气者，若天与日，失其所，则折寿而不彰。故天运当以日光明，是故阳因而上，卫外者也。”（《素问·上古天真论》）阳气耗伤则气下，不能发挥卫外而为固的作用，六淫易侵。明代名医张介宾说：“天之大宝只此一丸红日，人之大宝只此一息真阳。”

“凡阴阳之要，阳密乃固。两者不和，若春无秋，若冬无夏；因而和之，是谓圣度。故阳强不能密，阴气乃绝。阴平阳秘，精神乃治；阴阳离决，精气乃绝。”（《素问·生气通天论》）所以工作休息一定要有序，不要拖泥带水浪费体力，更不要日夜颠倒打乱生命规律。

为了保证生命的质量我们决不能蛮干，不能连续工作不吃不喝，不睡不眠，这等于寻求死亡。再忙也必须要休息，可以少休息，不可以不休息。休息多长时间合适呢？三分之一的时间工作，三分之二的时间休息，保证睡眠 8 小时，也就是按生物钟节律生活。生物钟节律主要取决于太阳，也就是春夏秋冬和日落日出。研究表明，人体生物钟是自然睡眠 8 小时，临床研究也表明：8 小时睡眠寿命最长，每少睡 1 个小时，死亡率增长 9%。一些人缠绵于夜生活，歌舞通宵，昼夜颠倒，违反生物钟，必将自取其咎。一些中年精英，不能把握工作与休息的平衡，浮躁、烦躁，不分昼夜，连续工作，苦干蛮干，英年早逝。《素问·宣明五气篇》提到：“久视伤血，久卧伤气，久坐伤肉，久立伤肾，久行伤筋，谓之五劳所伤。”慎动是指形神活动应适度，不可过极。万全将慎动作为调护的一个重要内容，他提出：“必清必静，无劳汝形，无摇汝精，乃可长生。”

5. 节欲保精——护根本

《素问·阴阳应象大论》云：“能知七损八益，则二者（即阴阳）可调，不知用此，则早衰之节也。”七者指女性也，八者指男性也。女子以血为本，精血充沛，气血冲和，月事以时下（损），则身体健康；男子以气为主，气能生精，精能化气，精满髓足，气血旺盛（益）则体康。故女子以经调为主；男子以保精为要。女子衰老从阳明开始，男子衰老从肾气不足开始。意指能节色欲，可防早衰也。

肾为先天之本，肾脏所储藏的精气，是促进人体生长发育和生殖的物质基础，是生命的根本，

《内经》所谓“夫精者，身之本也”。调护方法虽然以保养精气神为核心，但是以节欲保精为第一要义。因为精气神是不可分割的统一体，存则俱存，亡则俱亡。精能化气，气能生神，精、气、神存在着相互依存、相互转化的关系，而精是神气的本源，所以《内经》有“积精全神”之说。后世气功学主张“节欲保精”、“炼精化气，炼气化神”，其理论即导源于《内经》。丹溪“阴常不足”的观点，认为人身的阴精难成易亏，“男子十六而精溢，女子十四而血乃泻，成之何其难也”，“男子八八而精竭，女子七七而血尽，败之何其易耶”。

总之，“欲不可纵，纵欲成灾。乐不可极，乐极生悲。”正如《素问·上古天真论》所说：“今时之人不然也，以酒为浆，以妄为常，醉以入房，以欲竭其精，以耗散其真，不知持满，不知御神，务快其心，逆于生乐，起居无节，故半百而衰也。”某大城市高科技园区，科技人员死亡的平均年龄不足53岁，应该说这是典型实例。一位副主任医师，为参加全国性会议赶写3篇论文，连续工作72小时不休息，被发现时已经猝死在办公桌上。一些拥有“金山银山”的企业家，正当英年，却“无可奈何花落去”，真令人扼腕痛惜。

综上所述，正如万全所说：“养生之道，只要不思声色，不思胜负，不思得失，不思荣辱，心无烦恼，形无劳倦，而兼之以导引，助之以服饵，未有不长生者也。”

6. 和于术数——防早衰

为了防止人体在生命活动过程中阴阳失去相对平衡而发生各种各样的病变。所以要调和于术数。术数包括两个方面：医药和运动。

对于疾病，应持积极的防治态度。首先不隐忍冀瘥，不以告人，有病要及时治疗。其次对于疾病的治疗，应首用食疗。应以谷肉果菜调五脏、补精血，并做到内外交养，动静适宜，使神与形俱，精神不散，就可益寿而致百年。

食疗不愈，然后用药。用药应以“虚则补之，实则泻之”为法则进行辨证施治，在治疗中应重视“滋化源”。“滋化源”即是补脾肾，因为“肾为元气之根，脾胃为谷气之主”，二者当相交养也。在方剂选择上用参苓白术散，补助脾胃，此法最妙；与滋阴降火丸相间，服之尤佳。或用敦煌大宝胶囊，一箭双雕，脾肾并调，效果很好。

古代的“服饵”，针对现代人亚健康状态很有现实意义。根据北京和上海的卫生系统统计，这两个城市里有70%～80%的人处于不同程度的亚健康状态。其中最明显者要数外企职员、记者、教师、学生。他们工作压力大，生活又没有规律，长期超负荷、精神处于高度紧张状态。而另一方面，由于工作或学习的紧张忙碌，他们没有足够的时间来进行体育锻炼、休闲娱乐，体质得不到很好的修复，这些白领或莘莘学子，已经成了亚健康最常见的人群。亚健康状态是一种介于人体健康与患病之间的一个过渡的中间状态，谓之第三状态。在我国，约有15%的人是健康的，15%的人非健康，而几乎70%的人呈亚健康状态。对于亚健康状态要根据体质偏阴偏阳进行服饵，生活质量可大大提高。明代名医万全在这方面积累了很丰富的经验，他说：“凡养生祛病之剂，必热无偏热，寒无偏寒。”“得其中和，此制方之大旨也。”并强调“中病即止，勿过其剂”，免生治寒生热、治热生寒之弊端。

无病服药及滥进补品以求调护防病的做法，不可效法。正如万全所说：“无病服药，如壁里安柱，为害甚大。”“倘用之不时，食之不节，犹或生疾，况药乃攻邪之物，无病岂可服哉？”药物气味皆有偏性，服之可使脏气不平而生疾。更有甚者，服食金石酷烈有毒之品以求长生，更非人体之所宜。故万全说：“百病交起，由无病而补之所得也。”万全还说：“善养生者，当知五失。不知保身一失也；病不早治二失也；治不择医三失也（古有‘医不三世，不服其药’）；喜峻药攻四失也；信巫不信医五失也。”

摇动肢体，活动百节，生命在于运动。唐代大医家孙思邈寿享百余岁，在漫长的生活、医疗实践中，非常重视调护之道，积累了十分丰富的经验。他在《备急千金要方》和《千金翼方》中，均列有

《养性》、《养老》、《食治》篇。孙氏认为适当的运动对人体保持健康,是必要的。如果运动太少或运动过度,均无益于健康。所以他说:“养性之道,常欲小劳,但莫大疲及强所不能堪耳。”他常采用华佗五禽戏、天竺国按摩十八势、老子按摩法等,令百节通利,疏泄病邪,以延年益寿。此外,他还主张每于食讫,行步踌躇,并以手摩面及腹,使饮食易消,若“饱食即卧,百病乃生”。江南名医甘祖望认为“要像猴子那样多动多跳,善于运动,专于运动,不论何时、何地不能不动,要养成好动的习惯。摇头、摩面、动眼、叩齿、咽津、提肛等,均有益健康,而散步是中老年人最适合的运动形式。

附 抗癌饮食的 14 条建议

中国抗癌协会与世界癌症研究基金会(WCRF)在北京共同举办了《食物、营养与癌症预防》报告的中文版首发式暨学术研讨会。在该报告中对膳食提出了 14 条建议,现简介如下:

(1) 食用营养丰富的,以植物性食物为主的多样化膳食,选择富含各种蔬菜和水果、豆类的植物性膳食,但并不意味着素食,应该让植物性食物占据饭菜的 2/3 以上。

(2) 保持适宜的体重:人群的平均体质指数(BMI)= 体重(kg)/身高的平方(m^2)在整个成年阶段保持在 BMI 为 21 ~25,而个体的 BMI 为 18.5 ~25,避免体重过低或过高,并将整个成人期的体重增加限止在 5kg 之内;

(3) 坚持体力活动:如果从事轻或中等体力活动的职业,则每天应进行约 1 小时的快步走或类似的运动,每周还要安排至少 1 小时的较剧烈出汗运动;

(4) 鼓励全年多吃蔬菜和水果,使其提供的热量达到总能量的 7%,全年每日吃多种蔬菜和水果,每日达 400g ~800g。

(5) 选用富含淀粉和蛋白质的植物性主食,应占总能量的 45% ~60%,精制糖提供的总能量应限止在 10 % 以内。个体每日摄入的淀粉类食物应达到 600g ~800g,还应尽量食用粗加工的食物。

(6) 不要饮酒,尤其反对过度饮酒。如果要饮酒,男性应限制在 2 杯,女性在 1 杯以内(1 杯的定义是啤酒 250ml,葡萄酒 100ml,白酒 25ml)。孕妇、儿童及青少年不应饮酒。

(7) 肉类食品:红肉(指牛、羊、猪肉及其制品)的摄入量应低于总能量的 10%,每日应少于 80g,最好选择鱼、禽类或非家养动物的肉类为好。

(8) 总脂肪和油类提供的能量应占总能量的 15 % ~30 %,限制脂肪含量较多,特别是动物性脂肪较多的食物,植物油也应适量,且应选择含单不饱和脂肪并且氢化程度较低的植物油。

(9) 限制食盐:成人每日从各种来源摄入的食盐不应超过 6g,其中包括盐腌的各种食品。

(10) 尽力减少霉菌对食品的污染,应避免食用受霉菌毒素污染或在室温下长期储藏的食物。

(11) 食品保藏:易腐败的食品在购买时和在家中都应冷藏或其他适当方法保藏。

(12) 对食品的添加剂和残留物以及各种化学污染物应制定并监测其安全用量,并应制定严格的管理和监测办法。食品中的添加剂、污染物及残留物的含量低于国家所规定的水平时,它们的存在是无害的,但是乱用或使用不当可能影响健康。

(13) 营养补充剂:补充剂不能减少癌症的危险性,大多数人应从饮食中获取各种营养成分,而不用营养补充剂。

(14) 食物的制备和烹调:在吃肉和鱼时用较低的温度烹调,不要食用烧焦的肉和鱼,也不要经常食用炙烤、熏制和烟熏的肉和鱼。

《食物、营养与癌症预防》报告对膳食除了提出 14 条建议外,还建议不吸烟和不嚼烟草。

形成上述 14 条建议的过程及内容有以下特点:

(1) 具有较强的权威性和代表性:《食物、营养与癌症预防》报告及对膳食的 14 条建议是世界癌症研究基金会(WCRF)会同美国癌症研究所(AICR)邀集了美国、英国、法国、意大利、芬兰、荷兰、加拿大、墨西哥、澳大利亚、印度、日本、中国、以色列等国家的世界著名营养学家、流行病学家和癌症学家参加编写和评审,自 1994 年 1 月 ~1996 年 11 月先后召开了 7 次专家组会议,查阅了自 1980 年以来公开发表在学术刊物上有关膳食与癌症的 5000 份文章。报告中的观点、评价意见和建议都代表专家组的一致看法,因此,具有较强的权威性和代表性。

(2) 建议多数是定量的，包括专家组认为是合适的范围，因此，具有可操作性；定量的概念对于一个国家、地区乃至家庭和个人计划食物供应和选择十分重要。

(3) 建议以食物为基础的，这与过去以营养素为基础的其他膳食与慢性病预防的论著有很大不同。专家组认为在营养上适宜和充分的膳食，既有减少癌症的危险性，也同样可减少传染病的危险性。

国际癌症研究基金会科学顾问 Campbell 博士认为《食物、营养与癌症预防》报告是食品营养界科学研究的一个里程碑，14 条膳食建议适用于世界各国，对提高人民的身体素质，将起到重要指导作用。

第二节 脾胃病的调护要领

脾胃病的中医护理，要遵循整体与局部、宏观与微观、功能与形态、机体与环境相结合的整体观，以患者为中心，开展系统化整体护理，这样才能积极配合治疗，促使患者早日康复。

1. 生活起居

让患者生活起居要有规律，保证休息好，可以适当活动，但以不疲劳为度。注意节制六欲。重症患者需卧床，并严密观察其病情，及时记录，及时处理，及时抢救。

合理的运动，好处多多。既能改善人体各个系统的功能，促进食欲，加快胃肠蠕动，增加消化液分泌，提高消化系统的生理功能，又能有利于全身功能的改善，每位患者可选择太极拳、散步(中老年应以散步为主)、保健操等，并配合自我按摩等。

保持口腔清洁，晨晚间、进餐后、服药后、呕吐后，都要及时漱口，可选用银花甘草水漱口；口臭，用佩兰叶煎水；牙龈出血可用白茅根煎水；若出血不止，敷以云南白药或化瘀散；口腔出现真菌感染，给予大蒜水煎液漱口。口腔溃疡者局部涂以锡类散、冰硼散或贴药膜。高热、昏迷、出血者及重危病人，更须加强口腔护理。

泄泻、痢疾、便血者，要注意肛周皮肤的护理，每次便后要用温水清洗，肛周涂以三黄膏。体弱年迈及重症卧床者，需定时翻身，拍打背部，预防褥疮和坠积性肺炎的发生。

2. 服药护理

要结合患者的病、证和方药的功能作用及禁忌和剂型等，以便采用不同的服药护理方法。

(1) 服药时间：消化病患者一般宜在餐前 2 小时、半空腹状态服用，既利于药物吸收，又不影响病人的消化。对胃有刺激的药应在饭后服，以减少对胃黏膜的刺激，使药物慢慢吸收。攻下药、驱虫药宜空腹服，以增强攻下和驱虫的效果。安神药、制酸药和缓泻药应在睡前服。解表药宜饭后服。急性病症则及时服用。

(2) 服药方法：煎出的药液不可久置，以免变质，必要时可置于冰箱，服用时必须再加温。汤剂一般以温服为宜。丸剂可吞服、嚼服或分搓小丸再服。散剂量少时直接冲服或装入胶囊吞服；量多时，加水煮沸取汁服。发汗解表药应偏热服以助汗出；清热凉血、止血药宜温服或凉服。热证用寒药宜冷服，寒证用热药宜热服；真寒假热则热药冷服，真热假寒而寒药热服。呕吐者，药宜浓煎放冷，少量多次频服；呕吐剧烈服药即吐时，可在服药前在舌面上，滴姜汁数滴或嚼少许生姜，稍等片刻后再服药。昏迷或吞咽困难者，应鼻饲给药。危重患者，一般宜少量多次频服。峻烈、毒性药，服用时宜先少量，观察无特殊反应后再逐渐加量直至达到有效剂量为止，切勿过量，以免发生中毒。若出现中毒症状时，如唇舌、肢体发麻，抽搐及心律失常等，应立即停药，针刺内关，用绿豆 60g、生甘草 10g 煎服解毒。

(3) 药后护理：服药后宜休息一段时间，使患者神情安定、静卧，以防呕吐，并观察药物有无不良反应，尤其是峻烈药物，更应仔细观察。服发汗药后，一般应多饮热开水、热粥、热汤，以助发汗，只取微汗，不可大汗淋漓，应避风。危重患者服药后，要观察其神志、唇面、四肢寒温、气息、出汗、二便等情况并记录。服攻下药前,应告诉患者服药后可能出现腹痛等反应,属正常情况,如胆结石患者,服排石汤后,要每天筛洗粪便;服驱虫药后,注意观察寄生虫是否排出等。

3. 心态护理

乐观是养生的第一秘诀,说明乐观的情绪是非常重要的。肝气抑郁者,要使他心情舒畅,胸怀宽广;肝阳亢盛者,切忌暴怒和过于紧张;思虑不解者用移情的方法,鼓励其适当参加有益活动;病程较长反复发作者易悲观,应耐心解释病情,列举一些成功的病例,来增强其战胜疾病的信心。大量出血、严重呕吐等危重患者,要多安慰,稳定其情绪,消除紧张、恐惧心理。对患者亲属,要指导他们多关心、多陪伴患者,不能把家庭不愉快的事情告知患者。医务者要注意保护性医疗制度的实施,重病患者不应直接告诉其疾病恶化、预后不良等情况;癌症患者,也勿随意传告其他病人,以避免受到刺激。

七情存在着互相制约的关系,要积极采用以情胜情的方法:"恐胜喜"、"怒胜思"、"喜胜忧"、"思胜恐"。要学习应用金元四大家之一的张子和的办法,应用激发一种情志来制约另一种不良情绪。如过于忧伤的患者,可以用"喜胜忧"的办法,说高兴的话或笑话,帮助患者克服忧伤。

4. 饮食护理

(1) 注意营养:食品应选用易消化而富含各种营养的食品,如淀粉、蛋白质、维生素、纤维和各种微量元素等。但食品有温、热、寒、凉、散、补、腻、淡等性能,应依证配用,将营养与饮食物的性能结合起来考虑,才能真正有利于治疗和康复。如胃酸多者,忌酸性食品和鲜奶及小米、玉米、荞面等食品。胃酸缺乏或少者,宜多食酸性食品,如乌梅、草莓、西红柿、醋等。

(2) 务求新鲜:饮食要清洁卫生,食品要新鲜,不吃变质、腐馊的食物。

(3) 少食多餐:脾胃病消化功能减弱,故饮食宜少食多餐,少食有利消化,多餐保障有足够的营养。舌苔厚腻,不欲饮食者,应"损谷"(减少食量)则愈。进餐时,要注意细嚼慢咽,要保持心情舒畅,轻松愉快。

(4) 病情危重,还需禁食:当出现剧烈的腹痛、吐泻、出血等症状时,要禁食。待病情缓解后,可选用相宜的食品,以促使消化、吸收功能的恢复。

反流性食管炎,餐后宜散步,借其胃气下降而减少反流;胃下垂者,餐后还需抬高臀部卧床休息片刻,以利于胃的蠕动和消化。

下　　篇

脾胃疾病临床方证论治规律研究

第十一章　口腔食管疾病临床方证论治研究

第一节　口 腔 溃 疡

口腔溃疡是指发生在齿龈、舌、腭、颊和唇等部位的局限性黏膜上皮缺损和破坏，表皮坏死脱落而形成凹陷的疾病。口腔溃疡可源于口腔局部疾病，其中以溃疡为突出症状的口腔疾病称原发性溃疡，包括复发性口疮、创伤性溃疡、嗜酸性溃疡、恶性溃疡等；某些口腔疾病如单纯疱疹、带状疱疹、坏疽性龈口炎、白斑、疱疹性咽峡炎、坏死性涎腺化生等可合并溃疡称继发性溃疡。也可以是系统性疾病的口腔表现如白塞病、结核性溃疡、梅毒、艾滋病、溃疡性结肠炎、克罗恩病、血液病、维生素缺乏症、组织细胞增多症、手足口综合征等。

本病属中医"口疮"范畴，为临床常见病，有的病程较长，病情顽固，运用常法难以收效。

一、病 因 病 机

（一）中医病因病机

口疮虽生于口舌，但根在脏腑。《内经》在论述口舌与脏腑的关系时有"心气通于舌"、"脾之合肉也，其荣唇也"、"唇舌者，肉也"、"少阴之脉，贯肾，系舌本"等阐述，此外手太阴肺经、手阳明大肠经、足阳明胃经及冲、任之脉皆可通过经络与唇、齿、口、舌相连。虽然唇舌和众多脏腑相关，其关系最为密切的当数之心、脾。因为舌为心之苗窍，诸痛疡疮皆属于心；脾开窍于口，脾脉挟舌本，散舌下，故口疮之患，与心脾之关系最为密切。暴饮暴食、过食肥甘厚味等损伤脾胃，内蕴化热；或思虑过度，郁怒忧伤，致使心脾积热，而成本证。

另外，本病与情志因素也有一定的关系，《灵枢·经脉》记载"肝足厥阴之脉……过阴器……连目系……其支者，从目系，下颊里，环唇内"，说明口舌疾病与肝有密切关系，内伤七情，肝郁失达，或脉络病变导致气机失调，血脉不充，血液凝滞，则出现气滞血瘀，不通则痛，则可出现口腔黏膜糜烂、增生、溃疡等病理改变。

（二）西医病因病机

1. 口腔原发溃疡

（1）复发性阿弗他溃疡（RAU）：复发性阿弗他溃疡又称复发性口疮，复发性口腔溃疡（ROU），是指发生在口腔黏膜的具有周期性、复发性、局限性溃疡性损害。

（2）创伤性溃疡：广义的创伤性溃疡包括物理性损伤、化学性损伤、黏膜血疱等。狭义的创伤性溃疡特指机械性引起的黏膜损伤。

1）褥疮性溃疡：由于残根、残冠、锐尖、错位牙、不良修复体（边缘、基托等）等慢性刺激造成。

2）自伤性溃疡：好发于儿童，由于咬唇、咬颊、咬舌等不良习惯导致的黏膜损伤。需戒除不良习惯。

3）意外损伤：外伤、咬伤（外人）、刷牙、钻牙意外、电击伤、烫伤等。

4）贝氏口疮（Bednar aphthae）：婴幼儿上腭翼钩双侧黏膜较薄，有时因吸吮拇指玩具、橡皮奶头过硬或口腔擦洗不当，则产生此溃疡。

5）化学性损伤：由于局部用药不当（如牙髓失活剂外漏造成牙龈坏死，碘酚、硝酸银、牙科塑化剂等均可造成黏膜坏死）或误吸入强酸、强碱等腐蚀性药物造成黏膜损伤。

（3）癌性溃疡：口腔癌性溃疡主要指鳞状细胞癌，约占口腔恶性肿瘤的80%。可侵犯口腔黏膜的各个部位。可以直接发生，也可以由白斑、赤斑等癌前病变发展而来。

2. 口腔继发溃疡

（1）疱疹性口炎：疱疹性口炎是以口腔黏膜出现散在或成簇汇集水疱，进而溃破、渗出，形成表面覆盖黄白色假膜的溃疡为主要临床特征的急性口腔黏膜疾病。儿童易感。因感染1型单纯疱疹病毒所致。

（2）带状疱疹：带状疱疹是由水痘-带状疱疹病毒引起的皮肤黏膜损害。三叉神经第三支受累时则发生同侧舌背、舌缘、下唇、颊黏膜及同侧颊部、额部皮肤带状疱疹，部分患者可致口腔溃疡。

（3）坏疽性龈口炎：坏疽性龈口炎在全身营养较差，机体抵抗力极度降低时发生。儿童多在急性传染病后期，如麻疹、白喉等；成人多在急慢性消耗性疾病，如结核、白血病、伤寒等病时发生。因感染奋森螺旋体和梭状杆菌的同时，合并感染产气荚膜杆菌与化脓菌，使感染区域迅速坏死崩解、坏疽，形成溃疡，造成唇颊组织缺损。

（4）溃疡型白斑：白斑是一种口腔黏膜白色角化性癌前损害，其病因不清，可能与理化刺激（烟草、酒、局部刺激）、感染（白色念珠菌、病毒）、全身因素（维生素A、维生素B缺乏等）、遗传、免疫因素有关。

（5）坏死性涎腺化生：临床少见，病因不明，有自限性，属良性病变，好发于男性。

（6）疱疹性咽峡炎：由柯萨奇病毒A_1所引起的口腔后区丛集成簇的小水疱，疱破后形成溃疡。

3. 全身系统性疾病的口腔表现

如白塞病（BD）、结核性溃疡、梅毒、艾滋病（AIDS）、溃疡性结肠炎、维生素缺乏等均可出现口腔溃疡。

二、辨　　病

1. 临床表现

（1）症状：临证中以口舌表现为主，伴见全身症状。发病急，病程短，疮面红肿突起，数量多，疼痛剧烈，咽痛口干、口苦口臭、心烦、胃脘嘈杂、便干溲赤。以实证为多见；发病缓，病程长，时轻时重，或时发时止，疮面大小不等，周围微红微肿，数量少而分散，疼痛较轻，气短乏力、纳差便溏，以虚证为多见。

（2）体征：舌红苔薄黄或黄腻；久则可见舌胖边有齿痕苔白，脉弱。

2. 理化检查

（1）口腔检查：口腔黏膜溃疡较表浅，圆形或椭圆形，数量少则1～2个，多则数十个，表面有淡黄色分泌物附着，溃疡周围黏膜大多充血。

（2）血清检查：血清中可检测到抗口腔黏膜抗体。

（3）病理活检：溃疡面上皮变性，纤维渗出，假膜形成，少量组织坏死和水肿，固有层毛细血管扩张，淋巴细胞和多核白细胞及组织细胞浸润，乃非特异性炎症。

三、方证论治

1. 凉膈散证

主症　突然发生口腔溃疡，较多甚者融合成片，灼热疼痛，舌红，苔黄腻，脉数。

兼症　可兼见发热，口渴，溲赤，便秘。

病机　过食辛辣或嗜饮醇酒损伤脾胃，化热内蕴。

治法　清热解毒，消肿止痛。

方药　凉膈散加减。连翘 15g，黄芩 10g，栀子、薄荷、黄连各 6g，僵蚕 12g，姜黄 10g，生地 30g，麦冬 20g，石膏（先煎）30g，生大黄（后下）6g，生甘草 10g。每日 1 剂，水煎服。

加减　心肝火旺者在清心泻火的基础上加龙胆草、栀子、桑叶。

2. 滋阴降火汤证

主症　口中 1 个或多个溃疡面，长期反复发作，溃疡周边淡红，口干牙痛，舌质红，苔黄厚，脉数。

兼症　有头痛、心烦气急。

病机　热伤胃阴，阴虚胃热。

治法　清热滋阴。

方药　滋阴降火汤（王道坤教授经验方）加减。石膏（先煎）30g，熟地黄 10g，龟板（先煎）15g，知母 20g，地骨皮 10g，麦冬 15g，牛膝 10g，川牛膝 12g，僵蚕 12g。每日 1 剂，水煎服。

加减　口苦口干较甚加黄连、天花粉；小便黄加竹叶、灯心草。心烦气急加栀子、淡豆豉。

3. 封髓丹证

主症　长期反复发作型口腔溃疡，溃疡面大而深、疮色淡红，表面灰色，日久不愈，舌苔厚腻，脉弦滑。

兼症　形寒肢冷，不欲饮水。

病机　脾肾阳虚，浮火上炎。

治法　健脾补肾，兼清伏火。

方药　封髓丹加减。黄柏 12g，砂仁 10g，生黄芪 15g，当归 10g，儿茶 12g，川牛膝 12g，甘草 6g。每日 1 剂，水煎服。

加减　如脾虚重者配伍四君子；阳虚重者配伍理中汤；肾阳虚者配伍金匮肾气丸；与月经相关者配伍生化汤、四物汤、当归芍药散等；失眠者，配伍交泰丸。

4. 八珍汤证

主症　口腔溃疡反复发作，进热食或辛辣食物疼痛加重，缠绵日久，伴面色㿠白，舌质淡，苔薄白，脉沉细。

兼症　头晕耳鸣，失眠多梦。

病机　气血双虚。

治法　滋阴养血，气血双补。

方药　八珍汤加减。川芎 10g，当归 15g，熟地 20g，白芍 10g，党参 15g，茯苓 10g，白术 15g，炙甘草 10g，儿茶 12g，大枣 20g。每日 1 剂，水煎服。

四、其他治疗

（一）中成药治疗

1. 市售中成药

（1）六神丸：取六神丸1瓶（30粒）碾碎成粉，加2ml凉开水浸透成稀糊剂。用前先清洁患者口腔，然后用细长的棉签蘸取六神丸糊剂涂于溃疡面，以餐前15分钟用药为佳，每天3次，睡前加用1次。一般用药5分钟即可起到止痛效果。小溃疡1～2天可痊愈，溃疡面较大者5天痊愈。

（2）海力口腔平散：是传统中药与现代海洋药物相结合制得的新制剂，能吸附于黏膜之上形成覆盖面，作用力持久。

2. 医院内部制剂

（1）通便灵胶囊：每次3粒，每日3次。适用于口疮，大便干结。

（2）养胃生津胶囊：每次3粒，每日3次。适用于口渴欲饮，食少形瘦，舌红少苔，脉细数者。

（3）滋阴降火丸：每次1丸，1日3次。适用于口疮，咽干牙痛，潮热盗汗，舌质红，大便干结。

（二）西医治疗

急性发作期以消炎、防腐、止痛、促进溃疡愈合为原则。

1. 局部治疗药物

局部治疗常选用抗菌、抗病毒、止痛、肾上腺皮质激素及免疫调节剂等药物。也有人认为该病与疱疹病毒有关，选用非特异性抗病毒药和一些免疫抑制剂作为组方药物，这是一新的临床治疗方向。

（1）甲硝唑0.25g、硫酸锌0.5g、蒸馏水配成复方甲硝唑溶液，用棉签蘸取药液涂于患处，也可用替硝唑、泼尼松、冰片、达克罗宁等制成复方替硝唑药膜，贴于溃疡面上。

（2）素高捷疗口腔膏：能增强血氧和营养的输送，提高氧和营养物在细胞内的利用率，刺激细胞内能量的代谢，促进细胞的再生，故能加速口腔溃疡的愈合。

（3）西咪替丁及法莫替丁：可促进溃疡愈合。以生理盐水或淡盐水漱口后，用棉签蘸取西咪替丁注射液或法莫替丁粉末涂于患处。每日2～3次，2～3天可治愈。

（4）维生素与地塞米松配伍：将维生素C 200mg、地塞米松1.5mg研成粉末，用食用油调成糊状，取适量涂于溃疡面，疗效很好。

（5）维生素C片：将维生素C 1～2片压碎，撒于溃疡面上，闭口片刻，每日2次，亦有疗效。

另外，表皮生长因子（EGF）、贝复济无菌喷雾剂、重组a-2b干扰素等免疫调节剂也已应用于临床。

2. 全身治疗药物

（1）甲硝唑：甲硝唑0.2g加左旋咪唑50mg，每日3次口服，连服3日为1个疗程。

（2）聚肌胞注射液：该药2mg肌内注射，在第1～2天每日1次，以后隔日1次，6次为1个疗程，同时用该药擦涂患处，每日4～6次，有较好疗效。

（3）补锌：采用补锌法治疗口腔溃疡，疗效肯定。

（三）针灸疗法

激光穴位疗法：采用795型He-Ne激光治疗机，波长6328A，输出功率8mW，最大输出功率30mW。纤维导管病灶片直接照射，距离30cm，每次照射5分钟，辅以穴位照射，主穴：神阙、涌泉（双）；配穴：合谷、足三里（双）。每个穴位照射3分钟，散焦照射，距离3～5cm。每天1次，10次一疗程。用小功率He-Ne激光照射病灶部位，配合穴位治疗，可以达到以光代针，消炎止痛之功效。

激光穴位治疗，遵循祖国医学辨证施治、循经取穴、上病下治的原则，选用主穴神阙、涌泉，再配以合谷、足三里以达到调节气血，平衡阴阳，滋阴补肾，通经活络，排毒祛火，补脾健胃之目的。激光对口腔溃疡可有消炎、止痛及促进愈合的作用。

（四）饮食治疗

（1）蜜汁含漱法：可用10%的蜜汁含漱，能消炎、止痛、促进细胞再生。

（2）蜂蜜疗法：将口腔洗漱干净，再用消毒棉签将蜂蜜涂于溃疡面上，涂擦后暂不要饮食。15分钟左右，可把蜂蜜连口水一起咽下，再继续涂擦，一天可重复涂擦数遍。

（3）硫酸锌疗法：服用硫酸锌片或1%硫酸锌糖浆，成人每次40～80mg，1日3次，一般连用5～7天即可痊愈。

（4）木耳疗法：取白木耳、黑木耳、山楂各10克，水煎、喝汤吃木耳，每日1～2次，可治口腔溃疡。

（5）可可疗法：将可可粉和蜂蜜调成糊状，频频含咽，每日数次可治口腔发炎及溃疡。

（6）白菜根疗法：取白菜根60克，蒜苗15克，大枣10个，水煎服，每日1～2次，可治口腔溃疡。

（7）菜籽疗法：取白萝卜籽30克、芥菜籽30克、葱白15克，放一起捣烂，贴于足心，每日1次，可治口腔溃疡。

（8）苹果疗法：取1个苹果（梨也可以）削成片放至容器内，加入冷水（没过要煮的苹果或梨）加热至沸，待其稍凉后同酒一起含在口中片刻再食用，连用几天即可治愈。

（9）核桃壳疗法：将30～50g核桃壳熬水两次，每天早晚各服1次。

五、临床心得

口腔溃疡，中医叫口疮，是临床常见病和难治病。由于病因复杂，有原发、有继发；病情轻重不一，有初发、复发，单发、多发等。调治不当，则不仅会溃疡深、面积大、愈合慢，而且还能留瘢痕。此伏彼起，反复发作，痛苦不堪。

口腔溃疡的主要症状是口腔黏膜局部溃疡，灼热疼痛。但病情有实证、虚证之分，病程有长短之别，症状也有轻重差异。一般来说，实证者起病急，病程短，局部疼痛较剧，溃疡面大且数目多，周围黏膜红肿突起，甚至融合成片；虚证者发病缓，病程长，局部疼痛轻微，溃疡面小且数目少而分散，周围黏膜微红微肿，常有反复发作史。

口腔溃疡一般的规律是早期和溃疡期以实火为多，心胃火炎较明显，口舌生疮、渴喜冷饮、心烦而怒、溲黄便干。以疼痛剧烈是其特点，但证属实火，易治。治宜清宣泻火为主，佐以凉血解毒，我们常用凉膈散合升降散为基本方，理论根据是“诸疼疮疡，皆属于心。”故用黄芩、黄连、大黄、双花、野菊花、蒲公英、丹皮、赤芍、玄参、生地、麦冬、甘草。保持二便通畅是治疗此型口疮的关键；疮愈后继服中成药是防止复发的重要手段。

本病另外一个特点是反复发作。我们认为原因有二：一是病久不愈，必及于肾，肾阴越亏,心火越亢,销铄真阴,故口舌生疮、头晕耳鸣、失寐多梦、舌质鲜红或绛红无苔,治疗其经验是以滋阴为主,辅以清降虚火,基本方为自拟的滋阴降火汤加减。二是复发性口疮,以脾胃湿热病变为多见。湿热蕴蒸,更加缠绵。湿浊浸淫唇舌则口腔黏膜溃烂,口黏、苔厚腻为鉴别要点。治以健脾利湿,清化湿热。方用三仁汤化裁:常用藿香、葛根、黄连、佩兰、薏苡仁、连翘、生黄芪、茯苓、白术等,并随症加减。治疗此证通畅气机和通利小便是关键,气机畅则热自散,小便利则湿自去。热散湿去病自会愈。局部用薄荷20g,生甘草10g,水煎含漱;西黄醒消丸和六神丸可交替含服。另外,局部涂锡类散。忌食、辛辣、肥甘厚味及酒、浓茶等品,否则病会反复。

六、预防与调理

该病可能与免疫、遗传、感染、环境等多种因素有关,而消化不良、便秘和食物不当也是口腔溃疡的诱发因素。因此,要预防和减少口腔溃疡,患者要控制和治愈消化系统疾病(如消化性溃疡),保持大便通畅,不吃或尽量少吃升发性食物,如花生、坚果、辣椒、大蒜等。平时多吃新鲜水果,适量补充维生素及微量元素。还应注意生活要有规律,保持良好的精神状态,这样才有助于避免和减少口腔溃疡发生。

七、疗效评定标准

1. 临床疗效标准

临床痊愈　临床症状消失,溃疡愈合。

显效　溃疡灼热疼痛及其他症状消失,短期无复发。

有效　溃疡灼热疼痛及其他症状减轻,短期内复发。

无效　症状未见改善,溃疡未愈合。

2. 证候疗效标准

所有症状都分为无、轻、中、重四级(参照附录3),在主症分别记0、2、4、6分,在次症则分别记0、1、2、3分。对于舌脉则分为正常和非正常两级,在主症分别记0、2分,在次症分别记0、1分。

临床痊愈　症状、体征消失或基本消失,证候积分减少≥95%。

显效　症状、体征明显改善,证候积分减少≥70%,但<95%。

有效　症状、体征均有好转,证候积分减少≥30%,但<70%。

无效　症状、体征均无明显好转,甚或加重,证候积分减少<30%。

八、典型病例

例1　刘某,男,7岁。2008年1月5日初诊。主诉咽喉疼痛一周,加重二天。患儿一周前因贪吃麻辣烫后,即感咽喉部不舒;曾口服抗生素类西药效果不明显,近二日来渐有加重。主症是:咽喉痛,牙痛,口舌糜烂3处,如绿豆大,舌质红口干饮水多,鼻涕色黄;声音嘶哑,痛苦病容,咽喉部红肿,扁桃体Ⅰ度肿大。双侧颌下淋巴结肿大约2cm×3cm大小,压痛,质稍硬,活动度可;心肺未见异常。食眠可,大便极干,每日一次。舌边、舌尖发红,舌苔略黄,舌下静脉迂曲、色暗;两手脉象滑而略浮数。证属过食辛辣油腻之品,而使肺胃火盛失之宣发,壅于咽喉口腔所致。予以清热泻火、利咽消肿、升清降浊之法。

处方　僵蚕10g，蝉衣6g，姜黄6g，大黄（后下）6g，连翘15g，玄参15g，浙贝12g，银花15g，夏枯草12g，牛蒡子12g，生甘草6g，柴胡12g，黄芩10g。每日一剂，姜枣引，水煎，每日二次，早晚饭后1小时服。1剂药后而咽痛止，大便畅；减大黄为3g，继服4剂，则扁桃体和淋巴结肿大均已消退。

按语　本例因过食辛辣之物内积化火、肺胃热盛失于宣发，气机不调而致火热交炽于咽喉之实热喉痹；再加热毒充斥，煎熬津液成痰，结于颌下，遂成此证。王道坤教授对于肺胃热盛喉痹口疮特别是有燥屎内结者常用大黄后下以泻热存阴，合僵蚕、蝉衣、姜黄以透达郁热，升清降浊；银花、连翘、牛蒡子、生甘草以清热解毒，利咽消肿；玄参、浙贝、夏枯草以化痰软坚散结；柴胡、黄芩疏解少阳邪热以助药力，兼引诸药入肝经。上药合用，标本兼治而收功。（病例由尚海平整理）

例2　原某，女，78岁。1999年5月23日初诊。患者咽喉部针刺样疼痛三年，症见咽喉部痒，干咳，自觉喉中有异物，咯之不出，咽之不下，针刺样疼痛，并伴有口颊面黏膜糜烂，头晕，耳鸣，失眠，舌体胖大色暗，苔白少津，舌有裂纹，脉弦，血压178/95mmHg[1)]。三年来多次就诊不愈，观其前医处方，或以清热解毒利咽，或以化痰利咽治之。细究病史，每次加重由生气后引起，平素易生气，又加苦燥之药伤津，阴虚火旺，灼津为痰，痰火阻滞咽喉，循肝经而作，朱丹溪云："气有余便是火，五志皆可化火。"王道坤教授从怒则伤肝，肝阴虚火旺，痰火伤络论治，用镇肝息风汤加减，处方：元参15g，生地15g，麦冬12g，太子参15g，五味子10g，酸枣仁30g，夏枯草12g，生龙骨（先煎）20g，生牡蛎（先煎）20g，龟板（先煎）15g，钩藤（后下）10g，炙百部10g，蝉衣6g。七剂，水煎服，每日一剂。

二诊　服药后咽喉刺痛减轻，头晕亦减，依前方再服七剂。

三诊　咽喉痒刺痛基本消失，耳鸣失眠好转，原方去蝉衣，百部，加生麦芽15g，七剂巩固治疗。来年春节后从其亲属随访，至今未再发作。（此病例由张新旦整理）

第二节　胃食管反流病

食管反流病是由于食管下端括约肌（LES）功能紊乱或幽门括约肌的关闭功能不全，以致胃和（或）十二指肠的内容物（或有胆汁和胰液）反流至食管而引起食管黏膜的炎症（糜烂、溃疡），可并发食管出血、狭窄及Barrett食管（食管鳞状上皮被胃黏膜上皮取代），后者是食管的癌前病变。本病以烧心、反酸、胸骨后或心窝部烧灼样疼痛及间歇吞咽困难等为其主要症状，多数患者可与胃炎、十二指肠溃疡或食管裂孔疝等病并存。本病在西方国家十分常见。人群中7%～15%有本病症状，发病率随年龄增加而增加，40～60岁为发病高峰，男性多于女性，约（2～3）：1。我国的统计资料显示北京为10.1%，上海为7.76%，低于西方国家。

本病属于中医"吞酸"、"呕吐"、"胃脘痛"、"噎膈"、"胸痹"等范畴。

一、病因病机

（一）中医病因病机

祖国医学认为其病在食管，属胃所主，与肝脾肺密切相关。肝属木、脾胃属土。正常情况下，肝木克制胃土，肝气疏泄条达可助脾之运化而升发清阳之气，可助胃之受纳腐熟而降浊阴之气，

1）　1mmHg=0.133kPa。

即"土得木而达"。如情志不畅,肝失疏泄,肝木乘土,横逆犯胃,胃失和降,胃气上逆,或饮食失节,烟酒过度,损伤脾胃,或久病伤脾,脾运失健,木不疏土致使肝胃不和而出现反酸、嗳气不止。明·秦景明在《症因脉治·外感吐酸水·内伤吐酸水》中论曰:"呕吐酸水之因,恼怒忧郁,伤肝胆之气,本能生火,乘胃克脾,则饮食不能消化,停积于胃,遂成酸水浸淫之患矣。"本病与肺脏亦有一定关系。肺肝金木乘克关系,脾肺土金相生关系,肺主气,主肃降,肺气肃降有利于胃气和降;肺气上逆可影响中焦气机升降,胃气不和,则酸水上泛。故刘完素在《素问玄机原病式·六气为病·吐酸》中说:"酸者,肝之味,由火盛制金,不能平木,则肝木自甚故为酸也。"朱丹溪云:"吞酸者,湿热布积于肝,而出于肺胃之间。"

总之,本病的主要机制是胃气上逆,升降失司,从而产生胸骨后或剑突下烧灼感或痛,反酸、吞咽不顺等症。

(二)西医病因病机

西医学认为,食管下段括约肌 LES 静止张力是防止胃内容物从压力高的腹腔反流到压力低的胸廓的屏障。在正常情况下,食管下端的环肌呈收缩状态,保持一定张力。当 LES 功能受到内在或外来因素的影响时则发生病变。反流性食管炎的致病因素是多方面的,概括起来主要有以下几方面:

(1)食管或胃手术后:全胃或胃大部切除、食管贲门切除、贲门成形术、迷走神经切断术后等,引起胃 LES 功能障碍,使胃液中的盐酸、胃蛋白酶、或十二指肠内容物、碱性胆汁、胰液反流入食管,刺激食管黏膜。

(2)呕吐物刺激:酸性呕吐物对食管黏膜的刺激性很大。十二指肠壶腹部溃疡患者,由于胃窦痉挛及继发性幽门、十二指肠梗阻引起高酸性胃液反流;某些疾病引起长期反复呕吐,如胆道疾病、慢性胃炎、功能性呕吐、偏头痛等,使胃酸、胃蛋白酶反流入食管,导致食管黏膜屏障和 LES 的功能受损。

(3)饮食失当:有些食物可直接对食管黏膜有刺激性,如大量烟酒、过于辛辣食物、过热食物灼伤食管黏膜。另有些高脂饮食,如巧克力、咖啡、可口可乐等,可使胃酸分泌增加,在高胃酸的情况下,当 LES 功能不全时,易产生反流性食管炎。

(4)某些药物不良作用:有些药物既对食管黏膜有刺激,又可使 LES 张力功能降低,如茶碱类、抗胆碱能药物、β 受体阻滞剂、烟酸、黄体酮等。

(5)内在因素:某些胃肠道激素,如胰泌素、高血糖素、肠抑胃肽、血管活性肽等,均可使 LES 的张力降低。此外,妊娠、自主神经功能紊乱、成年人特发性 LES 功能不全,均可影响 LES 的正常关闭的张力,使胃内容物反流而发生病变。

引起反流性食管炎的上述诸因素中,最基本的因素是 LES 的功能不全,至于 LES 功能不全的原因有待进一步阐明。当 LES 功能降低,或幽门括约肌和 LES 的张力低下时,胃液中的盐酸、胃蛋白酶、肠液中的胆酸、胰液和溶血性磷脂酰胆碱等,均可同时反流入食管,侵蚀食管角化表层的上皮细胞,并使之变薄或脱落;反流物中的 H^+ 及胃蛋白酶可透过新生的鳞状上皮细胞层而深入食管组织,引起食管炎。由于胆汁先反流入胃,尔后再反流至食管,所以反流性食管炎常伴有慢性胃炎。此外,肥胖、大量腹水、妊娠后期、胃内压增高等情况均易诱发本病。

二、辨　病

1. 临床表现

(1)主要症状为烧心、胸骨后疼痛、反酸和反食。反胃、嗳气等症状多在餐后明显或加重,平卧或躯体前屈时易出现。胸骨后烧灼感为本病的主要症状，多在进食后1小时左右发生。由于屈曲、弯腰、咳嗽、妊娠、腹水、用力排便、穿紧身衣服、头低位仰卧等姿势，均可诱发或加重烧心；或摄入茶、酒、咖啡、阿司匹林等物而诱发。烧心常由胸骨下段向上延伸，常在餐后1小时出现，卧位、弯腰或腹压增高时可加重。

(2) 非心源性胸痛：反流物刺激食管痉挛导致胸痛，疼痛发生在胸骨后或剑突下，严重时可为剧烈刺痛，可放射到后背、胸部、肩部、颈部、耳后等，酷似心绞痛。

(3) 如反流至肺部则可引起慢性咳嗽刺激哮喘发作。反流引起的哮喘无季节性，常有阵发性、夜间咳嗽与气喘的特点。个别患者可发生吸入性肺炎。

(4) 如反流至咽部和耳道，可引起慢性中耳炎、咽喉炎等症状。另外，一些患者诉咽部不适，有异物感、棉团感或堵塞感，但无真正吞咽困难，称为癔球症。

2. 理化检查

(1)内镜及食管黏膜活检检查：内镜检查是诊断本病的准确方法。并判断本病的严重程度和有无并发症，结合活检可与其他原因引起的食管炎及其他食管病变相鉴别。根据内镜下所见食管黏膜的损害程度进行本病分级(见表11-1、表11-2)，有利于病情的判断，并能指导治疗。

表11-1　中华医学会消化内镜分会反流性食管炎(烟台)标准

分级	内镜下表现	积分
0	正常(可有组织学改变)	0
Ⅰa	呈点状或条状发红，糜烂<2处，无融合现象	1
Ⅰb	呈点状或条状发红，糜烂≥2处，无融合现象	1
Ⅱ	有条状发红，糜烂，并有融合，但非全周性，融合<75%	2
Ⅲ	病变广泛，发红或溃疡，糜烂融合呈全周性，融合≥75%	3

必须注明各病变部位(食管上、中、下段)和长度；若有狭窄应注明狭窄直径和长度；Barrett食管应注明其长度，有无食管裂孔疝。

表11-2　基本病理改变与病理分级

病变	分级		
	轻度	中度	重度
鳞状上皮增生	+	+	+
黏膜固有层乳头延伸	+	+	+
上皮细胞层内炎症细胞浸润	+	+	+
黏膜糜烂	-	+	-
溃疡形成	-	-	+
Barrett食管改变	-	-	+、+/-

(2) 上消化道X线钡餐检查：确定有无食管狭窄等并发症，并可协助诊断有无食管裂孔疝。

(3) 24小时食管pH值或胆汁监测：可确定有无胃、十二指肠反流存在，正常食管24小时pH值<4的时间应小于4%，超过此值即认为食管有酸暴露，是胃食管反流的有力证据。需注意的是在进行该项检查前3日应停用抑酸药与促胃动力的药物。

(4) 食管测压：可测定LES的长度和部位、LES压、LES松弛压、食管体部压力及食管上括约肌压力等。正常人LES静息压为2～4kPa(15～30mmHg)，或LES压力与胃腔内压力比值>1。

当 LES 静息压<0.5kPa(6mmHg)或 LES 压与胃腔内压力比值<1 时,则提示 LES 功能不全或有本病存在。

(5) 胃-食管闪烁显像:此法可估计胃-食管的反流量。在患者腹部缚充气腹带,空腹饮入含有 300UCi ^{99m}Tc-Sc 的酸化橘子汁溶液 300ml,并再饮冷开水15 ~ 30ml,以清除食管内残留试液,直立显像。正常人 10 ~ 15 分钟后以上部位无放射性物质存在,否则表示有反流性食管炎存在,此法的敏感性与特异性约为 90% 。

3. 并发症

(1) 出血:严重食管炎患者,可因食管黏膜糜烂而致出血,多为慢性少量出血;弥漫性食管炎可发生较大量出血。

(2) 食管狭窄:慢性食管炎时黏膜糜烂后发生纤维化,继之发生食管瘢痕性狭窄。

(3) 呼吸道炎症:由于患者的酸性胃内容物经食管反流到咽喉部致慢性咽炎和慢性声带炎,严重者可因反流物吸入气管、肺部,致支气管炎、肺炎等。

(4) Barrett 食管:长期的胃食管反流,下段食管的鳞状上皮可被化生的柱状上皮所代替,较易发生癌变。

三、鉴别诊断

本病应与消化性溃疡、心绞痛、食管癌相鉴别。

(1) 消化性溃疡:有规律性上腹痛,有一般在餐后 0.5 ~1 小时出现腹痛。本病有夜间痛、空腹痛,进食后减轻。钡餐 X 线胃肠造影或纤维胃镜可确诊。

(2) 心绞痛:一般与劳累有关,每次 1 ~5 分钟,服硝酸甘油或休息后可缓解。

(3) 食管癌:吞咽困难,随病程延长而进行性加重,早期有胸骨后不适,与进食有关者应及时行钡餐造影。

四、方证论治

本病初起以标实为主,以理气、化痰、消瘀为法;后期以正虚为主,以滋阴养血、益气温阳为度;若出现虚实夹杂,须标本兼治。

1. 疏肝和胃汤证

主症　胸骨后烧灼疼痛,屈曲、弯腰、头低位仰卧等姿势,均可诱发或加重烧心;或摄入茶、酒、咖啡、阿司匹林等物而诱发。痛连两胁,口苦咽干,舌质红,苔薄黄,脉弦。

病机　肝气犯胃,胃失和降。

治法　和胃降逆、抑酸止痛。

方药　疏肝和胃汤(王道坤教授经验方)加减。柴胡 9g,陈皮(炒)9g,枳壳 9g,厚朴 10g,云苓 15g,苏梗 10g,白芍 10g,炙甘草 6g,乌贼骨 9g,白及 12g,鸡内金 9g,清半夏 9g,代赭石 15g,旋覆花 30g。

加减　肝郁气滞甚者,加柴胡 15g、玫瑰花 12g;郁热重者,加黄连 10g、竹茹 10g,泛酸甚者,加黄连 9g、吴茱萸 6g;苔白厚腻,湿重则加藿香 12g;胸痛甚者,加郁金 12g、枳壳 15g;脾虚者,加党参 18g、白术 12g;胃阴不足者,加麦冬 15g、石斛 12g。

2. 黄连温胆汤证

主症　上腹部有灼热感,时常反酸,口苦,伴脘腹胀闷,不欲饮,食后痛增,身倦便溏,形体消瘦,面色萎黄,舌质淡红、苔黄白相间而厚腻,脉沉细弦。

病机　肝郁脾虚湿滞,胆气犯胃,为虚中夹实之证。

治法　疏肝健脾化湿,调和胆胃。

方药　黄连温胆汤加减。枳实15g,竹茹10g,甘草6g,陈皮6g,半夏6g,茯苓6g,木香10g,砂仁6g,党参15g,白术10g,黄连6g,吴茱萸3g,旋覆花10g,代赭石30g。

加减　嗳腐吞酸者加海螵蛸、瓦楞子。

3. 黄连解毒汤证

主症　剑突下或胸骨后烧灼感或灼样疼痛,胃脘胀满不舒,吞咽时加重。每于饮食后半小时至1小时出现疼痛,直至下次饭前多能自行缓解,兼有神疲乏力,夜寐多梦,口苦反酸,胃脘嘈杂,大便秘结,舌苔黄褐,舌质红绛,脉濡数。

病机　湿热蕴结,郁而不通。

治法　清热利湿,通降止血。

方药　黄连解毒汤加减。黄连9g,黄芩6g,黄柏6g,生栀子6g,半夏15g,人参9g,炙甘草3g,厚朴15g,大黄6g,柴胡10g,苏梗10g,白及粉(冲服)3g,仙鹤草15g,延胡索15g。

加减　血瘀者加丹参、化瘀散。

4. 启膈散证

主症　吞咽食物梗阻,胸膈满闷,甚则疼痛,情志舒畅可减轻,嗳气呃逆,呕吐痰涎或食入即吐,口干咽燥,大便艰涩,舌苔薄白或腻,脉弦滑。

病机　痰气交阻。

治法　理气化痰畅膈。

方药　启膈散加减。沙参25g,丹参18g,砂仁壳(后下)6g,法半夏12g,全瓜蒌15g,云茯苓15g,郁金12g,苏梗10g,旋覆花(包煎)15g,炙甘草6g。

加减　大便不通者,加大黄9g、枳实15g;阴伤甚者,加生地黄18g、火麻仁(打)20g。

五、其他治疗

(一) 中成药

(1) 珍珠层粉:每次1支,每日4次。有制酸生肌、安神功用,可用于各证型食管炎。

(2) 锡类散:每次吞服1小瓶,每日3次。药后1小时禁饮食。

(3) 香砂六君子丸:每次6~9g,每日3次。用于脾胃虚寒型食管炎。

(4) 胃逆康胶囊:每次4粒,每日3次。饭前30分钟服用。适用于肝胃不和,胃郁热证。

(5) 舒肝和胃丸:每次2丸,每日2次。适用于肝胃不和证。

(6) 越鞠丸:每次6~9g,每日2次。适用于肝胃不和、气滞痰阻证。

(7) 六味地黄丸:每次9~15g,每日3次。用于阴虚燥结之食管炎。

(二) 西药治疗

1. 一般治疗

(1) 饮食应以易消化的软食为主,忌食辛辣、高脂肪食物和咖啡等易致反流的饮料。睡前2~3小时不再进食。禁烟戒酒,过度肥胖要减肥。

(2) 有严重反流者,可将床头抬高15~20cm。

(3) 慎用抗胆碱能药、多巴胺、黄体酮、前列腺素 E 及钙通道阻滞剂等。因这些药物均可减低下食管括约肌压力,加重胃食管反流。

2. 药物治疗

抑酸剂是治疗本病的主要药物,开始先用药 6~8 周使食管炎愈合,以后减量维持,防止复发,常用的药物有:

(1) 质子泵抑制剂:奥美拉唑 20mg,每日 1 次;埃索美拉唑 20mg,每日 1 次;兰索拉唑 30mg,每日 1 次;雷贝拉唑 10~20mg,每日 1 次;泮托拉唑 40mg,每日 1 次。

(2) H_2受体阻滞剂:西咪替丁 400mg,每日 2 次;雷尼替丁 150mg,每日 2 次;法莫替丁 20mg,每日 2 次。

(3) 促动力药:强化和维持下食管括约肌功能,促进食管胃的排空能力,减少反流,如甲氧氯普胺、吗丁啉 10~20mg 餐前服。

3. 手术治疗

药物治疗无效或有食管狭窄的,可考虑作扩张术或外科治疗。

(三) 针灸疗法

1. 体针

(1) 主穴:膻中、上脘、关元、大椎、心俞、膈俞、脾俞、肝俞、肾俞、足三里。咽下困难者,可取天突、合谷、曲池。背部疼痛者,可取肺俞、膈俞、心俞、大椎、肾俞。反流者,取足三里、肝俞、膻中、内关。

操作:每次选取主要穴位 3 穴左右,以后可交替使用主穴。颈背腹部穴位宜用中等刺激手法,四肢穴位宜用重刺激手法。每周 2~3 次。

(2) 主穴:肺俞穴。平补平泻手法,每 5 分钟运针一次,20 分钟痛感减轻,若疼痛不减可加胸段华佗夹脊穴。

2. 耳针

主穴取食道、贲门、皮质下、交感;配穴取神门、肝、胃。每次 2~3 穴,强刺激,留针 20~30 分钟,每日或隔日 1 次。

六、临床心得

本病经治疗后可暂治愈,但由于引起胃食管反流的基本因素仍存在,故易复发。如何防治本病的复发,成为本病的最大难点。理想的治疗是从根本上恢复食管和胃的动力,达到求本的目的。西医学目前已观察到强力抑酸对胃排空及胆囊动力有抑制作用,在顽固的重度反流性食管炎患者长期予以质子泵抑制剂,完全抑酸对胃动力及胃内细菌增生有影响,不宜长期使用。因此,目前最理想的治疗是通过中医学的方证论治来改善胃食管的动力。然风、痨、膨、膈是中医四大顽证,故属于“膈”的反流性食管炎中医治疗也较棘手。临床上必须谨守“气机升降失调,胃气不降上逆”的病机,适当选择疏肝解郁、和胃降逆等治法,可逐渐改善 LES 括约肌的动力,达到根治的目的。

治疗上不能见炎消炎,一味使用清热之品,而应强调辨证论治,紧抓肝郁气滞、脾胃不和的病机关键,着重疏肝解郁,健脾和胃。

解除胸骨后疼痛,在于抑制胃酸。可重用煅瓦楞、海螵蛸、浙贝等。胸膈不畅,可用威灵仙、鹅管石,瓜蒌,薤白等理气畅膈。

辨证应分清疼痛性质,虚补实泻。胀痛气滞当理气,刺痛血瘀当活血化瘀,气滞血瘀者宜气分血分药合用,如延胡索与乌药、香附与三七、乳香与广木香等,常能收到良好的止痛效果。

和胃降逆是主要治法。经云:"六腑以通为用",所以注意大便通畅与否是通腑降逆的重要环节,故治疗本病时,一要和胃降逆,二要解郁开膈,重在于调肝。七情内伤,肝气郁结犯胃,气逆不降是本病发生和复发的重要因素。由于肝气郁结是本病的致病因素之一,所以我习以疏肝和胃汤加减治疗。另外,肝郁日久,易于化热伤阴,而导致胃阴不足,致肝胃阴虚,虚火上炎,因此在施治中宜用养阴清热之品,如沙参、麦冬、石斛、生地黄、玄参等,也非常必要。

当严重反流时,以治标为要。可结合西药抑酸剂及促动力药,如予奥美拉唑加西沙比利等,缓解后,仍以中药为主。反流性食管炎伴严重食管狭窄等并发症时,患者进食困难,可进行内镜下扩张治疗和相关的治疗。另外,长期的胃食管反流,要当心是是否是 Barrett 食管,警惕发生癌变。

七、预防与调理

(1) 饮食宜低脂饮食,忌浓茶、咖啡、巧克力、烟酒等。

(2) 避免使用降低食管括约肌张力的抗胆碱能药物。

(3) 减低胃内或腹内压力,少量多餐,睡眠时抬高床头约 15 ~ 20cm,以减少反流,肥胖者应减轻体重。

(4) 本病属心身疾病,心理因素对疾病的影响相当重要,当情绪紧张、焦虑、抑郁时可影响迷走神经和内分泌系统而增加胃酸的分泌和抑制胃功能的运动。因此,情绪乐观、心胸开阔,并适当运动调养时,可促进胃肠蠕动及排空,也可有效防止反流而利于反流性食管炎的康复。

反流性食管炎患者总的预后是良好的,只要除外癌性病变,本病并非凶险大症。及时诊断与治疗,药证正确,多能获愈,但易反复发作。若失治或治疗不当,或年老体弱、病程长、合并症多者,转归就殊异。可引起食管溃疡,或瘢痕挛缩而引起食管狭窄、梗阻,影响进食,甚至长期慢性出血,可引起营养不良及贫血,甚至慢性反复发作,或导致食管癌变等。

八、疗效评定标准

1. 临床疗效标准

临床治愈　症状消失,胃镜检查黏膜恢复至正常。

显效　症状明显减轻,胃镜检查黏膜改善≥2 级。

有效　症状减轻,胃镜检查黏膜改善≥1 级。

无效　症状无改善,胃镜检查黏膜改善<1 级或无改变。

2. 证候疗效标准

所有症状都分为无、轻、中、重四级(参照附录 3),在主症分别记 0、2、6 分,在次症则分别记 0、1、2、3 分。对于舌脉则分为正常和非正常两级,主症分别记 0、2 分,在次症分别记 0、1 分。

临床痊愈　症状、体征消失或基本消失,证候积分减少≥95%。

显效　症状、体征明显改善,证候积分减少≥70%,但<95%。

有效　症状、体征均有好转,证候积分减少≥30%,但<70%。

无效　症状、体征均无明显好转,甚或加重,证候积分减少<30%。

九、典型病例

高某,女,55岁。2004年5月8日初诊。患者于元月中旬生气后开始觉胃脘不适,脘胁胀痛。3月底每于吞咽时有阻碍感,并伴有牵拉样疼痛。4月份移至剑突上胸骨后疼痛并向背部及上胸部放射,时有胃脘烧灼感及恶心,但无呕吐。根据纤维胃镜及多次食管钡餐检查,诊断为反流性食管炎。经用中西药治疗未见明显效果。刻下吞咽受阻伴食管下段疼痛加剧,发作严重时则不能食,强咽即吐;面色青,气短乏力,舌嫩,苔白润,脉弦滑。

辨证 属气郁痰阻之噎膈证。

治法 疏肝理气,和胃降逆。

方药 疏肝和胃汤(自拟经验良方)加减。柴胡9g,陈皮9g,炒枳壳15g,白芍10g,炙甘草5g,乌贼骨9g,鸡内金9g,旱半夏9g,代赭石15g,旋覆花10g,白术12g,竹茹12g。姜枣引,一日一剂,水煎服。

上方药共服21剂,自觉疼痛发作时间缩短,间歇时间延长,且胃纳转佳,舌淡胖嫩,苔白厚,脉细滑。病有好转之机,仍守上法。处方:柴胡12g,陈皮9g,炒枳壳15g,白芍10g,白术12g,云苓15g,威灵仙18g,竹茹10g,法半夏10g,甘草6g。服上方药30天后,食管疼痛消失,胃纳欠佳,大小便正常,舌质淡,苔白,脉细滑。再服药20天后,一切症状消失,胃镜检查黏膜恢复至正常。胃纳、睡眠、二便均佳而告治愈。追踪3年,一直未再发作。

2014年中国胃食管反流病专家共识意见

胃食管反流病(GERD)是常见的消化系统疾病,其发病率有逐渐增高的趋势。2006年和2007年我国发布了GERD的诊治指南,对指导GERD的临床诊治发挥了重要作用。近年来在GERD的临床实践与研究中,国内外学者针对本领域出现的热点问题,如难治性GERD、PPI与抗血小板药物的相互作用等进行了相应的临床研究,并获取了有重要参考价值的数据。因此,有必要根据最新的研究进展对本病的诊治指南进行更新。

本次共识意见的制订由中华医学会消化病学分会组织我国本领域的有关专家组成共识意见专家委员会,并采用国际通用的Delphi程序。首先由工作小组搜索Medline、Embase、Cochrane和万方中文期刊数据库等,制订共识意见的草案,随后由专家委员会进行多轮讨论并投票,直至达成共识。

投票意见的推荐等级分为6级:A+为非常同意,A为同意但有少许保留意见,A-为同意但有较多保留意见,D-为不同意但有较多保留意见,D为不同意但有少许保留意见,D+为完全不同意。相应证据等级分为4级:高质量为进一步研究也不可能改变该疗效评估结果的可信度;中等质量为进一步研究很可能影响该疗效评估结果的可信度,且可能改变该评估结果;低质量为进一步研究极有可能影响该疗效评估结果的可信度,且该评估结果很可能改变;极低质量为任何疗效评估结果都很不确定。本次共识意见共分为症状、诊断、治疗、难治性GERD、GERD的合并症和食管外症状六大部分共30项。以下对各部分的共识意见进行分项阐述。

一、症状

1. 烧心和反流是GERD最常见的典型症状(推荐级别A+占93.33%,A占6.67%;证据等级为高质量)。根据我国2006年GERD共识意见,烧心定义为胸骨后烧灼感,反流指胃内容物向咽部或口腔方向流动的感觉。

尽管这一观点已得到广泛认可,且在2006年全球共识及我国共识中均明确指出,烧心和反流是GERD最常见的典型症状,但是由于诊断GERD缺乏金标准,所以目前尚无在人群中应用的客观的反流证据,如采用pH值监测和内镜检查等评价烧心及反流的敏感性和特异性等。

系统回顾提示,烧心和反流诊断食管炎的敏感度为30%~76%,特异度为62%~76%。在大样本的回顾性分析、队列研究或临床随机研究中发现,烧心和反流是存在病理性食管酸暴露患者中最常见的症状。

研究提示，我国人群中具有典型反流症状的患者比例明显低于西方人群，其原因除了人种、饮食差异外，还包括语言表达的差异。中文并无“烧心”一词，中国患者对反流的理解与西方也存在差异。

2. 胸痛、上腹痛、上腹烧灼感、嗳气等为GERD的不典型症状（推荐级别A+占46.67%，A占40.00%，A-占13.33%；证据等级为中等质量）。部分GERD患者并无烧心及反流的症状，可表现为胸痛、上腹痛、上腹烧灼感、嗳气等不典型症状。Eggleston等1392例GERD患者中发现，除烧心和反流外，尚可表现为腹胀、上腹痛、早饱和胸痛等。

Gerson等的系统回顾分析了8项GERD的流行病学研究，共纳入了30384例研究对象，其中GERD的发病率为20%～40%，这些GERD患者中上腹痛、餐后饱胀感、早饱和恶心等消化不良症状占21%～63%；而且部分合并消化不良症状的患者在应用PPI后症状可获得缓解。

我国南方地区的一项研究提示，不伴有烧心和反流症状的功能性消化不良患者中，约1/3存在异常食管酸暴露，其中在上腹烧灼感患者中的比例最高，且PPI治疗有效。我国GERD的流行病学调查提示，GERD患者胸痛及上腹痛的比例分别为37.6%及35.5%。西班牙一项大型调查纳入了2500例研究对象，发现GERD患者中的不典型症状常见，包括胸痛、吞咽困难、消化不良、嗳气和癔球症。

3. 胸痛患者需先排除心脏因素后才能进行胃食管反流评估（推荐级别A+占73.33%，A占13.33%，A-占13.33%；证据等级为中等质量）。胸痛为反流的不典型症状。2006年蒙特利尔共识意见提出，胃食管反流可引起类似于缺血性胸痛的表现，并不伴典型的烧心和反流症状。因此，在进行胃食管反流的评估（包括食管反流监测及PPI试验）前需先排除心脏因素。

澳大利亚的一个人群研究提示胸痛的发病率约为15%。其他西方国家的研究则提示非心源性胸痛在人群中的比例达25%。我国香港地区的人群调查发现胸痛的发病率为20.6%，其中约51.0%为非心源性胸痛。一项Meta分析纳入了24849例受试者，提示非心源性胸痛的发病率约为13%，发病率与性别和年龄无关。非心源性胸痛以胃食管反流为最常见的病因，其他食管动力障碍性疾病如胡桃夹食管也是可能的病因。

4. GERD可伴随食管外症状，包括咳嗽、咽喉症状、哮喘和牙蚀症等（推荐级别A+占29.41%，A占64.71%，A-占5.88%；证据等级为中等质量）。2006年蒙特利尔共识意见中，GERD亚型之一为伴随食管外综合征，包括咳嗽、喉炎、哮喘和牙蚀症等。该共识意见提出，尽管以上症状已被确认与GERD存在关联，但是这些症状的发生为多因素作用的结果，GERD并不一定是唯一的因素。

Havemann等的系统回顾分析了28项GERD与哮喘关系的研究，发现GERD和食管pH值监测异常在哮喘患者中的比例分别为59%和51%；另有一些队列研究也提示哮喘与反流相关。Irwin等的队列研究提示反流可能是21%～41%的慢性非特异性咳嗽患者的病因，部分病因不明的咳嗽与反流相关。

而在一项退伍军人中进行的病例对照研究提示，在合并食管炎或食管狭窄的患者中其喉炎的患病风险明显增加。也有Meta分析提示PPI对可疑反流相关性喉炎有一定疗效。对食管外症状的患者如何进行反流相关评估参见食管外症状部分。

二、诊断

1. PPI试验简便、有效，可作为GERD的初步诊断方法（推荐级别A+占64.71%，A占11.76%，A-占23.53%；证据等级为高质量）。我国2006年GERD共识意见就已提出PPI试验方便、可行，对拟诊患者或疑有反流相关食管外症状的患者，尤其是上消化道内镜检查阴性时，可采用诊断性治疗。

Numans等的Meta分析纳入了13项较高质量的关于PPI试验的研究，发现PPI试验的敏感度较高，可达78%，但是特异度略低。国内许国铭等的研究也提示PPI试验敏感度（88.1%）较高，但特异度偏低。尽管如此，PPI试验可操作性强，在临床实践中仍具有较高的意义。

2. 食管反流监测是GERD的有效检查方法，未使用PPI者可选择单纯pH值监测，若正在使用PPI者则需加阻抗监测以检测非酸反流（推荐级别A+占58.82%，A占41.18%；证据等级为中等质量）。食管反流监测为诊断GERD提供了客观证据，包括食管pH值监测、食管阻抗-pH值监测和无线胶囊监测。

美国胃肠病学会提出食管反流监测诊断反流性食管炎的敏感度和特异度分别为77%～100%和85%～100%；在内镜检查阴性的患者中其敏感度和特异度略低。

食管阻抗-pH值监测可提高单纯pH值监测的敏感度，使其增至90%；且有利于甄别功能性烧心的患者。我国Zhou等研究发现食管阻抗-pH值监测可使GERD的诊断准确率提高约20%。而无线胶囊监测则可使监测延长至48h甚至96h。由于食管阻抗-pH值监测可以监测包括弱酸及弱碱反流在内的所有非酸反流，所以建议在未使用PPI的患者中进行单纯pH值监测以明确GERD的诊断并指导治疗。

若患者正在使用PPI，则需进行食管阻抗-pH值监测以评估患者症状难以控制的原因。Meta分析提示服用PPI后进行反流监测，弱酸反流是最常见的反流形式，为PPI疗效欠佳的重要原因。

3. 对于具有反流症状的初诊患者建议其行内镜检查，内镜检查正常者不推荐进行常规食管活组织检查（推荐级别A+占37.50%，A占56.25%，A-占6.25%；证据等级为中等质量）。对于具有反流症状的初诊患者，美国胃肠病学会建议首先进行PPI试验，仅在疗效欠佳时才进行内镜检查。而我国2006年GERD共识意见就已提出，基于我国是胃癌和食管癌的高发国家，且胃镜检查已广泛开展，其成本低，所以建议对拟诊患者先行内镜检查。我国广州地区的一项研究在469例以典型反流症状为主诉并进行内镜检查的患者中，发现4例无报警症状的肿瘤患者（1例食管癌，3例胃癌）。因此，本次共识意见再次提出对于具有反流症状的初诊患者，建议其行内镜检查。欧美国家医疗机构通常在具有反流症状的患者进行内镜检查时，常规行食管下段活组织检查以排除嗜酸性食管炎。

然而，由于食管黏膜正常的患者进行活组织检查的异常检出率低，且部分嗜酸性细胞增高者可见于GERD且PPI治疗有效，同时GERD的组织学异常如基底细胞增生等的敏感度低，所以并不推荐在内镜检查无食管黏膜损伤的患者中常规行活组织检查。同时成本-效益分析也提示，仅当嗜酸性食管炎的发病率>8%时，在内镜检查过程中常规行活组织检查筛查嗜酸性食管炎才符合成本-效益原则。

4. 食管钡剂造影不被推荐为GERD的诊断方法（推荐级别A+占68.75%，A占18.75%，A-占12.50%；证据等级为中等质量）。2006年我国GERD共识意见提出，传统的食管钡餐检查将胃食管影像学和动力学结合起来，可显示有无黏膜病变、狭窄、食管裂孔疝等，并可显示有无钡剂从胃反流至食管，因而对诊断有互补作用，但敏感度较低。如果患者不存在吞咽困难等症状，不推荐其进行食管钡剂造影。

5. 食管测压可了解食管动力状态，用于术前评估，不能作为GERD的诊断手段（推荐级别A+占60.00%，A占33.33%，A-占6.67%；证据等级为中等质量）。

由于下食管括约肌压力低下及食管蠕动障碍等动力学异常并非GERD的特异性表现，所以食管测压诊断GERD价值有限。但是通过食管测压可以对下食管括约肌定位，有利于置放食管反流监测导管；而且在进行抗反流手术前可以排除其他食管动力障碍性疾病，如贲门失弛缓症及硬皮病引起的严重食管动力低下等。因此，食管测压在临床上有利于评估食管功能。

三、治疗

1. 生活方式的改变，如减肥、抬高床头、戒烟等对GERD可能有效（推荐级别A+占43.75%，A占56.25%；证据等级为中等质量）。改变生活方式是GERD治疗的一部分，目前临床常用的改善生活方式的建议包括减轻体质量、抬高床头、戒烟/戒酒、避免睡前进食、避免食用可能诱发反流症状的食物，如咖啡、巧克力、辛辣或酸性食物、高脂饮食。

2006年Kaltenbach等系统回顾了1975年至2004年的16篇相关研究，发现吸烟、饮酒、食用巧克力和高脂饮食会降低下食管括约肌压力，但是仅有减轻体质量和抬高床头可改善pH值监测结果及反流症状，无证据表明戒烟/戒酒或其他饮食习惯的改变对改善反流症状有帮助。

2012年发表的一篇Meta分析纳入了1950年至2011年的21篇文献，发现体质量增加与反流症状的出现有明确关系（OR=1.89）。多项大样本的队列研究显示，减轻体质量可改善GERD症状。

两项随机对照研究显示，抬高床头可改善pH值监测结果及反流症状。但另一项随机对照研究显示，抬高床头组与平卧组在症状积分及抗酸药物使用上无明显差异。近期发表的一篇自身前后对照研究显示，抬高床头后，卧位反流时间、酸清除时间、长反流次数、症状积分均明显改善，睡眠质量提高。

2012年发表的一篇随机对照研究显示，腹式呼吸锻炼可减少pH值<4的时间，改善生活质量评分，并减少按需使用PPI的剂量。近期发表的一篇大样本的队列研究显示，在有严重反流症状且BMI正常的患者中，戒烟可改善反流症状。

2. PPI是GERD治疗的首选药物，单剂量PPI治疗无效可改用双倍剂量，一种PPI无效可尝试换用另一种PPI（推荐级别A+占56.25%，A占43.75%；证据等级为中等质量）。

多个Meta分析显示，在食管炎愈合率、愈合速度和反流症状缓解率方面，PPI均优于H2受体拮抗剂，是治疗GERD的首选药物。70%～80%的反流性食管炎患者和60%的非糜烂性反流病（NERD）患者经过

8 周 PPI 治疗后可获得完全缓解。

对于单剂量 PPI 治疗未完全缓解的患者,有两项随机对照研究分别纳入 96 例和 282 例患者,比较了换用另一种 PPI 治疗或将原有 PPI 剂量加倍两种方法,发现两种方法均可改善症状,无显著差异。在使用双倍剂量 PPI 时,应分两次分别在早餐前和晚餐前服用。研究显示,这样的给药方式与早餐前 1 次服用双倍剂量 PPI 相比,能更好地控制胃内 pH 值。

3. PPI 疗程至少 8 周(推荐级别 A+占 62. 50% ,A 占 31. 25% ,A-占 6. 25% ;证据等级为中等质量)。根据目前的研究结果建议,为了达到更理想的症状控制和食管炎愈合状态,PPI 治疗的疗程至少应为 8 周。

发表于 2006 年的一篇 Meta 分析纳入了 1995 年至 2005 年的 10 项随机对照试验(RCT)研究,共纳入 15316 例患者,比较了埃索美拉唑与奥美拉唑、泮托拉唑、兰索拉唑治疗反流性食管炎的效果,所纳入的研究均显示,无论使用哪一种 PPI,治疗 8 周的食管炎愈合率(77. 5% ~94. 1%)均高于治疗 4 周(47. 5% ~81. 7%)。

4. 对于合并食管裂孔疝的 GERD 患者以及重度食管炎(LA-C 和 LA-D 级)患者,PPI 剂量通常需要加倍(推荐级别 A+占 25. 00% ,A 占 43. 75% ,A-占 25. 00% ,D-占 6. 25% ;证据等级为低质量)。食管裂孔疝是 PPI 治疗失败的危险因素之一。2011 年发表的一篇研究纳入 254 例 GERD 患者,比较 PPI 单倍剂量有效、PPI 双倍剂量有效和 PPI 双倍剂量无效 3 组患者临床特征的差异,发现 3 组食管裂孔疝的发生率分别为 33. 3% 、51. 3% 和 51. 8% ,差异有统计学意义。

另一篇发表于 2002 年的研究纳入了 50 例 GERD 患者,给予兰索拉唑 30mg(1 次/d)治疗 3 ~ 4 周后,复查 pH 值监测,结果异常的患者加量至 30mg(2 次/d),继续治疗 20 ~ 30d,发现 30mg(1 次/d)有效的患者与 30mg(2 次/d)有效的患者间的主要差别是食管裂孔疝的发生率(28% 比 100%)。

近期 Peng 等发表的另一篇研究纳入 76 例 GERD 患者,其中 13 例合并有食管裂孔疝,予 40mg(1 次/d)埃索美拉唑治疗后 4 周,复查 pH 值监测,如异常则将埃索美拉唑加量至 40mg(2 次/d),继续治疗 4 周。结果显示,经过埃索美拉唑 40mg(1 次/d)治疗后 4 周,53. 2% 的存在食管裂孔疝的患者和 90. 5% 的无食管裂孔疝的患者 pH 值监测正常。

当使用埃索美拉唑 40mg(2 次/d)治疗后 4 周,所有患者 pH 值监测结果均恢复正常。上述几个研究提示,食管裂孔疝是 GERD 患者单倍剂量 PPI 治疗失败的主要危险因素之一,使用双倍剂量 PPI 可能有效,但这一结果仍需大样本随机对照研究来验证。

5. 对 PPI 治疗有效但需要长期服药的患者,抗反流手术是另一种治疗选择(推荐级别 A+占 25. 00% ,A 占 68. 75% ,A-占 6. 25% ;证据等级为中等质量)。

对于 PPI 治疗有效但需长期服药的患者,可以考虑外科治疗。目前最常用的抗反流手术术式是腹腔镜胃底折叠术。2010 年发表的一篇 Meta 分析纳入了 1966 年至 2009 年的 4 篇 RCT 研究,共有 1232 例患者,比较外科治疗与药物治疗的疗效,结果显示,在随访 3 个月和 1 年时,外科治疗组的健康相关生活质量评分和反流相关生活质量评分均优于药物治疗组。

在这 4 项研究中,术后并发症的发生率为 0. 9% ~14. 0% ,包括腹胀(7/51,14. 0%)、食管狭窄(1/111,0. 9%)和呼吸道感染(2/109,1. 8%)。其中 3 项研究报道的手术率为 0 ~ 3. 7% 。所有 4 项研究中均未出现手术相关的死亡。

关于抗反流手术的长期疗效,4 项 RCT 研究进行了长期随访,分别纳入 298 例(随访 7 年)、310 例(随访 12 年时 124 例)、554 例(随访 5 年时 372 例)、810 例(随访 5 年)反流性食管炎患者,均显示外科治疗组疗效优于药物治疗组。

综上所述,抗反流手术是一种安全、有效的方法,可作为 PPI 治疗有效但需长期服药患者的另一种治疗选择。

6. 内镜治疗 GERD 的长期有效性有待进一步证实(推荐级别 A+占 58. 82% ,A 占 35. 29% ,A-占 5. 88% ;证据等级为中等质量)。目前用于 GERD 的内镜下治疗手段主要分为射频治疗、注射或植入技术和内镜腔内胃食管成形术 3 类。其中射频治疗和经口不切开胃底折叠术(transoral incisionless fundoplication,TIF)是近年来研究的热点。

关于射频治疗目前已有 4 篇 RCT 研究发表,其中 3 项 RCT 研究与假手术组对照,随访 3 ~6 个月,结果显示手术组症状改善及生活质量评分均优于假手术组。另一项 RCT 研究比较了射频治疗与 PPI 治疗,发现射频治疗可减少 PPI 的用量。但上述研究均缺乏长期随访的结果。

此外,大部分患者术后虽然症状改善,但仍有反流症状,术后仍需使用 PPI,而 pH 值监测参数和食管炎愈合率等客观指标改善不明显。因此,射频治疗的长期有效性仍需进一步的研究证实。

TIF 是近年来新兴的内镜下抗反流手术,近期发表的一篇随机、多中心、交叉对照研究纳入 63 例 GERD 患者,结果显示在术后 6 个月,手术组症状缓解率和食管炎愈合率均优于高剂量 PPI 组。但其长期疗效仍需进一步的研究证实。

7. 西方国家已有证据显示长期使用 PPI 可以增加难辨梭状芽孢杆菌感染的风险,我国尚无相关研究(推荐级别 A+占 35.29%,A 占 58.82%,A-占 5.88%;证据等级为中等质量)。长期应用 PPI 通过提高胃内 pH 值,可能促进肠道菌群增生,从而增加难辨梭状芽孢杆菌感染的概率。

最近共有 3 项 Meta 分析研究了长期应用 PPI 与难辨梭状芽孢杆菌感染的关系。一项纳入 27 项研究的 Meta 分析显示,23 篇文献(18 篇为病例对照研究,5 篇为队列研究)发现长期应用 PPI 会增加难辨梭状芽孢杆菌感染发生的概率,调整后的相对危险度(relative risk,RR)为 1.2 ~ 5.0。

最新的 2 篇 Meta 分析研究了长期应用 PPI 与难辨梭状芽孢杆菌感染的相关性,肯定了长期应用 PPI 会增加难辨梭状芽孢杆菌的感染概率。

其中一项纳入 23 篇文章的分析中,19 篇(4 篇队列研究和 15 篇病例对照研究)显示长期应用 PPI 可能增加难辨梭状芽孢杆菌的感染概率,调整后的 RR 为 1.1 ~ 4.5。而另一项 Meta 分析纳入了 41 项研究,其中 39 项显示长期应用 PPI 与难辨梭状芽孢杆菌感染的发生及复发有关,调整后的 RR 为 1.1 ~ 3.8。

目前国内尚缺乏长期应用 PPI 与难辨梭状芽孢杆菌感染关系的研究。总之,现有的证据证实长期应用 PPI 可增加难辨梭状芽孢杆菌感染的发生概率,但文献多为病例对照研究,而不是随机对照研究,所以证据质量较低。

8. PPI 与抗血小板药物联用对心血管事件发生率的影响有争议,西方国家早期研究认为两者合用会增加心血管事件的发生率,近期前瞻性对比研究认为无影响,我国尚无高质量的研究(推荐级别 A+占 17.65%,A 占 41.18%,A-占 41.18%;证据等级为中等质量)。

抗血小板药物氯吡格雷通过肝脏细胞色素 P450 同工酶 CYP2C19 代谢,而部分 PPI 也通过该同工酶代谢。早期部分研究发现,部分 PPI 可能与氯吡格雷竞争 CYP2C19 酶,降低氯吡格雷的抗血小板活性作用,从而增加心血管不良事件的发生。随后回顾性研究显示矛盾的结果,一部分研究显示 PPI 与抗血小板药物联用增加心血管事件的发生,而另一些研究则显示两者联用不会增加心血管事件。

2 项随机对照研究(一项纳入 13 608 例患者,另一项纳入 4 444 例患者)显示,PPI 与抗血小板药物联用的患者,其严重心血管事件如心肌梗死、心源性猝死等的发生率并未增加。国内一项纳入 402 例患者的病例对照研究显示,双重抗血小板治疗联合 PPI 不会增加心血管事件的发生。

最近一篇纳入 26 项研究的 Meta 分析(包括 2 项随机对照研究,24 项回顾性研究)显示,2 项随机对照研究和 17 项回顾性研究结果提示 PPI 与氯吡格雷联用并不增加心血管事件的发生,7 项显示 PPI 与氯吡格雷联用可能增加心血管事件的发生。

总之,结合现有的证据,美国专家在 2013 年 GERD 指南中认为:高质量研究和多数中等质量的研究均显示 PPI 与氯吡格雷联用不增加心血管事件的发生。我国尚缺乏高质量的临床研究。

9. 维持治疗方法包括按需治疗和长期治疗。NERD 及轻度食管炎(LA-A 和 LA-B 级)患者可采用按需治疗。PPI 为首选药物,抗酸剂也是可选药物(推荐级别 A+占 68.75%,A 占 31.25%;证据等级为中等质量)。

现有研究证实,NERD 及无严重并发症的 GERD 患者通过按需或者间歇治疗能很好地控制症状。纳入 424 例 NERD 患者的多中心、随机、对照研究显示,按需治疗奥美拉唑 20mg 能缓解 83% 的患者的烧心症状,安慰剂组抗酸剂使用频率高,提示抗酸药物能缓解症状,提高生活质量。而另一项纳入 142 例 GERD 患者的研究发现,给予 30mg(每天 1 次)的右旋兰索拉唑维持 6 周,能很好地控制 88% 的 GERD 患者的烧心症状。

梯度递减治疗能持续维持疗效,H2 受体阻滞剂对轻度 GERD 有一定疗效。国内的一项纳入 148 例患者(包括 NERD、反流性食管炎和 Barrett 食管)的 3 年前瞻性随访研究发现,减量及按需维持治疗均是 GERD 患者长期治疗的有效策略,可促使患者生活质量的持续改善及黏膜愈合,就依从性而言,按需治疗更有优势。

纳入 17 项研究(5 项为 NERD,4 项为 NERD+反流性食管炎,2 项为 GERD,2 项为反流性食管炎,其余

4 项评价资料不全）的综述显示，PPI 按需治疗能长期、有效地治疗 NERD 和轻度食管炎患者，但不适用于重度食管炎患者。

最近对于 NERD 和轻度食管炎（LA-A 和 LA-B 级）患者的 PPI 按需治疗疗效的 Meta 分析（6 篇为按需治疗与安慰剂对照，2 篇为按需治疗与持续维持治疗对照）显示，按需治疗组不愿继续进行试验的患者占 12.1%，明显低于安慰剂对照组的 39.6%，与持续维持治疗组也有明显差异（RR 为 0.52），说明对轻度 GERD 患者采取按需治疗要优于安慰剂治疗和持续维持治疗。

总之，目前研究显示：NERD 及轻度食管炎（LA-A 和 LA-B 级）患者可采用按需治疗和间歇治疗。PPI 为首选药物，抗酸剂也是可选药物，但这些研究的样本量均较小，随机对照研究也较少。

10. PPI 停药后症状复发、重度食管炎（LA-C 和 LA-D 级）患者通常需要 PPI 长程维持治疗（关于 Barrett 食管的治疗，请参考相关共识意见）（推荐级别 A+占 68.75%，A 占 31.25%；证据等级为中等质量）。

现有研究显示，停用 PPI 后仍然存在症状的 GERD 患者，以及存在重度食管炎和 Barrett 食管的患者需要 PPI 长期维持治疗。纳入 166 例 GERD 患者的 3 年前瞻性随访研究发现，2/3 的患者停药后症状易复发或加重，内镜随访发现，原有的糜烂会再次出现，症状复发的患者需要 PPI 维持治疗。

另一项纳入 175 例重度食管炎患者的 1 年前瞻性随访、多中心、随机研究发现，停用 PPI 后几乎所有的患者症状都会复发，而 PPI 维持治疗能很好地控制患者的症状，80% 的患者其内镜下糜烂表现也得到持续改善。

纳入 539 例不同程度食管炎患者的前瞻性随机研究发现，停药后重度食管炎患者更易复发，维持治疗后 6 个月，约 81% 的患者仍维持食管黏膜的愈合状态，而按需治疗组仅为 58%，说明维持治疗在重度食管炎患者中能更好地维持食管黏膜的愈合。

最近日本的前瞻性、随机研究比较了 PPI 长期维持治疗与按需治疗在反流性食管炎中的作用，发现长期维持治疗反流性食管炎患者，8 周症状缓解率为 76.3%，明显高于按需治疗的 51.3%，进一步观察 24 周，发现长期维持治疗的反流性食管炎患者黏膜愈合率（85.0%）明显高于按需治疗的（44.4%）。

但目前国内尚缺乏 PPI 停药后症状复发、重度食管炎（LA-C 和 LA-D 级）患者的长期维持治疗相关资料。总之，现有的研究证实 PPI 停药后症状复发、重度食管炎（LA-C 和 LA-D 级）患者需要 PPI 长疗程维持治疗。

四、难治性 GERD

1. 难治性 GERD 尚无统一定义，可认为采用双倍剂量的 PPI 治疗 8～12 周后烧心和（或）反流等症状无明显改善（推荐级别 A+占 29.41%，A 占 47.06%，A−占 23.53%；证据等级为高质量）。难治性 GERD 表现为 GERD 症状对 PPI 的治疗反应不佳。约有 40% 的 GERD 患者对每日 1 次标准剂量 PPI 的治疗部分或完全缺乏反应。

这些症状直接影响患者的生活质量。难治性 GERD 尚无统一定义。部分研究将采用每日 1 次标准剂量 PPI 治疗后仍存在 GERD 症状称为难治性 GERD；也有研究者认为，每天 2 次 PPI 治疗 4～8 周无效，可称为难治性 GERD；还有学者认为，PPI 难治性 GERD 是指双倍剂量的 PPI 至少治疗 12 周，烧心和（或）反流症状仍无改善。

目前中国共识推荐的 GERD 疗程至少为 8 周，经中国 GERD 专家组投票表决，考虑可将难治性 GERD 定义为：采用双倍剂量的 PPI 治疗 8～12 周后，烧心和（或）反流等症状无明显改善。

2. PPI 治疗无效原因众多，首先需检查患者的依从性，优化 PPI 的使用（推荐级别 A+占 41.18%，A 占 47.06%，A−占 11.76%；证据等级为中等质量）。

事实上，引起难治性 GERD 的病因很多，主要包括：①持续的酸反流（不正确的用药时间，患者的用药依从性差，病理性酸反流，PPI 快代谢，高分泌状态，解剖异常如巨大食管裂孔疝等）；②持续的胃或十二指肠非酸反流；③食管黏膜完整性持续被破坏；④对酸、弱酸和（或）气体反流的食管高敏感性。

在 GERD 治疗中，对 PPI 治疗依从性差的患者并不少见，因此，对所有 PPI 治疗失败的患者在进一步检查前都应进行依从性评价。当 PPI 治疗效果不佳时，换用另一种 PPI 似乎是较为可行的方法。有部分研究表明，当其他 PPI 治疗失败，GERD 症状仍然持续存在时，换用埃索美拉唑仍然有效。

两项随机研究发现，兰索拉唑 30mg（每日 1 次）治疗失败时，换用奥美拉唑 40mg（每日 1 次）或埃索美拉唑 40mg（每日 1 次）与兰索拉唑 30mg（每日 2 次）疗效相当。

3. 难治性 GERD 患者需采用食管阻抗-pH 值监测及内镜检查等进行评估(推荐级别 A+占 35.29%,A 占 47.06%,A-占 11.76%,D-占 5.88%;证据等级为中等质量)。

对于难治性 GERD 行内镜检查可以排除其他食管和胃的疾病。大部分难治性 GERD 患者内镜检查无阳性发现,因为多数患者可能是 NERD 或之前存在的黏膜损伤已被 PPI 治愈。仅 6.7% 的难治性烧心患者在应用每日 1 次 PPI 治疗的情况下被检出反流性食管炎。

食管 pH 值监测是评估难治性 GERD 的另一重要手段。PPI 停药后或用药时都可以行 pH 值监测。PPI 停药后的食管 pH 值监测显示 26.3% ~72.0% 的难治性 GERD 患者存在异常酸暴露。由于食管阻抗-pH 值监测可以监测到所有的反流事件包括酸、弱酸和气体反流等,因此应用价值更高。难治性 GERD 患者 PPI 停药后,食管阻抗-pH 值监测发现 32% ~66% 的患者存在症状与反流相关。

PPI 停药后的食管 pH 值监测有助于鉴别功能性烧心与 NERD。24h 食管阻抗-pH 值监测研究提示,21% ~40% 的难治性 GERD 患者存在功能性烧心。对于难治性 GERD 患者采用 PPI 时进行食管 pH 值监测,有助于判断治疗效果。有研究提示,在每日 2 次应用 PPI 时进行 24h 食管阻抗-pH 值监测发现,50% ~60% 的患者无反流相关症状,30% ~40% 的患者的症状与非酸反流相关,10% 左右的患者有酸反流相关的症状。

4. 若反流监测提示难治性 GERD 患者仍存在与症状相关的酸反流,可在权衡利弊后行外科手术治疗或加用抗瞬间下食管括约肌松弛(transientlower esophageal sphincter relaxation,tLESR)治疗(推荐级别 A+占 5.88%,A 占 47.06%,A-占 29.41%,D-占 17.65%;证据等级为低质量)。PPI 治疗失败是抗反流手术的适应证之一。

抗反流手术能减少反流次数及控制反流症状。其中,腹腔镜下胃底折叠术是常用术式。有研究表明腹腔镜下胃底折叠术能有效改善酸和弱酸反流,术后有较高的症状缓解率。

因此,存在食管酸暴露异常的患者一般手术效果好。通常认为,难治性 GERD 患者的抗反流手术治疗效果不如 PPI 治疗有效的患者,但也有小样本的研究发现,难治性 GERD 患者抗反流手术后随访 3 年,其症状缓解率及停药后食管阻抗-pH 值监测结果仍较为理想。

目前尚无高质量的对照试验评价抗反流手术的治疗效果。由于抗反流手术存在一定的并发症,且与外科医师的经验密切相关,因此选择需慎重。巴氯芬是目前唯一可用的有助于减少 tLESR,从而改善 GERD 症状的药物,但因其耐受性差而应用受限。小样本的研究发现,巴氯芬还可以减轻难治性反流诱发的慢性咳嗽症状。

5. 不建议对非酸反流者行手术治疗(推荐级别 A+占 17.65%,A 占 47.06%,A-占 35.29%;证据等级为低质量)。

腹腔镜下胃底折叠术能改善酸和弱酸反流,术后有较高的症状缓解率。小样本研究发现弱碱反流在术后反而有所增加。存在异常酸暴露(PPI 停药后)的难治性 GERD 无论症状是否与反流相关,其术后 5 年的结果相似。相反,在食管酸暴露正常(PPI 停药后)的难治性 GERD 患者中,症状与反流相关的术后效果较好。但是目前的相关试验都为非对照试验。

五、伴随合并症的处理

1. 反流性食管炎尤其是重度食管炎(LA-C 及 LA-D 级)患者,治疗后建议其定期进行随访(推荐级别 A+占 70.59%,A 占 29.41%;证据等级为中等质量)。

反流性食管炎约占 GERD 的 30% ~40%。近年来,特别是治疗方面的研究多采用洛杉矶分级:LA-A,LA-B,LA-C 和 LA-D 级。一项 Meta 分析显示,PPI(奥美拉唑、兰索拉唑、泮托拉唑)治疗 8 周,83.6% 的患者食管炎愈合,症状改善率为 77.4%。

目前认为反流性食管炎的严重程度是判断其预后的重要评判指标。研究发现,轻度食管炎(LA-A 和 LA-B 级)患者通常 4 周即可治愈,而重度食管炎(LA-C 和 LA-D 级)患者则通常需 8 周,甚至更长时间,且愈合率低。Vakil 等和 Johnson 等进行的研究显示,与轻度食管炎(LA-A 和 LA-B 级)患者相比,重度食管炎(LA-C 和 LA-D 级)患者在初始治疗成功后更易复发。

一项对 172 例食管炎患者进行的研究发现,初始未发现 Barrett 食管的患者,在 PPI 治疗(平均 11 周)后 Barrett 食管的检出率为 12%。此外,虽证据有限,但研究发现食管炎的存在可影响对 Barrett 食管的判断,特别是重度食管炎(LA-C 和 LA-D 级)更为明显。因此,对重度食管炎(LA-C 和 LA-D 级)患者复查内镜的目的一方面是判断食管炎是否愈合，另一方面是除外 Barrett 食管。

2. 对于 Barrett 食管患者，建议其定期进行内镜复查（推荐级别 A+占 58.82%，A 占 35.29%，D－占 5.88%；证据等级为中等质量）。因缺乏随机对照研究，Barrett 食管的内镜随访尚存争议。多项回顾性研究显示，内镜随访显著优于依据症状随访。

以美国加利福尼亚社区人群为研究对象的调查发现，早期发现癌变可明显改善预后。现有证据表明，Barrett 食管有发展为食管腺癌的危险性，随访有助于早期发现异型增生和早期癌，提高生存率，推荐定期随访。一项针对 Barrett 食管的队列研究认为，在初次内镜检查未发现异型增生的 Barrett 食管患者中，约 50% 会发展为高级别上皮内瘤变或早期食管癌。

此外，即使是反流症状经 PPI 治疗控制的 GERD 患者亦需内镜随访，因为食管炎可干扰内镜下 Barrett 食管的发现，炎性反应还会影响病理检查对细胞异型性的判断。内镜及病理活组织检查监测 Barrett 食管是目前唯一证据相对充足的随访方法。对 Barrett 食管患者进行内镜随访的时间间隔及方法可参照我国有关 Barrett 食管的诊治指南。

3. 合并食管狭窄的患者经扩张后需 PPI 维持治疗，以改善吞咽困难的症状及减少再次扩张的需要，但是国内暂无相关研究报道（推荐级别 A+占 41.18%，A 占 41.18%，A－占 17.65%；证据等级为中等质量）。

食管慢性溃疡性炎性反应改变可导致疤痕形成和食管狭窄，临床上尤以食管下段多见。随着 PPI 的广泛应用，GERD 相关食管狭窄的发生率较前明显降低。GERD 相关食管狭窄的主要治疗方法是气囊扩张，但术后复发率较高。

Sgouros 等依据食管测压、pH 值监测等结果，予食管狭窄扩张术后有明确 GERD 的患者长期口服奥美拉唑，其余患者则随机分为两组，A 组口服奥美拉唑，B 组口服安慰剂；结果发现有明确 GERD 的患者口服 PPI 后无一例复发，与 B 组相比，A 组复发率也显著下降，表明口服 PPI 可降低食管狭窄扩张术后的复发率。

基于英国全科研究数据库的研究发现：从 1994 年至 2000 年，食管狭窄的发病率逐年下降，恰与 PPI 被逐步广泛用于治疗 GERD 的情况相一致。此外，亦有其他多项研究表明，食管狭窄患者在扩张治疗后辅以口服 PPI，可降低再次扩张或手术的概率。

六、食管外症状

1. GERD 为哮喘、慢性咳嗽和喉炎的可能原因，在确诊反流相关前需先排除非反流因素。不明原因的哮喘、慢性咳嗽和喉炎，若有典型的反流症状，可进行 PPI 试验（推荐级别 A+占 23.53%，A 占 70.59%，A－占 5.88%；证据等级为低质量）。

PPI 试验治疗 GERD 食管外症状的疗效差异较大。高峰等对 30 例伴有烧心、反食、反酸症状的慢性咽喉炎迁延不愈患者，进行 PPI 试验性治疗 6 周，随访半年，结果症状消失或明显改善 25 例，症状无改善者 5 例，有效率为 83.33%。

另外两项随机对照研究提示，PPI 试验治疗可有效改善 GERD 相关哮喘症状。然而，一项共纳入 11 项试验的 Meta 分析认为，尚无足够证据推荐 PPI 试验治疗哮喘。

一项关于慢性咳嗽的 Meta 分析共纳入 5 项安慰剂对照研究，结果未能提供足够证据支持 PPI 治疗；与上述结果类似的是，两项随机对照研究结果显示，PPI 治疗慢性咳嗽并不优于安慰剂。非酸反流在 GERD 中的作用日益被重视。有研究发现，伴有 GERD 典型症状（烧心和反流）的食管外症状患者在进行 PPI 标准治疗后，仍有 10%～40% 存在持续性非酸反流。

目前，PPI 试验尚存争议，对非酸反流是否无效，各个研究结果也不尽相同，有观点认为其不适合作为“诊断”方法。pH 值监测的敏感性、电极放置的位置、结果的解释均存有争议。但是，因为尚无其他更好的替代方法，且 PPI 试验简便、无创，所以仍被广泛应用于 GERD 的诊断。

2. 对于 PPI 治疗无效的食管外症状患者，需进一步评估以寻找相关原因（推荐级别 A+占 58.82%，A 占 29.41%，A－占 11.76%；证据等级为中等质量）。

慢性喉炎为喉部的持续炎性反应，常见的病因可为外源性刺激，如吸烟、饮酒，亦可为内源性刺激，如哮喘和 GERD。据报道，约 50%～60% 的慢性喉炎和难治性咽喉痛与 GERD 相关。但 GERD 相关的咽喉部症状，如声音嘶哑、发声困难、喉痉挛等，并无特异性；鼻后滴注和环境刺激，如暴露于某些过敏原或其他刺激物，亦可导致上述症状。

PPI 治疗无效的患者应进一步检查，除外食管裂孔疝等。另外，可由相应专科评估，判断有无其他疾病，如咽喉部或肺部疾病等。

3. 对于 PPI 治疗无效的食管外症状患者，不建议其行外科手术治疗（推荐级别 A+占 47.06%，A 占 41.18%，A−占 11.76%；证据等级为低质量）。国际循证医学协作组织 Cochrane 的一项研究表明，有典型 GERD 症状的患者中约 90% 在外科手术后症状明显获得改善。

但 GERD 相关的食管外症状的外科手术疗效尚未明了，有研究发现 PPI 治疗无效的慢性咽部症状患者并不能从 Nissen 折叠术中获益。多项研究提示，有典型 GERD 症状的患者的外科抗反流手术效果明显优于无典型 GERD 症状的。

同时具有典型 GERD 症状（反酸、烧心）的食管外症状患者，对 PPI 治疗有效，进行食管阻抗−pH 值监测提示有中度异常酸暴露，且异常酸暴露与反流明显相关，上述指标有望作为判断手术术后疗效好的预测指标。

起草小组（按姓氏汉语拼音排序）：陈旻湖，侯晓华，肖英莲，杨云生，袁耀宗，周丽雅，邹多武

专家组（按姓氏汉语拼音排序）：陈旻湖，房殿春，房静远，方秀才，侯晓华，姜泊，柯美云，李岩，李延青，林琳，刘诗，吕宾，彭丽华，唐承薇，王邦茂，吴开春，肖英莲，杨云生，袁耀宗，张军，张澍田，周丽雅，邹多武

文章摘自《中华消化杂志》2014 年 10 月第 34 卷第 10 期 P649-656

第三节　食管贲门失弛缓症

食管贲门失弛缓症是由于食管神经病变引起的食管张力、蠕动减低和下食管括约肌不能松弛，以至咽下的食物不易进入胃腔而出现吞咽困难现象。由于食物在食管腔内潴留，可以引起食管扩张、食物反流和胸骨后疼痛。任何年龄均可发病，多数患者在 20～40 岁之间。男女的比例接近相等。个别患者有家族史，提示此病可能涉及遗传因素。

本病属中医的“噎膈”范畴。

一、病 因 病 机

（一）中医病因病机

本病的发生，主要是由于正不胜邪、阴阳失调、脏腑盛衰或体质易感等因素所致。因忧思伤脾，脾气郁结，津液不能正常输布，聚而成痰。郁怒伤肝，则肝气郁结，血运不畅，停而为痰酒食过度积热伤阴，酿痰阻气，从而形成噎膈。

（二）西医病因病机

本病的病因尚未阐明。现在已知它是食管神经肌肉功能障碍性疾病，患者食管壁内神经节细胞减少，肌间神经丛变性，食管外的迷走神经及其在中枢的神经核也有变性。至于引起神经损害的原因则还不清楚。可能的因素有：①嗜神经病毒，如带状疱疹病毒、麻疹病毒；②精神、心理因素；③遗传因素；④免疫因素。

其发病机制有以下几个方面：①神经节细胞异常；②神经纤维异常；③外周性神经异常。正常人通过迷走神经的副交感神经节前纤维与食管肌间神经丛的节后纤维之间的联系，使食管体部由上而下的推动性蠕动与下端食管括约肌的松弛产生共济运动。当吞咽食物时，通过神经反射，食管自上向下的蠕动推送，将食物送达食管下端时，下端食管括约肌已经松弛，该部位的压力明显降低，因此食管腔内的食物可以顺利地进入胃腔中。然而，失弛缓症患者因为支配食管运动

功能的神经出现异常,上述食管蠕动与下端食管括约肌松弛失去正常的协调作用,因而导致食管的神经肌肉功能发生障碍。吞咽食物后,食管体部的蠕动减弱,下端食管括约肌不能松弛,该部位的压力处于高压状态,因此食管腔内的食物不能通过贲门进入胃腔内,使咽下的食物停留在食管腔中,直至因重力的关系而使食管腔内的静止压力超过下端食管括约肌的阻力时,才使部分食物进入胃腔内。由于食物积存在食管腔中,促使食管扩张和食物反流到口中,并出现胸骨后不适和疼痛。

二、辨　　病

1. 临床表现

主要临床表现是吞咽困难、反食、胸骨后不适和疼痛。

(1) 本病常见于青壮年,症状多发生于进食或情绪激动时,表现为哽噎感及胸骨后疼痛,勉强进食时,除了胸骨后疼痛外,还会反食。吞咽困难症状随着病程的延长而明显。

(2) 咽下困难多间歇性发作,病程较长,可伴有营养不良和维生素缺乏等表现。后期病例由于食管极度扩张,可压迫胸腔器官而出现呛咳症状,可因此而并发肺部感染。

(3) 体征:可见舌质淡,苔白或腻,脉弦滑。

(4) 常见并发症:吸入性呼吸道感染,食管炎,溃疡和出血等。

2. 理化检查

(1) X线食管钡餐检查:钡剂通过贲门较困难,食管下端呈鸟嘴状或漏斗状,但黏膜完整光滑、狭窄上段食管呈高度扩张迂曲,无蠕动液,给予热食时可见贲门弛缓,给予冷食时则难以弛缓。

(2) 内镜检查;可排除食管肿瘤,食管炎。需特别慎重,以免发生食管破裂穿孔。

(3) 食管测压:食管括约肌压力升高。

三、鉴别诊断

(1) 弥漫性食管痉挛:弥漫性食管痉挛是一种食管运动功能异常的疾病。两者都有吞咽困难的临床表现。失弛缓症的患者,吞咽困难常呈持续性,而且进行性加重,其下端食管括约肌不能松弛,局部压力明显增高,在钡餐造影时显示食管末端狭窄,食管体部明显扩张。另外反流性食管炎患者有时亦可出现食管痉挛现象,不过两者的临床表现不同,反流性食管炎患者的下端食管括约肌压力往往降低。

(2) 食管憩室:食管憩室是食管壁的全层或部分向食管壁外膨出。如果憩室的囊壁是由食管壁全层凸出所组成,称之为真性憩室。假如仅是食管黏膜或黏膜下组织凸出食管壁外,称之为假性憩室。食管憩室可发生在食管上端、中段或下段横膈上方等不同部位。位于食管上端的咽下部憩室多为假性憩室,食管中段的憩室以真性憩室为多。在食管各部位的憩室中,咽下部憩室最易出现症状。轻者感觉吞咽时咽喉部不适或有异物感,有些患者感觉有短暂的吞咽困难。X线钡餐食管造影检查时,可以发现憩室,并显示它的形态和大小,对咽下部憩室的诊断有很大的帮助。食管镜检查可以通过憩室口观察憩室内的囊腔,看囊腔内有无炎症、溃疡或出血。不过,需要注意避免内镜进入憩室腔内和用力过猛,防止引起憩室穿孔。

(3) 食管裂孔疝:食管裂孔疝是指正常位于横膈下的胃囊通过横膈的食管裂孔进入横膈之上的胸腔内。这是一种较常见的疾病,患者多为中年以上者。多数患者无明显临床症状,因此不易得出确切的患病率。由于横膈上的疝囊并不固定,可以上下移动,因此一次X线钡餐检查未见疝囊征象时，不能排除食管裂孔疝的诊断，对临床高度怀疑的患者，应该重复检查。

（4）食管神经官能症：表现为咽到食管部位有异物阻塞感，但进食并无梗噎状。

（5）癌性食管狭窄：X 线特征为局部黏膜破坏和紊乱；狭窄处呈管状，管腔的边缘不整齐。

四、方证论治

失弛缓症的重要特点是吞咽后下端食管括约肌不能正常地松弛，下端食管括约肌压力异常增高。给予热食时可见贲门弛缓，给予冷食时则难以弛缓。因此，治疗该病应以温通降逆为要。

1. 愈弛汤证（二陈理中汤）

主症　食物咽下噎梗不顺，胃脘及胸中阻隔和隐痛，或反流食物、痰涎，嗳气不舒，遇情志刺激加重，舌质淡，苔白或腻，脉弦滑。

病机　脾胃虚寒，痰气郁结。

治法　温补脾胃，顺气和胃。

方药　愈弛汤加味。党参 15g，白术 12g，干姜 9g，茯苓 12g，法半夏 10g，陈皮 6g，木香 6g，地榆 15g，当归 10g，白芍 10g，炙甘草 9g。每日 1 剂，水煎服。

2. 香砂六君子汤证

主症　胃脘隐痛，喜按喜暖，食后闷胀，痞满，纳呆食少，便溏，舌质淡，边有齿痕，脉细弱。

次症　肢软乏力；气短懒言；呕吐清水。

病机　脾胃虚弱，纳运无力。

治法　补气健脾，消痞和胃。

方药　香砂六君子汤（《医方集解》）加味。党参 10g，炒白术 10g，茯苓 12g，法半夏 6g，陈皮 6g，木香 6g，砂仁（后下）3g，炒白芍 15g，炙甘草 6g。每日 1 剂，水煎服。

五、其他治疗

（一）西医治疗

（1）一般治疗：患者日常生活宜有规律，避免情绪紧张。宜吃稀软食物，进食速度要慢，细嚼慢咽，必要时用汤水送咽，同时要避免过冷或过热的食物。

（2）药物治疗：可选用能使平滑肌松弛的药物，如硝酸甘油，每次 0.6 mg；硝酸异山梨醇酯（消心痛），每次 5 mg 或 10 mg；硝苯地平（心痛定），每次 10 mg 或20 mg；这些药物均在进餐前 15 ~ 30 分钟时舌下口含，不要咽下。

（3）扩张疗法：在上述药物治疗无效时，可以采用。包括经内镜用探条扩张或气囊扩张，可缓解症状，但应防止穿孔等并发症。另外，扩张疗法的近期效果比较明显，但是相隔一定时期后，吞咽困难症状又将重新出现。

（4）手术治疗：对上述治疗无效的患者，吞咽困难症状明显，不能进餐，则应采用手术治疗。如 Heller 手术，贲门括约肌切开术或贲门成形术等。

（二）针灸疗法

1. 针刺

取双侧内关、足三里，常规消毒后进针，中强度刺激，得气后 5 分钟出针。痰气郁结型加丰隆；脾胃虚弱型加上巨虚。以上治疗，每日1次，6次为一疗程。

2. 推拿

（1）患者仰卧位，术者用指推法由膻中至鸠尾操作1分钟，再按揉上脘、中脘、下脘共5分钟，顺时针方向摩腹5分钟。肝气郁结型加点揉天突、乳旁、乳根，梳理胁肋，脾胃虚弱者加揉脐，拿捏腹肌及按揉足三里、上巨虚。

（2）患者俯卧位，术行掌揉其背部3～5遍，再指揉第5～12胸椎棘窝两侧，后用虚掌轻揉该处3～6次，脾胃虚弱型加揉脾俞、胃俞，横擦腰部并捏脊。

（3）患者坐位，术者用拇指按揉其双侧内关3分钟，揉缺盆1分钟，并予以弹拨2～3次，最后拿肩井，搓摩胁肋。

六、临床心得

本病起初用解痉药物可有某种程度的缓解，以后药效则不明显。用针灸治疗贲门失弛缓症疗效相当满意。从本病的临床表现来分析，属于祖国医学的"噎膈"范畴。噎膈因忧思伤脾，脾气郁结，津液不能正常输布，聚而成痰。郁怒伤肝，则肝气郁结，血运不畅，停而为痰酒食过度积热伤阴，酿痰阻气形成。膻中穴为八会穴之一，气会膻中，调气降逆，宽胸利膈。下脘穴消食积化气滞，章门为脾之募穴，助运化消痰积，太冲舒肝解郁。足三里、内关具有双向调节作用，刺之能使胃之蠕动趋于正常。诸穴合用，共奏解郁除痰，生津补阴之效，从而起到改善消化道功能的作用。现代医学认为，针刺相应的穴位可以解除贲门平滑肌的痉挛，达到治愈和缓解本病的目的。

七、预防与调理

少量多餐，细嚼慢咽，避免进食过冷、过热饮食。对精神紧张者给予心理治疗。

第十二章　胃病临床方证论治研究

第一节　急性胃炎

急性胃炎(acute gastritis,AG)是指由不同原因所致的胃黏膜急性炎症和损伤。常见的病因有乙醇、药物、应激、感染、十二指肠液反流、胃黏膜缺血、缺氧、食物变质和不良的饮食习惯、腐蚀性化学物质以及放射损伤或机械损伤等。起病急骤,常多发于夏、秋之季。

本病属于中医"胃脘痛"、"呕吐"范畴。

一、病因病机

(一) 中医病因病机

(1) 感受外邪:风、寒、暑、湿、热之邪侵袭人体,均可损伤脾胃,尤其是湿邪为患,每易造成中焦气机升降失常,清浊不分,混杂而下,发为上吐下泻各种病变。寒盛则气血不得宣通而上腹疼痛。

(2) 饮食不节:恣食生冷瓜果,或过食酒酪肥甘之品,或误食不洁腐垢之物,饮用污浊之水,或饮食自倍,损伤脾胃,水谷精微不化,又能酿湿生热,塞滞肠道,以至损伤胃络而为病。

(3) 饮食不洁,饮酒过度:饮食不洁、进食霉变有毒之食物,或嗜酒无度损伤肝脾。肝失疏泄,脾失健运,导致湿浊、热毒、瘀血凝聚结块,或饮食过于粗糙、坚硬、过烫,进食过快,长期进食发霉食品损伤食管脉络,气滞血瘀等证。或恣食辛辣燥热之品,过食肥甘,损伤脾胃,导致湿热蕴结,津伤血燥,痰浊壅阻引起恶心,呕吐。

(4) 七情内伤:多由忧思恼怒而成。肝为刚脏,性喜条达而主疏泄。若忧愁思虑,每致肝郁气滞。肝气不舒则横逆犯胃,胃失和降而气逆攻撑作痛。《临证指南医案·木乘土》言"肝逆犯胃,脘痛腹鸣"。日久肝郁化火,肝胃积热;甚则肝火犯胃,灼伤胃络,导致呕血、黑粪。

(5) 脾胃虚弱:胃为仓廪之官,主受纳和运化水谷,若饥饱失常,或劳倦过度,或久病脾胃受伤等,均能引起脾阳不足,中焦虚寒,或胃阴受损,失其濡养而发生疼痛。此外,亦有过服寒凉药物而导致脾胃虚寒而痛者。若中气不足,脾不统血,血不循经,导致出血、黑粪等症。

(二) 西医病因病机

常见的病因有药物、乙醇、感染、机械损伤、腐蚀性化学药物、变质食物、不良饮食习惯以及放射损伤等。

(1) 药物:最常见的是非甾体抗炎药,如阿司匹林、吲哚美辛(消炎痛)、布洛芬、吡罗昔康(炎痛喜康)等,此外皮质类固醇、抗生素、降糖药、抗肿瘤药、氯化钾、洋地黄等。

(2) 乙醇和刺激性饮料。

(3) 细菌及其毒素:常见致病菌为沙门菌属,嗜盐菌和葡萄球菌毒素。

(4) 机械性和物理性损伤:留置胃管、胃内异物、胃柿石、食管裂孔疝、上腹部深部放射治疗等。

(5) 腐蚀性化学物质:强酸(硝酸、硫酸、盐酸)、强碱(氢氧化钾或氢氧化钠)、甲酚皂溶液、氯化汞、砷、磷等。

（6）各种严重疾病和创伤：如心功能衰竭、肝功能衰竭、肾功能衰竭和呼吸功能衰竭，休克、脑血管障碍、全身感染性疾病、败血症和严重创伤、烧伤、大手术等。

（7）胃血管闭塞性和淤血性损伤：主要见于作腹腔动脉栓塞治疗后，部分见于动脉硬化老年患者，由于供胃的血管血栓形成和栓塞而发生供血不足。淤血性损伤见于肝硬化门静脉高压时，在肝硬化并发上消化道出血患者中，约1/4是由于急性胃黏膜病变或溃疡病，而不是静脉曲张破裂出血。

急性胃炎的发病机制主要是由于致病因子的过强刺激，直接或间接损伤了胃黏膜防御机制。胃黏膜防御机制包括胃的黏膜屏障、快速上皮修复功能、黏膜和黏膜下血流、前列腺素、某些肽类物质（表皮生长因子、生长抑素）和自由基清除系统。黏膜屏障破坏，胃腔中的H^+反弥散到胃壁，引起血管充血、出血、黏膜水肿、间质液外渗，并刺激壁细胞分泌盐酸，刺激主细胞分泌胃蛋白酶原。应激因素为主因的急性胃炎，有皮层—腺垂体—肾上腺皮质轴活动亢进和交感神经、副交感神经、自主神经系统不均衡状态参与发病，因为胃是其最敏感的靶器官之一。

二、辨　　病

1. 临床表现

主要根据病因和症状作出临床诊断，并经内镜检查获得确诊。

（1）上腹部疼痛、恶心，呕吐和食欲减退是急性胃炎的主要症状，疼痛可以为胀痛，或刺痛，或隐痛，或灼痛，或疼痛起病较急且痛势较剧烈。呕吐物多为胃液、食物残渣等，部分病例可见发热，急性上消化道出血，腹泻。急性腐蚀性胃炎可见口腔或咽部急性腐蚀性损伤，吞咽困难，呼吸困难（喉头水肿所致），呕吐物中有坏死的胃黏膜组织，胸骨后及上腹部剧烈疼痛，严重时可发生食管或胃穿孔。急性化脓性胃炎一般呕吐频繁伴有寒战和高热，呕吐物恶臭，呈胶冻样或脓样。严重时可出现中毒性休克，如脓肿向胃壁肌层侵蚀，可形成胃穿孔。

（2）体格检查：大多数仅有上腹部或脐周轻度压痛。肠鸣音活跃或亢进。特殊类型的急性胃炎可出现急腹症的体征，甚至休克。

（3）并发症：急性单纯性胃炎一般无并发症出现。急性糜烂性胃炎可并发上消化道出血，为糜烂面侵蚀到黏膜下血管所致，一般情况下出血量不大，表现为少量呕血，黑粪。严重的急性腐蚀性胃炎、急性化脓性胃炎可出现穿孔的并发症导致急性腹膜炎，表现为上腹部疼痛突然加剧，腹部呈板样。有明显的压痛及反跳痛，肝浊界及肠鸣者消失，腹部X线透视见膈下游离气体，患者多呈休克状态。

2. 理化检查

（1）实验室检查：感染因素引起的，血常规有白细胞及中性粒细胞计数的增高；对不洁污染食物进行细菌培养可培养出致病菌。呕吐物或粪潜血阳性提示有出血，应注意血红蛋白和血细胞比容。

（2）X线钡剂检查无诊断价值。

（3）胃镜检查：胃镜检查有助于诊断。由药物或应激因素所致胃黏膜病变，宜及时检查。而吞服腐蚀剂者为胃镜禁忌证。胃镜所见急性胃炎表现主要是胃黏膜充血、水肿，表面有片状渗出物和黏液，黏膜皱襞上有散在的出血点、糜烂面或小脓肿。应激性急性胃炎全胃可见大量的糜烂面，但以胃底和胃窦部居多。有出血症状者可见胃黏膜有新鲜出血或褐色血痂，黏液为鲜红色或咖啡色，活检组织学主要见黏膜层有中性粒细胞浸润和糜烂。因此，对仅有上消化道出血而无临床症状者,主要依靠急诊胃镜诊断。

急性胃炎应作出病因诊断。药物性急性胃炎常由非甾体抗炎药如吲哚美辛、阿司匹林所致。常见的有酒精性急性胃炎、急性腐蚀性胃炎等。对严重外伤、败血症、呼吸衰竭、低血容量性休克、烧伤、多脏器功能衰竭、中枢神经系统损伤等应激状态时要警惕急性胃黏膜病变的发生。

三、鉴别诊断

急性胃炎应与急性阑尾炎、急性胆囊炎、急性胰腺炎等急腹症鉴别,本病常有原因可问及。另外,急性心肌梗死临床上也可表现为上腹痛和呕吐,酷似急性胃炎,须提高警惕。

四、方证论治

1. 保和丸证

主症 胃脘疼痛,嗳腐吞酸,舌苔厚腻,脉滑实。

兼症 恶心或呕吐不消化食物,脘腹胀满,畏食。

病机 饮食伤胃。

治法 消导行滞,和胃止痛。

方药 保和丸(《丹溪心法》)加味。焦山楂10g,神曲10g,莱菔子9g,半夏10g,陈皮9g,茯苓15g,连翘10g,木香6g,白术12g,厚朴9g。

加减 泛酸,加白螺蛳壳、海螵蛸等;便结,加全瓜蒌、草决明等;合并胃黏膜糜烂,加白及片等。

2. 大柴胡汤证

主症 发热,汗出不解,心下痞硬,呕吐而下利,或往来寒热,呕不止,心下急,郁郁微烦者,舌质红,苔黄,脉弦。

病机 表邪未解,热结在里。

治法 解表清里。

方药 大柴胡汤加减。柴胡18g,黄芩9g,芍药9g,半夏15g,生姜(切)15g,枳实12g,大枣(擘)12枚,大黄6g,瓜蒌15g。

加减 兼肝郁胁痛者,加香附、川楝子;气逆恶心或嗳气频者加旋覆花;兼络伤出血者,加侧柏叶、炒蒲黄。

3. 藿香正气散证

主症 突然呕吐,恶寒发热,胃脘及头身疼痛,苔白腻,脉濡缓。

兼症 肠鸣辘辘,泻下水样便。

病机 外邪犯胃。

治法 疏邪解表,芳香化浊。

方药 藿香正气散(《太平惠民和剂局方》)加减。藿香9g,紫苏梗9g,白芷10g,半夏10g,陈皮9g,茯苓15g,厚朴9g,大腹皮9g,桔梗9g,鸡内金15g,神曲10g。

加减 不饥者加麦芽、谷芽;或山楂、莱菔子等;兼肝郁胁痛者,加柴胡或香附、川楝子;兼气逆恶心或嗳气频者加旋覆花。

4. 香砂六君子汤证

主症　胃脘隐痛，喜按喜暖，恶心，呕吐，食后闷胀痞满，纳呆食少，便溏，舌质淡，边有齿痕，脉细弱。

兼症　肢软乏力，气短懒言，呕吐清水。

病机　脾胃虚弱。

治法　补气健脾，消痞和胃。

方药　香砂六君子汤（《医方集解》）加味。党参10g，炒白术10g，茯苓12g，法半夏6g，陈皮6g，木香6g，砂仁（后下）3g，炒白芍15g，炙甘草6g。

加减　兼苔厚不饥者，加麦芽、谷芽、神曲。

五、其他治疗

（一）中成药治疗

1. 市售中成药

（1）气滞胃痛冲剂：每次1袋，每日3次。适用于肝郁气滞证。

（2）保和丸：每次6g，每日1～2次。适用于气郁停滞证。

（3）温胃舒冲剂：每次1～2袋，每日2次。适用于脾胃虚寒证。

（4）胃苏冲剂每次1袋，每日3次。适用于气滞证。

（5）藿香正气软胶囊：每次2～4粒，每日2次。适用于外感风寒，内伤湿滞证。

2. 医院内部制剂

（1）萎胃灵：每次3～5粒（或1次1丸），日3次，温开水送服或遵医嘱。功能扶养脾胃，理气消胀，化瘀止痛，和胃消痞。提高免疫功能。主治各种慢性胃炎。忌食生冷油腻、饮酒、生气。

（2）胃痛灵：每次3～5粒，日3次，温开水送服或遵医嘱。

（3）和中丸：1次1丸，日3次，温开水送服。

（二）西医治疗

（1）针对病因，去除损害因子，积极治疗原发病。

（2）严重时禁食，以后根据情况，改为流质、半流质饮食。

（3）对症和支持治疗：腹痛、恶心和呕吐明显时给以镇静、补液、解痉和止吐等，注意维持水、电解质平衡。

（4）药物治疗：

1）抑酸剂：可选用H_2受体阻滞剂，雷尼替丁150mg，每日2次；法莫替丁20mg，每日2次。

2）抗酸剂和胃黏膜保护剂：氢氧化铝和硫糖铝等为常用首选药物。每日3～4次口服。

3）应激性急性胃炎常见上消化道出血，应抑制胃酸分泌，提高胃内pH值。可选用质子泵抑制剂，如奥美拉唑40～80mg静脉滴注，每日2～3次，能较强抑制胃酸分泌，为胃黏膜修复创造良好环境，对控制出血和糜烂有较好效果。急性胃炎并发大出血者，还可插胃管冰水洗胃，或在冰水中加去甲肾上腺素（每200ml冰水中加8ml），或胃管内滴入碳酸氢钠，使胃内pH值保持在5以上。胃管可留置，以便给药和观察止血效果，但时间不宜过长。凝血酶是有效的局部止血药，并有促进创面愈合作用，大剂量时止血作用显著。常规止血剂如卡巴克络（安络血）、氨甲苯酸（抗血纤溶芳酸）、酚磺乙胺（止血敏）等可静脉应用，但效果不及胃酸分泌抑制剂。

六、临床心得

急性胃炎多突发疼痛，腹胀畏食，饱则痛甚，拒按、得矢气或嗳气则舒，二便不通，脉盛者，属实。但必须分清表里，凡有一分寒，即是有一分表证，必须在和胃的同时，加解表药，否则疼痛和呕吐难止。和解表里，桂枝汤和柴胡剂及藿香正气汤，非常有效。有表者勿补。若久病不愈，隐痛喜按，得食则安，或有下坠感，乏力气短，二便失禁，年老羸瘦，脉细者，多属虚，方可议补。

其次，审清寒热也十分重要。胃痛暴作，畏寒喜暖，得热痛减，舌淡脉沉迟者，多为寒实凝滞胃脘；胃痛隐隐，空腹明显，喜暖喜按，畏寒肢冷，便溏，小便清长，舌苔淡白者，多为脾胃阳虚，寒自内生；脘痛阵作，痛势急迫，口干苦，消谷善饥，便秘尿黄，舌红苔黄者多为肝胃郁热，大柴胡汤效佳；胃痛烦热，唇干舌燥，五心烦热，舌红少苔，脉细数者为阴虚胃热，宜用枳壳益胃汤加减。由热转寒，多为正气耗伤，病势趋向恶化，宜临证细审，灵活权变；由寒转热，除表寒入里化热外，多是正气渐复，病趋好转。内镜检查若有明显黏膜活动性出血者，可在直视下止血，用大黄粉有效。有严重基础疾病或有休克、弥散性血管内凝血（DIC）、败血症合并时，本病有时可以致命，不可大意。若胃黏膜出血处血管较粗（0.3cm 以上）或有广泛多发性出血灶时内镜止血常有困难，可考虑胃次全或全切除。对于灼伤、外伤、大手术和脑血管疾病者，因为急性胃糜烂出血发生率较高，可考虑预防性给以 H_2受体阻滞剂。

七、疗效评定标准

1. 临床疗效标准

临床治愈　全部症状、体征消失。

显效　主要症状、体征明显减轻。

有效　主要症状、体征稍微减轻。

无效　未达到有效标准或反而恶化者。

2. 证候疗效标准

所有症状都分为无、轻、中、重四级（参照附录3），在主症分别记 0、2、4、6 分，在次症则分别记 0、1、2、3 分。对于舌脉则分为正常和非正常两级。在主症分别记 0、2 分，在次症分别记 0、1 分。

临床痊愈　症状、体征消失或基本消失，证候积分减少≥95%。

显效　症状、体征明显改善，证候积分减少≥70%，但<95%。

有效　症状、体征均有好转，证候积分减少≥30%，但<70%。

无效　症状、体征均无明显好转，甚或加重，证候积分减少<30%。

八、典型病例

潘某，女，56 岁。2001 年 7 月 5 日初诊。恶寒发热，上腹痛，恶心，呕吐，肢麻，大汗淋漓一天半。患者感冒一月，先后服感康、白加黑、康必得、金熊炎比克等药未愈。一天前突然恶寒发热，随后大汗淋漓，浸衣湿被。时值盛夏酷暑，体温 38℃，身覆两层棉被，加一层毛毯，又铺电热毯，仍肢体不敢暴露，连诊脉伸手臂都怕冷，且四肢拘紧，屈伸不利。纳少，大便两日未行，小便少。既往有高血压病史多年，神情倦怠，表情痛苦，面色苍白，神疲乏力，肌肤潮湿黏腻，可闻及汗腥味,伴有稍咳,舌质红有裂纹,苔少,舌下静脉曲张,脉沉弱。

辨证　太阳病漏汗证。治宜解肌祛风,扶阳固表,兼益气养阴。

处方　桂枝加附子汤和生脉散加味。桂枝 10g,白芍 15g,附片(先煎)15g,麦冬 12g,五味子 12g,山萸肉 30g,红参 10g,旱半夏 12g,炙甘草 12g,大枣 12 枚,生姜 12g,三剂,开水煎服。

二诊　服药后恶寒,怕风,汗出减轻,吐止。已能下床行走,但动辄汗出,舌质红有裂纹,舌中少苔,脉沉弱,上前方将附片(先煎 30 分钟)加至 20g、黄芪 30g,以加强益气温阳固表,又 3 剂,以收全功。(病例由贾育蓉整理)

第二节　慢性浅表性胃炎

慢性浅表性胃炎是一种慢性胃黏膜浅表性炎症,它是慢性胃炎中最多见的一种类型,在胃镜检查中约占全部慢性胃炎的50% ~85% 左右。本病的发病高峰年龄为31 ~50 岁,男性发病多于女性。

慢性浅表性胃炎的基本病变是上皮细胞变性,小凹上皮增生与固有膜内炎性细胞浸润,有时可见到表面上皮及小凹上皮的肠上皮化生,不伴固有腺体的减少。病变部位常以胃窦明显,多为弥漫性,胃镜检查为胃黏膜充血、水肿及点状出血与糜烂或伴有黄白色黏液性渗出物。目前国内按炎性细胞浸润黏膜层的深浅将本病分为轻、中、重三度:凡浸润黏膜浅层 1/3 者为轻度;涉及中 1/3 者为中度;超过黏膜层 2/3 者为重度。

慢性浅表性胃炎属良性病变,是胃黏膜损伤和修复的表现。这种炎性病变可以消除、痊愈,也可发展成慢性萎缩性胃炎,所以炎症的控制十分重要,务求彻底治愈。

本病属于中医“胃脘疼痛”、“嘈杂”等病证范畴。

一、病 因 病 机

(一) 中医病因病机

从中医学的角度来看,饮食不慎是产生本病的主要原因之一,生冷之物可致胃寒,辛热甘腻之品易致胃热;加之本病病位在脾胃,而脾为阴土,喜燥恶湿,其病多寒,胃为阳土,喜润恶燥,其病多热,故寒热两邪贯穿于本病的始末。另外,过饥过饱也可致病。《内经》云:“饮食自倍,肠胃乃伤。”

情志因素,如忧、思、恼、怒、七情不和等也起着重要作用。或情志不舒,肝气郁结,气机不畅;或暴怒伤肝,肝气太过,横逆犯脾,即《临证指南医案》之所讲:“肝为起病之源,胃为传病之所。”《沈氏尊生书 · 胃痛》说:“胃痛,邪干胃脘病也,唯肝气相乘为尤甚,以木性暴且正克也。”肝郁气滞,气机逆乱,影响水液和血液的正常循行,导致痰凝血瘀。所以痰瘀致病也越来越受到医家的注意。无论何种原因,何脏先伤,只要影响及胃,就会导致受纳和腐熟水谷功能的减退和衰弱。至其发展,则常因病程迁延,慢性耗损,以至于功能性的病变逐渐加重,进而发生了器质性的变化,最终促使胃中黏膜层组织出现病理性改变而形成本病。

(二) 西医病因病机

胃黏膜损伤因子如机械性、温度、化学性、放射线等因素长期反复损伤胃黏膜,可造成炎症的持续不愈。幽门螺杆菌(Hp)的感染和组织学上炎症严重度有一定的关系,尤其是中性粒细胞的浸润程度。其所造成的组织学损害在抗 Hp 治疗后可迅速使其消失或好转,这也提示了 Hp 与慢性胃炎有一定的关系。由于幽门括约肌功能不全,胆汁、肠液和胰液等十二指肠内容物大量反流入胃，减弱胃黏膜屏障功能，使胃黏膜遭到消化液的作用，产生炎症、糜烂和出血等。此外，恶性贫血家庭成员中，低酸或无酸、维生素 B_{12} 吸收不良的患病率和 PCA、IFA 的阳性度很高，提示可能有遗传因素的影响。

二、辨　病

1. 临床表现

（1）症状：大多数浅表性胃炎患者缺乏临床症状，部分患者常有上腹部胀闷、嗳气、吐酸、食欲减退，或无规律上腹隐痛，食后加重等诸多表现。

（2）查体可有上腹部轻压痛。

2. 理化检查

（1）胃镜：本病的诊断，主要依据胃镜和胃黏膜活检组织学检查。胃镜可见胃黏膜充血、水肿和黏液分泌增多，亦可见有糜烂或出血。常呈局限性，也有弥漫性。诊断内容包括：分布范围（胃窦、胃体或全胃）、胃镜像（红斑：点、片状或条状，黏膜粗糙不平；出血：点或斑）、胃黏膜病理（炎症或活动性、或伴肠化等的程度）、是否伴有糜烂（平坦或隆起）或胆汁反流，并尽可能描述病因。胃黏膜病理及其分度如下：①轻度：黏膜层有淋巴细胞、浆细胞为主的慢性炎细胞浸润，若炎细胞较少，仅局限于黏膜浅层、不超过黏膜 1/3；②中度：炎细胞较密集，超过黏膜层 2/3；③重度：炎细胞密集，占据黏膜全层。有中性粒细胞浸润属活动性，其仅黏膜固有层见少量者为轻度；黏膜层见较多者为中度；黏膜层见较密集，且小凹脓肿者为重度，可伴有肠上皮化生。

（2）X 线钡餐检查：主要用于排除消化性溃疡和胃癌等疾病。

（3）Hp 检查：有多种方法，如组织学、尿素酶、^{13}C 尿素呼气试验或粪便 Hp 抗原检测。通常采用内镜下取黏膜组织做快速尿素酶试验。

（4）测定胃酸分泌功能：采用五肽促胃液素刺激试验，胃酸一般正常，也有高酸者。

三、鉴别诊断

（1）慢性萎缩性胃炎：胃镜见胃黏膜色泽变淡，严重成灰白色；胃黏膜变薄，皱襞变细，或颗粒状；黏膜血管显露。胃黏膜活检，见固有腺减少。可与浅表性胃炎鉴别。

（2）功能性消化不良：症状与浅表性胃炎相似，但胃镜检查胃黏膜无明显炎症、糜烂等。

（3）消化性溃疡：与浅表性胃炎不同的是，临床表现有周期性发作和节律性疼痛的特点。X 线钡餐透视可见到龛影；胃镜检查有溃疡灶，不难鉴别。

（4）胰胆疾病：慢性胰腺炎和胰腺癌亦可出现上腹部胀、食欲缺乏；胆囊炎、胆石症均有上腹痛、闷胀、嗳气等，但疼痛于右肋下为多，且常放射至肩背部，进食油腻物品加重。B 超、胆囊造影、CT 等检查可资鉴别。

四、方证论治

本病发病率极高，在各种胃病中居于首位，无法精确统计，约占接受胃镜检查患者的 80% ~ 90% 以上，且其发病率有随年龄增长而有所升高的趋势。慢性浅表性胃炎多呈实证，虚证较少，亦有虚实兼见证。我们在临床常按三个方证论治，再结合兼症的不同，辨证加减，疗效很好。

1. 三仁汤证

主症　胃脘疼痛或闷胀，或嘈杂不适，口干苦黏，纳少便溏，舌红，苔黄腻，脉滑。

兼症　热偏重：口干苦喜饮，尿黄便干，舌红、苔黄腻干，脉滑数或数。湿偏重：口苦而淡，小便清，大便溏稀，舌淡红，苔白腻略黄，脉缓。

病机　脾湿胃热，气滞络阻。

治法　清热化湿，和中醒脾。

方药　三仁汤加减。杏仁 10g，薏苡仁 20g，白蔻 10g，白扁豆 12g，茵陈、佩兰、赤芍各 9g，厚朴 6g，滑石 30g，蒲公英 15g。

加减　热偏重者，加黄连；热结便秘者，加瓜蒌、大黄。湿偏重，加强和中醒脾，选佩兰、白蔻仁、薏苡仁等；苔厚，加焦三仙。

2. 化瘀消痞汤证

主症　胃脘胀痛，纳后尤甚，饥时嗳气，胃痛日久不愈，头晕乏力，口淡喜温，舌质暗红，苔薄黄，脉细无力。

兼症　痛处固定，得食则缓，气短多言，小便清，大便溏软。

病机　脾胃气虚，气滞络瘀。

治法　补中益气，健运理滞。

方药　化瘀消痞汤加减。党参 15g，炙黄芪、炒白术、茯苓、枳壳、炒白芍各 10g，厚朴 6g，砂仁 4.5g，化瘀散 10g，炙甘草 3g，生姜 3 片，红枣 3 枚。

加减　苔薄黄、口苦、小便黄，加黄连 3g；畏冷吐清水，去砂仁，加桂枝、吴茱萸各 3g；恶心或嗳气频者加半夏 10g、旋覆花 6g；血瘀痛甚有定处者，加元胡 10g、五灵脂 10g。

3. 疏肝和胃汤证

主症　胃脘胀痛，或连两胁，嗳气频作，嘈杂泛酸，舌淡红，苔薄白，脉弦。

兼症　口苦，大便不爽。

病机　肝胃不和。

治法　疏肝和胃，理气止痛。

方药　疏肝和胃汤加减。柴胡、白芍、枳壳、香附、苏梗各 10g，白术、茯苓、佩兰、赤芍各 9g，厚朴 6g，豆蔻 6g，黄连、炙甘草各 3g。

加减　积滞不饥者，加麦芽、谷芽，神曲；嗳气频者加半夏、旋覆花。若血瘀痛甚者，加元胡、川楝子、九香虫。若见气滞热郁烦急之证，加焦栀、淡豆豉、黄芩、连翘。若见舌红少苔，口干，加川楝子、北沙参、生地。合并胃黏膜糜烂，加白及片、生黄芪等。

五、其他治疗

（一）中成药治疗

1. 市售中成药

（1）四方胃药：每次 3 片，每日 3 次。功能制酸止痛。适用于胃炎、胃酸过多、消化不良。

（2）三九胃泰冲剂：每次 1～2 袋，每日 2～4 次。功能清热化湿，理气止痛。适用于脾胃湿热型浅表性胃炎、糜烂性胃炎、萎缩性胃炎。

（3）胃苏冲剂：每次 15g，每日 3 次。功能理气消胀，和胃止痛。适用于气滞型慢性胃炎。

（4）胃乃安胶囊：每次4片，每日3次。功能补气健脾，宁心安神，消炎生肌。适用于气虚血瘀型慢性浅表性胃炎、萎缩性胃炎等。

2. 医院内部制剂

（1）萎胃灵：每次3～5粒（或1次1丸），日3次，温开水送服或遵医嘱。功能扶养脾胃，理气消胀，化瘀止痛，和胃消痞。提高免疫功能。主治各种慢性胃炎。忌食生冷油腻、饮酒、生气。

（2）养胃生津胶囊：每次3粒，一日3次。功能滋养胃阴，和胃止痛。提高免疫功能。主治慢性浅表性胃炎和慢性萎缩性胃炎，症见脘疼嘈杂，口渴欲饮，食少形瘦，舌红少苔，脉细数者。

（3）萎胃灵4号：每次1丸，一日3次。新鲜蜂蜜水送服，或遵医嘱。功能清热解毒，调气和胃，通络消痞。能杀灭Hp。主治各种慢性胃炎而属于中虚气滞，幽门杆菌阳性者，疗效更为显著。

（4）活血通络丸：每次1丸，一日3次。主治胃脘刺痛，痛有定处，或刀割样痛，拒按者血瘀性慢性胃炎。

（二）针灸治疗

（1）体针疗法：取穴：取中脘、内关、足三里、胃俞。肝胃不和加肝俞、太冲、行间；脾胃阳虚加脾俞、气海、三阴交；胃阴不足加三阴交、太溪；瘀血内停加血海、膈俞；胃热夹滞加下脘、天枢、内庭。脾胃阳虚、胃阴不足者用补法，其他证型用平补平泻法，每日或隔日治疗1次，10次为1疗程，疗程间隔3～5日。

（2）耳针疗法：取穴：取脾、胃、交感、神门，配肝、腹、内分泌、口、肺。每次选4～6穴，中等刺激，留针20分钟，每日1次，两耳交替针刺，10次为1疗程；若疼痛较持续者，针刺后可用王不留行籽贴压，随时按压刺激，2～3日换1次。

（3）梅花针疗法：取穴：取胸部、腰部、第5～12胸椎、腹部、颌下、中脘、天枢、足三里。发热加合谷、大椎；痛甚加小腿外侧、足三里、内关；腹泻加天枢。根据病情选择部位，中度或较重刺激，反复叩打，每日治疗1～2次。

（4）头针疗法：取穴：①取双侧胃区。头针常规法操作，每日1次，每次留针20～30分钟，10次为1疗程。②取胃区，感觉区。头针常规方法操作，留针30分钟，中间运针2次。隔日治疗1次，10次为1疗程。

（5）艾灸疗法：取穴：①取中脘、天枢、气海、内关、足三里、神阙，配脾俞、胃俞、肝俞、肾俞、上脘、关元、公孙。按艾卷温和灸法操作，每次选用3～5个穴位，每穴每次施灸10～20分钟，每日灸治1～2次，5～10次为1疗程。②取中脘、气海、关元、天枢、内关。按艾卷温和灸法操作，每次选用3～5个穴位，每穴每次施灸10～20分钟，每日灸治1～2次，5～10次为1疗程。

（三）西医治疗

由于慢性浅表性胃炎病因尚不十分清楚，因此主要为症状性治疗。可根据不同的病情采用。

（1）清除Hp感染：对于有Hp感染患者，可选用胶体铋、抗生素等，常用以铋剂为主的“三联疗法”：胶体次枸橼酸铋，如“德诺”0.12g，每日4次，餐前及睡前服用；羟氨苄青霉素（阿莫西林）1g，每日2～3次，餐后口服；甲硝唑（灭滴灵或替硝唑）每次0.2～0.4g，每日2～3次，餐后口服；连用2周为一疗程。三联疗法的Hp根除率可达90%左右。其他抗生素还有：四环素、克拉霉素、庆大霉素、呋喃唑酮等。以质子泵抑制剂为主的三联1周疗法根除Hp，其机制和方法是：酸是包括消化性溃疡和反流性食管炎在内的一系列酸相关性疾病的主要原因之一，二十世纪八十年代开发上市的质子泵抑制剂（proton pump inhibitors，PPI）是近二十年来临床应用广泛、疗效最好的抑酸药物。PPI有直接的抗Hp作用，其在酸性环境中活性增强，可穿透黏液层与Hp表层的尿素酶结合,抑制尿素酶活性而达到抑制和根除 Hp 的作用。PPI 与抗生素有协同抗 Hp 作用,协同的机制主要是 PPIs 抑制酸的分泌,胃内 pH 值升高,为抗生素发挥作用提供了一个较好的 pH 值基础,从而使不耐酸抗生素能发挥其最大的杀菌能力。因此,以 PPI 为基础,联用克拉霉素、阿莫西林、四环素和甲硝唑中的两者的三联 1 周疗法是根除 Hp 治疗的一线方案(奥美拉唑 20mg+克拉霉素0.5+阿莫西林 1g,每日 2 次),根除率平均可达 90% 左右。PPI 不但可以提高胃腔内的 pH 值而有利于发挥抗生素的疗效,而且可减少不良反应。在含 PPI 的三联疗法中加入铋剂成为四联疗法,可获得更高的根除率。

(2) 保护胃黏膜药物:硫糖铝,每次 1g,3 次/日。可保护胃黏膜及黏膜屏障,组织学证实硫糖铝能促使黏膜增殖、再生和血管新生。也可服维酶素片每次 6 片,3 次/日;麦滋林(*L*-谷氨酰胺呱仑酸钠颗粒)每次 0.67g,3 次/日。

(3) 促进胃蠕动,减少肠液反流:多潘立酮(吗丁啉)、西沙必利(普瑞博思),甲氧氯普胺(胃复安)等,适合于上腹胀、恶心症状以及胃动力下降、胆汁反流的患者。常用吗丁啉每次 10mg,或普瑞博思每次 5mg,均每日 3 次,三餐前口服。伴胆汁反流性胃炎患者可服胃复安,每次 10 ~ 20mg,3 次/日,餐前服,以抑制胃及十二指肠逆蠕动,减少胆汁反流。还有选择性 5-HT_4 受体激动剂莫沙必利,能选择性作用于上消化道,对结肠运动无影响;用法:每次 5mg,每日 3 次,三餐前口服。

(4) 制酸剂和碱性药物:H_2受体阻滞药(如雷尼替丁、法莫替丁),复方氢氧化铝片(胃舒平)、胃达喜等减轻 H^+反弥散程度,为胃黏膜的炎症修复制造有利的胃腔环境,对缓解上腹疼痛症状也有效。一般治疗安排 4 ~ 6 周,一种药物治疗无效时,可选用或加用另一种药,联合用药不宜在同类药中选择。

六、临床心得

本病病位在胃,与肝、脾两脏关系密切。初起以湿热阻滞、气郁不畅为主,久则脾胃气阴受损,或脾气虚弱或胃阴损伤,进一步发展可因气不行血,或阴不荣络致胃络血瘀,可见吐血、黑粪,亦可产生积聚等变证。现代医学的研究认为慢性胃炎的发生与幽门螺杆菌(Hp)感染、胃动力障碍、碱性液体反流等有关。治疗常采用抑杀 Hp、促胃动力和胃黏膜保护剂等治疗,西医治疗的优势在于能有效杀灭 Hp 感染,采用促胃动力药能在短期内控制症状。但由于浅表性胃炎的病因非常复杂,西医药很难完全解除症状和根治本病,缺乏特效的疗法,而且抑杀 Hp 的抗生素或铋剂(较长期使用)会产生副作用和耐药性,患者难以接受治疗。

多年的临床实践证明,以上方证论治治疗能显著地改善慢性浅表性胃炎上腹饱胀疼痛等症状,能有效地防止慢性胃炎的复发。能使合并部分萎缩性胃炎或轻中度的癌前病变可获逆转,经有效治疗,可以痊愈。这是中医药对慢性胃炎"治病求本"系统调治的结果,应当努力发扬。可以这样说,中医药治疗各种类型的慢性胃炎,包括慢性萎缩性胃炎伴胃癌前病变者,都有优势。

七、疗效评定标准

临床痊愈　症状、体征消失;胃镜和活检,急性炎症消失,慢性炎症达轻度,胆汁反流消失。

显效　症状、体征均明显改善;胃镜和活检,急性炎症基本消失,慢性炎症程度好转Ⅰ°,胆汁反流减少 2/3 以上。

有效　症状、体征均有改善;胃镜和活检,黏膜病变范围缩小 1/2 以上,急慢性炎症程度减轻Ⅰ°,胆汁的反流减少 1/2 以上。

无效　达不到有效标准或反而恶化者。

第三节　慢性萎缩性胃炎

慢性萎缩性胃炎(chronic atrophic gastritis, CAG)是指胃黏膜上皮遭到反复损害后导致的黏膜固有腺体萎缩甚至消失为特征的消化系统常见病、多发病、难治病之一。临床以长期反复发作或间断发作上腹部隐痛,腹胀,进食后加重为主要表现,伴嗳气、不欲饮食、腹泻或便秘等,也有患者临床症状不明显。西医学认为部分可由浅表性胃炎发展而来,故引起浅表性胃炎的病因可成为萎缩性胃炎的致病因素或加重因素。如幽门螺杆菌感染、长期不良饮食习惯、吸烟、十二指肠液反流、免疫因素、遗传因素等。本病发病率随年龄增长而增高,约占胃镜受检患者的13.8%,在胃癌高发区可达28.1%,胃癌病例50%以上有萎缩性胃炎病史,本病与胃癌的发生有密切关系,伴肠上皮化生和异型增生者,胃癌发生率高达9%~10%。故萎缩性胃炎越来越受到人们的重视。

本病属中医"痞满"、"胃痛"、"嘈杂"等病证范畴。全国第三次脾胃病学术会议,将本病归属胃痞证。

一、病因病机

(一)中医病因病机

从中医学的角度来看,CAG的病因较为复杂,但发病多因脾胃素虚,内外之邪乘而袭之,使脾之清阳不升、胃之浊阴不降,升降失常所致。正虚是脾胃病变发生发展中的根本内因,贯穿发病之始终,是造成CAG的病理基础,是其发生、发展的关键环节。饮食不慎也是产生本病的主要原因之一,生冷之物可致胃寒,辛热甘腻之品易致胃热;加之本病病位在脾胃,而脾为阴土,喜燥恶湿,其病多寒,胃为阳土,喜润恶燥,其病多热,故寒热两邪贯穿于本病的始末。《景岳全书·痞满》:"痞者,痞塞不开之谓;满者,胀满不行之谓。盖满则近胀,而痞则不必胀也。所以痞满一证,大有疑辨;则在虚实二字,凡有邪有滞而痞者,实痞也;无物无滞而痞者,虚痞也。有胀有痛而满者,实满也;无胀无痛而满者,虚满也。实痞、实满者可散可消;虚痞虚满者非大加温补不可""虚寒之痞,治宜温补,但使脾胃气强,则痞开而饮食自进,元气自复也。饮食偶伤致为痞满者,当察其食滞之有无而治之"。

情志因素如忧、思、恼、怒、七情不和等也起着重要作用。或情志不舒,肝气郁结,气机不畅;或暴怒伤肝,肝气太过,横逆犯脾,即《临证指南医案》之所讲:"肝为起病之源,胃为传病之所。"《沈氏尊生书·胃痛》说:"胃痛,邪干胃脘病也,唯肝气相乘为尤甚,以木性暴且正克也。"肝郁气滞,气机逆乱,影响水液和血液的正常循行,导致痰凝血瘀。所以痰瘀致病也越来越受到医家的注意。无论何种原因,何脏先伤,只要影响及胃,就会导致受纳和腐熟水谷功能的减退和衰弱。至其发展,则常因病程迁延,慢性耗损,以至于功能性的病变逐渐加重,进而发生了器质性的变化,最终促使胃中黏膜层组织出现病理性改变而形成本病。本病的发展是一个由虚—郁—热—瘀—损逐步演变加重的病理过程。

(二)西医病因病机

胃黏膜损伤因子如机械性、温度、化学性、放射线等因素长期反复损伤胃黏膜,可造成炎症的持续不愈。幽门螺杆菌的感染和组织学上炎症严重度有一定的关系,尤其是中性粒细胞的浸润程度。其所造成的组织学损害在抗Hp治疗后可迅速使其消失或好转,这也提示了Hp与慢性胃炎有一定的关系。

胃体萎缩为主的慢性胃炎患者血清中常常能检测出壁细胞抗体(parietal cell antibody,PCA)和内因子抗体(intrinsic factor antibody,IFA),尤其是伴有恶性贫血的胃萎缩者检出率相当高。PCA是自身抗体,具有细胞特异性,只和壁细胞起反应。PCA存在于血液和胃液中,血PCA阳性率在恶性贫血为55%～95%,不伴恶性贫血的萎缩性胃炎,国外为23.6%～62.5%,国内报道为11%。内因子是壁细胞所分泌的一种糖蛋白,IFA也是自身抗体,可分为阻滞抗体(第Ⅰ型抗体)和结合抗体(第Ⅱ型抗体),前者和内因子结合后,可阻止内因子和维生素B_{12}的结合,其效价高、作用强,阳性率约为53%;后者和内因子维生素复合体结合后,阻止其和回肠黏膜上的受体结合,阳性率约为27.3%。

由于幽门括约肌功能不全,胆汁、肠液和胰液等十二指肠内容物大量反流入胃,减弱胃黏膜屏障功能,使胃黏膜遭到消化液的作用,产生炎症、糜烂和出血等。此外,恶性贫血家庭成员中,萎缩性胃炎、低酸或无酸、维生素B_{12}吸收不良的患病率和PCA、IFA的阳性度很高。提示有遗传因素的影响。慢性萎缩性胃炎与年龄关系很大,其发病率总是随年龄而增加。

二、辨　病

1. 临床表现

CAG的临床表现虽缺乏特异性,但有一定的规律性及特点。

(1)症状:其中一般以“痞、满、胀、痛、不敢吃”为主症。分述如下:

1)痞满:上腹部痞闷、嗳气频频。或见胃脘堵塞感。有的胃脘不适或胃脘部难受无可名状。反酸烧心或嘈杂不适。痞闷症状较上腹疼痛顽固。嗳气频繁发作,有持续声音响亮者,或见间断声低者。

2)胀:胃脘胀或腹部、胁部、胸部胀满,每因生气而加重。

3)痛:胃脘部疼痛。呈隐痛、胀痛、钝痛,急性发作时也可见剧痛或绞痛,疼痛可出现在胁部、背部、腹部或胸部,可局部压痛或深压不适感。

4)“不敢吃”:食欲减退,甚无食欲,或虽有食欲,但进食后或进食过量,或进食生冷后即感胃脘部胀满不适,“食物不动”。因此,“想吃而不敢吃”是本病(证)的另一特点。

5)大便秘结,数日1次;或便溏1日数次,但不畅快。肠鸣音可亢进。

6)睡眠障碍:胃不和则卧不安,随着胃部症状的好转而好转。

7)出血:有的以吐血或出现黑粪为主。伴恶性贫血者,头晕、乏力、睑结膜色淡、甲床色淡或苍白、或晃白。

8)本病日久可见虚弱诸证:四肢疲乏无力、神情倦怠、精神委靡等。CAG伴胆汁反流者,可出现口苦、口干、胁痛、恶心等。胃大部切除术后萎缩性残胃炎者还可出现消瘦、头晕、乏力。

(2)体征:一般多见面色萎黄或苍白,形体消瘦,舌质淡暗,脉弱。

(3)常见并发症:萎缩性胃炎伴有重度肠腺化生或(和)不典型增生者有癌变可能,慢性萎缩性胃炎的癌变率为2.25%～7.46%。所以,对于症状长期存在的慢性萎缩性胃炎患者,或本来病情较为稳定而突然出现明显的病情变化的慢性萎缩性胃炎患者,或以吐血或出现黑粪为主,伴头晕、乏力、睑结膜色淡、甲床色淡或苍白、㿠白患者,应及时行胃镜检查及常规活检以确诊。

2. 理化检查

CAG的诊断主要根据胃镜和病理检查结果而确诊。但由于胃镜检查比较痛苦,不少患者不欲接受,所以其他辅助检查对萎缩性胃炎的治疗效果及随访有一定意义。

（1）胃镜检查萎缩性胃炎可由浅表性胃炎长期迁延不愈转变而来，因而在内镜检查中可见两者同时存在。萎缩性胃炎的镜下表现主要是：

1）黏膜颜色改变：正常为橘红色，萎缩时黏膜明显红白相间，以白相为主，多呈灰色或灰绿色，严重时可呈灰白色。可呈弥漫性或局限性斑块分布。

2）血管透见：萎缩初期可见到黏膜内小血管，重者可见到黏膜下的大血管如树枝状，暗红色，有时犹如在黏膜表面上，易与皱襞相混；胃底贲门的血管正常时也可见到。当胃内充气时黏膜变薄及血管显露更加明显。

3）增生颗粒：在萎缩的黏膜上有时可见上皮细胞增生或严重肠化生形成的细小增生颗粒，偶尔可形成较大的结节。

4）出血及糜烂：内镜触碰萎缩性黏膜亦可出血，也可见散在片状糜烂、出血。

CAG 也可合并浅表性胃炎：腺萎缩后腺窝可增生延长或有肠上皮化生而看到过形成的表现，黏膜层变厚，此时不能看到黏膜下血管，只见黏膜表面粗糙不平，颗粒或结节僵硬感，光泽也有变化。

（2）胃黏膜活检：病理检查对慢性胃炎的诊断，尤其是判别慢性炎症的程度、炎症的活动性、有无腺体萎缩、有无肠上皮化生与异型增生、有无幽门螺杆菌感染和排除早期恶性病变有重要意义。取活检要多点取材。镜下主要观察浆细胞、淋巴细胞为主的炎症细胞以其浸润黏膜固有膜的程度分轻、中、重度，以中性粒细胞判定其活动性炎症。还要观察有无固有腺体减少（萎缩），肠腺化生及异型增生，后者分为轻、中、重度 3 级（固有腺体减少 1/3 以内者为轻度，减少 1/3 ~ 2/3 者为中度，减少 2/3 以上者为重度。）轻度者较易逆转，但中、重度属胃癌前病变，尤以重度者拟癌变，亦可逆转。

（3）其他辅助检查：

1）胃蛋白酶原的测定：

萎缩性胃体炎血清胃蛋白酶原 I 以及 I/Ⅱ比率明显降低，且降低程度与胃腺体萎缩范围及程度呈正相关，与活组织病理检查结果常常吻合。因此，胃蛋白酶原活性检测对萎缩性胃炎的诊断及随访有一定意义。

2）Hp 检测：Hp 测定及其抗体测定，在 CAG 伴有活动性胃炎时，此检查常呈阳性。目前已有多种 Hp 检测方法，包括胃黏膜直接涂片染色、胃黏膜组织切片染色、胃黏膜培养、尿素酶检测、血清 Hp 抗体检测及尿素呼吸试验，其中以尿素酶法简便快速，而尿素呼吸试验为一结果准确的非侵入性诊断方法。慢性胃炎患者胃黏膜中 Hp 阳性率的高低与胃炎活动与否有关，且不同部位的胃黏膜其 Hp 的检出率亦不相同。Hp 的检测对慢性胃炎患者的临床治疗有指导意义。

3）血清促胃液素含量测定：促胃液素由胃窦 G 细胞及胰腺 D 细胞分泌，是一种重要的旁分泌激素，最大限度刺激壁细胞分泌盐酸，改善胃黏膜血液循环，营养胃黏膜，并能保持贲门张力，防止胃内容物向食管反流，具有多种生理功能。正常人空腹血清促胃液素含量为≤100ng/L。萎缩性胃体炎患者空腹血清促胃液素水平增高。CAG 伴恶性贫血者，空腹血清促胃液素可高达 1000ng/L。

4）微量元素的测定：CAG 患者血清锌、铜、铁、锰等元素随萎缩性病变的加重而增加，在重度 CAG 时，则与胃癌值相近。

5）胃运动功能检测：本检查的目的在于寻找慢性胃炎的原因。目前常以胃排空率测定反映胃运动功能，排空率可通过进食标记食物，在餐后不同时间测定胃内标记物量从而进行推算。具体方法可用放射性核素标记液体或固体食物，用 γ-照相机在连续扫描中确定胃的轮廓，对胃内放射性核素进行计数，画出胃排空曲线；亦可用不透 X 线的标记食物进行，然后定时观察胃内存留的标志物数，测算出胃排空率。此外，还可用高分辨胃肠功能测定仪测记胃窦部的消化间期移行复合运动。

6）X 线钡剂检查：上消化道 X 线钡剂检查对慢性萎缩性胃炎的诊断帮助不大。对临床上怀疑有慢性CAG的患者不应将X线检查作为主要筛选方法。对经内镜检查诊断为慢性萎缩性胃炎的患者,X线钡剂检查可用于定期随访以了解治疗的结果。

7）胃液分析:正常胃内容物的pH值为1.3～1.8,如刺激后,最大分泌时的pH值>6.0则可诊断为真正胃酸缺乏。A型,提示壁细胞数量显著减少;B型CAG患者大多正常或正常值低限。临床上CAG患者可无酸或低酸,但一般不会泛酸。也有高酸者,泛酸者也不少见,故胃液分析没有特异性。

三、鉴别诊断

（1）与慢性浅表性胃炎相鉴别:慢性浅表性胃炎的临床表现与慢性萎缩性胃炎多有类似,但相对病程短,纤维胃镜检查病变部位黏膜充血水肿,反光增强,可有糜烂,或红白相间,以红为主,黏膜表面多见有乳白色分泌物附着,无黏膜下血管透见。活检证实为浅表性炎症。

（2）与消化性溃疡相鉴别:消化性溃疡常表现为规律性上腹部疼痛,胃溃疡多饭后发作,而十二指肠溃疡常空腹发作,进食则缓解。消化性溃疡常反复发作,在活动期X线检查可发现溃疡壁龛。但在十二指肠壶腹溃疡较表浅、呈巨型十二指肠溃疡以及十二指肠壶腹内瘢痕变形时,X线则不易发现活动性溃疡,此时要借助于胃镜作出诊断。

（3）与胃癌相鉴别:胃癌患者临床表现缺乏特异性,因此常常在查体时意外发现。癌肿位于胃底部或临近贲门时,可出现吞咽困难,位于幽门区者可有幽门梗阻症状。X线检查可见胃内钡剂充盈缺损,肿瘤表面有溃疡时可见龛影。X线检查不能鉴别良、恶性肿瘤,此时应行胃镜检查,经活组织检查可确诊。

（4）胆囊炎与胆石病:有上腹部胀闷不适、嗳气等症状,其症状发生多与进肥腻食物有关。上腹疼痛往往较明显,可放射至胁肋及背部,兼有发热与黄疸时则易分辨。可作B型超声波、腹部平片或胆囊造影等检查以明确。

（5）胰腺炎:急性胰腺炎者多为突然发作腹痛腹胀,呈持续,痛时喜弯腰曲背,腹部压痛明显或有腹肌紧张。胰腺炎诊较困难,凡有腹痛,糖尿病者应考虑,可作血、尿淀粉酶检查,或腹部CT检查。

（6）心绞痛:尤其是老年患者易与胃痛相混,心绞痛一般不出现嗳气、恶心等消化道症状,往往有心慌等不适,可作心电图检查以区别。

四、方证论治

1. 疏肝和胃汤证

主症　胃脘胀痛,连及两胁,嗳气频作,舌质红,苔薄白,脉弦。

兼症　嘈杂泛酸,不欲饮食。

病机　肝郁气滞,胃失和降。

治法　疏肝和胃,理气止痛。

方药　疏肝和胃汤(王道坤教授经验方)加减。柴胡15g,枳壳15g,白芍15g,香附12g,苏梗12g,延胡索10g,陈皮6g,法半夏12g,茯苓15g,海螵蛸15g,甘草6g。每日1剂,水煎服。

加减　胃胀气甚,加木香(后下)、砂仁(后下)以加强理气和胃;嘈杂、泛酸甚,加黄连、吴茱萸以辛开苦降;食滞纳呆、大便不畅,加厚朴、槟榔以行气消滞;口干舌红为气郁化热,加黄芩、公英、山栀子以清泻郁热。

2. 化瘀消痞汤证

主症　胃脘胀满，食后胃脘发堵，以“想吃而不敢吃”为显著特点。食少乏力，便秘，舌质淡暗，舌苔薄白，脉弱无力。

兼症　疲倦嗜卧，或隐隐作痛，舌有齿印。

病机　虚寒夹瘀，胃失和降。

治法　健脾和胃，行气化瘀。

方药　化瘀消痞汤（王道坤教授经验方）加减。化瘀散（冲）10g，枳实15g，黄芪30g，党参20g，白术15g，砂仁（后下）10g，木香（后下）10g，黄连6g，干姜10g，厚朴12g，橘皮15g，炙甘草9g。每日1剂，水煎服。

方解　此型临床最常见。此方由李杲《脾胃论》失笑丸化裁而来。方中黄芪、党参、白术、炙甘草益气以健运脾胃，升举清阳；化瘀散活血化瘀，通络止痛；黄连、干姜、枳实、厚朴苦辛开降，理气和胃；橘皮、木香、砂仁行气止痛。诸药配伍，共奏扶养脾胃，行气止痛，化瘀通络，和胃消痞之功。《脾胃论·论饮酒过伤》：“治老幼元气虚弱，饮食不消，脏腑不调，心下痞闷，枳实、橘皮各一两，白术二两……夫内伤用药之大法，所贵服之强人胃气，令胃气益厚，虽猛食、多食、重食而不伤，此能用食药者也。此药久久益胃气，令不复致伤也。”现代药效学证明，黄芪、党参、白术、炙甘草等可以提高人体的免疫功能。

加减　若得冷食胃痛加重，口流清涎，四肢不温，此乃脾胃虚寒，宜加干姜、肉桂以振中阳；若大便烂，日多次，舌苔腻，此为兼湿，加苍术、茯苓以祛除湿邪；若脘痞，口苦，舌苔转黄，此属湿邪化热、寒热夹杂，宜佐公英、黄芩以苦寒泄热。

3. 枳壳益胃汤证

主症　胃脘灼热疼痛，口干舌燥，大便干结，舌红少苔或有裂纹，或花剥苔，脉细数。

兼症　餐后饱胀，饥不欲食，或有手足心热。

病机　热灼阴液，胃失濡养。

治法　养阴清热，益胃生津。

方药　枳壳益胃汤（王道坤教授经验方）加减。沙参10g，麦冬15g，生地30g，玉竹10g，白芍5g，山药20g，枳壳15g，公英15g，甘草6g。每日1剂，水煎服。

加减　口干甚、舌红赤者，加花粉、石斛以养阴清热；大便干结者，加玄参、火麻仁以润肠通便；纳呆者加谷芽、麦芽、乌梅、山楂以开胃消滞；夹湿者加茵陈、黄芩以清热化湿。

4. 三仁汤证

主症　胃脘胀痛或痞满，或嘈杂不适，口干口黏，舌边尖红，苔黄腻，脉滑数。

兼症　不思饮食，大便不爽，肛门灼热。

病机　湿热内蕴，气机受阻。

治法　清热化湿，通降气机。

方药　三仁汤（《温病条辨》）加减。杏仁10g，白蔻仁10g，薏苡仁15g，黄连10g，黄芩15g，白蔻仁6g，蒲公英30g，生薏仁20g，法半夏12g，茯苓15g，厚朴15g，甘草6g。每日1剂，水煎服。

加减　胃痛甚者加延胡索、郁金以止痛；大便不通者加大黄、枳实以通便；恶心呕吐者加竹茹、生姜数片以止呕；纳呆者加鸡内金、麦芽以开胃。

5. 辛香通络汤证

主症　胃刺痛，痛有处定为主，或刀割样痛，拒按，或见吐血、黑粪、面色晦暗，舌质紫暗或有瘀斑,脉涩。

病机　瘀血内停,脉络受阻。

治法　活血化瘀,通络止痛。

方药　辛香通络汤(王道坤教授经验方)加减。桂枝 10g,当归 12g,五灵脂 10g,蒲黄 8g,化瘀散(冲)10g,延胡索 15g,乳香 6g,郁金 15g,枳壳 15g。每日 1 剂,水煎 2 次,早晚分服。

加减　气虚血瘀者,加黄芪、党参以补气行血;阴虚者,加生地、丹皮以养阴畅血。如果络病日深,见痛势沉着,“形坚似梗”等症,则非峻攻可效,须用虫蚁之类辛咸之品,以搜剔络邪,上方加蜂房、山甲、全蝎等,以此来搜剔络脉,松透病根,临床上每多取效,称之为虫蚁搜剔法。我们常配合用活血通络丸,徐图缓取。

五、其他疗法

(一) 中成药治疗

1. 市售中成药

(1) 三九胃泰冲剂:口服,每次 1 ~2 袋,每天 2 ~4 次。适用于脾胃湿热型萎缩性胃炎。

(2) 胃苏冲剂:口服,每次 15g,每天 3 次。适用于气滞型慢性萎缩性胃炎、浅表性胃炎。

(3) 胃炎康胶囊:口服,每次 3 粒,每天 3 次。适用于慢性萎缩性胃炎、浅表性胃炎、以及慢性胃炎伴有胆汁反流、胃黏膜糜烂、肠上皮化生、异型增生等。

(4) 胃复春片:口服,每次 4 片,每天 3 次。适用于气滞血瘀型慢性萎缩性胃炎、浅表性胃炎、肠上皮化生、不典型增生等。

(5) 逆转乐胶囊:口服,每次 4 片,每天 3 次。适用于气滞血瘀型慢性萎缩性胃炎、伴有肠上皮化生、不典型增生等。

2. 医院内部制剂

(1) 萎胃灵 1 号(即萎胃灵):

功用　扶养脾胃,理气消胀,化瘀止痛,和胃消痞。提高免疫功能。

主治　慢性萎缩性胃炎、浅表性胃炎。或伴有肠上皮化生及异型增生者。证见食少乏力,脘疼痞满,嗳噫频作,形瘦多梦,遇寒或生气加重等。

用法　每次 3 ~5 粒(或 1 次 1 丸),日 3 次,温开水送服或遵医嘱。

禁忌　忌食生冷油腻、饮酒、生气。

(2) 萎胃灵 2 号(即养胃生津胶囊):

功用　滋养胃阴,和胃止痛。提高免疫功能。

主治　慢性浅表性胃炎和慢性萎缩性胃炎,或伴有异型增生者,证见脘疼嘈杂,口渴欲饮,食少形瘦,舌红少苔,脉细数者。

用法　每次 3 粒,于饭前半小时内用白开水服下,一日 3 次。

(3) 萎胃灵 3 号(又名治萎防变胶囊):

功用　扶正祛邪,预防癌变。

主治　慢性萎缩性胃炎癌前病变。证见脘痞不舒,食后加重,神疲乏力,形体消瘦,面色萎黄或㿠白,舌质暗淡,脉弱或沉涩等。

用法　每次口服 3 ~5 粒,一日 3 次,空腹服,白开水或淡蜂蜜水送服。胶囊应置于阴凉干燥处。

禁忌　忌食生冷油腻、过硬、过烫的食物,禁饮白酒,忌生闷气。

(4) 萎胃灵 4 号:

功用　清热解毒,调气和胃,通络消痞。能杀灭 Hp。

主治　各种慢性胃炎,尤其对慢性萎缩性胃炎伴有肠化或异型增生而属于中虚气滞,幽门杆菌阳性者,疗效更为显著。

用法　每次 1 丸,一日 3 次。新鲜蜂蜜水送服,或遵医嘱。

(5) 萎胃灵 5 号(又名敦煌石室大宝胶囊):

功用　健脾益气,填精补血。抗疲劳,耐缺氧,提高免疫功能。延缓衰老。

主治　主治多种虚证。凡内伤久病、各种手术后以及恶性肿瘤在放疗、化疗过程中出现的虚证,如头晕心悸、神疲乏力,食少吐泻,腰痛脱发,血象骤减及体虚反复感冒等证,均可服用。

用法　遵医嘱。白开水送下。连服百日为佳。

禁忌　感冒发热时停服。阴虚火旺者,忌服。

(6) 活血通络丸:

功用　活血化瘀,辛香通络。

主治　胃刺痛,痛有处定,或刀割样痛,拒按。

用法　每次 1 丸,一日 3 次。

(二) 针灸

1. 针刺

(1) 针刺取中脘、内关、足三里、胃俞。肝胃不和加肝俞、太冲;脾胃阳虚加脾俞、气海、三阴交;胃阴不足加三阴交、太溪;瘀血内停加血海、膈俞;胃热夹滞加下脘、天枢、内庭。脾胃阳虚、胃阴不足者用补法,其他证型用平补平泻法,每日或隔日治疗 1 次,10 次为 1 疗程,疗程间隔 3 ~ 5 天。

(2) 穴位注射:取胃俞、脾俞、中脘、内关、足三里,用红花注射液、当归注射液,每次注射 1 ~ 3 个穴位。

(3) 耳针:取脾、胃、交感、神门,配肝、腹、内分泌。每次选 3 ~ 4 穴,中等刺激,留针 20 分钟,每日 1 次,两耳交替针刺,10 次为 1 疗程;若疼痛较持续者,针刺后可用王不留行籽贴压,随时按压刺激,2 ~ 3 日换取 1 次。

(4) 电针:取内关、足三里。用普通电针仪分几路输出,分别夹在针柄上,调到适当的频率和强度,行针 30 分钟,每日或隔日 1 次,10 次为 1 疗程。

2. 灸法

(1) 取中脘、天枢、气海、内关、足三里、神阙,配脾俞、胃俞、肝俞、肾俞、关元。按艾卷温和灸法操作,每次选用 4 个穴位,每穴每次施灸 10 ~ 20 分钟,每日灸治 1 ~ 2 次,5 ~ 10 次为 1 疗程。

(2) 取气海、关元、天枢。按艾卷温和灸法操作,每次选用 2 个穴位,每穴每次施灸 10 ~ 20 分钟,每日灸治 1 ~ 2 次,5 ~ 10 次为 1 疗程。

(3) 化脓灸:取足三里。脾胃虚塞加胃俞(双)或脾俞(双);胃阴不足加三阴交(双)、太溪(双);肝胃郁热加内庭(双);瘀血凝滞加膈俞(双)。用三角形艾炷置于穴位上点燃,灸至自灭去艾灰,再换 1 炷反复灸至起泡即止。每年三伏天施灸,每一伏灸 1 次,共 3 次为 1 疗程;如不愈,第二年伏天再灸。连续三年为好。俗有"要想安,三里常不干"之经验谈。

3. 推拿

取腹、背部俞穴,内关、足三里、公孙、太冲及手足脏腑代表区。患者俯卧,医生用按揉法在胸$_{6\sim12}$棘突旁两侧背俞治疗。凡有局部结节状改变,明显压痛作重点治疗。患者俯卧,医生用一指禅法循胸段棘突旁开0.5寸、1.5寸、3寸处共6条线往返操作,时间约10分钟。每日一次,连续十天为一疗程。

(三) 西医治疗

西医治疗尚无特殊疗法,对有症状者可行对症治疗。不愿接受中药治疗的患者可以给以下药物治疗。

(1) 清除Hp感染:对于有Hp感染患者,可选用胶体铋、抗生素等,常用以铋剂为主的“三联疗法”:胶体次枸橼酸铋,如“德诺”(枸橼酸铋钾)0.12g,每日4次,餐前及睡前服用;阿莫西林(羟氨苄青霉素)0.5~1.0g(青霉素过敏者改用四环素),每日2~3次,餐后口服;甲硝唑(灭滴灵或替硝唑)0.2~0.4g,每日2~3次,餐后口服;连用2周为一疗程。三联疗法的Hp根除率可达90%左右。其他抗生素还有:四环素、克拉霉素、庆大霉素、呋喃唑酮(痢特灵)等。

(2) 加固胃黏膜屏障,促进上皮生长:硫糖铝,每次1g,3次/日。可保护胃黏膜及黏膜屏障,组织学证实硫糖铝能促使黏膜增殖、再生和血管新生。也可服维酶素片6片,3次/日;麦滋林-S,0.67g,3次/日。其他如草酸钠(生胃酮)、施维舒、硫酸锌(依安欣)、前列腺素E_2、丙谷胺,胃膜素等可选用。

(3) 促进胃蠕动,减少肠液反流:多潘立酮(吗丁啉)、西沙必利(普瑞博思),甲氧氯普胺(胃复安)等,适合于上腹胀、恶心症状以及胃动力下降、胆汁反流的患者。常用吗丁啉10mg,或普瑞博思5mg,均每日3次,三餐前口服。伴胆汁反流性胃炎患者可服胃复安,每次10~20mg,3次/日,餐前服,以抑制胃及十二指肠逆蠕动,减少胆汁反流。

新近已有选择性5-HT_4受体激动剂莫沙必利上市,该药选择性作用于上消化道,对结肠运动无影响;用法:每次5mg,每日3次,三餐前口服。

(4) 手术治疗:手术问题一定要慎重,萎缩性胃炎和肠腺化生并不是手术指征,因为手术后残胃很容易并发残胃炎,甚至癌变。对伴重度异型增生者可考虑手术切除。我们临床遇不少术后残胃炎患者,有的长达20多年,痛苦不堪,又患萎缩性胃炎,十分棘手。

六、临床心得

(一) 病机特点

我们通过30多年的深入研究,观察与总结两万多例患者,并结合现代医学对CAG的认识,认为本病辨证总属本虚标实,是一种虚实相兼的病变,并依据CAG发病规律、临床特征及病理特点,认为脾胃虚弱贯穿发病之始终,是造成CAG的病理基础,是其发生、发展的关键环节。如薛己所言:“脾胃为五脏之根蒂,人身之本源。脾胃一虚,诸症蜂起。”脾胃一虚,气血不荣,则在此基础上发生气滞、痰凝、血瘀等兼证,而出现升降失调,中焦痞塞,虚滞并存之候。是故胃痞既有气血乏源之本虚证,又有气滞、痰瘀互见的标实证,虚实夹杂。虚实夹杂是本病的基本特点。因此我们按照虚损病论治CAG,提出脾胃虚弱,气滞痰凝络瘀的病机观点。

(二) 治疗大法

针对上述病机特点,我们提出了扶养脾胃、理气化痰、和胃降逆、通络消痞的治疗大法,此实为标本兼治,消补兼施之法。治本,以扶养脾胃为主。脾胃虚弱是CAG病理基础,“治病求本”,当补益脾胃。脾胃健运,则气血生化有源,脏腑相济,胃体得养。同时,脾胃健运,则纳运正常,脾升胃降,气机调畅,则气行痰消,气充血行,血行则瘀祛,中焦痞塞得开,而痞满除矣。治标,以理气化痰通络为先。脾胃虚弱，运化失职，则水、食、气、血停而为湿、为痰、为滞、为瘀，亦影响胃之和降，因而祛邪以治标，也是治疗本病的重要环节。疏其壅塞，消其瘀滞，"陈莝祛而肠胃洁"，则中宫痞塞得除矣。我们提出了"以虚损论治"本病的学术观点，并总结出了一套辨证治疗慢性萎缩性胃炎的治疗体系，即疏肝和胃汤证、化瘀消痞汤证、枳壳益胃汤证、三仁汤证、辛香通络汤证等，取得了较为满意的疗效。

（三）存在问题

1. 诊断手段，亟待创新

慢性萎缩性胃炎的诊断目前主要靠胃镜和胃黏膜活检，可以说仍然是金标准。这些检测手段不仅有创伤，而且患者很难承受。给诊断和复查及对治疗效果的观察带来了诸多不便。临床上急需新的检测手段的诞生，亟待创新。

2. 病情迁延，根治太慢

慢性萎缩性胃炎患者往往在服药期间症状可减轻或缓解，但停药后症状又作，不少患者认为本病不能断根，有的医生也认为要彻底根治也确实困难。分析原因可能是因为饮食不洁、幽门螺杆菌没有根除或重新感染；精神紧张，胃肠动力障碍，十二指肠液反流没纠正，破坏胃黏膜屏障，这些因素致胃黏膜炎症逐渐加重甚或腺体萎缩、肠上皮化生或非典型增生。但临床上有的患者症状的严重与胃黏膜炎症的程度并不吻合，症状发作、缓解与炎症程度亦无密切关系，炎症并不是引起临床症状的唯一原因，很大程度还与胃的动力障碍有关。所以在治疗上除了要根除Hp，保护胃黏膜，制酸减少 H^+弥散外，安定患者情绪、调整胃肠动力也显得非常重要。理论上，吗丁啉、西沙比利等胃肠动力药有促胃动力和调整肠胃括约肌作用，临床上也有一定效果，但事实上，不少患者用久了也不奏效，体虚患者用了更会有头晕，或腹泻副作用，影响了这部分患者的依从性。因此，要发挥中医药的优势，以中医的健脾养胃、行气降逆法进行整体调整，守法守方，灵活加减，并结合饮食、精神、起居加以调理。评价疗效的标准要重视临床症状缓解和消失与否，不应单纯以黏膜活检中的炎症、萎缩程度轻重作为唯一标准，这样才能增强患者和医生治愈疾病的信心。

3. 癌前病变，可以逆转

癌前病变是一个病理学概念，一般是指慢性萎缩性胃炎胃黏膜上皮中-重度非典型增生及不完全性肠上皮化生而言。非典型性增生系指胃黏膜上皮细胞及腺管结构偏离了正常状态，其增生的细胞向不成熟的方向发展，介于癌前状态，尤其是重度非典型增生，有人认为已近胃癌。肠上皮化生系指胃黏膜及腺管出现肠腺上皮，根据肠化生上皮分泌黏液所含酶的不同，采用生物化学和组织化学染色，可将其分成小肠型化生和大肠型化生。小肠型化生的上皮分化好，而大肠型化生上皮分化差，因此大肠型化生上皮与癌的关系更为密切，可视为癌前病变。对于上述两种胃癌前病变，目前尚无能明确阻断其进展的西药，即使找到导致个体慢性胃炎的原因，如针对幽门螺杆菌行杀菌治疗，或针对胆汁反流用促胃动力药物治疗，对于伴发的胃癌前病变也无济于事。新近的研究证明，萎缩性胃炎癌变的主要机制是由于胃壁细胞萎缩而导致泌酸量减少，患者常有胃酸低下或缺乏，这种环境有利于胃内硝酸盐还原酶阳性菌的繁殖，促进了胃内亚硝胺类化合物内源性合成，从而增加了胃内致癌物质的浓度。同时，慢性萎缩性胃炎患者的胃排空时间延长，增加了胃黏膜与致癌物质的接触时间从而引起癌变。

研究也表明，恶变倾向演变成胃癌，有一个渐进的过程。因此，我们应该紧紧抓住这个渐进的过程，积极开展中医药逆转胃癌前病变的研究显得非常重要。中医学认为，本病变多因慢性胃炎日久损伤脾胃，在正虚的情况下，气滞血瘀，内毒由生，治疗宜行气活血，益气养阴，祛瘀解毒。正气充足，阴阳调和，气血通畅，癌前病变就会逆转。此外，据报道，白花蛇舌草、半枝莲、败酱草、蒲公英等清热解毒之品能改善 CAG 患者胃泌酸功能，增强胃黏膜屏障功能，并能恢复其正常组织结构。

我们临床时在辨证论治的基础上用化瘀消痞汤和萎胃灵系列中成药治疗癌前病变 210 例，跟踪随访治愈了 10 年以上的患者 68 例。其中治愈 21 例(30.8%)；显效 35 例(51.5%)；有效 11 例(16.1%)；无效 2 例，其中 1 例癌变(2.9%)，总有效率为 98.4%。取得了满意的效果。临床实践证明，胃癌前病变是可以预防、阻断和逆转的。

4. 剂型改革，迫在眉睫

由于 CAG 病情迁延，难以短期根治。中医治疗效果虽然很好，但中药汤剂的服用常为患者带来一定不便，难以坚持。因此，剂型改革，迫在眉睫。许多专家学者进行了剂型改革，这是非常必要的。实践证明，疗效也是比较好的。如河北医科大学李恩复以摩罗丹治疗慢性萎缩性胃炎，治愈率 23%，好转率 36.9%，总有效为 60.6%，对胃泌酸功能起双向调节作用。殷德燧等的胃炎冲剂应用于临床治疗慢性萎缩性胃炎 750 例，总有效率为 98.19%，显效以上为 80.5%。

我们根据辨证分型以“萎胃灵系列药”治疗慢性萎缩性胃炎 225 例，临床疗效为 95.74%，病理总有效率为 62.5%，且从大白鼠试验中证实该系列药 1 号和 5 号可显著升高氨水实验性 CAG 大鼠胃黏膜 PGE_2 含量，提示萎胃灵可促进 PGE_2 的分泌，具有细胞保护作用；可显著升高氨水实验性 CAG 大鼠血清 Gas 含量，提示萎胃灵可促进 Gas 的分泌，具有黏膜营养作用；可显著升高氨水实验性 CAG 大鼠血清 SOD 水平、降低血清 MDA 含量，说明萎胃灵具有抗氧化、清除自由基作用；萎胃灵可显著减轻氨水所致 CAG 大鼠胃黏膜腺体萎缩的病理损害。还有保护胃黏膜屏障和提高免疫功能的作用。详细情况见实验报告。

近十余年来，国内学者经过不懈的努力，在 CAG 的治疗方面打破了以往认为“胃黏膜萎缩腺体不可逆转”的束缚，已探索出一些中医辨证论治的规律，总结出许多行之有效的经验，取得了可喜的成就。目前对该病的治疗，普遍得出中医优于西医的结论。中医治疗 CAG，为弘扬中医学，为整理、发掘、发展中医学提供了范例和经验，充分显示出中医辨证论治的实力及其科学性和实用价值。

七、预防与调理

目前认为 CAG 若早期发现，及时积极治疗，病变部位萎缩的腺体是可以恢复的，改变了以往对 CAG 不可逆转的认识；单纯 CAG 尤其是轻度、中度萎缩性胃炎癌变率较小，在重度 CAG 伴中-重度肠上皮化生及重度不典型增生者，或伴癌胚抗原阳性的患者，属癌前期病变，应当引起足够的重视。在胃镜及活组织检查确诊后，一般建议 3 个月至 6 个月之内用电子胃镜复查，同时也应及时按疗程服中药治疗。手术后萎缩性残胃炎者因其长期受胆汁反流的刺激，癌变率较高，更应采取积极措施，减轻碱性反流液的刺激，预防癌变发生。

平时，饮食要有规律性，既不要过分节食，更不应饥饱无度。应选择易消化无刺激性食物，少食生冷辛辣之品，忌烟酒、浓茶，进食宜细嚼慢咽，并据病选方，配合食疗。

CAG 的影响因素较多，其中情志因素如忧、思、恼、怒等起着重要作用。而 CAG 病人都有不同程度的焦虑和恐惧，认为该病与胃癌有关，故或忧心忡忡、精神抑郁；或烦躁易怒；或悲观失望，造成失眠、多虑等。而上述表现又反过来影响治疗，甚至加重病情。因此 CAG 最关键的是心理护理，使患者从主观上建立治愈该病的信心，树立乐观态度。应保证良好的休息及睡眠。另外可进行适当的体育活动及锻炼，增强机体免疫力，以利于该病的恢复。因本病有病情顽固、病程较长的特点，应劝告患者在治疗中有耐心，治疗要持之以恒。即使治愈后，每年也要定期复查，以防癌变。每年连服药1个月左右,以减少该病复发。

八、疗效评定标准

1. 临床疗效标准

参考2002年9月中华中医药学会脾胃病分会太原会议制订的慢性萎缩性胃炎诊断、辨证治疗、疗效判定标准意见。

临床治愈 临床症状、体征消失;胃镜复查黏膜慢性炎症明显好转达轻度;病理组织检查证实腺体萎缩、肠上皮化生和异型增生恢复正常或消失。

显效 临床主要症状、体征消失;胃镜复查黏膜慢性炎症好转;病理组织检查证实腺体萎缩、肠上皮化生和异型增生恢复正常或减轻2个级度。

有效 临床主要症状、体征明显减轻;胃镜复查黏膜病变范围缩小1/2以上;病理组织检查证实慢性炎症减轻1个级度以上,腺体萎缩、肠上皮化生和异型增生减轻。

无效 未达到上述有效标准,或恶化者。

2. 证候疗效标准

所有症状都分为无、轻、中、重四级(参照附录3),在主症分别记0、2、4、6分,在次症则分别记0、1、2、3分。对于舌脉则分为正常和非正常两级。在主症分别记0、2分,在次症分别记0、1分。

临床痊愈 症状、体征消失或基本消失,证候积分减少≥95%。

显效 症状、体征明显改善,证候积分减少≥70%,但<95%。

有效 症状、体征均有好转,证候积分减少≥30%,但<70%。

无效 症状、体征均无明显好转,甚或加重,证候积分减少<30%。

九、典型病例

张某,女,52岁,兰州工人,1988年1月25日初诊。患者5年来,上腹部经常难受隐痛,痛无节律,食后饱胀,饭前嘈杂,时或恶心呃气,口干喜进热饮,面色萎黄,神疲乏力,心悸眠差,舌胖质紫苔微黄,脉沉迟无力。胃镜检查提示:慢性萎缩性胃炎,伴痘疹样改变。病理:窦部胃黏膜活组织重度萎缩性胃炎伴重度肠化不典型增生。HP检测(+++)。

辨证 心脾两虚,寒热错杂,兼痰挟瘀。治宜温补脾胃,理气消胀,祛痰化瘀。

处方 生黄芪30g,三七粉(分冲)10g,炒枳实15g,炒白术30g,半夏曲15g,人参9g,白茯苓20g,厚朴12g(炙),黄连12g,干生姜3g,炙甘草6g,麦芽曲15g。

初服5剂后,主症上腹部腹痛作胀、嘈杂暖气明显缓解。继服21剂后,症状完全消失。为彻底根治,上方加减,又继服70剂。以口服丸剂,服6个月,于1988年7月9日经胃镜复查(体部)胃黏膜炎形态基本常,分泌物少,色淡,蠕动良好。诊断:CAG。病理:(体部)局限性萎缩性胃炎,(窦部)中度萎缩性胃炎,Hp(+)。上方加白花蛇舌草15g,桃仁10g,14剂,继服萎胃灵1号、3号,加服萎胃灵5号一疗程。停药观察一月,面色红润,营养良好,饮食二便正常。复查胃镜和病理均正常。胃黏膜活组织Hp检测(-)。随访20年,未见复发。

在萎缩性胃炎的治疗中,王道坤教授主要贯穿着“分型明晰、虚实必辨、痰瘀细审、汤丸结合”的主导思想,在临床辨治中,其将萎缩性胃炎分为四型,即中虚气滞型、脾胃阴虚型、湿热阻络型、肝胃不和型。同时王教授根据慢性萎缩性胃炎“本虚标实,痰瘀互阻”的新观点,从敦煌医学文献中发掘出萎胃灵系列秘方，该系列药经二十余年的临床验证，具有疗效可靠、标本兼治、适用范围广等特点。患者在服用汤药的同时往往辨证使用萎胃灵系列中成药。现举例如下：

1. 中虚气滞型

症见　食少乏力，脘疼痞满，嗳噫频作，形瘦多梦，遇寒或生气后加重等，舌淡苔薄白，脉细或弦细。治宜扶脾养胃，理气消胀，活血止痛。方用化瘀消痞汤加减化裁，可配合服用萎胃灵1号。

典型病例　何某，男，34岁。胃脘胀痛不适2年，症见：经常胃脘胀闷不适，时有疼痛、纳少、嗳气、形瘦乏力、大便偏干，遇寒则上症加重，舌淡，舌下静脉郁滞Ⅰ°，苔薄白略腻，脉细。胃镜检查提示，慢性重度萎缩性胃炎伴重度肠上皮化生。

辨证　中虚气滞。

治法　益脾养胃，理气消胀，化瘀止痛。

处方　化瘀消痞汤化裁。化瘀散（分冲）10g，炒枳实30g，党参30g，炒白术30g，炙草6g，半夏15g，厚朴10g，莪术15g，台乌药12g，生黄芪30g，旋覆花（包煎）30g，助消散（分冲）10g，当归12g，炒薏仁15g，太子参15g。姜枣引，水煎服，饭后一小时服，每日两次。

二诊　药后胃脘胀闷不适减轻，大便较前通畅，纳食较前增加，仍自觉胃中时有嗳气，上方加砂仁（后下）6g，厚朴加至12g。

三诊　药后精神转佳，脘闷亦减，大便较前通畅，纳食较前增加，自觉胃中嗳气减少，但舌苔仍略腻，上方加蒲公英15g，炒薏仁加至30g。

上方加减服用3个月后，症状明显改善，胃镜复查为"慢性轻度萎缩性胃炎"，坚持服药至半年，胃镜复查后转为"慢性浅表性胃炎"。嘱其继续服用萎胃灵1号以巩固疗效，两年后随访，临床症状消失，体健如初。

按语　方中化瘀散、助消散乃王教授自配散剂，其中化瘀散（三七、丹参等）化瘀生新，多用于慢性萎缩性胃炎伴胃脘部时有刺痛，面色暗或口唇青紫，舌质紫暗或有瘀点或瘀斑，舌下脉络青紫迂曲等症状，化瘀散可改善胃黏膜的血液运行，增加血氧供应，能够使萎缩的胃黏膜得到恢复；助消散（焦三仙、鸡内金等）消食化积。

2. 脾胃阴虚型

症见　脘疼嘈杂，口渴欲饮，食少形瘦，疲乏无力，两眼干涩，舌红少苔，脉细数。治宜滋养胃阴，和胃止痛。

方用　益胃汤加味，可兼服萎胃灵2号，若幽门螺杆菌阳性者，可加服萎胃灵4号。

典型病例　樊某，男，45岁。胃脘部疼痛不适十余年，症见胃脘部疼痛，两眼干涩，神疲消瘦，晨起症状较重。舌淡红少苔，舌下静脉郁滞Ⅰ°，脉细略数。胃镜示萎缩性胃炎，Hp（+++）。

辨证　脾胃阴虚，胃络瘀毒。

治法　滋养胃阴，化瘀解毒，和胃止痛。

处方　自拟枳壳益胃汤。北沙参15g，麦冬12g，玉竹12g，生地12g，炒白术12g，桑叶10g，枳壳15g，杭芍15g，槟榔12g，开胃散（包煎）30g，化瘀散（分冲）10g，川黄连6g，蒲公英15g。姜枣引，水煎服，饭后一小时服，每日两次。

二诊　药后胃脘部疼痛及两眼干涩减轻，纳食较前增加，仍自觉神疲，上方去桑叶加太子参15g。

三诊　药后精神转佳，胃脘部疼痛亦减，两眼干涩明显减轻，但近日因生气而时有呃逆，上方去生地，加柴胡12g。

上方加减服用3个月后，症状明显改善，坚持服药至9个月，胃镜复查后转为"慢性浅表性胃炎"。嘱其继续服用萎胃灵2号以巩固疗效，两年半后随访，临床症状消失。

按语　方中开胃散(藿香、砂仁、枳壳等)乃王教授自配散剂,具有辛香开胃、化湿理气之功,可改善食少纳呆的症状,有助于胃黏膜功能的恢复。

3. 湿热阻络型

症见　胃脘满闷不舒,食后困乏,厌食甘腻,遇阴雨天则胃脘胀痛加重,饮食无味,舌淡红,苔白腻或黄腻,脉濡细。治宜健脾化湿,消食通滞。方用三仁汤加减。可加服萎胃灵1号或3号。

典型病例　徐某,男,63岁。胃脘胀痛不适10余年,饮食无味,食后困乏,睡眠欠佳,舌淡红,苔黄腻,脉濡细。胃镜检查提示:慢性萎缩性胃炎。

辨证　湿邪阻络,胃府不开。

治法　健脾化湿,开胃安神。

处方　木香(后下)10g,砂仁(后下)10g,党参15g,茯苓30g,苍、白术各12g,炙甘草6g,白蔻仁(后下)15g,杏仁12g,薏仁30g,厚朴12g,藿香15g,竹茹15g,枳实24g,枣仁30g,远志15g,开胃散(包煎)30g,助消散(分冲)10g。姜枣引,水煎服,饭后一小时服,每日两次。

二诊　药后胃脘胀痛减轻,纳食较前有味,仍自觉神疲,睡眠欠佳,上方党参加至20g,枣仁加至40g。

三诊　药后精神转佳,胃脘胀痛亦进一步减轻,睡眠好转,但舌苔仍较黄腻,上方加黄芩12g。

上方加减服用半年后,症状明显改善,坚持服药至1年,胃镜复查后转为“慢性浅表性胃炎”。嘱其继续服用萎胃灵1号、萎胃灵3号以巩固疗效,三年半后随访,临床症状消失。

4. 肝胃不和型

症见　胃脘胀痛时发止,痛连胁肋或背部,嗳气反酸,或口苦、干呕、矢气多。舌质淡红,舌苔白,脉弦缓或弦细。治宜疏肝理气,和胃止痛。方用自拟疏肝和胃汤加减。

典型病例　颜某,女,54岁,胃脘胀痛10余年。症见胃脘胀痛时发时止,每遇生气后则加重,痛连两胁;甚者连及背部,嗳气,口苦,矢气后则感舒服,兼神疲乏力。舌淡红,苔薄白,脉弦细。胃镜检查示:慢性萎缩性胃炎并胆汁反流。病理示:慢性重度萎缩性胃炎伴腺上皮中度肠化。

辨证　肝郁不疏,胃气失降。

治法　疏肝理气,和胃止痛,兼益气化瘀。

处方　自拟疏肝和胃汤加味。柴胡15g,枳实15g,杭白芍12g,炙甘草6g,陈皮12g,茯苓30g,白术15g,半夏15g,助消散(分冲)10g,旋覆花(包煎)30g,代赭石(先煎)30g,益气散(兑服)10g,生黄芪30g,莪术12g。姜枣引,水煎服,饭后一小时服,每日两次。

二诊　药后脘胁胀痛减轻,嗳气、口苦亦减,背部仍时觉胀痛,上方去茯苓加枳壳20g。

三诊　药后脘胁胀痛、嗳气、口苦进一步减轻,背部胀痛亦减,上方加杭白芍至15g。

上方加减服用3个月后,症状明显改善,坚持服药至1年,胃镜复查后转为“慢性浅表性胃炎”。嘱其继续服用萎胃灵1号以巩固疗效,三年后随访,临床症状消失。

按语　方中益气散(人参、西洋参、黄芪等)乃王教授自配散剂,具有益气补虚之功,可改善神疲乏力等症状,有助于机体功能状态的恢复。另外针对慢性萎缩性胃炎痞、满、胀为主的症状,王教授在辨证论治的基础上常常加用自配的消胀散(大腹皮、槟榔等)、消痞散(枳实、白术等)、行气散(木香、砂仁等)以理气消痞、健脾除满、行气消胀以通调脾胃气机。对于幽门螺杆菌(Hp)阳性者,除服萎胃灵4号外,处方中常加用川黄连、蒲公英等燥湿解毒。对于肠化伴异型增生(癌前病变)者,处方中常加用三棱、莪术、白花蛇舌草、半枝莲等活血散结、解毒防变。(病例由李应存整理)

中国慢性胃炎共识意见(2012年,上海)

中华医学会消化病学分会

自2006年9月在上海召开的全国慢性胃炎研讨会制订了《中国慢性胃炎共识意见》以来,国际上有关慢性胃炎的诊疗出现了某些新进展,慢性胃炎的分级分期评估系统(operative link for gastritis assessment, OLGA)、欧洲《胃癌癌前状态处理共识意见》、Maastricht Ⅳ共识提出幽门螺杆菌(H. pylori)与慢性胃炎和胃癌的关系及根除H. pylori的作用、慢性胃炎内镜和病理诊断手段的进步等,这些均促使我们要及时更新共识意见。为此,由中华医学会消化病学分会主办,上海交通大学医学院附属仁济医院、上海市消化疾病研究所承办的2012年全国慢性胃炎诊治共识会议于2012年11月9日至10日在上海召开。82名来自全国各地的消化病学专家对此前起草小组专家撰写的共识意见草案进行了反复的讨论和修改,并以无记名投票形式通过了《中国慢性胃炎共识意见》。表决选择:①完全同意;②同意,但有一定保留;③同意,但有较大保留;④不同意,但有保留;⑤完全不同意。若选择①者所占比例>2/3或选择①和②者所占比例>85%即通过该条款。全文如下。

一、流行病学

1. 由于多数慢性胃炎患者无任何症状,因此难以获得确切的患病率。估计的慢性胃炎患病率大致与当地人群中H. pylori感染率平行,可能高于或略高于H. pylori感染率。

H. pylori现症感染者几乎均存在慢性胃炎(见后述条款),用血清学方法检测(现症感染或既往感染)阳性者绝大多数存在慢性胃炎。除H. pylori感染外,胆汁反流、药物、自身免疫性等因素也可引起慢性胃炎。因此,人群中慢性胃炎的患病率高于或略高于H. pylori感染率。

2. 慢性胃炎特别是慢性萎缩性胃炎的患病率一般随年龄增加而上升。

慢性胃炎包括慢性萎缩性胃炎的患病率一般随年龄的增加而升高,这主要与H. pylori感染率随年龄增加而上升有关,萎缩、肠上皮化生(以下简称肠化)与"年龄老化"也有一定关系。这也反映了H. pylori感染产生的免疫反应导致胃黏膜损伤所需的演变过程。其患病率与性别的关系不大。

3. 慢性胃炎人群中,慢性萎缩性胃炎的比例在不同国家和地区之间存在较大差异,一般与胃癌的发病率呈正相关。

慢性萎缩性胃炎的发生是H. pylori感染、环境因素和遗传因素共同作用的结果。在不同国家或地区的人群中,慢性萎缩性胃炎的患病率大不相同;此差异不但与各地区H. pylori感染率差异有关,也与感染的H. pylori毒力基因差异、环境因素不同和遗传背景差异有关。胃癌高发区慢性萎缩性胃炎的患病率高于胃癌低发区。

4. 我国慢性萎缩性胃炎的患病率较高,内镜下肉眼观察和病理诊断的符合率有待进一步提高。

2011年,由中华医学会消化内镜学分会组织开展了一项横断面调查,纳入包括10个城市、30个中心、共计8907例有上消化道症状、经胃镜证实的慢性胃炎患者。结果表明,在各型慢性胃炎中,慢性非萎缩性胃炎最常见(59.3%),其次是慢性非萎缩或萎缩性胃炎伴糜烂(49.4%),慢性萎缩性胃炎比例高达23.2%(但多为轻度)。胃窦的H. pylori阳性率为33.5%,胃体为23.0%;胃窦病理提示萎缩者占35.1%,高于内镜提示萎缩的比例(23.2%);伴肠化者占32.0%,上皮内瘤变占10.6%。研究表明我国目前慢性萎缩性胃炎的发病率较高,内镜和病理诊断的符合率有待进一步提高。

二、内镜部分

1. 慢性胃炎的内镜诊断,是指内镜下肉眼或特殊成像方法所见的黏膜炎性变化,需与病理检查结果结合作出最终判断。

慢性萎缩性胃炎的诊断有内镜诊断和病理诊断,而内镜下判断的萎缩与病理诊断的符合率较低,确诊应以病理诊断为依据。

2. 内镜下将慢性胃炎分为慢性非萎缩性胃炎(即旧称的慢性浅表性胃炎)及慢性萎缩性胃炎两大基本类型。如同时存在平坦或隆起糜烂、出血、黏膜皱襞粗大或胆汁反流等征象,则可依次诊断为慢性非萎缩性胃炎或慢性萎缩性胃炎伴糜烂、胆汁反流等。

由于多数慢性胃炎的基础病变都是炎性反应(充血渗出)或萎缩,因此,将慢性胃炎分为慢性非萎缩性胃炎及慢性萎缩性胃炎是合理的,也有利于与病理诊断的统一。

3. 慢性非萎缩性胃炎内镜下可见黏膜红斑,黏膜出血点或斑块,黏膜粗糙伴或不伴水肿,及充血渗出等基本表现。而其中糜烂性胃炎有2种类型,即平坦型和隆起型,前者表现为胃黏膜有单个或多个糜烂灶,其大小从针尖样到最大径数厘米不等;后者可见单个或多个疣状、膨大皱襞状或丘疹样隆起,最大径5~10mm,顶端可见黏膜缺损或脐样凹陷,中央有糜烂。

4. 慢性萎缩性胃炎内镜下可见黏膜红白相间,白相为主,皱襞变平甚至消失,部分黏膜血管显露;可伴有黏膜颗粒或结节状等表现。

5. 特殊类型胃炎的内镜诊断,必须结合病因和病理。

特殊类型胃炎的分类与病因、病理有关,包括化学性、放射性、淋巴细胞性、肉芽肿性、嗜酸细胞性及其他感染性疾病所致者等。

6. 根据病变分布,内镜下慢性胃炎可分为胃窦炎、胃体炎、全胃炎胃窦为主或全胃炎胃体为主。

内镜下较难做出慢性胃炎各种病变的轻、中、重度分级,主要是因现有内镜分类存在人为主观因素或过于繁琐等缺点,合理而实用的分级有待进一步研究和完善。

7. 放大内镜结合染色对内镜下胃炎病理分类有一定帮助。

放大胃镜结合染色,能清楚地显示胃黏膜微小结构,对胃炎的诊断和鉴别诊断及早期发现上皮内瘤变和肠化具有参考价值。目前亚甲基蓝染色结合放大内镜对肠化和上皮内瘤变仍保持了较高的准确率。苏木精、靛胭脂染色也显示了对于上皮内瘤变的诊断作用。

8. 内镜电子染色技术结合放大内镜对慢性胃炎诊断及鉴别诊断有一定价值。共聚焦激光显微内镜可以实时观察胃黏膜的细微结构,对于慢性胃炎以及肠化和上皮内瘤变与活组织检查诊断一致率较高。

电子染色结合放大内镜对于慢性胃炎以及胃癌前病变具有较高的敏感度和特异度,但其具体表现特征及分型尚无完全统一的标准。

共聚焦激光显微内镜等光学活组织检查(以下简称活检)技术对胃黏膜的观察可达到细胞水平,能够实时辨认胃小凹、上皮细胞、杯状细胞等细微结构变化,对慢性胃炎的诊断和组织学变化分级(慢性炎性反应、活动性、萎缩和肠化)具有一定的参考价值。同时,光学活检可选择性对可疑部位进行靶向活检,有助于提高活检取材的准确性。

9. 活检应根据病变情况和需要,取2块或更多。

内镜医师应向病理医师提供取材部位、内镜所见和简要病史等资料。有条件时,活检可在色素或电子染色放大内镜引导下进行。活检重点部位应位于胃窦、胃角、胃体小弯侧及可疑病灶处。

三、病理组织学

1. 各种病因所致的胃黏膜炎性反应称为胃炎。以急性炎性细胞(中性粒细胞)浸润为主时称为急性胃炎,以慢性炎性细胞(单个核细胞,主要是淋巴细胞、浆细胞)浸润为主时称为慢性胃炎。当胃黏膜在慢性炎性细胞浸润同时见到急性炎性细胞浸润时称为慢性活动性胃炎或慢性胃炎伴活动。

胃肠道黏膜是人体免疫系统的主要组成部分,存在着生理性免疫细胞(主要是淋巴细胞、组织细胞、树突状细胞、浆细胞),常规镜检时,免疫细胞与慢性炎性细胞目前在病理组织学上难以区分。病理学家建议基于实际工作的可行性,将高倍镜下平均每个腺管仅一个单个核细胞浸润者不作为“病理性”胃黏膜对待(超过此值则可视为病理性)。

2. 为准确判断并达到高度的可重复性,胃黏膜活检标本的基本要求为:活检取材块数和部位由内镜医师根据需要决定;活检组织取出后尽快固定,包埋应注意方向性。

3. 慢性胃炎观察内容包括5项组织学变化和4个分级。5项组织学变化包括H. pylori感染、慢性炎性反应(单个核细胞浸润)、活动性(中性粒细胞浸润)、萎缩(固有腺体减少)、肠化(肠上皮化生)。4个分级包括0提示无,+提示轻度,++提示中度,+++提示重度。

四、螺杆菌属细菌感染与慢性胃炎

螺杆菌属细菌目前已有近40种,新的细菌还在不断发现中。H. pylori或海尔曼螺杆菌(Helicobacter heilmannii)感染会引起慢性胃炎。

1. H. pylori感染是慢性活动性胃炎的主要病因。

H. pylori感染与慢性活动性胃炎的关系符合Koch提出的确定病原体为疾病病因的4项基本法则(Koch's postulates):80%~95%的慢性活动性胃炎患者胃黏膜中有H. pylori感染,而5%~20%的H. pylori

阴性率则反映了慢性胃炎病因的多样性；H. pylori 相关性胃炎患者 H. pylori 的胃内分布与炎性反应一致；根除 H. pylori 可使胃黏膜炎性反应消退，一般中性粒细胞消退较快，淋巴细胞、浆细胞消退需较长时间；志愿者和动物模型已证实 H. pylori 感染可引起慢性胃炎。

在结节状胃炎（nodular gastritis）中，H. pylori 的感染率最高，可接近 100%。该型胃炎多见于年轻女性，胃黏膜病理组织则以大量淋巴滤泡为主。

2. H. pylori 感染几乎都会引起胃黏膜活动性炎性反应，长期感染后部分患者可发生胃黏膜萎缩和肠化；宿主、环境和 H. pylori 因素的协同作用决定了 H. pylori 感染后相关性胃炎的类型和发展。

H. pylori 感染几乎都会引起胃黏膜活动性炎性反应；胃黏膜活动性炎性反应的存在高度提示 H. pylori 感染。长期 H. pylori 感染所致的炎性反应、免疫反应可使部分患者发生胃黏膜萎缩和肠化。H. pylori 相关性慢性胃炎有 2 种常见类型：全胃炎胃窦为主胃炎和全胃炎胃体为主胃炎。前者胃酸分泌增加，发生十二指肠溃疡的危险性增加；后者胃酸分泌减少，发生胃癌的危险性增加。宿主（如白细胞介素-1B 等细胞因子基因多态性）、环境（吸烟、高盐饮食等）和 H. pylori 因素（毒力基因）的协同作用决定了 H. pylori 感染相关性胃炎的类型以及萎缩和肠化的发生和发展。

3. 根除 H. pylori 可使部分患者的消化不良症状得到改善。

多数 H. pylori 相关性胃炎患者无任何症状；有消化不良症状者就其症状而言可归属于广义的功能性消化不良的范畴。因此，根除 H. pylori 是否可消除慢性胃炎消化不良症状可基于功能性消化不良的研究结果。Meta 分析表明，根除 H. pylori 可使部分功能性消化不良患者的症状得到长期改善，是消除或改善消化不良症状治疗方案中最经济有效的策略。研究表明，治疗前胃黏膜炎性反应和活动性程度高或以上腹疼痛为主者，根除 H. pylori 后症状改善更显著。

4. 根除 H. pylori 可消除 H. pylori 相关性慢性胃炎活动性，使慢性炎性反应程度减轻，防止胃黏膜萎缩和肠化进一步发展；可使部分患者的萎缩得到逆转。

大量研究证实，根除 H. pylori 可使慢性胃炎胃黏膜组织学发生改变，包括消除活动性，减轻慢性炎性反应的程度。Meta 分析表明，根除 H. pylori 可使部分患者的胃黏膜萎缩得到逆转，但肠化似乎难以逆转。一些因素可影响萎缩、肠化逆转的判断，如活检部位差异、随访时间的长短、H. pylori 感染胃黏膜大量炎性细胞浸润造成的萎缩假象等。萎缩发展过程中可能存在不可逆转点（the point of no return），如超过该点就难以逆转。多数研究表明，根除 H. pylori 可在一定程度上防止胃黏膜萎缩和肠化的进一步发展。

5. 海尔曼螺杆菌感染亦可引起慢性胃炎。

在慢性胃炎患者中，海尔曼螺杆菌的感染率约为 0.15% ~0.20%。与 H. pylori 感染相比，海尔曼螺杆菌感染者胃黏膜炎性反应程度较轻，根除海尔曼螺杆菌也可使胃黏膜炎性反应消退。海尔曼螺杆菌感染也可引起胃黏膜相关淋巴样组织（mucosa-associated lymphoid tissue，MALT）淋巴瘤。

五、临床表现、诊断与治疗

1. 多数慢性胃炎患者无任何症状，有症状者主要为消化不良，且为非特异性；消化不良症状的有无和严重程度与慢性胃炎的内镜所见及胃黏膜的病理组织学分级无明显相关性。

部分慢性胃炎患者可出现上腹痛、饱胀等消化不良症状。有消化不良症状的慢性胃炎与功能性消化不良患者在临床表现和精神心理状态上无显著差异。有学者发现 85% 的功能性消化不良患者存在胃炎，且 51% 合并 H. pylori 感染。该数据在不同地区因 H. pylori 感染率而异。部分慢性胃炎患者可同时存在胃食管反流病和消化道动力障碍，尤其在一些老年患者，其下食管括约肌松弛和胃肠动力障碍尤为突出。流行病学研究显示，约 50% ~70% 的老年人存在慢性萎缩性胃炎。不同内镜表现和病理组织学结果的患者症状无特异性，且症状的严重程度与内镜所见和病理组织学分级无明显相关性。

2. 慢性胃炎的确诊主要依赖内镜检查和胃黏膜活检，尤其是后者的诊断价值更大。

鉴于多数慢性胃炎患者无任何症状，即使有症状也缺乏特异性，而且缺乏特异性体征，因此根据症状和体征难以做出慢性胃炎的正确诊断。慢性胃炎的确诊主要依赖内镜检查和胃黏膜活检组织学检查，尤其是后者的诊断价值更大（详见本文前述的“内镜部分”和“病理组织学部分”的相关内容）。

3. 慢性胃炎的诊断应力求明确病因，建议常规检测 H. pylori。

H. pylori 感染是慢性胃炎的主要病因，建议作为慢性胃炎病因诊断的常规检测。在慢性胃炎中，胃体萎缩者血清胃泌素 G17 水平显著升高，胃蛋白酶原Ⅰ或胃蛋白酶原Ⅰ和Ⅱ的比值降低；胃窦萎缩者，前者降低，后者正常；全胃萎缩者则两者均降低。因此，血清胃泌素 G17 以及胃蛋白酶原Ⅰ和Ⅱ的检测有助于判断胃黏膜有无萎缩和萎缩的部位。萎缩性胃体炎可由 H. pylori 感染或自身免疫所致，怀疑自身免疫所致者建议检测血清胃泌素、维生素 B12 以及壁细胞抗体、内因子抗体等。

4. 慢性胃炎的治疗目的是缓解症状和改善胃黏膜炎性反应；治疗应尽可能针对病因，遵循个体化原则。

慢性胃炎的治疗目的是缓解症状和改善胃黏膜组织学。慢性胃炎消化不良症状的处理与功能性消化不良相同。无症状、H. pylori 阴性的慢性非萎缩性胃炎无需特殊治疗；但对慢性萎缩性胃炎，特别是严重的慢性萎缩性胃炎或伴有上皮内瘤变者应注意预防其恶变。

5. H. pylori 阳性的慢性胃炎有胃黏膜萎缩、糜烂或消化不良症状者，推荐根除 H. pylori。

H. pylori 相关性胃炎是否均需根除 H. pylori 尚缺乏统一意见。国内 H. pylori 感染处理共识推荐对有胃黏膜萎缩、糜烂或有消化不良症状者根除 H. pylori。前已述及，慢性胃炎的主要症状为消化不良，其症状应属于功能性消化不良。根除治疗可使 H. pylori 阳性的功能性消化不良患者症状得到长期缓解。根除 H. pylori 可使胃黏膜组织学得到改善，对预防消化性溃疡和胃癌等有重要意义，对改善或消除消化不良症状也具有费用-疗效比优势。

6. 有胃黏膜糜烂和（或）以反酸、上腹痛等症状为主者，可根据病情或症状严重程度选用抑酸剂、H2 受体拮抗剂或质子泵抑制剂（proton pump inhibitor，PPI）。

胃酸和胃蛋白酶在胃黏膜糜烂（尤其是平坦糜烂）、反酸和上腹痛等症状的发生中起重要作用，抗酸或抑酸治疗对愈合糜烂和消除上述症状有效。抗酸剂作用短暂；包括奥美拉唑、埃索美拉唑、兰索拉唑、雷贝拉唑和泮托拉唑等在内的 PPI 抑酸作用强而持久，可根据病情或症状严重程度选用。某些患者选择适度抑酸治疗可能更经济且不良反应较少。

7. 根据患者症状可选用促动力药、消化酶制剂等。上腹饱胀、恶心或呕吐等为主要症状者可用促动力药，而伴胆汁反流者则可应用促动力药和（或）有结合胆酸作用的胃黏膜保护剂。具有明显的进食相关的腹胀、纳差等消化不良症状者，可考虑应用消化酶制剂。

胆汁反流也是慢性胃炎的病因之一。幽门括约肌功能不全导致胆汁反流入胃，后者削弱或破坏胃黏膜屏障功能，使胃黏膜遭到消化液作用，产生炎性反应、糜烂、出血和上皮化生等病变。上腹饱胀或恶心、呕吐的发生可能与胃排空迟缓相关，胃动力异常是慢性胃炎不可忽视的因素。促动力药如莫沙必利、盐酸伊托必利和多潘立酮等可改善上述症状，并可防止或减少胆汁反流。胃黏膜保护剂如硫糖铝、替普瑞酮、吉法酯、瑞巴派特、依卡倍特等可改善胃黏膜屏障，促进胃黏膜糜烂愈合，但对症状改善作用尚有争议。而有结合胆酸作用的铝碳酸镁制剂，可增强胃黏膜屏障并可结合胆酸，从而减轻或消除胆汁反流所致的胃黏膜损害。

在排除了胃排空迟缓引起的饱胀、胃出口梗阻、胃黏膜屏障减弱或胃酸过多导致的胃黏膜损伤（如合并有消化性溃疡和较重糜烂者）情况下，可针对进食相关的腹胀、纳差等消化不良症状而应用消化酶制剂（如复方阿嗪米特、米曲菌胰酶、各种胰酶制剂等）缓解相应症状。

8. 有明显精神心理因素的慢性胃炎患者可用抗抑郁药或抗焦虑药。

精神心理因素与消化不良症状发生相关，睡眠障碍或有明显精神因素者，常规治疗无效和疗效差者，可考虑进行精神心理治疗。

9. 中医中药可用于慢性胃炎的治疗。

六、慢性胃炎的转归、慢性萎缩性胃炎的随访与癌变预防

1. 慢性胃炎的转归包括逆转、持续稳定和病变加重状态。慢性萎缩性胃炎多数稳定，但中重度者不加任何干预则可能进一步发展。伴有上皮内瘤变者发生胃癌的危险性有不同程度的增加。

多数慢性非萎缩性胃炎患者病情较稳定，特别是不伴有 H. pylori 持续感染者。某些患者随着年龄增加，因衰老而出现萎缩等组织病理学改变，更新的观点认为无论年龄，持续 H. pylori 感染可能导致慢性萎缩性胃炎。

反复或持续 H. pylori 感染、不良饮食习惯等均为加重胃黏膜萎缩和肠化的潜在因素。水土中含过多硝酸盐和亚硝酸盐、微量元素比例失调吸烟、长期饮酒，缺乏新鲜蔬菜与水果及所含的必要营养素，经常食用霉变、腌制、熏烤和油炸食品等快餐食物，过多摄入食盐，有胃癌家族史，均可增加慢性萎缩性胃炎患病风险或加重慢性萎缩性胃炎甚至增加癌变可能。

慢性萎缩性胃炎常合并肠化,少数出现上皮内瘤变,经历长期的演变,少数病例可发展为胃癌。低级别上皮内瘤变大部分可逆转而较少恶变为胃癌。

2. H. pylori 相关性胃窦炎易发生十二指肠溃疡,多灶萎缩者易发生胃溃疡。

部分 H. pylori 相关性胃炎(<20%)可发生消化性溃疡:以胃窦炎性反应为主者易发生十二指肠溃疡,而多灶萎缩者易发生胃溃疡。部分慢性非萎缩性胃炎可发展为慢性萎缩性胃炎。

3. 慢性萎缩性胃炎尤其是伴有中重度肠化或上皮内瘤变者,要定期内镜和病理组织学检查随访。

一般认为,中、重度慢性萎缩性胃炎有一定的癌变率。为了既减少胃癌的发生,又方便患者且符合医药经济学要求,活检有中至重度萎缩并伴有肠化的慢性萎缩性胃炎 1 年左右随访 1 次,不伴有肠化或上皮内瘤变的慢性萎缩性胃炎可酌情内镜和病理随访。伴有低级别上皮内瘤变并证明此标本并非来自于癌旁者,根据内镜和临床情况缩短至 6 个月左右随访 1 次;而高级别上皮内瘤变须立即确认,证实后采取内镜下治疗或手术治疗。

为了便于对病灶监测、随访,有条件时可考虑进行胃黏膜定标活检(mucosa target biopsy, MTB)。该技术采用胃黏膜定标活检钳和定标液对活检部位进行标记定位,同时取材活检,可对可疑病变进行准确定位和长期随访复查。糜烂性胃炎建议的定标部位为病灶处,慢性萎缩性胃炎的定标部位为胃窦小弯、胃窦大弯、胃角、胃体小弯、胃体大弯及病灶处。

但需指出的是,萎缩病灶本身就呈“灶状分布”,原定标部位变化不等于未定标部位变化。不能简单拘泥于与上次活检部位的一致性而忽视了新发病灶的活检。目前认为萎缩或肠化的范围(见本共识意见的“需进一步研究的问题”中 OLGA 分级分期系统内容)是判断严重程度的重要指标,这是定标活检所不能反映的。

4. 根除 H. pylori 可能减缓癌变进程和降低胃癌发生率,但最佳的干预时间为胃癌前病变(包括萎缩、肠化和上皮内瘤变)发生前。

较多研究发现,H. pylori 感染有促进慢性萎缩性胃炎发展为胃癌的作用。根除 H. pylori 可以明显减缓癌前病变的进展,并有可能减少胃癌发生的危险。

新近发表的一项根除 H. pylori 后随访 14. 7 年的研究报告称,H. pylori 根除治疗组(1130 例)和安慰剂组(1128 例)的胃癌发生率分别是 3. 0% 和 4. 6% 。根除 H. pylori 对于轻度慢性萎缩性胃炎将来的癌变具有较好的预防作用。根除 H. pylori 对于癌前病变病理组织学的好转有利。

某些具有生物活性功能的维生素,如维生素 C 以及微量元素硒可能降低胃癌发生的危险度。对于部分体内低叶酸水平者,适量补充叶酸可改善慢性萎缩性胃炎病理组织状态而减少胃癌的发生。

七、需进一步研究的问题

1. H. pylori 毒力基因在其感染后不同临床结局中的作用尚需进一步研究和综合分析。

H. pylori 感染有不同临床结局,如慢性非萎缩性胃炎、慢性萎缩性胃炎、消化性溃疡、胃癌等。一般认为,其感染结局的多样性是 H. pylori、宿主和环境等因素综合作用的结果。H. pylori 因素主要指其携带的毒力或毒力相关基因,如 cagA、vacA、cagA 致病岛基因、iceA、babA2 等,但感染携带这些基因的 H. pylori 与其临床结局的相关性尚存争议,有待进一步研究澄清。

2. H. pylori 感染在淋巴细胞性胃炎、Ménétrier 病、自身免疫性胃炎或 Russell 小体胃炎(Russell body gastritis)的发病中可能起作用。

(1)淋巴细胞性胃炎:是一种特殊类型的慢性胃炎,较少见,病因尚不清楚。其病理特征为胃黏膜上皮内有显著的淋巴细胞浸润。一项较大样本(51 例)的多中心研究表明,H. pylori 阳性的淋巴细胞性胃炎在根除 H. pylori 后绝大多数(95. 8%)患者的胃炎得到显著改善,而服用奥美拉唑或安慰剂的对照组仅 53. 8% 得到改善,未改善者在根除 H. pylori 后均得到改善。提示 H. pylori 阳性的淋巴细胞性胃炎根除治疗对部分患者有效。

(2)Ménétrier 病:以胃体底巨大黏膜皱襞和低蛋白血症为特征,其病因尚不清楚。已有若干 H. pylori 阳性 Ménétrier 病在根除 H. pylori 后得到缓解或痊愈的报道。目前已将检测和根除 H. pylori 作为 Ménétrier 病处理的策略之一。

(3)自身免疫性胃炎:是发生在自身免疫基础上以胃体黏膜炎性反应和萎缩为病理特征的胃炎。在遗传易感个体，H. pylori 感染可激活胃 CD4+Th1 淋巴细胞，后者可交叉识别蛋白和壁细胞 H+K+-ATP 酶共享的表位（epitope），即通过分子模拟机制，参与胃自身免疫。H. pylori 在自身免疫性胃炎的早期阶段起作用；发生萎缩前，根除 H. pylori 有望在一定程度上治愈自身免疫性胃炎。

（4）Russell 小体胃炎是一种罕见的以胃黏膜中胞质富含 Russell 小体（PAS 染色阳性）的浆细胞浸润为特征的胃炎。该型胃炎可并发胃溃疡，组织学上需与印戒细胞癌和 MALT 淋巴瘤鉴别。根除 H. pylori 可使多数 Russell 小体胃炎好转。

3. 环氧合酶（COX）2 抑制剂与胃癌的预防问题需要继续研究。

虽然某些报道认为 COX2 抑制剂有一定降低胃癌发生的作用，但鉴于存在诱发心血管事件发生的可能，不主张在一般人群中应用。

4. 关于国际上部分专家提出的有关慢性胃炎的 OLGA 分级分期系统，是否适合我国应用尚待研究。

2005 年，国际萎缩研究小组提出了如下不同于新悉尼胃炎系统的胃黏膜炎性反应和萎缩程度的分期标准，此后国际工作小组总结成为 OLGA 分级分期评估系统。该系统不同于新悉尼胃炎分类系统，而旨在将慢性胃炎的病理组织学、临床表现和癌变危险联系起来分析。但其是否适合于目前我国的临床工作，尚待研究。

第四节　消化性溃疡

消化性溃疡（peptic ulcer，PU）系指主要发生在胃和十二指肠的慢性溃疡，亦可发生在与酸性胃液相接触的其他部位，包括食道下端及空肠术后吻合口周围。消化性溃疡的得名在于其发生与胃酸、胃蛋白酶的消化作用有关。发生在胃称胃溃疡（gastric ulcer，GU），发生在十二指肠称十二指肠溃疡病（duodenal ulcer，DU）。本病是全人类的常见病，10% 的人一生中患过此病。本病可发生于任何年龄，但中年最为常见，胃溃疡多见于青壮年，而十二指肠溃疡多见于中老年。男性患病比女性较多；临床上胃溃疡比十二指肠溃疡多见，两者之比约为 3 ∶ 1，但有地区差异。胃癌高发区 GU 所占的比例有所增加。

本病属于中医“胃脘痛”范畴。

一、病因病机

（一）中医病因病机

中医认为本病的发生与情志、饮食所伤、脾胃虚弱等密切相关。抑郁恼怒伤肝造成肝气郁结，横逆犯胃，导致脾胃不和，胃失和降，或饮食不节直伤脾胃，导致脾胃气机失常，胃腑之气血失调而产生胃脘痛。上述情况又为“邪气”（如 Hp）入侵及致病提供了客观条件。“怒伤肝”即是伤了“肝主疏泄，喜条达，恶抑郁”的情志活动功能，实质上是伤了神经功能；“脾胃气机失常”实质上主要是指胃肠功能紊乱。因此，本病的病位在胃，但脾与胃有脏腑表里关系；脾运胃纳，一升一降共同消化。在消化过程中，又有肝的疏泄，脾与肝有互相制约的关系，故本病与胃、肝、脾三脏的功能状态有关。若肝气犯胃可致肝胃不和；肝郁化火伤阴或辛辣食物伤胃阴均可致胃阴不足；若中阳不振或久病阳虚可致脾胃虚寒；若虚寒兼有郁热、虚热或湿热征象者，则为寒热夹杂。但脾虚和血瘀是诸证的共同病理基础。

总之，本病病变在胃，与肝脾有密切关系，病因有寒、热、饮食不洁、劳倦、木郁、血瘀等。其发病机制亦较为复杂，但总不外乎脾胃气机壅滞、升降失常、气郁血瘀为患。

（二）西医病因病机

消化性溃疡的发生是由于致溃疡的攻击因子（幽门螺杆菌、胃酸及非甾体抗炎药等）与防御因子(胃黏膜屏障、黏液、黏膜血流、细胞更新及前列腺素等)失去平衡的结果。当攻击因子增强或防御因子削弱时,就可能发生溃疡。

(1) Hp感染:大量的研究表明,Hp通过直接或间接作用使胃黏液层变薄、黏膜疏水性降低、破坏黏膜屏障或再生功能、胃上皮细胞增殖和凋亡失衡及胃肠激素紊乱、黏膜内炎细胞的浸润等导致胃上皮细胞的损害,破坏了正常黏膜屏障,导致H^+反渗,是导致溃疡的病理基础。在Hp的致病机制方面存在两个著名的假说,即Hp感染后在胃黏膜局部分解尿素产生氨,使局部呈碱性,从而激发了促胃液素分泌的反馈机制,引起促胃液素分泌增高,继而刺激壁细胞引起胃酸分泌增高,从而促进溃疡的形成,此即所谓"促胃液素链学说"。另一假说认为由胃上皮细胞及黏液层组成的胃黏膜屏障(屋顶)可保护胃黏膜组织免受胃酸(雨)的侵害,Hp感染后释放的多种毒素和黏膜炎症的形成损害了这一屏障功能(漏水的屋顶),使酸反渗而引起黏膜下的组织损害及溃疡形成,即"漏屋学说"。Hp感染可以引起胃酸分泌及其相关调节机制的障碍,这可能是引起消化性溃疡病理生理改变的重要原因。

(2) 非甾体类抗炎药(NSAID):当其进入胃肠后,除可直接损伤胃黏膜外,并可抑制体内环氧化酶的活性而干扰前列腺素合成,从而削弱对胃黏膜的保护作用。

(3) 胃酸和胃蛋白酶:这是引起胃黏膜损害的基本因素,有"无胃酸即无溃疡"之说。酸对黏膜的直接损伤和其致胃蛋白酶原活化所发挥的对黏膜的"消化作用",使胃酸成为损伤黏膜的主要攻击因子。一般认为两者的协同作用才能引起溃疡的形成。壁细胞分泌盐酸至少受乙酰胆碱(M)、促胃液素(C)和组胺(H)等三个受体的影响,任何一个受体被阻断后均可影响其他两个受体刺激后的泌酸能力,如H_2受体被阻断后,可显著地抑制M、C受体激动剂的作用,因此认为H_2受体是所有刺激胃酸分泌介质作用的主要途径。胃酸分泌的量取决于壁细胞总数及壁细胞对刺激物的反应性,十二指肠溃疡患者常在正常人的1倍以上,而胃溃疡者则正常或稍低。

此外,遗传、吸烟、胃十二指肠运动异常、应急和心理、饮食、病毒感染等因素也与消化性溃疡的发生密切相关。

二、辨　　病

1. 临床表现

(1) 典型症状:上腹部疼痛是本病的主要症状,典型DU的疼痛常呈节律性和周期性,可被进食或服用抗酸剂所缓解。这些特点在GU中不甚明显。部分患者可无症状,或以出血、穿孔等并发症作为首发症状。十二指肠溃疡疼痛的部位在上腹中部或偏右,胃溃疡在上腹部偏左。溃疡性疼痛可表现为隐痛、钝痛、刺痛、烧灼样痛或者胀痛。十二指肠溃疡疼痛常在饥饿时和夜间出现,进食后可以缓解。胃溃疡疼痛多出现于餐后半小时左右,至下餐前缓解。本病有一定周期性,每年春秋季节变化时发病。发病的诱因有饮食不当或精神紧张等。

(2) 其他症状:可伴有上腹饱胀、嗳气、反酸、烧心、恶心、呕吐、食欲减低等症状。病程较长的患者因影响摄食和消化功能而出现体重减轻。有些患者可能因慢性失血或营养不良而出现贫血,呈慢性病容。

(3) 体征:

1) 上腹部轻度压痛:十二指肠溃疡压痛的部位在偏右上腹,胃溃疡在偏左上腹。

2) 其他体征取决于溃疡并发症,幽门梗阻时可见胃型及胃蠕动波,溃疡穿孔时有局限性或弥漫性腹膜炎的体征。

(4) 并发症:消化性溃疡主要有四大并发症:出血、幽门梗阻、穿孔及恶变。如果突然上腹剧痛,弥漫全腹,腹部按之如木板,患者卧床,两腿蜷曲,恶心呕吐,烦躁不安,面色苍白,服药不能缓解，则要考虑是是否穿孔；或呕吐时作时止，渐转为持续性呕吐，上腹饱胀，食欲减退，或嗳腐反酸，则为幽门梗阻；或大量呕血、便血，面色苍白等，则为出血。

（5）特殊类型的溃疡：主要有胃及十二指肠复合溃疡、幽门管溃疡、球后溃疡、老年性溃疡及促胃液素瘤等。这些溃疡不具备典型溃疡的疼痛特点，常常缺乏疼痛的节律性。促胃液素瘤患者多有顽固性症状和多发性难治性溃疡，手术后近期多复发，有的伴有水泻或脂肪泻。

2. 理化检查

（1）胃镜检查：不仅可直接观察胃十二指肠黏膜，还可活检进行病理组织学检查和 Hp 检查。对于消化性溃疡的诊断和良、恶性溃疡鉴别诊断的准确性高于钡餐检查。胃镜检查可见胃或十二指肠壶腹部、壶腹后部见有圆形或椭圆形、底部平整、边缘整齐的溃疡。诊断应包括溃疡的部位、大小、数目以及溃疡的分期。

胃镜下根据溃疡面的所见可分为活动期、愈合期和瘢痕期：

1）活动期（A 期）：为发病的初级阶段，溃疡边缘炎症，水肿明显，组织修复尚未发生。

A1 期：厚白苔，有污秽，苔在某些部位可以超出溃疡周边，苔上可有出血点或凝血块附着，周围黏膜隆起呈堤状，充血、水肿、糜烂，呈明显炎症表现。

A2 期：此期溃疡周边的炎症水肿明显减轻，白苔清洁，边界鲜明，边缘部分开始出现呈红色的再生上皮，开始出现皱襞集中表现。

2）愈合期（H 期）：此期溃疡缩小，炎症消退，再生上皮及皱襞集中明显。

H1 期：溃疡缩小，变浅，白苔边缘光滑，周边水肿消失，边缘再生上皮明显，呈红色栅状，皱襞集中，到达溃疡边缘。

H2 期：溃疡明显缩小，白苔变薄，再生上皮范围加宽。

3）瘢痕期（S 期）：此期溃疡已完全修复，为再生上皮覆盖。

S1 期：黏膜缺损已完全为再生上皮覆盖，再生上皮发红呈栅状，向心性呈放射状排列，又称红色瘢痕期。

S2 期：再生上皮增厚，红色消失，与周围黏膜大致相同，皱襞集中不明显，但可见黏膜集中像，又称白色瘢痕期。

（2）Hp 检测：通过胃镜可以取胃窦黏膜作快速尿素酶试验、组织学检查或者作 Hp 培养。Hp 的感染率在活动性 DU 中达 85% ~95%，GU 中达 80% ~90%。故 Hp 感染的诊断已成为消化性溃疡的常规检测项目。

（3）X 线钡餐检查：多采用钡剂和空气双重对比造影。可以显示溃疡 X 线的直接征象（具有诊断意义的龛影和胃黏膜皱襞集中）和间接征象（对诊断有参考价值的局部痉挛、激惹现象、球部畸形）。

（4）胃液分析：主要用于促胃液素瘤的辅助诊断。而对消化性溃疡诊断和鉴别诊断价值不大。

（5）血清促胃液素测定：如怀疑有促胃液素瘤，应作此项测定。血清促胃液素值一般与胃酸分泌呈反比，胃酸低，促胃液素高，胃酸高，促胃液素低；促胃液素瘤时则两者同时升高。

三、鉴别诊断

（1）良性溃疡与恶性溃疡的鉴别：良性溃疡与恶性溃疡的鉴别比较难，必须借助内镜和病理组织活检。对长期不愈的溃疡，要定期复查以免漏诊。

（2）慢性胃炎：慢性胃炎的患者也可有类似溃疡的症状，如胃脘胀痛，嗳气，其疼痛及性质有时相仿，但胃酸检查有助于鉴别，胃炎往往胃酸少或缺乏，溃疡则正常或较高，难以鉴别时必须行胃镜检查,此法是确诊胃炎的主要方法。

(3)十二指肠炎:十二指肠溃疡和十二指肠炎的临床症状很相似,单凭症状难以鉴别,胃肠X线钡餐透视或造影可资鉴别,但也有部分患者在炎症刺激,局部痉挛,呈激惹现象时难以区分,故须进行内镜检查。

四、方证论治

1. 温中愈溃汤证

主症　症见胃痛隐隐,绵绵不断,喜温喜按,空腹痛甚得食痛减,泛吐清水,遇冷加重,纳差,神疲乏力,甚则手足不温,大便溏薄,舌质淡嫩,或见齿痕,苔薄白,脉沉细。

病机　脾胃虚弱、气血失调。

治法　温补脾胃、抑酸止痛。

方药　温中愈溃汤(王道坤教授经验方)。红景天、黄芪、白芍各15g、桂枝,吴茱萸、川黄连各6g,煅瓦楞20g,蒲公英15g、海螵蛸、浙贝各12g,化瘀散(三七粉、血竭等)6g,甘草12g。每日1剂,水煎2次,早晚饭后1小时服,42天为1个疗程。

加减　出血、解黑粪者加血余炭、白及、地榆炭;兼胃脘胀者加内金、神曲;脾胃虚寒者加炮姜、肉桂;瘀血偏重者加灵脂、元胡。可以结合微观辨证,调整药味如:胃镜检查溃疡面色红、充血者加牡丹皮、黄芩;出血明显者加茜草、蒲黄;溃疡边缘凹凸不平者加半枝莲、薏仁;色灰白、水肿者加法半夏、茯苓、猪苓等。溃疡面大有恶变倾向者,加白花蛇舌草、蒲公英。白花蛇舌草、蒲公英现代药理研究表明清热解毒药有抑菌消炎,保护胃黏膜的作用,抗菌谱较广,常用于消化道炎症或溃疡以及抗癌。

此型患者临床最多见,应用此方治疗消化性溃疡(胃溃疡、十二指肠溃疡、食管溃疡)两千多例,治愈率86.5%,总有效率98.5%。复发率极低。

2. 疏肝愈溃汤证

主症　胃脘胀痛,攻窜两胁,嗳气频繁,矢气痛减,或大便不爽,嘈杂泛酸,每因情志因素而作或加重,舌质红苔薄白,脉弦。

病机　肝郁气滞,胃失和降。

治法　疏肝和胃,理气止痛。

方药　疏肝愈溃汤(王道坤教授经验方)。柴胡、白芍、枳实、陈皮、半夏、元胡、川楝子、炙甘草各10g,瓦楞子、乌贼骨各15g,黄连6g,蒲公英15g。水煎服,每日1剂,3周为1疗程,共治疗2疗程。每日1剂,水煎2次,早晚饭后1小时服,42天为1个疗程。

加减　纳差加淮山药、鸡内金;便溏加茯苓。溃疡出血,大便隐血试验阳性者,加白及、三七;肝郁犯胃者,加香附、佛手;肝胃郁热者,加焦山栀、牡丹皮;肝胃阴虚者加石斛、麦冬、生地。

另附　脘腹蠲痛汤:元胡、生甘草、白芍、海螵蛸、川楝子、制香附各9g,蒲公英、白及各15g,沉香曲12g,乌药6g。每日1剂,水煎2次,早晚分服,连服8~12周。气虚加党参、黄芪各15g;胃寒加高良姜10g,肉桂(冲服)5g;胃阴虚加北沙参15g,麦冬10g;合并消化道少量出血,加阿胶(溶服)12g,紫珠30g,三七(先煎)10g。

此方为名老中医何任教授治疗脘腹疼痛之良方,能舒肝和胃、行气止痛,主治肝气郁滞型消化性溃疡。方中白芍平肝缓急止痛,甘草甘缓调和,芍甘相合名为芍药甘草汤,能于补土中泻木,缓急和中而止痛;川楝子、元胡名为金铃子散,有行气活血止痛之效;制香附、沉香曲、乌药行气和胃;乌贼骨制酸止痛;白及生肌而有利于溃疡愈合;蒲公英为清热解毒药,全方能舒肝行气,和胃止痛，促进溃疡愈合，经临床多次验证，证明该方为治疗消化性溃疡之有效方剂。

3. 养阴愈溃汤证

主症 症见胃脘隐隐作痛，空腹时加重，不思饮食，口干咽燥，大便干结，手足心热，舌红少苔或苔花剥，少津或裂纹，脉细弦或细数。

病机 阴虚胃痛。

治法 生津和胃，理气止痛。

方药 养阴愈溃汤（王道坤教授经验方）。北沙参、当归、麦冬、白芍、甘草各12g，生地30g，枸杞子、黄连各10g，川楝子、炒枳壳各12g、浙贝、海螵蛸、蒲公英各15g。每日1剂，水煎2次，早晚饭后1小时服，42天为1个疗程。

加减 肝胃气滞明显加郁金、香附子；肝胃郁热明显加蒲公英；脾胃虚弱兼气虚者加黄芪；偏虚寒者加高良姜；胃痛明显加芍药、甘草；泛酸明显加生牡蛎；黑粪明显加生蒲黄；腹胀明显加枳壳、白术；便秘加火麻仁、郁李仁。

4. 散寒愈溃汤证

主症 症见胃脘疼痛暴作，遇冷而发或加重，得热痛减，不欲饮食，食则喜热，口淡无味，泛吐清水，大便溏薄，小便清长，舌质淡红，苔白，脉弦紧。

病机 素体阳虚，感受寒邪。

治法 散寒止痛。

方药 散寒愈溃汤（王道坤教授经验方）。炙黄芪12g，桂枝、干姜各5g，炙甘草10g，煅瓦楞、当归各30g，海螵蛸15g，良姜6g，甘松6g，大枣12枚。每日1剂，水煎2次，早晚饭后1小时服，42天为1个疗程。

加减 气虚甚者加党参，阳虚甚者加熟附片、吴茱萸，嗳气者加陈皮、砂仁，痛甚者加元胡、广木香。

5. 化瘀愈溃汤证

主症 症见胃脘疼痛持久，痛若针刺或刀割，痛有定处而拒按，食后或夜间痛甚，或痛时牵涉胸背，或呕血、便血，舌质紫暗或有瘀斑，脉涩。

病机 瘀血内停。

治法 活血化瘀、敛疡止痛。

方药 化瘀愈溃汤（王道坤教授经验方）。生蒲黄、五灵脂、刘寄奴、黄芪、山药、蒲公英各15g，血竭（冲服）3g，煅瓦楞子20g，威灵仙、枳壳各10g，黄连3g，鸡内金6g。每日1剂，水煎2次，早晚饭后1小时服，42天为1个疗程。

加减 疼痛较剧者选加乳香、没药；嗳气反酸、嘈杂明显者选加法半夏、陈皮、海螵蛸；气虚者，加黄芪、白术、黄精；兼有阴虚血少者，加当归、麦冬；吐血者，加白及、云南白药；大便色黑者，加伏龙肝、地榆炭；兼有胀痛者，加枳壳、青皮、木香；瘀甚者，加三棱、莪术。

五、临床心得

无论是用中药还是用西药治愈活动期的消化性溃疡一般不难，难点是如何预防溃疡病的复发。特别是西药如H_2受体阻滞剂或质子泵抑制剂的使用。因其制酸作用强烈，不论是控制上腹疼痛症状，还是治愈溃疡，其疗效是非常显著且快捷的。但是，溃疡频繁复发是消化性溃疡自然史的特点之一。用H_2-RA或PPI治疗愈合的溃疡，一年中溃疡复发率高达50%～70%。即使用根除 Hp 治疗方案的疗效尚难达到百分之百。西药维持治疗需要长期服药,停药后溃疡仍会复发。Hp 感染、服用 NSAID、吸烟等是影响溃疡复发的危险因素,应尽量去除;另外,溃疡复发频繁时,一定要做血清促胃液素测定和胃液分析,排除促胃液素瘤。

中医药治疗不仅可控制症状,药后病情较稳定,可较长期服用,使复发率降低。中医药为何能取得这样的效果,这与中药既可对抗致溃疡的攻击因子,又可增强胃黏膜的保护因子是分不开的。我们的动物试验研究证实,温中愈溃汤可以增强胃黏膜保护因子,促进胃黏膜血液循环及调节免疫功能,调节幽门括约肌舒缩功能,防止胆汁等碱性液胃反流,改善胃的内环境,能提高溃疡愈合质量。消化性溃疡治疗的核心问题是如何提高溃疡的愈合质量。愈合质量高则复发少,反之,愈合质量低,不仅复发者多,并发症也多,影响生活质量与工作效益,使患者经济上负担过重。

溃疡病在活动期,除了表现为胃脘疼痛外,还有胃镜征象,如溃疡周围充血水肿,表面附厚浊腐苔等。溃疡的活动是否就属于中医的热证从痈从热论治;或者说溃疡病的病程迁延反复,呈慢性、周期性,是否属于"寒疮"、"阴疮",从虚从寒论治。实际上未必如此。应该说,同是溃疡病活动期,在不同的机体状态其表现出来的中医证候是有差异的,甚至是相反的。这就需要我们辨证论治。在辨证过程中,要注意证型的兼杂和可变,标本的缓急和影响。例如,有的患者既有热证又有湿证,或还兼有气滞证、血瘀证,有的患者在湿阻气滞的同时,还有脾气虚弱证,这些都是要通过"四诊"去认真辨别的。辨证论治,这是提高治愈的关键所在。溃疡作为内在疮疡,在区别是湿热还是寒湿蕴酿成疡后,要确定主要治法。寒疡(脾胃虚寒)要温补、补托,温中愈溃汤(红景天、黄芪、白芍、桂枝,吴茱萸、川黄连,煅瓦楞,蒲公英、海螵蛸、浙贝)、化瘀散(三七粉、血竭等)是经验良方。热疡(脾胃湿热)要清热、祛湿,常用疏肝愈溃汤(柴胡、白芍、枳实、陈皮、半夏、元胡、川楝子、甘草,瓦楞子、乌贼骨、蒲公英),疗效也比较满意。

我们在组方时,在辨证为主的基础上,还结合辨病。再根据辨证及中药药性去选用一些有针对性作用的中药。因为溃疡病的基本病因病理是一致的,是胃、十二指肠黏膜的护卫功能下降,攻击因子过强,两者失于平衡所致。所以,选用一些经严格科学研究证实具有这方面作用的中药配伍遣方。如选用具有抑杀 Hp 的药物(黄连,大黄、黄芩、厚朴、桂枝等),具有中和胃酸的药物(乌贼骨、浙贝母、煅瓦楞粉等),具有保护胃黏膜作用及生肌的药物(白及、田七粉、云南白药等)。这样,更能提高治愈率。

另外,为了提高治愈率,还必须注意三点:中医治则的稳定性(如守法守方);治疗手段的多样性(如既有内服药,又有外敷药,或针灸等);治疗方法的联合性(如中医药与西医药结合,药物治疗与饮食调护结合等)。

近 40 年的临床实践证明,运用中医药可使溃疡的年复发率显著减少,并且安全性高。我的主要经验是在溃疡治愈后健脾益气,制酸和胃。习用健脾和胃汤结合患者体质加减做整体治疗 3 个月,效果非常满意。

六、其他治疗

(一)中成药治疗

1. 市售中成药

(1) 胃苏冲剂:每次 1 包,每日 3 次。适用于气滞证。

(2) 气滞胃痛冲剂:每次 1 包,每日 3 次。适用于肝郁气滞证。

(3) 洁白丸:每次 3 粒,每日 2 次。适用于脾胃虚寒证。

(4) 养胃舒胶囊:每次 2 粒,每日 3 次。适用于气阴两虚证。

（5）温胃舒胶囊：每次 3 粒，每日 2 次。适用于脾胃虚寒证。

2. 医院内部制剂

（1）愈溃灵粉：每次 6g，1 日 3 次，饭前 30 分服，白开水送下。

（2）胃痛灵胶囊：每次 3 粒，1 日 3 次，饭前 30 分服，白开水送下。

（3）景芪愈溃胶囊：每次 3 粒，1 日 3 次，饭前 30 分服，白开水送下。

（二）西医治疗

消化性溃疡的治疗目的在于缓解症状、促进溃疡愈合、减少复发，避免并发症的发生。

1. 一般治疗

适当休息，避免精神过度紧张和情绪激动，必要时给与镇静安眠药，如地西泮、多塞平等；食物宜清淡、易消化，戒烟，慎服非甾体类固醇类的药物如水杨酸制剂等。

2. 药物治疗

（1）对症治疗：如腹胀可用促动力药，如吗丁啉 10mg，每日 3 次；腹痛可用颠茄、山莨菪碱等抗胆碱能药。

（2）降低胃内酸度的药物：按作用途径主要有两大类。碱性药物，如氢氧化铝、铝碳酸镁、碳酸钙、碳酸氢钠、次碳酸铋等，片剂可在嚼碎后吞服，3～7 次/日。市场上制酸药多为复合制剂，如复方氢氧化铝片（胃舒平）、胃疡宁、胃得乐等，含铝、铋制剂可致便秘，而含镁制剂可致腹泻，它们配伍后可抵消各自的副作用。抑制胃酸分泌的药物，主要指 H_2受体拮抗剂及质子泵抑制剂。

1）H_2受体拮抗剂：西咪替丁：800mg，每日睡前 1 次。雷尼替丁：常用量为 150mg，早晚各 1 次，口服或睡前 300mg 顿服。法莫替丁：抑酸作用优于雷尼替丁，只需 40mg，每日 1 次，或 20mg，每日 2 次口服，副作用较小。尼沙替丁：150mg，每日 2 次。

2）质子泵抑制剂（PPI）：奥美拉唑 20mg，每日 1～2 次；兰索拉唑 30mg，每日 1～2 次；潘托拉唑 40mg，每日 1 次；新型 PPI 制剂雷贝拉唑（rabeprazole 商品名：波利特），用法为 10mg，每日1～2 次；埃索美拉唑（esomeprazole，左旋奥美拉唑，商品名为耐信）剂量为 40mg，每日 1 次。

（3）胃黏膜保护剂：

1）硫糖铝 1g，每日 3～4 次，餐前 1 小时及睡前服用。

2）胶体次枸橼酸铋 120mg，每日 4 次，或每次 240mg，每日 2 次，餐前半小时服用。疗程不宜超过 8 周。米索前列醇，常用量为 200μg，每日 4 次，4～8 周为一疗程。

（4）根除 Hp 的药物：根除 Hp 可以减少或预防消化性溃疡的复发，常用药物有阿莫西林、甲硝唑、替硝唑、克拉霉素、四环素及呋喃唑酮等；胶体铋剂既是胃黏膜保护药，也是有效杀灭 Hp 的药物；质子泵抑制剂（PPI）和 H_2受体拮抗剂虽然是抑制胃酸分泌的药物，但与抗生素合用。

根除 Hp 治疗：国内推荐以下治疗方案：

1）PPI+两种抗生素：

PPI 标准剂量+克拉霉素 0.5g+阿莫西林 1.0g，2 次/日×1 周

PPI 标准剂量+阿莫西林 1.0g+甲硝唑 0.4g，2 次/日×1 周

PPI 抑标准剂量十克拉霉素 0.25g+甲硝唑 0.4g，2 次/日×1 周

2）铋剂+两种抗生素：

铋剂标准剂量+阿莫西林 0.5g+甲硝唑 0.4g，2 次/日× 2 周

铋剂标准剂量+四环素 0.5g+甲硝唑 0.4g，2 次/日× 2 周

铋剂标准剂量+克拉霉素 0.25g+甲硝唑 0.4g，2 次/日×2 周

3. 外科治疗

手术适应证有：①溃疡并发大量出血，经内科治疗24～48小时无效；②溃疡穿孔；③器质性幽门梗阻；④胃溃疡疑有恶变；⑤经过至少1次严格内科治疗而又多次复发，或愈合后复发溃疡较大者；⑥难治性或顽固性溃疡经严格的内科治疗无效者。

4. 并发症的治疗

（1）大量出血：消化性溃疡病并发大量出血，常可引起周围循环衰竭和失血性贫血，可给予以下处理：

1）输血输液以补充血容量、调节水电解质及酸碱平衡，稳定生命体征。

2）给予注射制酸止血药物，选用西咪替丁0.8g/日、法莫替丁40mg/日或奥美拉唑40mg/日静脉滴注或静脉推注；出血严重者可使用生长抑素（善宁）0.1mg静脉推注，然后用0.3mg静脉滴注，维持24小时左右，最多不超过72小时等。

3）内镜下局部止血：急性出血时（尤其是临床诊断尚不明确时）紧急胃镜检查及胃镜下止血是较好的治疗方法，可在局部使用0.1%肾上腺素、5%孟氏液（碱式硫酸铁）、凝血酶或立止血止血，或在出血病灶注射1%乙氧硬化醇等进行硬化治疗，或应用止血钛夹、电凝、微波、激光止血。

（2）急性穿孔：胃、十二指肠溃疡一旦并发急性穿孔，应禁食，放置胃管抽取胃内容物，防止腹腔继发感染。无腹膜炎发生的小穿孔，可采用非手术疗法。饱食后发生穿孔，常伴有弥漫性腹膜炎，需在6～12小时内施行急诊手术。慢性穿孔进展较缓慢，穿孔邻近脏器，可引起粘连和瘘管形成，必须外科手术。

（3）幽门梗阻功能性或器质性幽门梗阻的初期，其治法基本相同，包括：

1）静脉输液以补充血容量、调节水电解质及酸碱平衡，稳定生命体征。

2）放置胃管连续抽取胃内容物72小时后，于每日晚餐后4小时行胃灌洗术，以解除胃潴留和恢复胃张力。

3）经胃灌洗术后，如胃潴留已少于200ml，表示胃排空已接近正常，可给予流质饮食。

4）消瘦或营养状况极差者，宜及早予以全肠外营养疗法。

5）注射H_2受体拮抗剂或质子泵抑制剂。

6）应用促进胃动力药如吗丁啉或西沙比利，但禁用抗胆碱能药物如阿托品、颠茄类，因此类药物能使胃松弛和胃排空减弱而加重胃潴留。

（三）针灸疗法

1. 针灸

取穴方：梁丘、胃俞、中脘、内关、足三里。气滞加阳陵泉、行间；郁热加合谷、内庭；瘀血加膈俞；痛甚加公孙、人中；虚盛加章门、建里（行艾条灸）。每次取4～6穴，常规消毒后毫针刺行补泻之法，每日针刺1次，或疼痛发作时施治，10次为1疗程，疗程间休息3～5日。

现代研究表明，针灸可通过对自主神经的调整，不但可以减少胃酸分泌，且能增强胃肠蠕动，幽门括约肌舒缩，促进血液循环，并且有较强的镇痛作用，亦无任何副作用，是消化性溃疡理想的治疗方法。非常适合在农村和社区推广。

2. 干扰电疗法

6cm×8cm电极4个，交叉放置在背部相当于6～7胸椎处及腹部肚脐两侧，频率50～100Hz、

90～100Hz，各治疗10分钟，电流强流30～60mA，每天1次，20次为1疗程。

本法能调整神经系统功能，改善胃、十二指肠的血液循环与营养情况，调节胃、十二指肠的运动与分泌功能，减轻或帮助消除症状，促进溃疡的愈合，减少或防止复发，适用于消化性溃疡。

七、预防与调理

规律的生活与饮食习惯，乐观的情绪，避免过度劳累与紧张是预防本病复发的关键。

1. 生活调理

当溃疡活动期，症状较重时，卧床休息几天乃至1～2周，尤其对胃溃疡患者，常可使疼痛等症状缓解。避免使用水杨酸类药、非甾体类固醇抗炎药、肾上腺皮质激素、利血平等致溃疡药物。

2. 饮食调理

（1）溃疡病急性发作期：应严格限制对胃黏膜有机械性刺激的食物如生、硬食物和化学性刺激食物和药物，包括辛辣刺激性食物、烈性酒、酸性饮食、浓茶、咖啡以及易致溃疡的化学药物，以保护胃黏膜。给予适量蛋白质和碳水化合物，脂肪量可稍高，尽可能补充各种维生素，但属虚寒者不宜吃梨、柿等凉性水果。食用对胃液分泌作用较弱的食品和不含植物纤维的食物，如大米粥、鸡蛋羹、蛋花汤、藕粉、蜂蜜、杏仁霜、果汁等。限制肉汤、鸡汤、鱼汤，因为含氮的饮食能强烈刺激胃，增加胃的代谢负担。清淡饮食，易于消化，每日进餐6～7次。每隔2小时进餐一次，使食物常与胃酸结合，以缓解症状，促进溃疡愈合。

（2）好转愈合期：逐渐过渡到锻炼性饮食，日餐5～6次。主食可用烤馒头片、面包干、大米粥、细面条、面片等，蛋白质、糖、脂肪量和盐可适当增加。

（3）恢复期：日进餐4～5次。仍以清淡饮食和易消化饮食为主，忌煎炸厚味及辛辣刺激食物，避免采用强烈促进胃液分泌的食物如酒、咖啡、汽水及芹菜、茴香、青葱、辣椒等，忌用能加重胃负担的豆类、动物内脏和菠菜等。

3. 精神调理

消化性溃疡属于典型的心身疾病范畴，心理、社会因素对发病起着重要作用，因此乐观的情绪、规律的生活、避免过度紧张和过劳，无论在本病的发作期或缓解期均很重要。对少数伴有焦虑、紧张、失眠等症状的患者，可短期使用一些镇静药和安定剂。

消化性溃疡病经中西医结合治疗症状与体征都很快好转，尤其是西医药的质子泵抑制剂的出现，大大降低了溃疡病并发症的出现，预后良好。但由于本病属慢性病，难于根治，容易复发。出现的并发症是急性上消化道出血、穿孔、幽门梗阻等，不及时诊治会严重危及生命安全，应予足够重视，争取积极彻底治疗。

八、疗效评定标准

1. 临床疗效标准

临床痊愈　症状消失，溃疡及周围炎症全部消失。

显效　症状明显减轻，溃疡消失，仍有炎症。

有效　症状减轻，溃疡面缩小50%以上。

无效　症状无改善，溃疡面缩小不及50%。

2. 证候疗效标准

所有症状都分为无、轻、中、重四级(参照附录3),在主症分别记0、2、4、6分,在次症则分别记0、1、2、3分。对于舌脉则分为正常和非正常两级,在主症分别记0、2分,在次症分别记0、1分。

临床痊愈　症状、体征消失或基本消失,证候积分减少≥95%。

显效　症状、体征明显改善,证候积分减少≥70%,但<95%。

有效　症状、体征均有好转,证候积分减少≥30%,但<70%。

无效　症状、体征均无明显好转,甚或加重,证候积分减少<30%。

九、典型病例

秦某,男,32岁,酒泉市,教师,患者多年来时有胃脘疼痛,春秋加重,近20多天来疼痛加剧。疼痛呈阵发性,痛甚则反射至肩背,夜间尤甚,疼痛的后半夜不能入睡。呕吐酸苦水,空腹痛甚,纳差,大便干燥,小便黄,舌暗,苔黄腻,脉弦。经用西药治疗2周,疼痛未见缓解,住本院外科,准备手术切胃。经胃镜检查,诊断为:①十二指肠壶腹部溃疡(活动期);②糜烂性胃窦炎。经患者介绍,1980年3月19日转我科保守治疗。

辨证　证属肝胃不和,气血瘀阻。

治法　疏肝和胃,化瘀止痛。

处方　公英15g,元胡10g,乌贼骨10g,黄连6g,吴茱萸2g,炒代赭石30g,香附10g,煅瓦楞子30g,枳壳15g,青、陈皮各10g,槟榔10g。6剂。

二诊　3月25日。药后大便通畅,胃疼大减,但痛甚时仍反射至后背,泛吐酸水已减少。舌暗,苔转薄腻,脉弦。效不更方,原方加减再进。处方:公英15g,元胡10g,乌贼骨15g,黄连6g,吴茱萸2g,香附10g,煅瓦楞子30g,枳壳15g,青、陈皮各10g,金铃子10g,三七粉(分冲)6g。5剂。

三诊　4月8日,药后疼痛基本缓解夜能安寐,背痛已经止,饮食好转,舌淡红,苔转薄白,脉弦,上方增损再进。公英15g,元胡10g,乌贼骨10g,黄连6g,炒代赭石30g,香附10g,煅瓦楞子30g,枳壳15g,陈皮10g。

四诊　病情平稳,无特殊不时不适,舌淡红,苔转薄白,脉弦。改拟健脾和胃汤加减。生黄芪15g,茯苓15g,白术10g,当归10g,白芍10g,甘草6g,丹参15g,枳壳10g,金银花20g。每日1剂,水煎服。14剂,带药出院。

5月11日复查胃镜,十二指肠壶腹部溃疡已经愈合,胃窦部轻度充血,未见糜烂,诊断为胃窦炎。嘱其食饮有节,忌食辛辣刺激性食物,不要过度劳累。停药观察。

2005年7月18日随访,患者极其高兴地说:"是您把我从手术刀下救了出来,自从您治好后,20多年来一直很好,胃病消失,饮食正常,精力充沛。"可以说已经彻底治愈。

消化性溃疡中西医结合诊疗共识意见(2011年　天津)

中国中西医结合学会消化系统疾病专业委员会

中国中西医结合学会消化系统疾病专业委员会于2003年重庆第15届全国中西医结合消化学术会议公布了《消化性溃疡的中西医结合诊治方案(草案)》,至今已推广使用8年余,针对本病近年来在基础和临床研究所取得的进展,本会组织国内有关专家于2009年南宁会议和2010年苏州会议对消化性溃疡的中西医结合诊治方案进行了两次讨论修订,基本达成了2010年苏州消化性溃疡的中西医结合诊疗共识,2011年10月28—30日专业委员会又特邀了部分知名专家在天津进行了最后讨论审定,现将审定后的天津诊疗共识公布如下。

1 概念

消化性溃疡(petic ulcer,PU)主要指胃和十二指肠溃疡,主要病变是黏膜的局限性组织缺损、炎症与坏死性病变,深达黏膜肌层。病变是黏膜被胃酸、胃蛋白酶自身消化所致,故称消化性溃疡。近年发现其发病与幽门螺杆菌(Hp)感染、非甾体类抗炎药(NSAIDs)药物关系密切,故对 Hp 阳性者又称 Hp 相关性溃疡,对服用 NSAIDs 者又称 NSAIDs 相关性溃疡。属中医学的"胃脘痛"、"嘈杂"、"吞酸"等范畴。

2 临床表现

2.1 症状 典型的消化性溃疡临床表现具有慢性、周期性、节律性上腹痛的特点,疼痛部位:胃溃疡在上腹偏左,十二指肠溃疡在上腹偏右;疼痛性质及时间:多呈空腹痛、隐痛、灼痛、胀痛。胃溃疡饭后30min 后痛,至下次餐前缓解。十二指肠溃疡有空腹痛、半夜痛,进食可以缓解。常伴反酸、烧心、嗳气等消化不良症状,可伴精神神经功能失调症候群。

2.2 体征 上腹部有局限性压痛。胃溃疡压痛位于上腹部正中或偏左,十二指肠溃疡位于上腹部偏右。

3 类型

3.1 西医分类 按其性质分为胃溃疡、十二指肠溃疡及特殊类型溃疡(如隐匿型溃疡、复合性溃疡、幽门管溃疡、球后溃疡、巨大溃疡、应激性溃疡等)。按其病因分为 Hp 相关性溃疡、NSAIDs 相关性溃疡及非 Hp 非 NSAIDs 相关性溃疡等。

3.2 中医证型

3.2.1 肝气犯胃证 主症:①胃脘胀痛,窜及两胁;②胸闷喜叹息,遇情志不遂胃痛加重;③嗳气频繁;④脉弦。次症:①烦躁易怒;②嘈杂反酸;③口苦纳差;④舌质淡红,苔薄白或薄黄。胃镜象:①蠕动活跃或亢进;②溃疡呈圆形或椭圆形,中心覆盖黄苔或白苔较薄,周围黏膜轻度充血水肿;③或白苔消失呈现红色新生黏膜者。证型确定:具备主症 2 项加次症 1 项,或主症第 1 项加次症 2 项,并结合胃镜象。

3.2.2 寒热错杂证 主症:①胃脘灼痛,喜温喜按;②口干苦或吐酸水;③舌淡或淡红,体胖有齿痕,苔黄白相间或苔黄腻。次症:①嗳气时作;②嘈杂泛酸;③四肢不温;④大便时干时稀;⑤脉弦细。胃镜象:溃疡覆盖黄色或白色厚苔,可溢出溃疡边缘,周围黏膜充血水肿明显。证型确定:具备主症 2 项加次症 1 项,或主症第 1 项加次症 2 项,并结合胃镜象。

3.2.3 瘀血阻络证 主症:①胃脘疼痛如针刺或如刀割,痛处不移;②胃痛拒按,食后胃痛加重;③舌质紫暗或见瘀斑。次症:①疼痛晚间发作,或夜间痛甚;②呕血或黑便;③脉涩或沉弦。胃镜象:溃疡呈圆形或椭圆形,中心覆盖黄苔或白苔,可伴有渗血或出血或血痂,周围黏膜充血水肿明显。证型确定:具备主症 2 项加次症 1 项,或主症第 1 项加次症 2 项,并结合胃镜象。

3.2.4 胃阴不足证 主症:①胃脘隐痛或灼痛;②嘈杂似饥,饥不欲食;③舌红少津裂纹、少苔、无苔或剥苔。次症:①口干不欲饮;②纳呆食少;③干呕;④大便干结;⑤脉细数。胃镜象:①黏液量少黏稠;②溃疡黄苔或白苔变薄,周围充血水肿减轻,或出现红色新生黏膜。证型确定:具备主症 2 项加次症 1 项,或主症第 1 项加次症 2 项,并结合胃镜象。

3.2.5 脾胃虚寒证 主症:①胃脘隐痛,喜温喜按;②空腹痛重,得食痛减;③舌体胖,边有齿痕,苔薄白。次症:①面色无华;②神疲肢怠;③纳呆食少;④泛吐清水;⑤四肢不温;⑥大便稀溏;⑦脉沉细或迟。胃镜象:①黏液稀薄而多;②溃疡继续变浅、变小,中心覆盖白苔,周围黏膜皱襞向溃疡集中;③胃蠕动缓慢。证型确定:具备主症 2 项加次症 1 项,或主症第 1 项加次症 2 项,并结合胃镜象。

4 诊断标准

(1)初步诊断:慢性、周期性、节律性上腹痛伴反酸者。

(2)基本诊断:伴有上消化道出血、穿孔史或现症者。

(3)确定诊断:胃镜发现消化性溃疡病灶(兼查 Hp,方法如快速尿素酶实验或^{13}C、^{14}C-UBT)者。

良性溃疡内镜下分三期六级:活动期(A 期、A1A2)、愈合期(H 期、H1H2)和瘢痕期(S 期、S1S2)。

A1 期:溃疡呈圆形或椭圆形,中心覆盖厚白苔,可伴有渗血或血痂,周围潮红,充血水肿明显;A2 期:溃疡覆盖黄色或白色苔,无出血,周围充血水肿减轻。H1 期:溃疡处于愈合中,其周围充血、水肿消失,溃疡苔变薄、消退,伴有新生毛细血管;H2 期:溃疡继续变浅、变小,周围黏膜皱襞向溃疡集中。S1 期:溃疡白苔消失,呈现红色新生黏膜,称红色瘢痕期;S2 期:溃疡的新生黏膜由红色转为白色,称白色瘢痕期。

诊断内容举例:十二指肠球部溃疡,A1 期,Hp(+),寒热错杂型。

5 疗效判定标准

5.1 总疗效判定标准 临床治愈:症状全部消失,溃疡疤痕愈合或无痕迹愈合,Hp 根除。显效:主要症状消失,溃疡达愈合期(H2),Hp 根除。有效:症状有所减轻,溃疡达愈合期(H1),Hp 减少(由+++变为+)。无效:症状、内镜及 Hp 检查均无好转者。

5.2 胃镜疗效判定标准 临床治愈:溃疡疤痕愈合或无痕迹愈合;显效:溃疡达愈合期(H2);有效:溃疡达愈合期(H1);无效:内镜检查无好转者。

6 治疗

6.1 西医药治疗

6.1.1 降低胃内酸度 降低胃内酸度是缓解疼痛、促进溃疡愈合的主要措施,常用降低胃酸药物有抑酸剂:首选质子泵抑制剂(奥美拉唑、兰索拉唑、泮托拉唑、埃索美拉唑、雷贝拉唑、艾普拉唑等),标准剂量,每天 1 ~ 2 次;也可选用 H2 受体拮抗剂(西米替丁、雷尼替丁、法莫替丁、罗沙替丁等),标准剂量每天 2 ~ 3次。制酸剂:如碳酸氢钠、氢氧化铝、胃舒平、乐得胃等,一般用于临时给药,不作长期治疗。通常胃溃疡疗程为 6 ~ 8 周,十二指肠溃疡疗程为 4 周。

6.1.2 黏膜保护剂 黏膜保护剂是促进黏膜修复、提高溃疡愈合质量的基本手段。常用黏膜保护剂有:如铋剂(丽珠得乐、果胶铋等)、硫糖铝、康复新液、米索前列醇(喜克溃)、复方谷氨酰胺、吉法酯、膜固思达、施维舒等,标准剂量,每天 3 次;胆汁结合剂适用于伴胆汁反流者,有消胆胺、甘羟铝、铝碳酸镁(达喜、威地镁)等,后者兼有抗酸、黏膜保护作用,常用剂量是 1 次 1g,1 天 3 次内服。

6.1.3 抗 Hp 治疗对 Hp 阳性的消化性溃疡,无论初发或复发,有无并发症均应根除 Hp,这是促进溃疡愈合和防止复发的基本措施。目前对于广大患者,特别是在发达城市、中心地区以及对 Hp 常用抗生素耐药的地方,应推荐含铋剂的四联疗法作为首次治疗以提高 Hp 根除率,防止继发耐药;而对于广大农村、边远地区以及社区基层 Hp 耐药较低的人群,仍可采用以 PPI 三联或铋三联为主的传统三联疗法。Hp 根除推荐治疗方案如表 1,2。甲硝唑耐药率>40%、克拉霉素耐药率>15% ~20%,即不再用此两药,可用呋喃唑酮、四环素、喹诺酮类(如左氧氟沙星或莫西沙星)替代作一线治疗。各方案均为每天 2 次,疗程 10 天、最长 14 天。PPI 早晚餐前服,而抗生素餐后服用(表 1,表 2)。

表 1 一线治疗方案

一线 1 PPI(标准剂量)+B(标准剂量)+A(1.0)+F(0.1)
一线 2 PPI(标准剂量)+B(标准剂量)+T(0.75)+F(0.1)
一线 3 PPI(标准剂量)+B(标准剂量)+C(0.5)+A(1.0)
一线 4 PPI(标准剂量)+C(0.5)+A(1.0)
一线 5 PPI(标准剂量)+C(0.5)/A(1.0)+M(0.4)/F(0.1)

注:PPI:质子泵抑制剂;RBC:雷尼替丁枸橼酸铋;B:铋剂;A:阿莫西林;C:克拉霉素;M:甲硝唑;F:呋喃唑酮;T:四环素;L:左氧氟沙星;ti:替硝唑;Ri:利福布汀;表 2 同

表 2 二线治疗方案

二线 1 一线方案失败可延长疗程至 2 周,或增加剂量如 M 0.4g 1 天 2 次改为 1 天 3 次
二线 2 一线方案失败抗生素可换用耐药低的 L、T、F、ti、Ri 等
二线 3 一线方案中某一方案失败可改用其他一线方案
二线 4 一线方案失败可将 PPI 改用 RBC
二线 5 一线 1、2、3 无效时,可将 B 改为中成药或益生菌,构成新的四联疗法
二线 6 一线 4、5 无效时,可加中成药* 或益生菌△,构成四联疗法
二线 7 上述任何 1 个一、二线方案加口腔洁治▲

注:方法与疗程同一线治疗,应密切观察药物不良反应;* 中成药:按 6.2.2 所列药物(三九胃泰、荆花胃康胶丸、养胃舒、胃复春、康复新液等)及适应证型分别选取 1 种中成药。△益生菌:含双歧杆菌、嗜酸乳杆菌为主的微生态制剂(如培菲康、金双歧、思连康、美常安等)任选 1 种、按常规剂量、与抗生素间隔 3h 服用,或二线疗程后服用 2 周。▲口腔洁治:每日三餐后刷牙,每次 3min 以上;0.12% 氯已定溶液 10ml 漱口,早晚各 1 次,每次 1min;加用超声洁治术和手工龈下刮治术,每周 1 次

6.1.4　心理治疗　神经精神心理因素与消化性溃疡的关系十分密切，调节神经功能，避免精神刺激，调整心态十分重要。应保持心情舒畅、乐观、平和，树立战胜疾病信心，针对患者实际情况，进行心理疏导，酌情给予镇静剂或抗抑郁药。

6.1.5　饮食治疗　消化性溃疡的进食原则是易消化、富营养、少刺激。应避免刺激性食物、烟酒、咖啡、浓茶和非甾体抗炎药。

6.1.6　对症治疗　消化性溃疡对症治疗的要点是调节胃肠功能。根据患者症状酌情分别给予解痉剂（阿托品、普鲁本辛、颠茄片等）、促动力剂（多潘立酮、伊托比利、莫沙比利、马来酸曲美布汀等）、抗胆汁反流剂（铝碳酸镁、消胆胺、甘羧铝片等）。

6.1.7　手术治疗　如有上消化道大出血、胃出口梗阻、难治性溃疡经内科治疗无效者；有急性穿孔或巨形溃疡、重度异型增生等恶变倾向者应考虑外科手术治疗。

6.2　中医治疗

6.2.1　辨证论治

（1）肝气犯胃证。治则：疏肝理气，和胃止痛。方药：柴胡疏肝散加减（柴胡、白芍、炙甘草、枳壳、川芎、香附、沉香、郁金、青皮、川楝子）。加减：疼痛明显者加元胡、三七粉（冲服）；嗳气明显者加柿蒂、旋覆花、广郁金；烦躁易怒者加丹皮、栀子；伴泛酸者加海螵蛸、浙贝母；苔厚腻者加厚朴、薏苡仁。胃蠕动活跃或亢进者加芍药、甘草；溃疡呈圆形或椭圆形，中心覆盖黄苔或白苔，周围黏膜充血水肿者，加蒲公英、银花、紫花地丁。

（2）寒热错杂证。治则：寒温并用，和胃止痛。方药：半夏泻心汤加减（黄连、黄芩、干姜、桂枝、白芍、半夏、炙甘草、陈皮、茯苓、枳壳）。加减：畏寒明显者加高良姜、香附；胃脘痞满者加檀香、大腹皮；胃脘烧心者加左金丸；嗳气者加代赭石；嘈杂泛酸明显者加煅瓦楞子、乌贼骨、浙贝母。

（3）瘀血阻络证。治则：活血化瘀，通络止痛。方药：失笑散合丹参饮加减［蒲黄、五灵脂、丹参、檀香、砂仁、延胡索、三七粉（冲服）、郁金、枳壳、川楝子］。加减：兼气者加黄芪、党参；泛酸者加海螵蛸、浙贝母；胃镜下见溃疡合并有出血或患者呕血或黑便者加大黄粉、白及粉。

（4）胃阴不足证。治则：健脾养阴，益胃止痛。方药：一贯煎合芍药甘草汤加减（沙参、麦冬、炒白芍、甘草、当归、枸杞子、生地、玉竹、石斛、香橼）。加减：干呕者加姜半夏、竹茹；反酸嘈杂似饥者加煅瓦楞子、浙贝母；神疲乏力者加黄芪、太子参；大便干燥者加火麻仁、郁李仁；舌红光剥者加玄参、天花粉；失眠者加酸枣仁、合欢皮；胃黏液量少黏稠者加浙贝母、栝蒌。溃疡呈现红色瘢痕或白色瘢痕者用香砂六君子汤善其后。

（5）脾胃虚寒证。治则：温中散寒，健脾和胃。方药：黄芪健中汤加味（黄芪、桂枝、白芍、高良姜、香附、广木香、炙甘草、大枣）。加减：泛吐清水明显者加姜半夏、陈皮、干姜；泛酸明显者加黄连、吴茱萸、乌贼骨、瓦楞子；大便潜血阳性者加炮姜炭、白及、仙鹤草；胃黏液稀薄而多，用胃苓汤；溃疡继续变浅、变小，中心覆盖白苔，周围黏膜皱襞向溃疡集中者，加黄芪、当归、白芍；胃蠕动缓慢，加枳实、白术。

6.2.2　中成药治疗

（1）荆花胃康胶丸：2粒/次，3次/日，适用于肝气犯胃、寒热错杂与胃络瘀阻证。

（2）气滞胃痛颗粒：5g/次，3次/日，适用于肝气犯胃证。

（3）三九胃泰颗粒：2.5g/次，2次/日，适用于气滞夹湿热证。

（4）小建中颗粒：15g/次，3次/日，适用于脾胃虚寒证。

（5）康复新液：10ml/次，3次/日，适合于气阴两虚兼瘀血证。

（6）温胃舒胶囊：3个/次，3次/日/，适用于脾胃虚寒证。

（7）养胃舒胶囊：3个/次，3次/日/，适用于胃阴不足证。

（8）健胃愈疡片：4～6片/次，3次/日，适用于寒热错杂证。

（9）胃复春：4片/次，3次/日，适用于脾虚气滞或胃络瘀阻证。

（10）阴虚胃痛片：6片/次，3次/日，适用于胃阴不足证。

（11）复方三七胃痛胶囊：3～4粒/次，3次/日，适用于胃络瘀阻证。

6.2.3　针灸疗法

主穴：中脘、足三里、内关、胃俞、脾俞、肾俞。

配穴：肝胃不和，加肝俞、期门、膈俞、梁门、梁丘、阳陵泉，用泻法。饮食积滞者，加梁门、下脘、天枢、脾俞、支沟，用泻法、强刺激。脾胃虚弱者，加章门，用补法，另外加灸脾俞、胃俞、下脘、气海、关元、天枢。胃阴不足者，加三阴交、太溪，用补法。胃热者，刺金津、玉液出血。胃寒者，主穴加灸。瘀血阻络者加肝俞、期门、三阴交。每天1次，10天为1疗程。

6.3　中西医结合治疗

6.3.1　西医为主，中医按需治疗　本病西医治疗的要点是降低胃酸、保护黏膜和根除Hp。一般十二指肠溃疡或疼痛，反酸明显时应以降低胃酸为主，而胃溃疡或胃脘不适、饱胀、嗳气明显时则应以保护黏膜为主，同时兼顾其他的药物治疗。对于难治性溃疡、体虚迁延反复或寒热瘀湿证候明显者，可按需要分别给予辨证论治、中成药或针灸治疗。对于Hp阳性者应强调进行中西医结合根除Hp治疗，已有全国多中心临床研究表明，PPI标准三联结合中成药荆花胃康、温胃舒、养胃舒或“灭Hp胶囊”等治疗，可明显提高Hp根除率，减少抗Hp治疗中的不良反应，提高溃疡愈合质量，增加临床症状缓解。因此，在西医一线或二线标准方案治疗同时，也可对荆花胃康胶丸、养胃舒、温胃舒、三九胃泰、康复新液、胃复春等有效中成药中任选一种，按常规剂量服用，或在西医治疗方案结束后继续服用1～2个月中成药。也可在西医药治疗同时，辨证合用中药汤剂治疗。今后更应加强抗-Hp有效中药筛选与药物组合疗效与减少耐药有关方面严格随机、对照大样本研究。

6.3.2　中医为主，西医对症治疗　按前述5个证型进行中医辨证论治，给予相应的中药方剂加减治疗。若患者有些症状不能迅速缓解则可辅以西医对症治疗。如有精神紧张、抑郁、焦虑者应予心理治疗，调节心态、疏导情志，必要时适当加用抗抑郁药；如有饮食不当致症状加重者应避免刺激性饮食、烟酒和伤胃性药物；如有反酸疼痛或饱胀、嗳气显著者则应分别给予抑酸解痉止痛药或促胃肠动力剂。这样使中医辨证联合西医对症治疗，常可收到标本兼治、立竿见影的效果。

6.3.3　病证结合，中西医结合治疗　根据中医证型与黏膜病变关系研究的文献报告，进行病证结合治疗的探索，提出设想和初步实践如下：对每个患者要进行具体地辨证与辨病，实行个体化治疗。如肝气犯胃证大致相当于溃疡病早期或疤痕期，以神经胃肠功能失调为主要表现者，给予舒肝理气与调节功能相结合的治疗；寒热错杂证相当于溃疡病急性活动期Hp阳性者，应予健脾清热与除菌消炎相结合的治疗；瘀血阻络证多为溃疡充血明显伴有出血倾向者，应予活血化瘀与护膜止血相结合的治疗；胃阴不足证相当于溃疡病活动缓解但仍有炎症反应或伴萎缩病变者，应予养阴清热与改善微循环相结合的治疗；脾胃虚寒证相当于活动程度减轻趋向于愈合过程者，应予温中散寒与促进愈合相结合的治疗。在病证结合治疗过程中要灵活运用中西医结合原则，如根据辨证用西药治疗或根据辨病用中药治疗等，前者如中医辨证为肝郁气滞证可给予心理疏导、抗抑郁药和促胃动力药；后者如胃阴不足证出现黏膜糜烂则应在滋养胃阴的同时加用清热解毒药才能提高疗效。

第五节　幽门螺杆菌感染

幽门螺杆菌感染（helicobacter pylori infection）是由于幽门螺杆菌定植于上消化道等部位所导致的一类病症。幽门螺杆菌是从人胃黏膜中分离出来的一种弯曲状杆菌，现已确认它是慢性胃炎、消化性溃疡的主要致病因子，并且与胃癌和黏膜相关性淋巴样组织（MALT）淋巴瘤的发生密切相关。世界卫生组织已将其定为胃癌的I类致癌因子。流行病学调查表明，Hp在一些国家或地区人群中的感染率仍很高，我国不同地区、不同民族胃内Hp检出率为30%～80%，有很大差别。幽门螺杆菌感染率随年龄增加而上升，具有家庭聚集倾向，症状的出现或加重常与精神因素有关。一般认为通过人与人之间密切接触的口-口或粪-口传播是幽门螺杆菌的主要传播途径。经济落后、居住环境差及不良卫生习惯与幽门螺杆菌感染呈正相关。

幽门螺杆菌感染的主要部位在上消化道，如胃、十二指肠和食管下端，主要定植于胃型上皮，如胃黏膜、十二指肠黏膜的胃型上皮化生区、食管的胃型上皮化生区（Barrett食管）。

本病属于中医“胃痛”、“纳呆”、“痞满”、“吞酸”、“嘈杂”等范畴。

一、辨　　病

1. 临床表现

幽门螺杆菌感染无特异的临床症状和体征。以疼痛最为多见，部位常为上腹部，疼痛性质可为隐痛、钝痛、胀痛、刺痛、冷痛、灼痛或绵绵作痛，程度可轻可重，还可见腹胀、早饱、嗳气、反酸、烧心、恶心等。体格检查对幽门螺杆菌的诊断意义不大，可有上腹轻压痛，也可无明显阳性体征。

2. 理化检查

（1）快速尿素酶试验：根据试剂 pH 值变化引起颜色变化来判断幽门螺杆菌感染状态。

（2）幽门螺杆菌培养为阳性，见到典型的海鸥状、S 状弯曲菌和短杆菌，或见到球形体、长丝体等幽门螺杆菌形态变异体。

（3）形态学（涂片，组织学染色或免疫组化染色）检查：通常用 Warthin-Starry 银染色、改良 Ciemsa 染色或 Gemnez 染色，可在显微镜下直接看到细菌。

（4）^{13}C（或^{14}C）尿素呼气试验为阳性。

Hp 感染诊断标准原则上要求可靠、简单，以便于实施和推广。诊断方法：见表 12-1。

表 12-1　常用 Hp 检测方法的敏感性及特异性对比

	检测项目	敏感性（%）*	特异性（%）*
现症感染的诊断方法	细菌培养	70～92	100
	组织学检查（Warthin-Starry 银染或改良 Giemsa 染色）	93～99	95～99
	尿素呼气试验	90～98.9	89～99
	快速尿素酶试验	75～98	70～98
	粪便抗原检测	89～96	87～94
曾经感染的诊断方法	血清 Hp 抗体	88～99	86～99

*此为一些文献报告的结果，实施时可因技术、试剂的不同而有很大差异

临床诊断　任一项现症感染诊断方法阳性可诊断为 Hp 感染；

科研诊断　细菌培养阳性或其他任意两项阳性。血清 Hp 抗体单项检查可用于大样本流行病学调查。

二、方 证 论 治

1. 三仁汤证

主症　胃脘疼痛；口苦黏腻，口臭，口渴不欲饮；舌质红，苔黄腻；脉滑数。

兼症　灼热满闷，恶心呕吐，便秘或溏垢不爽。

病机　湿热中阻，升降失常。

治法　清热化湿，理气止痛。

方药　三仁汤（《温病条辨》）加味。杏仁 6g，白蔻仁（后下）6g，薏苡仁 15g，滑石（包）20g，通草 4g，竹叶 6g，清半夏 10g，厚朴 9g，茯苓 15g，黄连 5g，石菖蒲 9g，栀子 9g，芦根 30g，甘草 6g。每日 1 剂，加水 400ml，文火煎，取汁 200ml，分 2 次口服，2 周为 1 疗程。

2. 疏肝和胃汤证

主症　脘胁胀痛,攻撑两胁,每因情志刺激而诱发或加重,胸闷食少,脉弦有力。

兼症　生气加重,喜太息,嗳气呃逆,胃脘嘈杂,咽部异物感,舌淡苔白。

病机　肝胃不和。

治法　疏肝理气,和胃降逆。

方药　疏肝和胃汤加减。柴胡 9g,陈皮 9g,炒枳壳 15g,白芍 10g,炙甘草 5g,乌贼骨 9g,鸡内金 9g,清半夏 9g,代赭石 15g,旋覆花 10g。每日 1 剂,加水 400ml,文火煎,取汁 200ml,分 2 次口服,2 周为 1 疗程。

3. 化瘀通络汤证

主症　胃痛如刀割或针刺,痛有定处;舌质紫黯或有瘀点瘀斑;脉涩。

兼症　痛势较剧,痛彻胸背;食后痛甚,夜间为甚;呕血或黑粪史。

病机　瘀血阻络,气血不和。

治法　活血化瘀,通络止痛。

方药　化瘀通络汤加减。五灵脂(包)10g,生蒲黄(布包)9g,丹参 15g,檀香 5g,生大黄 6g,三七粉(冲服)3g,降香 12g,香附 12g。每日 1 剂,加水 400ml,文火煎,取汁 200ml,分 2 次口服,2 周为 1 疗程。

4. 温补脾胃汤证

主症　胃脘隐痛,绵绵不休,喜温喜按,空腹或劳累后发作,凉时疼痛加剧,得食或温熨后减轻,舌淡胖,边有齿痕,苔薄白,脉沉细无力。

兼症　面色无华,泛吐清水,神疲纳差,四肢不温,大便溏薄。

病机　脾胃虚寒证。

治法　温中散寒,健脾益胃。

方药　温补脾胃汤加减。生黄芪 15g,干姜 9g,桂枝 9g,白芍 10g,红参 10g,白术 15g,炙甘草 5g,茯苓 10g,姜半夏 10g,砂仁 6g,吴茱萸 3g,延胡索 9g,陈皮 9g。每日 1 剂,加水 400ml,文火煎,取汁 200ml,分 2 次口服,2 周为 1 疗程。

5. 一贯煎证

主症　胃脘隐痛灼热,口燥咽干,饥不欲食,舌红少津,舌面有裂纹,苔少或无苔,脉细数。

兼症　胃脘嘈杂,脘痞不舒,手足心热,干呕呃逆,大便干结。

病机　胃阴不足。

治法　益胃和中,养阴生津。

方药　一贯煎(《续名医类案》)加减。生地 15g,太子参 15g,北沙参 10g,麦冬 10g,当归 10g,炒川楝 6g,枸杞子 10g,鸡内金 9g,陈皮 9g,乌梅 10g,半夏曲 10g。每日 1 剂,加水 400ml,文火煎,取汁 200ml,分 2 次口服,2 周为 1 疗程。

6. 半夏泻心汤证

主症　胃脘痞满;嘈杂反酸;腹中雷鸣下利;舌淡,苔薄白;脉弦数。

兼症　遇冷加重,口干口苦,肢冷便溏,嗳气纳呆。

病机　寒热错杂。

治法　清热散寒,调中和胃。

方药　半夏泻心汤(《伤寒论》)加减。黄连 5g,黄芩 10g,干姜 10g,半夏 9g,党参 10g,甘草 10g,大枣 10g。每日 1 剂,加水 400ml,文火煎,取汁 200ml,分 2 次口服,2 周为 1 疗程。

7. 除螺愈溃汤证

主症　胃脘疼痛;口苦口臭,口渴不欲饮;舌质红,苔黄腻;脉滑数。

兼症　灼热满闷,恶心呕吐,便秘或溏垢不爽。

病机　脾虚湿热中阻,升降失常邪侵。

治法　益气健脾,解毒止痛。主治 Hp 菌阳性的病变,如消化性溃疡、慢性胃炎等。

方药　除螺愈溃汤(自拟)加味。黄连 10g,吴茱萸 6g,蒲公英、黄芩各 15g,海螵蛸、白及、白芍、桂枝各 10g,黄芪 30g,三七(分冲)6g,枳实、甘草各 5g。每日 1 剂,加水 400ml,文火煎,取汁 200ml,分 2 次口服,2 周为 1 疗程。

加减　肝胃不和加柴胡、陈皮、木香;肝胃郁热以川楝子、炒山栀;胃阴亏虚加沙参、生地、麦冬;脾胃虚寒加干姜、附片、大枣;瘀血停滞加刺猬皮、蒲黄、五灵脂;水湿停滞加茯苓、桂枝、姜半夏。

三、其他治疗

(一) 中成药治疗

以下中成药对 Hp 均有一定的灭杀作用,但疗效尚不十分肯定,需进一步进行大规模的临床及实验研究。

1. 市售中成药

(1) 加味左金丸:每次 6~9g,每日 2~3 次。适用于肝胃不和证。

(2) 牛黄清胃丸:每次 2 丸,每日 2~3 次。适用于心胃火盛证。

(3) 摩罗丹:每次 1 丸,每日 3 次。适用于郁热阴伤,气滞络瘀之胃脘痞闷、胀满、嗳气烧心等。

(4) 胃痛舒片:每次 4~5 片,每日 3 次。适用于脾胃虚弱引起的胃脘胀痛、嘈杂吞酸、嗳气呃逆、不欲饮食等。

(5) 胃热清胶囊:每次 4 粒,每日 4 次。适用于郁热或兼有气滞血瘀引起的胃脘胀痛、有灼热感、痛势急迫、食入痛甚、口干而苦、便秘易怒等。

2. 医院内部制剂

除螺愈溃胶囊:每次 3~5 粒,每日 3 次,餐前温开水送服。1 个月为 1 个疗程,疗程间隔 3 天。适用于幽门螺杆菌阳性的病变,如消化性溃疡、慢性胃炎等。

(二) 西医治疗

1. 治疗适应证

(1) 消化性溃疡:无论胃或十二指肠溃疡,活动或陈旧。

(2) 黏膜相关性淋巴样组织(MALT)淋巴瘤。

(3) 早期胃癌术后。

(4) 胃炎伴有明显异常(指伴胃黏膜糜烂,中重度萎缩,中重度肠化,中重度异型增生)。

(5) 计划长期使用或在使用 NSAID。

（6）有胃癌家族史。

2. 治疗方案

（1）推荐的根除 Hp 治疗方案见表 12-2。

表 12-2　推荐的根除 Hp 治疗方案

方案	药物及剂量	疗程
一线方案	PPI/RBC(标准剂量)+A(1.0g)+C(0.5g)	每天 2 次×7 天
	PPI/RBC(标准剂量)+M(0.4g)+C(0.5g)	每天 2 次×7 天
	PPI/RBC(标准剂量)+A(1.0g)+F(0.1g)/M(0.4g)	每天 2 次×7 天
	B(标准剂量)+F(0.1g)/M(0.4g)+C(0.5g)	每天 2 次×7 天
	B(标准剂量)+M(0.4g)+T(0.75 或 1.00g)	每天 2 次×14 天
	B(标准剂量)+M(0.4g)+A(0.5g)	每天 2 次×14 天
二线方案	PPI(标准剂量)+B(标准剂量)+M(0.4g 每日 3 次)+T(0.75 或 1.00g)	每天 2 次×7～14 天
	PPI(标准剂量)+B(标准剂量)+F(0.1g)+T(0.75 或 1.00g)	每天 2 次×7～14 天

注:标准剂量及代号说明:药名后面的剂量即为标准剂量。PPI:质子泵抑制剂,包括埃索美拉唑 20mg、雷贝拉唑 10mg、兰索拉唑 30mg 和奥美拉唑 20mg。RBC:枸橼酸铋雷尼替丁 350mg 或 400mg;B:铋剂,包括枸橼酸铋钾 220mg 或 240mg、果胶铋 240mg;F:呋喃唑酮;A:阿莫西林;C:克拉霉素;M:甲硝唑;T:四环素

2)一线方案中的 PPI 可用 H_2受体阻断剂(H_2-RA)替代,如西咪替丁 400mg、雷尼替丁 150mg 或法莫替丁 20mg,但根除率可能会有所降低。

3)二线方案:适用于一线治疗失败后的补救方案。

（2）避免耐药株的产生。

1）严格掌握 Hp 根除的适应证,选用正规、有效的治疗方案。

2）联合用药,避免使用单一抗生素或抗菌药。

3）加强基层医生对 Hp 治疗知识的普及与更新。

4）对根除治疗失败的病人,有条件的单位再次治疗前先做药物敏感试验,避免使用对 Hp 耐药的抗菌药。

5）不断开发治疗 Hp 的新药,包括中西医结合治疗。由于 Hp 的耐药性,PPI 三联方案必要时可以使用两周。

6）对一线治疗失败者,改用补救疗法时,尽量避免使用硝基咪唑类药物,应改用其他药物,如呋喃唑酮、胃内滞留型庆大霉素缓释片等。

四、疗效评定标准

痊愈　即幽门螺杆菌根除(抗幽门螺杆菌治疗停药至少 4 周后复查):幽门螺杆菌形态学阴性,尿素酶依赖性试验(RUT、^{13}C 或^{14}C-CBT)阴性。用于临床目的选作一项即可;用于科研目的,需两项均阴性。需取活组织检查者,用于临床目的取胃窦部黏膜;用于科研目的取胃窦和胃体黏膜。

显效　即幽门螺杆菌清除(抗幽门螺杆菌治疗停药后立即复查),指标同上。

有效　幽门螺杆菌形态学检测,用高倍镜观察,按(+)、(++)、(+++)分级,级别减低但仍然有菌或尿素酶依赖性试验定量测试数值明显降低但未达阴性值。

无效　抗幽门螺杆菌治疗停药至少四周后复查:幽门螺杆菌形态学阳性,尿素酶依赖性试验(RUT、^{13}C 或^{14}C-CBT)阳性。上述两项中任何一项符合者,则幽门螺杆菌阳性,治疗无效。

近年研究中药抑制幽门螺杆菌的成果

黄连、黄芩、黄柏、桂枝、玫瑰花、土茯苓、高良姜、乌梅、山楂有较好的抑菌作用。

其他的研究提示，三七、槟榔、厚朴、党参、牙皂、蒲公英、白芍、地榆、青黛、白果、秦皮、龙胆草、诃子、乌药、黄芪、莪术、苦参、枸杞子、北沙参、莱菔子等也有一定的抗幽门螺杆菌的作用。

不少实验证明：

高度敏感：黄连。

中度敏感：大黄、黄芩、丹参、延胡索、生地黄、甘草。

低度敏感：白花蛇舌草、陈皮、石斛、白及、吴茱萸、知母、连翘。

世界卫生组织已将 Hp 定为胃癌的 1 类致癌因子。我们非常重视根除 Hp 的治疗。但是，随着 HP 的变异，"三联疗法"和"四联疗法"清除 HP 的疗效越来越差。通过多年临床实践，结合个人体质用药的基础上，再结合药物的性味特点加减应用疗效最为理想。我们发挥中医药优势，采取结合病人体质来根除 HP。凡临床表现怕冷，四肢不温，阳气不足者，则在大阳旦汤里加用吴茱萸、干姜、丁香等来根除 HP；如果病人怕热，舌红脉数，则用黄连、黄芩、大黄、马齿苋等来清除 HP，临床取得很好的效果。消化性溃疡病，奥美拉唑、雷贝拉唑等，治疗见效很快，比用中药有优势，但是在半年或者一年内复发率较高。我们采取提高溃疡病愈合质量的办法，加用补气药人参、黄芪等，在提高人体正气的基础上，加用白及、乳香、没药等和血生肌药，每每收到彻底根治的效果。如患者杨建伟，男，兰州人。患复合型溃疡 2 年，久治不愈，每到春秋季节，反复发作，疼痛难忍，形体消瘦。经王教授治愈后，22 年来，再未发生过溃疡病。

第五次全国幽门螺杆菌感染处理共识报告之幽门螺杆菌根除指征

幽门螺杆菌根除四联疗法：雷贝拉唑钠肠溶片+阿莫西林胶囊+克拉霉素分散片+果胶铋，连服 2 周。

本共识内容分为 H. pylori 根除指征、诊断、治疗、H. pylori 感染与胃癌、特殊人群 H. pylori 感染、H. pylori 感染与胃肠道微生态 6 部分，共 48 条"陈述"。

证据质量和推荐强度的评估：采用 GRADE（grading of recommendations assessment，development，and evaluation）系统评估证据质量（quality of evidence）和推荐强度（strength of recommendation）。证据质量分为高质量、中等质量、低质量和很低质量 4 级，推荐强度分为强推荐（获益显著大于风险，或反之）和条件推荐（获益大于风险，或反之）2 级。证据质量仅是决定推荐强度的因素之一，低质量证据亦有可能获得强推荐。

共识达成过程：采用 Delphi 方法达成相关"陈述"的共识。构建的"陈述"先通过电子邮件方式征询相关专家意见，通过 2 轮征询后，初步达成共识的"陈述"在 2016 年 12 月 16 日会议上逐条经过讨论，并进行了必要的修改。参会人员中 21 位核心成员参加了"陈述"条款的最终表决。应用电子系统采用无记名投票表决，表决意见分成 6 级：①完全同意；②同意，有小保留意见；③同意，有大保留意见；④反对，有大保留意见；⑤反对，有小保留意见；⑥完全反对。表决意见①+②>80% 属于达成共识。

H. pylori 根除指征

【陈述 1】不管有无症状和并发症，H. pylori 胃炎是一种感染性疾病。

证据质量：高；推荐强度：强；共识水平：100%。

【陈述 2】根除 H. pylori 的获益在不同个体之间存在差异。

证据质量：中；推荐强度：强；共识水平：100%。

【陈述 3】H. pylori"检测和治疗（test and treat）"策略对未经调查消化不良（uninvestigated dyspepsia）处理是适当的。这一策略的实施应取决于当地上消化道肿瘤发病率、成本-效益比和患者意愿等因素。它不适用于年龄>35 岁、有报警症状、有胃癌家族史或胃癌高发区患者。

证据质量：中；推荐强度：条件；共识水平：100%。

【陈述 4】H. pylori 胃炎可在部分患者中引起消化不良症状。

证据质量：高；推荐强度：强；共识水平：100%。

【陈述 5】在做出可靠的功能性消化不良诊断前，必须排除 H. pylori 相关消化不良。

证据质量：高；推荐强度：强；共识水平：100%。

【陈述 6】H. pylori 胃炎伴消化不良症状的患者，根除 H. pylori 后可使部分患者的症状获得长期缓解，是优选选择。

证据质量:中;推荐强度:强;共识水平:100%。

【陈述7】H. pylori感染是消化性溃疡主要病因,不管溃疡是否活动和是否有并发症史,均应该检测和根除H. pylori。

证据质量:高;推荐强度:强;共识水平:100%。

【陈述8】根除H. pylori是局部阶段胃(MALT)淋巴瘤的一线治疗。

证据质量:中;推荐强度:强;共识水平:100%。

【陈述9】服用阿司匹林或NSAID增加H. pylori感染患者发生消化性溃疡风险。

证据质量:高;推荐强度:强;共识水平:100%。

【陈述10】长期服用PPI会使H. pylori胃炎分布发生改变,增加胃体胃炎发生风险,根除H. pylori可降低这种风险。

证据质量:中;推荐强度:强;共识水平:100%。

【陈述11】有证据显示H. pylori感染与不明原因的缺铁性贫血、特发性血小板减少性紫癜、维生素B12缺乏症等疾病相关。在这些疾病中,应检测和根除H. pylori。

证据质量:低;推荐强度:条件;共识水平:100%。

【陈述12】H. pylori胃炎可增加或减少胃酸分泌,根除治疗可逆转或部分逆转这些影响。

证据质量:高;推荐强度;强;共识水平:100%。

【陈述13】H. pylori与若干胃十二指肠外疾病呈正相关或负相关,但这些相关的因果关系尚未证实。

证据质量:中;推荐强度:条件;共识水平:90.4%。

【陈述14】根除H. pylori可显著改善胃黏膜炎性反应,阻止或延缓胃黏膜萎缩、肠化生发生和发展,部分逆转萎缩,但难以逆转肠化生。

证据质量:中;推荐强度:强;共识水平:100%。

幽门螺杆菌根除指征

幽门螺杆菌阳性	强烈推荐	推荐
消化性溃疡(不论是否活动和有无并发症史)	√	
胃黏膜相关淋巴组织淋巴瘤	√	
慢性胃炎伴消化不良症状		√
慢性胃炎伴胃黏膜萎缩、糜烂		√
早期胃肿瘤已行内镜下切除或胃次全手术切除		√
长期服用质子泵抑制剂		√
胃癌家族史		√
计划长期服用非甾体抗炎药(包括低剂量阿司匹林)		√
不明原因的缺铁性贫血		√
特发性血小板减少性紫癜		√
其他幽门螺杆菌相关性疾病(如淋巴细胞性胃炎、增生性胃息肉、Ménétrier病)		√
证实有幽门螺杆菌感染		√

第六节　上消化道出血

上消化道出血是指屈氏韧带以上部位的消化道,包括食管、胃、十二指肠、胆道和胰腺的出血。临床表现为呕血和(或)黑粪,如大量出血常伴有血容量减少而引起的急性周围循环衰竭。在我国普通人群中,上消化道出血最常见的原因以消化道溃疡占首位,其次为门静脉高压食管胃底静脉曲张,急性胃黏膜病变和肿瘤等,非甾体类抗炎药物引起的胃出血也日益增多。本病是临床常见急症。占内科住院病例的 2.4% ~10.3%,好发于冬春两季,男性多于女性,中青年多见。上消化道出血病因和出血部位的诊断主要依靠内镜检查和选择性腹腔动脉造影,这样可以准确确定出血部位,同时又可进行一些治疗。

本病属于中医学“吐血”、“便血(远血)”范畴。

一、病因病机

(一)中医病因病机

中医学认为,上消化道出血的病因与外感病邪、饮食不节、情志不和、劳倦过度、脾胃虚弱等因素有关。上述病因可导致火热炽盛,迫血妄行;或气逆血瘀,血不循经;或脾虚不能统血,而造成吐血和黑粪。其病理基础是络伤血溢,其发病以脾气虚、肝胃阴虚为本,以火热、血瘀为标。

(1)热伤胃络:外感风热燥火之阳邪,或风寒之邪郁而化热,热伤营血,邪热迫血妄行,血随胃气上逆而吐血。饮食不节,如饮酒过度,或嗜食酸辣煎炸之品,均可导致热蕴胃肠,胃火内炽,损伤胃络;或燥热伤阴,虚火扰动血络,血因火动而产生出血。而忧思恼怒,情志失和则可致肝郁化火,损伤胃络,气逆血奔,血随气上而产生吐血。朱丹溪认为“吐血,火病也”。张景岳则明确提出:“血动之由,唯火唯气耳”。《临证指南医案·吐血》篇有:“酒热戕胃之类,皆能助火动血”。

(2)脾虚不摄:《景岳全书·血证》说:“盖脾统血,脾气虚则不能收摄;脾化血,脾气虚则不能运化,是皆血无所主,因而脱陷妄行”。脾主统血,脾气健旺则血循行于脉道。若劳倦过度,或肝病、胃病日久导致脾胃气虚,统摄无权,血无所归,则血不循经,溢于脉外,或上逆而呕血,或下注而成黑粪等。

(3)瘀阻胃络:肝主藏血,性喜条达疏泄,若肝病日久迁延不愈,则见气滞与血瘀,造成瘀血阻络,血行失常;或因胃病反复不愈,久病人络,从而使血不循经而外溢。

总之本病多因胃热伤络、脾虚不摄、胃络瘀阻等导致血不循经而外溢,若血随气火上逆,从口而出,则为呕血;血随胃气下降入肠道,随便而出,则大便黑色;若失血可致气血不足,则见神疲乏力,头晕心悸等,倘出血量大可致气随血脱,见昏厥、汗出肢冷等危症。

(二)西医病因病机

西医认为引起上消化道出血的病因很多,最常见的是消化道溃疡、炎症、肿瘤等,全身性疾病等引起的上消化道出血亦不容忽视。其原发病有 50 种以上,排在前五位的依次是消化性溃疡、各种胃炎、急性胃黏膜病变、胃肿瘤、胃食管静脉曲张破裂出血。有报道溃疡病占上消化道出血的 47.85% ~75%。常见的消化道疾病引起出血的病因有:食管炎、食管癌、食管-贲门黏膜撕裂症、十二指肠憩室、胃肠吻合口及残胃病变。胃肠邻近器官或组织病变引起的病因有:胆道疾病、腹主动脉瘤破入胆道、腹主动脉瘤向上消化道破入、胰腺癌或急性胰腺炎并发脓肿破入十二指肠。全身其他系统疾病引起上消化道出血的病因有肺心病、肝病、尿毒症等;血液系统疾病如白血病、血小板减少性紫癜、过敏性紫癜及其他凝血机制障碍等;急性感染性疾病及传染病可见于流行性出血热、败血症、急性重症肝炎等。急性脑出血、各种严重创伤,服用水杨酸及类固醇等药物所致的应激性溃疡,亦是引起上消化道出血的常见病因。此外吞服强酸、强碱等可损伤消化道黏膜血管引起本病。

上消化道出血的发病机制因其病因不同而存在一定的差异,但无论何种病因,其基本病理变化大多为消化道黏膜层或肌层糜烂、溃疡、肉芽组织增生、坏死导致血管破裂出血。如各种类型的胃炎、食管炎、十二指肠炎可因反流的胆汁、胃酸、幽门螺杆菌等攻击因子损伤胃黏膜屏障、氢离子反流入黏膜层造成黏膜充血、水肿、坏死进而损伤毛细血管而出血。而颅脑损伤或急性脑血管意外,严重烧伤、各种大手术后、休克、肺心病则往往是在应激状态下造成胃黏膜缺氧致黏膜急性糜烂坏死出血。消化性溃疡可因溃疡周围黏膜小血管破裂、或溃疡基底部血管及溃疡肉芽组织内血管破裂出血。消化道肿瘤出血是因为肿瘤组织缺血性坏死造成肿瘤表面糜烂、溃疡使血管破裂。肝硬化并食管胃底静脉破裂出血多因门静脉压力增高所致。胆道结石、寄生虫合并胆道感染引起胆管黏膜炎症水肿、糜烂、溃疡是引起胆道出血的常见原因。血液系统疾病引起上消化道出血的原因往往是因为血小板数量减少,凝血因子缺乏,使凝血机制障碍,或血管渗透性增高而出血。

二、辨　　病

1. 临床表现

上消化道出血的临床表现取决于出血病变的性质、部位、出血量、出血速度、出血前机体的状况及血红蛋白水平。在临床上可分为三类:慢性隐性出血、慢性显性出血和急性出血。

(1) 呕血与黑粪:是上消化道出血的特征性症状。慢性隐性出血时,只有粪潜血阳性。慢性显性出血可见呕血和黑粪,一般来说,幽门以下出血易致黑粪,可呈典型柏油样粪,而幽门以上出血可致呕血。急性大出血呕血,鲜红或暗红色,便血伴重度贫血。

(2) 失血性周围循环衰竭:急性大出血可致周围循环衰竭,出血量超过500ml,临床可见头晕、心悸、恶心、口渴、黑矇或晕厥;大量出血约1500~2500ml,即可呈休克表现,灰白、湿冷,按甲床后苍白,精神委靡、烦躁不安,甚至反应迟钝,意识模糊,尿量减少或无尿。

(3) 发热:在中等量或大量上消化道出血病例中,于24小时内可有发热,一般不超过38.5℃。可持续3~5天。

(4) 体征:少量出血可无明显体征,中、大量出血可见血压下降,脉搏快速而细弱,反应迟钝,甚至意识模糊,皮肤苍白、湿冷,或有上腹压痛,肠鸣音亢进,肝、胆疾病患者还可出现黄疸、腹水等征象。

2. 理化检查

(1) 血常规:红细胞与血红蛋白下降,白细胞升高,血细胞压积降低。

(2) 潜血试验:粪潜血试验及呕吐物潜血试验阳性。

(3) 内镜检查:在出血后24~48小时内进行急诊内镜检查,作为出血定性和定位诊断的首选方法。同时可做内镜下止血。

确定上消化道出血前,必须排除口腔、牙龈、鼻咽部等部分出血。

3. 诊断标准

(1) 出血的直接证据:呕吐咖啡样物或鲜血,解柏油样大便。

(2) 出血量不足的临床表现:头晕、眼花、出冷汗、心悸、气促、昏厥等。

(3) 实验室检查:呕吐物或大便隐血试验强阳性;血象检查红细胞计数和血红蛋白下降。

(4) 胃镜:可直接看到出血,多数能明确出血部位和原因。

三、鉴别诊断

(1) 与呼吸道出血的鉴别:因吐血与咯血,血都经口而出,故应与咯血相鉴别。来自呼吸道的出血常见有支气管扩张、肺结核等病，血色鲜红，常混有痰液和气泡，伴咳嗽，喉痒，无黑粪。而来自消化道的呕血常由消化系统疾病所引起，血色呈咖啡色或紫暗色，常混有食物残渣，伴有恶心、呕吐和上腹部疼痛，有黑粪。

（2）与便血、痢疾、痔疾鉴别：上消化道出血之便血，特点为大便色黑，血液夹粪或全为血便，血色暗红，患者无里急后重，无内外痔发现。痢疾便血，血色红或呈脓血样，大便次数多，每次量少，患者有里急后重，常伴外感热证。痔疾便血，血常在大便后滴下，或鲜血敷在大便外，患者肛门有不适或疼痛感，检查可见内外痔。

（3）与下消化道出血的鉴别：便血伴有呕血则提示上消化道出血。下消化道出血一般排出的多为较鲜红或鲜红色的血便，上消化道出血之便血多为黑粪，但是如果上消化道出血速度快或出血量大，则可排出较鲜红的大便，而在小肠出血时，如积血在小肠停留的时间较长，也可呈柏油样大便。对此，则要根据内镜、全消化道钡餐、乙状结肠镜及纤维结肠镜或血管造影来确诊。

四、方证论治

1. 三黄泻心汤证

主症　吐血紫黯或咖啡色，甚则鲜红，大便黑如漆，口干口臭，喜冷饮，舌红苔黄，脉滑数。

兼症　胃脘胀闷灼痛。

病机　胃中积热，迫血妄行。

治法　清泄胃热，凉血止血。

方药　三黄泻心汤（《伤寒论》）加减。生大黄10g，黄芩9g，黄连5g，生地黄15g，茜草根9g，白及12g，牡丹皮6g，紫珠草9g。

加减　疼痛甚加延胡12g、木香10g行气止痛；吐酸者加煅瓦楞子30g、乌贼骨12g以收敛制酸；呕恶甚，加竹茹10g、代赭石（先煎）15g、旋覆花（布包）10g降逆止呕；热甚伤津，加玄参15g、生地15g、麦冬10g滋阴清热。

2. 丹栀逍遥散证

主症　吐血鲜红或紫暗，口苦目赤，心烦易怒，舌红苔黄，脉弦数。

兼症　黄疸，胁痛。

病机　肝火犯胃。

治法　清肝泻火，和胃止血。

方药　丹栀逍遥散（《太平惠民和剂局方》）加减。柴胡9g，当归10g，白芍12g，丹皮10g，栀子9g，茯苓12g，黄芩9g，龙胆草6g，生地黄15g，白及15g，茜草根12g，侧柏炭15g。

加减　呕血不止，乃肝热盛极，血络不宁，加用生大黄粉3～5g，以通腑清热，化瘀止血；烦躁不安者加水牛角30g、玄参30g以清营凉血宁心。

3. 归脾汤证

主症　吐血黯淡，四肢不温，大便漆黑溏薄，病情反复，面色苍白，淡白舌，薄白苔，脉细。

兼症　头晕心悸，神疲乏力，纳少。

病机　脾虚不摄。

治法　益气健脾，养血止血。

方药　归脾汤（《济生方》）加减。黄芪30g，党参15g，白术12g，当归10g，白及12g，阿胶珠（烊化）12g，仙鹤草12g，陈皮6g，甘草6g，伏龙肝先煎去渣，再入煎其他药。

加减　出血较多者，可加紫珠草 30g、侧柏叶 15g 以收敛止血；脾胃虚寒，加熟附子 12g、炮姜 10g 温中止血；瘀阻胃络出血者，加炒蒲黄 10g、五灵脂 15g、化瘀散（冲）6g 以活血止血。

4. 参附汤证

主症　吐血倾盆，大便漆黑甚则紫暗，面色苍白，大汗淋漓，四肢厥冷，舌淡红，脉细数无力或脉微欲绝。

兼症　眩晕心悸，烦躁口干，神志恍惚，昏迷。

病机　气虚血脱证。

治法　益气摄血，回阳固脱。

方药　参附汤（《正体类要》）加减。人参 15g，熟附子 10g，煅龙骨、煅牡蛎各 30g，炙黄芪 30g，山萸肉 60g，白及 12g。

加减　兼见发热烦渴者，加丹皮 12g、水牛角（冲服）30g；兼见宿食内停，吐血夹有不消化食物者，加莱菔子 15g、山楂炭 12g。

五、中西结合治疗大出血

凡出现突然呕血盈盆，排便暗红，常预示上消化道大出血，可危及生命，应予高度重视，积极救治，立即采用中西结合止血措施，并输血输液等。

胃镜下止血治疗为首选措施，可根据条件实施。20 世纪 80 年代以来，内镜的应用使上消化道出血的治疗提高至一个新的水平；通过内镜下直接给药，不仅可以加速止血，且安全、价廉，这是近年来中医药研究的新领域。

（1）内镜下喷洒药物：急诊胃镜检查，找到出血灶，王纯正等选用复方五倍子液（五倍子 15g、诃子 5g，加水 100ml，煎至 50ml 取汁，再加水 80ml，煎煮取汁，将两次煎液合煎浓缩成 30ml，加明矾 5g，加热溶后，过滤，再加甘油 30ml 即成），经胃镜注入。本法具有直接快速止血作用。治疗患者 240 例，早期止血率达 99.6%，一次注药止血成功者 237 例，止血成功率 98.7%，本药对消化性溃疡出血的疗效最好，局部使用无任何副作用。与去甲肾上腺素液对比，差异非常显著（$p<0.05$）。常用制剂还有大黄为主的煎剂，及大黄粉及其复方煎剂；其他如儿茶合剂（儿茶、明矾）、紫黄液（紫珠草、大黄等）等，在抢救上消化道大出血中有很好的作用。另外，上消化道大出血初期往往需禁食并选择性应用各类西药喷洒止血剂，常选用凝血酶 10～100U 或 5% 孟氏液（Monsell's solution）等，适用于胃黏膜糜烂、溃疡及肿瘤的出血。

（2）内镜下注射中药硬化剂：中药制剂用于内镜下注射治疗食管胃底静脉曲张和破裂出血，以其副作用小、价格低廉而逐步受到人们的重视。陈马玲用消痔灵混合液入曲张静脉中心部位，注射 17 例，均获满意疗效。特别是小动脉破裂大出血，非常规止血方法所能奏效，必须采用内镜下注射硬化剂，也可选用 1% 乙氧硬化醇或 5% 鱼肝油酸钠。

（3）高频电凝止血：适用于糜烂、溃疡出血。或用激光、微波、金属钛夹直接止血，或行血管介入栓塞以达到止血目的，而对于老年人因动脉硬化反复出血不止者，或采用内科疗法效果欠佳者，在严格掌握手术指征的情况下，应考虑外科手术治疗。

（4）大出血患者可酌情选用下列止血剂：①卡巴克络（安络血）10mg，肌内注射，每日 2～3 次；②抗纤溶药物，如用抗血纤溶芳酸 200～400mg，加入 5% 葡萄糖液 500ml，静脉滴注；③立止血 1～2KU，静脉注射，每日 1～2 次。

（5）必要时外科手术治疗。适应证包括有：

1）胃、十二指肠溃疡出血：①有反复多次出血史；②经内科治疗出血停止，但短期内再度出血；③急性大出血，经输血补液后血压仍不稳定，病情不改善者；④出血合并穿孔、幽门梗阻或疑有恶变。

2）食管、胃底静脉曲张破裂出血经内科积极处理后出血仍不能控制，或反复出血，肝功能及全身状况能耐受手术者。

3）胆道出血在积极控制出血和感染之后，可择期手术。

4）消化道癌出血：消化道癌，不论食管癌、胃癌，一旦确诊后，只要病情许可，应尽早手术治疗。

在粗略估计出血量的同时即应补充血容量，这是预防出血性休克的有力措施。如一旦出现面色苍白，四肢厥冷，大汗淋漓，烦躁不安或神志模糊，脉微欲绝等气随血脱的危重证候，应用独参汤口服或胃管注入，静脉注射人参注射液、参麦注射液（红参、麦冬），以急固“无形之气”，用参附注射液或参附液回阳救脱，收效迅速，而大出血后虚脱前及早应用参麦注射液静脉注射有助于预防出血性虚脱的发生。血压减低时可短期少量应用血管活性药物。

消化道大量出血时，输血迅速补充血容量至关重要，应即刻进行。失血量多者有休克表现应迅速给予输血，以新鲜全血最佳。合理估计补液量，适当滴注5%葡萄糖盐水与10%葡萄糖液。注意纠正电解质紊乱和酸碱平衡失调。补足血容量纠正休克应在CVP监测下，调节输血补液速度。若CVP为0～0.5kPa（0～5cmH_2O）为血容量不足；1.2～1.4kPa（12～14cmH_2O）为过剩；1.5～2.0kPa（15～20cmH_2O）以上有肺水肿的危险，应严格控制补液量与点滴速度。

六、临床心得

上消化道出血，中医谓之吐血、呕血、远血。上消化道出血的病机，我们认为以胃热脾虚为其主要病机，出血的本质是络伤血溢，脾虚为本，胃热为标；出血期间以火热为主，兼有不同程度的血虚表现，其病机主要是火热熏灼、迫血妄行；此外，上消化道出血患者的血液流变学每每异常，凝血与纤溶功能活跃，证实了中医“出血可致血瘀、血瘀可致再出血”的理论。

近年来研究发现上消化道出血的诱因与月亮盈亏、节气变化、误药、劳倦、饮食等密切相关。王忠平分析了347例消化性溃疡出血的时间，发现出血与月亮盈亏有关，农历十五前后发病率最高，月初与月末发病率低（$P<0.01$），符合中医“天人合一”的理论。有学者分析了947例上消化道出血患者的时间节律，吐血（便血）年节律明显，其峰相伍在春季；倪永银等认为“外感”（气象因素与月廓盈亏）是急性上消化道出血的基本诱因，人体气血有规律地循行于经脉之中，可因自然界的运动而变化，盈月前后月球对地球引力的改变可导致气血运行失常，加重出血的病理改变而诱发急性出血；“饮食不节”特别强调酒类、辣椒、及误药等因素，是急性上消化道出血的主要诱因。总之，近年来在上消化道出血的病因认识上，从过去的“以内伤为主”，发展为以“内伤与外感（气象与月亮盈亏）为主”。

方证论治吐血黑粪，既治标，又治本，无明显副作用，对于有血瘀见证者，运用化瘀止血药，止血而无留瘀之弊；对脾虚者，益气又能摄血，有利于改善体虚症状。即使是大出血，在运用中西医方法止血的同时，采用中医药治疗，能取得相得益彰之效。如出现气随血脱时，及早运用益气固脱法治疗，对防治出血性休克，维持血压稳定有较大帮助，肝硬化合并食管胃底静脉曲张破裂出血时运用大黄及其制剂，在增强止血效果的同时，既能加速排出肠道积血，又有抑制肠道细菌作用，起到西药无法替代的作用。止血后进入静止期及恢复期，运用中医消瘀、宁血、补虚大法，对防止再出血，机体康复都能充分显示中医药的优势。近年来，中医界采用中药煎剂及胃镜下喷洒收敛止血剂、注射硬化剂等方法治疗上消化道出血取得了可喜的疗效，值得推广。

我们体会，临床上吐血黑粪以《伤寒论》的三黄泻心汤方证最为多见，归脾汤方证次之。前者属胃热炽甚，迫血妄行；后者属脾气虚损，气不摄血。辨证要点是前者吐血鲜红，烦热饮冷，舌红绛；后者是吐血暗淡，便黑溏薄，舌淡白。若吐势急迫者，多因肝火用事，宜加泄肝之品，如黑山栀、丹皮等。若吐血倾盆，面色苍白，大汗淋漓，四肢厥冷，舌淡白，脉细数无力或脉微欲绝，神志恍惚，昏迷为气虚血脱之证，急宜参附汤益气摄血，回阳固脱，取大剂人参30g，山萸肉120g，煅龙牡各30g，急煎顿服，屡用屡效。

中药止血药相当丰富，具体应用时，要注意辨证地选用，力求在疾病的不同阶段发挥其特长。早期重用清热、活血、化瘀之品，如侧柏炭、银花炭、地榆炭、荷叶炭、仙鹤草；后期热象已退，则选用一些收敛、宁血的止血药，如芥穗炭、椿根皮、乌梅炭等。这样就会在整个治疗的过程中发挥其长。康复阶段，服用补血粥和补血鸡汤，实践证明十分有效，特此推荐。

胃及十二指肠溃疡出血是上消化性溃疡常见的并发症。笔者治疗溃疡出血经验丰富，认为本病的主要病变在脾、胃、肠腑。脾胃虚寒、胃失和降是本病的主要病因病机。方用温中愈溃汤合小半夏汤加味，疗效显著。方中生芪、红参、白术、云苓等益气摄血；化瘀散，白及化瘀止血。海螵蛸、浙贝、煅瓦楞制酸愈溃。旱半夏、生姜、大枣等降气和胃止呕，桂枝、甘松、苏梗等散寒理气止痛。

临床上治疗上消化道出血，首先要辨清虚实，抓住四证。凡突然呕血或排暗红色血便，舌红苔黄厚，脉滑数或弦数，多属肝火犯胃，迫血妄行，以火热实证居多，泻心汤加炒蒲黄、花蕊石等，疗效可靠。出血势缓，多见于脾胃虚弱，或阴虚火旺，多属虚证，发病较慢，血色暗淡，舌淡苔薄白，温中愈溃汤加化瘀散、仙鹤草、海螵蛸等多能取效。舌红少苔，脉细数为虚火，宜滋阴降火汤。久病不愈者，可由实转虚，出现虚实夹杂、寒热交错的复杂证候，应在辨证中详加明察。他还特别强调静止期的治疗也非常重要，因此期治疗不当容易再度出血。静止期运用宁血大法首推犀角地黄汤，在此基础上，还应适当加用少量止血药物，也可根据其出血后的虚证表现，灵活加减，如北沙参、西洋参、首乌、阿胶等。要注意在余热未清时不要过早运用峻补药物助火动血，这对防止再出血，平稳进入恢复期非常主要。

七、其他治疗

（一）中成药治疗

（1）云南白药：每次0.5～1.0g，每日4次。适用于各种证型。

（2）参附注射液：可用于阳气暴脱证。回阳救逆，益气固脱。可首剂静脉推注10～20ml，之后每日20～100ml加入5%～10%葡萄糖注射液中静脉滴注。

（3）参麦注射液：益气固脱，养阴生津，生脉。先以20ml加入50%葡萄糖注射液50ml中静脉注射，然后用本品40～100ml加入5%～10%葡萄糖注射液中静脉滴注。

（二）针灸疗法（体针）

（1）证属泻心汤方证者，配合针刺曲池、大椎、三阴交，用泻法以清热泻火，凉血止血，每日2次。

（2）证属归脾汤方证者，取足三里、太白、脾俞、肾俞等，用补法或温针；或艾灸百会、气海、关元、命门等，以健脾补肾，益气固摄，每日2次。

八、护理与预防

（一）护理

（1）出血量少、症状轻者，可予内科二级护理，定时测量脉搏、血压，不必禁食，给流汁饮食，记录呕吐物，大便的量和次数，并记录其性状。

（2）出血量较多者，宜卧床休息，给予一级护理，详细观察血压、呼吸、脉搏的变化，记录呕血及便血量，短期内禁食。

（3）大出血的患者，要绝对卧床休息，保持室内安静，严密观察血压、呼吸、脉搏的变化，做好出血记录及重病护理记录，绝对禁食。

（二）预防

（1）调摄饮食：饮食的调摄对于预防上消化道出血极为重要，尤其是消化性溃疡、急性胃黏膜损害、糜烂性胃炎、食管胃底静脉曲张的患者，要忌食有刺激性的食物，如辛辣食物、过冷过热食品，油炸及不易消化食品；戒烟酒；不暴饮暴食，注意饮食卫生，多吃富营养、易消化吸收的软食。必要时可少吃多餐，或进食半流食。

（2）调摄情绪：郁怒伤肝，忧思伤脾，肝脾失和可诱发或加重原有疾病，引起出血。患者应保持精神愉快、喜怒有常，切忌大喜大悲。

（三）康复

上消化道出血的患者，经治疗出血停止后，需要综合调理，恢复正气，逐步消除因失血而引起的贫血、无力等症状。

（1）药物康复：患者在康复阶段，继续选用益气养血、健脾和胃、清热制酸的药物，有助于补气养血恢复体力。溃疡病、出血性胃炎的患者，可选用香砂六君子丸、景芪愈溃胶囊、胃痛灵胶囊和愈溃灵粉等中成药，常服，以杜绝再出血。或辨证选用汤剂治疗。一定要坚持一段时间，彻底恢复到“阴平阳秘”的状态才能停药。

（2）食疗康复：对出血后体力不复，少气懒言，食欲缺乏者，可服用补气血粥：黄芪30g，茯苓50g，大枣6枚，山药30g，生姜6g，水煎去渣留汁，入粳米120g，煮粥，临熟时下鸡子一枚，盐少许，继续煮至粥熟而成。常服此粥，健脾益气。

补血鸡汤：取童子鸡一只，杀死去毛及肚肠，整鸡放入开水中，煮沸打去血沫。加生黄芪150g，全当归60g，山药200g，用温火煎6个小时，（随时加水）。取汁，分五天服，一天一次。

九、疗效评定标准

1. 临床疗效标准

临床痊愈　1周内吐血或黑粪停止，粪潜血连续3天阴性，出血伴随症状明显改善。

显效　1周内吐血或黑粪停止，连续3天粪潜血阳性，出血伴随症状有所改善。

有效　1周内吐血或黑粪减少，连续3天粪潜血阳性，出血伴随症状略有改善。

无效　治疗1周，出血不止，重度出血经治疗24小时后无好转或加重，出血伴随症状无改善或加重。

2. 证候疗效标准

所有症状都分为无、轻、中、重四级（参照附录3），在主症分别记0、2、4、6分。在次症则分别记0、1、2、3分。对于舌脉则分为正常和非正常两级，在主症分别记0、2分，在次症分别记0、1分。

临床痊愈　症状、体征消失或基本消失，证候积分减少≥95%。

显效　症状、体征明显改善，证候积分减少≥70%，但<95%。

有效　症状、体征均有好转，证候积分减少≥30%，但<70%。

无效　症状、体征均无明显好转，甚或加重，证候积分减少<30%。

十、典型病例

完某,女,30岁,2005年1月12日初诊。上腹部隐痛不适,近三天剧烈疼痛伴突发性呕吐,所吐出物为黑色清水,于半月前也曾发生过类似症状。胃镜检查示:①胃溃疡伴出血;②十二指肠壶腹炎;③Hp(+++)。初步诊断:①胃溃疡并出血;②十二指肠壶腹炎;③幽门梗阻。刻下仍上腹部疼痛,呕吐,排柏油样黑粪,头晕,乏力,口干不欲饮,形体偏瘦,饮食欠佳,舌淡白,舌苔薄白,脉弱。血压96/60mmHg。

辨证　脾胃虚寒,气虚不摄,寒邪凝聚,气血不通。

治法　温胃止呕,散寒止血。

处方　温中愈溃汤合小半夏汤加味。生芪15g,白芍15g,桂枝6g,海螵蛸12g,浙贝12g,煅瓦楞30g,甘松6g,苏梗12g,白及15g,旱半夏15g,云苓30g,红参(兑服)10g,化瘀散(分冲)10g,姜枣引。七剂,水煎服,每日一付,早晚饭后一小时服。

二诊　药后呕吐已止,夜间偶有泛酸,纳差舌淡,苔薄白,脉细较前有力。以前方去甘松、桂枝,加公英15g。后继以此方加减,服药一月后,临床症状基本消失,嘱其继续服药以巩固疗效,注意不能饮酒。2005年4月2日复诊时,饮食转佳,再未出血,无疼痛,临床治愈。嘱其间断地吃补血鸡汤一个月。

第七节　功能性消化不良

功能性消化不良(functional dyspepsia,FD)是指一组表现为中上腹部疼痛或上腹部胀满不适症状,常餐后加重,伴有早饱、食欲缺乏、恶心、呕吐等。这些症状主要是以胃为主的一组消化不良症状。患者经内镜、影像学及生化检查排除了可以解释其症状的器质性疾病,或难以用这些表现来解释其症状。本病是一种常见病,各国患病率在20%～40%,占消化门诊的50%左右。该病预后良好。

本病属于中医"痞满"、"胃痛"、"呕吐"等范畴。

一、病因病机

(一)中医病因病机

本病的病因病机可概括为八个方面,一是禀赋不足,脾胃虚弱;二是饮食伤胃,胃失通降;三是劳倦伤脾,脾失健运;四是情志伤肝,肝郁气滞;五是内伤外感,湿热中阻;六是水湿内停,痰浊滞胃;七是虚火内盛,胃阴不足;八是日久湿滞,寒热错杂。外邪所伤、饮食不节、情志失调及劳倦过度为本病之病因。本病以胃脘部自觉满闷阻塞为主症,因此,中焦气机阻滞,脾胃升降失常为病机特点。本病病位在胃,与肝脾关系密切。脾胃为中焦气机枢纽,脾气主升,胃气主降,而肝的疏泄对这个枢纽起着重要的作用,无论肝、脾、胃中任何一脏发生病理改变,均会造成脾胃、肝脾、肝胃之间的气机失调。中焦气机阻滞,湿、食、痰、血随之而停,日久损伤气血阴阳而成本虚标实之证。

功能性消化不良病位在胃,但涉及肝脾,脾虚土乘、肝气横逆、肝失疏泄、胃失和降、气机不利致病。本病脾虚为本,气滞血瘀、食积痰湿等实邪为标,往往本虚标实,虚实夹杂。基本病机为脾虚气滞,贯穿疾病的始终。

（二）西医病因病机

功能性消化不良的发病机制尚未完全明了，可能与以下因素有关：

（1）胃与十二指肠炎症：作纤维镜检查发现本病患者100%有轻度胃炎，其中22.2%同时有十二指肠炎，表明本病与胃炎有关。

（2）胃运动功能障碍：用放射性核素测定胃排空显示50%的患者有胃排空延迟，特别是固体胃排空，女性排空延长多于男性。研究表明25%～56%的患者有餐后胃动力低下的表现。胃感觉功能异常：研究表明50%以上的患者存在胃敏感性增高。

（3）Hp感染：研究发现50%左右的功能性消化不良患者Hp检测为阳性，Hp感染与功能性消化不良关系尚未肯定。但Hp产生的尿素酶分解胃黏膜中尿素产生氨和CO_2刺激胃黏膜可引起胃部不适、嗳气、脘腹胀满等的症状。

（4）胃电的异常：研究发现功能性消化不良的患者常有胃电节律紊乱的表现，包括胃动过速，胃动过缓和胃电无节律。

（5）十二指肠反流：功能性消化不良的患者存在幽门关闭不全，致使大颗粒物质排入十二指肠，损害幽门的过腱作用，并增加了十二指肠内容物反流至胃的机会，刺激并损伤胃黏膜致病。

（6）迷走神经张力低下：迷走神经张力低下，导致近端胃容物受舒张障碍，胃窦收缩减弱，产生功能性消化不良的症状。

（7）饮食、情绪、心理因素：临床研究表明咖啡和浓茶能加重胃食管反流而出现烧心泛酸，研究表明功能性消化不良患者多有神经质，抑郁焦虑、疑心病、生理性感觉过敏等心理障碍的表现，用安慰剂治疗有效。

二、辨　　病

1. 临床表现

在过去的12个月内，间断或连续存在以下症状至少12周。集中在上腹部的疼痛或不适，包括上腹饱胀、早饱、嗳气、恶心、呕吐等；缺乏可解释症状的器质性疾病存在的证据（包括上消化道内镜检查）；无证据表明消化不良与排便有关，即不是肠易激综合征。溃疡型以上腹痛为主要表现，空腹加重；动力障碍型以上腹胀、不适、餐后早饱、嗳气为主要表现，餐后加重；不定型可兼而有之。部分患者可有中上腹压痛，但绝大多数患者无特殊体征。

2. 理化检查

（1）胃镜及病理检查：仅见慢性非活动性炎症，上消化道钡餐造影未见明显异常。B超未见肝胆胰脾等脏器有异常改变。

（2）动力检查：约有50%的FD患者存在胃动力过缓。

（3）钡条胃排空：在试餐后一定时间观察胃内存留的标志物数。目前认为，胃排空率在50%以上为正常，50%以下为胃动力延缓。

（4）核素法：①检查的主要指标有T1/2：即排出50%试餐所需要的时间。②排出百分比：在某一时间占排出的百分比；排空曲线的形态和延迟相的时限。目前一般认为：T1/2＝20～40分钟，胃排空正常；T1/2>40分钟，排空延迟；T1/2<20分钟，排空过快。

（5）胃电图：餐后胃动力减弱或胃电节律紊乱。

3. 我国消化不良的诊治流程

我国消化不良的诊治流程见图12-1。

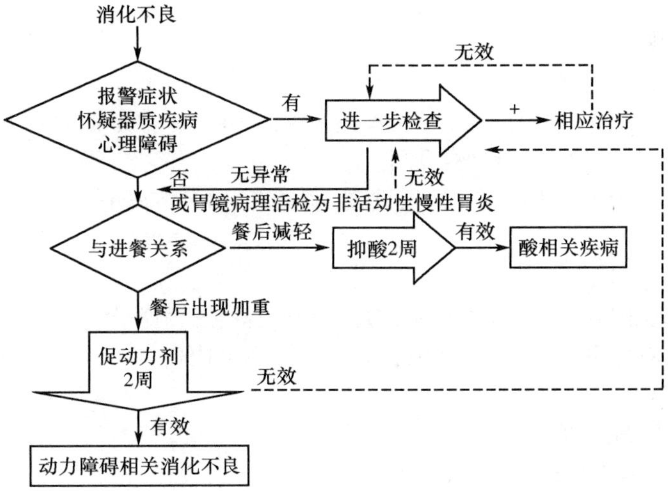

图 12-1　我国消化不良的诊治流程

三、方 证 论 治

1. 疏肝和胃汤证

主症　胃脘胀满，痛连两胁，善太息，嗳气，恶心或呕吐。

兼症　常因情志因素而加重，攻窜作痛，胸闷，大便不爽，苔薄白，脉弦。

病机　肝胃不和。

治法　理气解郁，和胃降逆。

方药　疏肝和胃汤（王道坤教授经验方）加减。柴胡 9g，半夏 9g，川芎 9g，陈皮 9g，枳壳 9g，白芍 12g，甘草 5g。

加减　嗳气频作者，加旋覆花 10g，代赭石 20g；排便不畅者，加瓜蒌仁 15g、杏仁 10g；食滞不化者，加焦三仙各 10g、鸡内金 10g；失眠者，加炒枣仁 30g，五味子 10g。肝郁化火犯胃出现胃脘灼热、嘈杂、泛酸者，加黄连 5g、吴茱萸 2g、栀子 10g。

2. 痛泻要方证

主症　胃脘痞闷，胸胁胀满。

兼症　嗳气，食欲缺乏，每因情志不畅而发作或加重，伴腹痛即泻，泻后痛减，舌淡红，苔薄白，脉弦细。

病机　脾虚气滞。

治法　健脾舒肝，理气消胀。

方药　痛泻要方（《丹溪心法》）加减。炙甘草 5g，柴胡 9g，枳实 10g，白芍 10g，炒白术 10g，陈皮 9g，防风 10g，党参 15g，茯苓 20g。

加减　气虚及阳，见中焦虚寒者，加干姜、肉桂；病久反复发作致血瘀，痛处固定拒按，入夜加剧，舌瘀紫或舌下静脉增粗、迂曲，加赤芍、丹参。

3. 保和丸证

主症　脘腹痞闷，嗳腐吞酸。

兼症　恶心欲吐，嗳气畏食，矢气臭秽，大便挟不消化食物，气味腐臭，舌苔白厚腻或腐腻，脉弦滑。

病机　饮食停滞。

治法　消积导滞，和胃降逆。

方药　保和丸（《丹溪心法》）加味。山楂15g，神曲10g，炒莱菔子20g，半夏曲10g，陈皮9g，茯苓15g，连翘10g，鸡内金9g，白术15g，厚朴9g。

加减　便秘者，加瓜蒌仁15g，杏仁10g；腹胀明显者，加大腹皮10g、莱菔子10g。

4. 陈平汤证

主症　脘腹痞满，闷塞不舒，舌体胖大，边有齿痕，苔白腻，脉沉滑。

兼症　胸膈满闷，头重如裹，身重肢倦，恶心呕吐，不思饮食。

病机　痰湿中阻。

治法　除湿化痰，理气宽中。

方药　二陈汤（《太平惠民和剂局方》）合平胃散（《太平惠民和剂局方》）加减。清半夏9g，陈皮9g，茯苓10g，生姜10g，苍术10g，厚朴9g，陈皮9g，甘草3g。

加减　胸闷者，加白蔻仁10g，薤白10g；舌苔白腻，加干姜6g，草果6g；便溏，加炒白术15g，泽泻10g；若痰湿化热，出现口干苦、口黏，苔黄腻，加黄连6g。

5. 三仁汤证

主症　脘腹痞满，食少纳呆，舌质红，苔黄腻，脉滑。

兼症　口干口苦，身重困倦，恶心呕吐，小便短黄。

病机　脾胃湿热。

治法　清热化湿，理气和胃。

方药　三仁汤（《温病条辨》）加味。杏仁9g，白蔻仁6g，薏苡仁10g，滑石15g，通草5g，竹叶10g，法夏9g，厚朴9g，炙甘草5g。

加减　便秘者，加大黄；大便不爽者，加薤白、木香。

6. 半夏泻心汤证

主症　胃脘痞满，口干口苦，肢冷便溏，嘈杂反酸。

兼症　遇冷加重，嗳气纳呆，舌淡，苔薄白，脉弦数。

病机　寒热错杂。

治法　清热散寒，调中和胃。

方药　半夏泻心汤（《伤寒论》）加减。黄连6g，黄芩10g，干姜10g，半夏9g，党参10g，吴茱萸6g，甘草10g，大枣10g。

加减　偏寒者，重干姜、吴茱萸；偏热者，重黄芩、黄连，减吴茱萸量；气滞胀痛者，加柴胡、白芍、木香；夹瘀者，加川芎、三七粉。

7. 枳壳益胃汤证

主症　胃脘嘈杂，痞满，口干舌燥，舌质瘦红，苔薄黄或舌光无苔，脉虚细而数。

兼症　胀闷不舒，或隐痛灼痛，食欲缺乏，似饥不饥，手足心热，纳呆干呕，形体消瘦，大便量少而燥。

病机　胃阴不足。

治法　滋阴益胃，和胃健脾。

方药　枳壳益胃汤（王道坤教授经验方）加减。枳壳12g，沙参10g，麦冬10g，玉竹10g，炙甘草 5g,冬桑叶 10g,生扁豆 10g。

加减　阴伤重者,大便干结,口舌起糜,加麦冬、石斛、生地、知母;胃热内炽者,加黄芩、黄连。

8. 建中愈溃汤证

主症　胃痛隐隐或痞满,绵绵不休,喜暖喜按,空腹痛甚,得食则缓,劳累或受凉后发作或加重。

次症　泛吐清水,神疲纳呆,四肢倦怠,手足不温,大便溏薄,舌淡苔白,脉虚弱。

病机　脾胃虚寒。

治法　温中健脾,和胃止痛。

方药　建中愈溃汤加减。山药 30g,黄芪 30g,桂枝 10g,白芍(酒炒)15g,生姜 5g,大枣 10g,炙甘草 5g。

加减　纳差,加焦三仙、鸡内金;便溏者,加炒白术、葛根。

四、其他治疗

(一)中成药治疗

1. 市售中成药

(1) 气滞胃痛冲剂:每次 5g,每日 3 次。适用于肝气郁滞证。

(2) 胃苏冲剂:每次 15g,每日 3 次。适用于气滞证。

(3) 加味保和丸:每次 6g,每日 2 次。适用于湿滞食积,脾失健运证。

(4) 藿香正气胶囊:每次 3 ~ 4 粒,每日 2 ~ 3 次。适用于外感风寒,内伤湿滞证。

(5) 龙胆泻肝丸:每次 10g,每日 2 次。适用于肝胆湿热所致胃痛或痞满。

(6) 云南白药:每次 0.5 ~ 1g,每日 4 次。适用于胃络瘀血所致胃痛。

(7) 养胃舒胶囊:每次 1 ~ 2 粒,每日 2 次。适用于气阴两虚证。

(8) 香砂养胃丸:每次 9g,每日 2 次。适用于脾胃虚寒证。

(9) 温胃舒胶囊:每次 3 粒,每日 3 ~ 4 次。适用于脾胃虚寒证。

(10) 越鞠保和丸:每次 6g,每日 1 ~ 2 次。适用于气郁停滞,倒饱嘈杂,胸腹胀痛,消化不良。

(11) 资生丸:每次 6g,每日 2 次。适用于脾虚不适,胃虚不纳,神倦力乏,腹满泄泻。

(12) 无比山药丸:每次 9g,每日 2 次。适用于脾肾两虚,食少肌瘦,腰膝酸软,目眩耳鸣。

(13) 黄芪建中丸:每次 1 丸,每日 2 次。适用于中气不足,心跳气短,恶寒腹痛,身体衰弱。

2. 医院内部制剂

(1) 养胃生津胶囊:每次 3 粒,每日 3 次。适用于口渴欲饮,食少形瘦,舌红少苔,脉细数者。

(2) 萎胃灵 4 号:每次 3 粒,每日 3 次。清热解毒,调气和胃,通络消痞。能杀灭 Hp。

(3) 萎胃灵:每次 3 ~ 5 粒,每日三次,温开水送服或遵医嘱。扶养脾胃,理气消胀,化瘀止痛,和胃消痞。提高免疫功能。

(4) 胃痛灵胶囊:每次 3 ~ 5 粒,每日三次,温开水送服。适用于肝气郁滞证。

(二) 西医治疗

本病属功能性胃肠病,治疗上主要采取对症治疗,常用的药物有以下几种:

(1) 抑制胃酸分泌药,一般适用于以上腹痛为主要症状的患者,可选择:

1) H_2受体拮抗剂:常用的有西咪替丁、雷尼替丁、法莫替丁等;

2) 质子泵抑制剂:此类药抑制胃酸程度和时间都优于 H_2受体拮抗剂,如奥美拉唑(洛赛克)

每日20～40mg,有明显疗效,也可选用兰索拉唑、潘托拉唑等;

(2) 促胃动力药,适用于以腹胀、早饱、嗳气为主要症状的患者,可用吗丁啉10mg,一日3次,或西沙必利5～10mg,一日3次,餐前15～30分钟服用,疗程2～8周。少数人服西沙必利后有肠鸣、腹泻等副作用,减少剂量或使用一段时间后,副作用可减轻或消失。

(3) 抗幽门螺杆菌治疗:适用于有幽门螺杆菌感染的患者,有效的抗生素有克拉霉素,每日0.5～1.0g;阿莫西林,每日1.0～2.0g;甲硝唑,每日800mg,可单独或联合应用,还可配合胶体铋剂,如枸橼酸铋钾、硫糖铝等。

(4) 抗抑郁药:不少患者伴有失眠、焦虑、抑郁、头痛、注意力不集中等精神症状,轻者可通过心理治疗,消除顾虑,精神症状明显者可试用三环类抗抑郁药如阿米替林,或氟西汀等,宜从小剂量开始。失眠者可适当服用镇静药。

(三) 推拿治疗

(1) 取穴:上脘、中脘、下脘、膻中、神阙、气海、天枢、膈俞、肝俞、脾俞、胃俞、大肠俞、关元俞、三焦俞、足三里、章门、期门、梁丘、太冲、内关、公孙、三阴交、丰隆等穴。

(2) 手法:揉、震、按、摩、滚、擦法等方法。

(3) 加减:1) 脾胃虚弱型:症见上腹部隐痛、早饱、胀满、纳呆等症。重点按揉膻中、上脘、中脘、下脘、建里、神阙、关元、脾俞、胃俞、足三里、三阴交等穴以补益脾胃之气、肃降浊气、缓解症状;2) 肝气郁结型:症见上腹部胀痛、嗳气、痞满、反酸、烧心等症。先双手分推两肋,横擦上腹部,然后按揉膻中、膈俞、肝俞、章门、期门、太冲、公孙等穴。以疏肝理气、健脾和胃、消食导滞;3) 食滞胃脘型:症见恶心、呕吐、吐酸、嘈杂等症,重点按揉膻中、内关、脾俞、胃俞、足三里、曲池、天枢、三阴交、丰隆等穴以健脾和胃、消食下气、除滞消积,改善病症。

五、临床心得

功能性消化不良属于中医学脾胃病范围,较常见。病情较复杂,亦常合并其他疾病同时出现,相互影响,相互掩盖,易反复发作。本病脾胃虚弱型主要原因是脾胃气的不足所致,如禀赋不足,老年脾胃自衰,或大病、久病延及脾胃,使中气虚乏,脾胃功能失调,所以在治疗此类型病人时以补益脾胃之气,促进肠胃功能恢复为主,消积化滞为辅。

脾胃正常生理功能是受纳运化升清降浊的矛盾统一。临床需要特别重视脾胃气机的升降,如胃气不降则糟粕不能下行,其在上则胸闷哽噎,在中则胃脘胀痛,在下则大便秘结;若胃气不降反升,可致嗳气呃逆,恶心呕吐,反酸烧心等;若脾气不升,则不能运化精微,可致餐后脘闷,食后思睡、腹胀腹泻、消瘦乏力、精神倦怠等;若脾气不升反降,则中气下陷,症见腹部坠胀,肛门坠胀,大便滑脱失禁。因此,治疗功能性消化不良要求把握气机升降,注意脾之升清、胃之和降,且时时勿忘宣降肺气、调达肝气。标本同治,但以健脾理气法为恶心呕吐基本治法。

中医认为本病是在脾胃虚弱或脾胃失健的基础上,又有邪犯脾胃,遂发生一系列证候。在临床见到的证候,往往不是单独出现,而是虚实掺杂,几种证型混合出现。因此需要根据具体情况,遵循个体化原则,灵活变通,或以中医为主,辅以西药;或中西疗法并举;或几种中医证型的治法和方药加减变化。

六、预防与调理

本病预后良好。除采用适当药物治疗之外,还应注意:

(1) 纠正不良饮食习惯,少食刺激性食物、生冷食物以及咖啡、巧克力、土豆、红薯和酸性食物。少食多餐，忌烟戒酒。

（2）保持精神状态的平衡，适当行心理治疗，消除精神紧张，减轻思想压力，解除抑郁，充分缓解患者来自各方面的压力，对本病的治疗效果有很大帮助。

（3）食疗：

1）羊肉粥：新鲜精瘦羊肉250g，切小块先煮烂，再合粳米同煮粥，每日吃2次。该方能补中益气，温胃止痛。适用于老年气虚亏损，阳气不足，恶寒怕冷，脘腹疼痛。

2）砂仁粥：先用粳米100g煮粥，砂仁5g研末放入粥中，再稍煮即可。本方具有暖脾胃、通滞气、散热止呕之效。适用于胃痛、胀满、呕吐等症。

3）姜橘土豆汁：鲜土豆100g，生姜10g，榨取汁，加鲜橘汁30ml调匀，将杯放入热水中烫温。每日服30ml。本方能健脾理气，温中止呕。适用于功能性消化不良的胃痛、呕吐、恶心。

4）猪肚粥：猪肚100g，切成细丝，和大米100g，煮成粥，饮服。本方补脾和中。治疗脾虚食欲缺乏。

5）佛手柑粥：佛手柑20g，煎汤去渣；粳米100g，加水适量，煮粥。粥成后加冰糖并入佛手汤稍煮即可。每日食2次。本方具有清香开胃，理气止痛之效。适用于老年胃弱、消化不良、嗳气、胃痛者。

七、疗效评定标准

1. 临床疗效标准

（1）溃疡型：

临床痊愈　临床症状消失，体征消失。

显效　腹痛及其他症状消失，短期无复发。

有效　腹痛及其他症状减轻。

无效　症状未见改善。

（2）动力障碍型：

临床痊愈　临床症状消失，体征消失。

显效　痞满及其他症状消失，短期无复发。

有效　痞满及其他症状减轻。

无效　症状未见改善。

2. 证候疗效标准

所有症状都分为无、轻、中、重四级（参照附录3），在主症分别记0、2、4、6分，在次症则分别记0、1、2、3分。对于舌脉则分为正常和非正常两级。在主症分别记0、2分，在次症分别记0、1分。

临床痊愈　症状、体征消失或基本消失，证候积分减少≥95%。

显效　症状、体征明显改善，证候积分减少≥70%，但<95%。

有效　症状、体征均有好转，证候积分减少≥30%，但<70%。

无效　症状、体征均无明显好转，甚或加重，证候积分减少<30%。

八、典型病例

例1　刘某，女，47岁。胃脘部痞满不适反复发作10余年，加重1月。诊见：上腹胃脘饱胀，时觉隐痛，嗳气，泛酸，纳差，乏力，大便不畅。舌淡苔白，脉细。西医诊断：功能性消化不良。

辨证 脾虚气滞证。

治法 补气健脾，理气和胃。

处方 木香 6g，砂仁 3g，党参 15g，白术 10g，茯苓 15g，甘草 6g，陈皮 10g，半夏 10g，山药 10g，乌贼骨 15g，瓦楞子 15g。水煎服，每日一剂，早晚温服。7 剂，诸症缓解。加减治疗 3 个月后，诸症消失。

例 2 李某，女，52 岁，干部，初诊 2001 年 7 月 5 日。患者在 24 年前由于大怒之后出现上腹部胀痛、痞满、呃逆、反酸等症状。曾口服中西药物症状缓解不佳。近年来由于工作压力较大，繁重，症状逐渐加重。查体：体温 36.2℃，脉搏 74 次/分，血压 140/75mmHg，实验室检查、B 超等检查除外肝胆、胰及肠道器质性病变，内镜检查未发现食管炎、胃溃疡、肿瘤器质性病变。

诊断 功能性消化不良。

辨证 肝气郁结损伤脾胃。

治疗 取脾俞、胃俞、足三里、三阴交、丰隆、以补中焦之气。首次治疗患者症状明显缓解，10 次治疗后（隔日 1 次），症状基本缓解。又予 10 次巩固治疗达到痊愈，至今未见复发。

中国功能性消化不良专家共识意见（2015 年，上海）

中华医学会消化病学分会胃肠动力学组
中华医学会消化病学分会胃肠功能性疾病协作组

消化不良（dyspepsia）是临床常见的一组上腹部症状，包括器质性和功能性两大类病因。目前，国际上普遍将罗马标准作为功能性消化不良（functional dyspepsia，FD）的诊治指南。随着临床实践和研究的深入，不少学者逐渐认识到我国消化不良的病因、发病机制和诊治策略与西方国家存在不小的差异。例如我国上消化道恶性肿瘤发病率和 H. pylori 感染率明显高于西方国家，而我国内镜检查费用则明显低于西方国家，这就使得我国对消化不良的检查策略有别于西方国家。2015 年发布的京都 H. pylori 胃炎全球共识对 H. pylori 感染与 FD 的关系和根除策略有了清晰的表述。2007 年中国消化不良的诊治指南发布后，国内陆续有不少 FD 相关的流行病学及临床诊治文章发表。因此，有必要结合我国的研究成果和国际最新的共识意见，对我国消化不良共识意见进行更新。

本次共识意见的修订采用国际通用的 Delphi 程序。首先成立共识工作小组，在检索 Medline、Embase、Cochrane 图书馆和万方中文期刊数据库相关文献的基础上，制订共识意见草案，然后邀请全国各地本领域 40 名专家，进行讨论及多轮投票，直至达成共识意见。

共识意见分为 6 个推荐级别：A+，非常同意；A，同意但有少许保留意见；A-，同意但有较多保留意见；D-，不同意但有较多保留意见；D，不同意但有少许保留意见；D+，完全不同意。条目的证据分为 4 个等级：高质量，进一步研究也不可能改变该评估结果的可信度；中等质量，进一步研究很有可能影响该评估结果的可信度，且可能改变该评估结果；

低质量，进一步研究极有可能影响该评估结果的可信度，且很可能改变该评估结果；极低质量，任何评估结果都很不确定。

本共识意见共分为定义、流行病学、病因和发病机制、诊断和评估、治疗等 5 大部分共 26 条。

一、定义

1. 消化不良是指位于上腹部的一个或一组症状，主要包括上腹部疼痛、上腹部烧灼感、餐后饱胀感及早饱，也包括上腹部胀气、嗳气、恶心和呕吐等。

证据等级：高质量 62.1%，中等质量 37.9%。

推荐级别：A+82.8%，A17.2%。

罗马Ⅲ标准中消化不良是指起源于胃十二指肠的一个或一组症状，主要包括上腹部疼痛、上腹部烧灼感、餐后饱胀及早饱感。亚洲 FD 共识意见将另一常见症状上腹部胀气也纳入定义中，多数专家认为在亚洲消化不良患者中该症状十分常见。陈爱锦等分析福建省 1 075 例 FD 患者的症状谱，发现依次为中上腹痛(65.3%)、餐后饱胀(58.2%)、腹部不适(56.7%)、腹胀(55.2%)。Wang 等对以罗马Ⅲ标准诊断的 457 例 FD 患者的症状谱进行研究,发现上腹部疼痛占 74.8%,餐后饱胀占 58.2%,早饱占 33.3%,上腹部烧灼感占 25.8%。吴改玲和柯美云对 300 例 FD 和器质性消化不良(organicdyspepsia,OD)患者分析发现,上腹胀、早饱和呃逆在 FD 组中更常见,而上腹痛在 OD 组中更常见。高晓阳等研究 158 例 FD 患者发现上腹痛占 75.3%,上腹部烧灼感占 10.8%,早饱占 7.6%,餐后饱胀感占 20.9%,腹胀占 15.2%,上腹饱胀占 13.9%。闻春生和韩文对 120 例 FD 患者症状的研究显示,上腹痛占 68.3%,上腹胀占 47.5%,嗳气占 44.2%,上腹部烧灼感占 45.0%,早饱占 35.0%。据报道,美国消化不良患者中约一半有胀气症状,且在动力障碍型消化不良中常见。

2. FD 指具有慢性消化不良症状,但不能用器质性、系统性或代谢性疾病等来解释产生症状原因的疾病。

证据等级:高质量 34.5%,中等质量 65.5%。

推荐级别:A+37.9%,A 41.4%,A–20.7%。

慢性消化不良症状可分为持续性、间歇性或复发性。罗马Ⅲ标准中,病程 6 个月或以上者诊断为慢性消化不良。亚洲 FD 共识意见中多数专家认为该病程应设定为 3 个月。日本一项研究表明大多数有消化不良症状的患者在首次出现症状 6 个月内会就医。我国缺乏相关研究资料。但本共识专家组认为若以研究为目的,为了结果的可比性,FD 诊断时间宜与罗马Ⅲ标准保持一致。

很多器质性、系统性或代谢性疾病如消化性溃疡、胃肠道肿瘤、肝胆恶性肿瘤、寄生虫感染、慢性胰腺疾病、甲状腺功能亢进和(或)减退、慢性肾功能衰竭、电解质紊乱和部分药物治疗不良反应等均可能出现与 FD 相似的症状,在 FD 诊断之前应将这些原因排除。

二、流行病学

3. 无警报症状的未经检查的消化不良多数为 FD。

证据等级:高质量 14.3%,中等质量 75.0%,极低质量 10.7%。

推荐级别:A+65.5%,A 24.1%,A–10.4%。

警报症状指不明原因消瘦、进行性吞咽困难、反复或持续性呕吐、消化道出血、贫血、发热等症状和有胃癌家族史或 40 岁以上新发的消化不良症状者。

国外研究表明,未经检查的消化不良患者在胃镜检查后大多数诊断为 FD。新加坡一项研究发现,在 5066 例未经检查的消化不良患者中 79.5% 为 FD。一项包括亚洲 9 个国家和地区(中国、中国香港、中国台湾、印度尼西亚、韩国、马来西亚、新加坡、泰国和越南)的多中心研究显示,以罗马Ⅱ标准诊断的 1 115 例未经检查的消化不良患者,经胃镜检查后 43% 诊断为 FD。李晓波等对上海地区 782 例消化不良患者进行研究,结果显示 69% 的患者为 FD,31% 的患者为 OD。吴改玲和柯美云对 300 例消化不良症状的患者进行内镜检查,发现 FD 占 51%。

不同地区胃癌高发年龄有一定差异。我国一项对 102 665 例消化不良患者的系统评价显示,将患者年龄 36~74 岁作为警报年龄对预测恶性肿瘤有一定价值。另一项关于亚洲消化不良人群的年龄界限(35、40、45 和 50 岁)对恶性肿瘤诊断意义的系统评价显示,35 岁应为消化不良患者警报年龄界限。日本一项研究认为 50 岁应作为胃癌警报年龄界限。另一项日本研究显示,1730 例胃癌患者中仅 27 例年龄<34 岁。亚洲 FD 共识意见中多数专家认为警报症状年龄界限应为 45 岁。我国新近发布的恶性肿瘤流行病学数据显示,40~64 岁胃癌患者占 53.4%。基于上述数据,并根据《中国早期胃癌筛查及内镜诊治共识意见(2014 年,长沙)》,将 40 岁作为我国未经检查消化不良患者的警报年龄较为合适。

4. 部分 FD 与 IBS 重叠。

证据等级:高质量 28.6%,中等质量 67.9%,极低质量 3.5%。

推荐级别:A+71.4%,A 28.6%。

我国一项依据罗马Ⅲ标准对 608 例 FD 患者的研究显示,24.8% 的 FD 患者重叠 IBS。孙艳芳等通过罗马Ⅱ标准诊断的 910 例 FD 患者,其中 20.0% 重叠 IBS。中国香港一项基于罗马工标准的研究表明,消化不良患者中 16。9% 重叠 IBS。一项中国南方的研究显示,以罗马Ⅲ标准诊断的 165 例 FD 患者中,重叠 IBS 者占 38.2%。杨霞等以罗马Ⅲ标准诊断 FD 患者 100 例,其中重叠 IBS 者占 38.0%。广东城镇居民消化不良调查研究显示,消化不良重叠 IBS 发生率为 21.9%。焦阳依据罗马Ⅲ标准研究 1 943 例 FD 患者,发现重叠 IBS 者占 7.4%。一篇关于亚洲人群的综述显示，FD 重叠 IBS 发生率为 1.6% ~49.0%。上述结果显示 FD 重叠 IBS 常见，但发生率相差较大，可能与诊断标准、研究人群、社会文化或患者主观表述不同有关。

5. 部分 FD 与 GERD 重叠。

证据等级：高质量 7.1%，中等质量 92.9%。

推荐级别：A+69.0%，A 20.7%，A-10.3%。

姚欣等发现，在符合罗马Ⅲ标准的 111 例 FD 患者中，21.6% 达到 GERD 症状问卷量表的诊断标准。杨霞等研究符合罗马Ⅲ标准的 FD 患者 100 例，发现其中 22% 同时符合 GERD 的诊断标准。Xiao 等对 186 例符合罗马Ⅲ标准的 FD 患者进行胃镜检查及 24h 食管 pH 值监测，发现 31.7% 的患者存在病理性胃食管酸反流。元刚等通过 24h pH 值监测及内镜检查诊断 GERD 147 例，发现其中 36.7% 同时符合 FD 罗马Ⅱ诊断标准。亚洲一项流行病学问卷调查显示，FD 与 GERD 重叠在亚洲人群中较常见。

6. FD 患者生命质量下降。

证据等级：高质量 44.8%，中等质量 55.2%。

推荐级别：A+82.8%，A13.8%，A-3.4%。

虽然 FD 为非致命疾病，但是患者生命质量下降。因症状导致患者缺勤、生产效率降低和占用大量医疗资源，给社会造成一定影响。曹佳懿等对 114 例 FD 患者和 100 名健康对照者进行问卷调查，通过填写 FD 症状评分表、生活事件量表和简明健康状况调查表（SF-36 量表）发现，FD 组在 SF-36 量表的 8 项健康概念维度上的得分均低于健康对照组，FD 对患者的生理健康和心理健康均有很大影响。患者的生理功能、生理职能、情感职能、精神健康、社会功能、总体健康得分均随症状严重程度加重而下降。孙艳芳等对 728 例 FD 患者和 128 例 FD 重叠 IBS 患者进行研究，发现 FD 重叠 IBS 对患者的生理、心理健康均有更大影响。刘静等对符合罗马Ⅲ标准的 1057 例 FD 患者进行研究，发现 FD 伴体质量减轻者较体质量正常 FD 患者的抑郁、焦虑情绪和睡眠障碍发生率更高，严重影响患者生命质量，且就诊次数多和医疗耗费高。韩国一项研究采用 SF-36 量表对健康相关生命质量进行评分，发现 FD 患者的 8 项评分均降低。马来西亚 2 项研究应用欧洲五维健康量表（EQ-5D）对 FD 患者进行评分，发现城乡患者健康相关生命质量评分均下降。

7. 精神心理因素影响 FD 患者的就医行为。

证据等级：高质量 21.4%，中等质量 71.4%，极低质量 7.2%。

推荐级别：A+72.4%，A 27.6%。

精神心理状态与 FD 的症状频率、严重程度和就医模式有一定相关性。姚学敏等研究发现 FD 患者常合并精神心理异常，可能加重患者的临床症状。马来西亚一项前瞻性横断面研究显示，839 例消化不良患者中 472 例为 FD，367 例为 OD，两组消化不良症状均与焦虑相关，FD 患者健康相关性生命质量得分较 OD 患者更低。精神心理因素也可能影响 FD 患者就医行为。Porcelli 等调查认为情感障碍影响患者的就医行为和花费，伴有心理障碍的患者往往就医较频繁。个性特征和应对方式导致患者表现出更多的心理障碍及消化道症状。梁列新认为，最可能影响患者就医的因素是症状的严重程度和患者对消化不良的认知程度，即患者对这些症状是否由严重疾病所引起的关心程度。吴成跃和李兆申对 FD 患者就诊不同级别医院的影响因素进行研究，发现可能的影响因素包括症状发作频率、情感障碍和医疗费用等。中国香港一项研究显示消化不良患者的焦虑影响其医疗咨询和病假行为，焦虑程度可作为独立因素影响消化不良患者就医行为。一项亚洲 IBS 流行病学研究显示，相对于精神心理因素，胀气及胃不完全排空为影响患者就医行为更重要的决定因素，但这方面仍需更多研究。

三、病因和发病机制

8. 多种因素共同参与 FD 的发病过程。

证据等级：高质量 48.2%，中等质量 51.8%。

推荐级别：A+78.6%，A 21.4%。

目前认为多种因素共同参与 FD 的发病过程，这些因素包括以胃排空延迟和容受性舒张功能下降为主要表现的胃十二指肠动力异常、内脏高敏感、胃酸、H. pylori、精神心理因素和遗传、饮食、生活方式等。其中胃十二指肠动力异常和内脏高敏感被认为是 FD 发病的最重要病理生理学机制。FD 的各种发病机制之间并不是完全独立的，而是相互影响、相互作用的。一般认为不同的病理生理学机制可能与 FD 的不同症状相关，但各种机制与特定症状之间的具体关系尚不十分明确。

9. 胃十二指肠运动功能紊乱和内脏高敏感是 FD 的重要病理生理学机制。

证据等级：高质量 34.5%，中等质量 65.5%。

推荐级别：A+48.3%，A 41.4%，A–10.3%。

胃十二指肠运动功能紊乱主要表现为胃排空延迟和胃容受性舒张功能下降。与健康人相比，FD 患者胃排空时间显著延长，FD 人群中存在胃排空延迟的比例接近 40%。胃排空延迟可能与恶心、餐后饱胀、早饱等症状相关。胃容受性舒张是指进食后胃底反射性扩张以容纳食物，保证食物在胃内得到充分消化。相当比例的 FD 患者胃容受性舒张功能下降，可能与早饱、体质量下降等症状的产生相关。

FD 患者对机械扩张表现为高敏感反应，可能是餐后腹痛、嗳气、恶心、饱胀等消化不良症状的重要原因，但是其与症状之间的确切关系尚待进一步证实。与 FD 的上腹痛综合征（epigastric pain syndrome，EPS）相比，餐后不适综合征（post-prandial distress syndrome，PDS）患者对机械扩张的内脏高敏感表现更为明显。FD 患者餐后而非空腹时对机械扩张的高敏感与进食相关症状严重程度的关联性更为明显。酸、脂质、辣椒素等物质也被证实与部分 FD 患者的症状相关。

10. 部分 FD 患者的症状可能与胃酸、H. pylori 感染等因素有关。

证据等级：高质量 21.4%，中等质量 71.4%，低质量 3.6%，极低质量 3.6%。推荐级别：A+31.0%，A 58.6%，A–10.4%。

作为胃内局部环境的重要影响因素，胃酸和 H. pylori 在 FD 的发病中可能有一定作用。与健康人相比，FD 患者对酸的清除能力下降，十二指肠 pH 值更低，酸暴露时间更长，十二指肠酸化可导致近端胃松弛、对扩张的敏感度增加并抑制胃容受性舒张功能，从而导致消化不良症状的产生。对健康人胃内注酸亦可引起消化不良症状，而使用 PPI 进行抑酸治疗可有效缓解 FD 患者的症状。

FD 患者 H. pylori 感染率较高。Jaakkimainen 等的 Meta 分析结果显示 FD 患者与健康对照者相比，H. pylori 感染的 OR 值为 1.6（95% CI 1.4～1.8），亚洲人群中 FD 患者的 H. pylori 感染率约 60%。H. pylori 可能通过影响胃部炎性反应、胃酸分泌、胃肠激素等途径引起 FD 症状。多项临床试验评价了 H. pylori 根除治疗对 FD 患者症状的改善作用，虽然各试验的条件和结论并不完全一致，但是 Meta 分析显示，与安慰剂相比，H. pylori 根除治疗可改善部分 FD 患者的消化不良症状。

11. 精神心理因素与 FD 的发病密切相关。

证据等级：高质量 32.1%，中等质量 53.6%，低质量 10.7%，极低质量 3.6%。

推荐级别：A+48.3%，A 44.8%，A–6.9%。

与健康人相比，FD 患者焦虑、抑郁评分更高，经历的应激生活事件也更多、更严重。在体质量下降的 FD 患者中，焦虑、抑郁的比例更高。抗焦虑、抗抑郁治疗对部分 FD 患者的症状有显著的缓解作用。这些证据均提示精神心理因素与 FD 的发病密切相关，但精神心理因素通过何种机制影响 FD 尚不明确。有研究显示 FD 患者中焦虑与胃容受性舒张功能受损显著相关，而应激生活事件的严重度与异常胃电活动相关。新近一项研究发现，FD 患者伴或不伴焦虑、抑郁时脑区糖代谢显著不同，提示脑区糖代谢在二者之间的联系作用。

12. FD 的发病可能有遗传、饮食、生活方式等因素的参与。

证据等级：高质量 3.7%，中等质量 59.3%，低质量 11.1%，极低质量 25.9%。

推荐级别：A+51.7%，A 31.0%，A–13.8%，D 3.5%。

研究发现多个基因多态性与 FD 的发病有一定关系。但尚未有某个特定基因被证实与 FD 发病之间有肯定的相关性。遗传因素与 FD 发病之间的关系有待进一步研究。

某些特定饮食习惯、生活方式可能与 FD 症状的发生或加重相关。研究发现碳酸饮料、牛奶、洋葱等可能与腹胀症状相关，而咖啡、巧克力、辣椒等食物摄人可能与胃灼热症状有关。国内一项研究显示，跳餐、加餐、偏爱甜食和产气食物等不健康的饮食习惯是难治性 FD 的危险因素。与健康人相比，FD 患者有运动少、睡眠不足、进食不规律和压力大等特点。不同国家、地区和民族的饮食习惯、生活方式差异很大，与 FD 发病之间的确切关系及相关机制难以准确验证，仍需要设计良好的多中心研究进一步探讨，以进一步提高证据等级。

四、诊断和评估

13. 对消化不良患者的评估需包括有无警报症状、症状频率和严重程度、心理状态等。

证据等级：高质量 28.6%，中等质量 53.6%，极低质量 17.8%。

推荐级别:A+46.4%,A 50.0%,A-3.6%。

尽管现有的研究提示警报症状对 FD 患者中器质性疾病的预测作用有限,但是大多数专家仍认为需对合并警报症状的患者进行认真评估。警报症状包括消瘦、黑便、贫血、进行性吞咽困难、发热和黄疸等。首次出现消化不良症状年龄>40 岁和有上消化道恶性肿瘤家族史者也应列入筛查范围。排除了警报症状相关器质性疾病后需行症状的频率和严重程度、心理状态等评估。我国目前仍然应用罗马Ⅲ诊断标准诊断 FD。FD 是基于症状的诊断,但 FD 症状的敏感度和特异度有限,往往需要结合相关检查排除可以引起类似症状的疾病。患者的症状评估包括症状频率和严重程度 2 个维度。症状频率和严重程度的评估有助于判断患者生命质量的受影响程度,也是判断各种治疗疗效的客观指标。心理状态的评估是功能性胃肠病患者的重要评估内容,对患者治疗方案的选择尤其是经验治疗无效的患者,后续治疗方案的制订有重要参考价值。

14. 对经验性治疗无效的消化不良患者可行 H. pylori 检测。

证据等级:高质量 6.9%,中等质量 62.1%,极低质量 31.0%。

推荐级别:A+24.1%,A 44.8%,A-27.6%,D-3.5%。

H. pylori 与 FD 关系密切,中国地区流行病学调查显示部分人群中 H. pylori 的感染率高达 70%,欧美国家仅为 13%~27%。已有 Meta 分析结果提示 FD 患者合并 H。pylori 感染的风险增高。Zhao 等的 Meta 分析纳人了 2012 年前发表的 14 篇英文临床随机对照研究,结果提示 FD 患者根除 H. priori 后其消化不良症状可改善的 OR 值为 1.38(95% CI 1.18~1.62)。而 Jin 和 Li 则纳入了 1989 年至 2007 年发表的 7 篇中文临床随机对照研究进行 Meta 分析,结果提示中国 FD 患者根除 H. pylori 后其消化不良症状可改善的 OR 值为 3.61(95% CI 2.62~4.98)。Cochrane 数据库系统回顾 25 篇随机对照研究后,提出 H. pylori 检测和治疗的策略优于单纯抑酸治疗[相对危险度(relative risk,RR)= 0.59,95% CI 0.42~0.83]。因此,在经验性治疗无效的消化不良患者中应检测 H. pylori 的感染状态。亚洲地区 FD 共识意见也提倡对 H. pylori 感染状态进行检测,阳性者建议根除治疗。

最近发布的京都 H. pylori 胃炎全球共识提出,H. pylori 胃炎是消化不良的原因之一,建议对 H. pylori 阳性的胃炎患者行 H. pylori 根除治疗,如消化不良症状得以长期缓解,可以认为症状为 H. pylori 胃炎引起,有别于 FD。

15. 因我国 H. pylori 感染率和上消化道肿瘤患病率高,推荐初诊的消化不良患者及时进行胃镜检查。

证据等级:高质量 17.2%,中等质量 69.0%,低质量 3.5%,极低质量 10.3%。

推荐级别:A+44.8%,A 37.9%,A-13.8%,D-3.5%。

西方国家消化不良诊治指南中推荐,仅在经验治疗无效的患者或者具有警报症状的患者中行进一步的检查如上消化道内镜等,而我国 2007 年的指南也未将内镜检查作为首诊患者需进行的检查项目。如前所述,中国地区 H. pylori 感染率高,部分人群中 H. pylori 的感染率高达 70%;此外中国地区上消化道肿瘤的发生率也较欧美国家高。流行病学调查提示,我国广州地区 1998 年至 2002 年期间,食管肿瘤的年龄标准化发病率(age-standardized rate,ASR)为 9.3/10 万,胃癌为 17/10 万;而同期上海地区食管肿瘤和胃癌的 ASR 则分别为 9.4/10 万和 34.1/10 万。在 2007 年至 2011 年间,美国食管肿瘤和胃癌的 ASR 分别为 4.4/10万和 7.5/10 万。上海地区的一项研究回顾了 2002 年至 2003 年连续就诊的 14 101 例消化不良患者,对其胃镜、H. pylori、症状等情况进行分析,结果提示对<45 岁无警报症状的患者,如仅对 H. pylori 阳性患者进行内镜检查,16.7%的胃癌会被漏诊。亚洲地区对早期胃镜在消化不良患者中作用的 Meta 分析提示,警报症状和年龄对预测消化不良患者肿瘤发生作用有限,鉴于亚洲地区上消化道肿瘤发生率高,建议在初诊的患者中及时进行胃镜检查。

16. 消化不良的辅助检查包括血常规、血生物化学、粪便隐血、上腹部超声等,根据需要还可行结肠镜、上腹部 CT 或 MRI 检查。在寄生虫感染流行区域,建议行相应的病原学检测。

证据等级:高质量 14.8%,中等质量 85.2%。

推荐级别:A+64.3%,A 32.1%,A-3.6%。

诊断 FD 需首先排除器质性疾病引起的相关症状。慢性肾病、甲状腺功能亢进和(或)减退、胰腺疾病和寄生虫感染等均可出现消化不良症状,需通过包括血常规、血生物化学、粪便隐血、上腹部超声、寄生虫检查等加以排除。此外,部分患者还需根据具体情况行结肠镜、上腹部 CT 或 MRI 检查排除恶性肿瘤如肝癌等。

17. 部分患者可能需要行胃感觉运动功能检测，目前尚不推荐其为常规临床检测项目。

证据等级：高质量 3.6%，中等质量 64.3%，极低质量 32.1%。

推荐级别：A+41.4%，A 37.9%，A–17.2%，D 3.4%。

胃感觉运动功能检测包括胃排空或胃容受性试验。尽管胃排空延迟和胃容受性下降与消化不良症状之间的相关性存在争议，但是消化不良发病机制的研究证实部分患者存在胃感觉运动功能异常。为研究FD的发病机制和评价药物疗效，可能需要进行胃感觉运动功能检测。已有多项临床药物研究采用胃恒压器试验，评估药物治疗对胃容受性舒张功能的改善作用。Lim 等也采用营养饮料试验研究胃感觉功能与消化不良症状的关系，定量评估伊托必利治疗消化不良的有效性。由于胃感觉运动功能的检测方法在我国普及率比较低，作为常规临床检测项目存在相当难度，因此不推荐将其作为临床常规检查项目。

五、治疗

18. 饮食调整有助于改善 FD 症状。

证据等级：高质量 3.6%，中等质量 57.1%，低质量 3.6%，极低质量 35.7%。

推荐级别：A+28.0%，A 56.0%，A–16.0%。

虽然普遍认为不同食物、进食方式可能与 FD 有关，但是相关高质量的研究较少。已有的研究提示某些食物或食物添加剂能够导致或加重 FD 患者的症状，如粗粮、高脂饮食、刺激或辛辣食物、碳酸饮料、乙醇和浓茶等。有的食物则可能有助于减轻症状，如米饭、面包、酸奶、蜂蜜、冰糖、苹果等。进餐方式和进餐是否规律也可能影响消化不良症状。Keshteli 等对 4763 名普通人群的问卷调查研究显示，不规律进餐和快速进餐是导致 FD 患者症状的危险因素，而进餐过程中是否饮水和进餐与睡眠的间隔时间与 FD 患者的症状无相关性。来自中国的一项研究结果提示，不吃早餐、多餐、食用甜食和产气食物是诱发 FD 的危险因素，其中辛辣食物与 EPS 相关，而甜食和产气食物与 PDS 关系更密切。

19. PPI 和 H2 受体拮抗剂（H2 receptor antagonist，H2RA）可作为 FD 尤其是 EPS 的经验性治疗。

证据等级：高质量 31.0%，中等质量 65.6%，极低质量 3.4%。

推荐级别：A+75.9%，A 24.1%。

西方国家的研究发现部分 FD 患者存在病理性胃食管酸反流，非糜烂性胃食管反流病（non—erosive gastroesophageal reflux disease，NERD）和 FD 重叠现象常见。6 项基于西方国家患者进行的随机对照研究发现 PPI 改善 FD 患者症状的疗效优于安慰剂。2015 年日本消化病学会制订的 FD 指南认为 PPI 和 H2RA 都能有效改善 FD 症状，二者疗效相当。我国的研究也证实按罗马Ⅲ标准诊断的 FD 患者中，31.7% 存在病理性胃食管酸反流，PPI 治疗可以缓解部分患者的症状。Meta 分析发现，PPI 对表现为 EPS 亚型的 FD 患者症状缓解疗效较好。我国 2007 年中国消化不良诊治指南提出 H2RA 和小剂量 PPI 能有效治疗。本共识意见依然推荐 PPI 或 H2RA 作为 FD 尤其是 EPS 患者的首选经验性治疗药物，疗程为 4～8 周。如症状改善不理想，可考虑调整治疗药物。

20. 在控制 FD 症状方面，大剂量 PPI 治疗并不优于标准剂量。

证据等级：高质量 46.4%，中等质量 53.6%。

推荐级别：A+86.2%，A 13.8%。

2012 年亚洲 FD 共识意见认为，根据多项研究，PPI 的剂量不影响 FD 的治疗效果，因此推荐 PPI 治疗 FD 的剂量为标准剂量。长期大剂量 PPI 应用并不能增加疗效，反而增加小肠细菌过度生长等药物不良反应的风险。

21. 促胃肠动力药可作为 FD 特别是 PDS 的首选经验性治疗。

证据等级：高质量 27.6%，中等质量 69.0%，极低质量 3.4%。

推荐级别：A+75.0%，A 21.4%，A–3.6%。

部分 FD 患者存在胃排空延迟，早期的 Meta 分析显示疗程为 2～8 周的促动力药物治疗疗效优于安慰剂。国内应用较多的促动力药物主要是多潘立酮、莫沙必利和伊托必利。2011 年我国一项前瞻性、多中心研究显示伊托必利治疗 FD 安全有效，疗效随治疗时间的延长有增加趋势。也有研究显示莫沙必利能明显改善 FD 患者的临床症状，对 PDS 和 EPS 都有效。许多关于促动力药物疗效的临床研究存在患者异质性和样本量较小的局限性。

22. 对于 H. pylori 感染的 FD 患者,根除 H. pylori 能使部分患者受益。

证据等级:高质量 3.6% ,中等质量 75.0% ,极低质量 21.4% 。

推荐级别:A+17.9% ,A 42.9% ,A−39.2% 。

京都 H. pylori 胃炎全球共识提出 H. pylori 感染是慢性胃炎的病因之一,有症状的 H. pylori 慢性胃炎应该进行 H. pylori 根除治疗。HEROES 试验纳入 400 余例符合罗马Ⅲ标准的 FD 患者,发现根除 H. pylori 能显著缓解部分患者症状,使患者长期受益。另一项随机、单盲、安慰剂对照的研究发现,在上腹痛和上腹部烧灼感为主的 FD 患者中,根除 H. pylori 后症状缓解率分别达 77.2% 和 82.0% ,显著高于安慰剂组。而对于以餐后不适为主的 FD 患者,根除 H. pylori 对缓解症状的疗效与安慰剂治疗差异无统计学意义。一项纳入 644 例 FD 患者的多中心、随机回顾性研究发现,无论用三联还是四联疗法根除 H. pylori,都能使 FD 患者尤其是 EPS 患者获益。2012 年我国一项 H. pylori 与 FD 的 Meta 分析共纳入 7 项随机对照试验包括 1 036 例 FD 患者,结果显示 H. pylori 根除组患者症状缓解率明显高于对照组,认为 H. pylori 根除治疗对 FD 患者症状的改善是有益的。除了改善 FD 的症状外,根除 H. pylori 还能降低日后发生消化性溃疡、胃癌和胃 MALT 淋巴瘤的风险。

23. 中药治疗可改善部分 FD 患者的症状。

证据等级:中等质量 27.6% ,低质量 17.2% ,极低质量 55.2% 。

推荐级别:A+17.2% ,A 62.1% ,A−20.7% 。

中医药在治疗功能性胃肠病方面有其独特的理论和经验。中国中西医结合学会消化系统疾病专业委员会也制订了《FD 的中西医结合诊疗共识意见(2010)》。日本的研究表明许多汉方草药对 FD 有一定的治疗效果。我国设计良好的随机对照研究不多。对于常规西医治疗效果不佳的患者可以尝试采用中医药治疗。

24. 消化酶可作为 FD 的辅助治疗。

证据等级:中等质量 13.8% ,低质量 17.2% ,极低质量 69.0% 。

推荐级别:A+6.9% ,A 58.6% ,A−34.5% 。

消化酶制剂有助于食物的消化吸收。近期国内一项随机双盲、双模拟、阳性药物平行对照的多中心研究入组了 203 例消化不良患者,分组给予复方消化酶片剂和复方消化酶胶囊治疗,两组的总有效率分别为 80.2% 和 79.4% ,由此认为复方消化酶制剂能有效缓解 FD 患者的症状。仍需要更多的高质量临床研究来证实消化酶对于 FD 症状的缓解作用。

25. 精神心理治疗对伴有焦虑抑郁的 FD 患者有效。

证据等级:高质量 15.4% ,中等质量 57.7% ,极低质量 26.9% 。

推荐级别:A+53.6% ,A 39.3% ,A−3.6% ,D−3.5% 。

精神心理治疗 FD 的证据等级不一。目前应用抗焦虑和抑郁药物治疗功能性胃肠病多为 IBS,对于 FD 的治疗临床大宗研究数据非常有限。Talley 等对 292 例 FD 患者随机分组,分别给予阿米替林、西酞普兰和安慰剂,结果提示各组疗效差异元统计学意义,但进一步分析显示阿米替林对具有溃疡样疼痛的 FD 患者疗效明显优于安慰剂(OR = 3.1),且两种抗抑郁药对 FD 患者的生命质量具有明显的改善作用。van Kerkhoven 等研究显示文拉法辛治疗 FD 疗效并不优于安慰剂。一项小样本研究显示阿米替林对伴有睡眠障碍的 FD 患者疗效优于安慰剂。来自中国台湾的一项开放式研究结果显示,氟西汀对伴有抑郁的 FD 患者疗效明显优于不伴抑郁的 FD 患者。苏梅蕾等对伴有明显焦虑抑郁、常规药物治疗无效的 FD 患者,给予抗抑郁治疗能明显改善其消化不良症状。上述研究结果提示,抗焦虑抑郁药物对于 FD 症状的改善效果存在不一致性。对于 FD 患者是否给予抗焦虑抑郁治疗应有针对性地选择。如患者的焦虑抑郁症状比较明显,应建议患者咨询心理科医师。

26. 穴位刺激治疗对 FD 症状有一定疗效。

证据等级:中等质量 24.1% ,低质量 10.4% ,极低质量 65.5% 。

推荐级别:A 69.0% ,A−31.0% 。

穴位刺激治疗 FD 的高质量研究较少,绝大部分的研究来自我国中医领域。吴晓尉等评价针灸对比胃肠促动力药物治疗 FD 疗效的 Meta 分析结果表明,针灸治疗 FD 的总有效率明显优于促动力剂。但是该项分析纳入的研究文献质量偏低,结果可能存在偏倚。在临床中常选用的 4 种穴位刺激治疗方案分别为经皮穴位电刺激、电针、毫针针刺和穴位埋线,常选用的穴位通常以足阳明经脉和任脉为主。穴位刺激治疗能改善 FD 患者上腹痛、反酸、嗳气、腹胀、纳差等症状。Park 等比较了经典穴位刺激及非穴位刺激治疗 FD 患者的疗效,结果显示两者均能缓解 FD 症状,提示穴位刺激治疗虽然能改善 FD 患者的症状,但是也不能除外安慰效应所起的作用。

第八节　胃　下　垂

胃下垂(gastroptosis)是由于膈肌悬力不足,胃膈韧带、胃肝韧带及胃脾韧带松弛,或腹内压降低,腹肌松弛,导致站立时胃下缘抵达盆腔,胃小弯弧线最低点降到髂嵴连线以下所致。临床表现为脘腹痞满,嗳气不舒,胃脘胀痛,大便不调,肠鸣辘辘等胃肠功能失调的症状。本病在临床上并不少见,其原因尚不明确,多与重力因素、胃肌张力减退、膈肌松弛等因素有关。该病多见于女性、瘦长无力体形者,长期站立工作者,经产妇,多次腹部手术伴腹肌张力低下,长期卧床少动者和慢性消耗性疾病的患者。

本病属于中医"胃缓"、"胃痞"、"嗳气"等范畴。

一、病 因 病 机

(一) 中医病因病机

胃下垂可归属于中医学的"胃缓"、"痞满"范畴。"胃缓"首见于《黄帝内经》,《灵枢·本藏》有:"脾应肉,肉䐃坚大者胃厚;肉䐃幺者胃薄。肉䐃小而幺者胃不坚;肉䐃不称身者胃下……肉䐃不坚者胃缓"的论述。意为身体肌肉坚壮者胃厚;肌肉消瘦者胃薄;肌肉消瘦与身材不相称、肌肉不坚实则胃缓。其后,历代医家讨论的"脘腹痞满"、"恶心"、"嗳气"等与本病的临床表现相关。认为该病乃长期饮食失节、七情内伤或劳倦过度,致脾胃虚弱,中气下陷,升降失常而发病。益气升陷,健脾和胃为主要治则。

(二) 西医病因病机

本病是由于胃肌与腹壁张力松弛,导致患者站立位时胃的位置下降,胃下缘达盆腔,胃小弯弧线最低点降至髂嵴连线以下,从而产生一系列临床表现的病证。临床胃下垂多见于女性、瘦长无力体型者,也可见于经产妇、老年人、慢性消耗性疾病患者、多次腹部手术有切口疝者和长期卧床少动者。轻者多无症状;重者可有消化系统症状,如饱胀、消化不良、畏食、恶心、嗳气、上腹痞满不适、腹部隐痛及便秘等。症状常于餐后、久立及劳累后加重。

二、辨　　病

1. 临床表现

(1) 症状:轻度胃下垂多无症状,中度以上者表现为胃肠功能低下、胃肠动力减弱和分泌功能紊乱。患者起病缓慢,腹胀常于餐后、站立过久和劳累后加重,平卧后常可减轻,腹部疼痛呈隐痛或胀痛,畏食、嗳气、便秘、腹痛等症状,有时可觉乏力、心悸、头晕及昏厥等。此外,也可伴随有其他脏器如肝、肾、结肠下垂的表现,患者常有消瘦、乏力、低血压等表现。

(2) 体征:患者常有不同程度的消瘦,肋下角常小于 90°;进餐后叩诊,胃下极可下移至盆腔。上腹部可有压痛,且常因卧位与立位变化而使压痛点改变,上腹部易触到明显的腹主动脉搏动,胃区可有振水音。

2. 理化检查

（1）X线钡剂透视：表现为胃小弯弧线最低点在髂嵴连线以下，重者位于盆腔；胃呈无力型，排空功能差，通常标准是6小时胃内残留钡剂量达25%～35%时有诊断价值；十二指肠第二段常位于幽门管后面，球部向左偏移。

（2）胃超声检查：患者空腹探查，然后让患者饮水，饮水后再次探查胃腔，胃下缘进入盆腔内，诊断可成立。

（3）胃镜检查：门齿—幽门间距与身高比值>0.52可诊断。

三、鉴别诊断

根据病史，消化系统典型症状及全身情况，结合体征与X线检查，对其诊断并不难。根据X线钡餐透视与摄片，还需与吸收不良综合征、恶病质、胃肠神经官能症、慢性胃炎、消化性溃疡等相鉴别。

四、方证论治

1. 补中益气汤合黄芪建中汤证

主症　脘腹重坠作胀，食后、站立或劳累后腹胀益甚，平卧可减轻，神疲乏力，食少纳呆。

次症　头晕气短，形体消瘦，大便溏薄，脱肛、崩漏、肾下垂，舌淡，有齿痕，脉缓弱或濡细。

病机　中气下陷证。

治法　补中益气，健脾强胃。

方药　补中益气汤（《脾胃论》）合黄芪建中汤（《金匮要略》）加减。黄芪15g，人参15g，白术10g，炙甘草6g，陈皮6g，当归10g，升麻3g，柴胡3g，饴糖20g，桂枝6g，白芍12g，生姜6g，大枣15g，枳壳9g。

2. 柴胡疏肝散证

主症　胃脘胀满疼痛，连及两胁，心烦易怒，遇情绪波动加剧，失眠多梦。

次症　口苦口干，或咽似物梗，胸闷食少，嗳气呃逆，大便不爽，舌淡红，苔薄白，脉弦。

病机　肝胃不和。

治法　疏肝理气，健脾和胃。

方药　柴胡舒肝散（《景岳全书》）加减。柴胡9g，香附9g，川芎9g，枳壳9g，白芍15g，炙甘草6g，陈皮9g，黄芪15g，白术10g。

3. 益胃汤证

主症　舌红无苔少津，胃脘胀满，隐隐灼痛，手足心热，口干咽燥。

次症　饥不欲食，寐差多梦，胃中嘈杂，大便干燥，脉细数。

病机　胃阴不足。

治法　滋阴润燥，健脾养胃。

方药　益胃汤（《温病条辨》）加减。生地12g，麦冬10g，北沙参10g，玉竹15g，石斛10g，太子参15g，怀山药15g，佛手9g，枳壳9g，鸡内金9g。

4. 理中汤合肾气丸证

主症 脘腹冷痛,喜温喜按,遇冷或劳累后加重,畏寒肢冷,得食痛减。食后腹胀。

次症 倦怠乏力,食欲缺乏,大便溏薄,或完谷不化,腰膝冷痛,舌淡,边有齿痕,苔薄白,脉沉细或迟。

病机 脾肾阳虚。

治法 温阳散寒,补益脾肾。

方药 理中汤(《伤寒论》)合肾气丸(《金匮要略》)加减。干姜9g,党参9g,白术12g,炙甘草6g,熟地黄15g,山茱萸12g,山药15g,桂枝9g,炮附子5g,泽泻9g,茯苓10g,丹皮10g。

5. 苓桂术甘草汤合小半夏汤证

主症 呕吐清水稀涎,胃脘胀满,有振水声,肠鸣辘辘。

次症 头晕目眩,胸闷心悸,神疲气短,大便溏薄,恶心食少,舌淡胖,苔滑腻,脉弦滑。

病机 痰饮停胃。

治法 温胃化饮。

方药 苓桂术甘草汤(《伤寒论》)合小半夏汤(《金匮要略》)加减。茯苓15g,桂枝9g,白术10g,甘草6g,姜半夏9g,生姜6g,苍术10g,泽泻9g,砂仁(后下)6g,枳壳9g。

6. 膈下逐瘀汤证

主症 舌质紫黯,舌有瘀斑,舌下青筋迂曲,胃脘坠胀刺痛,呕血或黑粪。

次症 久痛不已,痛处拒按,痛有定处,入夜痛甚,面色晦暗,肌肤甲错,苔白,脉弦涩。

病机 瘀阻胃络。

治法 行气化瘀。

方药 膈下逐瘀汤(《医林改错》)加减。五灵脂10g,当归10g,川芎9g,桃仁9g,赤芍10g,红花6g,乌药9g,延胡索9g,香附9g,枳壳9g,甘草6g,黄芪15g,白术10g。

五、其他治疗

(一)中成药治疗

(1)补中益气丸:每次6g,每日2~3次。适用于脾胃气虚证。

(2)逍遥丸:每次6~9g,每日1~2次。适用于肝郁血虚脾弱证。

(3)桂附地黄丸:每次9g,每日2次。适用于肾阳不足证。

(4)理中丸:每次9g,每日2次。适用于中虚有寒证。

(5)六味地黄丸:每次9g,每日2次。适用于肾阴亏虚证。

(6)香砂六君丸:每次6~9g,每日2~3次。适用于脾胃气虚证。

(二)西医治疗

(1)上腹不适、隐痛、消化不良等可参照慢性胃炎治疗。

(2)腹胀、胃排空缓慢者,可供给吗丁啉10mg,每日3次,或甲氧氯普胺(胃复安)5~10mg,每天3次。

(3)用ATP治疗,每日早、午餐前半小时肌注,每次20mg,每日2次,25日为1疗程,间隔5天后再进行第二个疗程。

(4) 必要时放置胃托。

(三) 其他治疗

(1) 耳针:选用毫针柄,在耳壳“胃肠区”按压,寻找敏感点,在此点上加压2~3分钟,每日1次。

(2) 艾灸:取气海、关元、足三里、胃俞等穴施灸。

六、临床心得

临床治疗应辨证论治,灵活选方。我们认为:胃下垂从病位上看首属脾胃,涉及肝、肾和肠等脏腑。病证虽以脾虚气陷为主,但常兼有肝胃不和、气阴两虚、胃肠停饮等。临床多见气虚、气滞、血瘀、食积、痰饮相互夹杂,所以要围绕脾虚气陷,关注脏腑、气血、痰、食等复杂因素。根据脉、证,详审病因、病机进行综合论治,可以有效地缓解症状。我们临床发现中气下陷证是临床最常见的类型。通常患者形体消瘦,精神倦怠,食后脘痞、腹满或腹胀而坠,嗳气不舒,或有呕吐清水痰涎。舌淡苔白,脉虚弱。治法以健脾强胃,补中益气。方用补中益气汤加减,方中党参、黄芪、升麻,取补土、益气、升举之意;陈皮、白术、砂仁、大枣温中健脾,以助运化;神曲、麦芽、谷芽助脾化湿,兼用远志、炒枣仁、夜交藤安神。共奏补中益气、温补脾胃、安神之功。每获良效。

七、疗效评定标准

1. 临床疗效标准

临床痊愈　自觉证候消失,上消化道钡透复查,胃角切迹已回升到两髂嵴连线水平以上者。

显效　自觉证候明显减轻,上消化道钡透复查,胃角切迹已回升<6cm但尚未治愈者。

有效　自觉证候减轻,上消化道钡透复查,胃角切迹已回升1~5cm者。

无效　自觉证候无变化,上消化道钡透复查,胃角切迹回升<1cm者。

2. 证候疗效标准

所有症状都分为无、轻、中、重四级(参照附录3),在主症分别记0、2、4、6分,在次症则分别记0、1、2、3分。对于舌脉则分为正常和非正常两级,在主症分别记0、2分,在次症分别记0、1分。

临床痊愈　症状、体征消失或基本消失,证候积分减少≥95%。

显效　症状、体征明显改善,证候积分减少≥70%,但<95%。

有效　症状、体征均有好转,证候积分减少≥30%,但<70%。

无效　症状、体征均无明显好转,甚或加重,证候积分减少<30%。

八、预防与调理

(1) 纠正不良饮食习惯,少食刺激性食物、生冷食物以及咖啡、巧克力、土豆、红薯和酸性食物。少食多餐,忌烟戒酒。

(2) 保持精神状态的平衡,适当行心理治疗,消除精神紧张,减轻思想压力,解除抑郁,充分缓解患者来自各方面的压力,对本病的治疗效果有很大帮助。

(3) 食疗:

1) 羊肉粥:新鲜精瘦羊肉250g,切小块先煮烂,再合粳米同煮粥,每日吃2次。该方能补中益气,温胃止痛。适用于老年气虚亏损,阳气不足,恶寒怕冷,脘腹疼痛。

2）猪肚粥:猪肚100g,切成细丝,和大米100g,煮成粥,饮服。本方补脾和中。治疗脾虚食欲缺乏。

九、典型病例

患者某男,26岁。2004年4月6日初诊。主诉:胃下垂伴急性胃肠炎两周。畏食、腹胀,纳后胃脘不适加重,恶心,畏寒,眠差梦多,精神疲倦,四肢无力。水样大便,日行3次。舌质淡,苔腻,脉濡滑。既往有胃下垂、慢性胃炎史3年。

治法　健脾益气,和胃安神。

处方　补中益气汤加减。党参18g,生黄芪30g,升麻10g,当归6g,陈皮10g,茯苓30g,砂仁(后下)6g,炒神曲12g,白术15g,麦芽15g,谷芽15g,炒枣仁20g,夜交藤30g,大枣6枚,7剂。嘱食软食,禁刺激性食物。

二诊　诉服前药后,睡眠好转,腹泻停。仍见舌质淡,苔薄腻,脉濡。前方去夜交藤,加葛根10g,继服14剂。

三诊　药后食欲佳,胃脘不适减,无恶心,仍乏力,大便偏干,前方加生白术30g,生大黄6g,14剂。药后患者各症状消失。

第十三章　肠病临床方证论治研究

第一节　小肠吸收不良综合征

小肠吸收不良综合征是指各种原因引起的小肠消化、吸收功能障碍而引起营养缺乏的临床综合征。临床表现为腹泻(脂肪泻)、消瘦、营养不良和贫血。特别以慢性腹泻、体重减轻、维生素及矿物质缺乏等为突出表现。

本病属于中医学的"濡泄"、"飧泄"、"洞泄"、"下利"等范畴,现代文献以"脂泄"、"乳糜泻"相称。

一、病因病机

(一) 中医病因病机

中医学没有与吸收不良综合征相对应的病名。该病临床表现以腹泻及营养不良等为主,属于中医学"泄泻"的范畴。其发病原因是多方面的,归纳起来主要有以下四个方面:①感受外邪,以寒、湿、暑、热为常见,其中尤以湿邪为多见。如《素问·阴阳应象大论》云:"湿盛则濡泻。"古人总结曰"湿多成五泄"、"无湿不成泄"。②饮食所伤,如过食生冷不洁之物,或进食过量,宿食内停,或偏嗜肥甘,困遏中气。③情志失调,忧思恼怒,久致肝郁脾滞。④脏腑虚弱,久病之后,脾肾受损;或年老体衰,阳气不足;或劳倦内伤,中气不健;或先天不足,脾肾双亏,最终导致脾虚湿胜,中焦运化功能障碍,如《素问·藏气法时论》云:"脾病者,虚时腹满肠鸣,飧泄食不化。"总之本病病位主要在脾胃及大小肠,兼涉肝肾。

(二) 西医病因病机

小肠吸收不良综合征的病因病理复杂,涉及胃、肝胆、小肠的病变,其他系统性疾病和内分泌疾病也可导致此病。归纳起来可因消化酶的分泌不足或因酶的活力受到影响,使食物不能被充分分解消化;或因自身肠道病变导致吸收面积减少或蠕动异常,对营养素吸收障碍;或肠内容物成分改变,肠道菌群过度繁殖,造成营养成分消耗过多等。根据病因大致可分为原发性和继发性两类。

1. 原发性小肠吸收不良

小肠黏膜的某种缺陷,影响营养物质的吸收和脂肪酸在细胞内再酯化。主要包括乳糜泻和热带口炎性腹泻。

2. 继发性小肠吸收不良

(1) 胰消化酶缺乏或活力减低:可引起脂肪水解作用的减弱而致消化吸收障碍。包括慢性胰腺炎、胰腺癌、胰瘘、先天性胰腺囊性纤维化等。

(2) 胆盐缺乏或重吸收障碍:可引起脂肪乳化和微胶粒形成障碍而致消化不全。包括肝外胆道梗阻、肝硬化、末端回肠疾病或末端回肠切除等。

（3）胃肠手术切除及肠瘘形成：胃肠道吸收面积减小导致消化吸收障碍。包括全胃切除、胃大部切除及胃空肠吻合术后并发小肠输入袢梗阻、吻合口溃疡所致的胃-肠瘘、小肠捷径手术后引起的盲袢综合征等。

（4）小肠及肠系膜疾病：可因淋巴及血液循环障碍而引起脂肪和脂溶性维生素的吸收不良。包括小肠广泛性憩室病、小肠多发性淋巴瘤、肠源性脂肪代谢障碍、溃疡性肠结核、肠系膜淋巴结核、肠系膜血管闭塞症、肠系膜上动脉压迫症等。

（5）药物因素：①抗生素新霉素长期口服可沉淀肠道内胆盐，并损伤肠黏膜绒毛；四环素或氯霉素也有类似作用。②胆酪胺亦可沉淀肠道胆盐，阻碍胶粒形成。③抑制叶酸吸收的药物如苯妥英钠、对氨基水杨酸钠、秋水仙碱等。

吸收不良综合征由于原发疾病及病因多种多样，其发病原理亦各有特点，但最终均可导致营养素的吸收不良。

二、辨　　病

1. 临床表现

（1）腹泻：慢性腹泻是常见症状，粪便量多、色淡、油脂状或泡沫状便，且有恶臭味，或水样便。

（2）腹痛：腹痛常在排便前，多胀痛，偶有绞痛，伴腹胀。

（3）消瘦，体重下降：由于营养物质的吸收障碍导致严重的营养不良，突出表现为消瘦和体重下降。多数患者的体重减轻呈波动性，而非进行性加重。

（4）食欲异常：食欲在早期可正常或亢进，后期或腹泻严重时往往减少，或伴恶心、呕吐。

（5）其他症状：可出现不同程度的水肿和低蛋白血症。在脂肪泻发作期，常常出现夜尿增多。

2. 理化检查

（1）血液检查：常有贫血。大细胞性贫血提示叶酸或维生素 B_{12} 吸收不良，小细胞性贫血提示铁吸收不良；血生化检查可有血清白蛋白、胆固醇降低，凝血酶原时间延长，低血钾、低血钙等。

（2）粪便检查：粪便外观与气味异常可怀疑有脂肪泻。当粪便含有过量脂肪时肉眼可见粪便量多、均匀、糊状、松软、滑腻、灰白，可闻及恶臭味；轻度脂肪泻外观可显正常。

（3）小肠吸收功能试验：

1）糖类吸收试验：比较常用的评价糖类吸收不良方法有：①口服如葡萄糖、蔗糖或乳糖一定时间后，测定血中葡萄糖浓度，如果血糖浓度不升高，提示吸收不良。②口服底物蔗糖或乳糖后，测定呼出气体中的氮气浓度，如果呼气中氮浓度增加，常提示存在糖类吸收不良。

2）脂肪吸收试验：定量检查粪便的脂肪，苏丹Ⅱ染色后，在显微镜下观察粪便中脂肪滴的情况。

3）胆汁酸吸收试验：常用的方法是 ^{76}Se 标记的牛磺人胆酸试验和 ^{14}C 甘氨胆酸呼吸试验，通过测定放射标志物在体内的滞留量或代谢产物的排泄量来确定有无胆汁酸吸收不良。

4）维生素 B_{12} 吸收试验：是判定回肠功能的重要指标，亦可用来判定是否存在胰腺外分泌不足。

（4）小肠镜：小肠镜下可见小肠黏膜绒毛变短、增粗、倒伏及剥脱现象。

（5）影像学检查：常用方法包括小肠气钡双重造影、腹部 CT、MRI 等。

3. 分类诊断

本病可按病情分度：

（1）轻症：消化吸收试验异常者；未出现营养不良检查结果者；无或仅有轻微自觉症状者。

（2）中等症：消化吸收试验异常者；有明显的症状者兼见出现营养不良症的检查值者（血清蛋白<60g/L、血清总胆固醇<3.1mmol/L）。

（3）重症：有消化吸收试验异常者；出现重度营养不良症者（血清蛋白<50g/L）；严重低蛋白血症所致的浮肿，腹水者。

三、鉴别诊断

（1）与肠易激综合征相鉴别：由肠道运动与分泌功能异常引起肠道功能性疾病。临床主要表现为腹痛、便秘、腹泻、交替性腹泻与便秘等。X线检查显示整个胃肠道运动加速，张力增强，而结肠黏膜则基本正常。

（2）与炎症性肠病相鉴别：克罗恩病和溃疡性结肠炎均可出现腹泻、吸收不良，但它们均有各自的X线特点。吸收不良综合征的特点是肠道异常改变的范围较大，主要是分节样及雪花片状改变；克罗恩病一般为单发或多发的局限性肠狭窄。

（3）与肠道寄生虫病相鉴别：如蓝氏贾弟鞭毛虫、阿米巴肠病等，大便虫卵检查及寄生虫检查有助于鉴别。

四、方证论治

1. 参苓白术散证

主症　腹泻缠绵，粪质清稀，夹有白色脂块，腹中绵绵而痛，舌胖苔白或腻，脉濡缓。

兼症　胸闷纳呆，稍食油腻腹泻即发；身重乏力；面色萎黄，消瘦乏力。

病机　脾胃虚弱，湿浊中阻。

治法　健脾益气，渗湿止泻。

方药　参苓白术散（《太平惠民和剂局方》）加减。党参12g，茯苓15g，炒白术10g，炒山药15g，莲子10g，炒扁豆15g，砂仁（后下）6g，薏苡仁12g，桔梗10g，苍术12g，厚朴12g，泽泻15g，大枣3枚。每日1剂，水煎服。

加减　湿盛者，酌加泽泻、厚朴等；里寒甚腹痛者，加干姜、肉桂。

2. 疏肝和胃汤证（王道坤教授经验方）

主症　腹痛腹泻，胁肋胀痛，善太息，舌淡苔白或腻，脉沉弦。

兼症　脘腹胀满，嗳气频繁。

病机　肝郁气滞，横逆犯胃。

治法　疏肝健脾，益气补中。

方药　疏肝和胃汤加减。柴胡10g，炒白芍15g，川芎10g，炒白术12g，茯苓12g，枳壳12g，香附12g，防风10g，延胡索10g，炙甘草6g。每日1剂，水煎服。

加减　若胁肋痛甚者，酌加郁金、延胡索、当归、青皮、木香等；若有郁滞者，酌加栀子，川楝子；若兼肝阴虚者，可加当归、枸杞、生地。

3. 保和丸证

主症　腹痛腹泻、泻后痛减，嗳腐吞酸，呕恶，舌苔厚腻，脉滑。

兼症　肠鸣、时有恶心或呕吐；脘腹痞满，矢气多。

病机　宿食停滞，胃气窒塞。

治法　消食导滞，健脾和胃。

方药　保和丸（《丹溪心法》）加减。焦山楂 15g，炒神曲 15g，莱菔子 15g，陈皮 10g，制半夏 10g，茯苓 12g，连翘 10g，太子参 10g，鸡内金 15g，炒白术 12g，每日 1 剂，水煎服。

加减　若食滞重者，酌加枳实、大黄、泽泻等；脾胃素虚者，酌加白术、生黄芪等；湿盛者重用茯苓、桂枝。

4. 香砂六君子汤证

主症　腹泻反复，大便如油，神疲乏力，面黄消瘦，舌淡体胖有齿痕，苔白，脉弱或缓。

兼症　上腹部隐痛，日久不愈；喜温喜按。

病机　脾胃气虚，纳运无力。

治法　健脾益气，行气温中，消食和胃。

方药　香砂六君子汤（《杏苑生春》）加减。党参 20g，炒白术 10g，茯苓 20g，陈皮 10g，半夏 10g，木香（后下）10g，砂仁（后下）6g，炒麦芽 10g，焦山楂 10g，炒神曲 10g，炙甘草 6g。每日 1 剂，水煎服。

加减　若脾气虚弱，中气下陷者可酌加黄芪、升麻；气滞者可加甘松、香橼；湿阻者可加藿香、佩兰。

5. 固肾启脾汤证

主症　腹泻日久，泻后汗出，肛门滑脱不禁，腰痛喜暖，形寒肢冷，舌淡体胖，苔白水滑，脉沉迟无力。

兼症　面色苍白，头晕耳鸣；粪质清稀或完谷不化，色青，泡沫状；肌肤瘦削，下肢浮肿或腹部胀大。

病机　脾肾阳虚，湿浊下注。

治法　温肾健脾，涩肠止泻。

方药　固肾启脾汤（《活人方》）加减。炒白术 15g，茯苓 12g，补骨脂 10g，吴茱萸 6g，杜仲 12g，干姜 10g，炒扁豆 15g，五味子 10g，煨肉豆蔻 10g，制附子 9g，罂粟壳 6g，肉桂 10g，炙甘草 6g。每日 1 剂，水煎服。

加减　腹泻或肾阳虚衰甚者，酌加菟丝子、续断等；脾虚甚者，酌加白术、茯苓等。

五、其他治疗

（一）中成药治疗

1. 市售中成药

（1）四神丸：温肾散寒，涩肠止泻。适用于脾肾阳虚，久泄不止，兼有肛门滑脱，腹中冷痛者。每日 3 次，每次 6g。

（2）六君子丸：补脾益气，燥湿化痰。适用于食少脘痞、脾虚湿盛者。每日 3 次，每次 6g。

（3）补中益气丸：补中益气，升阳举陷。适用于腹泻便溏，脱肛，脾虚下陷者。每日 3 次，每次 6g。

（4）桂附理中丸：补肾助阳，温中健脾。适用于脾虚泄泻，腹中隐痛的脾肾阳虚者。每日 3 次，每次 6g。

2. 医院内部制剂

（1）和中丸：健脾燥湿，和中消食。适用于外感风寒，内伤瓜果生冷，腹泻加重者。每次 1 丸，每日 3 次。

（2）大理中丸：温中健脾。适用于脾肾阳虚，久泄不止。每次 1 丸，每日 3 次。

（二）西医治疗

1. 一般治疗

饮食以高蛋白、高热量、低脂肪，无刺激性及易消化食物为主。腹泻发作时，每日脂肪量宜低于 40g。对严重病例尽可能食用无麦胶食物。

2. 病因治疗

（1）改变不良生活习惯：禁食肥甘、油腻、生冷、不洁、粗硬、酒茶等有机械性和化学性刺激的食物，改变暴饮暴食，喜食生冷食物的习惯。

（2）积极治疗原发病：对继发性小肠吸收不良要积极寻找病因，及时治疗原发病。详辨病变在肝胆还是在胰腺，是遗传性疾病还是内分泌疾病所致，抑或是药物等因素所致。

3. 维生素及矿物质的补充

（1）维生素 B 族：每日可给维生素 B_1 1. 6mg，维生素 B_2 1. 8mg，烟酸 20mg 等，或复合维生素 B、金施尔康、21 金维他片各 3 ~ 6 片，每日 3 次，口服。

（2）维生素 A、D、K：维生素 A，每日 10 万 ~ 20 万 U；维生素 D，每日 3 万 U；叶酸，每日 10 ~ 20mg，维持量每日 5 ~ 10mg；维生素 K，每日 4 ~ 12mg。

（3）矿物质的补充：可给葡萄糖酸钙片每日 1 ~ 5g，分 3 次日服，或用 10% 葡萄糖酸钙注射液每日 10 ~ 30mg 静注；葡萄糖酸钙 0. 6g，每日 3 次口服，并同时服用维生素 C 0. 2 ~ 0. 3g，每日 3 次；口服无效时，可改用静脉注射维生素注射液每日3 ~ 5g。

4. 其他药物治疗

（1）胰酶片或多酶片：可助消化，每次 3 片，每日 3 次，口服。

（2）抗生素治疗：对继发肠道感染者有一定疗效。常用的有庆大霉素或妥布霉素：成人 1 ~ 1. 5mg/kg，每 8 小时 1 次；氨苄西林：常用量为 250 ~ 500mg，每 6 小时 1 次，可口服、肌内注射、静脉注射或静脉滴注给药；诺氟沙星：常用量为 100mg，每日 2 次口服。

（3）肾上腺皮质激素：一般用于较顽固的病例。可给予泼尼松片每日 30 ~ 40mg，维持量每日 5 ~ 15mg。

（4）蛋白补充：对于严重营养不良恶病质的患者可滴入人体低钠白蛋白，每日 50 ~ 100mg，连用 5 ~ 7 天。伴有反复感染的患者，可每 3 ~ 4 周注射丙种球蛋白 1 次，剂量 0. 05mg/kg。

（三）针灸疗法

（1）针刺：取穴以关元、一侧上巨虚、双侧足三里。平补平泻法，每日 1 次，7 ~ 10 天为一疗程。适用于急性腹泻。

(2) 艾灸:用艾条缓缓灸其关元、气海、足三里穴。每日2次,每次10分钟,7~14次为1疗程。适用于脾肾阳虚,泄泻不止者。

六、临 床 心 得

本病病情缠绵,病机复杂,临床上每多以参苓白术散证、疏肝和胃汤证、固肾启脾汤证等证型出现。因此单纯的治法难以见效,需从整体上调节脏腑平衡,使中药发挥多方位作用,调整脾胃的转输运化功能。如久泻患者可见精神倦怠、食欲缺乏,舌淡舌胖,脉缓、弱、濡等脾胃虚弱的症候;又有胸胁痞痛,嗳气腹胀,腹痛肠鸣,排便不畅,里急后重,粪便夹有黏液或脓血等夹食、夹滞、夹湿等属实的症候,对这类虚实相兼的证候,宜用益气、健脾、温中、升阳、举陷法配伍燥湿、行气、消食、化痰、导滞、利小便的方法进行论治。临床上很少用单纯的补脾,而是要运脾,其目的是恢复和振奋脾胃运化功能。我们常用参苓白术散、疏肝和胃汤、固肾启脾汤配合香砂六君子汤、保和丸加减应用。若脾虚泄泻日久,伤及肾阳,命门火衰,致火不暖土,脾肾阳虚,日久肾关不固导致的滑泄,可用固肾启脾汤配合温中健脾的理中汤。滑脱者加诃子、赤石脂、罂粟壳、乌梅收涩固脱,但这类药物对夹邪夹滞者要慎用。对虚实相兼的患者,即不可进大剂腻补,又切忌妄施苦寒。

七、疗效评定标准

临床痊愈　症状和体征消失,小肠吸收功能检查或胰腺功能测定多次复查正常,一年后小肠黏膜活检正常,连续观察三年以上未复发者。

显效　腹泻及其他症状消失或减轻,大便镜检正常,短期无复发。小肠吸收功能检查或胰腺功能测定多次复查正常或明显好转,一年后小肠黏膜活检改善,连续观察两年以上未复发者。

有效　腹泻及其他症状减轻。小肠吸收功能检查或胰腺功能测定多次复查明显好转,一年后小肠黏膜活检改善,连续观察一年以上未复发者。

无效　症状和大便检查无改善,或加重。小肠吸收功能检查或胰腺功能测定多次复查均无改善。

八、预防与调理

小肠吸收不良综合征患者的发病比较复杂,预防本病要积极治疗原发病。对继发性小肠吸收不良,要积极寻找其病因,病变在肝胆还是在胰腺;是遗传性疾病还是内分泌疾病所致,一旦病因确定,应及时治疗原发病。

原发性小肠吸收不良与饮食有关,特别要加强饮食护理,尤其是不能偏食。根据患者病情,制定合理的平衡膳食,以免增加消化道负担。对恶心畏食及体质较差者给予全流或半流质食品,少量多餐。并根据进食后反应,随时调整食物的数量和品种,每日给予患者高蛋白、高热量、低脂肪无刺激易消化饮食。对麦胶蛋白过敏的患者慎食含麦胶蛋白多的麦类食物。鼓励患者多食新鲜蔬菜及富含叶酸、维生素B_{12}的食物,如瘦肉、鸡蛋等。

预防感染和其他并发症:此类患者大多机体抵抗力很低,因此预防感染是治疗成功与否的关键。应特别注意每日室内紫外线消毒2次;加强口腔护理、皮肤护理;极度衰弱患者应在褥疮好发部位垫气圈,保持床铺平整,每小时协助患者翻身1次,按摩受压部位,每日擦身更衣,保持床单清洁;加强功能锻炼,卧床期间每日协助患者肢体被动活动,防止长期卧床引起患者肢体功能性强直。对病情较重者,做好基础护理,消除患者恐惧感,使患者早日康复。

本病的预后,与患者病情的发展阶段、治疗是否及时皆有关系。一般患者预后较好,而有严重的合并症水电解质缺乏和平衡失调者则预后欠佳。

第二节 克罗恩病

克罗恩病是一种原因未明的疾病,表现为肉芽肿性炎症病变,合并纤维化与溃疡,可侵及胃肠道的任何部分,转移的病变可侵及肠道以外组织器官。多见于青年人,男性稍多于女性。

克罗恩病属中医学“腹痛”、“泄泻”、“积聚”、“便血”等范畴。

一、病因病机

(一) 中医病因病机

中医认为本病的发生与感受外邪,情志失调,饮食所伤,湿热内蕴,脾胃虚弱有关。《素问·举痛论》中记载:“寒气客于肠胃之间,膜原之下,血不得散,小络急引故痛。……寒邪客于小肠,小肠不得成聚,故后泄腹痛矣。”《素问·太阴阳明论》说:“故犯贼风虚邪者阳受之,食饮不节、起居不时者阴受之。阳受之则入腑,阴受之则入五脏。入六腑则身热不时卧,上为喘呼;入五脏则䐜满闭塞,下为飧泄,久为肠澼。”本病病位在中焦,与肝脾肾等脏腑密切相关。首先情志在发病中起到重要的作用,由于忧思伤脾,恼怒伤肝,致使土虚木乘,肝脾失和,出现腹泻;饮食不节,损伤脾胃,特别是膏粱厚味,过食辛辣,均可蕴湿生热,损伤肠道;其次是感受湿热之邪,损伤大肠,入于营血,盘踞肠壁,酿成脓毒,形成热毒伤肠,出现便血或脓血便。人以胃气为本,如果脾失健运,化源不足,则易感受外邪或使病缠绵不愈,久则气滞血瘀,虚实夹杂,寒热错杂,形成正虚邪恋,久治不愈的局面。其病情初期总以湿浊阻滞之实证为主,日久因实致虚,而呈虚实夹杂之变。实则不外湿、毒、瘀;虚则为脾胃气虚、脾肾阳虚等。

(二) 西医病因病机

克罗恩病的发病原因不明,可能与感染、免疫异常和遗传因素有关。胃肠道任何部位均可累及,但多以回肠远端,右半结肠多见。在致病因素的作用下患者可出现吸收不良:①远端回肠病变不能吸收胆盐,则抑制了结肠对水和电解质的吸收;②广泛的炎症和肉芽肿,使吸收面积减少;③小肠淋巴管阻塞,影响脂肪的吸收;④病变使小肠上皮刷状缘双糖酶缺乏,造成对乳糖和牛乳不耐受;⑤蛋白丢失;⑥肠腔狭窄、使小肠内容物淤积、细菌过度繁殖,造成脂肪和维生素 B_{12} 等吸收不良。病理表现为贯穿肠壁全层的增殖性炎症,甚至可侵及肠系膜和局部淋巴结。肠壁内可见纵行的裂隙样溃疡,非干酪样肉芽肿和纤维组织增生。

二、辨 病

1. 临床表现

本病起病多数缓慢、病程呈慢性隐匿过程,有活动期和缓解期相交替的趋势。少数为急性起病,表现为急腹症、肠穿孔、肠梗阻等。

(1) 腹痛:疼痛部位可在下腹部,脐周或右下腹部。重者出现腹绞痛,酷似肠梗阻急腹症的表现,若病变在回盲部,疼痛可在右下腹部。

(2) 腹泻:呈间歇发作,每日 2~5 次,多者数十次,粪便呈糊状,无脓血及黏液。若病变涉及结肠下段及肛门直肠者,可出现脓血便及里急后重感。

(3) 发热:肠道炎症病变及组织破坏后毒素的吸收或继发性感染,可出现间歇性发热或中等度发热，少数呈弛张热伴有毒血症。

（4）全身性及其他肠外表现：可有恶心、呕吐、纳差、乏力，严重者明显消瘦或伴有贫血。儿童和少年可出现生长发育障碍。部分患者有关节炎、虹膜睫状体炎、结节性红斑、口腔黏膜溃疡、血管炎或脾大等。

2. 理化检查

（1）血象检查：白细胞数增高，红细胞及血红蛋白有不同程度的降低，血沉常增快。

（2）粪便检查：可见红细胞、白细胞；隐血试验常阳性。

（3）血生化检查：血清 α_2 球蛋白增高；血浆白蛋白、血清中钾、钠、钙和镁的含量降低；血浆凝血酶原时间延长；血清溶菌酶水平增高。

（4）X线钡餐检查表现：胃肠道钡餐造影可见到节段性分布的特征，病变偏肠系膜缘，小肠黏膜的皱襞增厚、低平或消失和卵石征。

（5）纤维结肠镜检查：对全结肠及回肠末端病变有诊断价值。可见病变呈节段性分布，常以回肠末端与右侧结肠为主，病变部黏膜皱襞紊乱，有息肉或卵石样充盈缺损，裂沟或纵行溃疡。或呈多发性僵硬管状或环状狭窄，间以扩张肠曲，回肠末端呈线样征。

3. 分类诊断

诊断成立后应列出疾病的活动度、严重度、病变范围和并发症。

（1）活动度：克罗恩病的活动指数（CDAI）可用以正确估计病情及评价疗效。临床上采用的 Harvey 和 Bradshow 标准（简化 CDAI）较为简便实用。

一般情况　0 良好，1 稍差，2 差，3 不良，4 极差

腹痛　0 无，1 轻，2 中，3 重

腹泻　稀便每日 1 次记 1 分

腹块　0 无，1 可疑，2 确定，3 伴触痛

并发症　包括关节痛、虹膜炎、结节性红斑、坏疽性脓皮病、阿弗他溃疡、裂沟、新瘘管及脓肿等：每种并发症 1 分

评定标准　<4 分为缓解期；5～8 分为中度活动期；>9 分为重度活动期

（2）严重度：克罗恩病的严重度可参考 CDAI 作出判断。可将无全身症状、腹部压痛、包块及梗阻者定为轻度；将有明显腹痛、腹泻及全身症状与并发症者定为重度；介于其间者定为中度。

（3）病变范围：参考影像学及内镜结果确定，如肠道病变者可分为小肠型、结肠型及回结肠型。

（4）全身表现及并发症：肠外可有口、眼、关节、皮肤及泌尿、肝胆等系统受累。并发症可有肠梗阻、瘘管、炎性包块或脓肿、出血、肠穿孔等。

三、鉴别诊断

（1）与小肠淋巴瘤相鉴别：小肠淋巴瘤的一般状况较克罗恩病为差，侵蚀肠段的范围较广；X线征常呈较大的指压痕或充盈缺损；并发肠梗阻的机会在小肠淋巴瘤比克罗恩病为少，并发肠瘘者淋巴瘤罕见。

（2）与缺血性肠炎相鉴别：缺血性肠炎为血管供血障碍所引起，发病较急骤，常有便血，且其病程一般为 4～5 周，呈急性过程。

（3）与阿米巴肠炎相鉴别：寻找阿米巴原虫有助于诊断，但慢性阿米巴肠炎难以找到阿米巴原虫。

四、方证论治

1. 白头翁汤证

主症　大便泻下臭秽或夹鲜血，腹痛，肛门灼热肿痛，舌红苔黄腻，脉濡数。

兼症　口苦口黏，小便短赤，恶心纳呆。

病机　湿热蕴结，气滞血瘀。

治法　清热化湿，调气行血。

方药　白头翁汤（《伤寒论》）加味。白头翁10g，黄连5g，秦皮10g，马齿苋20g，赤白芍各10g，当归10g，煨木香6g，陈皮9g，焦山楂10g，甘草6g。每日1剂，水煎服。

加减　如热毒壅盛，可加白花蛇舌草、蒲公英等；伴有腹部肿块者，宜加三棱、莪术等；湿邪盛者，可加用苡仁、茯苓等。

2. 痛泻要方证

主症　右少腹或脐周胀痛，腹痛即泻，泻后痛减（常因恼怒或精神紧张而发作或加重），大便溏薄，舌苔薄白，脉弦。

兼症　胸胁胀满窜痛，情志抑郁善太息，纳呆腹胀，乏力。

病机　肝气郁滞，横逆犯脾。

治法　疏肝理气，健脾化湿。

方药　痛泻要方（《景岳全书》）加减。白术（炒）10g，白芍（炒）12g，防风（炒）9g，陈皮9g，茯苓15g，枳壳9g，乌药9g，炒扁豆15g，木瓜12g，炙甘草6g。每日1剂，水煎服。

加减　肝郁化热者加公英、郁金、夏枯草；腹痛加丹参、延胡索；腹胀加广木香、大腹皮、厚朴；久泻者，加炒升麻、柴胡以升阳止泻。

3. 参苓白术散证

主症　腹部隐痛，喜温喜按，肠鸣腹胀，大便时溏时泻，完谷不化，腹痛喜按，舌质淡苔薄白腻，脉细弱。

兼症　呕吐清水，面色萎黄，头晕目眩，神疲乏力。

病机　脾胃虚弱，湿浊内阻。

治法　健脾燥湿，化湿止泻 。

方药　参苓白术散（《太平惠民和剂局方》）加减。党参10g，白术10g，茯苓15g，炒山药15g，炒扁豆15g，陈皮6g，莲子肉10g，砂仁（后下）3g，炒薏苡仁15g，桔梗6g，败酱草15g。每日1剂，水煎服。

加减　湿盛者，酌加苍术、泽泻等；里寒甚腹痛者，加干姜、肉桂；气滞胀甚者加枳壳、厚朴。

4. 膈下逐瘀汤证

主症　腹部积块，固定不移，腹部胀痛或刺痛，舌紫暗，脉细涩。

兼症　面色晦暗，形体消瘦，嗳气纳呆。

病机　气机室塞，血脉瘀阻。

治法　理气活血，通络消积。

方药　膈下逐瘀汤（《医林改错》）加减。当归10g，川芎6g，赤芍10g，桃仁10g，红花6g，炒五灵脂6g，蒲黄10g，元胡10g，制香附15g，枳壳6g，败酱草15g，红藤15g，甘草6g。每日1剂，水煎服。

加减　如有腹泻，加山楂、怀山药、诃子等；气虚者加党参、白术等。

5. 胃苓汤证

主症　腹泻，大便清稀如水样；腹痛，喜温喜按；舌苔白腻；脉濡或缓。

兼症　不思饮食，口淡无味，胃脘痞满，头身困重。

病机　脾肾阳虚，统摄失司。

治法　温中理气，除湿散寒。

方药　胃苓汤（《丹溪心法》）加减。苍术9g，厚朴9g，陈皮9g，炙甘草6g，泽泻9g，茯苓15g，猪苓10g，炒白术12g，桂枝6g，白豆蔻5g，生姜6g，大枣3枚。每日1剂，水煎服。

加减　腹泻严重者加诃子、乌梅；形寒肢冷重用附子、肉桂；若年老体弱，久泻不止，中气下陷，加黄芪、党参、白术益气健脾，亦可合桃花汤固涩止泻。

五、其他治疗

（一）中成药治疗

（1）四神丸：温肾散寒，涩肠止泻。适用于脾肾阳虚，久泄不止，兼有肛门滑脱，腹中冷痛者。每日3次，每次6g，口服。

（2）补中益气丸：补中益气，升阳举陷。适用于腹泻便溏，脱肛，脾虚下陷者。每日3次，每次6g，口服。

（3）桂附理中丸：补肾助阳，温中健脾。适用于脾虚泄泻，腹中隐痛的脾肾阳虚者。每日3次，每次6g，口服。

（二）西医治疗

本病的内科治疗原则及用药和溃疡性结肠炎大致相同。

（1）一般治疗：有活动期病变者宜卧床休息，给予高热量、易消化饮食。严重患者应予补液，纠正脱水和电解质平衡失调。

（2）水杨酸偶氮磺胺吡啶：对本病有一定疗效，用法参照溃疡性结肠炎。

（3）肾上腺糖皮质激素：适用于本病的活动期，对控制症状有效。可给予泼尼松片每日30～40mg，维持量每日5～15mg。

（4）其他：为控制肠道继发感染宜选用氨苄西林等，厌氧菌感染可给予甲硝唑。

（5）手术治疗：手术适应证限于肠穿孔、完全性肠梗阻、下消化道大出血、瘘管及脓肿形成，经内科治疗无效的中毒巨结肠及疑有结肠癌等。

（三）针灸疗法

（1）针刺：取穴合谷，内庭，天枢，足三里，委中，中脘。腹痛发热甚者，加曲池、大椎；脐腹冷痛甚者，加命门、神阙；伴呕吐，加内关、公孙。平补平泻法，每日1次，7～10天为一疗程。

（2）灸法：足外踝高点直下，赤白肉际处，将艾炷或艾条点燃后，温和灸，左右两穴每次各灸12分钟，日灸2～3次。

六、临床心得

我们临床根据疾病的不同阶段进行辨证论治：病邪初起以祛邪为主；湿热互结者清热化湿；

气机郁滞者理气解郁；后期正气已虚，应以扶助正气为主；脾胃虚弱者补益脾胃；肾虚者补肾固元；正虚瘀结者扶正化瘀；治疗过程中始终注意顾护正气，以防伤正。因本病病程长，久病体虚，脏腑亏损，气血虚弱，但治疗中宜补泻结合，兼用活血化瘀之品（党参、茯苓、白术、补骨脂、肉豆蔻、川芎、赤芍、红花、木香、延胡等），不但可以补益气血，而且可以提高正气。尤其对于痛泻要方之证，"脾责之虚，肝责之实，泻责之脾，痛责之肝"。临床上有两种情况，一是因土虚而木贼之，用扶中抑木法，以补脾为主，五味异功散加山药、扁豆、白芍、乌梅等。二是肝气疏泄太过，乘侮中土出现肝强脾弱，症见泄泻后腹中稍舒，不泄泻反而腹胀不能饮食，多发于春季，或晨泄，用痛泻要方，宜用白术、茯苓、木香、陈皮、厚朴、白芍、柴胡、防风等疏肝运脾。肝郁化火，咽干口苦，易怒急躁而两胁胀痛，泻下酱色之物，热臭黏滞不畅，舌红脉弦，加黄连、山栀、川楝子。

七、预防与调理

现代医学认为本病病因目前尚不清楚，难以采取针对性预防措施，但注意饮食卫生，预防肠道感染可能有一定意义。中医学认为本病发病与感受外邪、饮食劳倦、情志内伤、脾胃虚弱等因素密切相关，故从未病先防、已病防变的整体观念出发，可以从饮食调节、劳逸适度、调节情志、体育锻炼几个方面进行预防。特别是中医认为五志过极、脏腑失调、气血郁结为病，而疾病日久不愈或迁延失治、均可因病致虚成劳，故重视患者的情绪变化，及时给予心理护理，安慰和鼓励消极患者，从而树立战胜疾病的信心，以耐心、恒心配合治疗，并加强患者自我保健意识。

八、疗效评定标准

临床缓解　临床症状消失，X 线或结肠镜检查炎症趋于稳定。

有效　临床症状减轻，X 线或结肠镜检查炎症减轻。

无效　临床症状及 X 线、内镜、病理检查无改善。

九、典型病例

权某，男，52 岁，于 2005 年 11 月 10 日就诊。患者自述腹泻 5 天，大便每日 4 到 5 次，泄下如水，肠鸣，食欲缺乏，食则恶心，呃逆，口干不喜饮，舌质淡红苔白厚，脉弦。

辨证　脾虚湿盛。

治法　健脾利湿。

处方　胃苓汤。厚朴 12g，苍术 12g，陈皮 12g，茯苓 15g，猪苓 12g，泽泻 12g，白术 30g，桂枝 6g，藿香 30g，苏梗 12g，助消散（分冲）10g，行气散（后下）10g，炙甘草 6g。5 剂，每日一剂，水煎服每日两次，早晚饭后一小时服。患者于 11 月 15 日复诊，纳好，肠鸣消失，大便正常，每日一次，自感乏力，汗多，舌质淡红苔薄白，脉沉滑。调整处方以上方减去苍术、藿香，厚朴减为 10g，白术减为 15g，加入黄芪 15g，浮小麦 100g，益气散（兑服）10g，服用 7 剂以巩固疗效。（病例由段永强整理）

第三节　肠蛔虫症

蛔虫病是一种最常见的肠道寄生虫病，国内发病分布广泛。本病的流行主要由于蛔虫卵具有较强的耐受力，并能直接侵入人体，不需要中间宿主。男女老幼均可感染，儿童感染率尤高。

本病属中医学"腹痛"、"蛔厥"范畴。

一、病因病机

（一）中医病因病机

我国古代对本病早有认识，将蛔虫称为蛟蛕、蚘、长虫。对于蛔虫之认识，《灵枢·厥病》云："肠中有虫瘕及蛟蛕，皆不可取以小针，心腹痛，懊憹发作肿聚，往来上下行，痛有休止，腹热，喜渴涎出者，是蛟蛕也"。陈无择《三因极一病证方论》云："又其脏寒生蛔致心痛者，心腹中痛发作肿聚，往来上下，痛有休止，腹热，涎出，病属不内外因"。张景岳在《景岳全书》中指出："凡脏强气盛者，未闻其有虫，正以随时随化，虫自堆存；而虫能为患者，终是脏气之弱，行化之迟，所以停聚而渐生虫"。明确指出"脏气之弱"是"虫能为患"的根本原因。方贤在《奇效良方》中说："杂食生冷甘肥油腻等物，或食瓜果与畜兽内脏遗留诸虫之类而生"。提出饮食不洁是产生虫证的主要因素。由此可见，中医学对虫证早有详尽的认识，外因是误食沾有虫卵的生冷瓜果蔬菜及其他不洁之物，内因是脾胃不和，健运失司，积湿生热，湿热壅滞肠道，为诸虫滋生创造了条件。而内积蛔虫，日久则伤及脾胃，导致脾胃虚弱，或中寒内生。

（二）西医病因病机

蛔虫病是蛔虫寄生在人体小肠所致的疾病，尤以农村为多见。蛔虫虫卵排出后广泛分布在厕所、粪坑和土壤里，同时通过施肥、尘土飞扬、苍蝇、猪、鸡、狗的播散，使蔬菜、食物、水及环境均污染大量蛔虫卵。人若服食含有蛔虫虫卵的不洁食物则易感染本病。在临床中，小肠中有少数蛔虫感染时可无症状，称蛔虫感染者；大量感染而引起疾病称蛔虫病。由于虫体的机械性刺激及其分泌的毒物和代谢产物可引起反复发作的上腹部或脐周腹痛，消化道功能紊乱和异性蛋白反应，如纳差、恶心、呕吐、腹泻和荨麻疹。儿童严重感染者，可引起营养不良，精神不安，失眠、磨牙、夜惊等。

二、辨　　病

1. 临床表现

（1）腹痛：突然发作的剑突下钻顶样剧烈绞痛，可向右肩背部放射，但也可突然缓解呈间歇发作。

（2）恶心呕吐，纳呆：常多在绞痛时相伴发生，吐出物中可含胆汁或黄染蛔虫。有的为"干呕"，不能正常进食。

（3）过敏反应：可出现荨麻疹、哮喘、皮肤瘙痒、血管神经性水肿。

（4）全身症状：并发急性化脓性胆管炎、胆囊炎时可有发冷发热和黄疸。患病儿童还可出现精神不安、失眠、头痛和营养不良等症状，严重者甚至会导致发育障碍和智力迟钝。

（5）体征：腹壁平坦柔软，腹肌多不紧张。合并胆道梗阻及感染时，可有黄疸；胆囊及肝脏肿大并具有压痛。

2. 理化检查

（1）血常规：白细胞计数轻度增高。

（2）粪常规：可发现蛔虫卵。

（3）十二指肠引流液：检查有无蛔虫卵。

（4）钡餐检查及静脉胆道造影：可发现胆管内有虫体条状影。

（5）B 型超声波：可见胆道内典型的蛔虫声像图等。

三、鉴别诊断

（1）与溃疡病穿孔相鉴别：多有溃疡病史，疼痛呈持续性，并从上腹波及全腹，腹肌强直，有显著压痛及反跳痛，或有休克症状，X 线检查多在膈下有游离气体。

（2）与胆石症相鉴别：腹痛多在右上腹季肋下，多为持续性，常向右肩或季肋部放射。

（3）与急性胰腺炎相鉴别：疼痛多在上腹部偏左，多为持续性，虽可阵发性加剧，但无钻顶感。发病后一般状况迅速恶化，可出现休克，血、尿淀粉酶常增高。

四、方证论治

1. 乌梅丸证

主症　腹中疼痛，或右胁绞痛；恶心呕吐，甚则吐蛔；舌苔白腻，脉象弦紧。多见于单纯性本病。

兼症　汗出肢体冷，面色苍白。

病机　蛔虫交结，胆气不利。

治法　理气通腑，安蛔止痛。

方药　乌梅丸（《伤寒杂病论》）化裁。乌梅肉 15g，槟榔 12g，苦楝皮 12g，木香 9g，细辛 6g，花椒 6g，大黄（后下）9g，芒硝（冲）9g，使君子 9g，肉桂 3g，甘草 6g。每日 1 剂，水煎服。

加减　腹痛较剧加当归、白芍；腑气窒塞者加枳壳、川楝子；呕吐频繁者，加半夏、吴茱萸；发热者加银花、败酱草；口苦加黄芩、胆草；有黄疸者加茵陈、金钱草。

2. 六君驱蛔汤证

主症　脐周腹痛，时作时止；胃脘嘈杂，甚或吐虫、便虫、腹中虫瘕；舌淡苔薄白，脉细弱。多见于蛔虫病久或驱蛔之后。

兼症　食欲缺乏，面黄无华，形体消瘦。

病机　蛔虫病久，脾胃虚弱。

治法　健运脾胃，驱虫安脏。

方药　六君驱蛔汤加减。乌梅肉 15g，鹤虱 12g，槟榔 12g，苦楝皮 12g，木香（后下）6g，砂仁（后下）6g，党参 15g，半夏 10g，陈皮 10g，茯苓 15g，白术 10g，甘草 6g。每日 1 剂，水煎服。

加减　若患蛔虫病已久，面黄肌瘦；或驱虫之后，脾胃运化尚未恢复，则用六君子汤或异功散健运脾胃。

3. 驱蛔承气汤证

主症　腹痛或胆区绞痛，阵发加剧，或持续胀痛；发热吐蛔，便结尿黄，甚则黄疸；舌质红、苔黄腻，脉象滑数。多见于本病并发感染。

兼症　口苦而黏，痛彻肩背。

病机　蛔虫交结，郁热蕴结。

治法　清热利胆，泻下驱虫。

方药　驱蛔承气汤加减。乌梅肉 15g，茵陈 12g，金钱草 15g，大黄 9g，芒硝 9g，厚朴 9g，枳实 9g。每日 1 剂，水煎服。

加减　湿热较重者,加茵陈、栀子;胁痛口苦者,加龙胆草、金钱草;两胁胀痛者,加青陈皮、元胡、佛手;痛甚者,可加郁金、延胡、白芍、甘草,或合并针刺治疗止痛;大便秘结者,加大黄、槟榔;呕吐甚者,加半夏、陈皮;发热、腹部压痛明显、脉数、苔黄等热证表现者,酌加黄连、黄柏,并加金银花、连翘、茵陈、栀子。

4. 理中安蛔汤证

主症　腹痛或胆区隐痛,或持续胀痛;腹冷喜温;舌质白、苔腻,脉象缓。

兼症　面色淡黄,口淡无味,小便清长。

病机　脾胃虚寒,蛔虫蠢动。

治法　温中安蛔驱虫

方药　理中安蛔汤。人参10g,白术12g,茯苓12g,川椒9g,干姜9g,乌梅9g。每日1剂,水煎服。

加减　腹痛者加芍药、甘草;畏寒肢体冷加附子、肉桂;虫多者可加使君子、苦楝皮、槟榔。

五、临床心得

由于虫居肠道,一则扰乱肠道气机,使脾胃健运失常,胃中不和,或为嘈杂似饥,或为食欲反常,表现"嗜异";或因气机不利,腹痛时作;或因虫体蠢动,发为腹痛攻冲。病久脾胃虚弱,食滞于中,湿热内生而为腹胀、痞满、食欲缺乏,加之虫病日久,脾胃虚弱,气血生化之源不足而致气血亏虚,脏腑不充,故表现面色萎黄,形体消瘦,神疲乏力,头晕,心悸,气短等症。若在儿童,由于虫病耗伤气血,脾虚及肾,肾气虚弱,可致发育不良。

蛔虫病主要治疗原则:一是解痉,以减轻疼痛,减轻肠道及胆道感染。二是驱蛔,目前西医抗胆碱能药物,能解除平滑肌痉挛,并有镇痛作用。而中医药在这方面具有独特优势。现代药理研究表明酸辛苦味中药如乌梅、使君子、苦楝皮、槟榔能扩张血管,松弛肠道平滑肌和胆道括约肌,麻醉虫体,抗菌消炎,清热利胆,促进胆汁分泌,因而具有良好的驱虫作用,故临床治疗应中西结合,同时注重固护脾胃之气,在祛蛔的过程中达到"祛邪不伤正,邪去正自复"。

六、其他治疗

(一)中成药治疗

(1)化虫丸:杀虫消积。成人每次6~9g,每日1~3次;3岁以下小儿酌减,食前或临睡前用温开水或糖水送下。孕妇忌用。

(2)乌梅丸:安蛔驱蛔。成人9g,每日1~3次;3岁以下小儿酌减,食前或临睡前用温开水或糖水送下。孕妇忌用。

(二)西医治疗

1. 驱虫治疗

(1)苯咪唑类化合物:为广谱驱虫剂,可杀死蛔虫、钩虫等。

1)甲苯咪唑:儿童用量每日为50~150mg,成人每次100mg,早晚各1次,连服3天;若未驱尽,三周后可再用第二疗程。该药驱蛔效果较佳,副作用少见。

2)丙硫咪唑:剂量为400mg,一次吞服。但在大规模治疗中,偶有发生口吐蛔虫的反应。

3)左旋咪唑:用量为150mg,一次服用,本药驱蛔作用不及甲苯咪唑,但较哌嗪为优,副作用轻微,偶有恶心、呕吐、食欲减退等,少数患者服药后出现肝功能轻度损害,早期妊娠、肝、肾疾患应慎用。

(2) 噻嘧啶:商品名抗虫灵、驱虫灵,是广谱抗虫药。用量为 5 ~ 10mg/kg,晚 1 次顿服。副作用有头痛、头晕、呕吐等。对孕妇、急性肝炎、肾炎、严重心脏病及发热患者应暂缓给药。

2. 并发症治疗

(1) 胆道蛔虫病:用阿托品、氯丙嗪或哌替啶解痉镇痛;腹痛缓解后再进行驱虫治疗。及时采用青霉素、链霉素等抗生素控制胆道感染。

(2) 蛔虫性肠梗阻:不完全性肠梗阻者先用镇静、解痉、止痛及胃肠减压内科治疗,待腹痛缓解后再进行驱虫。服用豆油或花生油 80 ~ 150ml(儿童 60ml)可使蛔虫团松解,症状消失后 1 ~ 2 天再驱虫。出现完全性梗阻时,应手术治疗。

(三) 针灸疗法

(1) 针刺:取穴日月、期门、胆囊穴、足三里。呕吐者,加内关;疼痛不止者,加中脘、阳陵泉、行间;钻心痛者,加巨阙、大敦。以泻法为主,捻转提插 3 ~ 5 分钟,留针 30 分钟以上,其间每 8 分钟捻针 1 次。每日 1 次,重者 2 ~ 3 次。

(2) 灸法:用艾条缓缓灸大横、四缝、足三里。每日 2 次,每次 10 分钟,7 ~ 10 次为 1 疗程。

七、预防与调理

为预防蛔虫病必须注意卫生,在以人粪作为肥料的地区,不要吃生的或未清洁的蔬菜。凡被蛔虫感染均应积极治疗。

病情较轻的肠蛔虫症患者无需特殊护理,但如出现剧烈的腹痛,应密切注意病情变化,注意测量体温、脉搏、呼吸、血压、特别注意血压的变化,以防疼痛性休克的出现。同时要给予支持治疗,如出现蛔虫性肠梗阻及胆道蛔虫症时,要按有关外科急症处理。对于病情较重的患者,首先要让患者精神镇静,注意饮食的清洁,少食辛辣食物,最好禁烟酒。同时注意锻炼身体以增强身体体质。体虚者当温养脏腑,平时可服中成药。偏阳虚者可服金匮肾气丸,偏阴虚者可服六味地黄丸,气血俱虚者可服八珍丸,以培元固本,提高抗病能力。胆道蛔虫症及蛔虫性肠梗阻患者经治疗症状消失后,要注意尽早用驱虫法,以预防复发。只要尽早彻底排出肠道蛔虫,本病一般预后良好。

八、疗效评定标准

临床痊愈　症状消失,体征消失,大便排出虫体,两周后连续三次大便化验无蛔虫卵。

显效　症状和体征基本消失,大便排出虫体,两周后连续大便化验仍可发现蛔虫卵,但较治疗前减少。

无效　经治疗症状及客观化验检查指标均无改善者。

第四节　细菌性痢疾

细菌性痢疾(以下简称菌痢)是指痢疾杆菌侵犯肠道所引起的急性肠道传染病,以结肠化脓性炎症为主要病变,并伴有全身中毒症状。根据感染的菌群、人体的反应及病程可分为急性菌痢(包括轻型、普通型、重型、中毒型)和慢性菌痢(包括慢性隐伏型、慢性迁延型、慢性型急性发作）。其病原体是痢疾杆菌（志贺菌属），传染源是菌痢患者和带菌者，经粪-口途径传播。本病多发于夏秋季节，男女老少普遍易感。

细菌性痢疾属于祖国医学的“肠澼”、“赤沃”、“滞下”、“痢疾”范畴。

一、病因病机

（一）中医病因病机

本病的形成多因外受暑湿之邪，内伤生冷饮食，积滞内蕴，胃肠功能失常，使肠道传导失司，气机阻滞所致。病位在肠，累及胃、脾等脏腑。巢元方将其分为热痢、冷痢、不服水土痢、休息痢、久赤白痢、久脓血痢等12种。《丹溪心法》又提出疫痢：“又有疫痢，一方一家之内，上下大小传染相似，是疫毒痢也”。此后历代医家分类较繁，各抒己见。李梴《医学入门》云：“痢凭色症分热寒，身热口渴，溺涩，大便急痛色赤者，为热，身凉，不渴，溺清，大便顺利色白者，为寒”。秦景明《症因脉治》云：“痢疾之症，便下脓血，或赤，或白，或黄，或三色杂下，里急后重，欲便而不得便，即便而复登厕，逼迫恼人”。《景岳全书》云：“凡治痢疾，最当察虚实，辨寒热，此泻痢最大关系，若四者不明，则杀人甚易也。”故本病辨证当首辨寒、热、虚、实。一般暴痢多实，久痢多虚。暴痢腹痛痞闷，大便黏稠气臭，多属湿热；腹绞痛者，里急窘迫，痢下脓血或昏迷痉挛，多属疫毒；久痢脐腹灼痛，虚坐努责，低热口干，多为阴虚；腹痛隐隐，喜温喜按，证属虚寒。临证当据腹痛、里急后重、痢色，并参合舌脉而辨。

（二）西医病因病机

菌痢是感染痢疾杆菌所引起，常见的痢疾杆菌的菌群为志贺氏菌群、福氏菌群，宋氏菌群。志贺氏菌群的毒力强，能引起严重的症状；福氏菌群感染易转为慢性；宋氏菌群感染其症状不典型。人体对痢疾杆菌有相当强的抵抗力，当某些因素如慢性疾病、过度劳累，暴饮暴食及消化道疾病降低了人体全身和胃肠道局部防御功能时，痢疾杆菌乘机侵入黏膜而致病。痢疾杆菌侵入肠黏膜后即生长繁殖，并迅速引起炎性反应，造成固有层小血管的循环障碍，导致上皮细胞坏死、脱落，形成浅表的小溃疡。本病的急性期肠黏膜大量分泌黏液，并有炎性渗出和微小脓肿，溃疡一般局限于黏膜下层，故极少引起肠出血和穿孔，并发败血症罕见。约在发病一周后，人体产生抗体，病原菌被杀死，病变逐渐愈合，症状消失。中毒性菌痢有毒血症症状，而肠道炎性反应极轻。慢性菌痢反复发作，机体纤维组织增生使肠壁增厚，溃疡愈合后瘢痕收缩可导致肠道狭窄。

二、辨　　病

1. 临床表现

（1）腹痛：疼痛以左下腹痛为主，或持续存在的隐隐作痛，或疼痛难忍，是最常见症状。甚者或伴身出冷汗、面色苍白、四肢发凉。

（2）腹泻（里急后重）：便次频繁，最多每日大便数十次，每次量少，有时少至1～2滴。初为稀水便、糊便，后转为黏液便或脓血便，以脓为主，少数为血水便或脓血胶冻便，持续的下坠感常使肛门脱垂。

（3）发热：常为首发症状，热度可高可低，持续2～3天。

（4）全身不适，恶心、呕吐：重病容易发生脱水、酸中毒和电解质紊乱，出现全身乏力，食欲下降，或有恶心、呕吐甚至继发休克。在急性菌痢时，老年患者可加重原有心血管疾患，甚至发生生命危险。

(5) 体征：中毒型菌痢的临床体征可表现为：①中枢神经系统症状：精神委靡、嗜睡、躁动、谵妄、反复惊动、惊厥、半昏迷等。②循环系统症状：面色苍白或灰白、四肢发凉、皮肤花纹、发绀、脉压差小、血压下降等。③呼吸系统症状：呼吸浅快、不规则、憋气、叹息样呼吸、双吸气、呼吸缓慢或暂停等。

2. 理化检查

(1) 血象：急性期血白细胞总数轻至中度增高，多在(10～20)×10^9/L，中性粒细胞亦增高；慢性期可有贫血。

(2) 粪便检查：①粪便的常规：可见大量脓细胞及红细胞，并有巨噬细胞。轻型患者仅有少量红细胞、白细胞。目前常用的诊断标准为：白细胞>15 个/高倍视野，同时可见少量的红细胞。②粪便的病原学检查应在抗菌药物应用前采样，应取脓血部分及时送检，早期多次检测可提高阳性率。若在粪便中培养出痢疾杆菌则可确诊为菌痢，同时可做药敏试验以指导临床选用抗菌药物。

(3) 乙状结肠镜检查：对慢性菌痢患者，可作乙状结肠镜检查，可见结肠黏膜充血、水肿，黏膜粗糙呈细颗粒状，或见溃疡、息肉及瘢痕。

(4) X 线钡剂检查：慢性期患者，可见肠道痉挛、动力改变、袋形消失、肠腔狭窄、肠黏膜增厚，或呈节段状或呈香肠状。

3. 分类诊断

根据病情轻重和缓急可分为两期六型。

(1) 急性菌痢：

1) 普通型：具备典型症状与特征。一般 1～2 周内逐渐恢复，或转为慢性。

2) 轻型：全身毒血症状和肠道表现较轻，大便呈糊状或稀便或少量黏液，每日 10 次以内，腹痛与里急后重不明显，病程 3～6 日。

3) 中毒型：起病急骤，以高热、休克或意识障碍为主要症状，而肠道症状较轻或缺如。此型又可分为：①脑型：以严重脑部症状为主，因脑缺氧、脑水肿、颅内压增高，严重时可出现脑疝而发生惊厥、昏迷和呼吸衰竭。②休克型：主要表现为周围循环衰竭。③混合型：具有微循环衰竭与呼吸衰竭的综合表现，最为凶险。

(2) 慢性菌痢：病情反复发作或迁延不愈达 2 个月(儿童 1 个半月)以上即称慢性菌痢。临床症状较轻，大便培养病原菌阳性。肠镜或 X 线钡剂检查为慢性菌痢肠道病变。

1) 慢性迁延型：急性菌痢后，病情迁延不愈，肠道症状时轻时重，大便培养病原菌不确定。

2) 慢性隐匿型：有急性菌痢史，较长时间无肠道症状。大便培养病原菌阳性。肠镜或 X 线钡剂检查为慢性菌痢肠道病变。

3) 急性发作型：有慢性菌痢史，常因饮食不当、受凉、劳累而发作。

三、鉴别诊断

1. 急性细菌性痢疾的鉴别

(1) 与急性阿米巴痢疾相鉴别：多呈散发性，病原体为阿米巴原虫；多不发热，少有毒血症症状；腹痛轻，无里急后重；腹泻每日数次，多为右下腹压痛，粪便量多，为暗红色果酱样血便，有腥臭味。镜检白细胞少、红细胞多，有溶组织阿米巴原虫滋养体。

(2) 与细菌性胃肠型食物中毒相鉴别：有集体进食同一种食物及在同一潜伏期内集体发病

的病史；有恶心、呕吐、腹痛、腹泻等急性胃肠炎表现，大便多为稀水便、脓血便，少有里急后重。若在患者呕吐物、粪便及可疑食物中检出同一病原菌即可确诊。

（3）与急性坏死出血性小肠炎相鉴别：多见于青少年。有发热、腹痛、腹泻及脓血便，毒血症严重，短期内出现休克；大便镜检以红细胞为主；常有全腹压痛及严重腹胀；大便培养无志贺菌生长。

（4）与急性肠套叠相鉴别：多见于小儿。婴儿肠套叠早期无发热，因腹痛而阵发性哭闹，发病数小时可排出黏液便；大便镜检以红细胞为主；腹部可扪及包块。

2. 慢性细菌性痢疾的鉴别

（1）与结肠癌及直肠癌相鉴别：久治无效，伴进行性消瘦者，可进一步行肛门指诊、钡灌肠、乙状结肠镜或纤维结肠镜以明确诊断。

（2）与慢性非特异性溃疡性结肠炎相鉴别：有反复的腹泻及脓血便，抗生素治疗无效；大便培养无致病菌；乙状结肠或纤维结肠镜检查可见肠黏膜脆弱易出血，有散在溃疡；晚期行钡灌肠检查可见结肠袋消失呈铅管样改变。

3. 中毒型细菌性痢疾的鉴别

（1）与高热惊厥相鉴别：此症多见婴幼儿，既往多有高热惊厥且反复发作史，常可寻找出引起高热惊厥的病因及诱发因素。

（2）与中毒性肺炎相鉴别：此种肺炎病前多有受凉史，多伴感染性休克肺炎症状与体征，出现较早，胸部X线摄片提示肺部感染。粪便（包括肛试）检查无特殊发现。

四、方证论治

1. 芍药汤证

主症　腹泻、便下脓血，每日10～20次或更多，腹痛急迫，里急后重，发热重，舌质红，苔黄腻，脉滑数或濡数。

兼症　恶心呕吐，食少，甚或噤口不食，胸脘闷胀，肛门灼热，小便短赤。

病机　湿热蕴结，气滞血瘀。

治法　清热化湿，调气行血。

方药　芍药汤（《素问病机气宜保命集》）加减。芍药15g，当归12g，大黄9g，黄芩10g，黄连10g，槟榔10g，木香（后下）10g，金银花15g，甘草6g。每日1剂，水煎服。

加减　里急后重者加厚朴、枳实；血热瘀阻者，加地榆、桃仁、丹皮。

2. 白头翁汤证

主症　突发高热，反复惊厥，神志不清，舌质红绛，苔黄厚，或灰糙，脉数有力。

兼症　嗜睡，面色苍白，恶心呕吐，下痢脓血。

病机　湿热疫毒，蕴结肠腑。

治法　清热凉血，解毒止痢。

方药　白头翁汤（《伤寒论》）加减。白头翁30g，金银花30g，白芍15g，秦皮15g，地榆30g，黄连10g，黄柏10g。每日1剂，水煎服。

加减　神昏痉厥者加水牛角、羚羊角。此型需配合西医对症疗法。

3. 参附汤证

主症　突然面色苍白，四肢厥冷，唇甲发绀，皮肤花纹，脉细极弱。

兼症　大汗淋漓，四肢末端不温，两目无神。

病机　疫毒内闭，阳气外脱。

治法　扶正固脱，潜阳息风。

方药　参附汤（《校注妇人良方》）加减。人参9g，制附子（先下）15g，龙骨（先下）30g，牡蛎（先下）30g，磁石（先下）30g，五味子6g，山萸肉12g。每日1剂，水煎服。本症一旦发生，应及时采取中西医结合急救措施。

4. 胃苓汤证

主症　下痢赤白黏冻，白多赤少，或纯白冻，腹痛拘急，里急后重，舌质淡，苔白腻，脉濡缓。

兼症　头身困重；口黏不渴；脘痞纳少；小便清长。

病机　寒湿困脾，气血停滞。

治法　温化寒湿，行气和血。

方药　胃苓汤（《丹溪心法》）加减。苍术9g，厚朴9g，茯苓15g，白术10g，桂枝9g，甘草6g，当归12g，木香6g，枳实9g，炮姜10g。每日1剂，水煎服。

加减　遇寒痢疾加重，可合用温脾汤。

5. 真人养脏汤证

主症　病久迁延不愈，便下白黏冷冻，排便不爽，甚或肛门下坠，滑脱不固，舌淡，苔白滑，脉沉细而弱。

兼症　畏寒肢冷；腹部冷痛，喜暖喜按；神疲乏力；呕恶不食，或食入即吐。

病机　脾阳亏虚，寒湿中阻。

治法　温补脾胃，收涩固脱。

方药　真人养脏汤（《太平惠民和剂局方》）合桃花汤加减。赤石脂12g，罂粟壳6g，肉豆蔻9g，诃子6g，干姜6g，人参10g，白术10g，当归10g，白芍10g，肉桂6g，木香6g，补骨脂9g。每日1剂，水煎服。

加减　若滑脱不禁者，可加乌梅、五味子；若久痢脱肛，可用补中益气汤。

五、其他治疗

（一）中成药（市售）治疗

（1）香连丸：清热燥湿，行气止痛。适用于湿热痢。每服6g，每日2次。

（2）戊己丸：清泄肝火，调和脾胃。适用于湿热痢。每服4.5g，每日2次。

（3）枳实导滞丸：消积导滞，清利湿热。适用于湿热痢疾而有积滞者，每服9g，每日2次。

（4）乌梅安胃丸：清热止痢。适用于久痢不止，寒热错杂者。每服9g，每日2次。

（二）西医治疗

1. 急性菌痢的治疗

（1）病原治疗：联合应用2种以上抗菌药物，可酌情选用下列各种药物：

1）磺胺类：磺胺甲基异恶唑加甲氧苄胺嘧啶，2次/日，首次加倍，儿童50mg/（kg·d），连用

5～7 日。

2）喹诺酮类：①吡哌酸 0.5g，3 次/日或 1.0g，2 次/日，连用 5～7 日。②诺氟沙星（氟哌酸）0.4g，2～3 次/日，连用 5～7 日。③病情严重者适当选用庆大霉素（8 万 U，2 次/日，小儿 3000～5000U/（kg·d），或卡那霉素 0.5g，2 次/日）肌内注射或静脉滴注，疗程均为 5～7 日。还可选用丁胺卡那霉素、磷霉素及头孢菌素类等。

（2）对症治疗：高热可用退热药物或物理降温，腹痛剧烈者用解痉药物如阿托品、消旋山莨菪碱等，毒血症严重者可酌情应用肾上腺皮质激素。

2. 慢性菌痢的治疗

（1）一般治疗：规律生活，适当锻炼，进食营养丰富易消化少渣无刺激的食物，积极治疗并存的慢性疾病。肠道菌群失衡时，立即停止耐药抗菌药物使用，改用乳酶生或乳酸杆菌，以利肠道厌氧菌生长。

（2）病原治疗：①及时做病原菌分离及细菌药物敏感试验，根据试验结果选择应用有效的抗菌药物。②联合应用 2 种不同类型的抗生素，治疗 1～3 个疗程。

（3）对于肠道黏膜病变经久不愈者，同时采用保留灌肠疗法，可用 5%～10% 大蒜溶液 150ml 加泼尼松 20mg 及 0.25% 普鲁卡因 10ml，保留灌肠，每晚一次，10～14日为一疗程。

3. 中毒性菌痢的治疗

（1）抗感染：病原治疗及时应用有效的抗生素，可用环丙沙星 0.2～0.4g 静脉滴注，2 次/日；也可用左旋氧氟沙星静脉滴注，病情稳定后可改为口服，亦可选用头孢菌素如头孢噻肟 4～6g/d，分 2 次静脉滴注。

（2）对症治疗：①退热可用物理降温，加 1% 温盐水 1000ml 流动灌肠，或酌加退热剂。②躁动不安或反复惊厥者，采用冬眠疗法，氯丙嗪和异丙嗪 1～2mg/kg，肌内注射，2～4 小时可重复一次，共 2～3 次。必要时加苯巴比妥钠盐，5mg/kg 肌内注射，或水合氯醛，每次 40～60mg/kg，灌肠。

（3）循环衰竭的治疗：基本治疗主要有扩充有效血容量；纠正酸中毒；强心治疗；解除血管痉挛；维持酸碱平衡；应用糖皮质激素。

1）东莨菪碱或山莨菪碱常规应用，既改善微循环，又有镇静作用。

2）脱水剂：每次 20% 甘露醇或 25% 山梨醇 1.0g/kg，4～6 小时一次，可与 50% 葡萄糖交替使用。

3）地塞米松：每次 0.5～1.0mg/kg，必要时 4～6 小时重复一次。

4）吸氧，1～2 升/分，慎用呼吸中枢兴奋剂，必要时气管内插管与气管切开，用人工呼吸器。

（4）休克型应积极行抗休克治疗：

1）扩充血容量，纠正酸中毒：快速静脉滴注低分子右旋糖酐，儿童 10～15mg/kg，成人 500ml，及葡萄糖盐水，同时给予 5% 碳酸氢钠 3～5ml/kg 纠正酸中毒。

2）血管活性药物：在扩容的基础上应用血管扩张剂如山莨菪碱以解除微血管痉挛，成人每次 10～60mg，儿童每次 1～2mg/kg 静脉输入，1 次 5～15 分钟。若血压仍不回升则用多巴胺、酚妥拉明、间羟胺等升压药。

3）保护重要脏器功能：有心力衰竭者用毛花苷丙。

4）短期应用肾上腺皮质激素。

（5）脑型：

1）治疗脑水肿：用 20% 甘露醇脱水，每次 1～2g/kg 快速静脉推入，每 6～8 小时重复 1 次；及时应用血管扩张剂以改善脑血管痉挛，并短期应用肾上腺皮质激素。

2）防治呼吸衰竭：吸氧，保持呼吸道通畅。若出现呼吸衰竭，可应用呼吸兴奋剂，必要时可应用人工呼吸机或行气管切开。

（三）针灸疗法

（1）针刺：主穴有足三里、天枢、关元、气海，用毫针行强刺激，每日1～2次，连续3～7天。每日1次，3～5天1疗程。

（2）电针疗法：取穴足三里、三焦俞、天枢。针刺得气后，用电针机通电30～40分钟，每日1～2次。上肢与腹背诸穴采用抑制作用较强的脉冲电源，下肢穴位采用具有兴奋作用的感应电源。

（3）灸法：取穴足三里、天枢、上巨虚。热甚配曲池，寒甚配关元，湿重配阴陵泉，阴虚加照海，里急后重加中膂俞。用艾条灸，每穴灸5～10壮，每日2～3次。

六、临床心得

急性细菌性痢疾属于中医“痢疾”范畴。为感受外邪和饮食不洁，酿生湿热，郁蒸肠腑，气血搏结，传导失调，脂络受伤，气血瘀滞所致，病情急骤。临证时可当即应用白头翁汤或合黄连解毒汤，重用黄连、黄芩、黄柏、山栀苦寒泻火、清泄肠道湿热，赤芍、白芍调理气血，甘草酸甘缓急、缓解肠道痉挛及镇静止痛，白头翁、生大黄凉血解毒、导滞通下以加强排便以促进毒素细菌排出，减轻里急后重症状。现代药理研究证明，大黄主要含蒽醌衍生物，能刺激大肠，增加其推进性蠕动而促进排便，从而达到通下导滞的作用。大黄、黄芩、黄柏、黄连均有较强的抗菌作用，对痢疾杆菌有明显抑制作用。地榆抗菌消炎，可促进溃疡愈合，体外抑菌试验对痢疾杆菌也有较强的抗菌作用。

慢性菌痢因为病程较长，反复发作，以中医中药治之，很有优势。此期多见脾肾阳虚，肠滑不固之候，故临床可选用温补脾肾、固肠止涩，兼清余邪之品。如真人养脏汤酌加炮姜、补骨脂、白术、赤石脂、白芍、黄连等以善其后。

七、疗效评定标准

1. 临床疗效标准

临床痊愈　症状消失，连续3次培养致病菌为阴性，大便镜检正常。慢性菌痢需追踪观察1年而无复发者。

有效　症状消失或减轻，大便镜检正常，致病菌培养未见转阴。

无效　症状和大便检查无改善，或加重。

2. 证候疗效标准

所有症状都分为无、轻、中、重四级（参照附录3），在主症分别记0、2分，在次症分别记0、1分。

临床痊愈　症状、体征消失或基本消失，证候积分减少≥95%。

显效　症状、体征明显改善，证候积分减少≥70%，但<95%。

有效　症状、体征均有好转，证候积分减少≥30%，但<70%。

无效　症状、体征均无明显好转，甚或加重，证候积分减少<30%。

八、预防与调理

细菌性痢疾终年均有发生,但多流行于夏秋季节。人群对本病有普遍易感性,幼儿及青壮年发病率较高,尤其是中毒性痢疾比较集中发生于儿童。故把住病从口入实属重要,养成饭前便后洗手卫生习惯,不吃不洁和变质的食物。平时注意锻炼身体,加强防病抗病能力。若感染急性菌痢要及时根治,不可姑息。急性期患者要卧床休息。以流食为主,开始一、二天最好只喝水,淡糖水、米汤、蛋花汤等,病情好转,可逐渐增加稀饭、面条等,切忌过早给予刺激性、多渣、多纤维的食物,不要吃生冷食品,可鼓励患者多吃点生大蒜。要坚持按照医嘱服药7～10天,不要刚停止腹泻就停止服药,这样容易使细菌产生抗药性,很容易转为慢性痢疾。中毒性痢疾治疗效果差,预后也差;慢性菌痢病情迁延,难以彻底根治。

第五节　病毒性肠炎

病毒性肠炎是指病毒侵犯肠黏膜所引起的急性肠道传染性疾病,以腹泻、腹痛、呕吐为主要症状。本病多见于婴幼儿,临床表现轻重不一,有自限性。

中医学将病毒性肠炎归属“泄泻”范畴。

一、病因病机

(一)中医病因病机

中医学虽无病毒性肠炎的病名,但根据其大便多呈水样稀便等临床表现,中医学认为本病以感受暑湿、寒湿之邪,或饮食不洁为因。如《素问·阴阳应象大论》“湿胜则濡泄”,即指感受湿邪是本病的重要原因。关于本病的病机,《随息居重订霍乱论》指出:“唯湿盛而滞其升降之机,则浊反厥逆于上,清反抑陷于下,而为霍乱。”可见其发病机制为邪犯胃肠,清气不升,浊阴不降,清浊混杂,下移于肠。故中医学将病毒性肠炎归属“泄泻”范畴,主要病位在于肠胃,涉及脾脏。因胃主腐熟水谷,脾主运化精微,如脾胃受病,则饮食入胃,水谷不化,精微不布,合污而下,致成泄泻。《景岳全书》说:“泄泻之本,无不由于脾胃”,且“小儿脾常不足”,故而在小儿为多发病和常见病。

(二)西医病因病机

病毒性肠炎亦称病毒性腹泻。引起病毒性肠炎的病毒有轮状病毒、腺病毒、星状病毒、小轮状病毒、杯状病毒、冠状病毒、新轮状病毒等。其中以轮状病毒和诺沃克类病毒引起的肠炎最常见。病毒性腹泻的病理生理:病毒侵犯小肠上皮细胞并引起损伤,使小肠绒毛缩短,绒毛细胞破坏,病变肠黏膜细胞双糖酶活性降低,导致肠黏膜吸收糖、电解质功能障碍,肠蠕动增强,肠壁吸收功能障碍,使粪便稀薄,排便次数增加而引起腹泻。

二、辨　　病

1. 临床表现

(1)腹泻:多呈水样稀便,每日少者3～5次,多者20次以上,无黏液脓血。

(2)腹痛:多为脐周阵发性绞痛。

（3）其他：可有恶寒、发热、头痛、全身酸痛，重症患者可因严重腹泻、呕吐，造成失水、电解质紊乱、休克。

（4）体征：腹部有轻中度压痛，肠鸣音亢进。

2. 理化检查

（1）血常规：外周血白细胞总数及分类大多正常，少数偏高，分类淋巴细胞增加。

（2）大便常规：偶有少量白细胞，培养无致病菌生长。

（3）血清学检测：感染后 5 天，血中可检测出特异性 IgM 抗体。

三、鉴别诊断

（1）与霍乱相鉴别：霍乱的腹泻是无痛性的，腹泻呕吐急剧，大便开始为泥浆样或水样，继之成为米泔水样或透明水样，无粪臭，含有大量片状黏液。粪便中能培养出霍乱弧菌。

（2）与沙门氏菌感染性肠炎相鉴别：沙门氏菌感染性肠炎以发热、腹痛、腹泻为特征，鼠伤寒沙门氏菌感染可见高热、脓血便，多伴有腹痛里急后重，粪便可培养出致病菌。肛拭培养阳性率尤高。

（3）与细菌性食物中毒性肠炎相鉴别：细菌性食物中毒性肠炎以呕吐、腹泻、腹痛为主要症状。其特征是突然发病，潜伏期短，易集体发病，发病者与毒性食物有明确的关系，粪便培养可生长出相应的细菌。

四、方证论治

1. 藿香正气散证

主症　脘腹疼痛，上吐下泻，发热恶寒，舌苔白腻，脉浮缓。

兼症　胸膈满闷，头痛身重，困倦肢软。

病机　外感风寒，内伤湿滞。

治法　解表散寒，化湿和中。

方药　藿香正气散（《太平惠民和剂局方》）加减。藿香 10g，陈皮 10g，大腹皮 12g，紫苏 12g，厚朴 10g，苍术 9g，炒白术 12g，白芷 10g，茯苓 12g，半夏 10g，炙甘草 6g。每日 1 剂，水煎服。

加减　若大便如水、小便不利加薏仁、滑石；若偏湿重宜加薏苡仁、厚朴；夹食滞者加神曲、山楂、麦芽；有发热、头痛、脉浮等风热表证，可加金银花、连翘、薄荷。

2. 葛根芩连汤证

主症　身热下利，喘而汗出，舌红苔腻，脉洪数。

兼症　身热不除，项背强急。

病机　湿热蕴结，气机不利。

治法　清泻里热，利湿行气。

方药　葛根芩连汤（《伤寒论》）加味。葛根（煨）12g，黄芩 6g，黄连 3g，车前子（包煎）10g，滑石（包煎）10g，茯苓 10g，甘草 6g。每日 1 剂，水煎服。

加减　恶心呕吐者加半夏；气滞腹痛者加木香、厚朴。

3. 保和丸证

主症　大便溏泻，脘腹胀痛，恶心呕逆，苔白厚腻，脉滑。

兼症　饮食少思，嗳腐吞酸。

病机　宿食停滞，湿浊内生。

治法　消食导滞，行气祛湿。

方药　保和丸(《丹溪心法》)加减。山楂炭9g，神曲9g，麦芽9g，半夏9g，苍术6g，青皮6g，茯苓10g，枳壳10g，乌药6g，砂仁(后下)6g，木香(后下)10g，荷叶10g，煨姜三片，大枣3枚，每日1剂，水煎服。

加减　大便不爽加槟榔、枳实以理气导滞；恶寒可加荆芥、防风；嗳腐吞酸，恶心呕逆者重用半夏、代赭石、旋覆花。

4. 乌梅八珍汤证

主症　大便溏泻，泄泻日久或泄泻已止，咽干口渴，腰膝酸软，舌红苔薄白，脉沉细无力。

兼症　食欲缺乏，体倦肢软，乏力气短；心悸失眠，小便短赤。

病机　泄泻日久，气阴两伤。

治法　养阴生津，益气补中。

方药　乌梅八珍汤(《医门八法》)加减。乌梅10g，党参15g，炒白术15g，茯苓15g，炒当归身12g，白芍(醋炒)12g，熟地10g，炙草6g，每日1剂，水煎服。

加减　若腹痛后重，可加木香、枳壳；若久泻不已加肉豆蔻、乌梅、诃子；若食不消化，加炒麦芽；若胸胁脘腹胀痛者，可加柴胡、枳壳、香附；若脾虚明显，神疲食少者，加黄芪、党参、扁豆。

五、其他治疗

(一) 中成药治疗

1. 市售中成药

(1) 藿香正气片：疏散风寒，和胃化浊。适用于寒湿犯中。每服4片，每日3次，幼儿酌减。

(2) 甘露消毒丹：清热化湿，适用于湿热型。每服6～9g，每日2次，幼儿酌减。

2. 医院内部制剂

(1) 和中丸：健脾燥湿，和中消食。适用于夏末秋初，恶寒发热，轮状病毒性肠炎。每次1丸，每日3次。

(2) 大理中丸：温中健脾。适用于脾肾两虚的病毒性肠炎。每次1丸，每日3次。

(二) 西医治疗

本病尚无特效抗病毒药物，以支持及对症治疗为主，治疗原则：①预防脱水；②纠正脱水；③继续饮食；④合理用药。

(1) 继续饮食：腹泻患者应该继续原来的饮食，不应禁食。

(2) 合理用药：抗生素对病毒性腹泻不仅无效，还会杀死体内共生菌群，破坏微生态平衡，削弱患者抵抗力，反会使腹泻病迁延不愈。病毒性腹泻是自限性疾病，做好液体疗法，即可自然痊愈。

(3) 肠黏膜保护剂：主要成分为双八面体蒙脱石，最早从法国引进的“思密达”已在临床应用多年，可缩短腹泻病程，效果良好，无副作用。

(4) 体液疗法：根据脱水程度和患者病情等具体情况可采用口服补液和静脉补液两种，补液的总量包括累积损失量、生理需要量和继续丢失量，以后按每日的生理需要量和继续丢失量来补充。轻度脱水补液量90～120ml/kg，中度脱水补液量120～150ml/kg，重度脱水补液量150～

180ml/kg。口服补液主要用于腹泻时脱水的预防和轻度脱水，可采用口服补液盐加水少量多次服用，在8～12小时内将累积丢失补足，脱水纠正后维持补液。静脉补液用于中重度脱水或吐泻严重的患者。

1）输液类型：按脱水性质而定，根据血清 NaCl 的浓度来确定补充的含钠液。等渗性脱水用1/2张含钠液，高渗性脱水用1/3张含钠液，低渗性脱水用2/3张含钠液。

2）补液速度：扩容阶段对重度脱水或中度脱水伴明显循环障碍的患者，以2∶1等张含钠液（2份生理盐水加1份1.4%碳酸氢钠）20ml/kg在30～60分钟内静脉推注或快速滴注，改善循环。继续补液阶段在扩容后按脱水性质选用适当溶液，按总量的2/3扣除扩容量继续静脉滴注（8～12小时），主要补充累积损失量。对于不需要扩容的患儿可直接从本阶段开始。维持补液阶段继续补充生理需要量和继续丢失量，一般在12～16小时完成。

3）纠正酸中毒：轻、中度酸中毒在扩容和补液后可以纠正，重度酸中毒可另用碱性溶液纠正。

4）纠正电解质紊乱：患者因腹泻、呕吐或进食差均有钾的丢失，在补液过后，血钾稀释，应及时补钾。通常在补液后肾功能改善，有尿排出时补钾，按每日3～6mmol/kg补充，静脉浓度不得超过0.3%。其他应注意监测、补充血钙和血镁，防止惊厥发生。

（5）微生态制剂：常用的有双歧杆菌、乳酸杆菌、粪链球菌、蜡样芽孢杆菌等。适用于迁延性腹泻伴有明显肠道菌群紊乱的患儿。

（三）针灸疗法

（1）针刺：取穴天枢、四缝、足三里。腹胀配气海；呕吐配内关；发热配曲池。用泻法留针10～20分钟，每日1次，3～5次为1疗程。

（2）艾灸：用艾条灸神阙，每日2次，每次10分钟。

六、临床心得

目前，针对肠炎的治疗尚无令人满意的特效西药；在疫苗研究中还缺乏一种可靠有效安全及费用低廉的疫苗。而中医药对肠炎的治疗具有独特优势，在基层有着广泛的应用，而且临床研究报道很多。

我们认为病毒性肠炎所致的腹泻，因起病急，易损伤气血津流而致虚，多表现为脾肾虚弱的症状，因此治疗重点以脾肾为主，增强脾的功能，脾气健旺自能胜湿。虽然临床证候类型有湿、热、虚、寒、瘀，但治疗时不宜过用的苦寒驱邪之品，不宜一味采用固涩收敛的原则，而应健脾补肾，调整脏腑功能。在诊治泄泻时，要非常注重患者之体质。久泄多为脾阳虚或脾肾阳虚所致，若用刚燥之品过热反而泄泻更甚者，考虑患者为阴虚体质之“釜中无水也”，又当用温润或甘润甘凉之品，乌梅八珍汤用之效佳。

七、预防与调理

为预防本病，对患者应进行隔离，及时有效地处理患者排泄物，避免污染食物和水源，接触患者应注意饮食和个人卫生。护理要求室内保持清洁、安静，阳光充足，空气新鲜，温湿度适宜。定期开窗通风和紫外线消毒病室。患者有恶心、呕吐症状时暂禁食，有饥饿感后给清淡易消化的食物如稀饭、咸汤、烂面条等，并保证足够的水分供应。由于患者病后身体虚弱，胃肠功能未完全恢复，因此切勿暴饮暴食，慎食生、冷、硬食物。根据天气变化，随时增减衣服，避免受凉。喂养小儿应尽可能以母乳喂养，以增强小儿的体质和抗病能力。

本病一般病情不重，并有自限性，但若治疗失时或失当，也可危及生命。特别对于小儿，久治不愈，也会影响小儿营养和生长发育，甚或引起其他并发症如病毒性心肌炎、坏死性小肠炎等。

八、疗效评定标准

临床痊愈　经治疗三日内症状(呕吐、发热、水样便)消失，大便成形，便次少于3次/日。

显效　经治疗三日后症状基本消失，便次明显减少，但大便尚未成形。

有效　经治疗三日后，症状减轻或改善。

无效　经治疗三日后，症状无改善，改用其他方法治疗者。

九、典型病例

王某，女，82岁。于2005年7月12日就诊，患者发热腹泻一月余，在医院确诊为"轮状病毒性肠炎"。经过三周的治疗不见好转。目前仍发热，腹痛，腹泻，一日7～8次，质稀，泻而不爽，肛门灼热，小便烧灼，舌质暗苔黄腻，脉滑数。

辨证　湿热内盛。

治法　清热利湿。

处方　葛根芩连汤。葛根15g，黄芩10g，黄连6g，旱半夏15g，栀子10g，藿香15g，槟榔10g，白术15g，车前子15g，北沙参15g，开胃散(包煎)30g，助消散(分冲)10g(本篇使用的散剂均为王教授自创方)。五剂，每日一剂，水煎服每日两次，早晚饭后一小时服用。

患者于2005年7月17日复诊，热退泻已止两天，大便恢复正常，肛门灼热消失，小便已无烧灼感，喜饮吐止，舌质暗苔白，脉滑数。以12日方去掉栀子、助消散，减旱半夏为12g，藿香12g，加入茯苓15g，神曲10g，焦楂10g，七剂以巩固疗效(病例由张雪琴整理)。

第六节　肠　梗　阻

肠梗阻指肠内容物在肠道中通过受阻，为常见急腹症。临床典型表现为腹痛、腹胀、呕吐，停止排便、排气，但不同类型的梗阻因梗阻的性质与部位不同其症状有所不同。起病初，梗阻肠段先有解剖和功能性改变，继而发生体液和电解质的丢失、肠壁血液循环障碍、坏死和继发感染。最后可致毒血症、休克甚至死亡。

本病属中医"腹痛"、"腹胀"、"关格"、"结胸"等范畴。

一、病因病机

(一) 中医病因病机

中医认为本病发生因感受寒邪，外邪直中人体；或过食生冷寒凉，寒邪客于肠间，寒凝阻碍气机，肠道滞塞不通；或因外邪入里化热，食积壅滞而致腑气不通，燥屎内结；或因虫多聚团，阻滞肠道；或因腹部外伤、手术、肠管扭转或套叠、疝气嵌顿等原因引起肠腔内容物通行不畅，血供不良，瘀血留滞，皆可导致肠管痞结，通降功能失常而发病。故肠梗阻是小肠或大肠的化物与传导功能失常所引起的疾病。初期以痛、吐、胀、闭等症状为主，多表现为实证、热证，属于腹部急症范畴。若呕吐频繁，加之肠道传化失司，水液大量郁积于肠道，则会出现邪实正虚，甚至导致气血逆乱出现正虚邪陷证候。

（二）西医病因病机

按肠梗阻的原因可分为三类：

（1）机械性肠梗阻：常见病因有：①肠内异物：肠石、寄生虫、大的胆石及粪块堵塞或嵌顿。②肠道内息肉、新生物、良恶性肿瘤或淋巴瘤堵塞。③肠套叠。④肠先天性异常：包括先天性肠道内闭锁、肠道有先天性的纤维幕或蹼形成、梅克尔憩室狭窄等。⑤肠道或腹膜炎症性病变：如肠结核、克罗恩病、结核性腹膜炎、放射性肠炎及非甾体类抗炎药（NSAIDs）等药物导致的肠道炎性溃疡所致的狭窄等。⑥肠粘连：常因腹腔或盆腔手术后，或腹腔内慢性炎症性病变（如结核性腹膜炎、克罗恩病等）所致；手术后发生肠粘连以小肠粘连者为多。⑦疝：如腹股沟斜疝、腹内疝，包括网膜囊内疝、股疝等发生嵌顿。⑧肠管外肿瘤等压迫：如腹腔内、网膜、肠系膜的巨大肿瘤，腹膜后巨大肿瘤，胰腺假性囊肿等均可使肠管受压，严重者发生肠梗阻。近年来因肠管外压迫所致的肠梗阻有增多的趋势。

（2）运动障碍性肠梗阻：运动障碍性肠梗阻是因肠壁肌肉活动紊乱，导致肠内容物不能运行，而非肠腔内外有机械性因素引起肠梗阻，因此也称为假性肠梗阻。其病因有：①手术后麻痹性肠梗阻，常见于手术后。②非手术麻痹性肠梗阻。常见于电解质紊乱（尤以血钾、钠、镁异常多见）；多种全身性或腹腔内炎症，如败血症、腹腔内脓肿、重症胰腺炎及肾盂肾炎、肺炎等；重金属中毒；尿毒症；脊髓炎；甲状腺功能减退。③由于肠平滑肌病变或肌间神经丛等病变导致肠肌肉活动障碍所致的肠梗阻。常称为慢性假性肠梗阻，多见于下列病变：肠平滑肌病变：如进行性系统性硬化症、结缔组织病及线粒体肌病等。④神经元性疾病：可见于帕金森病、EB 病毒感染后选择性乙酰胆碱功能不全及脑干肿瘤等。⑤代谢内分泌疾病：见于黏液性水肿、嗜铬细胞瘤、甲状旁腺功能减退、急性间歇性卟啉病等。

（3）急性缺血性肠梗阻：系肠管的血供发生障碍所致。常可造成肠壁肌肉活动消失，如肠管血供不能恢复，则肠管极易发生坏死，尤其是经终末支供血的肠管。肠管血供发生障碍多见于各种原因所致的肠系膜动脉血栓形成或栓塞，以及肠系膜静脉血栓形成等。

1）肠管扩张：机械性完全性肠梗阻时，梗阻部位上方的肠管因积气和积液而发生扩张或膨胀。肠梗阻时由于肠蠕动的异常增快常易引起肠绞痛，使患者呼吸增快，会使大量的气体吞入胃肠道，气体不易被肠道黏膜吸收。因此，肠腔内大量气体及液体的积聚必然造成肠腔扩张。肠腔扩张后，其内的压力常超过 40mmHg（正常时为 5～10mmHg），肠壁水肿，血流灌注减少，静脉回流受阻，易引起肠壁缺氧、缺血，重者极易发生肠坏死与肠穿孔。

2）严重感染：正常时由于胃酸的作用，肠道的节律性运动，使肠内容物总是由小肠向结肠推进，在空、回肠吸收各种营养物质，并且小肠内一般是无菌的，或仅有极少数的需氧性乳酸杆菌、链球菌及葡萄球菌，而结肠中则有大量的大肠埃希菌及厌氧菌等细菌。如梗阻转变为绞窄性后，由于肠壁的静脉回流受阻，肠壁不但血循环发生障碍，而且肠壁还可渗出大量的血浆和组织液，导致机体血容量减少，随着肠壁发生缺血与坏死，肠腔内大量的血液、坏死组织及细菌毒素均有极大的毒性作用。引起腹膜及腹腔内感染，细菌、细菌毒素及多种毒物经腹膜吸收即进入血液循环，产生脓毒血症。急性腹膜炎与严重脓毒血症是引起患者死亡的最重要原因。

3）水与电解质平衡紊乱：肠梗阻时，由于梗阻上方的肠管极度扩张，因此常易导致患者发生呕吐。高位小肠梗阻时，呕吐更为频繁，呕吐易造成大量水分及电解质排出体外，当梗阻发生在十二指肠上段时，除水分丢失外，易导致低氯、低钾性碱中毒，如梗阻发生在十二指肠下段和空肠上段时，还会导致重碳酸盐的丢失；低位性肠梗阻时，虽然呕吐没有高位性肠梗阻频繁，但梗阻上方扩张的肠管内积聚着大量的液体，这些液体虽未丢失到体外，但实际上等于体液已丢失，故血容量随之减少；在绞窄性肠梗阻时，由于静脉回流受阻，肠管血供障碍，血浆及组织液经肠壁渗出，使血容量进一步降低，重者即发生少尿、低血容量性休克、氮质血症及酸中毒。此外，电解质紊乱,尤其是血钾丢失过多,可引起肠麻痹,使肠梗阻进一步加重。

二、辨　病

1. 临床表现

(1) 腹痛:脐周阵发性窜痛,时有肠鸣音亢进或气过水声。

(2) 呕吐:早期为反射性呕吐,呕吐物为所进食物和胃液。空肠梗阻主要为胃液、十二指肠液和胆汁,回肠梗阻吐出物有臭味,结肠梗阻呕吐出现较晚或不明显。

(3) 停止排便、排气:但在高位梗阻或部分性梗阻,以及某些绞窄性肠梗阻时,可出现少量排气或排便或血性黏液便。

(4) 腹胀:腹胀程度与梗阻部位有关,高位梗阻腹胀不显,低位梗阻和麻痹性梗阻腹胀明显。

(5) 全身情况:单纯性肠梗阻早期、动力性肠梗阻多无明显异常,但由于恶心呕吐可出现不同程度的脱水。若发生肠绞窄或肠坏死穿孔,出现细菌性腹膜炎时,可见有发热、畏寒等表现。

(6) 腹部体征:急性肠梗阻时,多有腹部膨隆。机械性梗阻可见肠型及肠蠕动波。梗阻部位一般为腹痛拒按。绞窄性肠梗阻可有明显的压痛、反跳痛和腹肌紧张。在肠套叠、蛔虫团块、癌肿、肠扭转、腹外疝嵌顿时往往可触腹部包块。肠管胀气时,叩诊呈鼓音。当肠管绞窄腹腔出现渗液时,叩诊则呈浊音。机械性梗阻可闻及肠鸣音亢进,或可闻及气过水音或金属叮当样声音。麻痹性梗阻或机械性梗阻发生肠坏死时,则肠鸣音减弱或消失。

2. 理化检查

(1) 血液:单纯性肠梗阻白细胞计数不高或轻度增高,绞窄性梗阻则明显升高。由于呕吐脱水,可出现红细胞和血红蛋白增高。严重呕吐脱水时可有电解质及酸碱平衡紊乱。

(2) X线:肠管的气液平面为肠梗阻的特有X线征象。绞窄性梗阻时可见有“咖啡豆”样气液平面。

(3) 钡灌肠:可发现有钡剂通过障碍或有充盈缺损或肠腔狭窄。

(4) B超:可见到梗阻部位以上的肠管有不同程度的扩张、管径增宽;管腔内有形态不定的强回声光团和无回声的液性黯区,梗阻近端肠管扩张并出现频繁蠕动。伴有液体无回声及气体点状回声游动、往返流动及漩涡状流动。

(5) 腹腔穿刺:在绞窄性梗阻时常可抽出血性渗液,镜检可见有红、白细胞,伴有感染时,可见有脓细胞。

3. 分类诊断

根据病因分为机械性、动力性和血运性肠梗阻三型。

(1) 机械性肠梗阻或单纯性肠梗阻可见阵发性腹绞痛,腹胀,呕吐,停止排便、排气,肠鸣音亢进。

(2) 动力性肠梗阻可见阵发性腹绞痛,腹胀,呕吐,停止排便、排气,肠鸣音减弱或消失。

(3) 血运性肠梗阻或绞窄性肠梗阻可见腹胀,呕吐,停止排便、排气,持续性剧烈腹痛,腹压痛、反跳痛、腹肌强直。

三、鉴别诊断

(1) 与急性胰腺炎的鉴别:起病急,腹痛与呕吐较剧烈,也可出现腹胀气现象,疼痛多位于中上腹部,可向腰背部放射,急性出血坏死性胰腺炎在早期即可出现休克,血、尿淀粉酶的检查可以确定诊断。

（2）与胆绞痛的鉴别：痛多在上腹或右上腹，痛向右肩部放射，亦可串及后背部，中、右上腹压痛，肌紧张，可有发热、黄疸和恶心、呕吐，但没有腹胀及停止排气排便的情况，更不会出现肠型。

（3）与溃疡病穿孔的鉴别：溃疡病穿孔者常有胃病史，但个别患者也可能没有明显的溃疡病史。起病急骤，腹痛剧烈，腹部压痛及反跳痛均比肠梗阻明显，腹肌强直呈"板状腹"。

（4）与肾及输尿管结石的鉴别：结石所致腹痛为剧烈绞痛，发作时辗转不安，痛可在左侧腹或右侧腹或下腹部，可向腰部及会阴部放射，腰部可有叩击痛。

四、方证论治

治疗时必须辨病与方证论治相结合。必要时需给予胃肠减压，纠正脱水及电解质紊乱，抗感染等。血运型、绞窄性肠梗阻应及时行手术治疗更妥。

1. 小承气汤证

主症　停止排气、排便，恶心、呕吐，腹部胀满、叩之如鼓，腹痛攻窜不定，时痛时止，脉弦或弦紧。

兼症　腹部可触及包块，包块时聚时散；纳呆；舌红，苔薄白或薄黄。

病机　腑气不通。

治法　理气通腑。

方药　小承气汤（《伤寒论》）加味。生大黄（后下）10g，厚朴6g，枳实9g，木香6g，莱菔子9g，赤芍10g，延胡索9g，三棱10g。每日1剂，水煎服，中病即止。

加减　下之不通、津液亏虚者，或老年体弱、阴血素亏者，可加增液汤增其津液，减去枳实、厚朴以防温燥；若素体气虚，或年老体弱出现腑实热结证，即邪实正虚者，攻邪则正气不支，应攻下与扶正并用，攻补兼施，可加人参、当归。

2. 大承气汤证

主症　腹胀痛拒按、痛有定处，停止排气、排便，舌暗红或有瘀点，苔黄腻或焦黑起芒刺，呕吐时作，溲赤身热，脉数或沉迟有力。

兼症　恶热；口干或口苦；纳呆泛恶。

病机　实热瘀滞。

治法　泄热通腑，活血通络。

方药　大承气汤（《伤寒论》）加味。生大黄（后下）10g，芒硝（冲兑）10g，枳实15g，厚朴12g，木香（后下）6g，莱菔子15g，赤芍10g，桃仁12g，红花9g，三棱10g，丹皮10g。每日1剂，水煎服，中病即止。

加减　若呕吐频繁、呕吐酸腐或臭秽之物，有饱餐史，加神曲，山楂，鸡内金；若腹痛剧烈，痛有定处，面色青黯或青灰，脉细涩，加红花，丹皮，桃仁。

3. 温脾汤证

主症　腹痛剧烈，得热痛缓，畏寒喜暖，恶心、呕吐，腹部胀满，停止排气、排便，舌暗，苔白或白腻，脉沉紧或弦紧。

兼症　面色青晦；胸闷、嗳气；四肢不温。

病机　寒凝气聚。

治法　温中通腑。

方药 温脾汤(《千金要方》)加味。炮附子9g,细辛3g,生大黄(后下)10g,芒硝(冲兑)10g,干姜9g,党参12g,木香6g,肉桂3g,乌药9g。每日1剂,水煎服,中病即止。

加减 寒甚者,可加重用干姜、附子以温中阳;气聚胀甚者,加香附,炒槟榔以理气下行。

4. 乌梅丸证

主症 绕脐而痛,攻窜不定,时痛时止,呕吐频繁,甚至呕出蛔虫,腹部胀满,停止排气、排便。

兼症 腹部可触及条索状包块,包块时聚时散;口泛清涎;疼痛时四肢厥冷;面部有虫斑。

病机 虫积肠道。

治法 驱蛔通腑。

方药 乌梅丸(《伤寒论》)加减。乌梅12g,蜀椒5g,细辛3g,黄连5g,黄柏10g,干姜6g,炮附子6g,生大黄(后入)6g,芒硝(冲兑)10g,枳实9g,厚朴9g,当归10g,使君子10g,川楝子9g,白芍10g,炙甘草4g。每日1剂,水煎服,中病即止。

加减 腹胀甚者加木香、香附;呕吐者加生赭石、半夏、竹茹、生姜降逆止呕。

五、其他治疗

(一) 中成药(市售)

(1) 三物备急丸:攻逐冷积,适用于寒邪引起的肠积证。每次6g,每日2次。

(2) 木香槟榔丸:消食导滞,适用于饮食积滞内停,气机壅塞,郁而化热之腹痛腹胀、大便不通。每次3~6g,每日2~3次。

(3) 当归龙荟丸:泻火导滞,适用于肝胆火旺之脘腹胀痛、大便不通。每次6g,每日2次。

(4) 麻仁润肠丸:润肠导滞,适用于肠胃积热所致的大便秘结不通。每次1~2丸(大蜜丸),每日2次。

(5) 乌梅丸:温脏安蛔,适用于寒热夹杂之虫积肠结证。每次1~2丸,每日2次。

(二) 针灸疗法

(1) 腹痛:中脘、天枢、内关、合谷、足三里、大肠俞、脾俞、次髎。

(2) 呕吐:上脘、中脘、下脘、足三里、曲池、内关透外关。

(3) 麻痹性肠梗阻:可用穴位注射,取双足三里,注射新斯的明每次0.25mg。

六、预防与调理

对本病患者,应用常规护理与辨证施护相结合的方法。合理安排饮食及活动,做到起居有常,饮食有节。餐后避免剧烈运动。重体力劳动者,在安排劳动时,应按轻—强—轻的次序安排,是预防肠梗阻的重要措施。及时治疗各种腹外疝和肠道疾病,消除机械性肠梗阻的致病因素,纠正便秘,预防和治疗肠蛔虫症,以防粪便及蛔虫性肠梗阻。在行腹部手术时操作要轻柔,细心止血,清除腹腔内积血和积液,预防和积极治疗腹内感染。术后应鼓励患者早期下床活动,以防发生粘连性肠梗阻。或者采取针刺足三里、内关、天枢的办法加强肠蠕动,或应用活血化瘀、通里攻下的中药,促进瘀血吸收和增加肠蠕动,预防肠粘连性肠梗阻。

对不完全性粘连性肠梗阻、蛔虫或燥屎所致肠梗阻,给予二级护理,定时测量体温、呼吸、血压、脉搏,记录24小时出入量,记录呕吐及大便次数。禁食,输液支持,注意补充热量,维持水电解质平衡。严重肠梗阻,如完全性、血运性、绞窄性、麻痹性之肠梗阻的患者,应给予一级护理,除以上处理外,还应进行胃肠减压,并严密注意病情变化,随时观察血压、体温、呼吸、脉象的变化,要密切注意腹部体征的变化。

肠梗阻手术后患者,或非手术治疗梗阻解除后的患者,正气未复,肠功能运化不健,应以正确的饮食指导,辅以适当的锻炼和气功等方法,进行综合调理,使正气逐渐恢复。在康复阶段,应辨证选用健脾益气、润下通腑、活血祛瘀的药物和方剂,以恢复肠功能。如党参、当归、桃仁、郁李仁、赤芍、木香、枳实、大黄、丹参之类。有蛔虫史者,及时驱虫,可用杀虫汤(使君子、榧子、雷丸、苦楝根皮、槟榔)。

肠梗阻患者的预后,决定于肠梗阻的性质和程度。单纯性不完全肠梗阻,及时治疗预后良好,如若失治、误治也可引起不良后果。完全性机械性梗阻,病情发展较快,须及时诊断,积极治疗,掌握手术时机,预后良好。绞窄性肠梗阻、麻痹性肠梗阻的患者,若病情危重,预后较差。

七、临床心得

1. 诊断

肠梗阻属急腹症范畴,在诊断过程中辨明下列问题非常重要。

(1)肠道是否有梗阻:肠梗阻的临床诊断主要根据腹痛、呕吐、腹胀、停止排气排便四大症状,以及腹部见到肠型或蠕动波,肠鸣音亢进或有气过水声等体征。立位X线检查,可见到肠腔充气并扩张,出现气液平面。

(2)是机械性梗阻还是动力性梗阻:机械性肠梗阻具有上述典型临床表现,但早期腹胀可不显著。动力性肠梗阻无阵发性绞痛等表现,而是以肠蠕动减弱或消失、显著腹胀为特点。X线检查,动力性肠梗阻可显示大肠、小肠全部扩张;而机械性肠梗阻,胀气仅限于梗阻以上的部分肠管,即使晚期并发肠绞窄和肠麻痹,结肠也不会全部胀气。

(3)是单纯性梗阻还是绞窄性梗阻:绞窄性肠梗阻者预后严重,有下列表现者应考虑绞窄性肠梗阻的可能,应积极手术治疗。①腹痛发作急骤,起始即为持续性剧烈疼痛,或在阵发性加剧的腹痛之间仍有持续性疼痛,肠鸣音可不亢进,呕吐出现早、剧烈并为持续性。②有明显腹膜刺激征,体温升高,脉搏加快,白细胞计数增高。③腹胀呈不对称性,腹部触及有压痛的肿块(肿大的肠袢)。④呕吐物、胃肠减压抽出液或肛门排出物为血性,或腹腔穿刺抽出血性液体。⑤腹部X线检查可见到孤立、突出胀大的肠袢,不因时间而改变位置,或有假肿瘤状阴影。

(4)手术适应证:保守治疗出现下列情况者应立即中转手术:①24小时内应用攻下法2~4次无效。②腹痛、腹胀加重,肠鸣音逐渐减弱或消失。③脉搏加快,血压下降。④出现较重的腹膜刺激征。

2. 治疗

肠梗阻治疗以通为主,但要在辨证的基础上运用通法。

(1)关于攻下药的应用:肠梗阻不论实证抑或虚证,均为腑气不通。故治疗肠梗阻不离通降腑气。攻下药极为常用,其中使用频率最高的是大黄。大黄苦寒沉降,力猛善走,长于通下,被誉为“将军”,入阳明,能荡涤胃肠实热积滞;入厥阴,入血分活血祛瘀,故配芒硝、枳实等治热性肠梗阻为承气法,配活血药如生白芍,生地黄、生何首乌等治瘀阻性肠梗阻。取其攻下之力,与扶正药相配伍用治某些虚性肠梗阻,如与温阳祛寒的辛热药附子、干姜等配伍,温下并行,治疗阳气不足,寒积于肠之肠梗阻,为温脾法;与健脾益气之甘温药黄芪、白术等配伍,攻补兼施,益气通便,治疗气虚肠梗阻。但具体运用要根据虚实调整大黄的剂量及用法。

(2)对于难治性肠梗阻,须从肺、肝入手:肺为华盖,主一身之气,肺与大肠相表里。肺之肃降与大肠传导息息相关。肺气壅滞或肺气虚,均可导致气机升降失常,大肠传导迟缓;肺为水之上源,脾的运化水液,有赖于肺气宣发和肃降功能的协调,肺失宣降,水液不行,则肠道干枯而肠梗阻,前人所谓"开上窍以通下窍"、"提壶揭盖"法等,即指肺与二便的关系;我们在临床中,习用桔梗、紫菀、枇杷叶降肺气以通便。

肝主藏血、主疏泄,肝的疏泄功能与脾胃的升降密切相关,故肝失疏泄则胃的降浊功能异常而发生肠梗阻,故治疗时常常加柴胡、郁金,使上焦得通,津液得下而梗阻自解。

八、疗效评定标准

临床痊愈　经非手术治疗后,梗阻完全消失,X线平片肠腔内液气平面消失,大便通畅,腹胀消失,呕吐停止,食欲正常。

显效　经非手术治疗后,梗阻解除,X线平片示肠腔内液气平面基本消失,大便已通,腹痛、腹胀消失,呕吐停止,已能进食。

有效　经非手术治疗后,腹痛、腹胀、呕吐等主要症状好转,但病变未根除,仍有一些症状。

无效　无改善,甚或加重。

第七节　胃肠神经官能症

胃肠神经官能症亦称胃肠道功能紊乱,系由大脑皮质功能紊乱,高级神经功能紊乱所引起的胃肠功能障碍,以胃肠运动和分泌功能紊乱,同时伴有多种全身性的精神症状为特点的一组胃肠综合征的总称。

本病属于中医"痞满"、"郁证"、"梅核气"、"脏躁"、"百合病"等范畴。

一、病因病机

(一)中医病因病机

本病病因在中医学主要归属于情志内伤。《素问·宣明五气论》所说:"五劳七伤"。《诊象四要》谓:"运神机则劳心……意外过思则伤脾。"由此可知,劳倦过度、情志内伤可造成神志过耗,脏腑亏损或脏腑功能紊乱。本病病机主要在于肝气郁滞,失其条达,脾胃气机受阻,升降失调所致。临床上除胃脘症状外,多伴有精神涣散、失眠多梦、恐慌焦虑等精神症状,与肝、胃、脾三脏功能失调关系密切。

(二)西医病因病机

胃肠神经官能症发病机制迄今尚无统一认识,但已确认精神因素为该病发生的主要诱因。现代医学认为,胃肠神经官能症出现诸多临床症状,其中神经系统及内分泌系统对胃肠功能的调节影响至关重要。胃肠神经官能症包括食管表现(癔球)、胃神经官能症和肠神经官能症。本病的发病率较高,发病呈持续性或反复发作,多见于青壮年,以女性居多。

二、辨　病

1. 临床表现

(1)嗳气:频繁嗳气,饱食及空腹时均有发生,可自行控制,此谓"神经性嗳气"。

（2）呕吐：常在进餐后发生呕吐，多数是呕吐伴口泛出食物，无异常气味，可自行控制而将食物吞咽下去，类似“反刍”，其特点是不伴有恶心，此谓“神经性呕吐”。

（3）腹痛及大便改变：腹痛多位于下腹部，尤其是左下腹部更常见。大便改变以便秘为主，多因结肠持续痉挛，推进性蠕动减弱而引起痛性便秘，故多伴里急后重。

（4）其他：睡眠不佳，全身无力，并诉述一些不明确的症状，如筋脉跳动、皮肤发麻、胸胁刺痛、心悸头痛等。

2. 理化检查

胃肠神经官能症可表现为胃肠运动和分泌功能紊乱，有以下特点：①症状的出现或加剧常同患者的情绪有关，如有些胃肠神经官能症患者每在情绪紧张时即出现腹泻。②常常同时伴有神经官能症的其他症状，如失眠、注意力不集中、头晕、健忘、烦躁不安等。③经过各种检查心血管和胃肠方面并无器质性改变。

（1）粪常规：多次粪常规及培养均阴性，粪潜血试验阴性。

（2）体格检查：系统体检仅有腹部压痛。

（3）X线钡剂灌肠：检查无阳性发现，或结肠有激惹征象。

（4）纤维结肠镜：部分患者肠运动亢进，甚至痉挛，无明显黏膜异常，活检组织学检查基本正常。

（5）血、尿常规：血、尿常规正常，血沉正常，可排除胃肠各种器质性病变。

三、鉴别诊断

（1）与慢性细菌性痢疾相鉴别：慢性细菌性痢疾往往有急性细菌性痢疾病史。从粪便、直肠拭子或内镜检查时所取标本进行培养可分离出痢疾杆菌。

（2）与慢性胆道疾病相鉴别：慢性胆囊炎、胆石症可使胆道运动功能障碍，引起发作性痉挛性右上腹痛，与肠易激综合征结肠痉挛性疼痛相似，但慢性胆系疾患疼痛多发生在饱餐（尤以脂肪餐）之后。

（3）与结肠癌相鉴别：腹痛或腹泻常伴有里急后重或排便不畅等，常伴有便血，后期恶性消耗症状明显。

（4）与溃疡性结肠炎相鉴别：有反复发作的腹痛、腹泻、黏液便与肠易激综合征相似。但往往有不同程度的消瘦、贫血等全身症状，部分患者可以出现发热、关节痛、皮肤有结节性红斑、化脓性坏疽和口腔溃疡。结肠镜检可见结肠黏膜粗糙，接触易出血，有黏液血性分泌物附着，多发性糜烂、溃疡，或弥漫性黏膜充血、水肿，甚至形成息肉。

四、方证论治

1. 归脾汤证

主症　脘痞食少，饥不欲食，胁肋疼痛，面色萎黄，舌淡苔白滑，脉细弱。

兼症　体倦乏力，气短自汗，心悸失眠，或妇人月经不调。

病机　心脾两虚，肝郁血虚。

治法　益气补血，健脾养心。

方药　归脾汤（《辨证录》）加减。人参15g，当归15g，茯苓15g，白术15g，白芍15g，半夏15g，川芎15g，白豆蔻15g，柴胡15g，远志15g，麦冬15g，枣仁15g，甘草6g。每日1剂，水煎服。

加减　气短乏力,加黄芪、黄精;便结不畅,加瓜蒌、火麻仁、白蜜;腹凉畏寒,加良姜、荜澄茄;嗳气顽固,加刀豆子、代赭石降逆止嗳;便溏者,加茯苓、扁豆;饮食不化,加香橼皮、鸡内金;经少色淡,或经闭不行,加益母草、桑寄生等。

2. 一贯煎证

主症　胃脘疼痛,吞酸吐苦,咽干口燥,舌红少苔,脉细而弦。

兼症　胁肋时痛,心烦易怒,或腰膝酸软。

病机　阴虚肝郁,肝胃不和。

治法　滋阴益胃,疏肝止痛。

方药　一贯煎(《柳州医话》)加减。北沙参 15g,麦冬 12g,当归身 12g,枸杞子 12g,川楝子 12g,生地黄 15g,炙甘草 6g。每日 1 剂,水煎服。

加减　津伤明显,重用沙参、生地;胁痛甚者,酌加元胡索、片姜黄、白蒺藜、阿胶;口苦咽干,加花粉、黄芩;食后腹胀,加砂仁、鸡内金;燥热便秘者,加生首乌、火麻仁、全瓜蒌;烦渴引饮者,加沙参、麦冬、知母、天花粉;胸痞纳减,加生麦芽。

3. 升降汤证

主症　胸胁胀满,胃脘痞闷,呕恶,舌苔薄白腻,脉虚弦。

兼症　体倦乏力,不思饮食,嗳气时作。

病机　脾虚肝郁,肝气乘脾。

治法　健脾疏肝,理气化湿。

方药　升降汤(《医学衷中参西录》)加减。党参 12g,生黄芪 12g,白术 12g,陈皮 15g,厚朴 12g,鸡内金 12g,知母 12g,生杭芍 12g,桂枝 12g,川芎 12g,生姜 6g。每日 1 剂,水煎服。

加减　呕吐明显,气上冲胸,加旋覆花、代赭石;胁痛明显,加郁金、川楝子;嗳腐食积者,加鸡内金;神疲肢软,加党参、黄芪;肝郁化热者加公英、郁金、夏枯草;腹痛加丹参、延胡索;腹胀加广木香,大腹皮、厚朴;久泻者,加炒升麻、茜草根。

4. 和中汤证

主症　胃脘疼痛,胀闷不舒,口中黏腻,舌淡苔白滑,脉沉弱。

兼症　嗳气呕逆,食少不消;或大便稀溏。

病机　脾胃不调,痰阻气滞。

治法　化湿理气,调胃和中。

方药　和中汤(《杏苑生春》)加味。橘红 12g,茯苓 12g,半夏 12g,香附 12g,青陈皮各 12g,缩砂仁(后下)6g,草豆蔻 12g,甘草 6g。每日 1 剂,水煎服。

加减　胸闷不舒,加旋覆花、郁金宽调理气;气逆不降,加沉香、代赭石降逆调中;脘腹胀满,加莱菔子、大腹皮、槟榔。

五、其他治疗

(一)中成药治疗

1. 市售中成药

(1)归脾丸:益气健脾,养血安神。适用于心脾两虚,气短自汗,头晕目眩,心悸失眠者。每日 3 次,每次 1 丸,口服。

（2）六君子丸：补脾益气，燥湿化痰。适用于脾胃虚弱，食少脘痞者。每日3次，每次6g，口服。

（3）逍遥丸：疏肝健脾，养血调经。适用于肝郁脾虚，虚烦畏食者。每日3次，每次6g，口服。

（4）气滞胃痛冲剂：舒肝行气，和胃止痛。适用于肝胃不和，嗳气腹胀者。每日2次，每次1包，口服。

2. 医院内部制剂

（1）和中丸：健脾燥湿，和中消食。适用于脾胃虚弱证，脘腹胀满，腹痛腹泻者。每日3次，每次1丸，口服。

（2）萎胃灵：疏肝健脾。适用于肝郁脾虚证。每日3次，每次3粒，口服。

（二）西医治疗

关键在于取得患者的高度信任与配合。其次应用各种有效的综合性治疗，包括暗示治疗。

1. 一般治疗

除非患者一般情况很差，无需卧床休息，可参加适量的劳动和工作；生活要有规律，经常参加适当的文娱活动；饮食以少渣、易消化食物为主，避免刺激性饮食和浓烈的调味品，并逐渐培养正常饮食习惯。

2. 药物治疗

（1）促进胃蠕动药：甲氧氯普胺（胃复安）：每次10mg，3次/日或吗丁啉（多潘立酮）：每次10mg，每日3次。

（2）缓解痉挛药：抗胆碱能药物：如颠茄、阿托品、丙胺太林（普鲁本辛）等，应注意本类药物不要与促胃蠕动药同时应用，以免两者作用互相抵消。

（3）中枢镇吐剂：如氯丙嗪25mg，3次/日；奋乃静2mg，3次/日；或可用维生素B_6 10～20mg，每日3次或100mg加入50%葡萄糖溶液40ml静脉注射。

（4）神经调理剂：目的是稳定神经功能，保证睡眠。①精神兴奋者：选用地西泮5mg，每晚睡前1次；谷维素10mg，3次/日。②精神抑郁者：可采用单胺氧化酶抑制剂，如硫酸苯乙肼10～20mg，3次/日。③情绪不稳定型：可试用苯巴比妥等药。

（三）针灸疗法

（1）针刺：取穴位足三里、天枢、中脘、关元、上巨虚。肝郁脾虚加太冲、脾俞穴；寒热错杂加支沟、阳陵泉穴；脾胃虚弱加气海、脾俞、胃俞穴；阴虚肠燥加三阴交、阴陵泉穴。选用一寸毫针，直刺得气为度，依据虚实，捻转补泻，留针20～30分钟。

（2）隔药饼灸：取腹部中脘、天枢、关元及背部脾俞、胃俞，采用隔附子饼灸，每次每穴2壮，两组灸交替。

（四）心理治疗

心理因素对本症的发生、发展、治疗和预后等的作用极大。因此可以应用心理暗示或心理疏导的方法解除患者思想疑虑，有助于缓解诸多神经官能症状。

六、临床心得

胃肠神经官能症是由高级神经功能紊乱所引起的胃肠功能障碍，相当于中医的泄泻，我们发现临床多属肝郁脾虚型。在情志郁结的情况下,肝失条达,使肝气横逆,犯胃则呕吐嗳气,乘脾则腹痛腹泻。情志所伤可致不同脏器疾病的发生,临床上以影响心肝脾的症状最为多见。心的功能失调,可见心悸怔忡,失眠多梦,心神不安,精神恍惚,哭笑无常,或狂躁妄动,精神错乱。肝的功能失调,可见精神抑郁,急躁易怒,两胁闷胀,嗳气太息,咽中梗阻,头痛眩晕;妇女则有月经不调,少腹胀痛,乳房结块。脾的功能失调,可见脘腹胀痛,饮食少思,呕吐泄泻;妇女有经闭和崩漏等。如临床上同时出现了心肝脾症状,治疗时以调整心肝脾的功能为主。心之实证,属痰火扰心者,治以理气解郁,化痰宣窍,酌加当归、柴胡、白芍、竹茹、胆南星等。心之虚证,属心血、心阴不足者,治以滋阴养血,宁心安神,酌加人参、丹参、茯苓、五味子、朱砂、生地黄、当归、麦冬等。肝之实证,属肝气郁结者,治以舒肝解郁;酌加柴胡、芍药、厚朴、半夏、丁香、旋覆花等。肝之虚证,属肝阴虚者,治以柔肝养阴,选用一贯煎。肝血虚者,治以养血安神,酌加枣仁、茯苓、知母、当归等。脾之实证,属气滞者,治以理气消滞;酌加香附、枳实、川芎、神曲等。脾之虚证,属心脾两虚者,治以健脾宁心,方用归脾汤等。

总之,内脏神经官能症是由于某些消极情绪、紧张心理引起的躯体疾病,病因是"七情"所伤,气机不调,病位主要作之于心肝脾脏功能失调。治疗以调达情志,疏肝解郁,和胃降逆为主,并根据病变所在之脏腑,临床之表现,虚实之差异,而分别采用不同的方法辨证施治。

七、预防与调理

本病预防应从情绪、饮食、起居等方面着手,帮助患者正确认识神经官能症的病机及主要特征,排除疾病对患者造成的精神压力。尤其情绪异常是本病的重要发病原因,中医学"百病生于气"的观点对认识本病具有指导意义,故而保持心情舒畅、乐观开朗,不但可以预防本病,而且有助于本病康复。平素饮食以清淡易消化为主;起居有常,适当运动,不妄劳作。引导患者适当锻炼,多听音乐,多和亲朋好友交谈。

八、疗效评定标准

显效　各主症如呕吐、畏食、腹痛、腹胀、嗳气等消失;大便成形,脐周无压痛,肠鸣音正常;进食生冷或腹部受凉、情绪波动后无变化,同时诸神经官能症的症状消失。

有效　经治疗后其中一项主症消失,其他症状亦减轻,同时诸神经官能症的症状也明显改善。

无效　经治疗后主症或其他症状无明显改善。

第八节　溃疡性结肠炎

溃疡性结肠炎又称非特异性溃疡性结肠炎,是一种病因尚不明确的直肠和结肠黏膜和黏膜下炎症。病变可累及直肠、结肠的一段或全结肠,以直肠和乙状结肠受累多见。临床表现主要为腹痛、腹泻、黏液脓血便、里急后重。本病可发生在任何年龄。情绪波动、气候变化、饮食不节、劳累过度等均为本病的诱发因素。

溃疡性结肠炎属于中医学"腹痛"、"泄泻"、"痢疾"、"肠风"、"脏毒"等范畴。

一、病 因 病 机

(一) 中医病因病机

中医学认为,脾胃主司饮食的受纳、腐熟、消化与吸收;小肠则主管"分清别浊",吸收精微物质;大肠功专“传导糟粕”,排出大便。溃疡性结肠炎的病因为外感(风、湿、暑、热)之邪,或脾胃素虚,或饮食不节,或情志不遂,致湿邪蕴于大肠,气血与之相搏结,气机郁滞,肠道功能失调,脉络受损而气血凝滞,化腐成脓而痢下赤白;伤及气分,则为白痢;伤及血分,则为赤痢;气血俱伤,则为赤白痢。

本病病位在脾胃与大小肠,与肾有关;脾虚湿胜是主要的病机;以脾虚、肾虚为本,湿、热、气滞、血瘀、寒侵等为标。发作期以标实为主或虚实相兼;缓解期则以本虚为主。患者如以泄泻为主,久之则致气阴两伤,暴泻无度可成气阴两伤而最终成亡阴亡阳之变;如便脓血甚或利下鲜血,则可导致阴血亏虚,气随血脱而成厥脱危候。

(二)西医病因病机

病因与发病机制迄今未明,一般认为与自身免疫异常及遗传因素、感染因素、精神心理因素等有关。

(1)感染因素:溃疡性结肠炎的发病可能与某种病原体有关。在多种致病感染因素中,目前的研究表明病毒的可能性较大。但也可能细菌和毒素的存在是一种继发性感染。

(2)氧自由基损伤:本病的病变过程有肠腔内压增高、交感神经活动增强、内源性缩血管物质活性递质等的影响,使肠血流量降低,或暂时性缺血后出现再灌流现象,能引起供氧还原不完全,特别是在肠内黄嘌呤氧化酶等作用下,导致大量氧自由基形成,损伤肠黏膜。

(3)遗传因素:本病的发病有一定的种族差异性,这也反映本病可能与遗传因素有关。近年来的动物中已经用转基因方法成功地制作出类似人类溃疡性结肠炎的模型。因此,本病很可能与遗传基因有关,但需要进一步证实。

(4)精神因素:临床上观察到精神抑郁和焦虑对本病的发生和复发可有一定影响,但临床资料说明本病的精神异常或精神创伤史者并不比一般人群多见。目前多认为精神异常可能是本病反复发作所致的继发表现。

二、辨　　病

1. 临床表现

(1)消化系统表现:腹泻、黏液便、血便和腹痛为主,重者还有腹胀、纳差、恶心呕吐。体检可发现左下腹压痛,出现肠型,可有腹肌紧张、反跳痛等。

(2)全身表现:发热常提示溃疡性结肠炎急性发作或急性期,或伴有感染。多为低到中度发热,重症者可有高热。病情进展、恶化者可出现衰弱、消瘦、贫血、水电解质紊乱、低蛋白血症、营养障碍、贫血、消瘦和低蛋白血症等。

(3)肠外表现:可有关节炎、结节性红斑、坏疽性脓皮病、口腔黏膜溃疡及眼部、肝胆等系统受累表现。

2. 理化检查

(1)结肠镜检查和结肠黏膜活检病理检查:

1)受累结肠黏膜呈现多发性浅表性溃疡,伴有充血、水肿;病变多由直肠起始,往往累及结肠,呈弥漫性分布。

2)肠黏膜外观粗糙不平,呈现细颗粒状,组织脆弱易于出血,或可覆盖有脓性分泌物,似一层薄苔附着。

3)结肠袋往往变平或变钝,以至消失,有时可见到多个大小不等的假息肉。

4）结肠黏膜活检：病理变化呈现炎性反应，同时常有黏膜糜烂、隐窝脓肿、结肠腺体排列异常及上皮改变等。

（2）钡剂灌肠检查：

1）结肠肠管缩短，结肠袋消失，或结肠呈管状外观。

2）复发性溃疡或有多发性假息肉表现。

3）结肠黏膜粗糙、紊乱或见细颗粒样变化。

（3）实验室检查：

1）血液检查：常见小细胞低色素性贫血，急性期有中性粒细胞增多，血小板数可明显升高，血沉加速。

2）生化检查：纤维蛋白增加，严重者血浆总蛋白及白蛋白降低，α_1和α_2球蛋白明显升高，球蛋白下降提示预后不良。电解质紊乱常以低钾最为突出。

3）粪便检查：黏液脓血便，镜检见大量红、白细胞和脓细胞。急性发作期可见巨噬细胞。

4）免疫学检查：活动期 IgG、IgM 常增高，C 反应蛋白增高。

3. 分类诊断

（1）分型：

1）初发型：指无既往史而首次发作者。

2）慢性复发型：症状较轻，治疗后常有长短不一的缓解期。与一般历时 3～4 周的发作期交替发生。

3）慢性持续型：首次发作后肠道症状持续数月或数年，可伴有肠外症状，期间可有急性发作。

4）急性暴发型：症状严重，伴全身中毒症状。如中毒性巨结肠、肠穿孔、脓毒血症等并发症。

（2）临床严重程度分级：

1）轻度：患者腹泻每日<4 次，腹痛、便血轻或无，无发热、脉率加快或贫血，血沉正常。

2）中度：介于轻度与重度之间。

3）重度：腹泻每日 6 次以上，明显黏液血便，体温在 37.5℃以上，脉搏>90 次/分，血红蛋白<100g/L，血沉>30mm/h，血清白蛋白<30g/L。

三、常见并发症

（1）直肠、结肠癌：国外报道本病有 5% 的癌变率，国内发病率较低。癌变趋势与病程长短、病情轻重、病变范围有关。主要发生在重症患者，病变累及全结肠或病程漫长者。故病程长者要注意癌变可能。

（2）下消化道出血：发病率小于 5% 。在短时间内大量肠出血，并迅速出现脉搏加快、血压下降、贫血等。

（3）肠穿孔：多发生在中毒性巨结肠患者，也可见于重型患者。穿孔多位于左半结肠。

（4）结肠狭窄、肠梗阻：溃疡修复时形成大量瘢痕，致肠腔狭窄，炎性息肉也可阻塞肠腔致肠腔狭窄，严重时发生肠梗阻。

四、鉴别诊断

（1）克罗恩病：腹痛呈持续性，疼痛程度较溃疡性结肠炎重，常位于右下腹或脐周，排便后缓解，发热较溃疡性结肠炎常见，大便一般无黏液及脓血，里急后重少见，腹块常见（而溃疡性结肠炎一般无腹块)。肠腔狭窄和瘘管较多见,容易形成瘘管是本病的一个特点。内镜下黏膜呈卵石样,有较深的沟槽样溃疡,黏膜脆性不增加。癌变较溃疡性结肠炎少见。

(2) 细菌性痢疾:多有急性菌痢史,大便痢疾杆菌培养阳性。抗菌治疗有效。

(3) 肠易激综合征:肠易激综合征患者粪便有黏液但无脓血,镜下仅有少量白细胞。内镜、X 线仅见肠激惹征象,无炎症性改变。患者往往有神经官能症症状。

(4) 结肠癌:发病年龄较溃疡性结肠炎者大,多在中年以后。X 线可见病变部位黏膜破坏、充盈缺损、肠壁僵硬、肠腔变窄,直肠指检可触及肿块;内镜检查和病理活检有助于诊断。应警惕溃疡性结肠炎并癌变者。

五、方 证 论 治

1. 芍药汤证

主症　腹痛腹泻黏液脓血便,里急后重,舌苔黄腻,脉滑数或濡数。

兼症　肛门灼热,或有发热,下腹坠痛或灼痛,口苦,口臭,小便短赤。

病机　湿热蕴结大肠,气血不和。

治法　清热化湿,调气行血。

方药　芍药汤加减。白芍 24g,黄芩 12g,黄连 9g,葛根 15g,当归 9g,木香(后下)10g,大黄 9g,槟榔 10g,苦参 9g,白花蛇舌草 30g。每日 1 剂,水煎服。

加减　大便脓血较多,加紫珠草、地榆清热解毒化湿;大便白冻黏液较多加苍术、薏苡仁化湿燥湿;腹痛较甚加玄胡、乌药、枳实理气止痛;身热加葛根解肌退热。

2. 参苓白术散证

主症　面色萎黄,腹泻便溏,有黏液或少量脓血,食少纳差,食后腹胀,舌质淡胖或有齿痕,苔薄白,脉细弱或濡缓。

兼症　腹胀肠鸣,腹部隐痛喜按,肢体倦怠,神疲懒言。

病机　脾胃气虚,气血不足。

治法　健脾益气,升阳除湿。

方药　参苓白术散(《太平惠民和剂局方》)加减。党参 15g,茯苓 15g,白术(炒)12g,山药(炒)30g,莲子肉 12g,白扁豆(炒)15g,薏苡仁 30g,砂仁(后下)6g,桔梗 6g,甘草 6g。每日 1 剂,水煎服。

加减　大便夹不消化食物较多加神曲、藿香燥湿消滞;腹痛喜暖加炮姜;寒甚加附子温补脾肾;久泻气陷加黄芪、升麻、柴胡升阳举陷;久泻不止加赤石脂、石榴皮、乌梅、诃子涩肠止泻。排便不畅,矢气频繁者,加枳实、槟榔理气导滞;胸胁胀痛加柴胡、香附疏肝理气。

3. 真人养脏汤证

主症　久痢不愈,便下白黏冷冻,排便不爽,甚或肛门下坠,滑脱不禁或五更肠鸣腹痛,泻后痛减,腰膝酸软,舌淡,苔白滑,脉沉细而弱。

兼症　畏寒肢冷,腹部冷痛,喜暖喜按,神疲乏力。

病机　脾阳虚衰,温运失司。

治法　温补脾胃,收涩固脱。

方药　真人养脏汤(《太平惠民和剂局方》)加减。赤石脂 12g,罂粟壳 6g,肉豆蔻 9g,诃子 10g,干姜 6g,人参 10g,白术 10g,当归 10g,白芍 10g,肉桂 5g,木香 6g,石榴皮 30g。每日 1 剂,水煎服。

加减　若中气下陷、滑肠脱肛者，可去木香，加炙黄芪、升麻；若畏寒肢冷明显者，加吴茱萸、附子；若仍有积滞、大便不爽者，去诃子、罂粟壳，加山楂、槟榔。腹痛甚重用白芍；小腹胀满加乌药、小茴香；大便滑脱不禁加赤石脂、诃子。

4. 少腹逐瘀汤证

主症　腹痛拒按，痛有定处，泻下不爽，下利脓血，血色紫暗或黑粪，舌紫或有瘀点，瘀斑，脉涩或弦。

兼症　肠鸣腹胀，面色晦暗，腹部有痞块，肌肤甲错。

病机　血瘀肠络，气血滞塞。

治法　活血化瘀，理肠通络。

方药　少腹逐瘀汤（《医林改错》）加减。小茴香 6g，延胡索 9g，当归 10g，川芎 9g，赤芍 12g，蒲黄（布包）9g，五灵脂 9g，红花 6g，三七 3g，乌药 9g，肉桂（后下）3g。每日 1 剂，水煎服。

加减　腹满痞胀甚者加枳实、厚朴；痞块坚硬者加穿山甲、三棱；腹痛甚加化瘀散、白芍；晨泄明显者加肉桂；伴有黏液，偏白为主者加苍术健脾燥湿，偏黄为主者加黄连、白花蛇舌草清肠解毒；五心烦热加银柴胡、鳖甲清虚热。

5. 清瘟败毒饮证

主症　发病急骤，腹泻频繁，日夜无度，多为黏液血便，发热，常伴有全身不适，舌红绛，苔黄厚，脉数有力。

兼症　或神昏谵语，四肢不温。证属暴发型结肠炎。

病机　热毒过盛，正不胜邪。

治法　扶正祛邪。

方药　清瘟败毒饮加减。黄连 10g，秦皮 10g，大黄 10g，马齿苋 15g，银花炭 15g，赤芍 10g，丹皮 10g，生地黄 15g，枳实 15g，甘草 6g。加服安宫牛黄丸或局方至宝丹 1 丸，化服，日 2 次。

病急也可静脉滴注清开灵注射液 40～60ml 加入 5% 葡萄糖盐水 500ml 静脉滴注，一日二次，以清营凉血、开窍醒神。如见痉厥、抽搐者，为热毒炽盛引动肝风之象，可加钩藤、羚羊角粉、全蝎、蜈蚣以镇肝息风。或加用醒脑静注射液、生脉注射液等；也可先予大剂量皮质激素静滴，可用氢化可的松每日 200～300mg，一周后改口服泼尼松，每日 40～60mg，逐渐减至维持量。加广谱抗生素（常用呋喃唑酮、环丙沙星等），或根据药敏选用抗生素；纠正水、电解质平衡等。

如出现四肢厥冷、汗出喘促，脉细弱甚或脉微欲绝，出现血压降低等休克征象为邪胜正衰，阳气欲脱之内闭外脱证候，急用艾条灸关元，针刺人中、涌泉，并静滴参附注射液和升压灵注射液等，以敛阴回阳救逆。

六、其他治疗

（一）中成药治疗

1. 市售中成药

（1）补脾益肠丸：补中益气，健脾和胃，涩肠止泻。适用于脾虚所致的慢性泄泻。每次 6～9g，每日 3 次。

（2）麻仁丸：润肠通便。适用于肠胃燥热，脾约便秘之证每次 6～9g，每日 2 次。

（3）麻仁润肠丸：润肠通便。适用于虚者便秘每次 6g，每日 3 次。

（4）便秘通：健脾益气，润肠通便。适用于虚者便秘每次 1 支，每日 2 次。

（5）四神丸：温肾散寒，涩肠止泻。适用于脾肾虚寒之久泻、五更泄泻每次 9g，每日 1～2 次。

（6）结肠炎丸：调和肝脾、涩肠止痛。适用于溃疡性结肠炎以腹泻、腹痛为主者每次 5g，每日 3 次。

（7）香连片：清热燥湿，行气止痛。适用于湿热内蕴大肠，气机不利，传导失司者。每次 3～6g，每日 2～3 次。

（8）固本益肠片：健脾温肾，涩肠止泻。适用于脾虚或脾肾阳虚证的溃疡性结肠炎患者。每次 8 片，每日 3 次。

2. 医院制剂

（1）大理中丸：（内含党参、白术、干姜、补骨脂等）温中健脾。适宜于溃疡性结肠炎属于脾肾两虚之腹泻患者。每次 1 丸，每日 3 次。

（2）通便灵胶囊：清热通便，适用于大肠湿热证的溃疡性结肠炎患者。每次4～6粒，每日 2 次。

（二）针灸疗法

1. 针灸

（1）针刺：取大横、大肠俞、公孙、足三里、内关，实证用泻法，虚证用补法。便秘为主者用感应电流，腹泻为主用脉冲电流，程度以能耐受为度，隔日 1 次，每次 30 分钟，10 次为 1 疗程。

（2）针灸：先针脾俞、肾俞，再针足三里，用补法；隔附子灸中脘、天枢、关元，每穴灸 10 壮，每日 1 次，6 次为 1 疗程，适用于脾肾阳虚型患者。

2. 穴位注射

（1）胎盘组织液 2ml 和黄芪注射液 2ml 混合，取脾俞、大肠俞、足三里、上巨虚，后两穴交替使用，隔日 1 次，10 次为 1 疗程。

（2）当归注射液 2ml，双侧次髎穴注射，每周 2～3 次。

3. 穴位敷贴

（1）以艾叶、荜澄茄、吴茱萸、川椒、干姜、香附、细辛、丁香等为末，与少许独头蒜泥混合成膏，敷于神厥穴，以麝香壮骨膏固定，2 天换药 1 次，10 天为 1 疗程。

（2）以白芥子、五倍子、硫黄、川椒研末加少量凡士林充填于神厥穴，用胶布封贴，2 天更换 1 次，1 个月为 1 疗程。

（三）西医治疗

溃疡性结肠炎治疗方案应个体化，即根据病情严重程度、病期、有无并发症等确定合适的治疗方案，治疗应进行至结肠镜检查或 X 线检查所见病变消失为止，以内科治疗为主，防止复发。目前控制本病最有效的药物是：肾上腺皮质激素、柳氮磺吡啶、5-氨基水杨酸。

（1）肾上腺皮质激素：剂量为泼尼松每日 20～40mg，重症可达每日 60mg，2～3 周后症状开始缓解，逐渐减为每日 10～15mg，每隔 7～10 天减 5mg，维持月余至数月减量至停药。

暴发性患者，首先静滴氢化可的松每日 200～300mg，一周后改口服泼尼松，每日 40～60mg，逐渐减至维持量。合并肝病者宜选用泼尼松龙。病变限于直肠、乙状结肠而排便次数不多者，可用皮质激素保留灌肠。氢化可的松琥珀酸盐 100mg 或者地塞米松 5mg 加 100ml 生理盐水保留灌肠,每晚1次,必要时每日2次。

（2）水杨酸制剂:柳氮磺吡啶适用于轻、中型患者和经肾上腺皮质激素治疗已缓解的重型患者。发作期每日4～6g,分4次口服,一般3～4周见效。缓解后每日2g,分4次服,维持1～2年。本药可引起胃肠反应和其他副作用,如皮疹、发热、粒细胞减少、再障或自身免疫性溶血性贫血。使用激素治疗应注意其副作用,警惕肠穿孔、大出血、腹膜炎、脓肿形成等并发症。

（3）抗生素:溃疡性结肠炎常合并感染,控制感染有利于病情缓解。可在前述药物治疗的基础上选用广谱抗生素,如甲硝唑(灭滴灵)及呋喃唑酮、诺氟沙星等。

（4）手术治疗:重型病例内科治疗无效伴高热、出汗、脉速、血压降低、反复大量便血,或并发癌变或多发性息肉、肠穿孔或濒临穿孔、脓肿、顽固性全结肠炎或并发中毒性结肠扩张内科治疗无效者,应选择手术治疗,一般用回肠造瘘术或部分结肠切除术,必要时可作全结肠切除。

（5）介入疗法:经股动脉插管,选择性插入肠系膜下动脉,做数字减影(DSA)显示病变范围和严重程度,然后注入激素或抗生素。

（6）中毒性巨结肠:禁食、胃肠减压、补充水分、电解质、用广谱抗生素,静脉滴注氢化可的松每日300～400mg。有效者24～48小时内中毒症状及肠扩张减轻,否则应考虑外科治疗,以免延误病情。

（7）老年人溃疡性结肠炎:大于60岁者发病较凶险,肠穿孔等并发症不易被发现。便血者应注意和大肠癌、缺血性肠炎鉴别。激素尽可能不要长期使用。

七、临床心得

溃疡性结肠炎是消化系统的常见病、多发病。近几年来在溃疡性结肠炎的病因和发病机制方面的研究虽然取得了一些进展,但尚未完全明了,故西药主要使用具有免疫抑制作用的糖皮质激素和氨基水杨酸(SASP及其衍生物)治疗,往往能起良好的效果。西医使用皮质激素治疗急性发作和重度病例可明显缓解病情,近期疗效很好,有效率可达90%,使用SASP有效率也可达80%。长期或大量使用激素和SASP副作用大,而且停药易复发,故多数患者拒绝接受。

中医药治疗溃疡性结肠炎已有两千多年的历史,历代先贤对本病的治疗颇有心得,也取得了较好的疗效,特别是从整体出发,整合治疗,或汤剂加中药保留灌肠或配合针灸、穴位敷贴,取得满意的效果,而且中药存在副作用少和复发率较低的优点而受到群众的欢迎。我们的体会是对于病情危重者,应立刻实行中西医结合治疗手段,待病情缓解后可单纯用中医药治疗。溃疡性结肠炎的特征为腹部疼痛,便下赤白脓血,里急后重。其主要病位在肠,而与脾胃之运化升降失调有关。溃疡性结肠炎的辨证,当分清湿热二邪的偏重程度:红白夹杂者,为湿热均匀之证,治当湿热两清,方如芍药汤是良方;如红多白少者,为热邪偏重,前方内重用黄连、加红藤,不用或少用肉桂;如白多红少者,为寒湿偏重,芍药汤方内肉桂重用,或再加苍术、厚朴。如热邪特重,则下痢纯红,又称热痢,治当清热凉血,方加银花炭、白头翁等。如寒湿特重,则下痢纯白,又称寒痢,治当温化寒湿,千金的温脾汤也很有效。如痢久不愈,脓血夹杂,必伤元气,可加收涩固脱之品,真人养脏汤多应手取效。另外,我还常用薤白和乌梅这对药治疗溃疡性结肠炎,薤白系辛温之品,善于止利,《长沙药解》言"断泄利",多用于泄利下重之证。然而本品之辛能消除肠间之病邪,温可鼓动脾胃之阳气,《本草图经》谓"补虚,解毒",可见薤白乃助正祛邪之品,通中有止,寓涩于滑,调整肠腑开阖固泄功能颇有效应,无论泻痢之新久,里急后重之有无,用之确有效。乌梅味酸,有收涩止血之功,前人释为"乌梅敛肝风,风平火息而血自宁",此药最宜于肠风便血,止泻止血一药双功。二者合用,每每收效。对病情较久,反复发作者,应培补脾肾,我们习用温补脾肾汤进行调理,促进局部病变的修复,也可以恢复机体的抗病能力。

总的来说,中医中药治疗溃疡性结肠炎方法多样,副作用少,疗效较好,治疗方法与西药相比有其独特的优越性。本病病程长，易于反复发作，长期应用汤剂比较困难，不易坚持。因此，将汤剂改制成丸、散或胶囊剂型，便于服用，疗效也佳。

八、疗效评定标准

1. 临床疗效标准

临床痊愈　临床主要症状消失，次症基本消失，舌、脉基本恢复正常；肠镜复查黏膜病变恢复正常，或溃疡病灶已形成瘢痕；大便常规镜检3次正常。

显效　临床主要症状基本消失，次症消失或基本消失，舌脉基本复常；肠镜复查黏膜病变恢复；大便常规检查正常。

好转：临床主要症状改善，次症消失；肠镜复查黏膜病变恢复；大便常规镜检红、白细胞数<5个/HP。

无效　经治疗后临床症状、内镜及病理检查无改善。

2. 证候疗效标准

所有症状都分为无、轻、中、重四级（参照附录3），在主症分别记0、2、4、6分，在次症则分别记0、1、2、3分。对于舌脉则分为正常和非正常两级，在主症分别记0、2分，在次症分别记0、1分。

临床痊愈　症状、体征消失或基本消失，证候积分减少>95%。

显效　症状、体征明显改善，证候积分减少≥70%，但<95%。

有效　症状、体征均有好转，证候积分减少≥30%，但<70%。

无效　症状、体征均无明显好转，甚或加重，证候积分减少<30%。

九、典型病例

例1　赵某，男性，47岁，陇南人。2004年6月20日初诊。患者近七年来反复出现腹痛，以下腹明显，痛即欲便，便后痛减，大便下痢赤白黏冻，白多赤少，或时而纯白冻，每日5～10次，夹有多量白色黏液，腹胀满不欲饮食，矢气频频，精神疲倦，今年3月初曾在某医院住院，诊断为慢性结肠炎（左半结肠），服丽珠肠乐等药疗效不佳，住院两月出院，遂来我院门诊要求中医治疗，来诊时患者上症仍存，舌淡边有齿印，苔黄腻，脉弦滑。

辨证　属胃苓汤证。

病机　脾胃虚弱，寒湿困脾，气血不和，气机阻滞。

治法　温化寒湿，行气和血。

处方　胃苓汤（《丹溪心法》）加减。苍术9g，厚朴9g，茯苓15g，白术10g，桂枝9g，甘草6g，山楂15g，当归炭12g，木香6g，枳实9g，薤白12g，乌梅10g，炮姜10g。每日1剂，煎成300ml，分2次微温服，连服7剂。

第8天患者来诊，谓腹痛稍减，每日2～3次，夹有黄白色黏液，舌脉同前，再服上方28剂，患者再度来诊，谓偶有腹痛，大便呈条状，日2～3次，大便不爽，已无黏液和赤白黏冻，舌淡边有齿印，苔腻，脉滑。证属本虚标实，余邪未清。继续上方化裁：苍术9g，厚朴9g，茯苓15g，白术10g，桂枝9g，甘草6g，山楂15g，白蔻12g，木香6g，薤白12g，乌梅10g，炮姜10g，乌药15g。每日1剂，连服28剂，诸症若失，大便条状，每日1～2次，嘱患者服本院自制之大理中丸以善其后。1个月后复查结肠镜，全结肠未见明显病变，临床痊愈。

例2　高某,男,30岁。2003年6月17日初诊。患慢性糜烂性结肠炎6年余。曾服"补脾益肠丸、结肠炎丸"等药,时好时坏,现右下腹隐痛,夜甚昼轻,大便时干时稀,稀时如水样或糊状,干时变细欠畅,有便不尽感,2003年某医院超声诊断为①慢性回盲部结肠炎;②糜烂性回盲部炎;③肠蠕动不规则。近来便稀为主,乏力,畏寒怕冷,关节痛,性欲减退,用热药易上火,饮食尚可,舌淡暗,中心白腻,脉弦缓。

治法　健脾利湿、补肾清毒、化瘀消滞。

处方　方以胃苓汤加减。苍术12g,厚朴12g,陈皮12g,炙甘草6g,桂枝6g,茯苓15g,猪苓12g,泽泻15g,葛根12g,杜仲12g,菟丝子30g,黄芩10g,败酱草15g,化瘀散(分冲)10g,槟榔12g。7剂,姜枣引,水煎服,每日1剂,早晚饭后一小时服。

二诊　药后大便较前通畅,右下腹隐痛减轻,前方加川黄连6g。

三诊　药后大便较前进一步通畅,前方去葛根加白术12g。

上方加减服用2个月后,临床症状消失,嘱其继续服药以巩固疗效。禁食生冷及辛辣刺激性食品。

慢性结肠炎属中医之腹痛、腹泻的范畴,王教授认为本病的主要病变在脾胃与大肠,感受寒湿之邪、多食生冷、脾胃本身虚弱及肾阳不足是本病的主要病因。因此健脾利湿、补肾清毒、化瘀消滞成为本病治疗的关键。其运用胃苓汤加减,疗效显著。方中用苍术、厚朴、陈皮、茯苓、猪苓、泽泻健脾利湿,杜仲、菟丝子、黄芩、败酱草补肾清毒,化瘀散、槟榔化瘀消滞。(病例由徒弟李应存整理)

炎症性肠病诊断与治疗的共识意见

(2012年·广州)(节录)

中华医学会消化病学分会炎症性肠病学组

炎症性肠病(inflammatory bowel disease, IBD)是一种病因尚不十分清楚的慢性非特异性肠道炎症性疾病,包括溃疡性结肠炎(ulcerative colitis, UC)和克罗恩病(Crohn's disease, CD)。IBD是北美和欧洲的常见病,近30年来日本IBD发病率亦呈逐步增高趋势。我国虽尚无普通人群的流行病学资料,但近十多年来本病就诊人数呈逐步增加趋势则非常明显,IBD在我国已成为消化系统常见病。随着对本病认识的逐步深入,中华医学会消化病学分会曾先后于1978、1993、2000和2007年就IBD的诊治制定过共识意见。近年来,对IBD诊治的研究进展很快,IBD的诊治水平有了很大提高。因此,最近欧美各国亦对IBD诊治的共识意见作了相应修订。我国消化界近年来对IBD相当重视,积累了较为丰富的临床经验并发表了不少研究报道。鉴此,本学组主要借鉴国外最新共识,并结合我国的研究成果和我国实际情况,对我国2007年共识意见进行修订。力求使新的共识意见更能反映新进展,内容更全面、深入,更具临床实践的指导价值。本共识主要针对成人IBD的处理,对于儿童IBD的处理、IBD患者围妊娠期的处理等问题,因我国目前尚缺乏足够的认识和经验,本共识未加讨论。

本共识制定步骤为:(1)由4个工作组组长分别撰写各自负责部分的主要观点(声明)并组织证据收集(Delphi程序);(2)各工作组通过网络或会议在成员间进行讨论,然后由4个工作组组长分别撰写各自负责部分的全文;(3)由总负责人进行汇编;(4)专家会议上对全文之主要观点(声明)提出修改意见,并进行无记名投票(表决选择:①完全同意;②同意,但有一定保留;③同意,但有较大保留;④不同意,但有保留;⑤完全不同意),以通过①+②的人数>80%为通过;(5)总负责人根据专家会议意见及表决结果修改全文,发至专家会议各成员,得到认可后为初定稿;(6)初定稿在我国IBD学组和协作组全体会议中讨论、修改,最后通过,为最后定稿。兹将全文发表如下。

第一部分　诊　　断

溃疡性结肠炎

一、诊断标准

UC缺乏诊断的金标准,主要结合临床表现、内镜和病理组织学进行综合分析,在排除感染性和其他非感染性结肠炎的基础上作出诊断。

（一）临床表现

UC最常发生于青壮年期，根据我国统计资料，发病高峰年龄为20～49岁，男女性别差异不大（男：女约为1.0～1.3∶1）。临床表现为持续或反复发作的腹泻、黏液脓血便伴腹痛、里急后重和不同程度的全身症状，病程多在4～6周以上。可有皮肤、黏膜、关节、眼和肝胆等的肠外表现。

黏液血便是UC的最常见症状。超过6周的腹泻病程可与多数感染性肠炎鉴别。

（二）结肠镜检查

结肠镜检查并活检是UC诊断的主要依据。结肠镜下UC病变多从直肠开始，呈连续性、弥漫性分布，表现为：①黏膜血管纹理模糊、紊乱或消失，黏膜充血、水肿、质脆、自发或接触出血和脓性分泌物附着，亦常见黏膜粗糙、呈细颗粒状；②病变明显处可见弥漫性、多发性糜烂或溃疡；③可见结肠袋变浅、变钝或消失以及假息肉、桥黏膜等。

内镜下黏膜染色技术能提高内镜对黏膜病变的识别能力，结合放大内镜技术，通过对黏膜微细结构的观察和病变特征的判别，有助UC诊断，有条件的单位可开展。

（三）黏膜活检组织学检查

建议多段多点活检。组织学可见以下主要改变。活动期：①固有膜内弥漫性急慢性炎症细胞浸润，包括中性粒细胞、淋巴细胞、浆细胞和嗜酸性粒细胞等，尤其是上皮细胞间中性粒细胞浸润及隐窝炎，乃至形成隐窝脓肿；②隐窝结构改变：隐窝大小、形态不规则，排列紊乱，杯状细胞减少等；③可见黏膜表面糜烂，浅溃疡形成和肉芽组织增生。缓解期：①黏膜糜烂或溃疡愈合；②固有膜内中性粒细胞浸润减少或消失，慢性炎症细胞浸润减少；③隐窝结构改变：隐窝结构改变可加重，如隐窝减少、萎缩，可见潘氏细胞化生（结肠脾曲以远）。

UC活检标本的病理诊断：活检病变符合上述活动期或缓解期改变，结合临床，可报告符合UC病理改变。宜注明为活动期或缓解期。如有隐窝上皮异型增生（上皮内瘤变）或癌变，应予注明。

（四）其他检查

结肠镜检查可以取代钡剂灌肠检查。无条件行结肠镜检查的单位可行钡剂灌肠检查。检查所见的主要改变为：①黏膜粗乱和（或）颗粒样改变；②肠管边缘呈锯齿状或毛刺样，肠壁有多发性小充盈缺损；③肠管短缩，袋囊消失呈铅管样。

结肠镜检查遇肠腔狭窄镜端无法通过时，可应用钡剂灌肠检查、CT或MRI结肠显像显示结肠镜检查未及部位。

（五）手术切除标本病理检查

大体和组织学改变见上述UC的特点。

诊断要点　在排除其他疾病（见“三、鉴别诊断”部分）基础上，可按下列要点诊断：①具有上述典型临床表现者为临床疑诊，安排进一步检查；②同时具备上述结肠镜和（或）放射影像特征者，可临床拟诊；③如再加上上述黏膜活检和（或）手术切除标本组织病理学特征者，可以确诊；④初发病例如临床表现、结肠镜及活检组织学改变不典型者，暂不确诊UC，应予随访。

二、疾病评估

UC诊断成立后，需要进行疾病评估，以利于全面估计病情和预后，制定治疗方案。

1. 临床类型：可简单分为初发型和慢性复发型。初发型指无既往病史而首次发作，此型在鉴别诊断中要特别注意，亦涉及缓解后如何进行维持治疗的考虑。慢性复发型指临床缓解期再次出现症状，临床最常见。以往所称之暴发型结肠炎（fulminant colitis），因概念不统一而易造成认识的混乱，本共识建议弃用，将其归在重度UC中。

2. 病变范围：推荐采用蒙特利尔分类（表1）。该分型特别有助癌变危险度的估计及监测策略的制定，亦有助治疗方案选择。

表1　溃疡性结肠炎病变范围的蒙特利尔分类

分类	分布	结肠镜下所见炎症病变累及的最大范围
E1	直肠	局限于直肠，未达乙状结肠
E2	左半结肠	累及左半结肠（脾曲以远）
E3	广泛结肠	广泛病变累及脾曲以近乃至全结肠

3. 疾病活动性的严重程度：UC 病情分为活动期和缓解期，活动期的疾病按严重程度分为轻、中、重度。改良的 Truelove 和 Witts 严重程度分型标准（表2）易于掌握，临床上实用。改良 Mayo 评分更多用于临床和研究的疗效评估［详见"六、（二）2."部分］。

表2　改良 Truelove 和 Witts 疾病严重程度分型

严重程度分型[a]	排便（次/d）	便血	脉搏（次/min）	体温（℃）	血红蛋白	ESR（mm/h）
轻度	<4	轻或无	正常	正常	正常	<20
重度	≥6	重	>90	>37.8	<75%正常值	>30

a：中度为介于轻、重度之间

4. 肠外表现和并发症：①肠外表现：包括皮肤黏膜表现（如口腔溃疡、结节性红斑和坏疽性脓皮病）、关节损害（如外周关节炎、脊柱关节炎等）、眼部病变（如虹膜炎、巩膜炎、葡萄膜炎等）、肝胆疾病（如脂肪肝、原发性硬化性胆管炎、胆石症等）、血栓栓塞性疾病等。②并发症：包括中毒性巨结肠、肠穿孔、下消化道大出血、上皮内瘤变和癌变。

三、鉴别诊断

1. 急性感染性肠炎：各种细菌感染如志贺菌、空肠弯曲菌、沙门菌、产气单孢菌、大肠埃希菌、耶尔森菌等。常有流行病学特点（如不洁食物史或疫区接触史），急性起病常伴发热和腹痛，具自限性（病程一般数天至1周，不超过6周）；抗菌药物治疗有效；粪便检出病原体可确诊。

2. 阿米巴肠病：有流行病学特征，果酱样大便，结肠镜下见溃疡较深、边缘潜行，间以外观正常黏膜，确诊有赖于粪便或组织中找到病原体，非流行区患者血清抗阿米巴抗体阳性有助诊断。高度疑诊病例抗阿米巴治疗有效。

3. 肠道血吸虫病：有疫水接触史，常有肝脾肿大。确诊有赖粪便检查见血吸虫卵或孵化毛蚴阳性；急性期肠镜直肠乙状结肠见黏膜黄褐色颗粒，活检黏膜压片或组织病理见血吸虫卵。免疫学检查有助鉴别。

4. 其他：肠结核、真菌性肠炎、抗生素相关性肠炎（包括假膜性肠炎）、缺血性结肠炎、放射性肠炎、嗜酸粒细胞性肠炎、过敏性紫癜、胶原性结肠炎、白塞病、结肠息肉病、结肠憩室炎以及人类免疫缺陷病毒（HIV）感染合并的结肠病变应与本病鉴别。还要注意，结肠镜检查发现的直肠轻度炎症改变，如不符合 UC 的其他诊断要点，常为非特异性，应认真寻找病因，观察病情变化。

5. UC 合并艰难梭菌或巨细胞病毒（CMV）感染：重度 UC 或在免疫抑制剂维持治疗病情处于缓解期患者出现难以解释的症状恶化时，应考虑到合并艰难梭菌或 CMV 感染的可能。确诊艰难梭菌感染可行粪便艰难梭菌毒素试验（酶联免疫测定 ToxinA/B）。确诊 CMV 感染可行肠镜下活检 HE 染色找巨细胞包涵体及免疫组化染色，以及血 CMV-DNA 定量。

6. UC 与 CD 鉴别：详见 CD 鉴别诊断部分。

四、诊断步骤

1. 病史和体检：详细的病史询问应包括从首发症状开始的各项细节，特别注意腹泻和便血的病程；还要注意近期旅游史、用药史［特别是非甾体消炎药（NSAIDs）和抗菌药物］、阑尾手术切除史、吸烟、家族史；口、皮肤、关节、眼等肠外表现及肛周情况。体检特别注意患者一般状况及营养状态、细致的腹部检查、肛周和会阴检查及直肠指检。

2. 常规实验室检查：强调粪便常规检查和培养不少于3次，根据流行病学特点，为除外阿米巴肠病、血吸虫病等疾病应做相关检查。常规检查包括血常规、血清白蛋白、电解质、ESR、C 反应蛋白（CRP）等。有条件的单位可行粪便钙卫蛋白和血清乳铁蛋白等检查作为辅助指标。

3. 结肠镜检查(应进入末段回肠)并活检:是建立诊断的关键。结肠镜检查遇肠腔狭窄镜端无法通过时,可应用钡剂灌肠检查、CT 或 MRI 结肠显像显示结肠镜检查未及部位。

4. 下列情况考虑行小肠检查:病变不累及直肠(未经药物治疗者)、倒灌性回肠炎(盲肠至回肠末段的连续性炎症)及其他难以与 CD 鉴别的情况。小肠检查方法详见 CD 诊断部分。左半结肠炎伴阑尾开口炎症改变或盲肠红斑改变在 UC 常见,因此一般无需进一步行小肠检查。

5. 重度活动性患者检查的特殊性:以常规腹部 X 线平片了解结肠情况及有无穿孔。缓做全结肠检查,以策安全。但为诊断和鉴别诊断,可行不做常规肠道准备的直肠乙状结肠有限检查和活检,操作要轻柔,少注气。为了解有无合并艰难梭菌和(或)CMV 感染,行有关检查(详见"三、5."部分)。

五、诊断举例

溃疡性结肠炎(慢性复发型、左半结肠、活动期中度)

六、疗效标准

结合临床症状和内镜检查作为疗效判断标准。

(一)缓解的定义

完全缓解是指完全无症状(大便次数正常且无血便及里急后重)伴随内镜复查见黏膜愈合(肠黏膜正常或无活动性炎症)。关于 UC 患者黏膜愈合的定义,目前尚未达成共识。

(二)疗效评定

1. 临床疗效评定:适用于临床工作,但因无量化标准,不适于科研。①缓解:临床症状消失,结肠镜复查见黏膜大致正常或无活动性炎症。②有效:临床症状基本消失,结肠镜复查见黏膜轻度炎症。③无效:临床症状、结肠镜复查均无改善。

2. 改良的 Mayo 评分(表 3):适用于科研,亦可用于临床。

表 3　评估溃疡性结肠炎活动性的改良的 Mayo 评分系统

项目	0 分	1 分	2 分	3 分
排便次数[a]	排便次数正常	比正常排便次数增加 1 ~ 2 次/d	比正常排便次数增加 3 ~4次/d	比正常排便次数增加 5 次/d 或以上
便血[b]	未见出血	不到一半时间内出现便中混血	大部分时间内为便中混血	一直存在出血
内镜发现	正常或无活动性病变	轻度病变(红斑、血管纹理减少、轻度易脆)	中度病变(明显红斑、血管纹理缺乏、易脆、糜烂)	重度病变(自发性出血,溃疡形成)
医师总体评价[c]	正常	轻度病情	中度病情	重度病情

a:每位受试者作为自身对照,从而评价排便次数的异常程度;b:每日出血评分代表 1 天中最严重出血情况;c:医师总体评价包括 3 项标准:受试者对于腹部不适的回顾、总体幸福感以及其他表现,如体检发现和受试者表现状态;评分≤2 分且无单个分项评分>1 分为临床缓解,3 ~5 分为轻度活动,6 ~ 10 分为中度活动,11 ~ 12 分为重度活动;有效定义为评分相对于基线值的降幅≥30% 及≥3 分,而且便血的分项评分降幅≥1 分或该分项评分为 0 分或 1 分

(三)复发的定义

自然或经药物治疗进入缓解期后,UC 症状再发,最常见的是便血,腹泻也多见。可通过结肠镜检查证实。临床研究要选取某一评分系统去定义。

1. 复发的类型:复发可分为偶发(≤1 次/年)、频发(≥2 次/年)及持续型(UC 症状持续活动,不能缓解)。

2. 早期复发:经先前治疗进入缓解期的时间<3 个月。

(四)与糖皮质激素(后文简称激素)治疗相关的特定疗效评价

1. 激素无效:经相当于泼尼松 0.75 $mg \cdot kg^{-1} \cdot d^{-1}$ 治疗超过 4 周,疾病仍处于活动期。

2. 激素依赖:(1)虽能保持缓解,但激素治疗 3 个月后,泼尼松仍不能减量至 10 mg/d;(2)在停用激素 3 个月内复发。

克罗恩病

一、诊断标准

CD 缺乏诊断的金标准，诊断需要结合临床表现、内镜、影像学和病理组织学进行综合分析并随访观察。

（一）临床表现

CD 最常发生于青年期，根据我国统计资料，发病高峰年龄为 18～35 岁，男性略多于女性（男：女约为 1.5：1）。临床表现呈多样化，包括消化道表现、全身性表现、肠外表现及并发症。消化道表现主要有腹泻和腹痛，可有血便；全身性表现主要有体重减轻、发热、食欲不振、疲劳、贫血等，青少年患者可见生长发育迟缓；肠外表现与 UC 相似（详见 UC 诊断部分）；并发症常见的有瘘管、腹腔脓肿、肠狭窄和梗阻、肛周病变（肛周脓肿、肛周瘘管、皮赘、肛裂等），较少见的有消化道大出血、急性穿孔，病程长者可发生癌变。

腹泻、腹痛、体重减轻是 CD 的常见症状，如有这些症状出现，特别是年轻患者，要考虑本病的可能，如伴肠外表现和（或）肛周病变高度疑为本病。肛周脓肿和肛周瘘管可为少部分 CD 患者的首诊表现，应予注意。

（二）内镜检查

1. 结肠镜检查：结肠镜检查和活检应列为 CD 诊断的常规首选检查，镜检应达末段回肠。镜下一般表现为节段性、非对称性的各种黏膜炎症，其中具特征性的表现为非连续性病变、纵行溃疡和卵石样外观。

必须强调，无论结肠镜检查结果如何（确诊 CD 或疑诊 CD），均需选择有关检查（详见下述）明确小肠和上消化道的累及情况，以便为诊断提供更多证据及进行疾病评估。

2. 小肠胶囊内镜检查（SBCE）：对发现小肠黏膜异常相当敏感，但对一些轻微病变的诊断缺乏特异性，且有发生滞留的危险。主要适用于疑诊 CD 但结肠镜及小肠放射影像学检查阴性者。SBCE 检查阴性，倾向于排除 CD；阳性结果需综合分析并常需进一步检查证实。

3. 小肠镜检查：目前我国常用的是气囊辅助式小肠镜（BAE）。该检查可直视下观察病变、取活检及进行内镜下治疗，但为侵入性检查，有一定并发症的风险。主要适用于其他检查（如 SBCE 或放射影像学）发现小肠病变或尽管上述检查阴性而临床高度怀疑小肠病变需进行确认及鉴别者，或已确诊 CD 需要 BAE 检查以指导或进行治疗者。小肠镜下 CD 病变特征与结肠镜所见相同。

4. 胃镜检查：少部分 CD 病变可累及食管、胃和十二指肠，但一般很少单独累及。原则上胃镜检查应列为 CD 的检查常规，尤其是有上消化道症状者。

（三）影像学检查

1. CT 或磁共振肠道显像（CT/MR enterography，CTE/MRE）：CTE 或 MRE 是迄今评估小肠炎性病变的标准影像学检查，有条件的单位应将此检查列为 CD 诊断的常规检查。该检查可反映肠壁的炎症改变、病变分布的部位和范围、狭窄的存在及其可能的性质（炎症活动性或纤维性狭窄）、肠腔外并发症如瘘管形成、腹腔脓肿或蜂窝织炎等。活动期 CD 典型的 CTE 表现为肠壁明显增厚（>4 mm）；肠黏膜明显强化伴有肠壁分层改变，黏膜内环和浆膜外环明显强化，呈“靶征”或“双晕征”；肠系膜血管增多、扩张、扭曲，呈“木梳征”；相应系膜脂肪密度增高、模糊；肠系膜淋巴结肿大等。

CTE 与 MRE 对评估小肠炎性病变的精确性相似，后者较费时、设备和技术要求较高，但无放射线暴露之虑。CT 或磁共振肠道造影（CT/MR enteroclysis）可更好地扩张小肠尤其是近段小肠，可能更有利于高位 CD 病变的诊断。

盆腔磁共振有助于确定肛周病变的位置和范围、了解瘘管类型及其与周围组织的解剖关系。

2. 钡剂灌肠及小肠钡剂造影：钡剂灌肠已被结肠镜检查所代替，但遇肠腔狭窄无法继续进镜者仍有诊断价值。小肠钡剂造影敏感性低，已被 CTE 或 MRE 代替，但对无条件行 CTE 检查的单位则仍是小肠病变检查的重要技术。该检查对肠狭窄的动态观察可与 CTE/MRE 互补，必要时可两种检查方法同用。X 线所见为多发性、跳跃性病变，病变处见裂隙状溃疡、卵石样改变、假息肉、肠腔狭窄、僵硬，可见瘘管。

3. 腹部超声检查：对发现瘘管、脓肿和炎性包块具有一定价值，但对 CD 诊断准确性较低，超声造影及彩色多普勒可增加准确性。由于超声检查方便、无创，对 CD 诊断的初筛及治疗后活动性的随访有相当价值，值得进一步研究。

（四）黏膜活检病理组织学检查

需多段（包括病变部位和非病变部位）、多点取材。

CD 黏膜活检标本的病理组织学改变有：①固有膜炎症细胞呈局灶性不连续浸润；②裂隙状溃疡；③阿弗他溃疡；④隐窝结构异常，腺体增生，个别隐窝脓肿，黏液分泌减少不明显，可见幽门腺化生或潘氏细胞化生；⑤非干酪样坏死性肉芽肿；⑥以淋巴细胞和浆细胞为主的慢性炎症细胞浸润，以固有膜底部和黏膜下层为重，常见淋巴滤泡形成；⑦黏膜下淋巴管扩张；⑧神经节细胞增生和（或）神经节周围炎。

（五）手术切除标本

沿纵轴切开（肠系膜对侧缘）手术切除肠管，连同周围淋巴结一起送病理组织学检查。

手术切除标本的大体表现包括：①节段性或者局灶性病变；②融合的线性溃疡；③卵石样外观、瘘管形成；④肠系膜脂肪包绕病灶；⑤肠壁增厚和肠腔狭窄等特征。显微镜下典型改变除了活检标本组织学改变外还包括：①节段性、透壁性炎症；②活动期有深入肠壁的裂隙状溃疡，周围重度活动性炎，甚至穿孔；③透壁性散在分布淋巴样细胞增生和淋巴滤泡形成；④黏膜下层水肿和淋巴管扩张，晚期黏膜下层增宽或出现黏膜与肌层融合；⑤非干酪样坏死性肉芽肿见于黏膜内、黏膜下、肌层甚至肠系膜淋巴结；⑥肌间神经节细胞和神经纤维增生和神经节周围炎。

手术切除标本的病理确诊标准：CD 的病理学诊断在黏膜活检难度较大，需结合临床表现、肠镜所见和病理学改变考虑。非干酪样坏死性肉芽肿具有较大的诊断价值，但需排除肠结核。手术切除标本可见到更多的病变，诊断难度较小。

诊断要点　在排除其他疾病（见“三、鉴别诊断”部分）基础上，可按下列要点诊断：①具备上述临床表现者可临床疑诊，安排进一步检查；②同时具备上述结肠镜或小肠镜（病变局限在小肠者）特征以及影像学（CTE 或 MRE，无条件者采用小肠钡剂造影）特征者，可临床拟诊；③如再加上活检提示 CD 的特征性改变且能排除肠结核，可作出临床诊断；④如有手术切除标本（包括切除肠段及病变附近淋巴结），可根据标准作出病理确诊；⑤对无病理确诊的初诊病例，随访 6 ~ 12 个月以上，根据对治疗的反应及病情变化判断，符合 CD 自然病程者，可作出临床确诊。如与肠结核混淆不清但倾向于肠结核者，应按肠结核进行诊断性治疗 8 ~ 12 周，再行鉴别。

世界卫生组织（WHO）曾提出 6 个诊断要点的 CD 诊断标准（表 4），该标准最近再次被世界胃肠病学组织（WGO）推荐，可供参考。

表 4　世界卫生组织推荐的克罗恩病诊断标准

项目	临床	放射影像	内镜	活检	手术标本
①非连续性或节段性改变		+	+		+
②卵石样外观或纵行溃疡		+	+		+
③全壁性炎性反应改变	+（腹块）	+（狭窄）[a]	+（狭窄）		+
④非干酪样肉芽肿				+	+
⑤裂沟、瘘管	+	+			+
⑥肛周病变	+			+	+

注：具有①、②、③者为疑诊；再加上④、⑤、⑥三者之一可确诊；具备第④项者，只要加上①、②、③三者之二亦可确诊；a：应用现代技术 CTE 或 MRE 检查多可清楚显示全壁炎而不必仅局限于发现狭窄

二、疾病评估

CD 诊断成立后，需要进行疾病评估，以利全面评估病情和估计预后、制定治疗方案。

1. 临床类型：推荐按蒙特利尔 CD 表型分类法进行分型（表 5）。

表5　克罗恩病的蒙特利尔分型

确诊年龄(A)	A1	≤16岁	
	A2	17～40岁	
	A3	>40岁	
病变部位(L)	L1	回肠末段	L1+L4[b]
	L2	结肠	L2+L4[b]
	L3	回结肠	L3+L4[b]
	L4	上消化道	
疾病行为(B)	B1[a]	非狭窄非穿透	B1p[c]
	B2	狭窄	B2p[c]
	B3	穿透	B3p[c]

a:随着时间推移B1可发展为B2或B3;b:L4可与L1、L2、L3同时存在;c:p为肛周病变,可与B1、B2、B3同时存在

2. 疾病活动性的严重程度:临床上用克罗恩病活动指数(CDAI)评估疾病活动性的严重程度以及进行疗效评价。Harvey和Bradshow的简化CDAI计算法(表6)较为简便。Best的CDAI计算法(表7)广泛应用于临床和科研。

表6　简化CDAI计算法

项目	0分	1分	2分	3分	4分
一般情况	良好	稍差	差	不良	极差
腹痛	无	轻	中	重	—
腹块	无	可疑	确定	伴触痛	—
腹泻	稀便每日1次记1分				
伴随疾病[a]	每种症状记1分				

注:≤4分为缓解期;5～8分为中度活动期;≥9分为重度活动期;CDAI:克罗恩病活动指数;a:伴随疾病包括:关节痛、虹膜炎、结节性红斑、坏疽性脓皮病、阿弗他溃疡、裂沟、新瘘管及脓肿等

表7　Best CDAI计算法

变量	权重
稀便次数(1周)	2
腹痛程度(1周总评,0～3分)	5
一般情况(1周总评,0～4分)	7
肠外表现与并发症(1项1分)	20
阿片类止泻药(0、1分)	30
腹部包块(可疑2分;肯定5分)	10
红细胞压积降低值(正常值[a]:男0.40,女0.37)	6
100×(1-体重/标准体重)	1

注:CDAI:克罗恩病活动指数;a:红细胞压积正常值按国人标准;总分=各项分值之和,CDAI<150分为缓解期,CDAI≥150分为活动期,150～220分为轻度,221～450分为中度, >450分为重度

内镜下病变的严重程度及炎症标志物如血清CRP水平亦是疾病活动性评估的重要参考指标。内镜下病变的严重程度可以溃疡的深浅、大小、范围及伴随狭窄情况来评估。精确的评估则采用计分法如克罗恩病内镜严重程度指数(Crohn's disease endoscopic index of severity,CDEIS)或克罗恩病简化内镜评分(simple endoscopic score for Crohn's disease,SES-CD),由于耗时,主要用于科研。高水平血清CRP提示疾病活动(要除外合并细菌感染),是指导治疗及随访疗效的重要指标。

3. 肠外表现和并发症:详见"一、(一)临床表现"部分。

三、鉴别诊断

与CD鉴别最困难的疾病是肠结核。肠道白塞(Behcet)病系统表现不典型者鉴别亦会相当困难。其他需要鉴别的疾病还有:感染性肠炎(如HIV相关肠炎、血吸虫病、阿米巴肠病、耶尔森菌、空肠弯曲菌、艰难梭菌、CMV等感染)、缺血性结肠炎、放射性肠炎、药物性(如NSAIDs)肠病、嗜酸粒细胞性肠炎、以肠道病变为突出表现的多种风湿性疾病(如系统性红斑狼疮、原发性血管炎等)、肠道恶性淋巴瘤、憩室炎、转流性肠炎等。

UC与CD的鉴别(表8):根据临床表现、内镜和病理组织学特征不难鉴别。血清学标记物抗酿酒酵母菌抗体(ASCA)和抗中性粒细胞胞浆抗体(ANCA)对鉴别诊断的价值在我国尚未达成共识。对结肠IBD一时难以区分UC与CD者,即仅有结肠病变,但内镜及活检缺乏UC或CD的特征,临床可诊断为IBD类型待定(inflammatory bowel disease unclassified,IBDU)。而未定型结肠炎(indeterminate colitis,IC)指结肠切除术后病理检查仍然无法区分UC和CD者。

表8　溃疡性结肠炎和克罗恩病的鉴别

项目	溃疡性结肠炎	克罗恩病
症状	脓血便多见	有腹泻但脓血便较少见
病变分布	病变连续	呈节段性
直肠受累	绝大多数受累	少见
肠腔狭窄	少见,中心性	多见,偏心性
内镜表现	溃疡浅,黏膜弥漫性充血水肿、颗粒状,脆性增加	纵行溃疡、卵石样外观,病变间黏膜外观正常(非弥漫性)
活检特征	固有膜全层弥漫性炎症、隐窝脓肿、隐窝结构明显异常、杯状细胞减少	裂隙状溃疡、非干酪样肉芽肿、黏膜下层淋巴细胞聚集

四、诊断步骤

1. 病史和体检:详细的病史询问应包括从首发症状开始的各项细节;还要注意结核病史、近期旅游史、食物不耐受、用药史(特别是NSAIDs)、阑尾手术切除史、吸烟、家族史;口、皮肤、关节、眼等肠外表现及肛周情况。体检特别注意患者一般状况及营养状态、细致的腹部检查、肛周和会阴检查及直肠指检;常规测体重及计算BMI;儿童应注意生长发育情况。

2. 常规实验室检查:粪便常规和必要的病原学检查、血常规、血清白蛋白、电解质、ESR、CRP、自身免疫相关抗体等。有条件的单位可做粪便钙卫蛋白和血清乳铁蛋白等检查作为辅助指标。

3. 内镜及影像学检查:结肠镜检查(应进入末段回肠)并活检是建立诊断的第一步。无论结肠镜检查结果如何(确诊CD或疑诊CD),均需选择有关检查明确小肠和上消化道的累及情况。因此,应常规行CTE或MRE检查或小肠钡剂造影和胃镜检查。疑诊CD但结肠镜及小肠放射影像学检查阴性者行胶囊内镜检查。发现局限在小肠的病变疑为CD者行气囊辅助小肠镜检查。有肛周瘘管行盆腔MRI检查(必要时结合超声内镜或经皮肛周超声检查)。腹部超声检查可作为疑有腹腔脓肿、炎性包块或瘘管的初筛检查。

4. 排除肠结核的相关检查:胸部X线片、PPD试验,有条件时可行IFNγ释放试验(如T-SPOT．TB)。

五、诊断举例

克罗恩病(回结肠型、狭窄型+肛瘘、活动期中度)。

六、疗效标准

(一)与药物治疗相关的疗效评价

将CDAI作为疗效判断的标准。

1. 疾病活动:CDAI≥150分为疾病活动期。

2. 临床缓解:CDAI<150分作为临床缓解的标准。缓解期停用激素称为撤离激素的临床缓解。

3. 有效:CDAI下降≥100分(亦有以≥70分为标准)。

4. 复发:经药物治疗进入缓解期后,CD相关临床症状再次出现,并有实验室炎症指标、内镜检查及影像学检查的疾病活动证据。进行临床研究时,则建议以 CDAI>150 分且较前升高 100 分(亦有以升高 70 分)为标准。

早期复发和复发类型的定义:与对 UC 患者评定相同,详见 UC 诊断中之“疗效标准”部分。

(二)与激素治疗相关的特定疗效评价

激素无效和激素依赖的定义:与对 UC 患者评定相同,详见 UC 诊断中之“疗效标准”部分。

(三)与手术相关的疗效评价

1. 术后复发:手术切除后再次出现病理损害。

2. 内镜下复发:在手术完全切除了明显病变部位后,通过内镜发现肠道的新病损,但患者无明显临床症状。吻合口和回肠新末段处内镜下复发评估通常采用 Rutgeerts 评分:0 级,没有病损;1 级,≤5 个阿弗他溃疡;2 级,>5 个阿弗他溃疡,在各个病损之间仍有正常黏膜,或节段性大病损,或病损局限于回肠-结肠吻合口处(<1 cm);3 级,弥漫性阿弗他回肠炎伴弥漫性黏膜炎症;4 级,弥漫性黏膜炎症并大溃疡、结节和(或)狭窄。充血和水肿不能单独作为术后复发的表现。

3. 临床复发:在手术完全切除了明显病变部位后,CD 症状复发伴内镜下复发。

(四)黏膜愈合(mucosal healing, MH)

近年提出 MH 是 CD 药物疗效评价的客观指标,MH 与 CD 的临床复发率以及手术率的减少相关。MH 目前尚无公认的内镜标准,多数研究以溃疡消失为标准,也有以 CDEIS 评分为标准。

第二部分　治疗

溃疡性结肠炎

一、治疗目标

诱导并维持临床缓解及黏膜愈合,防治并发症,改善患者生存质量。

二、活动期的治疗

治疗方案的选择建立在对病情进行全面评估的基础上。主要根据病情活动性的严重程度和病变累及的范围制定治疗方案。治疗过程中应根据对治疗的反应及对药物的耐受情况随时调整治疗方案。决定治疗方案前应向患者详细解释方案的效益与风险,在与患者充分交流并取得合作之后实施。

(一)轻度 UC

1. 氨基水杨酸制剂(表 9):是治疗轻度 UC 的主要药物。包括传统的柳氮磺吡啶(SASP)和其他各种不同类型 5-氨基水杨酸(5-ASA)制剂。SASP 疗效与其他 5-ASA 制剂相似,但不良反应远较这些 5-ASA 制剂多见。没有证据显示不同类型 5-ASA 制剂疗效上有差别 。

表 9　氨基水杨酸制剂用药方案

药品名称		结构特点	释放特点	制剂	推荐剂量[a]
SASP		5-ASA 与磺胺吡啶的偶氮化合物	结肠释放	口服:片剂	3～4 g/d,分次口服
5-ASA 前体药	巴柳氮	5-ASA 与 P-氨基苯甲酰 β 丙氨酸偶氮化合物	结肠释放	口服:片剂、胶囊剂、颗粒剂	4～6 g/d,分次口服
	奥沙拉秦	两分子 5-ASA 的偶氮化合物	结肠释放	口服:片剂、胶囊剂	2～4 g/d,分次口服
5-ASA	美沙拉秦	a:甲基丙烯酸酯控释 pH 值依赖 b:乙基纤维素半透膜控释时间依赖	a:pH 值依赖药物释放部位:回肠末端和结肠 b:纤维素膜控释时间依赖药物释放部位:远段空肠、回肠、结肠	口服:颗粒剂、片剂 局部:栓剂、灌肠剂、泡沫剂、凝胶剂	口服:2～4 g/d,分次口服或顿服 局部:详见正文“二、(二)”中“远段结肠炎的治疗”部分

注:SASP :柳氮磺吡啶;5-ASA :5-氨基水杨酸;a 以 5-ASA 含量计,SASP、巴柳氮、奥沙拉秦 1g 分别相当于美沙拉秦 0. 4、0. 36 和 1 g

2. 对氨基水杨酸制剂治疗无效者，特别是病变较广泛者，可改用口服全身作用激素（用法详见下文）。

（二）中度 UC

1. 氨基水杨酸制剂：仍是主要药物，用法同前。

2. 激素：足量氨基水杨酸类制剂治疗（一般 2 ~ 4 周），症状控制不佳者尤其是病变较广泛者，应及时改用激素。按泼尼松 0.75 ~ 1 $mg \cdot kg^{-1} \cdot d^{-1}$（其他类型全身作用激素的剂量按相当于上述泼尼松剂量折算）给药。达到症状缓解后开始逐渐缓慢减量至停药，注意快速减量会导致早期复发。

3. 硫嘌呤类药物：包括硫唑嘌呤（AZA）和 6-巯基嘌呤（6-MP）。适用于激素无效或依赖患者。AZA 欧美推荐的目标剂量为 1.5 ~ 2.5 $mg \cdot kg^{-1} \cdot d^{-1}$，有认为亚裔人种剂量宜偏低如 1 $mg \cdot kg^{-1} \cdot d^{-1}$，对此尚未达成共识。临床上，UC 的治疗时常会将氨基水杨酸制剂与硫嘌呤类药物合用，但氨基水杨酸制剂会增加硫嘌呤类药物骨髓抑制的毒性，应特别注意。关于硫嘌呤类药物的使用详见 CD 治疗部分。

4. 英夫利西（IFX）：当激素及上述免疫抑制剂治疗无效或激素依赖或不能耐受上述药物治疗时，可考虑 IFX 治疗。国外研究已肯定其疗效，我国正在进行上市前Ⅲ期临床试验。关于 IFX 的使用详见 CD 治疗部分。

远段结肠炎的治疗：对病变局限在直肠或直肠乙状结肠者，强调局部用药（病变局限在直肠用栓剂、局限在直肠乙状结肠用灌肠剂），口服与局部用药联合应用疗效更佳。轻度远段结肠炎可视情况单独局部用药或口服与局部联合用药；中度远段结肠炎应口服与局部联合用药；对病变广泛者口服与局部用药联合应用也可提高疗效。局部用药有美沙拉秦栓剂 0.5 ~ 1 g/次、1 ~ 2 次/d；美沙拉秦灌肠剂 1 ~ 2 g/次、1 ~ 2 次/d。激素如氢化可的松琥珀酸钠盐（禁用酒石酸制剂）100 ~ 200 mg/每晚；布地奈德泡沫剂 2 mg/次、1 ~ 2 次/d，适用于病变局限在直肠者，该药激素的全身不良反应少。据报道不少中药灌肠剂如锡类散亦有效，可试用。

（三）重度 UC

病情重、发展快，处理不当会危及生命。应收入院，予积极治疗。

1. 一般治疗：①补液、补充电解质，防治水电解质、酸碱平衡紊乱，特别是注意补钾。便血多、血红蛋白过低者适当输红细胞。病情严重者暂禁食，予胃肠外营养。②粪便培养排除肠道细菌感染。检查是否合并艰难梭菌及 CMV 感染（详见 UC 鉴别诊断部分）。如有则做相应处理。③注意忌用止泻剂、抗胆碱能药物、阿片制剂、NSAIDs 等，以避免诱发结肠扩张。④对中毒症状明显者可考虑静脉用广谱抗菌药物。

2. 静脉用激素：为首选治疗。甲泼尼龙 40 ~ 60 mg/d，或氢化可的松 300 ~ 400 mg/d，剂量再大不会增加疗效，但剂量不足亦会降低疗效。

3. 需要转换治疗的判断及转换治疗方案的选择

（1）需要转换治疗的判断：在静脉用足量激素治疗大约 5 d 仍然无效，应转换治疗方案。所谓“无效”除看排便频率和血便量外，宜参考全身状况、腹部体检及血清炎症指标进行判断。判断的时间点定为“约 5 d”是欧洲克罗恩病和结肠炎组织（ECCO）和亚太共识的推荐，亦宜视病情之严重程度和恶化倾向，适当提早（如 3 d）或延迟（如 7 d）。但应牢记，不恰当的拖延势必大大增加手术风险。

（2）转换治疗方案的选择：两大选择，一是转换药物的所谓“拯救”治疗，依然无效才手术治疗；二是立即手术治疗。①环孢素（CsA）：2 ~ 4 $mg \cdot kg^{-1} \cdot d^{-1}$ 静脉滴注。该药起效快，短期有效率可达 60% ~ 80%，可有效减少急诊手术率。使用期间需定期监测血药浓度，严密监测不良反应。有效者，待症状缓解改为口服继续使用一段时间（不应超过 6 个月），逐渐过渡到硫嘌呤类药物维持治疗；4 ~ 7 d 治疗无效者，应及时转手术治疗。研究显示以往服用过硫嘌呤类药物者对 CsA 短期及长期疗效显著差于未使用过硫嘌呤类药物者。②IFX：近年国外有一项安慰剂对照研究提示 IFX 作为“拯救”治疗的疗效。③立即手术治疗：在转换治疗前应与外科医师和患者密切沟通，以权衡先予“拯救”治疗与立即手术治疗的利弊，视具体情况决定。对中毒性巨结肠者一般宜早期手术。

三、缓解期的维持治疗

（一）需要维持治疗的对象

除轻度初发病例、很少复发且复发时为轻度而易于控制者外，均应接受维持治疗。

（二）维持治疗的药物

激素不能作为维持治疗药物。维持治疗药物选择视诱导缓解时用药情况而定。

1. 氨基水杨酸制剂：由氨基水杨酸制剂或激素诱导缓解后以氨基水杨酸制剂维持，用原诱导缓解剂量的全量或半量，如用SASP维持，剂量一般为2～3 g/d，并应补充叶酸。远段结肠炎以美沙拉秦局部用药为主（直肠炎用栓剂每晚1次；直肠乙状结肠炎灌肠剂隔天至数天1次），加上口服氨基水杨酸制剂更好。

2. 硫嘌呤类药物：用于激素依赖者、氨基水杨酸制剂不耐受者。剂量与诱导缓解时相同。

3. IFX：以IFX诱导缓解后继续IFX维持，用法参考CD治疗。

4. 其他：肠道益生菌和中药治疗维持缓解的作用尚有待进一步研究。白细胞洗涤技术日本有成功报道，国内未开展。

（三）维持治疗的疗程

氨基水杨酸制剂维持治疗的疗程为3～5年或更长。对硫嘌呤类药物及IFX维持治疗的疗程未有共识，视患者具体情况而定。

四、外科手术治疗

1. 绝对指征：大出血、穿孔、癌变及高度疑为癌变。

2. 相对指征：①积极内科治疗无效的重度UC（见上述重度UC治疗），合并中毒性巨结肠内科治疗无效者宜更早行外科干预。②内科治疗疗效不佳和（或）药物不良反应已严重影响生存质量者，可考虑外科手术。

五、癌变监测

1. 监测的时间：起病8～10年的所有UC患者均应行1次肠镜检查，以确定当前病变的范围。如为E3型，则从此隔年肠镜复查，达20年后每年肠镜复查；如为E2型，则从起病15年开始隔年肠镜复查；如为E1型，无需肠镜监测。合并原发性硬化性胆管炎者，从该诊断确立开始每年肠镜复查。

2. 肠黏膜活检：多部位、多块活检以及怀疑病变部位取活检。色素内镜有助识别病变指导活检。放大内镜、共聚焦内镜等可进一步提高活检的针对性和准确性。

3. 病变的处理：癌变、平坦黏膜上的高度异型增生应行全结肠切除；平坦黏膜上的低度异型增生可行全结肠切除，或3～6个月后随访，如仍为同样改变亦应行全结肠切除。隆起型肿块上发现异型增生而不伴有周围平坦黏膜上的异型增生，可予内镜下肿块摘除，之后密切随访，如无法行内镜下摘除则行全结肠切除。

克罗恩病

一、治疗目标

诱导缓解和维持缓解，防治并发症，改善生存质量。

二、活动期的治疗

治疗方案的选择建立在对病情进行全面评估的基础上。开始治疗前要认真检查有无全身或局部感染，特别是使用全身作用激素、免疫抑制剂或生物制剂者。治疗过程中应根据对治疗的反应及对药物的耐受情况随时调整治疗方案。决定治疗方案前应向患者详细解释方案的效益与风险，在与患者充分交流并取得合作之后实施。

（一）一般治疗

1. 必须要求患者戒烟：继续吸烟会明显降低药物疗效、增加手术率及术后复发率。

2. 营养支持：CD患者营养不良常见，注意检查患者的体重及BMI，铁、钙等物质及维生素（特别是维生素D、维生素B_{12}）的缺乏，并做相应处理。对重症患者可予肠外或肠内营养。

（二）药物治疗方案的选择

1. 根据疾病活动严重程度及对治疗反应选择治疗方案

（1）轻度活动性CD的治疗

①氨基水杨酸类制剂：适用于结肠型，末段回肠型和回结肠型应使用美沙拉秦。

②布地奈德：病变局限在回肠末段、回盲部或升结肠者，布地奈德疗效优于美沙拉秦。

对上述治疗无效的轻度活动性CD患者视为中度活动性CD，按中度活动性CD处理。

（2）中度活动性CD的治疗

①激素：是治疗的首选。病变局限在回盲部者，为减少全身作用激素相关不良反应，可考虑布地奈德，但该药疗效对中度活动性CD不如全身作用激素。

②激素与硫嘌呤类药物或甲氨蝶呤(MTX)合用:激素无效或激素依赖时加用硫嘌呤类药物或 MTX。有研究证明这类免疫抑制剂对诱导活动性 CD 缓解与激素有协同作用,但起效慢(硫唑嘌呤要在用药达 12 ~ 16周才达到最大疗效),因此其作用主要是在激素诱导症状缓解后,继续维持撤离激素的缓解。

AZA 与 6-MP 同为硫嘌呤类药物,两药疗效相似,开始选用 AZA 还是 6-MP,主要是用药习惯问题,我国医师使用 AZA 的经验较多。使用 AZA 出现不良反应的患者转用 6-MP 后,部分患者可以耐受。硫嘌呤类药物无效或不能耐受者,可考虑换用 MTX。

③生物制剂:IFX 是我国目前唯一批准用于 CD 治疗的生物制剂。IFX 用于激素及上述免疫抑制剂治疗无效或激素依赖者,或不能耐受上述药物治疗者。

④其他:氨基水杨酸类制剂对中度活动性 CD 疗效不明确。环丙沙星和甲硝唑仅用于有合并感染者。其他免疫抑制剂、沙利度胺、益生菌、外周血干细胞或骨髓移植等治疗 CD 的价值尚待进一步研究。美沙拉秦局部治疗在有结肠远端病变者必要时可考虑。

(3)重度活动性 CD 的治疗

重度患者病情严重、并发症多、手术率及病死率高,应及早采取积极有效措施处理。

①确定是否存在并发症:局部并发症如脓肿或肠梗阻,全身并发症如机会感染。强调通过细致检查尽早发现并做相应处理。

②全身作用激素:口服或静脉给药,剂量为相当于泼尼松 $0.75 \sim 1\ mg \cdot kg^{-1} \cdot d^{-1}$。

③IFX:视情况,可在激素无效时应用,亦可一开始就应用。

④手术治疗:激素治疗无效者可考虑手术治疗。手术指征和手术时机的掌握应从治疗开始就与外科医师密切配合共同商讨。

⑤综合治疗:合并感染者予广谱抗菌药物或环丙沙星和(或)甲硝唑。视病情予输液、输血及输白蛋白。视营养状况及进食情况予肠外或肠内营养支持。

(4)特殊部位 CD 的治疗

①广泛性小肠病变的治疗:存在广泛性小肠病变(累计长度>100 cm)的活动性 CD 常导致营养不良、小肠细菌过度生长、因小肠多处狭窄而多次手术造成短肠综合征等严重而复杂的情况,因此早期即应予积极治疗,如早期应用免疫抑制剂(AZA、6-MP、MTX),对病情重或复发者早期考虑予 IFX。营养治疗应作为重要辅助手段。轻度患者可考虑试用全肠内营养作为一线治疗。

②食管和胃十二指肠病变的治疗:食管、胃、十二指肠 CD 可单独存在,亦可与其他部位 CD 同时存在。其治疗原则与其他部位 CD 相仿,不同的是:加用质子泵抑制剂对改善症状有效;该类型 CD 一般预后较差,宜早期应用免疫抑制剂(AZA、6-MP、MTX),对病情重者早期考虑予 IFX。

2. 根据对病情预后估计制定治疗方案

近年研究提示,早期积极治疗有可能提高缓解率及减少缓解期复发率。而对哪些患者需要早期积极治疗,取决于对患者预后的估计。称为“病情难以控制”(disabling disease)的高危因素正在逐步被认知。所谓“病情难以控制”,一般指患者在短时间内出现复发而需要重复激素治疗或发生激素依赖,或者在较短时间内需行肠切除术等预后不良表现。目前较为认同的预测“病情难以控制”高危因素包括:合并肛周病变、广泛性病变(病变累及肠段累计>100 cm)、食管胃十二指肠病变、发病年龄轻、首次发病即需要激素治疗等。对于有 2 个或以上高危因素的患者宜在开始治疗时就考虑予早期积极治疗;从以往治疗经过看,接受过激素治疗而复发频繁(一般指每年≥2 次复发)的患者亦宜考虑予更积极的治疗。所谓早期积极治疗就是不必经过“升阶治疗”阶段,活动期诱导缓解的治疗一开始就予更强的药物。主要包括两种选择:一是激素联合免疫抑制剂(硫嘌呤类药物或 MTX);或是直接予 IFX(单独用或与 AZA 联用)。

三、药物诱导缓解后的维持治疗

应用激素或生物制剂诱导缓解的 CD 患者往往需要继续长期使用药物,以维持撤离激素的临床缓解。激素依赖的 CD 是维持治疗的绝对指征。其他情况宜考虑维持治疗,包括:重度 CD 药物诱导缓解后、复发频繁 CD、临床上有被视为有“病情难以控制”高危因素等。

激素不应用于维持缓解。用于维持缓解的主要药物如下:

1. 氨基水杨酸制剂:使用氨基水杨酸制剂诱导缓解后仍以氨基水杨酸制剂作为缓解期的维持治疗。氨基水杨酸制剂对激素诱导缓解后维持缓解的疗效未确定。

2. 硫嘌呤类药物或 MTX：AZA 是激素诱导缓解后用于维持缓解最常用的药物，能有效维持撤离激素的临床缓解或在维持症状缓解下减少激素用量。AZA 不能耐受者可试换用 6-MP。硫嘌呤类药物无效或不能耐受者，可考虑换用 MTX。

上述免疫抑制剂维持治疗期间复发者，首先要检查药物依从性及药物剂量是否足够，以及其他影响因素。如存在，做相应处理；如排除，可改用 IFX 诱导缓解并继以 IFX 维持治疗。

3. IFX：使用 IFX 诱导缓解后应以 IFX 维持治疗。

四、治疗药物的使用方法

（一）氨基水杨酸类制剂

包括 SASP、巴柳氮、奥沙拉秦及美沙拉秦。使用方法详见 UC 的治疗部分。

（二）激素

泼尼松 0.75～1 $mg \cdot kg^{-1} \cdot d^{-1}$（其他类型全身作用激素的剂量按相当于上述泼尼松剂量折算），再增大剂量对提高疗效不会有多大帮助，反会增加不良反应。达到症状完全缓解开始逐步减量，每周减 5 mg，减至 20 mg/d 时每周减 2.5 mg 至停用，快速减量会导致早期复发。注意药物相关不良反应并做相应处理，宜同时补充钙剂和维生素 D。

布地奈德用法为 3 mg/次、3 次/d 口服，一般在 8～12 周临床缓解后改为 3 mg/次、2 次/d。延长疗程可延长疗效，但超过 6～9 个月则再无维持作用。该药为局部作用激素，全身不良反应显著少于全身作用激素。

（三）硫嘌呤类免疫抑制剂

1. AZA：用药剂量及疗程要足。但该药不良反应常见，且可发生严重不良反应，应在严密监测下应用。

合适目标剂量及治疗过程中的剂量调整：欧洲共识意见推荐的目标剂量范围是 1.5～2.5 $mg \cdot kg^{-1} \cdot d^{-1}$，对此，我国尚未有共识。有认为，对于亚裔人种剂量宜偏小，如 1 $mg \cdot kg^{-1} \cdot d^{-1}$。AZA 存在量效关系，剂量不足会影响疗效，剂量太大不良反应风险又不能接受，因此推荐一个适合国人的目标剂量范围亟待研究解决。

AZA 治疗过程中应根据疗效和不良反应进行剂量调整，目前临床上比较常用的剂量调整方案是，按照当地的推荐，一开始即给予目标剂量，用药过程进行剂量调整。另有逐步增量方案，即从低剂量开始，每 4 周逐步增量，至有效或外周血白细胞下降至临界值或达到当地推荐的目标剂量。该方案判断药物疗效需时较长，但可能减少剂量依赖不良反应。

使用 AZA 维持撤离激素缓解有效的患者，疗程一般不少于 4 年。如继续使用，其获益与风险应与患者商讨，大多数研究认为使用 AZA 的获益超过发生淋巴瘤的风险。

严密监测 AZA 的不良反应：不良反应以服药 3 个月内常见，又尤以 1 个月内最常见。但是，骨髓抑制可迟发，甚至有发生在 1 年及以上者。用药期间应全程监测定期随诊。头 1 个月内每周复查 1 次全血细胞，第 2～3 个月内每 2 周复查 1 次全血细胞，之后每月复查全血细胞，半年后全血细胞检查间隔时间可视情况适当延长，但不能停止；头 3 个月每月复查肝功能，之后视情况复查。

欧美的共识意见推荐在使用 AZA 前检查硫嘌呤甲基转移酶（TPMT）基因型，对基因突变者避免使用或减量严密监测下使用。TPMT 基因型检查预测骨髓抑制的特异性很高，但敏感性低（尤其在汉族人群），应用时要充分认识此局限性。

2. 6-MP：欧美共识意见推荐的目标剂量为 0.75～1.5 $mg \cdot kg^{-1} \cdot d^{-1}$。使用方法和注意事项与 AZA 相同。

（四）MTX

国外推荐在诱导缓解期 MTX 剂量为 25 mg/w，肌肉或皮下注射。至 12 周达到临床缓解后，可改为 15 mg/w，肌肉或皮下注射，也可改口服但疗效可能降低。疗程可持续 1 年，更长疗程的疗效及安全性目前尚无共识。国人的剂量和疗程尚无共识。

注意监测药物不良反应：早期胃肠道反应常见，叶酸可减轻胃肠道反应，应常规同用。头 4 周每周、之后每月定期检测全血细胞和肝功能。妊娠为 MTX 使用禁忌证，用药期间及停药后数月内应避免妊娠。

（五）IFX

使用方法为 5 mg/kg，静脉滴注，在第 0、2、6 周给予作为诱导缓解；随后每隔 8 周给予相同剂量作长程维持治疗。在使用 IFX 前正在接受激素治疗时应继续原来治疗，在取得临床完全缓解后将激素逐步减量至停用。对原先已使用免疫抑制剂无效者无必要继续合用免疫抑制剂；但对 IFX 治疗前未接受过免疫抑制剂治疗者，IFX 与 AZA 合用可提高撤离激素缓解率及黏膜愈合率。

维持治疗期间复发者，查找原因，如为剂量不足可增加剂量或缩短给药间隔时间；如为抗体产生可换用其他生物制剂（目前我国未批准）。目前尚无足够资料提出何时可以停用 IFX。对 IFX 维持治疗达 1 年，保持撤离激素缓解伴黏膜愈合及 CRP 正常者，可以考虑停用 IFX 继以免疫抑制剂维持治疗。对停用 IFX 后复发者，再次使用 IFX 可能仍然有效。

注意事项：禁忌证和不良反应详见本学组制定的《英夫利西治疗克罗恩病的推荐方案（2011 年）》。

五、肛瘘的处理

首先要通过症状和体检，尤其是麻醉下肛门指检（EUA），并结合影像学检查［如 MRI 和（或）超声内镜或经皮肛周超声检查］等了解是否合并感染以及瘘管的解剖结构（一般将肛瘘分为单纯性和复杂性两大类）。在此基础上制定治疗方案。结肠镜检查了解直肠结肠病变的存在及严重程度有助指导治疗。

如有脓肿形成必须先行外科充分引流，并予抗菌药物治疗。

无症状的单纯性肛瘘无需处理。有症状的单纯性肛瘘以及复杂性肛瘘首选抗菌药物如环丙沙星和（或）甲硝唑治疗，并以 AZA 或 6-MP 维持治疗。存在活动性肠道 CD 者必须积极治疗活动性 CD。

应由肛肠外科医师根据病情决定是否需要手术以及术式的选择（如单纯性肛瘘瘘管切除术、复杂性肛瘘挂线疗法，乃至肠道转流术或直肠切除术）。

已有证据证实 IFX 对肛瘘的疗效。对复杂性肛瘘，IFX 与外科及抗感染药物联合治疗，疗效较好。

六、外科手术治疗及术后复发的预防

（一）外科手术治疗

尽管相当部分 CD 患者最终难以避免手术治疗，但术后复发率高，CD 的治疗仍以内科治疗为主。因此，内科医师应在 CD 治疗全过程中慎重评估手术的价值和风险，并与外科医师密切配合，力求在最合适的时间施行最有效的手术。外科手术指征如下：

1. CD 并发症

（1）肠梗阻：由纤维狭窄所致的肠梗阻视病变部位和范围行肠段切除术或狭窄成形术。短段狭窄肠管（一般指<4 cm）可行内镜下球囊扩张术。炎症性狭窄引起的梗阻如药物治疗无效可考虑手术治疗。

（2）腹腔脓肿：先行经皮脓肿引流及抗感染，必要时再行手术处理病变肠段。

（3）瘘管形成：肛周瘘管处理如前述。非肛周瘘管（包括肠皮瘘及各种内瘘）的处理是一个复杂的难题，应由内外科密切配合进行个体化处理。

（4）急性穿孔：需急诊手术。

（5）大出血：内科治疗（包括内镜止血）无效出血不止危及生命者，需急诊手术。

（6）癌变。

2. 内科治疗无效

（1）激素治疗无效的重度 CD，见前述。

（2）内科治疗疗效不佳和（或）药物不良反应已严重影响生存质量者，可考虑外科手术。

外科手术时机　需要手术的 CD 患者往往存在营养不良、合并感染，部分患者长期使用激素，因而存在巨大手术风险。内科医师对此应有足够认识，以避免盲目的无效治疗而贻误手术时机、增加手术风险。而围手术期的处理十分重要。

（二）术后复发的预防

CD 肠切除术后复发率相当高。目前的资料提示，回结肠切除术后早期复发的高危因素包括：吸烟、肛周病变、穿透性疾病行为及有肠切除术史等。

术后定期（尤其是术后第 1 年内）内镜复查有助监测复发及制定防治方案。回结肠吻合口复发及其严重程度通常应用 Rutgeerts 评分标准［详见 CD 诊断部分之“六、（三）2.”］。

术后复发的预防仍是未解之难题。必须戒烟。药物预防方面，有对照研究证明美沙拉秦、硫嘌呤类药物及咪唑类抗菌药物对预防内镜及临床复发有一定疗效。嘌呤类药物疗效略优于美沙拉秦，但因不良反应多，适用于有术后早期复发高危因素的患者。甲硝唑长期使用患者多不能耐受，有报道术后 3 个月内甲硝唑与 AZA 合用,继以 AZA 维持,可显著减少 1 年术后复发率。初步报道 IFX 对预防术后内镜复发有效,值得进一步研究。

就术后患者是否都要常规予预防复发药物治疗、用什么药物、何时开始使用、使用多长时间等问题,目前尚无普遍共识。比较一致的意见是:①对有术后早期复发高危因素的患者宜尽早(术后 2 周)予积极干预;②术后半年、1 年时及之后定期行肠镜复查,根据内镜复发与否及程度给予或调整药物治疗。

七、癌变的监测

小肠 CD 炎症部位可能并发癌肿,应重点监测小肠;结肠 CD 癌变危险性与 UC 相近,监测方法相同。

(共识意见执笔人　胡品津　钱家鸣　吴开春　冉志华)

参考文献(略)

第九节　下消化道出血

下消化道出血是指屈氏(Treitz)韧带以下包括小肠、结肠、直肠及肛门出血。可表现为鲜血便、暗红色血便、黑色或果酱样血便、黏液血便、脓血便,也可大便颜色正常,仅隐血试验阳性。急性大量出血者死亡率达 10% ,60 岁以上出血死亡率高于中青年患者。

本病属中医“便血”、“远血”、“近血”、“血痢”、“肠风”、“脏毒”等范畴。

一、病 因 病 机

(一) 中医病因病机

下消化道出血属中医学“便血”范畴,早在《黄帝内经》中就有相关记载。《灵枢·百病始生》云:“阴络伤则血内溢,血内溢则后血”,故中医学认为凡血自大便而下,或血便夹杂而下,或先便后血,或单纯下血,均称便血,便血又名血便、下血、泻血、结阴等。便血主要与风火热毒或阴寒内伤、寒气下迫有关:①火热伤络:暴饮暴食,或酗酒过度致迫血妄行,渗入大肠发为便血。②湿热下注:久居潮湿之处,或饮食不节,损伤脾胃,聚湿生热,热伤阴络,营血失道而致便血。③脾胃虚寒:久病失养,劳倦过度,气失统摄,血无所归,血离脉道,而为便血。后世医家又以血之清浊而立肠风、脏毒之说,同时提出“风则散之,热则清之,寒则温之,虚则补之”的治疗原则。

(二) 西医病因病机

国内一般认为结肠的炎症、息肉、肿瘤是下消化道出血的三大原因,在中青年中息肉占首位,在老年人中肿瘤占首位。国外认为血管发育不良和结肠憩室病是老年人便血的主要原因。

引起下消化道出血的原因和疾病很多,常见病因包括:①肠道肿瘤、息肉。②肠道非特异性炎症:溃疡性结肠炎、克罗恩病、直肠孤立性溃疡、肠型白塞病、放射性肠炎等。③肠道感染性疾病:细菌性痢疾、阿米巴痢疾、肠结核、坏死性小肠炎等。④肠道血管性疾病:肠血管畸形、先天性毛细血管扩张症、门脉高压性肠道静脉曲张、肠系膜血管栓塞如缺血性结肠炎等。⑤肠道其他疾病:憩室、淋巴滤泡增生症、肠套叠等。⑥肛门疾病:内外痔、肛瘘和肛裂等。⑦全身性疾病:如过敏性紫癜、血小板减少性紫癜、再生障碍性贫血、系统性红斑狼疮、皮肌炎、伤寒、副伤寒、重症肝炎、尿毒症等。

二、辨　　病

1. 临床表现

（1）无上消化道出血依据。

（2）出血症状：显性出血表现为便血，如空肠出血时可为水样便血或柏油样便；末端回肠及升结肠出血可呈暗红色血便；低位结肠出血呈鲜红色血便、附在粪便表面；肛门出血多为便后鲜血。非显性出血仅见粪潜血阳性。

（3）失血症状：慢性失血可因贫血、营养不良出现疲乏易倦、面色苍白、心慌气短、肢体浮肿等。如出血量大，可出现周围循环衰竭。

（4）原发病症状：消瘦、腹部包块多考虑肿瘤、肠结核、克罗恩病；解脓血便、黏液血便伴腹痛，便后腹痛缓解者要考虑炎症性肠病或肠道感染性疾病；便血伴剧烈腹痛，要考虑出血性坏死性肠炎、肠系膜血管栓塞、肠套叠等；紫癜和全身出血点要考虑血液病；伴发热要考虑肠道感染性疾病、炎症性肠病等；口唇色素斑或颜面皮肤及口腔黏膜毛细血管扩张，应考虑先天性疾病如遗传性出血性毛细血管扩张症。

2. 理化检查

（1）粪便检查：粪便隐血试验有助于发现无症状的肠道出血。

（2）血液检查：血红蛋白和血细胞比容可估计失血程度。对消化道出血伴有全身性出血倾向者，应做凝血功能检查及骨髓检查，以明确是否有血液系统疾病存在。

（3）肛指检查：可发现肛门、直肠疾病。

（4）小肠或结肠钡剂造影 X 射线检查：对肿瘤、憩室和炎症等肠道疾病诊断价值较大。

（5）内镜检查：对怀疑小肠出血者，结肠镜必须进入回肠末段，有条件的可开展小肠镜的检查。对解黑色大便或要与上消化道出血鉴别者，首先要行胃镜检查以排除上消化道出血。

（6）选择性腹腔动脉血管造影：内镜检查或肠道钡剂造影不能做出明确诊断时，应行腹腔动脉血管造影。

（7）放射性核素扫描：在各种常规和内镜检查后，还不能得出明确诊断时，放射性核素扫描可作为定位检查的补充。①^{99m}Tc 标记红细胞扫描，在出血率达每分钟 0.1～0.4ml 可能得到阳性结果；②^{99m}Tc 硫化胶体标记血浆扫描，可发现出血率每分钟 0.1ml 的慢速出血点。

（8）手术检查：当各种检查都不能明确诊断，在出血时可行紧急探查术。必要时可结合术中内镜检查，以提高诊断率。

3. 分类诊断

根据出血量的大小，可将下消化道出血分为轻、中、重三度。

（1）轻度：估计出血量每日 500ml 以内。血便成形，偶有头晕、心悸，而脉率及血红蛋白等无明显变化。

（2）中度：估计出血量每日 500～1000ml。大便稀烂，便血较多，心悸、口干、眩晕或晕厥，脉率 100 次/分左右，血红蛋白 70～100g/L。

（3）重度：估计出血量每日在 1000ml 以上。便血频作，眩晕心悸，烦躁口干，尿量减少，甚至汗出肢冷，神志恍惚或昏迷，舌淡，脉微细欲绝，脉率 120 次/分以上，血压下降，收缩压在 90mmHg 以下，血红蛋白低于 70g/L。

三、鉴别诊断

(1) 出血方式及大便颜色的不同,常提示出血部位的不同。便后滴鲜血,与粪便不相混淆者多见于内痔、肛裂或直肠息肉病;黏液血便、脓血便多见结肠炎症性病变,也可见于结肠、直肠癌;黑色大便在排除上消化道出血后,多为空肠部位的出血,鲜红色多为肛管、直肠和乙状结肠的出血;暗红色血便与大便相混多见于右半结肠病变等。

(2) 不同年龄的病因各有偏重。老年人下消化道出血常见病因依次为恶性肿瘤、结肠息肉及炎症;中青年组常见病因依次为息肉、炎症及恶性肿瘤;幼年组以大肠息肉为主要病因,其次为麦克憩室。

四、方证论治

1. 泻心汤证

主症　大便下血,量或多或少,色鲜或紫或暗红,便干挟血,舌红,苔黄燥,脉洪数。

病机　胃肠积热。

治法　清肠泄热,凉血止血。

方药　泻心汤(《金匮要略》)加减。生大黄9g,黄连5g,黄芩9g,茜草9g,侧柏叶10g,白茅根10g,棕榈炭9g,地榆10g,仙鹤草15g,丹皮10g,栀子9g。每日1剂,水煎服。

加减　胃热伤津,口干便秘者加增液汤;出血过多,气阴两伤者加生脉散;血热者加犀角地黄汤。

2. 膈下逐瘀汤证

主症　便血黯红,或鲜血样,腹痛有定处,舌质黯,边有瘀斑。

兼症　腹部胀满;脉弦细或细涩。

病机　气滞血瘀。

治法　行气化瘀,活血止血。

方药　膈下逐瘀汤(《医林改错》)加减。五灵脂9g,当归10g,川芎9g,桃仁9g,丹皮10g,赤芍12g,红花6g,香附9g,三七粉(分冲)5g,花蕊石9g,地榆15g,茜草根15g。每日1剂,水煎服。

加减　腹有肿块者,加丹参、鳖甲、三棱;疼痛较甚者加九香虫、川楝子。

3. 凉血地黄汤证

主症　便下鲜血,血下如溅,甚则纯下鲜血,舌红苔黄;脉弦。

兼症　大便干结或为便泄;肛门瘙痒;充血明显,脱出或不脱出肛外。

病机　肠风伤络。

治法　清热凉血,祛风止血。

方药　凉血地黄汤(《外科大成》)加减。生地15g,当归12g,地榆15g,槐角10g,黄连5g,黄芩9g,赤芍12g,升麻10g,枳壳9g,荆芥穗10g,天花粉15g,生甘草6g。每日1剂,水煎服。

加减　热甚者加金银花、蒲公英、紫花地丁;大便不畅者加大黄、槟榔;高热神昏者加石膏、知母或合安宫牛黄丸。

4. 归脾汤证

主症　便血反复不止,血色黯淡,舌质淡,苔白,脉细弱。

兼症 面色苍白,食欲缺乏,神疲乏力,心悸气短。

病机 脾不统血。

治法 健脾和中,益气摄血。

方药 归脾汤(《济生方》)加减。黄芪20g,人参(另煎兑入)10g,白术12g,当归12g,龙眼肉15g,茯神12g,酸枣仁12g,木香6g,炙甘草6g,藕节炭15g,白及12g,生三七(分冲)5g,生姜6g,大枣5枚。每日1剂,水煎服。

加减 腹泻者加炒扁豆、炒山药;气虚甚者加补中益气汤。

五、其他治疗

中成药:

(1)地榆槐角丸:疏风润燥,凉血泄热。用于脏腑实热,大肠火盛,肠风便血,痔疮漏疮,湿热便秘,肛门肿痛。每次1丸,每日2次,口服。

(2)断血流颗粒:凉血止血,主治出血诸证。开水冲服,每次6g,每日3次,口服。

(3)紫珠止血液:清热解毒,收敛止血。用于热迫血行,血溢脉外。每次40ml,每日2~3次,口服,亦可用胃管灌胃。

(4)脏连丸:清肠止血。用于风热湿毒客于大肠证。每次6g,每日2次,口服。

(5)云南白药:化瘀止血,活血止痛。用于跌打损伤,瘀血肿痛,吐血、咯血、便血、痔血、崩漏下血。首剂1~2粒,每日4次,口服。

(6)参麦注射液:益气固脱,养阴生津。20ml加入5%~10%葡萄糖注射液中静脉滴注。

六、西医治疗

参见上消化道出血的治疗。

七、临床心得

下消化道慢性、持续性出血临床较为常见,中医谓之“便血”。常见者属气不摄血,血溢脉外的归脾汤方证和湿热郁结,损伤肠络的凉血地黄汤证。二者辨别的要点是:前者便血反复不止,血色黯淡,舌质淡,苔白,脉细弱。后者是大肠火盛,血下如溅,便血鲜红,便秘,肛门肿痛,舌红苔黄,脉弦。前者如出现畏寒肢冷,四肢不温,应加温阳止血药,如炮姜炭、伏龙肝、海螵蛸等。后者如出血量大者,可危及生命,应及时给予处理。止血、扩容、补充血容量和全身药物应用等处理原则基本上同上消化道出血的处理,不同的是应该根据出血原因、出血部位及出血量的不同,采取不同的处理方法。

八、疗效评定标准

临床痊愈 1周内出血停止。粪潜血试验连续3天阴性;出血伴随症状明显改善。

显效 1周内显性出血停止,粪潜血试验阳性强度减低,连续3天粪潜血试验阳性;出血伴随症状有所改善。

有效 1周内出血减少,粪潜血试验由强阳性转为弱阳性;出血伴随症状略有所改善。

无效 经治1周,出血不止,重度出血经治疗24小时后无好转甚或加重;粪潜血试验阳性强度无改善,出血伴随症状无改善或加重。

第十节　功能性便秘

功能性便秘是指非器质性的各种原因所致的排便节律、排便习惯及粪便的性状改变而言，即排便次数减少，或排便困难和粪干燥硬结或黏滞难排，症状至少持续3个月以上。临床上也称为习惯性便秘、特发性便秘、单纯性便秘。本病可发生于任何年龄患者，中青年发病率约为1%～5%，老年人发病率高达15%～30%，既可见于多种疾病的过程中，又可独立出现，也是体力劳动减少或长期卧床患者的常见合并症。

便秘中医古今名称很多，有“大便难”、“后不利”、“脾约”、“阳结”、“阴结”、“肠结”、“风秘”、“热秘”、“风燥”、“热燥”、“虚秘”等，现统称“便秘”。

一、病因病机

（一）中医病因病机

中医学认为，慢传输型便秘多为虚证便秘，如年老体弱、久病产后、素体虚弱；或饮食劳倦、过食生冷、感受寒湿，伤及脾胃，均可导致肺、脾、肾诸脏虚弱。脾虚则运化无力，水谷精微不得转输，糟粕无力运行于大肠。肺虚则宣降失常，肺与大肠相表里，大肠因而气机不利，运行受阻。华佗《中藏经》云：“大肠者，肺之腑也，为传导之司，监仓之官。肺病久不已，则可下传大肠。”《医经精义·脏腑之言》曰：“大肠之所以能传导者，以其为肺之腑。肺气下达，故能传导。”肾主水，司二便，肾虚则肠道失濡，开合不利，糟粕受阻。金元《兰室秘藏·大便结燥》曰：“夫肾主五液，津液润则大便如常。……又有年老体虚，津液不足而结燥者。”出口梗阻性便秘多为实证便秘。如忧思恼怒，肝郁气滞，过食肥甘厚腻、辛辣刺激之品，或嗜烟酒，感受外邪，根据体质不同邪从热化或邪从寒化，导致肠胃积热，或阴寒积滞，或气机郁滞，从而腑气不通，胃气不降，大肠失于传导。如《内经》云：“太阴之厥，则腹胀而后不利”，提到便秘与脾胃受寒有关；《内经》云：“热气留于小肠，肠中痛，瘅热焦渴，则坚干不得出，故痛而闭不通矣”，说明肠胃积热便秘的病理基础。肝主疏泄，有助于大肠传导，肝气郁结，则大肠气机不利，腑气不通。如《金匮要略·便秘》云：“气秘者，气内滞，而物不行也。”混合型便秘多为虚实夹杂型，或为虚中挟实性便秘，其本为虚，其标为实，本虚为脾、肺、肾虚弱，标实则为大肠气机不利，腑气不通。

（二）西医病因病机

西医学将功能性便秘分为慢传输型、出口梗阻型、混合型三种。西医学认为，慢性便秘有以下原因。生活习惯：多由不良饮食习惯造成，食物渣滓太少，液体摄入不足等，肠道受刺激不足；排便动力缺乏：年老体弱，肥胖或明显消瘦，多次妊娠，经产妇引起腹肌、肠平滑肌、肛提肌功能衰弱；结肠痉挛：精神、神经过于紧张疲劳，结肠功能紊乱，可引起便秘与腹泻交替，如结肠易激综合征；自主排便反射减弱：滥用泻药或灌肠，造成排便的依赖性；神经病变：由于肠神经异常所致，如肠道神经发育不良；直肠、盆底肌解剖结构功能异常：如直肠前突、直肠内脱垂、耻骨直肠肌痉挛性肥大等致出口梗阻。

二、辨　病

1. 临床表现

（1）排便时间异常：排便时间超过平时习惯，或间隔时间3天以上。

（2）粪质异常：大便干结，排便费力。

（3）腹胀：时有腹胀，伴有腹痛或不适感。

（4）排除肠道或全身器质性疾病以及药物因素所致的便秘。

2. 理化检查

（1）血常规、大便常规、粪便隐血试验：为便秘常规检查，可提供结直肠及肛门器质性病变的线索。

（2）直肠指检：可确定是否有粪便嵌塞、肛门狭窄、直肠脱垂、直肠肿块等病变，并可了解肛门括约肌的肌力状况。

（3）电子结肠镜检查：排除器质性病变。可见结肠黏膜呈弥漫性黑褐色斑点，称结肠黑变征，为肠黏膜脂褐素沉着，多与长期服用泻药有关；积粪过久可致直肠黏膜痉挛。

（4）影像学检查：腹部X线平片能显示肠腔扩张、粪便存留及气液平面。消化道钡餐可显示钡剂在胃肠道内运行情况来了解其运动功能状态。钡剂灌肠可发现巨结肠。CT或MRI主要用于肠道有无肿块或狭窄的患者。

（5）功能检查：适合经上述检查初步诊断为功能性便秘患者。

1）结肠转运时间（colon transit time，CTF）：口服不同形态的不透X线标志物（如钡条），分别于24小时、48小时、72小时（必要时）摄腹部平片计算排出率。正常情况下72小时排出率大于90%。

根据腹部平片中的骨性标志判断标志物在结肠中的位置。在脊柱右侧，第5腰椎与骨盆下口连线以上部位的标志物定位于右半结肠；在脊柱左侧，第5腰椎与骨盆下口连线以上部位的标志物定位于左半结肠；上述连线以下部位的标志物则定位于乙状结肠。标志物大部分留在乙状结肠以上者为慢传输型，位于直乙部则为出口梗阻型。

2）排便造影（barium defecography，BD）：对直肠肛门部的功能性和器质性病变，特别是对功能性出口梗阻所致的慢性便秘作出明确诊断。

3. 分类诊断

（1）分型：目前国际上大多采用根据结肠动力学特点而进行的分型，分为慢传输型便秘（STC，亦称结肠型便秘）、功能性出口阻塞型便秘（FOOC，亦称直肠型便秘）和混合型便秘（CSOC）三种类型。

1）STC：系指由于结肠动力障碍，使内容物滞留于结肠或结肠通过缓慢的便秘，是FC最常见的类型。

2）FOOC：具有正常的结肠传输功能，由于肛门、直肠的功能异常（非器质性病变）所致，如排便反射缺如、盆底肌痉挛综合征或排便时肛门括约肌不协调。

3）CSOC：具有结肠慢传输特点，也存在肛、直肠功能异常，或二者均不典型。

（2）分期：

1）STC：按病变性质可以分为迟缓型便秘与痉挛型便秘；按病因可分为结肠无力型便秘、外动力缺乏型便秘、肠壁刺激匮乏型便秘和肠蠕动抑制型便秘。

2）FOOC：按性质可分为直肠无力型便秘（迟缓型便秘）、盆底肌功能不良型便秘（失迟缓型便秘）、直肠梗阻型便秘和混合功能性出口阻塞型便秘。

3）CSOC：可分为慢传输合并盆底松弛型便秘、慢传输合并盆底失迟缓型便秘、慢传输合并盆底松弛及失迟缓型便秘。

三、方证论治

1. 麻子仁丸证

主症　大便干结，口干口臭，腹部胀满或痛，按之作痛，舌苔黄燥，脉滑实。

兼症　小便短赤，面红心烦，或有身热。

病机　肠道实热。

治法　清热润肠。

方药　麻子仁丸（《伤寒论》）加减。火麻仁 15g，大黄（后下）6g，杏仁 8g，白芍 10g，炒枳实 9g，炙厚朴 9g。每日 1 剂，水煎服。

加减　心烦口干，舌红少津者可加知母、石斛；大便干结如球，可合用五仁丸以润肠通便。

2. 六磨汤证

主症　大便干结或不干，大便不畅，欲解不得。

兼症　少腹作胀，嗳气频作，胁腹胀痛，苔白，脉细弦。

病机　肠道气滞。

治法　顺气导滞。

方药　六磨汤（《证治准绳》）加减。乌药 9g，沉香（后下）4g，槟榔 9g，木香（后下）6g，大黄（后下）6g，郁金 9g，厚朴 9g，茯苓 12g。每日 1 剂，水煎服。

加减　大便燥结难下者，加火麻仁、郁李仁、北杏仁以滑润通便。

3. 济川煎证

主症　大便秘结，大便干或不干，排出困难，畏寒肢冷，舌质淡，苔白润，脉沉迟。

兼症　面色萎黄无华，时作眩晕，心悸，甚则少腹冷痛，小便清长，喜热怕冷，腹中冷痛，或腰脊冷重。

病机　脾肾阳虚。

治法　温润通便。

方药　济川煎（《景岳全书》）加减。肉苁蓉 9g，当归 10g，牛膝 15g，枳壳 9g，泽泻 9g，升麻 6g。每日 1 剂，水煎服。

加减　气虚者可加黄芪以益气；血虚加桑椹以养血；寒凝较甚，可予半硫丸口服以温阳散寒通便。

4. 六味地黄丸证

主症　大便干结，状如羊屎，舌红，苔少。

兼症　口干少津，神疲纳呆，形体消瘦，颧红，眩晕耳鸣，心悸怔忡，腰膝酸软，脉细数。

病机　阴虚肠燥。

治法　滋阴补肾。

方药　六味地黄丸（《小儿药证直诀》）加减。熟地 24g，山萸肉 12g，山药 12g，泽泻 9g，丹皮 9g，茯苓 9g。每日 1 剂，水煎服。

加减　气虚者可加黄芪以益气；血虚加桑椹以养血。

5. 润肠丸证

主症　大便干结，面色淡白无华，舌淡苔白，脉弱。

兼症　心悸健忘，头晕目眩。

病机　血虚肠燥。

治法　养血润燥。

方药　润肠丸（《沈氏尊生书》）加减。当归 12g，生地 15g，火麻仁 10g，桃仁 9g，桑椹 15g，核桃肉 30g，肉苁蓉 20g，枳壳 9g。每日 1 剂，水煎服。

加减　若大便干结难排，加大黄以助通便、泻下存阴。

四、其他治疗

（一）中成药治疗

1. 市售中成药

（1）便秘通口服液：益气温阳通便。适用于老年性便秘。每次 1～2 支，每日 3 次，口服。

（2）五仁润肠丸：润肠通便缓。适用于治疗虚人及老人肠燥便秘、产妇便秘、习惯性便秘、痔疮便秘及痔疮出血属肠胃燥热者。每次 9g，每日 1～2 次，口服。

（3）清宁丸：清热润肠。适用于大便干结，口干渴，小便黄赤，口舌生疮的热秘。每次 6～9g，每日 2 次，口服。

（4）沉香化气丸：理气疏肝，消积和胃。适用于气郁气滞的便秘。每次 3～6g，每日 2 次，口服。

（5）四君子丸：益气润肠作用。适用于大便并不干结，虽有便意，但临厕无力排出，平素面色㿠白，神疲气短，或大病后气虚的便秘。每次 6g，每日 3 次，口服。

（6）半硫丸：温肾通便。适用于冷秘，即老年性阳虚便秘。每次 1.5～3g，每日 1～2 次，口服。

2. 医院内部制剂

通便灵胶囊：清热泻下解毒。适用于实热秘。每次 3～5 粒，每日 1～3 次。

（二）西医治疗

功能性便秘一般不主张滥用泻药，应针对不同原因处理。

1. 饮食及生活调理

（1）多饮开水，每日清晨可饮温开水或盐开水一杯。多食水果、蔬菜及多纤维食物，如笋类、麸皮、标准面粉。

（2）定时排便锻炼，养成良好的排便习惯。

（3）加强排便动作（肛门括约肌一收一放）锻炼，及腹肌锻炼，特别是体弱、活动少者。

2. 泻药应用

（1）扩容性泻药适用于少渣饮食，功能性便秘者。此类泻药能增加肠容积引起肠管蠕动。

1）盐类泻药：硫酸镁 10～20g/次；氧化镁 1～3g，日 3 次。镁乳剂，每次 15ml，日 3 次。

2）高渗性泻药：山梨醇 5～10g/次，日 2～3 次；60% 乳果糖 10～30ml，2～3 次/日。

3）膨胀性泻药：琼脂 15～30ml，日 2 次；甲基纤维素 1.5～5g/日。

（2）润滑性泻药服后不易吸收，润滑肠壁，石蜡油 15～30ml，睡前服。

（3）刺激性泻药是峻泻剂，刺激肠蠕动，对排便动力衰竭或缺乏有帮助，但因作用为非生理性,故不宜长期服用,只适于临时处理。

1）酚酞 0.05 ~ 0.2g,睡前服。

2）蓖麻油 15 ~ 30ml,睡前服。

3）大黄苏打片 2 片/次。

4）开塞露每次 1 个,挤药液入直肠。

(4）润湿性泻药使水分渗入粪便,软化,膨胀而排出。如辛丁酯磺酸钠,每日 50 ~ 200mg 口服,适用于粪便坚硬,排便无力。

(5）肠蠕动促进剂刺激肠道神经而引起蠕动增强而排便。

1）比沙可啶(便塞停):5 ~ 10mg/次,日 1 次。

2）西沙必利:10mg/次,日 1 ~ 3 次。

3）普卡必利:一种新型促肠动力剂,20mg/次,日 1 ~ 3 次。

3. 手术治疗

对于严重的慢性便秘用上述治疗效果不佳者,可考虑手术治疗,全结肠切除加小肠-直肠吻合术是治疗慢性便秘的一种方法。

(三）针灸

1. 体针

取背俞穴和腹部募穴及下合穴为主;实证宜泻,虚证宜补,寒证加灸。取大肠俞、天枢、支沟、丰隆。热秘加合谷、曲池;气滞加中脘、行间,针用泻法;气血虚弱加脾俞、胃俞;寒盛阳虚加灸神阙;气陷者针用补法,每日 1 次,留针 15 ~ 20 分钟,7 天为一个疗程,疗程间隔 2 ~ 3 天。

2. 耳针

取大肠、胃、直肠下段,隔日一次或每日针一次,可以加电针或埋针,每 5 天轮换一次。

3. 按摩疗法

(1）按摩腹部:从右下腹沿结肠方向,向上、向左、向下循环按摩,反复多次,直至排便时停止。

(2）轻压会阴部:会阴系诸阴之会,司二阴,助排便,或轻叩尾骶部,亦可促使排便。

4. 外治法

外敷法:用大黄末 10g、芒硝 40g,以适量黄酒调敷肚脐,纱布覆盖,胶布固定,再用热水袋热敷 10 分钟左右,可使大便排出。

五、临床心得

功能性便秘是消化系统的一种常见病。由于便秘的反复或持续发作,给患者带来很大的痛苦,甚至会诱发或加重老年人的心脑血管疾病以及引起肠梗阻,危及生命安全。西医学对治疗本病尚无重大进展,仍是治标而不治本,即使是最新的促胃肠动力药西沙比利,其疗效也不尽如人意。

中医药治疗便秘不但在通便方面有优势,在解除便秘的同时,可使患者的体质状况得到改善。尤其对虚性便秘,可有效地改善虚象,增强包括排便能力在内的内脏功能,这些都是单纯使用西医药所难以达到的。疗效好，无副作用，易被患者所接受。

治疗便秘要在辨证的基础上运用通法，以通下为主，但要审证求因，治病求本，注重益气养阴，从整体论治。《万病回春 · 大便闭》："身热烦渴，大便不通者，是热闭也；久病人虚，大便不通者，是虚闭也；因汗出多大便不通者，精液枯竭而闭也；风证大便不通者，是风闭也；老人大便不通者，是血气枯燥而闭也；虚弱并产后及失血，大便不通者，血虚而闭也；多食辛热之物，大便不通者，实热也。"

便秘是有形之实滞积于肠道，不能按时排出的病症。上述诸证不论实秘或者是虚秘，均为腑气不通。故治疗便秘一定要通降腑气。我们习惯用调胃承气汤，结合体质灵活加减，疗效显著。方中大黄苦寒沉降，力猛善走，长于通下，被誉为"将军"，入阳明，能荡涤胃肠实热积滞；入厥阴，能活血祛瘀，配芒硝咸寒，软坚散结，甘草甘温，保护胃气。组方周全，药少力专。如属热秘，加清热药连翘、生地、枳实等为承气法；如属瘀秘加赤芍、三棱等，如桃仁承气汤。气虚便秘者，加黄芪及大量白术。阳气不足，寒积于肠之冷秘加附子、干姜等，温下并行如真人温脾汤法；术后、产后及失血，属阴血虚秘，加用当归、肉苁蓉、玄参、枳壳、生地等。老年性肾虚冷秘，加巴戟、肉苁蓉等。风证大便不通者，是风闭，加羌活。气秘加杏仁、桔梗、紫菀之类，即所谓"开上窍以通下窍"、"提壶揭盖"法。此外，决明子、生地黄、生何首乌、郁李仁、杏仁、火麻仁、炒莱菔子均是濡润通便之品，可酌情使用。

六、预防与调理

平素宜多吃富含纤维素的食物，如瓜果、蔬菜、糙米等，有助于增加肠道容积，促进肠道运动，利于排便。鼓励多饮水，少吃过于精细的食品，少吃辛辣油煎等过于"火热"之物，宜于凉润之品。并嘱患者多饮开水及多食水果和含纤维素多的蔬菜及多渣食物，如各种笋类、标准面粉、麦片、麸皮等，少吃细粮。食物应粗细搭配，不偏食。注意食用各种杂粮、糙米，增加富含纤维素的蔬菜、水果，诸如芹菜、韭菜、菠菜、萝卜、香蕉、梨子等；还可进食富含油脂、性质滑利的食品，如黑芝麻、麻子仁、松子仁、杏仁、葵花籽、阿胶、蜂蜜等，此即古人"以滑养窍"之谓。

其次，应适当运动锻炼，可于早晚各做数次提肛运动以增进肛门括约肌力。还可于早晚以手掌按抚下腹部沿正反方向各揉50～100次，促进肠道运动。以上均有助于促进肠道运动，保持大便通畅。

再次应养成每日定时大便的习惯，由于早餐后每发生"胃-结肠反射"有利于产生排便意念，因此，对于便秘患者，选择每日在早晨大便更合适。根据患者的体质状况进行适当的体育锻炼，如太极拳、气功等，均能流通气血、促进排便。

七、疗效评定标准

1. 临床疗效标准

临床痊愈　大便正常，或恢复至病前水平，其他症状全部消失。

显效　便秘明显改善，排便间隔时间及便质接近正常；或大便稍干而排便间隔在72小时以内，其他症状大部分消失。

有效　排便间隔时间缩短1天，或便质干结改善，其他症状均有好转。

无效　便秘及其他症状均无改善。

2. 证候疗效标准

所有症状都分为无、轻、中、重四级（参照附录3），在主症分别记0、2、4、6分，在次症则分别记0、1、2、3分。对于舌脉则分为正常和非正常两级，在主症分别记0、2分，在次症分别记0、1分。

临床痊愈　症状、体征消失或基本消失，证候积分减少≥95%。

显效　症状、体征明显改善，证候积分减少≥70%，但<95%。

有效　症状、体征均有好转，证候积分减少≥30%，但<70%。

无效　症状、体征均无明显好转，甚或加重，证候积分减少<30%。

第十四章　肝胆胰疾病临床方证论治研究

第一节　病毒性肝炎

病毒性肝炎是由多种肝炎病毒引起的，以肝脏炎症和坏死病变为主的一组传染病，一般以肝区疼痛、食欲减退、恶心、肝大、肝功能异常为主要临床表现，部分病例可出现发热、黄疸。根据病原学诊断，目前确定的病原体有6种，分别为甲(A)、乙(B)、丙(C)、丁(D)、戊(E)、庚(G)型肝炎病毒，各自引起相应的肝炎，各型间无交叉免疫。我国是HBV感染的高发地区，其感染率长年居高不下，成人HBV感染率为24.4%～80.8%，HBsAg携带率为10.1%。2006年全国乙型肝炎血清流行病学调查表明，我国1～59岁一般人群HBsAg携带率为7.18%。据此推算，我国现有慢性HBV感染者约9300万人，其中慢性乙型肝炎患者约2000万例。2014年全国1～29岁人群乙型肝炎血清流行病学调查结果显示，1～4岁、5～14岁和15～29岁人群HBsAg流行率分别为0.32%、0.94%和4.38%。HBV主要经血(如不安全注射等)、母婴及性接触传播。

病毒性肝炎属中医学"黄疸"、"胁痛"、"疫毒"、"臌胀"、"积聚"等范畴。

一、病因病机

(一)中医病因病机

甲型肝炎多为湿热内蕴，乙型肝炎则为邪毒内伏，二者均可隐而不发或发而无黄，或发黄，以阳黄居多，少数为阴黄。其病机主要为外感时邪(湿热)疫毒，侵犯脾胃，郁蒸肝胆所致。肝失疏泄，气滞血瘀则为胁痛，胆汁郁阻而逆行血分，外溢目窍、外渗肌肤发为黄疸。分型而论，急性黄疸型肝炎之始因主要是湿热夹毒侵袭，痰湿中阻。因疫毒外袭损伤脾胃，湿热内生，久蕴成痰，痰热互结，熏蒸肝胆，使肝失疏泄，胆汁内瘀，旁流入血，外渍肌肤而成黄疸。急性无黄疸型肝炎，初期病在肝脾，其病机是木郁土壅或土壅木郁。慢性病毒性肝炎病机特点为湿热久留、肝胆之气不舒，脾胃受损。若湿热熏蒸肝胆，胆汁不循常道，浸润肌肤而发为黄疸；若肝气郁阻，气血搏结，或气滞，或血瘀，发为胁痛，久则成为积聚；若脾胃受损，波及于肾，内湿愈增，脾肾两亏，久则开合不利，水气渐积，病情加重必成鼓胀；若湿伤阳气，热伤阴血，久病就会形成气血阴阳具虚之候。

(二)西医病因病理

病毒性肝炎主要由HAV、HBV、HCV、HDV和HGV感染引起，在我国以HBV和HCV感染引起者最为常见。

(1)甲型肝炎：发病机制尚未完全阐明，病毒侵入消化道黏膜后，可能有一个"肠相"阶段，在肠道繁殖。在发病前有短暂的病毒血症，排毒高峰出现在潜伏期末和刚出现症状时。体液免疫反应包括早期的IgM抗体和恢复期的IgG抗体，后者为主要的中和抗体。在恢复期可出现病毒特异的细胞免疫反应。肝脏的损害可能通过免疫反应，特别是细胞毒性T细胞对感染病毒肝细胞的攻击可能起着主要的作用。

(2)乙型肝炎：HBV持续存在是本型肝炎发生的必要条件。HBV持续感染往往起自新生儿或围生期。母体HBeAg通过胎盘进入胎儿，由于新生儿免疫系统不健全，循环性HBeAg诱导免疫耐受，而减低T细胞对感染肝细胞的反应，因此肝细胞损伤轻微或缺乏，病毒得以持续存在；同时，母体的抗-HBcAg经胎盘进入胎儿体内，可遮蔽细胞表面表达的HBcAg，阻拦T细胞的攻击杀伤作用。在HBV感染持续存在下，病毒抗原（主要是核壳蛋白抗原）在肝细胞内降解为含抗原决定簇的短线肽，表达于细胞膜，再与细胞膜MHC-I类糖蛋白抗原结合成复合体，进而被细胞毒性T细胞识别，引发细胞毒反应，造成肝细胞点状或碎屑样坏死，病毒同时被清除。单核巨细胞释放白细胞介素1和肿瘤坏死因子，诱导内皮细胞、肝细胞和淋巴细胞表达黏附分子和受体，对上述免疫反应起重要调节作用。慢性乙型肝炎患者免疫功能常不健全，以致虽然不断地产生免疫反应，但这种反应不能完全清除病毒，而持续存在的HBV所激发的免疫反应却不断地持续引发肝损害。

（3）丙型肝炎：在大多数慢性HCV感染患者，细胞和体液免疫反应均甚活跃。HCV-特异性CTL在控制病毒复制和促进肝细胞损伤中起重要作用。HCV尚可能具有直接致细胞病变作用，这有以下证据：①与HCV同属黄素病毒的其他病毒（如黄热病病毒）能直接损伤受染细胞；②HCV感染的肝内死亡肝细胞旁可无炎症；③在干扰素治疗期间，血清转氨酶和肝内炎症水平的降低往往与病毒负荷水平相平行；④某些研究显示血清HCV-RNA水平与肝细胞损伤程度之间有相关性。接受心脏移植并处于免疫抑制状态的人感染HCV后，肝细胞内含有大量HCV，肝活检往往显示非典型细胞周围纤维化和细胞内胆汁淤积，而肝内炎症往往仅属轻度。

（4）丁型肝炎：与HBV感染不同，人或动物有HDV感染必有肝损害，常见为肝细胞嗜酸性变和嗜酸小体形成，而周围炎症反应常不明显，提示HDV能直接致肝细胞病变。有人发现HDV-RNA基因组可影响或干扰肝细胞功能。但比较慢性丁型肝炎与不伴HDV感染的慢性乙型肝炎患者肝内浸润的淋巴细胞亚群标志时，未发现两者之间有明显差异，且发现肝组织内为淋巴细胞所围绕的肝细胞可表达HDV抗原或HBcAg，这些事实提示在慢性丁型肝炎发病机制中，T细胞介导免疫反应也可能具有重要作用。

（5）戊型肝炎：发病机制不明了，可能有病毒本身和抗体免疫应答两方面的作用，妊娠妇女中以并发暴发性肝炎多见，并伴有弥散性血管内凝血（DIC），提示Schwartzman现象所引起的作用。病毒破坏肝窦壁细胞，特别是Kupffer细胞，使对来自肠菌内毒素的灭活能力降低。内毒素直接破坏肝细胞，并由于释出花生烯酸物质造成继发性肝细胞损伤，前列腺素的趋化作用吸引了中性粒细胞，白三烯造成水肿和胆汁淤积。而孕妇对内毒素的灵敏度增高，因而容易并发暴发性肝炎和DIC。

（6）己、庚型肝炎：发病机制目前尚不清楚。

在甲、乙、丙、丁、戊型肝炎中，除甲、戊两型不转为慢性外，其余三型均可转为慢性。

二、辨　　病

（一）临床表现

病毒性肝炎患者的确诊，除家族史、密切接触史、输血史、注射史和临床表现不可忽视外，主要靠肝功能检查和病原学诊断。

（1）家族史：家族内有多个患病者，特别是出生于HBsAg阳性母亲的婴幼儿，对乙型肝炎的诊断有重要的参考意义。

（2）密切接触史：与病毒性肝炎患者（特别是急性期）同吃、同住、同生活，或经常接触肝炎病毒污染物，或进食被污染的未煮熟的海产品等。

（3）输血、注射史：接受过输血、血浆、血制品及使用被污染的注射器、针头、医疗器械、针刺治疗、接种等。

（二）分类诊断

1. 急性肝炎

（1）急性黄疸型肝炎：起病较急，可有恶寒，发热，乏力，纳差，厌油腻，恶心，呕吐，尿色加深，巩膜、皮肤黄疸明显等症状，往往有肝大、肝区压痛。急性病毒性肝炎血清谷丙转氨酶（ALT）、谷草转氨酶（AST）、碱性磷酸酶（ALP）、γ-谷氨酰胺转肽酶（γ-GT）等酶测定可有不同程度的改变，血清胆红素升高。

（2）甲型肝炎：具备急性肝炎表现，并在血清中检出抗-HAV-IgM，可确诊为甲型肝炎。

（3）乙型肝炎：具备急慢性肝炎临床表现，并有以下任何一项指征阳性均可诊断为乙型肝炎。①血清 HBsAg 阳性；②血清 HBV-DNA 阳性，或 HBeAg 阳性；③血清抗-HBc-IgM 阳性。只单独 HBsAg 阳性，无临床症状或体征，并且肝功能正常者可诊断为非活动性 HBsAg 携带状态。即：HBsAg 阳性>6 个月；HBeAg 阴性，抗 HBe 阳性；血清 HBV-DNA<10^5/ml；ALT/AST 水平持续正常；肝活检证实无明显肝炎（炎症坏死积分<4，非诊断所必需），又称慢性炎症坏死性肝病。

（4）丙型肝炎：具备急慢性肝炎的临床表现，而同时抗-HCV-IgM、抗-HCV-IgG 或 HCV-RNA 阳性时，可诊断为丙型肝炎。

（5）丁型肝炎：具备急慢性肝炎的临床表现，血清 HBsAg 阳性，而同时血清 HDVAg、抗-HDV-IgM 或 HDV-RNA 阳性者可诊断为丁型肝炎。

（6）戊型肝炎：具备急性肝炎临床表现，而同时抗-HEV-IgM、抗-HEV-IgG 阳性者可诊断为戊型肝炎。

（7）急性无黄疸型肝炎：起病较缓，主要表现为乏力，纳差，恶心，厌油腻，上腹不适，腹胀，便溏，肝区胀痛，常有肝大，伴压痛。

2. 慢性肝炎

急性肝炎病程超过半年未愈，肝内持续性 HBV 感染不伴显著的、进行性的坏死炎症病变，可有乏力，纳差，腹胀，便溏，伴有蜘蛛痣，肝病面容，肝掌或肝大，脾大。

慢性乙型肝炎应具备：①HBsAg 阳性>6 个月；②血清 HBV-DNA>10^5/ml；③ALT/AST 水平持续性或间歇性升高；④肝活检显示慢性肝炎（炎症坏死积分≥4，非诊断所必需）。

此外，慢性肝炎或肝硬化可出现白、球蛋白比值（A/G）倒置，可出现凝血酶原时间（PT）延长，凝血酶原活动度（PA）下降。

3. 重型肝炎

急性黄疸型肝炎起病 10 日内迅速出现严重的消化道症状，极度乏力，黄疸加深，同时伴有精神、神经症状如意识障碍、昏迷等。

4. 淤胆型肝炎

起病类似急性黄疸型肝炎，症状较轻，一般情况较好。肝大。

三、鉴别诊断

（1）溶血性黄疸：有感染或药物等诱因，常有红细胞本身缺陷，有贫血，血红蛋白尿，网织红细胞增多，血清间接胆红素测定升高，尿胆原增多。

(2) 肝外梗阻性黄疸:胆囊及肝大较常见,肝功能改变较轻,有原发病的症状、体征,如胆绞痛、墨菲征阳性、腹内肿块等,以及实验室检查特征如碱性磷酸酶和胆固醇显著上升,X 线及超声检查发现胆石症、肝内胆管扩张、肝内或肝外肿块等。

(3) 药物性肝损害:有应用损肝药物史。如中毒性药物肝损害程度与药物剂量有关;如为变态反应性药物,多同时伴有发热、皮疹、关节痛、嗜酸性粒细胞增多等变态反应表现。初次应用至出现肝损害之间有一段潜伏期,再次应用同一药物时迅速发生。肝炎病毒标记检测阴性。

(4) 酒精性肝炎:长期或过多饮酒可导致明显肝炎、肝硬化,可根据个人史、血清学及 B 超检查加以鉴别。

四、方证论治

由于病毒性肝炎感染的病毒类型不同以及感染后机体免疫状态的不同,决定了临床表现复杂多样,病程长短不一,治疗方面各有侧重。其治疗可遵循以下三个原则:一是本病的病因病机为湿热疫毒之邪入侵,蕴积体内,故以清热利湿解毒为第一要义,且“祛邪务尽”。二是分清虚实,调节脏腑功能,肝宜疏,胆宜利,脾宜运,胃宜和。三是肝以阴血为养,肝肾同源,久病之体更宜注重滋养肝肾,以达到扶正祛邪之目的。病后恢复重在饮食。

(一) 急性黄疸型肝炎

茵陈退黄汤证

主症　身目俱黄,黄色鲜明如橘色,口干口苦,恶心厌油,脘腹胀满,大便秘结,小便黄赤,舌红,苔黄腻,脉弦数或滑数。

病机　湿阻热郁。

治法　清热利湿,解毒退黄。

方药　茵陈退黄汤(王道坤教授经验方)。茵陈 30g,栀子 10g,大黄 12g,黄芩 10g,金钱草 20g,蒲公英 30g,板蓝根 20g,虎杖 15g,车前草 15g。每日 1 剂,水煎服。

加减　若面色晦暗不鲜明,头重身困,胸脘痞闷,合五苓散,加藿香、佩兰;纳呆食少者,加砂仁、白蔻仁、谷芽、麦芽。黄而晦暗,形寒肢冷,苔白水滑,脉沉缓无力,宜温阳散寒,健脾利湿。本方去黄芩、金钱草、蒲公英、板蓝根,加制附子、干姜、白术、茯苓、猪苓、薏苡仁,以达温阳利湿、健脾益气之目的。黄疸消退缓慢者,加丹参、泽兰、赤芍以增强活血解毒,加快退黄之目的。

亦可配用清开灵注射液 每次 20～40ml 加入 10% 的葡萄糖液 250ml 静脉滴注,每日 1 次。用于急性肝炎重症。

(二) 急性无黄疸型肝炎

逍遥散证

主症　病程在半年以内,胁肋胀痛,胸闷不舒,善太息,情志抑郁,不欲饮食,或口苦喜呕,脉弦,苔白滑;妇女月经不调,痛经。

病机　肝郁气滞。

治法　疏肝解郁,行气活血,解毒祛邪。

方药　逍遥散加减。柴胡 12g,当归 10g,白芍 10g,茯苓 15g,白术 10g,香附 15g,陈皮 10g,夏枯草 15g,板蓝根 20g,郁金 10g,丹参 15g,虎杖 20g。每日 1 剂,水煎服。

加减　若胁痛明显者,加川楝子 10g、延胡索 15g;纳差、腹胀者,加内金 10g、焦三仙各 10g;失

眠多梦者,加炒酸枣仁 15g、百合 15g;若湿阻脾胃,症见脘闷不饥,口中黏腻,脉濡缓,宜加藿香 15g,厚朴 10g,茯苓 15g,白豆蔻 6g;若腹胀甚伴浮肿者,加大腹皮 15g、车前子 15g;便溏甚者加白扁豆 10g、莲子肉 15g。

可配合用肝炎灵,每次肌注 2ml,每日 2 次,2 个月为 1 疗程。用于急、慢性肝炎。

茵栀黄注射液,每次 10 ~ 20ml 加入 10% 葡萄糖液 250ml 中静脉滴注,或每日 2 ~ 4ml 肌内注射。用于急、慢性肝炎。

(三) 慢性病毒性肝炎

1. 疏肝健脾汤证

主症　胁肋胀痛,胸闷太息,性情急躁,乏力食少,口淡,舌淡苔白,脉沉弦。

兼症　脘痞腹胀,午后为甚,少气懒言,便溏,每因进食生冷油腻而加重。

病机　肝郁脾虚。

治法　疏肝理气活血,健脾和中解毒。

方药　疏肝健脾汤(王道坤教授经验方)加减。枳壳 10g,柴胡 10g,白芍 10g,茯苓 15g,白术 10g,生黄芪 30g,山药 30g,甘草 6g,丹参 15g,虎杖 15g,金银花 20g。每日 1 剂,水煎服。

加减　若胁痛明显者,加川楝子、郁金;胁痛固定,痛如针刺可加红花、延胡索;脘痞腹胀甚者加佛手、砂仁、生麦芽;体倦乏力者加太子参,党参。

2. 一贯煎证

主症　右胁隐痛,劳累尤甚,头晕耳鸣,两目干涩,口燥咽干。舌体瘦,质红少津,或有裂纹,苔少,脉细数无力。

兼症　失眠多梦,潮热或五心烦热,腰膝酸软,女子经少,经闭。

病机　肝肾阴虚。

治法　养血柔肝,滋阴补肾。

方药　一贯煎加味。生地黄 20g,沙参 15g,麦门冬 15g,当归 10g,枸杞子 10g,川楝子 10g,牡丹皮 10g,五味子 10g,酸枣仁 10g,白茅根 20g,虎杖 20g。每日 1 剂,水煎服。

加减　胁痛明显加郁金、延胡索;午后低热者加地骨皮、百合;纳差者加炒谷芽、麦芽、山楂。也可配合双虎清肝颗粒:每次 2 袋,每日 2 次,3 个月为 1 疗程,连服 2 个疗程。适用于急、慢性肝炎属湿热中阻型。

益肝灵片:每次 2 片,每日 3 次,3 个月后减为每次 1 片,每日 3 次。适用于慢性肝炎。

3. 膈下逐瘀汤证

主症　面色晦暗,肝脾大,质地较硬,舌暗或有瘀斑,脉沉细涩。

兼症　蜘蛛痣,肝掌,女子经行腹痛,经水色暗有块。

病机　瘀血阻络。

治法　活血化瘀,散结通络。

方药　膈下逐瘀汤加减。柴胡 10g,枳壳 10g,白芍 10g,当归 10g,桃仁 10g,红花 10g,乌药 10g,川芎 10g,香附 15g,牡丹皮 10g,甘草 6g,丹参 10g,虎杖 20g。每日 1 剂,水煎服。

加减　胁肋刺痛明显者加川楝子、延胡索;肝脾大明显者加生牡蛎、夏枯草、炙鳖甲;鼻衄者加白茅根、三七粉;兼有痰浊者加法半夏、陈皮;气阴两虚,倦怠少力者加太子参、黄芪。

可配合护肝片,每次 4 ~ 5 片,每日 3 次。用于急性黄疸型、无黄疸型肝炎及慢性肝炎。

4. 温脾利水汤证

主症　畏寒喜暖，精神疲惫，四肢不温，少腹腰膝冷痛。舌淡胖，有齿痕，苔白或腻，脉沉细或弱。

兼症　食少脘痞，腹胀便溏，甚则滑泄失禁，下肢水肿，甚则水臌。

病机　脾肾阳虚。

治法　温补脾肾。

方药　温脾利水汤加减。党参10g，生黄芪15g，白术15g，干姜5g，制附子(先煎)6g，桂枝6g，山药15g，茯苓15g，猪苓15g，泽泻15g，炙甘草6g，丹参15g，巴戟肉15g。每日1剂，水煎服。

加减　腹胀甚者加厚朴、白蔻仁；便溏甚者加白扁豆、木香；尿少腹水者加车前子，桑白皮、冬瓜仁。

五、其他治疗

(一) 西医治疗

一般急性病毒性肝炎多采取适当休息，合理饮食，适当用药，避免饮酒、过度劳累和使用对肝脏无损害的药物的综合疗法为治疗原则；慢性病毒性肝炎除注意上述原则外一般采用抗病毒、减少和防止肝纤维化等疗法为治疗原则。

1. 急性病毒性肝炎

(1) 一般及支持疗法强调早期卧床休息，特别是有黄疸的病例更应注意，至症状明显减退，可逐步增加活动。饮食宜清淡，给予足够的热量和适当的蛋白质，可补充一定的维生素B族和维生素C。消化道症状恶心、呕吐明显者可给予维生素B_6 50~100mg静脉滴注。不必强调“三高一低”。

(2) 症状重、黄疸深的急性肝炎：可静脉给予高渗葡萄糖、维生素C或采用门冬氨酸钾镁注射液10~20ml加入10%葡萄糖液200ml静脉滴注，也可使用强力宁注射液40~80ml加入10%葡萄糖液200ml静脉滴注，每日1次。甲型肝炎如有深度黄疸(肝内胆汁淤积)，经其他疗法无效时，可考虑激素治疗，如琥珀酸氢化可的松150~200mg加入10%葡萄糖液500ml静脉滴注，每隔7~10天根据肝功能改善情况逐渐减量；泼尼松龙每日30~40mg，以后逐渐减量，以每日5~10mg为维持量，总疗程2~3个月。

(3) 丙型肝炎：须进行抗病毒治疗。早期应用干扰素可取得较好疗效，α-干扰素每次300万U，隔日皮下或肌内注射，6个月为1个疗程。

抗病毒治疗的目标是清除HCV，获得治愈，清除或减轻HCV相关肝损害，阻止进展为肝硬化、失代偿期肝硬化、肝衰竭或肝癌，改善患者的长期生存率，提高患者的生活质量66。其中进展期肝纤维化及肝硬化患者HCV的清除可降低肝硬化失代偿的发生，可降低但不能避免HCC的发生，需长期监测肝癌的发生情况；失代偿期肝硬化患者HCV的清除有可能降低肝移植的需求，对该部分患者中长期生存率的影响需进一步研究；肝移植患者移植前抗病毒治疗可改善移植前的肝功能及预防移植后再感染，移植后抗病毒治疗可提高生存率. 选用聚乙二醇化干扰素联合利巴韦林(PR)治疗及直接抗病毒药物(DAAs)治疗。

1) 对初治患者优先推荐选用恩替卡韦、替诺福韦酯或Peg-lFN。

2) 对于已经开始服用拉米夫定、替比夫定或阿德福韦酯治疗的患者：建议在抗病毒治疗过程中按照“路线图”概念指导用药以提高疗效并降低耐药的发生。

3)核苷(酸)类药物:建议总疗程至少4年,在达到HBV-DNA低于检测下限、ALT复常、HBeAg血清学转换后,再巩固治疗至少3年(每隔6个月复查一次)仍保持不变者,可考虑停药,但延长疗程可减少复发。

4)普通干扰素和聚乙二醇干扰素:推荐疗程为1年,但治疗早期应答可帮助预测疗效。对于基因型A型和D型患者,若经过12周聚乙二醇干扰素治疗未发生HBsAg定量的下降,建议停止治疗(阴性预测值97% ~100%)。对于基因型B型和C型患者,若经过12周聚乙二醇干扰素治疗,HBsAg定量仍大于20,000U/ml,建议停止治疗(阴性预测值92% ~98%)。无论哪种基因型,若经过24周治疗HBsAg定量仍大于20,000U/ml,建议停止治疗。

2. 慢性病毒性肝炎

(1)抗病毒药物:

1)α-干扰素(α-IFN):300万~500万U,隔日1次,皮下或肌内注射,6个月为1个疗程,建议治疗12个月。

2)拉米夫定:每次100mg,每日1次,口服,疗程1~2年。适用于乙型肝炎。

(2)免疫调节药物:

1)胸腺肽:每次10~20mg,肌内注射,疗程2~3个月。

2)免疫核糖核酸:每次2ml皮下注射,每周2次,2个月为1疗程。适用于乙型肝炎。

3)卡介苗:每周1次,皮内接种,疗程4~6个月。

4)白细胞介素2:每次1000U,肌内注射,每周2次,2~3个月为1疗程。适用于乙型肝炎。

(3)保肝和改善肝细胞功能的药物:

1)非特异性保肝药物:B族维生素,维生素C、维生素K、葡醛内酯、肌苷等。

2)1,6-二磷酸果糖:每次5~10g加入5%葡萄糖液100ml静脉滴注,2周为1疗程。适用于病情较严重且伴有黄疸的患者。

3. 重型肝炎

(1)综合支持疗法:绝对卧床,控制蛋白质摄入量,保证热量每日6.7~8.4kJ。10% ~15%葡萄糖液1500~2000ml静脉滴注,配合补充足量的维生素B、C及K。可视情况输入白蛋白,每次10~20g或新鲜血浆每次200ml左右,每周1~2次,并注意维持水和电解质平衡。

(2)抗肝细胞坏死,促进肝细胞再生疗法:

1)胰高糖素-胰岛素疗法(G_1疗法):胰高糖素1mg、胰岛素8~10U加入10%葡萄糖液500ml静脉滴注,每日1次,2周为1疗程。注意低血糖、低血钾,警惕食管静脉出血情况。

2)前列腺素E_1(PGE_1)疗法:PGE_1每次100~200mg,加入10%葡萄糖液500ml,2~3小时内静脉滴注完,每日1次,疗程20~30日。

3)促肝细胞生长因子(P-HGF)疗法:肝细胞生长因子每次120mg加入10%葡萄糖液250ml静脉滴注,每日1次,1个月为1疗程。

(3)调节免疫功能的疗法

胸腺肽:每日16~20mg,肌内注射或静脉滴注,疗程2~3个月。

(4)防治脑水肿和肝性脑病:

1)25%山梨醇或20%甘露醇250ml快速加压静脉滴注,30分钟内滴完,每4~6小时1次。也可加用利尿剂。

2)降低血氨:口服甲硝唑0.2g,每日4次,或乳果糖每日60g,分3次口服。也可用乙酰谷酰胺500~1000mg溶于液体中静脉滴注,或精氨酸15~20g溶于液体内静脉滴注。

3）调节氨基酸的平衡：支链氨基酸，每次250ml与等量10%葡萄糖液串联，缓慢静脉滴注，每日1～2次，7～15天为1疗程。

4）纠正假性神经传递介质：左旋多巴0.2～0.4g加入10%葡萄糖液250～500ml中缓慢静脉滴注，每日1～2次，此药不可与维生素B_6共用。

（5）出血的防治：

1）凝血酶原复合物：每次用400U加入10%葡萄糖液250ml静脉滴注，每周3～4次。

2）雷尼替丁：每次0.15g，每晚1次口服。

3）普萘洛尔：每日20～80mg，分3～4次静脉滴注或口服。

4）维生素K_1：每次10mg，每日2次，肌内注射。

（6）并发DIC的治疗：

1）低分子右旋糖酐：每次500～1000ml，静脉滴注。

2）肝素：每次用1mg/kg加5%葡萄糖液250ml静脉滴注，每日4～6小时1次，滴注时间为4小时，然后停2小时，测凝血时间，恢复正常后，可逐渐减量，不宜骤停。

3）补充凝血因子，输鲜血或血浆。

4）DIC继发纤溶时，可在应用肝素基础上并用纤溶抑制剂。

（7）感染的防治：应选择对肝肾无毒的抗生素，如青霉素类、头孢霉素类、喹诺酮类；厌氧菌可选用甲硝唑；有深部真菌感染者可用酮康唑等。

（8）肝肾综合征的防治：

1）严格控制液体入量，补液量应相当于前一天尿量加500～1000ml。

2）避免使用对肾脏有毒性作用的药物。

3）多巴胺：每次用20～80mg加入10%葡萄糖液500ml中静脉滴注。

4）消旋山莨菪碱：每次用40～60mg加入10%葡萄糖液250ml静脉滴注。

5）呋塞米：每次用60～80ml稀释后静推。

（二）针灸疗法

（1）急性病毒性肝炎：取合谷、外关、阳陵泉、足三里、阴陵泉为主穴。湿热熏蒸加大椎、太冲；湿浊壅滞加胆俞；毒热蕴郁加劳宫、涌泉；每次选主穴1～2个，配穴2～3个，用提插补泻法，先泻后补，留针15～30分钟，每日1次，2周为1疗程。

（2）急性黄疸型肝炎：取阴陵泉、足三里、重阳，配太冲、阳陵泉，用泻法。

（3）肝功能异常：取肝俞、胆俞、至阴、太冲；反复转氨酶升高者，取至阳、大椎、足三里；肝区疼痛者，取支沟、胆俞、足三里，实证用泻法，虚证用补法，每次留针15～30分钟，10次为1疗程。

（4）乙肝病毒携带：取足三里、气海、大椎穴，以平补平泻为主。足三里针后加灸5～10分钟，以局部潮红为度；气海单灸不针；大椎单针不灸。每周3次，3个月为1疗程。

（5）慢性肝炎患者侧卧于床上，点燃艾条后距神阙穴1～2寸，不断旋转，使病人有温热感为度，每次灸15分钟。

（6）慢性肝炎耳针取穴：肝炎点、肝、胆、脾、三焦。针法：针刺，得气后出针，每日1次，可连续针10～15次。耳穴按压：取神门、肝、脾、胆等穴，腹胀者加大肠、三焦、皮质下；乏力加神门；胁痛加交感、胃，用王不留行籽贴压，两耳交替，每周2～3次，5次为1疗程。

六、临床心得

病毒性肝炎的治疗是当前国内外医学难题。寻找确切高效的抗病毒、减少肝脏炎症、恢复肝功能、防止肝纤维化等以及发挥中医药治疗本病的特色是我们当前最迫切要解决的问题。

（1）肝炎病毒在人体内持续存在和复制，是肝组织病变持续进行和慢性化的原因。因此，要阻断肝脏病变的进行和慢性化，必须清除体内的肝炎病毒，因此抗病毒治疗是最主要和最关键的治疗，也是最大的难点。因此，必须贯彻“攻邪已病”的思想。所以临床上对于急性肝炎必须以行气祛湿，清热解毒“攻邪”为其治疗大法。舌红脉数热重者，常用茵陈退黄汤为主，选用茵陈、山栀子、大黄、虎杖、丹参；苔腻湿重者用茵陈五苓散加减，如茯苓、泽泻、猪苓、苍术、泽兰、丹参、虎杖。因病在肝胆故柴胡、黄芩必用；黄疸重者加赤芍、金钱草；胁痛加川楝子、郁金、元胡；呕吐加竹茹、旱半夏；腹胀加枳壳、大腹毛、麦芽等。慢性肝炎，由于毒邪未驱尽，故病程迁延，损伤正气，虚实夹杂。故治疗以通畅气机，活血解毒为要。凡舌苔黄腻，ALT 降而复升。经用柴胡、黄芩、黄连、山栀子、虎杖、金银花、紫花地丁、蒲公英、板蓝根、山豆根、苦参、白鲜皮、山慈菇等，即可迅速康复。

（2）尽早使用抗肝纤维化之品：我们认为病毒性肝炎属于湿热疫毒（胎毒）之邪伏于血分所致，而肝为藏血之脏，故受害最烈。阴血亏虚、木失水涵，势必枯萎变硬，所以滋养肾阴、柔润肝体是防止慢性肝炎向肝硬化发展非常重要的环节，能阻断病情向肝硬化方向发展。无论是乙肝，还是丙肝，其慢性化程度相当高，因此在治疗慢性肝炎的过程中应始终注意到这一点，中医药在这方面的作用是相当明显的。最新的研究成果表明，早期肝硬化是可逆的，冬虫夏草、龟板、鳖甲、丹参等中草药及其制剂可降解肝纤维化组织。在临床治疗中要发扬中医“治未病”的思想，在肝硬化未形成之前，提早使用软坚散结之品，如桃仁、炒内金、生山楂、丹参等品是大有好处的。

（3）要保护胃气：胃气一败，百药难施。在使用这些苦寒药物时，需视患者体质强弱、耐受力高低施以不同的剂量和配伍，才能发挥出最佳的效果。一般体弱，形体消瘦之人，用量不宜太大，过则害，反易导致肝功能波动；但体气壮实者，耐受力高者，热毒明显者，应先予大剂清解，再据证给予调整，一定要防止久用苦燥伤阴和苦寒败胃的副作用。

总之，中医药治疗病毒性肝炎以重视整体、辨证用药而见长。近些年来，中医药在其抗病毒、调节免疫、改善肝脏炎症以及抗肝纤维化上显示出了一定的优越性，我国已处于世界领先水平。我们应该进一步深入研究，争取更大的突破。

七、预防与调理

病毒性肝炎也称传染性肝炎，无论是急性还是慢性都具有传染性。甲型肝炎和戊型肝炎主要经消化道传播，通过日常生活接触的方式，如患者的大小便、呕吐物以及被病毒污染的水、食物等经口传入就可患病。

乙型肝炎、丙型肝炎主要通过血液途径、不洁注射而传播。

对预防甲型肝炎、乙型肝炎最有效的办法是注射甲、乙型肝炎疫苗，其保护年限在 5 ~ 10 年以上，对母婴传播尤为重要。

1. 生活调理

（1）防止疲劳：急性肝炎、重型肝炎时，需卧床休息，其时间要持续到症状和黄疸明显消退、转氨酶第一次降至正常值后，方可起床活动，每次不要超过半小时；恢复期、慢性肝炎时不一定绝对卧床，对于散步、打太极拳、轻度家务劳动可以量力参加，以不疲乏和不劳累为标准。

急性肝炎要有 1 年的肝功稳定，慢性肝炎要有 2 年以上稳定，方可从事繁重工作和较剧烈的活动。

（2）预防各种感染：慢性肝病患者机体免疫功能低下，在病中和病后极易被各种致病因子感染，如感冒、支气管炎、肺炎、泌尿系感染、皮肤感染等，要根据气候变化增减衣服。

2. 饮食调理

病毒性肝炎患者的饮食，一般来说应是新鲜易消化的，食物中应含有一定数量的蛋白质、糖类和维生素B族、C。对肝炎患者的营养治疗，应强调高蛋白、高糖类、高维生素、低脂肪食品；多饮水，多食用新鲜蔬菜瓜果。可少食多餐，饥饱适度，切忌暴饮暴食。避免食用辛辣、有刺激性食物及煎炸食品，生硬、甜食不宜多食。需防止营养过度导致脂肪肝，应限制高脂肪及富含胆固醇的食物，如各类蛋黄、牛脑、猪肝、羊肝、鳗鱼等。

肝病建议常食粳米、小麦、玉米、甘薯、山药、绿豆、赤小豆、薏苡仁、植物油、芹菜、卷心菜、大白菜、菠菜、番茄、胡萝卜、茭白、蘑菇、木耳、银耳、甘蔗、豆浆、西瓜、冬瓜等。

肝炎患者应绝对禁止吸烟、饮酒，即使啤酒也不例外。另外肝炎患者还应忌滥用药物。应在医生指导下用药，定期复查肝功能。

在病毒性肝炎中，甲型、戊型肝炎经过治疗，大多数在3个月内临床症状消失、肝功能恢复，最长不超过6个月，所以预后良好，能痊愈，无转为慢性肝炎的倾向，但孕妇患戊型肝炎有较大危险。

在慢性肝炎轻、中、重度中，轻度患者绝大多数的病程可以自限，预后良好，尽管病程常有波动，经过适当休息和治疗后可逐渐恢复，一般不发展为肝硬化。中、重度患者预后不良。重型肝炎预后较差，近年来综合疗法降低了病死率。

慢性乙型肝炎防治指南

（2015年版）（节录）

慢性乙型肝炎的预防、诊断和抗病毒治疗指南中华医学会肝病学分会、中华医学会感染病分会2015年10月22日本指南为规范慢性乙型肝炎的预防、诊断和抗病毒治疗而制定，涉及慢性乙型肝炎其他治疗策略和方法请参阅相关的指南和共识。中华医学会肝病学分会和感染病学分会于2005年组织国内有关专家制定《慢性乙型肝炎防治指南》（第一版），并于2010年第一次修订。

近5年来，国内外有关慢性乙型肝炎的基础和临床研究取得很大进展，为此我们对本指南进行再次修订。本指南旨在帮助临床医生在慢性乙型肝炎诊断、预防和抗病毒治疗中做出合理决策，但不是强制性标准，也不可能包括或解决慢性乙型肝炎诊治中的所有问题。因此，临床医生在面对某一患者时，应在充分了解有关本病的最佳临床证据、认真考虑患者具体病情及其意愿的基础上，根据自己的专业知识、临床经验和可利用的医疗资源，制定全面合理的诊疗方案。我们将根据国内外的有关进展情况，继续对本指南进行不断更新和完善。本指南中的证据等级分为A、B和C三个级别，推荐等级分为1和2级别（表1，根据GRADE分级修订）

表1　推荐意见的证据等级和推荐等级

级别	详细说明
证据级别	
A 高质量	进一步研究不大可能改变对该疗效评估结果的信心
B 中等质量	进一步研究有可能使我们对该疗效评估结果的信心产生重要影响
C 低质量	进一步研究很有可能影响该疗效评估结果，且该评估结果很可能改变
推荐等级	
1 强推荐	充分考虑到了证据的质量、患者可能的预后情况及治疗成本而最终得出的推荐意见
2 弱推荐	证据价值参差不齐，推荐意见存在不确定性，或推荐的治疗意见可能会有较高的成本疗效比等，更倾向于较低等级的推荐

一、术语

1. 慢性 HBV 感染（chronic HBV infection）：HBsAg 和(或)HBV DNA 阳性 6 个月以上。

2. 慢性乙型肝炎（chronic hepatitis B）：由乙型肝炎病毒持续感染引起的肝脏慢性炎症性疾病。可以分为 HBeAg 阳性慢性乙型肝炎和 HBeAg 阴性慢性乙型肝炎。

3. HBeAg 阳性慢性乙型肝炎（HBeAg positive chronic hepatitis B）：血清 HBsAg 阳性、HBeAg 阳性、HBV DNA 阳性，ALT 持续或反复升高，或肝组织学检查有肝炎病变。

4. HBeAg 阴性慢性乙型肝炎（HBeAg negative chronic hepatitis B）：血清 HBsAg 阳性，HBeAg 阴性，HBV DNA 阳性，ALT 持续或反复异常，或肝组织学检查有肝炎病变。

5. 非活动性 HBsAg 携带者（inactive HBsAg carrier）：血清 HBsAg 阳性，HBeAg 阴性，HBV DNA 低于检测下限，1 年内连续随访 3 次以上，每次至少间隔 3 个月，ALT 均在正常范围。肝组织学检查显示：组织学活动指数(HAI)评分< 4 或根据其他的半定量计分系统判定病变轻微。

6. 乙型肝炎康复（resolved hepatitis B）：既往有急性或慢性乙型肝炎病史，HBsAg 阴性，HBsAb 阳性或阴性，抗-HBc 阳性，HBV DNA 低于最低检测限，ALT 在正常范围。

7. 慢性乙型肝炎急性发作（acute exacerbation or flare of hepatitis）：ALT 升至正常上限 10 倍以上。

8. 乙型肝炎再活动（reactivation of hepatitis B）：常常发生于非活动性 HBsAg 携带者或乙型肝炎康复者中，特别是在接受免疫抑制治疗或化疗时。在 HBV DNA 持续稳定的患者，HBV DNA 升高≥2 log10 U/ml，或者基线 HBV DNA 阴性者由阴性转为阳性且≥100 U/ml，或者缺乏基线 HBV DNA 者 HBV DNA≥20 000 U/ml。往往伴有肝脏炎症坏死再次出现，ALT 升高。

9. HBeAg 阴转（HBeAg clearance）：既往 HBeAg 阳性的患者 HBeAg 消失。

10. HBeAg 血清学转换（HBeAg seroconversion）：既往 HBeAg 阳性的患者 HBeAg 消失、抗-HBe 出现。

11. HBeAg 逆转（HBeAg reversion）：既往 HBeAg 阴性、抗-HBe 阳性的患者再次出现 HBeAg。组织学应答（histological response）：肝脏组织学炎症坏死降低≥2 分，没有纤维化评分的增高；或者以 Metavir 评分，纤维化评分降低≥1 分。

12. 完全应答（Complete response）：持续病毒学应答且 HBsAg 阴转或伴有抗-HBs 阳转。

13. 临床治愈（Clinical cure）：持续病毒学应答且 HBsAg 阴转或伴有抗-HBs 阳转、ALT 正常、肝组织学轻微或无病变。

14. 原发性无应答(Primary nonresponse)：核苷类药物治疗依从性良好的患者，治疗 12 周时 HBV DNA 较基线下降幅度<1 log10U/ml 或 24 周时 HBV DNA 较基线下降幅度<2 log10 U/ml。

15. 应答不佳或部分病毒学应答(suboptimal or partial virological response)：依从性良好的患者，治疗 24 周时 HBV DNA 较基线下降幅度>1 log10 U/ml，但仍然可以检测到。

16. 病毒学应答（virological response）：治疗过程中，血清 HBV DNA 低于检测下限。

17. 病毒学突破（virological breakthrough）：核苷类药物治疗依从性良好的患者，在未更改治疗的情况下，HBV DNA 水平比治疗中最低点上升 1 个 log 值，或一度转阴后又转为阳性，并在 1 个月后以相同试剂重复检测加以确定，可有或无 ALT 升高。

18. 病毒学复发(Viral relapse)：获得病毒学应答的患者停药后，间隔 1 个月两次检测 HBV DNA 均大于 2 000 U/ml。

19. 临床复发(Clinical relapse)：病毒学复发并且 ALT>2×ULN，但应排除其他因素引起的 ALT 增高。

20. 持续病毒学应答(sustained off-treatment virological response)：停止治疗后血清 HBV DNA 持续低于检测下限。

21. 耐药(Drug resistance)：在抗病毒治疗过程中，检测到和 HBV 耐药相关的基因突变，称为基因型耐药（Genotypic resistance）。体外实验显示抗病毒药物敏感性降低、并和基因耐药相关，称为表型耐药(Phenotypic resistance)。针对一种抗病毒药物出现的耐药突变对另外一种或几种抗病毒药物也出现耐药，称为交叉耐药（Cross resistance）。至少对两种不同类别的核苷(酸)类似物耐药，称为多药耐药（multidrug resistance）。

二、流行病学和预防流行病学

HBV 感染呈世界性流行，但不同地区 HBV 感染的流行强度差异很大。据世界卫生组织报道，全球约

20 亿人曾感染 HBV，其中 2.4 亿人为慢性 HBV 感染者，每年约有 65 万人死于 HBV 感染所致的肝衰竭、肝硬化和肝细胞癌（HCC）。全球肝硬化和 HCC 患者中，由 HBV 感染引起的比例分别为 30% 和 45%。我国肝硬化和 HCC 患者中，由 HBV 感染引起的比例分别为 60% 和 80%。由于乙型肝炎疫苗免疫，急性 HBV 感染明显减少，以及感染 HBV 人口的老龄化，再加上抗病毒治疗的广泛应用，近年 HBeAg 阴性慢性乙型肝炎患者的所占比例上升。

2006 年全国乙型肝炎血清流行病学调查表明，我国 1～59 岁一般人群 HBsAg 携带率为 7.18%。据此推算，我国现有慢性 HBV 感染者约 9300 万人，其中慢性乙型肝炎患者约 2000 万例。2014 年全国 1～29 岁人群乙型肝炎血清流行病学调查结果显示，1～4 岁、5～14 岁和 15～29 岁人群 HBsAg 流行率分别为 0.32%、0.94% 和 4.38%。

HBV 主要经血（如不安全注射等）、母婴及性接触传播。由于对献血员实施严格的 HBsAg 和 HBV DNA 筛查，经输血或血液制品引起的 HBV 感染已较少发生；经破损的皮肤或黏膜传播主要是由于使用未经严格消毒的医疗器械和侵入性诊疗操作不安全注射特别是注射毒品等；其他如修足、文身、扎耳环孔、医务人员工作中的意外暴露、共用剃须刀和牙刷等也可传播。母婴传播主要发生在围产期，多为在分娩时接触 HBV 阳性母亲的血液和体液传播，随着乙型肝炎疫苗联合乙型肝炎免疫球蛋白（HBIG）的应用，母婴传播已大为减少。与 HBV 阳性者发生无防护的性接触，特别是有多个性伴侣者，其感染 HBV 的危险性增高。HBV 不经呼吸道和消化道传播，因此，日常学习、工作或生活接触，如同一办公室工作（包括共用计算机等办公用品）、握手、拥抱、同住一宿舍、同一餐厅用餐和共用厕所等无血液暴露的接触，不会传染 HBV。流行病学和实验研究未发现 HBV 能经吸血昆虫（蚊、臭虫等）传播。

三、预防

（一）乙型肝炎疫苗预防接种乙型肝炎疫苗是预防 HBV 感染的最有效方法。

乙型肝炎疫苗的接种对象主要是新生儿，其次为婴幼儿，15 岁以下未免疫人群和高危人群（如医务人员、经常接触血液的人员、托幼机构工作人员、器官移植患者、经常接受输血或血液制品者、免疫功能低下者、HBsAg 阳性者的家庭成员、男男同性、有多个性伴侣者和静脉内注射毒品者等）。

乙型肝炎疫苗全程需接种 3 针，按照 0、1、6 个月程序，即接种第 1 针疫苗后，间隔 1 个月及 6 个月注射第 2 及第 3 针疫苗。新生儿接种乙型肝炎疫苗要求在出生后 24 h 内接种，越早越好。接种部位新生儿为臀前部外侧肌肉内或上臂三角肌，儿童和成人为上臂三角肌中部肌内注射。单用乙型肝炎疫苗阻断母婴传播的阻断率为 87.8%。

对 HBsAg 阳性母亲的新生儿，应在出生后 24 h 内尽早（最好在出生后 12 h）注射 HBIG，剂量应≥100 U，同时在不同部位接种 10 μg 重组酵母乙型肝炎疫苗，在 1 个月和 6 个月时分别接种第 2 和第 3 针乙型肝炎疫苗，可显著提高阻断母婴传播的效果。新生儿在出生 12 h 内注射 HBIG 和乙型肝炎疫苗后，可接受 HBsAg 阳性母亲的哺乳。HBV DNA 水平是影响 HBV 母婴传播的最关键因素。HBV DNA 水平较高（10^6 U/ml）母亲的新生儿更易发生母婴传播。近年有研究显示，对这部分母亲在妊娠中后期应用抗病毒药物，可使孕妇产前血清中 HBV DNA 水平降低，提高新生儿的母婴阻断成功率。在充分告知风险、权衡利弊和患者签署知情同意书的情况下，可对 HBV DNA 高水平孕妇给予抗病毒药物，以提高新生儿的 HBV 母婴传播的阻断率，具体请参见“特殊人群抗病毒治疗-妊娠相关情况处理”。对 HBsAg 阴性母亲的新生儿可用 10μg 重组酵母乙型肝炎疫苗免疫；对新生儿时期未接种乙型肝炎疫苗的儿童应进行补种，剂量为 10μg 重组酵母乙型肝炎疫苗或 20μg 仓鼠卵巢细胞（CHO）重组乙型肝炎疫苗；对成人建议接种 3 针 20μg 重组酵母乙型肝炎疫苗或 20μg CHO 重组乙型肝炎疫苗。对免疫功能低下或无应答者，应增加疫苗的接种剂量（如 60μg）和针次；对 3 针免疫程序无应答者可再接种 1 针 60μg 或 3 针 20μg 重组酵母乙型肝炎疫苗，并于第 2 次接种乙型肝炎疫苗后 1～2 个月检测血清中抗-HBs，如仍无应答，可再接种 1 针 60μg 重组酵母乙型肝炎疫苗。

接种乙型肝炎疫苗后有抗体应答者的保护效果一般至少可持续 12 年，因此，一般人群不需要进行抗-HBs 监测或加强免疫。但对高危人群可进行抗-HBs 监测，如抗-HBs<10 mU/ml，可给予加强免疫。

（二）意外暴露后预防

当有破损的皮肤或黏膜意外暴露 HBV 感染者的血液和体液后，可按照以下方法处理：

1. 血清学检测：应立即检测 HBV DNA、HBsAg、抗-HBs、HBeAg、抗-HBc、丙氨酸转氨酶（ALT）和天门冬氨酸转氨酶（AST），并在 3 个月和 6 个月内复查。

2. 主动和被动免疫：如已接种过乙型肝炎疫苗，且已知抗-HBs 阳性者，可不进行特殊处理。如未接种过乙型肝炎疫苗，或虽接种过乙型肝炎疫苗，但抗-HBs <10 U/L 或抗-HBs 水平不详，应立即注射 HBIG 200 ~ 400 U，并同时在不同部位接种 1 针乙型肝炎疫苗（20 g，于 1 个月和 6 个月后分别接种第 2 和第 3 针乙型肝炎疫苗，各 20 g）。

（三）对患者和携带者的管理在诊断出急性或慢性乙型肝炎时，应按规定向当地疾病预防控制中心报告，并建议对患者的家庭成员进行血清 HBsAg、抗-HBc 和抗-HBs 检测，并对其中的易感者（该三种标志物均阴性者）接种乙型肝炎疫苗。乙型肝炎患者和 HBV 携带者的传染性高低主要取决于血液中 HBV DNA 水平，而与血清 ALT、AST 或胆红素水平无关。对乙型肝炎患者和携带者的随访见本指南"患者的随访"。对慢性 HBV 感染者及非活动性 HBsAg 携带者，除不能捐献血液、组织器官及从事国家明文规定的职业或工种外，可照常工作和学习，但应定期进行医学随访。

（四）切断传播途径

大力推广安全注射（包括针灸的针具），并严格遵循医院感染管理中的标准预防（standard precaution）原则。服务行业所用的理发、刮脸、修脚、穿刺和文身等器具也应严格消毒。注意个人卫生，不与任何人共用剃须刀和牙具等用品。若性伴侣为 HBsAg 阳性者，应接种乙型肝炎疫苗或采用安全套；在性伙伴健康状况不明的情况下，一定要使用安全套，以预防乙型肝炎及其他血源性或性传播疾病。对 HBsAg 阳性的孕妇，应避免羊膜腔穿刺，并缩短分娩时间，保证胎盘的完整性，尽量减少新生儿暴露于母血的机会。

推荐意见 1：对 HBsAg 阳性母亲的新生儿，应在出生后 24 h 内尽早（最好在出生后 12 h）注射 HBIG，剂量应≥100 U，同时在不同部位接种 10 μg 重组酵母乙型肝炎疫苗，在 1 个月和 6 个月时分别接种第 2 和第 3 针乙型肝炎疫苗，可显著提高阻断母婴传播的效果（A1）；

推荐意见 2：对新生儿时期未接种乙型肝炎疫苗的儿童应进行补种，剂量为 10μg 重组酵母或 20μg 重组 CHO 乙型肝炎疫苗（A1）；

推荐意见 3：新生儿在出生 12 h 内注射 HBIG 和乙型肝炎疫苗后，可接受 HBsAg 阳性母亲的哺乳（B1）；

推荐意见 4：对免疫功能低下或无应答者，应增加疫苗的接种剂量（如 60μg）和针次；对 3 针免疫程序无应答者可再接种 1 针 60μg 或 3 针 20μg 重组酵母乙型肝炎疫苗，并于第 2 次接种乙型肝炎疫苗后 1 ~ 2 个月检测血清中抗-HBs，如仍无应答，可再接种 1 针 60μg 重组酵母乙型肝炎疫苗（A1）。

四、病原学

HBV 属嗜肝 DNA 病毒科（hepadnaviridae），基因组长约 3.2kb，为部分双链环状 DNA。其基因组编码 HBsAg、HBcAg、HBeAg、病毒多聚酶和 HBx 蛋白。HBV 的抵抗力较强，但 65℃10 h、煮沸 10 分钟 或高压蒸气均可灭活 HBV。环氧乙烷、戊二醛、过氧乙酸和碘伏对 HBV 也有较好的灭活效果。近来研究发现，肝细胞膜上的钠离子-牛磺胆酸-协同转运蛋白（NTCP）是 HBV 感染所需的细胞受体。当 HBV 侵入肝细胞后，部分双链环状 HBV DNA 在细胞核内以负链 DNA 为模板延长正链以修补正链中的裂隙区，形成共价闭合环状 DNA（cccDNA）；然后以 cccDNA 为模板，转录成几种不同长度的 mRNA，分别作为前基因组 RNA 和编码 HBV 的各种抗原。cccDNA 半寿（衰）期较长，难以从体内彻底清除，对慢性感染起重要作用。HBV 至少有 9 个基因型（A ~ I），我国以 B 型和 C 型为主。HBV 基因型与疾病进展和干扰素治疗应答有关，与 C 基因型感染者相比，B 基因型感染者较少进展为慢性肝炎、肝硬化和 HCC。HBeAg 阳性患者对 IFNα 治疗的应答率，B 基因型高于 C 基因型，A 基因型高于 D 基因型。病毒准种可能在 HBeAg 血清学转换、免疫清除以及抗病毒治疗应答中具有重要的意义。

五、自然史及发病机制

自然史 HBV 感染的自然史取决于病毒、宿主和环境之间的相互作用。HBV 感染时的年龄是影响慢性化的最主要因素。在围产期和婴幼儿时期感染 HBV 者中，分别有 90% 和 25% ~30% 将发展成慢性感染，而 5 岁以后感染者仅有 5% ~10% 发展为慢性感染。我国 HBV 感染者多为围产期或婴幼儿时期感染。婴幼儿期 HBV 感染的自然史一般可人为划分为 4 个期，即免疫耐受期、免疫清除期、非活动或低（非）复制期和再活动期。免疫耐受期：血清 HBsAg 和 HBeAg 阳性，HBV DNA 水平高（通常>200 000 U/ml），ALT 正常，肝组织学无明显异常或轻度炎症坏死，无或仅有缓慢肝纤维化的进展。免疫清除期：血清 HBV DNA 载量>2 000 U/ml，ALT 持续或间歇升高，肝组织学中度或严重炎症坏死，肝纤维化可快速进展，部分可发展为肝硬化和肝衰竭。低（非）复制期：血清 HBeAg 阴性、抗-HBe 阳性，HBV DNA 水平低或检测不到

(<2 000 U/ml),ALT 正常,肝组织学无炎症或仅有轻度炎症。在发展为明显肝病之前出现 HBeAg 血清学转换的此期患者,发生肝硬化和 HCC 的风险明显减少。再活动期:大约 5% ~15% 非活动期患者可出现一次或数次肝炎发作,表现为 HBeAg 阴性,抗-HBe 阳性,HBV DNA 中到高水平复制(>20 000 U/ml),ALT 持续或反复异常,成为 HBeAg 阴性慢性乙型肝炎。也可再次出现 HBeAg 阳转。并非所有 HBV 感染者都经过以上 4 个期。青少年和成年时期感染 HBV,多无免疫耐受期,直接进入免疫清除期。自发性 HBeAg 血清学转换主要出现在免疫清除期,年发生率约为 2% ~15%。年龄小于 40 岁、ALT 升高、HBV 基因 A 型和 B 型者发生率较高。HBeAg 血清学转换后,每年约有 0.5% ~1.0% 发生 HBsAg 清除。有研究显示,HBsAg 消失 10 年后,约 14% 的患者肝脏中仍可检测出 cccDNA。HBsAg 消失时患者超过 50 岁,或已经发展为肝硬化,或合并 HCV 或 HDV 感染,尽管发展为肝癌几率低,但仍可能发生。慢性乙型肝炎患者肝硬化的年发生率为 2% ~10%,危险因素包括宿主(年龄大、男性、发生 HBeAg 血清学转换时大于 40 岁、ALT 持续升高),病毒(HBV DNA >2 000 U/ml)、HBeAg 持续阳性、基因型 C、合并 HCV、HDV 或 HIV 感染,以及环境(酒精和肥胖)。代偿期肝硬化进展为肝功能失代偿的年发生率为 3% ~5%,失代偿期肝硬化 5 年生存率为 14% ~35%。非肝硬化 HBV 感染者的 HCC 年发生率为 0.5% ~1.0%。肝硬化患者 HCC 年发生率为 3% ~6%。发生 HCC、肝硬化的危险因素相似。此外,罹患肝硬化、糖尿病、直系亲属有肝癌病史、血清 HBsAg 高水平,以及黄曲霉毒素均与肝癌发生相关。较低的 HBsAg 水平常反映宿主对 HBV 复制和感染具有较好的免疫控制。对于 HBeAg 阴性、HBV DNA 低水平(<2000 U/ml)、B 或 C 基因型 HBV 感染患者,高水平 HBsAg(HBsAg ≥1000 U/ml)增加肝癌的发生风险。发病机制慢性乙型肝炎的发病机制较为复杂,迄今尚未完全阐明。大量研究表明,HBV 不直接杀伤肝细胞,其引起的免疫应答是肝细胞损伤及炎症发生的主要机制。而炎症反复存在是慢性乙型肝炎患者进展为肝硬化甚至肝癌的重要因素。固有免疫在 HBV 感染初期发挥作用,并诱导后续的特异性免疫应答。慢性 HBV 感染者的非特异免疫应答受到损伤。HBV 可通过自身 HBeAg、HBx 等多种蛋白成分,通过干扰 toll-样受体(toll-like receptors,TLRs)、维甲酸诱导基因(retinoic acid inducible gene-I,RIG-I)两种抗病毒信号转导途径,来抑制非特异免疫应答的强度。慢性乙型肝炎患者常表现为髓样树突状细胞(mDc)、浆样树突状细胞(pDc)在外周血中频数低,mDC 存在成熟障碍,pDc 产生 IFN-a 的能力明显降低,机体直接清除病毒和诱导 HBV 特异性 T 细胞功能产生的能力下降,不利于病毒清除。HBV 特异性免疫应答在 HBV 清除中起主要作用。MHC1 类分子限制性的 CD8+细胞毒性 T 淋巴细胞可诱导肝细胞凋亡,也可分泌 IFN-γ,以非细胞裂解机制抑制其他肝细胞内 HBV 基因表达和复制。慢性感染时,HBV 特异性 T 细胞易凋亡,寡克隆存在,分泌细胞因子功能和增殖能力显著降低,T 细胞功能耗竭,HBV 持续复制。

六、实验室检查

(一)HBV 血清学检测:

HBV 血清学标志物包括 HBsAg、抗-HBs、HBeAg、抗-HBe、抗-HBc 和抗-HBc-IgM。HBsAg 阳性表示 HBV 感染;抗-HBs 为保护性抗体,其阳性表示对 HBV 有免疫力,见于乙型肝炎康复及接种乙型肝炎疫苗者;抗-HBc-IgM 阳性多见于急性乙型肝炎及慢性乙型肝炎急性发作;抗-HBc 总抗体主要是抗-HBc-IgG,只要感染过 HBV,无论病毒是否被清除,此抗体多为阳性。在 HBeAg 阳性的慢性乙型肝炎患者中,基线抗-HBc 抗体的定量对聚乙二醇干扰素(Peg-IFN)和核苷(酸)类似物(NAs)治疗的疗效有一定的预测价值。血清 HBsAg 定量检测可用于预测疾病进展、抗病毒疗效和预后。为了解有无 HBV 与 HDV 同时或重叠感染,可进行 HDV 感染标志物的检测。

(二)HBV DNA、基因型和变异检测

1. HBV DNA 定量检测:主要用于判断慢性 HBV 感染的病毒复制水平,可用于抗病毒治疗适应证的选择及疗效的判断。准确定量需采用实时定量聚合酶链反应(real-time quantitative PCR)法。

2. HBV 基因分型和耐药突变株检测:常用的方法有:①基因型特异性引物聚合酶链反应(PCR)法;②基因序列测定法;③线性探针反向杂交法。

(三)生物化学检查:

1. 血清 ALT 和 AST:血清 ALT 和 AST 水平可部分反映肝细胞损伤程度,但特异性不强,应与心、脑、肌肉损害时的升高鉴别。

2. 血清胆红素:血清胆红素水平与胆汁代谢、排泄程度有关,胆红素升高主要原因为肝细胞损害、肝内外胆道阻塞和溶血。肝衰竭患者血清胆红素可呈进行性升高，每天上升≥1 倍正常值上限（ULN），且有出现胆红素升高与 ALT 和 AST 下降的分离现象。

3. 血清白蛋白和球蛋白：反映肝脏合成功能，慢性乙型肝炎、肝硬化和肝衰竭患者可有血清白蛋白下降。随着肝损害加重，白蛋白/球蛋白比值可逐渐下降或倒置（<1）。

4. 凝血酶原时间（PT）及凝血酶原活动度（PTA）：PT 是反映肝脏凝血因子合成功能的重要指标，常用国际标准化比值（INR）表示，对判断疾病进展及预后有较大价值。

5. γ-谷氨酰转肽酶（GGT）：正常人血清中 GGT 主要来自肝脏。此酶在急性肝炎、慢性活动性肝炎及肝硬变失代偿时仅轻中度升高。各种原因导致的肝内外胆汁淤积时可以显著升高。

6. 血清碱性磷酸酶（ALP）经肝胆系统进行排泄。所以当 ALP 产生过多或排泄受阻时，均可使血中 ALP 发生变化。临床上常借助 ALP 的动态观察来判断病情发展，预后和临床疗效。

7. 总胆汁酸（TBA）：健康人的周围血液中血清胆汁酸含量极微，当肝细胞损害或肝内、外阻塞时，胆汁酸代谢就会出现异常，总胆汁酸就会升高。

8. 胆碱酯酶：可反映肝脏合成功能，对了解肝脏应急功能和贮备功能有参考价值。

9. 甲胎蛋白（AFP）：血清 AFP 及其异质体是诊断原发性肝细胞癌的重要指标。应注意 AFP 升高的幅度、动态变化及其与 ALT 和 AST 的消长关系，并结合临床表现和肝脏超声显像等影像学检查结果进行综合分析。

10. 维生素 K 缺乏或拮抗剂-Ⅱ诱导蛋白（Protein induced by vitamin K absence or antagonist-Ⅱ，PIVKA-Ⅱ），又名脱 γ 羧基凝血酶原（Des-gamma-carboxyprothrombin，DCP），是诊断肝癌的另一个重要指标，可与 AFP 互为补充。

七、肝纤维化非侵袭性诊断：

1. APRI 评分：天冬氨酸氨基转移酶（AST）和血小板（PLT）比率指数（aspartate aminotransferase-to-platelet ratio index，APRI）可用于肝硬化的评估。成人中 APRI 评分>2，预示患者已经发生肝硬化。APRI 计算公式为[（AST/ULN）×100/PLT（10^9/L）]。

2. FIB-4 指数：基于 ALT、AST、PLT 和患者年龄的 FIB-4 指数可用于慢性乙型肝炎患者肝纤维化的诊断和分期。FIB4＝（年龄×AST）÷（血小板×ALT 的平方根）。

3. 瞬时弹性成像：瞬时弹性成像（transient elastography，TE）作为一种较为成熟的无创伤性检查，其优势为操作简便、可重复性好，能够比较准确地识别出轻度肝纤维化和进展性肝纤维化或早期肝硬化；但其测定成功率受肥胖、肋间隙大小以及操作者的经验等因素影响，其测定值受肝脏炎症坏死、胆汁淤积以及脂肪变等多种因素影响。鉴于胆红素异常对 TE 诊断效能的显著影响，应考虑胆红素正常情况下进行 TE 检查。TE 结果判读需结合患者 ALT 水平等指标，将 TE 与其他血清学指标联合使用可以提高诊断效能。瞬时弹性成像的临床应用：胆红素正常没有进行过抗病毒治疗者肝硬度测定值（LSM）≥17.5kPa 诊断肝硬化，LSM≥12.4kPa（ALT<2×正常值上限时为 10.6 kPa）可诊断为进展性肝纤维化；LSM<10.6 kPa 可排除肝硬化可能；LSM≥9.4kPa 可诊断显著肝纤维化；LSM<7.4kPa 可排除进展性肝纤维化；LSM 7.4～9.4 kPa 患者如无法决定临床决策，考虑肝穿刺活组织检查。转氨酶及胆红素均正常者 LSM≥12.0 kPa 诊断肝硬化，LSM≥9.0 kPa 诊断进展性肝纤维化，LSM<9.0 kPa 排除肝硬化，LSM<6.0 kPa 排除进展性肝纤维化，LSM 6.0～9.0kPa 者如无法决定临床决策，考虑肝穿刺活组织检查。

八、影像学诊断

影像学检查的主要目的是监测 CHB 的临床进展、了解有无肝硬化、发现占位性病变和鉴别其性质，尤其是监测和诊断 HCC。可对肝脏、胆囊、脾脏进行超声、CT 和磁共振成像（MRI）等检查。

1. 腹部超声（US）检查：因操作简便、直观、无创性和价廉，US 检查已成为肝脏检查最常用的重要方法。该方法可以协助明确肝脏、脾脏的形态、肝内重要血管情况及肝内有无占位性病变，但容易受到仪器设备、解剖部位、操作者的技术和经验等因素的限制。

2. 电子计算机断层成像（CT）：目前是肝脏病变诊断和鉴别诊断的重要影像学检查方法，用于观察肝脏形态，了解有无肝硬化，及时发现占位性病变和鉴别其性质，动态增强多期扫描对于 HCC 的诊断具有高度敏感性和特异性。

3. 磁共振（MRI 或 MR）：无放射性辐射，组织分辨率高，可以多方位、多序列成像，对肝脏的组织结构变化如出血坏死、脂肪变性及肝内结节的显示和分辨率优于CT和US。动态增强多期扫描及特殊增强剂显像对鉴别良、恶性肝内占位病变优于CT。

九、病理学诊断

肝组织活检的目的是评价慢性乙型肝炎患者肝脏病变程度、排除其他肝脏疾病、判断预后和监测治疗应答。慢性乙型肝炎的病理学特点是：不同程度的汇管区及其周围炎症，浸润的炎细胞以单个核细胞为主，主要包括淋巴细胞及少数浆细胞和巨噬细胞，炎细胞聚集常引起汇管区扩大，并可引起界板肝细胞凋亡和坏死形成界面炎（interface hepatitis），旧称碎屑样坏死（piecemeal necrosis）。小叶内肝细胞变性、坏死及凋亡，并可见毛玻璃样肝细胞（ground-glass hepatocyte），肝细胞坏死形式包括点灶状坏死、桥接坏死和融合性坏死等，凋亡肝细胞可形成凋亡小体（apoptotic body），随炎症病变活动而愈加显著。尽管少数慢性乙型肝炎可无肝纤维化形成，但多数往往因病毒持续感染、炎症病变活动导致细胞外基质过度沉积，呈现不同程度的汇管区纤维性扩大、纤维间隔形成，Masson三色染色及网状纤维染色有助于肝纤维化程度的评价。明显的（significant fibrosis，METAVIR分期≥F2）和进展期肝纤维化（advanced fibrosis，METAVIR分期≥F3）进一步发展，可引起肝小叶结构紊乱，肝细胞结节性再生，形成假小叶结构，即肝硬化（表2）。病毒清除或抑制，炎症病变消退，组织学上肝纤维化及肝硬化可呈现不同程度的逆转。免疫组化染色法可检测肝组织内HBsAg和HBcAg的表达。如临床需要，可采用核酸原位杂交法或PCR法行肝组织内HBV DNA或cccDNA检测。

慢性乙型肝炎肝组织炎症坏死的分级和纤维化程度的分期，推荐采用国际上常用METAVIR73评分系统。组织学上肝硬化评价可分为活动期和静止期，建议采用Laennec肝硬化评分系统，即依据纤维间隔的宽窄、硬化结节的大小，将METAVIR肝纤维化分期中的F4细分为F4A、F4B和F4C。此外，采用计算机辅助数字化图像分析测定肝组织胶原面积比例（collagen proportionate area，CPA）用于肝纤维化定量评价，在判断临床预后、与肝纤维化无创检测相关性等方面可能优于METAVIR肝纤维化半定量分期（表3）。

表2　METAVIR病理组织学评分系统

	界面炎	小叶内炎症坏死	炎症活动度
组织学活动度评分（Histologic activity，A）*	0（无）	0（无或轻度）	0（无）
	0	1（中度）	1（轻度）
	0	2（重度）	2（中度）
	1（轻度）	0，1	1
	1	2	2
	2（中度）	0，1	2
	2	2	3（重度）
	3（重度）	0，1，2	3

*组织学活动度A＝界面炎+小叶内炎症坏死

表3　几种传递对准匹配方案比较

	病变	分值
纤维化分期（Fibrosis，F）	无纤维化	0
	汇管区纤维性扩大，但无纤维间隔形成	1
	汇管区纤维性扩大，少数纤维间隔形成	2
	多数纤维间隔形成，但无硬化结节	3
	肝硬化	4

十、临床诊断

既往有乙型肝炎病史或 HBsAg 阳性超过 6 个月,现 HBsAg 和(或)HBV DNA 仍为阳性者,可诊断为慢性 HBV 感染。根据 HBV 感染者的血清学、病毒学、生物化学试验及其他临床和辅助检查结果,可将慢性 HBV 感染分为:

(一)慢性 HBV 携带者

多为年龄较轻的处于免疫耐受期的 HBsAg、HBeAg 和 HBV DNA 阳性者,1 年内连续随访 2 次以上均显示血清 ALT 和 AST 在正常范围,肝组织学检查无病变或病变轻微。

(二)HBeAg 阳性慢性乙型肝炎

血清 HBsAg 阳性,HBeAg 阳性, HBV DNA 阳性,ALT 持续或反复异常或肝组织学检查有肝炎病变。

(三)HBeAg 阴性慢性乙型肝炎

血清 HBsAg 阳性,HBeAg 持续阴性, HBV DNA 阳性,ALT 持续或反复异常,或肝组织学有肝炎病变。

(四)非活动性 HBsAg 携带者 nactive HBsAg carrier):血清 HBsAg 阳性、HBeAg 阴性、抗-HBe 阳性或阴性,HBV DNA 低于检测下限,1 年内连续随访 3 次以上,每次至少间隔 3 个月,ALT 均在正常范围。肝组织学检查显示:组织学活动指数(HAI)评分< 4 或根据其他的半定量计分系统判定病变轻微。

(五)隐匿性慢性乙型肝炎

血清 HBsAg 阴性,但血清和(或)肝组织中 HBV DNA 阳性,并有慢性乙型肝炎的临床表现。除 HBV DNA 阳性外,患者可有血清抗-HBs、抗-HBe 和(或)抗-HBc 阳性,但约 20% 隐匿性慢性乙型肝炎患者的血清学标志物均为阴性。诊断主要通过 HBV DNA 检测,有时需采用多区段套式 PCR 辅以测序确认,因常规荧光定量 PCR 检测灵敏度受限且受引物序列变异影响,可能会存在一定程度的漏检,尤其对抗-HBc 持续阳性者。诊断需排除其他病毒及非病毒因素引起的肝损伤。

(六)乙型肝炎肝硬化

建立 HBV 相关肝硬化临床诊断的必备条件包括:

(1)组织学或临床提示存在肝硬化的证据。

(2)病因学明确的 HBV 感染证据。通过病史或相应的检查予以明确或排除其他常见引起肝硬化的病因如 HCV 感染、酒精和药物等。临床上常根据有无主要并发症将肝硬化分为代偿期及失代偿期。代偿期肝硬化影像学、生物化学或血液学检查有肝细胞合成功能障碍或门静脉高压症证据,或组织学符合肝硬化诊断,但无食管胃底静脉曲张破裂出血、腹水或肝性脑病等症状或严重并发症;失代偿期肝硬化患者已发生食管胃底静脉曲张破裂出血、肝性脑病、腹水等症状或等严重并发症。为更准确地预测肝硬化患者的疾病进展,判断死亡风险,可按五期分类法评估肝硬化并发症情况。

1 期:无静脉曲张,无腹水;2 期:有静脉曲张,无出血及腹水;3 期:有腹水,无出血,伴或不伴静脉曲张;4 期:有出血,伴或不伴腹水;5 期:脓毒血症。

1、2 期为代偿期肝硬化,3 至 5 期为失代偿期肝硬化。1、2、3、4 和 5 期 1 年的病死率分别为<1% 、3% ~4% 、20% 、50% 和>60% 。并发症的出现与肝硬化患者预后和死亡风险密切相关。

十一、治疗目标:治疗的目标

最大限度地长期抑制 HBV 复制,减轻肝细胞炎性坏死及肝纤维化,达到延缓和减少肝功能衰竭、肝硬化失代偿、HCC 及其他并发症的发生,从而改善生活质量和延长生存时间。在治疗过程中,对于部分适合的患者应尽可能追求慢性乙肝的临床治愈,即停止治疗后持续的病毒学应答,HBsAg 消失,并伴有 ALT 复常和肝脏组织学的改善。治疗终点:

理想的终点:HBeAg 阳性与 HBeAg 阴性患者,停药后获得持久的 HBsAg 消失,可伴或不伴 HBsAg 血清学转换。

满意的终点:HBeAg 阳性患者,停药后获得持续的病毒学应答,ALT 复常,并伴有 HBeAg 血清学转换;HBeAg 阴性患者,停药后获得持续的病毒学应答和 ALT 复常。

基本的终点:如无法获得停药后持续应答,抗病毒治疗期间长期维持病毒学应答(HBV DNA 检测不到)。

十二、抗病毒治疗的适应证

抗病毒治疗的适应证主要根据血清 HBV DNA 水平、血清 ALT 和肝脏疾病严重程度来决定。同时结合患者年龄、家族史和伴随疾病等因素，综合评估患者疾病进展风险后决定是否需要启动抗病毒治疗（表4，表5）。动态的评估比单次的检测更加有临床意义。对HBeAg阳性患者，发现ALT水平升高后，建议观察3～6个月，如未发生自发性HBeAg血清学转换，才建议考虑抗病毒治疗。推荐接受抗病毒治疗的人群需同时满足以下条件：

（1）HBV DNA水平：HBeAg阳性患者，HBV DNA ≥20 000 U/ml；HBeAg阴性患者，HBV DNA ≥2000 U/ml。

（2）ALT水平：一般要求ALT持续升高≥2×ULN（超过3个月）；如用干扰素治疗，一般情况下ALT应≤10×ULN，血清总胆红素应<2×ULN；对持续HBV DNA阳性、达不到上述治疗标准、但有以下情形之一者，疾病进展风险较大，可考虑给予抗病毒治疗：①存在明显的肝脏炎症（2级以上）或纤维化，特别是肝纤维化2级以上（A1）。②ALT持续处于1×ULN至2×ULN之间，特别是年龄大于40岁者，建议行肝穿或无创性检查明确肝脏纤维化情况后给予抗病毒治疗（B2）。

（3）ALT持续正常（每3个月检查一次，持续12个月），年龄大于30岁，伴有肝硬化或肝癌家族史，建议行肝穿或无创性检查明确肝脏纤维化情况后给予抗病毒治疗（B2）。

（4）存在肝硬化的客观依据时，无论ALT和HBeAg情况，均建议积极抗病毒治疗（A1）。特别需要提醒的是，在开始治疗前应排除合并其他病原体感染或药物、酒精、免疫等其他因素所致的ALT升高，也应排除应用降酶药物后ALT暂时性正常。在一些特殊病例如肝硬化或服用联苯结构衍生物类药物者，其AST水平可高于ALT，此时可将AST水平作为主要指标。

表4　HBeAg阳性慢性乙型肝炎患者各种抗病毒治疗药物的疗效汇总

	短期治疗（48～52周）							长期治疗（2～8年）					
	Peg-IFN-2a	Peg-IFN-2b	LAM	LDT	ETV	ADV	TDF	Peg-IFN（停药后3年）	LAM（5年）	LDT（2年）	ETV（5年）	ADV（5年）	TDF（8年）
参考文献	126	127	105，126，128～130	130	105	131	110	88	123	117	107	132	111
HBeAg血清学转换（%）	32	29	16～18	22	21	12～18	21	35	22	30	/	29	31
HBV DNA转阴（%）	14	7	36～44	60	67	13～21	76	19	/	56	94	55	98
ALT复常（%）	41	32	41～72	77	68	48～54	68	/	58	70	80	77	/
HBsAg转阴（%）	3	7	0～1	0.5	2	0	3	11	/	1.3	5（2年）133	/	13

表5　HBeAg阴性慢性乙型肝炎患者各种抗病毒治疗药物的疗效汇总

	短期治疗（48～52周）					长期治疗（2～8年）						
	Peg-IFN-2a	LAM	LDT	ETV	ADV	TDF	Peg-IFN（停药后3年）	LAM	LDT（2年）	ETV	ADV（5年）	TDF（8年）
参考文献	134	130，134，135	130	106	110，136	110	137		117		121	111

续表

	短期治疗(48～52 周)					长期治疗(2～8 年)					
	Peg-IFN-2a	LAM	LDT	ETV	ADV	TDF	Peg-IFN(停药后3年)	LAM	LDT(2年)	ETV	ADV(5年)	TDF(8年)
HBV DNA 转阴(%)	19	72～73	88	90	51～63	93	18	NA	82	NA	67	99
ALT 复常(%)	59	71～79	74	78	72～77	76	31	NA	78	NA	69	/
HBsAg 转阴(%)	4	0	0	0	0	0	8	NA	0.5	NA	5	1.1

十三、干扰素 α 治疗

我国已批准普通干扰素(IFN-α)和聚乙二醇化干扰素(PegIFN-α)用于治疗慢性乙型肝炎。

(一)干扰素 α 治疗的方案及疗效

普通 IFN-α 治疗慢性乙型肝炎患者具有一定的疗效,PegIFN-α 相较于普通 IFN-α 能取得更高的 HBeAg 血清学转换率、HBV DNA 抑制及生化学应答率。多项国际多中心随机对照临床试验显示,HBeAg 阳性的慢性乙型肝炎患者,采用 PegIFN-α-2a 180μg/周治疗 48 周,停药随访 24 周时 HBeAg 血清学转换率为 32%～36%,其中基线 ALT> 2～5 倍 ULN 患者停药 24 周 HBeAg 血清学转换率为 44.8%,ALT> 5～10ULN 患者为 61.1%;停药 24 周时 HBsAg 转换率为 2.3%～3%。国外研究显示,对于 HBeAg 阳性的慢性乙型肝炎,应用 PegIFN-α-2b 也可取得类似的 HBV DNA 抑制、HBeAg 血清学转换、HBsAg 清除率,停药 3 年 HBsAg 清除率为 11%。对 HBeAg 阴性慢性乙型肝炎患者(60% 为亚洲人)用 PegIFN-α-2a 治疗 48 周,停药随访 24 周时 HBV DNA<2000 U/ml 的患者为 43%,停药后随访 48 周时为 42%;HBsAg 消失率在停药随访 24 周时为 3%,停药随访至 3 年时增加至 8.7%,停药 5 年增加至 12%。有研究显示延长 PegIFN-α 疗程至 2 年可提高治疗应答率,但考虑延长治疗带来的更多副作用和经济负担,从药物经济学角度考虑,现阶段并不推荐延长治疗。PegIFN-α 与 NAs 联合或序贯治疗同步联合 PegIFN-α 与 NAs 的治疗方案是否能提高疗效仍不确切。同步联合方案较 PegIFN-α 单药在治疗结束时 HBeAg 转换、HBsAg 清除、病毒学应答、生化学应答等方面存在一定优势,但未显著改善停药后的持久应答率。另有研究显示在 PegIFN-α 基础上加用 ETV,并未提高 HBeAg 血清学转换率以及 HBsAg 清除率。使用 NAs 降低病毒载量后联合或序贯 PegIFN-α 的方案,较 NAs 单药在 HBeAg 血清学转换及 HBsAg 下降方面有一定的优势。一项多中心随机开放研究显示,HBeAg 阳性慢乙肝患者使用 ETV 单药治疗 9～36 个月并达到 HBV DNA <1000 copies/ml 以及 HBeAg <100 PEIU/ml 的患者,序贯 Peg-IFN-α-2a 治疗 48 周的患者相较继续使用 ETV 单药治疗患者有较高的 HBeAg 血清学转换率(14.9% vs. 6.1%)和 HBsAg 清除率(8.5% vs. 0%);另一项研究显示 HBeAg 阳性患者接受 NAs(拉米夫定、恩替卡韦或阿德福韦酯)治疗 1～3 年后达到 HBV DNA < 200 U/ml 及 HBeAg 转阴者,再接受 PegIFN-α-2a 序贯治疗 48 周的 HBsAg 清除率及转换率分别为 16.2% 和 12.5%。

(二)IFN-α 抗病毒疗效的预测因素

治疗前的预测因素 HBeAg 阳性慢乙肝患者具有以下因素者接受 PegIFN-α 治疗 HBeAg 血清学转换率更高:①HBV DNA<2×10^8 U/ml;②高 ALT 水平;③基因型为 A 或 B 型;④基线低 HBsAg 水平;⑤肝组织炎症坏死 G2 以上;而 HBeAg 阴性慢乙肝患者还无有效的治疗前预测病毒学应答的因素。在有抗病毒指征的患者中,相对年轻的患者(包括青少年患者)、希望近年内生育的患者、期望短期完成治疗的患者、初次接受抗病毒治疗的患者,可优先考虑 Peg IFN-α 治疗。治疗过程中的预测因素 HBeAg 阳性慢乙肝患者治疗 24 周 HbsAg 和 HBV DNA 的定量水平是治疗应答的预测因素。接受 PegIFN-α 治疗,如果 24 周 HBsAg< 1500 U/ml,继续单药治疗至 48 周可获得较高的 HBeAg 血清学转换率。对于基因型 A 型和 D 型患者,若经过 12 周 PegIFN-α 治疗未发生 HBsAg 定量的下降,建议停止治疗(阴性预测值 97%～100%)。对于基因型 B 型和 C 型患者,若经过 12 周 PegIFN-α 治疗,HBsAg 定量仍大于 20 000 U/ml,建议停止治疗(阴性预测值

92% ~98%)。无论哪种基因型,若经过 24 周治疗 HBsAg 定量仍大于 20 000 U/ml,建议停止 PegIFN-α 治疗。HBeAg 阴性慢乙肝患者治疗过程中 HBsAg 的下降、HBV DNA 水平是停药后持续病毒学应答的预测因素。如果经过 12 周治疗后 HBsAg 未下降且 HBV DNA 较基线下降 <2 Log10 U/ml,应考虑停止 PegIFN-α 治疗具体请参见“抗病毒治疗推荐意见”。

(三)干扰素的不良反应及其处理

1. 流感样症候群表现为发热、头痛、肌痛和乏力等,可在睡前注射 IFN-α,或在注射的同时服用解热镇痛药。

2. 一过性外周血细胞减少中性粒细胞绝对计数≤ 0.75×10^9/L 和(或)血小板< 50×10^9/L,应降低 IFN-α 剂量;1 ~2 周后复查,如恢复,则逐渐增加至原量。中性粒细胞绝对计数≤0.5×10^9/L 和(或)血小板<25×10^9/L,则应暂停使用 IFN。对中性粒细胞明显降低者,可试用粒细胞集落刺激因子 (G-CSF) 或细胞粒巨噬细胞集落刺激因子 (GM-CSF) 治疗。

3. 精神异常可表现为抑郁、妄想、重度焦虑等精神病症状。对症状严重者,应及时停用 IFN,必要时会同精神心理方面的专科医师进一步诊治。

4. 自身免疫性疾病一些患者可出现自身抗体,仅少部分患者出现甲状腺疾病、糖尿病、血小板减少、银屑病、白斑、类风湿关节炎和系统性红斑狼疮样综合征等,应请相关科室医师会诊共同诊治,严重者应停药。

5. 其他少见的不良反应包括肾脏损害、心血管并发症、视网膜病变、听力下降和间质性肺炎等,应停止干扰素治疗。

(四)IFN-α 治疗的禁忌证

IFN-α 治疗的绝对禁忌证包括:妊娠或短期内有妊娠计划、精神病史(具有精神分裂症或严重抑郁症等病史)、未能控制的癫痫、失代偿期肝硬化、未控制的自身免疫性疾病、伴有严重感染,视网膜疾病,心衰,慢性阻塞性肺部等基础疾病。IFN-α 治疗的相对禁忌证包括:甲状腺疾病,既往抑郁症史,未控制的糖尿病、高血压,治疗前中性粒细胞计数<1.0×10^9/L 和(或)血小板计数<50×10^9/L。

十四、NAs 治疗和监测

(一)五种 NAs 药物疗效

1. 恩替卡韦 (entecavir, ETV) III 期随机对照双盲临床试验表明,在 HBeAg 阳性慢性乙肝患者中,ETV 治疗 48 周时的 HBV DNA 转阴(< 300 拷贝/ml)率为 67% 、HBeAg 血清学转换率为 21% 、ALT 复常率为 68% 、肝组织学改善率为 72% 。在 HBeAg 阴性慢性乙肝患者中,ETV 治疗 48 周时的 HBV DNA 转阴(< 300 拷贝/ml)率为 90% 、ALT 复常率为 78% 、肝组织学改善率为 70% 。ETV 长期治疗随访的研究表明,HBeAg 阳性慢性乙肝患者接受 ETV 治疗 5 年,HBV DNA 转阴(< 300 拷贝/ml)率可达 94% ,ALT 复常率为 80% 。在 NAs 初治乙肝患者中(HBeAg 阳性或阴性),ETV 治疗 5 年的累积耐药发生率为 1.2% ,然而,在已发生拉米夫定(LAM)耐药的患者中,ETV 治疗 5 年的累积耐药发生率升高至 51% 。应用 ETV 治疗 5 年的肝脏组织学研究显示,55/57(88%)获得肝纤维化改善,4/10(40%)肝硬化逆转。严重肝病患者有发生乳酸酸中毒的报告,应引起关注。

2. 富马酸替诺福韦酯(tenofovir disoproxil fumarate,TDF) III 期随机对照双盲临床试验表明,在 HBeAg 阳性慢性乙肝患者中,TDF 治疗 48 周的 HBV DNA 转阴(< 400 拷贝/ml)率为 76% 、HBeAg 血清学转换率为 21% 、ALT 复常率为 68% 。在 HBeAg 阴性慢性乙肝患者中,TDF 治疗 48 周的 HBV DNA 转阴(< 400 拷贝/ml)率为 93% 、ALT 复常率为 76% 。肝组织学研究表明,TDF 治疗 5 年的组织学改善率为 87% ,纤维化逆转率为 51% ;在治疗前被诊断为肝硬化的患者中(Ishak 评分为 5 或 6),经 5 年治疗后,71% 患者的 Ishak 评分下降至少 1 分。近期完成的 TDF 长期随访研究表明,经过 8 年 TDF 治疗,HBeAg 阳性患者的 HBV DNA 转阴(< 400 拷贝/ml)率为 98% ,HBeAg 血清学转换率为 31% ,HBsAg 消失率为 13% 。HBeAg 阴性患者的 HBV DNA 转阴(< 400 拷贝/ml)率为 99.6% 。未检测到 TDF 相关耐药。在长期治疗过程中,2.2% 的患者发生血肌酐升高 ≥0.5 mg/dL,1% 的患者发生肌酐清除率低于 50 ml/min,长期用药的患者应警惕肾功能不全和低磷性骨病的发生。TDF 治疗 NAs 经治患者 48 周至 168 周的研究显示,无论是 LAM 耐药、ADV 耐药、ETV 耐药,还是 ADV 应答不佳、LAM 和 ADV 联合耐药等情况,TDF 都表现出较高的病毒学应答,且耐受性良好。

3. 替比夫定(telbivudine,LdT) 国内随机、双盲、多中心 III 期临床试验的 52 周结果,以及全球多中心研究 104 周结果均表明,LDT 抗病毒活性优于 LAM,且耐药发生率低于 LAM,但总体耐药率仍然偏高。国内外临床研究提示,基线 HBV DNA<10^9 拷贝/ml 及 ALT≥2ULN 的 HBeAg 阳性患者,或 HBV DNA<10^7 拷贝/ml 的 HBeAg 阴性患者,经 LDT 治疗 24 周时如达到 HBV DNA < 300 拷贝/ml,治疗到 1 年、2 年时有更好的疗效和较低的耐药发生率。LDT 的总体不良事件发生率和拉米夫定相似,但治疗 52 周和 104 周时发生 3～4级肌酸激酶(CK)升高者为分别 7.5% 和 12.9%,而 LAM 组分别为 3.1% 和 4.1%。有个案发生肌炎、横纹肌溶解和乳酸酸中毒等的报告,应引起关注。

4. 阿德福韦酯 (adefovir dipivoxil, ADV)国内外随机双盲临床试验表明,HBeAg 阳性慢性乙型肝炎患者口服 ADV 可明显抑制 HBV DNA 复制、促进 ALT 复常、改善肝组织炎症坏死和纤维化。对 HBeAg 阳性患者治疗 1、2、3 和 5 年时,HBV DNA<1000 拷贝/ml 者分别为 28%、45%、56% 和 58%,HBeAg 血清学转换率分别为 12%、29%、43% 和 48%;耐药率分别为 0%、1.6%、3.1% 和 20%。对 HBeAg 阴性患者治疗 5 年,HBV DNA <1000 拷贝/ml 者为 67%、ALT 复常率为 69%;治疗 5 年时,有肝脏炎症坏死和纤维化程度改善者分别为 83% 和 73%;治疗 5 年时患者的累积耐药基因突变发生率为 29%、病毒学耐药发生率为 20%、临床耐药发生率为 11%;轻度肌酐升高者为 3%。ADV 联合 LAM,对于 LAM 耐药的慢性乙型肝炎能有效抑制 HBV DNA、促进 ALT 复常,且联合用药者对 ADV 的耐药发生率更低。ADV 长期治疗 5 年时,血清肌酐升高超 0.5 mg/dL 者达 3%,但血清肌酐的升高为可逆性。长期用药的患者应警惕肾功能不全和低磷性骨病的发生。

5. 拉米夫定(lamivudine, LAM)国内外随机对照临床试验结果表明,每日 1 次口服 100 mgLAM 可明显抑制 HBV DNA 水平;HBeAg 血清学转换率随治疗时间延长而提高,治疗 1、2、3、4 和 5 年时分别为 16%、17%、23%、28% 和 35%。随机双盲临床试验表明,慢性乙型肝炎伴明显肝纤维化和代偿期肝硬化患者经拉米夫定治疗 3 年可延缓疾病进展、降低肝功能失代偿及肝癌的发生率。失代偿期肝硬化患者经拉米夫定治疗后也能改善肝功能,延长生存期。随治疗时间延长,病毒耐药突变的发生率增高(第 1、2、3、4 年分别为 14%、38%、49% 和 66%)。

(二)NAs 治疗中预测疗效和优化治疗

应用 NAs 治疗慢性乙型肝炎,强调首选高基因耐药屏障的药物;如果应用低基因耐药屏障的药物,应该进行优化治疗或联合治疗。有研究表明,除基线因素外,治疗早期病毒学应答情况可预测其长期疗效和耐药发生率。据此提出了 NAs 治疗慢性乙型肝炎的路线图概念,强调治疗早期病毒学应答的重要性,并提倡根据 HBV DNA 监测结果给予优化治疗。在国家科技重大专项支持下开展的一项采用路线图概念的前瞻性多中心临床试验 EFFORT 研究,其 2 年结果表明,对于 LDT 治疗早期应答良好的患者(24 周 HBV DNA <300 拷贝/ml)继续单药治疗,治疗 2 年 88.6% 的患者实现 HBV DNA<300 拷贝/ml,HBeAg 血清学转换率为 41.3%,耐药率为 5.5%;对于 LDT 治疗早期应答不佳的患者(24 周 HBV DNA≥300 拷贝/ml),加用 ADV 优化治疗,2 年 HBV DNA<300 拷贝/ml 者为 71.1%,耐药发生率为 0.5%。应用优化治疗方案治疗,整体试验人群 2 年 HBV DNA<300 拷贝/ml 者为 76.7%,耐药率为 2.7%。从国内外研究数据来看,优化治疗可以提高疗效减少耐药的产生,但总体耐药发生率仍高于 ETV 和 TDF(非头对头比较)。

(三)NAs 治疗的监测

1. 治疗前相关指标基线检测:①生化学指标,主要有 ALT、AST、胆红素、白蛋白等;②病毒学标志,主要有 HBV DNA 和 HBeAg、抗-HBe;③根据病情需要,检测血常规、血清肌酐和肌酸激酶等;④肝脏无创性肝纤维化检测,如肝脏弹性检测;⑤如条件允许,治疗前后可考虑肝穿刺检查。

2. 密切关注患者治疗依从性问题:包括用药剂量、使用方法、是否有漏用药物或自行停药等情况,确保患者已经了解随意停药可能导致的风险,提高患者依从性。

3. 少见、罕见不良反应的预防和处理:NAs 总体安全性和耐受性良好,但在临床应用中确有少见、罕见严重不良反应的发生,如肾功能不全(主要见于阿德福韦酯治疗)、低磷性骨病(主要见于阿德福韦酯、替诺福韦治疗)、肌炎(主要见于替比夫定治疗)、横纹肌溶解(主要见于替比夫定)、乳酸酸中毒等(可见于拉米夫定、恩替卡韦、替比夫定),应引起关注。建议治疗前仔细询问相关病史,以减少风险。对治疗中出现血肌酐、CK 或乳酸脱氢酶明显升高,并伴相应临床表现者如全身情况变差、明显肌痛、肌无力等症的患者,应密切观察,一旦确诊为尿毒症、肌炎、横纹肌溶解或乳酸酸中毒等,应及时停药或改用其他药物,并给予积极的相应治疗干预。

4. 耐药监测:耐药是 NAs 长期治疗 CHB 所面临的主要问题之一。耐药可引发病毒学突破、生化学突破、病毒学反弹及肝炎发作,少数患者可出现肝脏失代偿、急性肝衰竭,甚至死亡。

(四)NAs 耐药的预防和处理

1. 严格评估患者是否需要抗病毒治疗:对于肝脏炎症病变轻微、难以取得持续应答的患者(如 ALT 正常、HBeAg 阳性的免疫耐受期),特别是当这些患者<30 岁时,不宜开始抗病毒治疗。

2. NAs 的选择:开始治疗时优先推荐 ETV 和 TDF(ⅠA)。

3. 治疗中定期检测 HBV DNA 以及时发现原发性无应答或病毒学突破。一旦发生病毒学突破,应进行基因型耐药的检测,并尽早给予挽救治疗(表 6)。对于核苷(酸)类药物发生耐药者,改用 IFN 类联合治疗的应答率较低(ⅡA)。

表 6　NAs 耐药挽救治疗推荐

耐药种类	推荐药物
LAM 或 LdT 耐药	换用 TDF ,或加用 ADV
ADV 耐药,之前未使用 LAM	换用 ETV,或 TDF
治疗 LAM/LdT 耐药时出现对 ADV 耐药	换用 TDF,或 ETV+ADV
ETV 耐药	换用 TDF,或加用 ADV
发生多药耐药突变(A181T+N236T+M204V)	ETV 联合 TDF,或 ETV+ADV

十五、抗病毒治疗推荐意见及随访管理抗病毒治疗推荐意见

(1)HBeAg 阳性慢性乙型肝炎患者在 HBV 感染自然史中,部分 ALT 升高的 HBeAg 阳性慢性乙型肝炎患者在随访过程中随着肝内炎症活动的减轻,可出现自发的 HBeAg 血清学转换,ALT 恢复正常。因此,对于 ALT 升高的 HBeAg 阳性慢性乙型肝炎患者建议先观察 3 ~6 个月,如未发生自发性的 HBeAg 血清学转换且 ALT 持续升高,再考虑开始抗病毒治疗(表 7)。

表 7　抗病毒治疗过程中的检查项目及频率

检查项目	干扰素治疗患者建议检测频率	核苷类药物治疗患者建议检测频率
血常规	治疗第 1 个月每 1-2 周检测 1 次,以后每月检测 1 次至治疗结束	每 6 个月检测 1 次直至治疗结束
生化学指标	每月检测 1 次直至治疗结束	每 3-6 个月检测 1 次直至治疗结束
HBV DNA	每 3 个月检测 1 次直至治疗结束	每 3 ~6 个月检测 1 次直至治疗结束
HBsAg/HbsAb/HBeAg/HBeAb	每 3 个月检测 1 次	每 6 个月检测 1 次直至治疗结束
AFP	每 6 个月检测 1 次	每 6 个月检测 1 次直至治疗结束
LSM	每 6 个月检测 1 次	每 6 个月检测 1 次直至治疗结束
甲状腺功能、血糖	每3 个月检测 1 次,如治疗前就已存在甲状腺功能异常或已患糖尿病,建议应每个月检查甲状腺功能和血糖水平	根据既往病情决定
精神状态	密切观察,定期评估精神状态:对出现明显抑郁症状和有自杀倾向的患者,应立即停止治疗并密切监护	根据既往病情决定
腹部超声	每6 个月检测 1 次,肝硬化患者每3 个月检测 1 次。如 B 超发现异常,建议行 CT 或 MRI 检查	每 6 个月检测 1 次直至治疗结束
其他检查	根据患者病情决定	服用替比夫定的患者,应每 3-6 个月监测 CK;服用 TDF 或 ADV 的患者应每 3-6 个月监测肌酐、血磷

(2)药物选择:推荐意见 5:对初治患者优先推荐选用恩替卡韦、替诺福韦酯或 Peg-lFN(A1)。对于已

经开始服用拉米夫定、替比夫定或阿德福韦酯治疗的患者：建议在抗病毒治疗过程中按照“路线图”概念指导用药以提高疗效并降低耐药的发生（A1）。

推荐疗程：推荐意见6：核苷(酸)类药物：建议总疗程至少4年，在达到HBV DNA低于检测下限、ALT复常、HBeAg血清学转换后，再巩固治疗至少3年(每隔6个月复查一次)仍保持不变者，可考虑停药，但延长疗程可减少复发(B1)。

推荐意见7：普通干扰素和聚乙二醇干扰素：推荐疗程为1年，但治疗早期应答可帮助预测疗效。对于基因型A型和D型患者，若经过12周聚乙二醇干扰素治疗未发生HBsAg定量的下降，建议停止治疗(阴性预测值97%～100%)。对于基因型B型和C型患者，若经过12周聚乙二醇干扰素治疗，HBsAg定量仍大于20 000 U/ml，建议停止治疗(阴性预测值92%～98%)。无论哪种基因型，若经过24周治疗HBsAg定量仍大于20 000 U/ml，建议停止治疗。(B1)。

(二)HBeAg阴性慢性乙型肝炎患者：HBeAg阴性患者抗病毒治疗具体疗程不明确，且停药后肝炎复发率高，因此治疗疗程宜长。

药物选择：推荐意见8：对初治患者优先推荐选用恩替卡韦、替诺福韦酯或Peg-IFN(A1)。对于已经开始服用拉米夫定、替比夫定或阿德福韦酯治疗的患者：建议在抗病毒治疗过程中按照“路线图”概念指导用药以提高疗效并降低耐药的发生(A1)。

推荐疗程：推荐意见9：核苷(酸)类似物：建议治疗达到HBsAg消失且HBV DNA检测不到，再巩固治疗1年半(经过至少3次复查，每次间隔6个月)仍保持不变时，可考虑停药（B1)。

推荐意见10：干扰素类：推荐疗程1年，但治疗早期应答可帮助预测应答。若经过12周聚乙二醇干扰素治疗未发生HBsAg定量的下降，且HBV DNA较基线下降< 2 Log，建议停止治疗(阴性预测值97%～100%)。(B1)。

(三)代偿期和失代偿期乙型肝炎肝硬化患者。

对于病情已经进展至肝硬化的患者，需要长期抗病毒治疗。药物选择：推荐意见11：对初治患者优先推荐选用恩替卡韦、替诺福韦酯或Peg-lFN(A1)。IFN有导致肝衰竭等并发症的可能，因此禁用于失代偿期肝硬化患者，对于代偿期肝硬化患者也应慎用。(A1)。患者的随访管理慢性HBV携带者和非活动性HBsAg携带者的随访慢性HBV携带者因处于免疫耐受期，一般情况下患者肝内无炎症活动或仅有轻微炎症，且此期患者抗病毒治疗效果欠佳，所以目前不推荐抗病毒治疗。但相当一部分免疫耐受期患者在成年后随着免疫耐受的打破会出现肝炎活动 。因此，对于HBV携带者应每3～6个月进行血常规、生物化学、病毒学、AFP、B超和无创肝纤维化检查等检查，必要时行肝活检，若符合抗病毒治疗指征，应及时启动治疗。非活动性HBsAg携带者也不推荐抗病毒治疗，但此类患者有发展成HBeAg阴性慢性乙型肝炎的可能，且长期随访仍有发生HCC的风险，因此建议每6个月进行血常规、生物化学、病毒学，AFP、B超和无创肝纤维化检查等检查。若符合抗病毒治疗指征，也应及时启动治疗。

治疗结束后的患者随访。治疗结束后对停药患者进行密切随访的目的在于能够评估抗病毒治疗的长期疗效，监测疾病的进展以及HCC的发生。因此，不论患者在抗病毒治疗过程中是否获得应答，在停药后三个月内应每月检测1次肝功能，HBV血清学标志物及HBV DNA；之后每3个月检测1次肝功能，HBV血清学标志物及HBV DNA，至少随访1年时间，以便及时发现肝炎复发及肝脏功能恶化。此后，对于持续ALT正常且HBV DNA低于检测下限者，建议至少每年进行一次HBV DNA、肝功能、AFP和超声影像检查。对于ALT正常但HBV DNA阳性者，建议每6个月检测1次HBV DNA和ALT，AFP和超声影像检查。对于肝硬化患者，应每3个月检测AFP和腹部超声显像，必要时做CT或MRI以早期发现HCC。对肝硬化患者还应每1～2年进行胃镜检查，以观察有无食管胃底静脉曲张及其进展情况。

十六、特殊人群抗病毒治疗推荐意见

1. 无应答及应答不佳患者经过规范的普通IFN或PegIFN治疗无应答的患者，可以选用NAs再治疗(A1)。在依从性良好的情况下，使用耐药基因屏障低的NAs治疗后原发无应答或应答不佳的患者，应及时调整治疗方案继续治疗(A1)。对于使用ETV或TDF治疗后出现原发无应答或应答不佳的患者，是否需要调整治疗方案目前仍未阐明。

2. 应用化疗和免疫抑制剂治疗的患者，慢性HBV感染患者在接受肿瘤化疗或免疫抑制治疗，尤其是接受大剂量类固醇治疗过程中，大约有20%～50%的患者可以出现不同程度的乙型肝炎再活动，重者出现

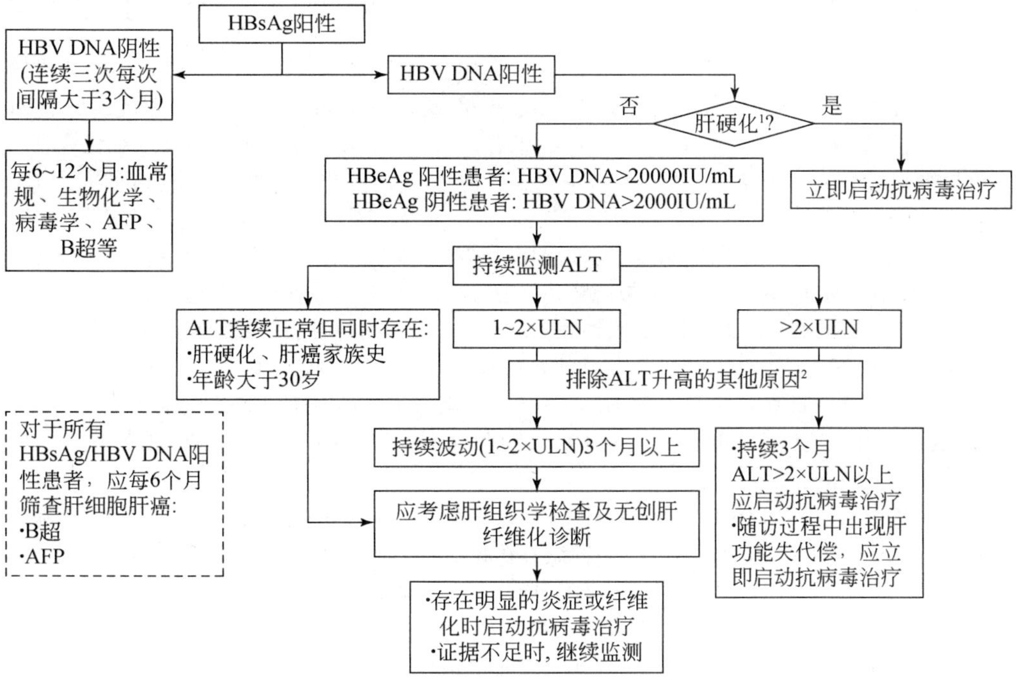

图 1　慢性 HBV 感染者管理流程图抗病毒治疗过程中的患者随访抗病毒治疗过程中定期随访的目的是为了监测抗病毒治疗的疗效、用药依从性,以及耐药和副作用

1. 肝硬化:①组织学或临床提示存在肝硬化的证据;②病因学明确的 HBV 感染证据。通过病史或相应的检查予以明确或排除其他常见引起肝硬化的病因如 HCV 感染、酒精和药物等。2. ALT 升高的其他常见原因:其他病原体感染、药物、酒精、免疫、脂肪肝等

急性肝衰竭甚至死亡。高病毒载量是发生乙型肝炎再活动最重要的危险因素。预防性抗病毒治疗可以明显降低乙型肝炎再活动。并建议选用强效低耐药的 ETV 或 TDF 治疗。免疫抑制药物分为高、中、低风险三类,高风险免疫抑制剂是指引起 HBV 再激活的可能性超过 10%,如 B 淋巴细胞活性抑制剂(如利妥昔单抗或奥法木单抗)、蒽环霉素衍生物(如阿霉素、表阿霉素等)、或类固醇激素如强的松 10 ~ 20mg/天持续 4 周以上或甚至更高剂量者。中风险免疫抑制剂是指引起 HBV 再激活的可能性在 1% ~ 10% 之间,如 TNF 抑制剂(如依那西普、阿达木单抗、赛妥珠单抗、英夫利昔单抗等)、其他细胞因子或整合素抑制剂(阿巴西普等)、酪氨酸蛋白酶抑制剂(伊马替尼等)、类固醇激素<10mg/天但持续 4 周以上者。低风险类免疫抑制剂是指可能引起 HBV 再激活的可能性在 1% 以下,如咪唑硫嘌呤、氨甲蝶呤等,或口服类固醇激素少于一周。对于所有因其他疾病而接受化疗、免疫抑制剂治疗的患者,在起始治疗前都应常规筛查 HBsAg、抗-HBc 和 HBV DNA,并评估接受免疫抑制剂的风险程度。若 HBsAg 阳性或 HBsAg 阴性、抗 HBc 阳性患者使用高/中风险免疫抑制剂,须给予核苷(酸)类似物预防性抗病毒以预防 HBV 再激活,抗病毒治疗需至少维持至结束免疫抑制剂治疗后 6 个月(对使用 B 淋巴细胞活性抑制剂患者至少为 12 个月)。对 HBsAg 阳性/抗-HBc 阳性,或 HBsAg 阴性/抗- HBc 阳性患者使用低风险免疫抑制剂,不建议常规使用预防性抗病毒治疗。对于抗 HBs 抗体和抗 HBc 双阳性者在接受一些高、中危类免疫抑制剂尤其是高危类药物时仍有部分患者出现 HBV 再激活导致肝炎复发,因此仍建议对于这些患者除了应密切监测 HBV 血清学标志物和 HBV DNA 外,还应兼顾使用的免疫抑制剂药物的特性和 HBV 感染后的肝脏疾病状态等,综合评估给予患者制定安全有效的治疗措施(A1)。在化疗和免疫抑制剂治疗停止后,应当继续治疗 6 个月以上。核苷(酸)类似物停用后可出现复发,甚至病情恶化,应注意随访和监测(A1)。

3. HBV 和 HCV 合并感染患者的治疗 HBV 合并 HCV 感染要综合患者 HBV DNA 载量、HCV RNA 载量以及 ALT 情况,采取不同治疗方案。对 HBV DNA 低于检测下限,HCV RNA 可检出者参照抗 HCV 治疗方案(A1)。HBV DNA 和 HCV RNA 均可检出,应先用标准剂量 PegIFN-(和利巴韦林治疗 3 个月,如 HBV

DNA 下降小于 2log10 U/ml 或升高，建议加用 ETV 或 TDF 治疗；或换用抗 HCV 直接作用抗病毒药物并加用 ETV 或 TDF 治疗（A1）。

4. HBV 和 HIV 合并感染患者的治疗对于近期不需要进行抗逆转录病毒治疗（ART）（CD4+T 淋巴细胞 >500/μl），如符合慢性乙型肝炎抗病毒治疗标准的患者，建议使用 PegIFN-α 或 ADV 抗乙肝病毒治疗（C1）。对一过性或轻微 ALT 升高（1 ~ 2×ULN）的患者，建议肝组织学活检或无创肝纤维化评估（B2）。CD4+T 淋巴细胞≤500/μl 时，无论慢性乙型肝炎处于何种阶段，均应开始 ART，优先选用 TDF 加 LAM，或 TDF 加 FTC（A1）。对于正在接受 ART 且治疗有效的患者，若 ART 方案中无抗 HBV 药物，则可加用核苷（酸）类似物或 PegIFN-（治疗（C2）。当需要改变 ART 方案时，除非患者已经获得 HBeAg 血清学转换、并完成了足够的巩固治疗时间，不应当在无有效药物替代前中断抗 HBV 的有效药物（B1）。

5. 乙型肝炎导致的肝衰竭对 HBsAg 阳性或 HBV DNA 阳性的急性、亚急性肝衰竭患者应尽早应用 NAs 抗病毒治疗，建议选择 ETV 或 TDF。抗病毒治疗应持续至发生 HBsAg 血清学转换（C1）。对于慢加急/亚急性肝衰竭及慢性肝衰竭患者，只要 HBV DNA 阳性就应抗病毒治疗；肝脏移植患者只要 HBsAg 或/和 HBV DNA 阳性都应进行抗病毒治疗，首选 ETV 或 TDF（A1）。肝衰竭患者抗病毒治疗中应注意监测血浆乳酸水平（C1）。

6. 乙型肝炎导致的 HCC HBV 感染在中国 HCC 患者发生中起到重要作用，且多存在肝硬化基础。对于合并 HBV 感染的肝细胞癌患者，外科手术切除、肝动脉化疗栓塞、放射治疗或消融等治疗可导致 HBV 复制活跃。较多的研究显示，HCC 肝切除术时 HBV DNA 水平是预测术后复发的独立危险因素之一，且抗病毒治疗可显著延长肝癌患者的无复发生存期及提高总体生存率。因此，对 HBV DNA 阳性的 HCC 患者建议应用 NAs 抗病毒治疗，并优先选择恩替卡韦或替诺福韦治疗（A1）。

7. 肝移植患者对于 HBV 相关疾病接受肝移植的患者，推荐尽早使用抑制 HBV 作用强且耐药发生率低的核苷（酸）类似物治疗，以获得尽可能低的病毒载量，防止移植肝再感染。对于移植肝 HBV 再感染低风险患者，即移植前患者 HBV DNA 不可测，可在移植前直接予恩替卡韦或替诺福韦治疗，术后无需使用 HBIG（B1）。对于移植肝 HBV 再感染高风险患者，术中无肝期给予 HBIG，移植后主要抗病毒方案为 NAs 联合低剂量 HBIG，其中选择 ETV 或 TDF 联合低剂量 HBIG 能更好地抑制肝移植术后乙型肝炎复发（A1）。对于已经使用其他 NAs 药物的患者需密切监测耐药发生，及时调整治疗方案。HBV 相关肝移植患者需要终身应用抗病毒药物以预防乙型肝炎复发（A1）。

8. 妊娠相关情况处理有生育要求的慢性乙型肝炎患者，若有治疗适应症，应尽量在孕前应用干扰素或 NAs 治疗，以期在孕前 6 个月完成治疗。在治疗期间应采取可靠避孕措施（A1）。对于妊娠期间乙型肝炎发作患者，ALT 轻度升高可密切观察，肝脏病变较重者，在与患者充分沟通并权衡利弊后，可以使用 TDF 或 LDT 抗病毒治疗（B1）。对于抗病毒治疗期间意外妊娠的患者，如应用干扰素治疗，建议终止妊娠（B2）。如应用口服 NAs 药物：若应用的是妊娠 B 级药物（LDT 或 TDF）或 LAM，在充分沟通、权衡利弊的情况下，治疗可继续；若应用的是 ETV、ADV，在充分沟通、权衡利弊的情况下，需换用 TDF 或 LDT 继续治疗，不建议终止妊娠（A1）。妊娠患者血清 HBV DNA 高载量是母婴传播的高危因素之一，新生儿标准乙肝免疫预防及母亲有效的抗病毒治疗可显著降低 HBV 母婴传播的发生率。妊娠中后期如果检测 HBV DNA 载量大于 2×10^6 U/ml，在与患者充分沟通并权衡利弊后，可于妊娠第 24 ~ 28 周开始给予 TDF、LDT 或 LAM（A1）。建议于产后 1 ~ 3 个月停药，停药后可以母乳喂养（C2）。男性抗病毒治疗患者的生育问题：应用干扰素治疗的男性患者，应在停药后 6 个月方可考虑生育；应用 NAs 抗病毒治疗的男性患者，目前尚无证据表明 NAs 治疗对精子的不良影响，可在与患者充分沟通的前提下考虑生育（C2）。

9. 儿童患者儿童 HBV 感染者常处于免疫耐受期，通常不考虑抗病毒治疗。对于进展期肝病或肝硬化患儿，应及时抗病毒治疗，但需考虑长期治疗安全性及耐药性问题。目前美国食品药品监督管理局批准用于儿童患者治疗的药物包括普通 IFN-α（2 ~ 17 岁）、LAM（2 ~ 17 岁）、ADV（12 ~ 17 岁）、ETV（2 ~ 17 岁）、TDF（12 ~ 17 岁）。临床试验表明普通 IFN-α 治疗儿童患者的疗效与成人患者相当。IFN-α 用于儿童患者的推荐剂量为每周 3 次，每次 3 ~ 6 MU/m^2 体表面积，最大剂量不超过 10 MU/m^2。但 IFN-α 不能用于 1 岁以下儿童治疗。在充分知情同意的基础上，2 ~ 11 岁也可选用 ETV 治疗，12 ~ 17 岁可选用 ETV 或 TDF 治疗（A1）。剂量参照美国 FDA 和 WHO 推荐意见（表 8）。

表8　儿童使用核苷(酸)类药的推荐剂量

药物	体重(kg)	剂量(mg/d)
恩替卡韦(年龄≥2岁,体重≥10kg。体重>30kg,按成人剂量)	10～11	0.15
	>11～14	0.20
	>14～17	0.25
	>17～20	0.30
	>20～23	0.35
	>23～26	0.40
	>26～30	0.45
	>30	0.5
替诺福韦(年龄≥12岁)	≥35	300

10. 肾损害患者核苷(酸)类似物抗病毒治疗是HBV相关肾小球肾炎治疗的关键,推荐使用强效、低耐药的药物。NAs多数以药物原型通过肾脏清除,因此,用药时需根据患者的肾功能受损程度进行给药间隔和(或)剂量调整,具体剂量调整方案可参考相关药品说明书。对于已经存在肾脏疾患及其高危风险的CHB患者,应尽可能避免应用ADV或TDF。有研究提示LDT可能具有改善eGFR的作用,但其机制不明。对于存在肾损害风险的CHB患者,推荐使用LDT或ETV治疗(B1)。

11. 经过规范的普通IFN-α或PegIFN-α治疗无应答的患者,可以选用核苷(酸)类药物再治疗。在依从性良好的情况下,对于使用耐药基因屏障低的核苷(酸)类药物治疗后原发无应答或应答不佳的患者,应及时调整治疗方案继续治疗(A1)。

12. 对于所有因其他疾病而接受化疗、免疫抑制剂治疗的患者,在起始治疗前都应常规筛查HBsAg、抗-HBc和HBV DNA,并评估接受免疫抑制剂的风险程度给予相应的处理,包括预防性抗病毒治疗和临床监测(A1)。

13. 对于HBV合并HIV感染者,若CD4+T淋巴细胞≤500/μl时,无论慢性乙型肝炎处于何种阶段,均应开始ART,优先选用TDF加LAM,或TDF加FTC(A1)。

14. 对HBsAg阳性或HBV DNA阳性的急性、亚急性、慢加急性肝衰竭患者应尽早应用NAs抗病毒治疗,建议选择ETV或TDF(A1)。

15. 对HBV DNA阳性的HCC患者建议应用NAs病毒治疗,并优先选择恩替卡韦或替诺福韦治疗(A1)。

16. 对于移植前患者HBV DNA不可测的HBV再感染低风险患者,可在移植前予恩替卡韦或替诺福韦治疗,术后无需使用HBIG(B1)。对于移植肝HBV再感染高风险患者,肝移植后主要抗病毒方案为核苷(酸)类似物联合低剂量HBIG,其中选择恩替卡韦或替诺福韦联合低剂量HBIG能更好地抑制肝移植术后乙型肝炎复发(A1)。

17. 妊娠期间乙型肝炎发作患者,ALT轻度升高可密切观察,肝脏病变较重者,在与患者充分沟通并权衡利弊后,可以使用替诺福韦或替比夫定抗病毒治疗(A1)。

18. 对于抗病毒治疗期间意外妊娠的患者,如应用干扰素治疗,建议终止妊娠(B2)。若应用的是妊娠B级药物(替比夫定或替诺福韦)或拉米夫定,治疗可继续;若应用的是恩替卡韦和阿德福韦酯,需换用替诺福韦或替比夫定继续治疗,不建议终止妊娠(A1)。

19. 为进一步减少HBV母婴传播,妊娠中后期HBV DNA载量大于2×10^6 U/ml,在充分沟通、权衡利弊的情况下,可于妊娠第28周开始给予替诺福韦、替比夫定或拉米夫定,建议于产后1～3个月停药,停药后可以母乳喂养(B1)。

20. 对于儿童进展期肝病或肝硬化患儿,应及时抗病毒治疗,但需考虑长期治疗安全性及耐药性问题。1岁以上儿童可考虑IFN-α治疗。2岁以上可选用恩替卡韦治疗,12岁以上可选用替诺福韦治疗(A1)。

21. 对于已经存在肾脏疾患及其高危风险的CHB患者,应尽可能避免应用阿德福韦酯或替诺福韦酯。

对于存在肾损害风险的 CHB 患者，推荐使用恩替卡韦或替比夫定治疗(B1)。

十七、待解决的问题

1. 生物学标志在乙肝自然史、治疗指证、疗效预测及预后判断方面的地位和作用。
2. 肝纤维化无创诊断手段在治疗适应证、疗效判断及长期随访中的地位和作用。
3. NAs 和 IFN 联合/序贯方案的疗效确认及成本效果分析。
4. 寻找预测 NA 停药的临床标准及生物学标志。
5. 长期 NA 治疗对肝硬化逆转、HCC 发生率的影响。
6. 长期 NA 治疗的安全性以及妊娠期 NA 治疗对母婴长期安全性的影响。
7. 基于长期随访队列及大数据库的临床疗效研究。
8. 探索建立医患互动新型慢病管理模式，提高病人依从性。
9. 开展卫生经济学研究、探索降低药物价格、提高治疗可及性的有效途径。
10. 探索清除 HBsAg 的新疗法及 HBsAg 清除后的长期临床转归。

作者：王贵强，王福生等 19 人。参考文献(略)

第二节　肝　硬　化

肝硬化是由不同病因引起的慢性进行性、弥漫性肝脏严重损害的疾病。主要病因包括慢性病毒性肝炎、化学性肝损伤(酒精性、药物性及其他化学毒性所致)、自身免疫性、胆汁淤积性、遗传代谢性等。我国以病毒性肝炎所致的肝硬化最常见，其中主要是乙型肝炎。临床上早期由于肝脏功能代偿较强，可无明显症状，后期则有多系统受累，以肝功能损害和门脉高压为主要表现，并常出现消化道出血、肝性脑病、继发感染、癌变等严重并发症。

肝硬化早期属中医的“积聚”范畴，晚期属“臌胀”范畴。

一、病因病机

(一) 中医病因病机

中医学文献虽无肝硬化病名，但根据其临床表现的不同，属于不同范围。临床表现以肝脾大为主者，属中医“积聚”范围，如见腹水则为“臌胀”，若兼见皮肤面目发黄，又从“黄疸”门中辨治，而这几个主症，均可在本病的先后不同阶段中演变发展，错杂互见，故前人有“黄疸积聚，中满胀病之根”的说法。

本病大多继发于黄疸、蛊毒、疟疾或久泻、久痢之后，并与长期嗜酒，饮食不节，劳欲过度和情志抑郁等因素有关。其病机责之于肝脾受损，气滞血瘀，阻塞脉络，日久结为积聚，进而由脾及肾，肾阳虚衰，气化不利，或阳损及阴，水津失布，则气滞、血瘀、水聚三者错综为患，成为臌胀。其病因病机分述于下：

(1) 湿热邪毒，留着不除：外感湿热邪毒(病毒性肝炎)或在血吸虫疫区遭受感染，未能及时治疗，水毒蕴结，留着不除，导致肝脾气血凝滞，脉络痹阻，日久瘀积而成积聚，进而肝脾日受戕伤，中气亏耗，水湿停聚，则成臌胀。

(2) 情志不畅，气失条达：情志抑郁，肝气不疏，脏腑失和，气机阻滞，脉络受阻，气滞血瘀，日积月累而成积聚。同时，肝失疏泄，则横逆侮脾，脾土受克，运化失职，水湿因而停聚，进而壅塞气机，水湿气血停瘀蕴结，日久不化，逐渐及肾，开阖不利，三脏俱病，而成臌胀。

(3) 酒食不节，湿浊内生：酒食不节，饥饱失宜，或嗜食肥甘厚味，损伤脾胃，脾虚则运化失职，以致清浊混淆，壅塞中焦，脾土壅滞则肝失条达，气血郁滞则瘀凝积聚。脾虚愈甚，进而波及于肾，开阖不利，水浊渐积渐多，终至水不得泄。

(4) 劳欲过度,正虚邪恋:肾为先天之本,脾为后天之本,劳欲过度,伤及脾肾,涸受邪毒,正虚邪恋,积聚乃成。若失治误治,或病势自行发展,脾气愈虚,肾不化气,则湿聚水生,气血凝滞而成臌胀。

综上可知,邪毒感染,情志所伤,酒食不节及劳欲过度等导致气血凝滞,脉络瘀阻是肝硬化的主要原因,正气亏虚,脾肾受伤是肝硬化发生的内在基础。肝硬化的形成与肝、脾、肾三脏关系密切,其主要病变,初期是气滞血瘀,水湿停聚;晚期可使肾阴肾阳亏损,脏腑衰竭致使病情日趋恶化。

(二) 西医病因病机

肝硬化在我国以病毒性肝炎所致为主,国外以酒精中毒引起者多见。

病毒性肝炎(主要为乙型、丙型或乙型加丁型重叠感染)、酒精中毒、血吸虫病、胆汁淤积、循环障碍、工业毒物或药物、代谢障碍、营养障碍等引起肝脏慢性炎症,最终导致:①广泛肝细胞变性坏死、肝小叶纤维支架遭受破坏;②残存再生肝细胞不沿原支架排列再生,形成不规则结节状肝细胞团(再生结节);③自汇管区和肝包膜有大量纤维结缔组织增生,形成许多纤维束,自汇管区至正管区或自汇管区向肝小叶中央静脉延伸扩展,即所谓纤维间隔,包绕再生结节,将残留肝小叶重新分隔,形成假小叶,这就是肝硬化形成的典型形态改变,上述病理变化可引起肝内血循环障碍。由于纤维组织的收缩、压迫,以及再生结节挤压肝内血管床缩小,门静脉小支受压或扭曲,而逐渐闭塞;肝内门静脉、肝静脉和肝动脉小支三者之间失去正常关系,并相互出现交通吻合支等。这些严重的肝脏血循环障碍,导致门静脉高压,同时加重肝细胞的营养障碍,促进肝硬化病变的进一步发展。门静脉压力增高至一定程度,即可形成门体侧支循环开放,以食管、胃底静脉曲张和腹壁静脉曲张最为重要;脾因长期慢性充血而肿大,胃黏膜瘀血、水肿、糜烂,即所谓门脉高压性胃黏膜病变。睾丸或卵巢、甲状腺、肾上腺皮质等常有萎缩和退行性变。

此外,少数病例发病原因一时难以肯定,为隐匿性肝硬化。

二、辨　病

1. 临床表现

(1) 代偿期肝硬化:无明显的临床症状,部分患者可出现低热、乏力、恶心、体重减轻等非特异性表现。

(2) 失代偿期肝硬化:除上述一般症状外,可见腹水、黄疸、发热(常为38~38.5℃持续发热)、贫血、出血倾向、男性女性化(乳房发育、蜘蛛痣、肝掌和体毛分布改变)、性功能减退。腹部检查可见到腹壁静脉与胸壁静脉曲张、脾大及肝脏早期肿大、晚期缩小变硬、表面呈结节状。在晚期会出现各种并发症,其中以各种血症如鼻衄、齿衄、吐血、便血等最为常见,同时可见顽固性腹水、自发性腹膜炎、肝肾衰竭、肝性脑病等危症。

2. 理化检查

(1) 血常规:肝功能代偿期血常规多正常,失代偿期可出现贫血,脾功能亢进导致血小板及白细胞减少。

(2) 尿常规:失代偿期可出现蛋白质管型,尿胆原增加;黄疸患者尿胆红素阳性。尿中17-酮类固醇和17-羟类固醇减少,雌激素排出量高出正常,尿钠排出降低。

(3) 肝功能:初期肝功能检查无特殊改变或仅有慢性肝炎的表现,如转氨酶升高等。随肝硬化发展,肝功能储备减少,则可有肝硬化相关的变化,如白、球蛋白比例倒置、白蛋白降低、胆碱酯酶活性降低、胆红素升高。

(4) 影像学检查:B超见肝脏缩小,肝表面明显凹凸不平,肝边缘变钝,肝实质回声不均、增强,肝表面呈结节状。门静脉和脾门静脉内径增宽,肝静脉变细、扭曲、粗细不均,腹腔内可见液性暗区。MRI对肝硬化合并囊肿、血管瘤或肝细胞癌时具有较大鉴别诊断价值。

(5) 上消化道造影或上消化道内镜检查:可发现食管胃底静脉曲张的有无及严重程度。

(6) 病理学检查:肝穿病理组织学检查为诊断肝硬化的"金标准",有明显凝血机制障碍及腹水者应慎用。

(7) 肝纤维化的检测:检测肝纤维化的最佳指标为血清Ⅲ型前胶原,其次为单胺氧化酶、脯氨酰羟化酶、肝脏弹性检测等。

(8) 定量肝功能试验:①吲哚氰绿(ICG)试验:此试验是临床初筛选肝病患者最有价值和最为实用的试验;剂量为0.5mg/kg,15分钟后测定其潴留率,正常值为7.86±4.34%,肝硬化尤其是失代偿期的患者,潴留率明显增高。②利多卡因代谢物生成试验(MEGX):测定MEGX浓度可准确反映肝细胞的储备功能,与肝硬化的预后有良好相关性。剂量1mg/kg,人注射利多卡因后30分钟MEGX的血浓度减去注射前的血浓度为90pg/ml以上,肝硬化患者明显降低,失代偿者大多在30～40pg/ml。

3. 分类诊断

(1) 临床上常分为代偿期肝硬化和失代偿期肝硬化。

1) 代偿期肝硬化:指早期肝硬化,一般属于Child-Pugh A级。

2) 失代偿期肝硬化:指中晚期肝硬化,一般属于Child-Pugh B、C级。

(2) 根据肝脏炎症活动情况可分为活动性肝硬化和静止性肝硬化。

1) 活动性肝硬化:慢性肝炎的临床表现仍然存在,特别是谷丙转氨酶升高、黄疸、白蛋白水平下降、肝质地变硬、脾进行性增大,并伴门脉高压症。

2) 静止性肝硬化:谷丙转氨酶正常,无明显黄疸,肝质地变硬,脾大,并伴有门脉高压症,血清白蛋白水平低。

三、鉴别诊断

(1) 与慢性肝炎相鉴别:肝边缘往往较钝,表面尚平滑,可伴轻度压痛;发展为肝硬化时,肝边缘较锐利,表面呈结节状,一般不伴有压痛。

(2) 与原发性肝癌相鉴别:呈进行性肝大,质地较硬,表面凹凸不平,有大小不等结节或巨块,边缘钝而不整齐,常有不同程度的压痛,颇难与肝硬化相鉴别,反复检查AFP能作出正确诊断。

(3) 与引起腹水疾病相鉴别:主要应与结核性腹膜炎与缩窄性心包炎相鉴别。缩窄性心包炎常引起腹水,并无静脉压升高与奇脉。结核性腹膜炎腹水多呈渗出性,而肝硬化腹水为漏出性,腹水涂片、培养找出结核杆菌则可明确区分。

四、方证论治

本病的病机由于本虚(肝虚、脾虚、肾虚)标实(气滞、血瘀、水停),虚实交错,故治疗需注意攻补兼施,补虚不碍实,攻实不忘虚。根据临床实际情况,分为五大方证论治。

1. 疏肝消胀汤证

主症　腹大胀满，胀而不坚；苔白腻，脉弦；不思饮食，食后胀甚。

兼症　大便不畅，矢气夹杂。本证多见于肝硬化代偿期。

病机　肝郁气滞，脾虚湿阻。

治法　疏肝理气，除湿消满。

方药　疏肝消胀汤（王道坤教授经验方）。柴胡15g，白芍12g，枳壳15g，香附10g，陈皮12g，半夏15g，茯苓15g，炙甘草6g，苍术12g，白术30g，猪苓15g，桂枝10g。每日1剂，水煎服。

加减　尿少者加车前子；泛吐清水者加半夏、干姜；腹胀甚者加木香、槟榔。若单腹胀大，面色晦滞，尿黄而少，此气滞夹热，宜用王肯堂的排气汤加白茅根、车前草之类。舌苔腻微黄，口干而苦，脉弦数，属气郁化热，加丹皮，栀子；胁下刺痛不移，面青舌紫，脉弦涩，属气滞血瘀，加延胡索，莪术，丹参；舌苔黄腻，口苦口干，属湿阻化热，加栀子，茵陈；精神困倦，大便溏薄，舌苔白腻，舌质淡体胖，脉缓，属寒湿偏重，加干姜、砂仁。

2. 温脾消臌汤证

主症　腹水，腹大胀满，按之如囊裹水，乏力气短，畏寒肢冷，舌苔白腻，脉缓。

兼症　下肢浮肿，食少便溏，少尿。

病机　寒湿困脾，气滞水停。

治法　温中散寒，行气利水。

方药　温脾消臌汤加减。黄芪90g，当归10g，白术50g，鹿角胶10g，紫河车15g，龟板12g，鸡内金12，干姜10g，木瓜10g，香附12g，茯苓15g，炒薏苡仁15g，厚朴10g，木香10g，大枣15g，生姜10g，甘草6g。每日1剂，水煎服。

加减　水湿过甚者，加桂枝、猪苓、泽泻；气虚息短，加黄芪、红参；胁腹痛胀，加郁金、砂仁；面色灰暗，畏寒怕冷，神疲倦怠，脉细无力，加葫芦巴、巴戟天、淫羊藿。四肢面目俱肿，水邪泛滥者，可与导水丸同用。腹壁青筋显露，加赤芍、桃仁、莪术。

3. 清热消臌汤证

主症　腹水，腹大，脘腹绷急，烦热口苦，吐血衄血，小便赤涩，大便秘结，舌边尖红，苔黄腻，脉弦数。

兼症　面目金黄，口苦口干，烦躁失眠。

病机　湿热蕴结，水泛为患。

治法　清热利湿，攻下逐水。

方药　清热消臌汤加减。黄芩10g，黄连6g，厚朴10g，枳实10g，陈皮10g，茯苓12g，猪苓15g，蒲公英15g，紫花地丁15g，泽泻15g，白术15g，栀子12g，大黄（后下）10g，牵牛子（研末冲）3g，甘草6g。每日1剂，水煎服。

加减　热毒炽盛，黄疸鲜明，加龙胆草、茵陈蒿、半边莲；腹部胀甚，大便秘结，加商陆；小便赤涩不利，加陈葫芦、玉米须；热迫血溢，吐血、便血，去厚朴，加水牛角、生地、丹皮、生地榆。烦躁失眠，狂叫不安，逐渐转入昏迷，为热入心包，可配服或鼻饲安宫牛黄丸，以清热凉营开窍，每次0.5～1丸，每日1～2次；静卧嗜睡，语无伦次，转入昏迷者，可配服或鼻饲苏合香丸，每次1丸，每日2次。

4. 化瘀消臌汤证

主症　腹大坚满，按之不陷而硬，青筋怒张，胁痛剧烈，舌紫暗有瘀斑，脉细涩。

兼症　面色黑，头颈胸部红点赤缕，唇色紫褐，大便色黑。

病机　气滞水停，肝脾血瘀。

治法　活血化瘀，行气利水。

方药　化瘀消臌汤加减。当归 10g，川芎 10g，赤芍 10g，莪术 10g，延胡 15g，大黄（后下）10g，二丑 10g，槟榔 15g，大腹皮 15g，陈皮 10g，肉桂 5g，甘草 6g。每日 1 剂，水煎服。

加减　腹水胀满过甚，脉弦数有力，体质尚好，标急者，可暂用导水丸、或十枣汤以攻逐水气；瘀结明显，加炮山甲、水蛭；有出血倾向者，破瘀之药要慎用。若舌苔浊腻，痰瘀互结，加郁金、白芥子、法半夏，若肿块明显者，可加服鳖甲煎丸或大黄䗪虫丸。

5. 养阴消臌汤证

主症　面色黑，唇紫口燥，五心烦热，齿鼻时有衄血，小便短赤，舌质红绛少津，脉弦细数。

兼症　腹大坚满，甚则青筋暴露，形体消瘦。

治法　滋养肝肾，凉血化瘀。

方药　养阴消臌汤加减。生首乌 15g，生地黄 12g，牡丹皮 12g，当归 10g，白芍 12g，枸杞子 12g，女贞子 20g，旱莲草 30g，赤芍 12g，延胡索 12g，香附 12g，枳壳 10g，知母 12g。每日 1 剂，水煎服。

加减　腹胀甚，加莱菔子、大腹皮；潮热，烦躁，失眠，加银柴胡、枣仁、远志；小便少，加猪苓、玉米须；齿鼻衄血，加仙鹤草、茜草、白茅根；阴亏阳亢，耳鸣颧红，加龟板、紫河车、鳖甲、牡蛎；小便短赤涩少，湿热留恋不清者，加黄柏、金钱草、茵陈蒿。

五、其他治疗

（一）中成药治疗

1. 市售中成药

（1）补中益气丸：补中益气，升阳举陷。适用于中气不足之气虚证。每服 12 粒，日服 2～3 次。

（2）木香顺气丸：理气消胀，散寒止痛。适用于肝硬化气滞湿阻证。每次 6g，每日 3 次。

（3）大黄䗪虫丸：活血化瘀，清热润燥。适用于血瘀证明显的患者。每次 6g，每日 3 次。

（4）二至丸：补益肝肾，养阴止血。适用于肝肾阴虚证，尤其是牙宣、鼻衄患者。每次 9g，每日 3 次。

（5）济生肾气丸：温肾化气，利水消肿。适用于脾肾阳虚，水湿泛滥，形寒肢冷的患者。每次 6g，每日 3 次。

（6）鳖甲煎丸：活血化瘀，软坚散结。适用于肝硬化、肝脾大、肝癌等病。每次 6g，每日 3 次。

2. 医院内部制剂

健胃保肝丸：健脾益气，疏肝和胃，适用于脾胃虚弱，肝胃不和者。每日 3 次，每次 1 丸。

（二）西医治疗

1. 一般治疗

（1）休息：代偿期患者可参加一般工作，失代偿期或有并发症者应卧床休息。

（2）饮食：以高热量、高蛋白质及富含维生素而易消化的食物为宜，适量脂肪，严禁烟酒，食管静脉曲张者应避免坚硬及粗糙之食物。

2. 药物治疗

（1）护肝和降酶：若有肝功能受损可适量给予护肝、降酶及退黄治疗，如多种维生素、肌苷、葡醛内酯、甘利欣等。

（2）降门脉压：在降门脉压的药物中，普萘洛尔的效果得到公认。其用量个体差异性大，目前多按 Lebrec 模式，使静息心率减慢 25% 作为有效剂量。长期服用普萘洛尔一般是安全的。

3. 腹水治疗

（1）限制水钠摄入量：轻度腹水患者约 15% 经限盐、限水措施，腹水即可消退。准确记录 24 小时出入量，一般每日水的摄入量应小于 1000ml，氯化钠不宜超过 1.0g，具体情况应根据腹水的消长加以调整。

（2）利尿剂的应用：一般主张联合、交替、间歇应用。可首选氨体舒通 20～100mg，3 次/日，同时或在 3 天后加用氢氯塞嗪 25～50mg，3 次/日，或螺内酯与呋塞米联合使用 2～3 次/日。

（3）反复小量输注血浆或人体白蛋白。

（4）腹水回输：适用于顽固性腹水患者，通过直接或间接腹水回输可暂时消除腹水、减轻症状、延长生命。

（5）血性腹水：腹水中血细胞比容大于 5% 者可能由于腹内侧支静脉自发性破裂，此时患者常伴有腹痛、低血压，往往需手术结扎。少数患者血性腹水是由于腹腔穿刺时，误伤侧支血管所致。治疗在于针对病因处理。

4. 并发症的治疗

（1）食管或胃底静脉曲张破裂出血：

1）绝对卧床休息，禁食，补充血容量。

2）药物止血：①生长抑素及其衍生物：奥曲肽，一般用法为每 8 小时皮下注射 0.1mg，或首剂 0.1mg 静脉注射，以后静脉滴注 25μg/h，持续 24 小时，止血率达 70%～80%。②特利加压素 1～2mg/次，每 12h 一次静脉缓慢推注（至少 15min）或持续静脉点滴，有治疗应答反应则持续应用 5～7d；如果无反应，1～2mg/次，每 6h 一次静脉缓慢推注或持续静脉点滴，有反应则持续应用 5～7d。

3）三腔二囊管压迫止血：胃囊充气 250～300ml，胃囊牵引力为 0.5～0.8kg，多数病例单纯胃囊压迫即可止血，如无效，可加食管囊压迫，食管囊充气标准以囊壁有一定张力足以压迫曲张静脉。压迫 12～24 小时如出血停止，可放气观察 12 小时，如无出血即可拔管，如为双囊压迫，则先解除食管囊，再解除胃囊。应避免压迫过久，导致黏膜糜烂。

4）内镜下食管静脉曲张套扎术（EVL）。

5）内镜下硬化剂注射法（EVS）：根据硬化剂注射部位的不同，可将注射方法分为三种：①血管周围硬化法；②血管内硬化法；③上述两种方法联合应用。

6）外科手术：门静脉高压症反复大出血或持续出血不止，经积极保守治疗无效者，应手术治疗。

（2）原发性腹膜炎：应及早使用喹诺酮类或第三代头孢抗生素静脉滴注，腹腔内注入抗生素，必要时行腹腔冲洗。

（3）肝肾综合征：严格控制输液量，量出为入，纠正水电解质紊乱，扩充有效血容量，应用血管活性药物如多巴胺等。对非利尿过度引起者可试用大剂量呋塞米 400～800mg 静脉滴注。

5. 肝移植

对于 Child-Pugh C 级肝硬化合并顽固型腹水患者应优先考虑肝移植。肝移植前尽可能控制急慢性肾损伤及感染，在等待肝移植的患者中，对血管活性药物治疗有反应者，有可能延缓进行肝移植的时间。

（三）针灸疗法

（1）胁痛：取内关、足三里、合谷、肝俞、脾俞、章门等穴。采取深刺、强刺激手法，得气后留针20～40分钟，每隔10分钟行针1次，可缓解胁痛。

（2）消除腹水：取内关、足三里、关元、水分、膀胱俞等穴。针刺用泻法，间歇动留针20～30分钟，每日1～2次。

六、临床心得

治疗肝硬化的原则，应按积聚、臌胀病证论治。聚证以疏肝解郁、理气导滞为主；积证则应根据正邪盛衰的变化予以活血化瘀、祛邪消积、攻补兼施为治法。臌胀形成后要根据肝、脾、肾三脏的生理功能，予以疏肝运脾、温补脾肾、滋补肝肾之法，同时还要结合气、血、水三者的偏盛偏衰，采取理气、活血、逐水等法。温脾消臌汤证，临床上最为多见，治疗效果也好，我习惯在本方基础上再加龟板、鳖甲、桃仁、红花等，制成丸剂，名健胃保肝丸，经多年应用患者反应良好。方中生黄芪、当归，益气生血、养血活血，益气，温阳化水，阳气恢复，阴霾自散，既能托毒排脓，又能促进各脏器细胞再生的作用。白术、山药、党参补脾利水。紫河车，鹿角胶为血肉有情之品，有恢复肝功能，纠正蛋白倒置的作用。全方药味虽平淡，但切中肝硬化的病机。

恩师周信有教授集六十余年治疗肝病的临床经验，提出“立足整体、全面兼顾、重点施治、体用同调”观点，我们认为这个经验非常宝贵，他在临床上将肝硬化分为代偿期与失代偿期两个阶段治疗。代偿期多为肝硬化初期，临床以肝郁、脾虚、血瘀为主，主要表现为胁下癥瘕、面黧舌暗、乏力、纳呆等症，故本着《内经》“血实者宜决之”的原则与张洁古“养正积自除”的思想，针对邪实正虚的特点，给予攻补兼使之法，以舒肝化癥汤为基础方，加减施治。舒肝化癥汤由柴胡、虎杖、茵陈、板蓝根、当归、赤勺、丹参、莪术、党参、白术、黄芪、醋鳖甲、五味子、茯苓等组成，具有舒肝补脾，活血化瘀、清热解毒之功效。失代偿期多为肝硬化的中后期，临床以脾肾两亏、虚瘀痰水互结为主，主要表现胁下癥瘕、腹水积聚、身体虚羸等，所以我们本着《内经》“去菀陈莝”和《金匮要略》“血不利则为水”的思想，根据其虚实夹杂的特点，以消癥利水汤为基础方，加减施治。消癥利水汤由柴胡、茵陈、丹参、莪术、党参、白术、黄芪、淫羊藿、醋鳖甲、五味子、大腹皮、茯苓、猪苓、泽泻等组成，具有补益脾肾，活血化瘀，利水消肿之功效。以上两方对该病的治疗无论是在病因、抗纤维化方面，还是在改善症状方面都有很好的疗效，且有执简驭繁之益。为了更切合临床实际，他强调临证时必须灵活加减，疗效才能进一步提高，如腹水重者，重用党参、白术至30～50g；偏肾阳虚者，加附子、桂枝；瘀黄者，加生水蛭另服；偏阴虚者，加沙参、芍药、麦冬、生地等；有痰湿者，加二陈汤等；有湿热者，加用三仁汤、碧玉散、黄连解毒汤等；有血热者，加用犀角地黄汤、化斑汤等。我们一般是在上方的基础上，每重用和增加培补脾肾和活血之品，如淫羊藿、仙茅、巴戟天、丹参、黄芪、白术、鳖甲、鹿角胶、三棱、水蛭等，每收到满意的效果。长期合理的遣方用药常可使患者保持较好的生活质量。

我们在对肝硬化的临床治疗中不仅辨证用药注重成方，又注重结合现代药理研究选用效药，如三七甘温、微苦，《得配本草》云：“治一切血病”。现已肯定其有明显的抗肝纤维化作用；桃仁、红花、三棱等可改善肝脏微循环，清除自由基，改善肝功能及调整机体免疫功能；黄芩、金钱草、茵陈等能增强巨噬细胞功能的作用等。这些药物在临床上都可根据需要选用。伍用效药是指辨证论治加特效方药,其目的在于效药针对病机、运转枢机,针对靶点作用性强,故临床取效迅速。

另外,本病虚实错杂,并有并发黄疸、大出血、昏迷病证的可能,必须严密观察证候的变化,如并发门脉高压症,脾大,大量腹水,或出现消化道大出血,腹腔感染,肝昏迷等并发症,应中西医结合进行必要的手术和止血措施,抢救肝昏迷等。

七、预防与调护

(1) 饮食调摄:肝硬化患者饮食调摄非常重要,饮食以高热量、高蛋白质、维生素丰富且易于消化的食物为宜;病情严重或血氨偏高者,应根据情况限制蛋白质或禁食蛋白质,病情好转后可及时逐渐增加蛋白质的含量;有腹水时应进少盐或无盐饮食;患者应戒烟、禁酒,避免进食粗糙坚硬或刺激性食物;有恶心、呕吐、进食甚少或不能进食者,可静脉输液,及时纠正电解质紊乱。

(2) 起居护理:肝硬化肝功能代偿期患者,应适当减少活动,饮食要注意营养。肝硬化肝功能失代偿期患者,以卧床休息为主,一级护理,详细记录24小时出入量。有昏迷倾向者,给予高热量低蛋白饮食。腹水量大者,给予低盐或无盐饮食。腹部加用腹带、长期卧床者,要勤翻身,预防发生褥疮。

肝硬化与病毒性肝炎关系密切。要注意饮食卫生,避免和病毒性肝炎患者尤其是乙型肝炎患者直接接触,以预防病毒性肝炎的发生。如有肝炎,积极治疗各种类型的,尤其是乙肝。加强体育锻炼,可以练静功、增强体质,提高机体免疫能力。

八、疗效评定标准

显效　主症与次症均有明显改善,相应的理化检查好转。

有效　主症与次症均有改善,相应的理化检查改变不大。

无效　主症与次症均无变化,相应的主要理化检查无改变。

肝硬化腹水及相关并发症的诊疗指南

中华医学会肝病学分会

关键词:腹膜炎;肝肾综合征;诊疗准则

1　概述

腹水(ascites)是失代偿期肝硬化患者常见且严重的并发症之一,也是肝硬化自然病程进展的重要标志,一旦出现腹水,1年病死率约15%,5年病死率为44%~85%。因此,腹水的防治一直是临床工作中常见的难点和研究的热点问题。2001年4月,世界胃肠病学组织(WGO)制订了《临床指南:成人肝硬化腹水的治疗(2001)》。2004年美国肝病学会(AASLD)制订了《成人肝硬化腹水处理指南》,并于2009年和2012年进行了更新。2006年英国肝病学会也制订了《腹水管理指南》,2010年欧洲肝病学会(EASL)发表了《肝硬化腹水、自发性细菌性腹膜炎和肝肾综合征处理临床实践指南》。1996、2013年国际腹水俱乐部(ICA)制订了《腹水管理共识》。国内也先后制订过一些肝硬化腹水、自发性细菌性腹膜炎(SBP)的专家共识等。为帮助临床医生在肝硬化腹水及其相关并发症的诊疗和预防工作中做出合理决策,中华医学会肝病学分会组织肝病、消化、感染、药学和统计等领域的专家编写了本指南。本指南不是强制性标准,不可能包括或解决肝硬化腹水诊治中的所有临床问题。因此,临床医生在面对某一患者时,可以指南为参考,充分了解病情,并根据患者具体情况制订全面合理的个体化诊疗方案。

指南中提及的证据和推荐意见基本按照GRADE系统进行分级(表1)。

表1 推荐意见的证据等级和推荐强度等级

项目	定义
证据质量	
高(A)	进一步研究不可能改变对该疗效评估结果的可信度
中(B)	进一步研究有可能影响该疗效评估结果的可信度，且可能改变该评估结果
低或非常低(C)	进一步研究很有可能影响该疗效评估结果的可信度，且很可能改变该评估结果
推荐强度	
强(1)	明确显示干预措施利大于弊或者弊大于利
弱(2)	利弊不确定或无论质量高低的证据均显示利弊相当

任何病理状态下导致腹腔内液体量增加超过200ml时，称为腹水。腹水是多种疾病的表现，根据引起腹水的原因可分为肝源性、癌性、心源性、血管源性(静脉阻塞或狭窄)、肾源性、营养不良性和结核性等。本指南主要介绍肝源性腹水中由肝硬化引起的腹水。

2 肝硬化腹水

2.1 发病机制

肝硬化时腹水的形成常是几个因素联合作用的结果，门静脉高压是腹水形成的主要原因及始动因素。肾素-血管紧张素-醛固酮系统(RAAS)失衡以及低蛋白血症也在腹水的形成中发挥作用。

2.1.1 门静脉高压 门静脉高压是肝硬化发展到一定程度的必然结果。肝硬化导致肝内血管变形、阻塞，门静脉血回流受阻，门静脉系统血管内压增高，毛细血管静脉端静水压增高，水分漏入腹腔。当门静脉压力<12mmHg时，很少形成腹水。研究表明断流术后腹水发生率远高于门体静脉分流术。

2.1.2 RAAS活性增强 门静脉高压引起脾脏和全身循环改变致使RAAS活性增强，导致钠水潴留，是腹水形成与不易消退的主要原因。

2.1.3 其他血管活性物质分泌增多或活性增强 肝硬化时，其他血管活性物质如心房肽、前列腺素、血管活性肽等分泌增多及活性增强，使脾脏小动脉广泛扩张，促使静脉流入量增加，同时引起小肠毛细血管压力增大和淋巴流量增加，可产生钠潴留效应。

2.1.4 低白蛋白血症 肝硬化时，白蛋白合成功能明显减低，引起血浆胶体渗透压降低，促使液体从血浆中漏入腹腔，形成腹水。

2.1.5 淋巴回流受阻 肝硬化时肝内血管阻塞，肝淋巴液生成增多，当回流的淋巴液超过胸导管的引流能力时，可引起腹水。如有乳糜管梗阻及破裂，形成乳糜性腹水。

2.2 诊断、评估、分级与分型

2.2.1 腹水的诊断

2.2.1.1 症状和体征 肝硬化患者近期出现乏力、食欲减退等或原有症状加重，或新近出现腹胀、双下肢水肿、少尿等表现。查体见腹壁静脉曲张及腹部膨隆等。移动性浊音阳性提示患者腹腔内液体>1000ml，若阴性则不能排除腹水。

2.2.1.2 影像学检查 最常用的是腹部超声，简单、无创、价廉。超声可以确定有无腹水及腹水量，初步判断来源、位置(肠间隙、下腹部等)以及作为穿刺定位。其次包括腹部CT和MRI检查。

2.2.2 腹水的评估 诊断腹水后要对腹水的性质和量以及是否合并SBP进行评估，包括病史、体格检查、实验室检查、腹部影像学检查及诊断性腹腔穿刺。

2.2.2.1 腹腔穿刺 腹腔穿刺抽取适量腹水是操作简单、安全的措施。通过腹水理化性质、微生物学和细胞学等分析，可明确腹水性质，早期发现潜在的感染。腹腔穿刺术的禁忌证较少，应由培训后的医师进行操作。腹腔穿刺术的并发症有腹壁血肿，穿刺点液体漏出、肠穿孔等。

2.2.2.2 腹水实验室检查和分析 腹水外观可无色透明、浑浊、脓性、血性、乳糜样等。腹水实验室常规检查包括细胞计数、分类、白蛋白、总蛋白定量等。腹水细胞计数及分类是腹水检测的首要指标，无并发症的肝硬化腹水细胞总数$<500\times10^6/L$。如腹水的中性粒细胞(PMN)计数$>250\times10^6/L$，即使患者无任何症状，也应考虑 SBP。此时 PMN 比例>腹水白细胞总数 50%，并发结核性腹膜炎或肿瘤则以淋巴细胞增高为主。腹水细菌培养阳性率较低，一般在 20%～40%。为了提高阳性率，应以血培养瓶在床旁取得腹水立即注入 10～20ml。不可先沉淀腹水，以沉淀物培养，这会增加 PMN 吞噬细菌的机会，反而不易得到阳性结果（表 2）。

如已明确是肝硬化腹水，且考虑为单纯性的，只需对首次样本进行常规检查。若患者有发热、腹部疼痛、不明原因的肝性脑病等，临床怀疑腹腔感染时可使用血培养瓶在床旁行腹水细菌培养和厌氧菌培养，应在使用抗菌药物治疗之前留取标本，立刻送检，严格无菌操作，以免污染。

表 2　腹水实验室检查内容

常规	选择性检查	偶查
细胞计数及分类	培养（细菌、厌氧菌）	结核菌涂片和培养
白蛋白	糖	脱落细胞学
总蛋白	LDH	胆红素
	淀粉酶	甘油三酯
	革兰染色	

2.2.2.3　腹水的常见病因　肝硬化是引起腹水的最主要原因，其他肝外疾病约占 15%，其中最常见的是恶性肿瘤、结核性腹膜炎、慢性心力衰竭或肾病综合征等。部分腹水患者有两个或以上的病因。肝硬化引起的腹水常通过腹水实验室检查判断漏出液或渗出液，以及血清-腹水白蛋白梯度（SAAG）判断是门静脉高压性或非门静脉高压性腹水。

SAAG 即血清白蛋白与同日内测得的腹水白蛋白之间的差值（SAAG＝血清白蛋白－腹水白蛋白）。腹水中的白蛋白含量可体现腹水的渗透压，其与血清白蛋白含量之差可间接反映血清与腹水的渗透压差，可间接判断腹水是否因为门静脉压力增高而引起。

SAAG 与门静脉压力呈正相关，SAAG 越高，门静脉压就越高。SAAG≥11g/L 的腹水为门静脉高压性，常见于各种原因导致的门静脉高压性腹水。SAAG<11g/L 的腹水多为非门静脉高压性，病因包括腹腔恶性肿瘤（peritoneal malignancy）、结核性腹膜炎、胰源性腹水等。在美国引起腹水的主要原因是肝硬化（约 85%）、腹腔恶性肿瘤（约 7%）、心力衰竭（约 3%）和其他少见原因如结核性腹膜炎、肾病等。以腹水为主要表现就诊时可利用 SAAG 结合腹水总蛋白判断常见的主要原因（表 3）。

表 3　腹水的原因与 SAAG、腹水总蛋白的相关性

原因	SAAG（g/L）	腹水总蛋白浓度（g/L）
肝硬化	≥11	<25
心力衰竭	≥11	≥25
腹腔恶性肿瘤	<11	≥25
炎性腹水	<11	≥25

2.2.3　腹水的分级与分型　临床上根据腹水的量可分为 1 级（少量）、2 级（中量）、3 级（大量）。1 级或少量腹水：只有通过超声检查才能发现的腹水，患者一般无腹胀的表现，查体移动性浊音阴性；超声下腹水位于各个间隙，深度<3cm。2 级或中量腹水：患者常有中度腹胀和对称性腹部隆起，查体移动性浊音阴/阳性；超声下腹水淹没肠管，但尚未跨过中腹，深度 3～10cm。3 级或大量腹水：患者腹胀明显，查体移动性浊音阳性，可有腹部膨隆甚至脐疝形成；超声下腹水占据全腹腔，中腹部被腹水填满，深度>10cm。

根据腹水量、对利尿药物治疗应答反应、肾功能及伴随全身疾病的情况，临床上大致可将腹水分为普通型肝硬化腹水和顽固（难治）型肝硬化腹水。2012 年 AASLD 推荐的顽固型腹水诊断标准：①限盐（4～6g/d）及强化利尿药物（螺内酯 400mg/d、呋塞米 160mg/d）治疗至少 1 周或治疗性放腹水（每次>5000ml），腹水无治疗应答反应（4d 内体质量平均下降<0.8kg/d，尿钠排泄<50mEq/d；或已经控制的腹水 4 周内复

发,腹水增加至少 1 级)。②出现难控制的利尿药物相关并发症或不良反应:如急慢性肾损伤、难控制的电解质紊乱、男性乳房肿大胀痛等。临床上仅以对利尿药物的治疗反应作为顽固型腹水的定义一直存在争论。

2014 年国内学者报告了肝硬化顽固型腹水的参考诊断标准:①较大剂量利尿药物(螺内酯 160mg/d、呋塞米 80mg/d)治疗至少 1 周或间断治疗性放腹水(4000 ~ 5000ml/次)联合白蛋白(20 ~ 40g/次/d)治疗 2 周腹水无治疗应答反应;②出现难控制的利尿药物相关并发症或不良反应。

2.3　腹水的治疗一般情况下,临床上根据腹水的量及伴随疾病确定患者是否需要住院治疗。1 级腹水:多数患者无症状,伴肝硬化其他并发症少,对利尿药物治疗敏感,可门诊治疗,并应督促患者定期门诊随访。2 级腹水:大多数患者有症状,常伴肝硬化其他并发症,需要住院治疗。3 级腹水:必须住院治疗(图 1)。

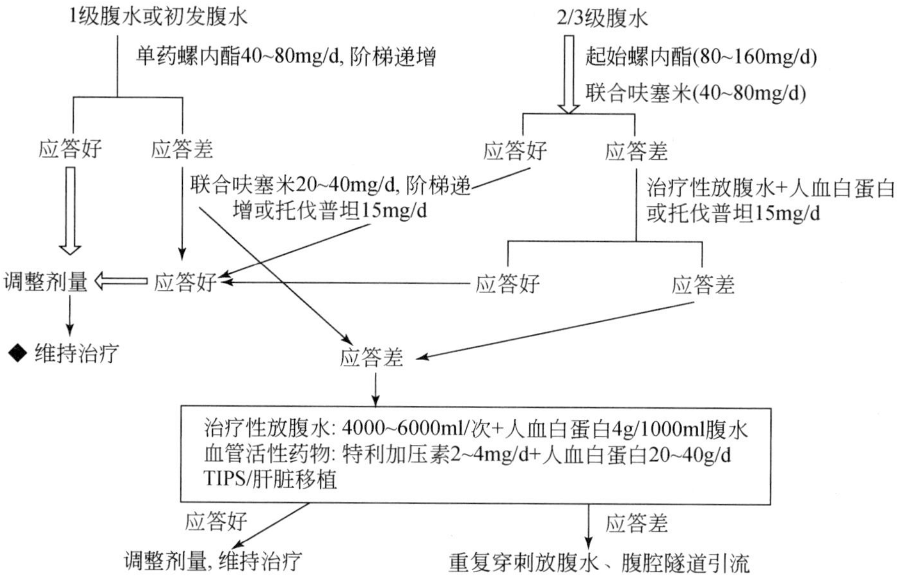

图 1　肝硬化腹水实用治疗流程

2.3.1　肝硬化腹水治疗的原则

2.3.1.1　治疗目标　腹水消失或基本控制,改善临床症状,提高生活质量,延长生存时间。

2.3.1.2　一线治疗　包括:①病因治疗;②合理限盐(4 ~ 6g/d)及应用利尿药物[螺内酯和(或)呋塞米];③避免应用肾毒性药物。

2.3.1.3　二线治疗　包括:①合理应用缩血管活性药物和其他利尿药物,如特利加压素、盐酸米多君及托伐普坦等;②大量放腹水及补充人血白蛋白;③经颈静脉肝内门体静脉分流术(TIPS);④停用非甾体抗炎药(NSAIDs)及扩血管活性药物,如血管紧张素转换酶抑制剂(ACEI)、血管紧张素受体拮抗剂(ARB)等。

2.3.1.4　三线治疗　包括:①肝移植;②腹水浓缩回输或肾脏替代治疗;③腹腔 α-引流泵或腹腔静脉 Denver 分流。

2.3.2　利尿剂和其他相关药物

利尿药物是治疗肝硬化腹水的主要方法,常用的利尿药物种类:醛固酮拮抗剂、袢利尿剂及血管加压素 V2 受体拮抗剂等。

2.3.2.1　醛固酮拮抗剂　螺内酯是临床最广泛应用的醛固酮拮抗剂,其次为依普利酮(eplerenon)等。肝硬化腹水患者钠、水潴留的主要原因是肾脏近曲、远曲肾小管钠重吸收增加。螺内酯为醛固酮的竞争性抑制剂,作用于远曲小管和集合管,阻断钠-钾和钠-氢交换,导致水钠排泄增多。推荐螺内酯起始剂量 40 ~ 80mg/d,以 3 ~ 5d 阶梯式递增剂量,常规用量上限为 100mg/d。最大剂量不超过 400mg/d。不良反应:高钾血症,男性乳房发育胀痛,女性月经失调,行走不协调等。依普利酮临床主要用于治疗高血压,缺少治疗肝硬化腹水的临床疗效及安全性报道。

2.3.2.2　袢利尿剂　呋塞米(furosemide)是最常用的袢利尿剂,其他有托拉塞米(torasemide)等。呋塞米存在明显的剂量效应关系,随着剂量加大,利尿效果明显增强,且药物剂量范围较大。主要通过抑制肾小管髓袢升支粗段与Na+、Cl-配对转运有关的Na+-K+ATP酶,从而抑制NaCl的主动重吸收,导致水钠排泄增多。肝硬化患者口服呋塞米的生物利用度较好,静脉效果优于口服。对于肝硬化腹水复发及顽固型腹水患者,袢利尿剂联合螺内酯的疗效与安全性优于单用螺内酯。呋塞米推荐起始剂量20~40mg/d,3~5d可递增20~40mg,呋塞米常规用量上限为80mg/d,每日最大剂量可达160mg。不良反应:体位性低血压、低钾、低钠、心律失常等。

2.3.2.3　高度选择性血管加压素　V2受体拮抗剂血管加压素V2主要介导血管加压素激活集合管水通道蛋白(aquaporin-2),导致水重吸收增加。V2受体拮抗剂可以竞争性结合位于肾脏集合管主细胞上的V2受体,减少集合管对水的重吸收,从而改善肝硬化腹水、稀释性低钠血症及周围组织水肿,且该药几乎不影响心脏、肾脏功能。V2受体拮抗剂可能成为治疗肝硬化腹水特别是伴低钠血症者的新方法。

这类药物包括托伐普坦(tolvaptan)、利伐普坦(lixivaptan)等。托伐普坦对肝硬化腹水和(或)伴低钠血症患者、终末期肝病患者合并腹水或顽固型腹水均有较好的疗效及安全性。短期(30d内)应用托伐普坦治疗肝硬化腹水和(或)伴低钠血症患者安全有效,且血钠纠正患者生存率显著提高。开始一般15mg/d,根据服药后8h、24h的血钠浓度与尿量调整剂量,最大剂量60mg/d,最低剂量3.75mg/d,一般连续应用不超过30d。禁忌证为低血容量低钠血症。不良反应:口渴、高钠血症、肾功能衰竭等,需密切监测血钠及肝肾功能。

2.3.2.4　其他类利尿药物

(1)噻嗪类利尿药:氢氯噻嗪是最常用的噻嗪类利尿药,通过抑制近曲小管、肾小管髓袢升支对钠、氯离子的重吸收,促进钠、氯、钾离子的排泄。常用量口服25~50mg/次,1~2次/d。噻嗪类利尿剂可引起糖代谢紊乱与胰岛素抵抗,可增加糖尿病的发生,因此肝硬化腹水患者不建议长期应用。不良反应与呋塞米相似。

(2)盐酸阿米洛利(amiloride)和氨苯喋啶:系保钾利尿药,与噻嗪类或袢利尿剂合用有协同作用。如果螺内酯不能耐受,可用阿米洛利替代治疗,10~40mg/d。由于该药价格较贵且疗效较螺内酯差,临床应用很少。

2.3.2.5　收缩血管活性药物

(1)特利加压素:内脏血管扩张是肝硬化腹水,特别是顽固型腹水或大量放腹水后发生循环功能障碍(post-paracentesis circulatory dysfunction,PICD)的关键因素。在大量腹腔放液后给予特利加压素(6~12mg/d)联合人血白蛋白(1g/kg/d)可以有效预防大量放腹水后循环功能障碍及肝肾综合征(HRS)。特利加压素联合人血白蛋白与单用人血白蛋白比较,1型HRS及全身炎症反应综合征患者的肾功能有明显改善,可用于肝硬化患者顽固型腹水和HRS的治疗。特利加压素禁忌证为孕妇及未控制的高血压;相对禁忌证包括缺血性心血管疾病等。不良反应为腹部绞痛、大便次数增多、头痛和动脉压增高等。特利加压素不良反应与剂量及静脉点滴速度有关。

用法:1~2mg/次,每12h一次静脉缓慢推注(至少15min)或持续静脉点滴,有治疗应答反应则持续应用5~7d;如果无反应,1~2mg/次,每6h一次静脉缓慢推注或持续静脉点滴,有反应则持续应用5~7d。停药后病情反复,可再重复同样剂量。如果无反应,可增加剂量,最大剂量12mg/d。

(2)盐酸米多君(midodrine):为α1受体激动剂,常用于治疗低血压,可增加肝硬化顽固型腹水患者24h尿量和钠排泄,对非氮质血症肝硬化腹水患者有较好疗效。用法:12.5mg,3次/d,口服。国内缺乏应用盐酸米多君经验及数据。

血管活性药物治疗应答反应指标:①完全应答:72h内血肌酐(SCr)降低至基线值0.3mg/dl(26.5μmol/L)以下或较用药前下降50%以上。②部分应答:72h内急性肾损伤(AKI)分期下降及SCr降低至≥基线值0.3mg/dl或较用药前下降>25%。③无应答:AKI无恢复。

2.3.3　利尿药物及剂量选择

肝硬化腹水患者呋塞米、螺内酯的应用剂量及疗程均缺乏随机对照研究。因此,临床如何选择利尿药物及剂量仍以经验性为主。

2.3.3.1　1级腹水或初发腹水　单独给予螺内酯，推荐起始剂量40～80mg/d，1～2次/d口服，若疗效不佳时，3～5d递增40mg或联合呋塞米。螺内酯常规用量上限为100mg/d，最大剂量400mg/d。呋塞米推荐起始剂量20～40mg/d，3～5d可递增20～40mg，呋塞米常规用量上限为80mg/d，最大剂量160mg/d。

2.3.3.2　2/3级腹水或复发性腹水　螺内酯联合呋塞米疗效明显高于螺内酯序贯或剂量递增，且高钾血症发生率显著降低。因此，推荐螺内酯与呋塞米起始联合使用，初始剂量螺内酯80mg/d，呋塞米40mg/d，3～5d可递增螺内酯与呋塞米的剂量，至达最大剂量。

2.3.3.3　何时应用V2受体拮抗剂对于1级腹水患者不推荐托伐普坦，对于2/3级腹水、复发性腹水患者，当常规利尿药物（呋塞米40mg/d，螺内酯80mg/d）治疗应答差者，可应用托伐普坦。

利尿药物相关并发症大多出现在治疗1周内，因此建议在用药3d内监测SCr、血钠、钾离子浓度。监测随机尿钠/钾，可评估利尿药物的治疗应答反应，如果尿钠/钾>1或尿钠排泄>50mEq/d，提示利尿药物治疗有应答反应。

2.3.4　利尿药物的配伍禁忌　肝硬化腹水患者的慎用药物包括：NSAIDs，如布洛芬、阿司匹林等，可致肾脏前列素合成从而减少肾血流灌注，增加出现急性肾衰竭、低钠血症等风险，多个指南均建议这些药物慎用于肝硬化腹水患者；ACEI和ARB类药物可引起血压降低，肾功能损伤；氨基糖甙类抗菌药物单用或与氨苄西林、美洛西林、头孢类等抗菌药物联用均可增加肾毒性；造影剂有可能加重肾功能异常患者肾脏损伤的风险。

2.3.5　利尿药物治疗应答反应评估和停药时机

2.3.5.1　利尿药物治疗应答反应的评估利尿药物治疗应答反应（显效、有效及无效）包括24h尿量、下肢水肿及腹围3个主要指标综合评估：①24h尿量。显效：较治疗前增加>1000ml；有效：较治疗前增加500～1000ml；无效：较治疗前增加<500ml。②下肢水肿。选择双足中水肿程度较重一侧，检查部位选择胫骨嵴或足背。显效：完全看不到压痕为无水肿；有效：可见压痕为轻度水肿；无效：明显压痕为重度水肿。③腹围。平卧以脐的位置水平绕腹一周测定腹围。显效：治疗后腹围减少2cm以上；有效：腹围减少0～2cm；无效：无减少或增加。

2.3.5.2　腹水治疗无应答反应　①4d内体质量平均下降<0.8kg/d，尿钠排泄<50mEq/d；或已经控制的腹水4周内复发，腹水增加至少1级；②出现难控制的利尿药物相关并发症或不良反应。

2.3.5.3　利尿药物何时停药　理论上肝硬化腹水患者利尿药物需要长期维持治疗，以避免腹水反复发生，特别是Child-Pugh B/C级肝硬化患者。HRS时停用利尿药物仍存在争议，迄今，没有证据支持1型HRS应用呋噻米是安全的，但它可维持足够的尿量。

2.3.6　营养支持治疗与限盐

2.3.6.1　合理限盐　补钠和限盐一直是肝硬化腹水治疗中争论的问题。限盐是指饮食中钠摄入80～120mmol/d（4～6g/d）。若更大程度限制钠的摄入，虽然有利于消退腹水，且10%～20%初发型腹水患者的钠水潴留明显改善，减少腹水复发风险，但长期限钠会导致患者食欲下降及低钠血症，加重营养不良。另一方面，严格限钠，血浆低钠时RAAS活性增强，尿钠排泄减少，形成难以纠正的恶性循环。研究表明，短期大剂量利尿药物及适当补充盐治疗肝硬化腹水安全有效。因此，多数学者认为肝硬化腹水不必严格限制钠的摄入。

肝硬化患者每天摄入热量应在2000卡以上，以补充碳水化合物为主，肝硬化低蛋白血症时应补充优质蛋白质及维生素，蛋白质1～1.2g/kg/d，明显肝性脑病时蛋白应限制在0.5g/kg/d内，补给的营养成分可参考相关指南。肝硬化患者夜间加餐3个月，多数患者血清白蛋白水平和氮平衡可恢复正常。

2.3.6.2　低钠血症及处理　绝大多数肝硬化腹水患者不必要限水，但如果血钠<125mmol/L时应该适当的限水。临床发现，60%左右肝硬化腹水患者存在不同程度的等容量或高容量低钠血症。由于多数肝硬化低钠血症发生缓慢，常常被肝硬化其他症状所掩盖，高渗盐水可快速纠正低钠血症，但本身会导致更多的水钠潴留，故一般不推荐使用高渗盐水溶液纠正低钠血症。肝硬化腹水患者如有重度的低钠血症（血钠<110mmol/L）或出现低钠性脑病，可适当静脉补充3%～5%氯化钠溶液50～100ml。托伐普坦能够纠正低钠血症。在使用托伐普坦过程中，应严密监测患者尿量、体征和电解质，24h血钠上升不超过12mmol/L，以免加重循环负荷或导致神经系统脱髓鞘损害。

2.3.6.3　人血白蛋白及新鲜血浆人血白蛋白具有十分重要的生理功能。在肝硬化腹水，特别是顽固型腹水、HRS 患者的治疗中，补充人血白蛋白对于改善肝硬化患者预后及提高利尿药物、抗菌药物的治疗效果都十分重要。国外指南建议，每放 1000ml 腹水，补充 6～8g 白蛋白，可以防治大量放腹水后循环功能障碍，提高生存率。临床试验发现，在腹腔穿刺放腹水即将结束或刚结束时，补充人血白蛋白 8g/1000ml 或减半剂量 4g/1000ml，大量放腹水后循环功能障碍的发生率相似。对于肝硬化腹水伴 SBP 患者，首日应用人血白蛋白 1.5g/kg，第 2～5 天人血白蛋白 1g/kg，与未使用人血白蛋白患者比较，肝硬化 SBP 患者肾衰竭发生率、在院期间病死率和 3 个月病死率明显降低（分别为 4.7%、3.1% 和 7% vs 25.6%、38.2% 和 47%）。

人血白蛋白的疗效及安全性均优于右旋糖酐、聚明胶肽等其他扩容剂。我国肝硬化住院患者多数病情较重，对于一次性放腹水不超过 5L 或伴 SBP 患者，补充人血白蛋白剂量缺乏临床循证医学的依据，专家意见仍不统一，值得进一步研究。

2.3.7　腹腔穿刺放液　腹腔穿刺放腹水仍然是顽固型腹水的有效治疗方法，也是快速、有效缓解患者腹胀的方法。大量腹腔穿刺放液后的常见并发症是低血容量、肾损伤及大量放腹水后循环功能障碍。研究证实，连续大量放腹水（4～6L/d）同时补充人血白蛋白（8g/1000ml 腹水）较单用利尿剂更有效，并发症更少。对于伴大量或张力性腹水患者，大量放腹水联合人血白蛋白治疗，可明显缓解患者的临床症状。肝硬化顽固型腹水患者早期大量放腹水可显著降低 30d 再住院率及 90d 病死率。目前有关放置腹腔引流管放腹水的报道，大多数为癌症相关腹水。比较腹腔放置引流管与反复腹腔穿刺大量放腹水（间隔 10d，每次 5000ml）的效果及安全性，放腹水次数>9 次或生存时间<90d 的患者，放置引流管的优势仅为节省费用。因此，即使为癌症相关腹水，患者预期生存超过 90d，也不推荐放置腹腔引流管放腹水。

2.3.8　经颈静脉肝内门体分流术（TIPS）　TIPS 是治疗顽固型腹水的有效方法之一，可以作为需要频繁进行腹穿放腹水或频繁住院患者（≥3 次/月）或肝移植的过渡治疗。TIPS 同样可以缓解 60%～70% 难治型肝性胸腔积液患者的症状。研究显示，TIPS 不仅降低门静脉压力，缓解腹水，而且能改善尿钠排泄和肾脏功能。但 TIPS 后肝性脑病发生率 25%～50%，60 岁以上者风险更高。TIPS 会增加心脏前负荷，既往有心脏病的患者容易诱发心衰。因此，肝性脑病、心肺疾病、肝功能衰竭（胆红素 5.8mg/dl 以上）、脓毒血症被认为是 TIPS 的绝对禁忌证，2012 年 AASLD 治疗指南中，还将 70 岁以上高龄 Child-Pugh 评分 12 分以上作为 TIPS 的禁忌证。

2.3.9　腹水超滤浓缩回输及肾脏替代治疗

2.3.9.1　无细胞腹水浓缩回输　无细胞腹水浓缩回输（CART）也是临床治疗顽固型腹水的方法之一。CART 可提高药物治疗无反应的失代偿期肝硬化顽固型腹水患者的生活质量，改善部分患者的症状，对肾功能无明显影响，也可作为一种有效的姑息性治疗方法。大部分患者可出现发热。

2.3.9.2　腹腔 α-引流泵　一种自动化腹水引流泵系统，通过腹腔隧道 Pleur X 引流导管将腹水回输至膀胱，可通过正常排尿来消除腹水。对恶性腹水具有一定的效果，对肝硬化顽固型腹水患者的应用经验较少。

2.3.9.3　腹腔-静脉分流　20 世纪 70 年代腹腔静脉分流（Denver）是常见的外科治疗腹水方法。然而，与内科治疗比较，腹腔静脉分流并发症多、生存期无延长，临床不推荐使用。

2.3.9.4　肾脏替代治疗　有报道通过床旁血液透析或持续静脉血液滤过治疗肝硬化顽固型腹水及 HRS，但肾脏替代治疗与其他治疗方法（如血管收缩药物）之间并无对照研究。

2.3.10　肝移植　对于 Child-Pugh C 级肝硬化合并顽固型腹水患者应优先考虑肝移植。肝移植前尽可能控制急慢性肾损伤及感染，在等待肝移植的患者中，对血管活性药物治疗有反应者，有可能延缓进行肝移植的时间。

2.3.11　病因治疗与随访　引起肝硬化腹水的病因包括病毒、酒精、胆汁淤积、免疫、遗传代谢、药物及寄生虫等，应重视对原发疾病的治疗。对可进行病因治疗的肝硬化要积极进行病因治疗，病因治疗可减轻肝纤维化，降低门静脉压力，阻止或逆转肝纤维化、肝硬化的进展。

对于失代偿期肝硬化患者可通过病因治疗达到病情稳定或逆转成为再代偿期甚至是无肝硬化的状况；乙型肝炎、丙型肝炎相关肝硬化失代偿期患者给予及时抗病毒、抗炎保肝等治疗，多数患者肝功能可明显改善，减少腹水等并发症的发生，甚至达到肝硬化再代偿。对于尚未出现腹水的代偿期肝硬化患者，治疗原发疾病同样会明显改善肝功能，逆转肝纤维化和肝硬化，是预防肝硬化失代偿及腹水发生的关键。研究显示一些中药具有抗肝纤维化和肝硬化的作用，如安络化纤丸能够逆转 CCl_4 诱导的大鼠肝纤维化，其机制可能是通过影响 TGFβ1 产生，抑制肝星状细胞激活而发挥抗肝纤维化的作用；安络化纤丸、扶正化瘀胶囊和鳖甲软肝片等对肝硬化有较好的辅助治疗效果。

病情稳定的肝硬化合并腹水患者每 3 个月复查生化、血常规、凝血功能、甲胎蛋白及腹部超声等。每 12 个月复查胃镜以了解有无食管静脉曲张及程度。对失代偿期肝硬化患者需制订长期、甚至是终身的临床管理方案。

2.3.12　预后　腹水出现较为迅速，常有明显诱因，预后较好。如与门静脉高压有关，则对治疗反应较好。腹水发生的原因如为肝衰竭所致，临床表现黄疸及肝性脑病，预后差。出现肾功能衰竭，少尿或氮质血症，3 个月病死率为 50% ~70%。失代偿期肝硬化是肝癌发生的极高危人群。

推荐意见 1：对新出现的腹水和 2、3 级以上腹水患者行腹腔穿刺腹水常规检查，包括腹水细胞计数和分类、腹水总蛋白、白蛋白。与腹穿同日检测血清白蛋白，计算 SAAG，≥11g/L 的腹水为门静脉高压性（B，1）。

推荐意见 2：疑似腹腔感染时可使用血培养瓶在床旁行腹水细菌培养和厌氧菌培养，尽可能在使用抗菌药物前留取标本，严格无菌操作，在床旁取得腹水立即注入血培养瓶 10 ~20ml，并即刻送检（A，1）。

推荐意见 3：顽固型腹水的诊断：①利尿药物（螺内酯 160mg/d、呋塞米 80mg/d）治疗至少 1 周或治疗性间断放腹水（约 4000 ~5000ml/次）联合人血白蛋白（20 ~40g/次/d）治疗 2 周，腹水治疗无应答反应；②出现难以控制的利尿药物相关并发症或不良反应；③排除恶性腹水及窦前性门静脉高压症引起的腹水（B，1）。

推荐意见 4：螺内酯起始剂量 40 ~80mg/d，3 ~5d 递增 40mg/d，常规用量上限 100mg/d，最大剂量 400mg/d；呋塞米起始剂量 20 ~40mg/d，3 ~5d 递增 40mg/d，常规用量上限 80mg/d，最大剂量 160mg/d（B，1）。

推荐意见 5：托伐普坦是治疗肝硬化腹水，特别是伴低钠血症的有效排水药物，起始剂量 15mg/d，根据血钠水平调整剂量，避免血钠升高过快。最低剂量 3.75mg/d，最大剂量 60mg/d（A，1）。

推荐意见 6：特利加压素可用于肝硬化顽固型腹水的治疗，1 ~2mg，每 12h1 次静脉缓慢推注（至少 15min）或持续静脉点滴，有应答者持续应用 5 ~7d；无应答者，可 1 ~2mg，每 6h 1 次静脉缓慢推注或持续静脉点滴。停药后病情反复，可再重复应用（B，1）。

推荐意见 7：肝硬化腹水患者避免应用非甾体抗炎药及氨基糖甙类抗菌药物（C，1）。

推荐意见 8：顽固型腹水患者需要进行限盐教育，4 ~6g/d（B，1）；血钠低于 125mmol/L，需限制水摄入量，否则不需严格限水（C，2）。

推荐意见 9：人血白蛋白（20 ~40g/d）可改善肝硬化腹水患者的预后，特别是顽固型腹水及 SBP 患者（A，1）。

推荐意见 10：大量放腹水（4000 ~5000ml/次/d）联合人血白蛋白（4g/1000ml 腹水）是治疗顽固型腹水有效的方法（B，1）。

推荐意见 11：对利尿药物治疗效果不佳的肝硬化顽固型腹水，有条件且无禁忌证时可早期行 TIPS 治疗（B，1）。

推荐意见 12：通常情况不推荐腹腔放置引流管放腹水（B，1）。肝硬化顽固型腹水患者应列入优先肝移植等待名单（B，2）。

推荐意见 13：对可进行病因治疗的肝硬化要积极进行病因治疗，通过病因治疗达到病情稳定或逆转失代偿期肝硬化为再代偿期甚至无肝硬化的状况（A，1）。

推荐意见 14：在必要时可辅以中药治疗，如安络化纤丸、扶正化瘀胶囊和鳖甲软肝片等，对改善肝硬化、肝纤维化有一定疗效（B，2）。

3　自发性细菌性腹膜炎（SBP）

SBP 是在肝硬化基础上发生的腹腔感染，是指无明确腹腔内病变来源（如肠穿孔、肠脓肿）的情况下发生的腹膜炎，是病原微生物侵入腹腔，造成明显损害引起的感染性疾病，是肝硬化等终末期肝病患者常见并发症（40% ~70%）。肝硬化腹水患者住院即行腹腔穿刺检测，SBP 发生率约 27%，有 SBP 病史的肝硬化患者 12 个月内的 SBP 复发率高达 40% ~70%。SBP 可迅速发展为肝肾功能衰竭，致使病情进一步恶化，是肝硬化等终末期肝病患者死亡的主要原因。近年来随着早期诊断和安全有效抗菌药物的临床应用，使 SBP 感染相关的病死率由 70 年代的 90% 降低至目前的 20% ~60%，但未经及时治疗 SBP 患者或院内感染 SBP（nosocomial SBP）患者病死率接近 50% ~60%。

3.1　临床表现　肝硬化 SBP 患者多数起病隐匿，临床表现多种多样，容易漏诊。约 1/3 患者具有典型腹膜炎的症状与体征，表现为发热、腹痛或腹泻，腹部压痛和（或）反跳痛。大部分患者无典型的腹膜炎症状与体征，可表现为顽固型腹水、休克、肝性脑病等。SBP 高危人群包括曾发生 SBP、老年人（>65 岁）、伴糖尿病、伴肝癌或其他肿瘤、使用免疫抑制剂、严重肝功能受损（Child-Pugh B/C 级、肝衰竭）、食管胃底静脉曲张出血后者。对可疑细菌感染经抗菌治疗无效的发热，或原因不明的肝功能衰竭、脓毒血症不典型的症状、长时间低血压（收缩压<80mm Hg，且>2h）并且对扩容复苏无反应的腹水患者，要警惕 SBP。

3.2　SBP 诊断与鉴别诊断

SBP 临床表现缺乏特异性，积极主动寻找 SBP 的证据非常重要。目前早期诊断基于以下几个方面。

3.2.1　有以下症状或体征之一　①急性腹膜炎：腹痛、腹部压痛或反跳痛，腹肌张力增大，呕吐、腹泻或肠梗阻；②全身炎症反应综合征的表现：发热或体温不升、寒战、心动过速、呼吸急促；③无明显诱因肝功能恶化；④肝性脑病；⑤休克；⑥顽固型腹水或对利尿剂突发无反应或肾功能衰竭；⑦急性胃肠道出血。

3.2.2　有以下实验室检查异常之一　①腹水 PMN 计数≥0.25×10^9/L；②腹水细菌培养阳性。③降钙素原（PCT）>0.5ng/ml，排除其他部位感染。国内报道，体温、腹部压痛、外周血中性粒细胞百分比、总胆红素、腹水 PMN 计数 5 个指标联合对早期筛查无症状 SBP 具有一定的应用价值。

SBP 患者出现以下任何 2 条临床表现或实验室异常认为是重症感染：①高热、寒战，体温>39.5℃；②感染性休克；③急性呼吸窘迫综合征；④不明原因急性肾损伤 3 期；⑤外周血白细胞>10×10^9/μl；⑥PCT>2ng/ml。

3.3　SBP 临床特殊类型

3.3.1　腹水培养阴性的中性粒细胞增多性腹水（CNNA）其诊断标准为：①腹水细菌培养阴性；②腹水 PMN 计数≥0.25×10^9/L；③排除继发性腹膜炎；④30d 内未使用抗菌药物治疗。CNNA 与培养阳性的 SBP 比较，在临床症状、体征、腹水分析、病死率及对抗菌药物治疗的反应性上均无明显差异，因此认为，CNNA 和 SBP 是同一个疾病。

3.3.2　中性粒细胞不增高单株细菌性腹水（MNB）或称细菌性腹水（BA）其诊断标准为：①腹水细菌培养阳性；②腹水 PMN 计数<0.25×10^9/L；③无明显腹腔内感染灶。过去认为细菌性腹水大多无症状，无需治疗，不会发展为 SBP 或 CNNA。但一些研究发现，相当量的细菌性腹水患者是有症状的，且其临床表现、实验室指标、腹水检查指标及住院病死率等均与 SBP 及 CNNA 相似。现认为有症状的细菌性腹水是 SBP 的一种变型，其长期预后与腹水细菌培养阳性患者相似，因此需要采取与 SBP 同样的治疗方法；而无症状的细菌性腹水患者与无菌性腹水相似，故认为仅是短暂的细菌定植。

3.4　SBP 的抗感染治疗

SBP 早期临床诊断、早期病原学诊断及早期经验性的抗感染治疗仍是临床医师面临的巨大挑战。区别社区获得 SBP 与院内感染 SBP 对于经验性选择抗菌药物非常重要。肝硬化腹水患者住院 48h 以后，出现 SBP 的症状与体征或符合 SBP 实验室诊断条件，可认为是院内获得 SBP。

3.4.1　经验性抗感染治疗　单一广谱抗菌药物也可使腹水细菌培养阴性率达 86%，只能检测到耐药菌株。由于肝硬化 SBP 患者高病死率，早期经验性正确使用抗菌药物，对于降低其病死率很重要。

对于社区获得性 SBP，其经验治疗要覆盖革兰阴性肠杆菌和革兰阳性球菌，并尽可能选择可以覆盖厌氧菌的抗菌药物。初始治疗获得满意临床疗效时不需要改变治疗方案，即使之后报告显示存在未被覆盖的病原体。对于轻中度社区获得性 SBP 推荐头孢西丁、莫西沙星、替卡西林/克拉维酸单药方案，联合方案推荐头孢唑林、头孢呋辛、头孢曲松或头孢噻肟联合甲硝唑以及氟喹诺酮联合甲硝唑；对于重度社区获得性 SBP，单药方案推荐亚胺培南/西司他丁、美罗培南、比阿培南、哌拉西林/他唑巴坦，联合方案推荐头孢他啶、头孢吡肟联合甲硝唑，氟喹诺酮联合甲硝唑。

针对医院获得性 SBP 的经验性抗菌药物治疗，应根据当地微生物学调查结果来确定，为了实现对可能病原菌的经验性覆盖，需要使用包含广谱抗革兰阴性菌与厌氧菌的多药联合治疗方案，这些药物包括亚胺培南/西司他丁、美罗培南、比阿培南、哌拉西林/他唑巴坦，头孢他啶、头孢吡肟联合甲硝唑，亦可需要替加环素或黏菌素类药物。

治疗严重社区获得性感染和医院获得性感染的药物不推荐用于治疗轻中度社区感染。

可疑 SBP 可选用头孢噻肟或类似三代头孢类抗菌药物，可以覆盖 95% 的细菌。但是，长期经验性应用三代头孢类抗菌药物为基础的治疗方案，增加细菌耐药的风险及较差的临床预后。研究发现：肝硬化院内SBP患者随机接受美罗培南联合达托霉素比头孢他啶更有效。因此，院内获得性SBP经验抗感染治疗首选碳青霉烯类为基础的联合治疗，可显著降低病死率。

3.4.2　三代头孢类抗菌药物联合人血白蛋白　研究发现，SBP患者使用头孢噻肟后6h内加用人血白蛋白1.5g/kg、第3天1.0g/kg和单用头孢噻肟进行比较：病死率明显下降，可有效控制肝硬化并发症。抗菌药物联合人血白蛋白延迟肝硬化SBP患者急性肾损伤的发生，对预后没有影响。

3.4.3　特利加压素、人血白蛋白联合三代头孢类抗菌药物　肝硬化SBP是急性肾损伤及HRS的重要诱因。特利加压素联合人血白蛋白、三代头孢类抗菌药物可显著提高住院生存率。

3.4.4　耐药细菌的目标治疗　由于氟喹诺酮类抗菌药物的广泛使用、患者频繁住院以及广谱抗菌药物的使用，导致腹水感染菌株发生变化，革兰阳性菌和产超广谱β内酰胺酶（ESBL）大肠埃希菌等多重耐药菌株的增加，严重影响抗感染治疗的效果和患者的预后。国内针对革兰阴性杆菌耐药率较低的为哌拉西林/他唑巴坦，头孢派酮舒巴坦、亚胺培南、美罗培南、比阿培南、阿米卡星、盐酸米诺环素和磺胺类药物；对葡萄球菌敏感的药物为万古霉素、达托霉素、替考拉宁、利奈唑胺和利福平；对肠球菌耐药率较低的为万古霉素、替考拉宁、利奈唑胺和达托霉素。万古霉素耐药肠球菌（VRE），主要是屎肠球菌，宜选择达托霉素、利奈唑胺、米诺环素或大剂量氨苄西林；针对常见真菌如白念珠菌耐药率较低的为伏立康唑、氟康唑和两性霉素B等。多重耐药（MDR）及泛耐药（XDR）致病菌感染的危险因素包括：院内感染、长期氟喹诺酮类药物预防用药、近期曾感染耐药细菌或使用β-内酰胺类抗菌药物。这些耐药细菌的感染与较高的病死率相关。为了尽量减少细菌耐药性，谨慎的做法是限制预防性应用抗菌药物。一旦获得感染证据，应缩短抗菌药物用药时间，根据体外药敏实验，选择窄谱抗菌药物。对于高度疑似耐药菌感染的SBP患者，可选择哌拉西林/他唑巴坦，或头孢哌酮舒巴坦或碳青酶烯类抗菌药物联合达托霉素、万古霉素或利奈唑胺经验性治疗策略。对于抗菌药物治疗无应答反应的肝硬化腹水患者应该监测真菌性腹膜炎。

3.4.5　肠道非吸收抗菌药物　利福昔明（rifaximin）是利福霉素的衍生物，可广谱、强效抑制肠道内细菌生长，具有杀菌/抑菌，免疫调节和抗炎活性，它与肠微生物环境的相互作用了解甚少。利福昔明-α晶型已被美国FDA批准治疗肝性脑病，同时可减少内毒素血症和改善肝硬化患者的血流动力学。对肝硬化SBP及顽固型腹水的防治具有一定效果。

推荐意见15：肝硬化腹水患者腹部症状、体征（如发热、腹部疼痛或压痛等）或感染相关实验室检查异常可作为早期经验性抗感染治疗指征（B,1）。

推荐意见16：无近期应用β-内酰胺抗菌药物的社区获得轻、中度SBP患者，首选三代头孢类抗菌药物单药经验性治疗（A,1）。未使用过氟喹诺酮类药物患者，可单用氟喹诺酮类药物（B,2）。

推荐意见17：在医院环境和（或）近期应用β-内酰胺类抗菌药物的SBP患者，应根据药敏试验或选择以碳青酶烯类为基础的经验性抗感染治疗（A,1）。

推荐意见18：腹水PMN计数<250个/mm^3，伴感染的症状或腹部疼痛、触痛也应接受经验性抗感染治疗（B,1）。

推荐意见19：肝硬化腹水患者使用抗感染药物需慎重，密切观察药物不良反应（C,1）。利福昔明可预防SBP反复发生（B,2）。

4　肝肾综合征（HRS）

4.1　定义　HRS是严重肝病患者病程后期出现的功能性肾衰竭，肾脏无明显器质性病变，是以肾功能损伤、血流动力学改变和内源性血管活性物质明显异常为特征的一种综合征。HRS是AKI的一种特殊形式，由极度血管舒张引起，且对扩容治疗无反应。肝硬化腹水患者合并急性肾功能衰竭，即出现GFR急性显著下降，SCr>1.5mg/dl（133μmol/L）可诊断AKI，排除其他引起AKI的病因，结合肾脏无明显器质性病变等可做出HRS的诊断。

根据患者病情进展及预后，HRS分为两型：1型HRS：快速进展性肾功能损伤，2周内SCr成倍上升，超过基础水平2倍或>226μmol/L（2.5mg/dl），或eGFR下降50%以上<20ml/min。2型HRS：缓慢进展性肾功能损伤，中度肾功能衰竭，SCr水平133～226μmol/L（1.5～2.5mg/dl），常伴有顽固型腹水，肾功能下降过程缓慢；多为自发的过程，有时也有诱因，预后相对1型较好，但中位生存期较无氮质血症的肝硬化腹水短。

4.2　发病机制　肝硬化 HRS 的发病机制目前尚未完全清楚。一般认为主要是由于严重的肝功能障碍导致的血流动力学改变进而影响到肾功能。

严重的肝功能障碍使得血管活性介质灭活减少，如半胱氨酰白三烯、血栓素 A2 等，在门静脉高压时经门体分流进入体循环，使内脏血管舒张导致有效动脉血容量减少和平均动脉压下降。有效血容量减少，通过神经体液系统反射性地引起肾内血管收缩和水钠潴留。交感神经系统和 RAAS 激活导致肾血管收缩和肾血管自动调节功能改变，致使肾血流对平均动脉压变化更加敏感。此外，内毒素血症也是严重肝病患者发生 HRS 的重要因素。严重肝病时由于肝细胞解毒功能降低，由肠道吸收的内毒素可通过肝脏或侧支循环大量进入体循环。内毒素可引起肾内血管的强烈收缩，肾血流减少，GFR 降低，导致少尿和氮质血症。

近年，临床上发现并不是所有肝功能严重异常的患者均会发展成 HRS。因此，有学者提出"二次打击"学说，认为窦性门静脉高压和肝功能失代偿作为"第一次打击"，引起全身外周血管扩张，有效循环血容量减少，在此基础上，任何加重血流动力学异常的诱因（如上消化道出血、过度利尿、SBP、大量抽取腹水等），即"第二次打击"，可促进 HRS 的形成。

4.3　诊断　HRS 的诊断标准：①肝硬化合并腹水；②无休克；③SCr 升高大于基线水平 50% 以上，>1.5mg/dl（133μmol/L）；④至少停用 2d 利尿剂（如使用利尿剂）并且使用人血白蛋白 1g/kg/d，直到最大 100g/d 扩容后肾功能无持续性改善（SCr<133μmol/L）；⑤近期无肾毒性药物使用史（NSAIDs、氨基甙类抗菌药物、造影剂等）；⑥无肾实质疾病。

尿量在肝硬化合并腹水的 HRS 的诊断意义存在争议，原因是肝硬化腹水患者常合并尿少及严重钠潴留却维持相对正常的 GFR，有些患者可能由于使用利尿剂而造成尿量增加。

2015 年 ICA 提出动态监测 SCr 更能准确反映 HRS 患者 AKI 的过程，即 48h 内 SCr 急性升高并超过基线水平的 50%，并最终 ≥1.5mg/dl（133μmol/L）。并对 AKI 进行分期，1 期：SCr 升高 ≥0.3mg/dl（26.5μmol/L），或 SCr 升高至 1.5～2.0 倍基线值；2 期：SCr 升高≥2.5mg/dl（226μmol/L），或 SCr 升高>2.0～3.0 倍基线值；3 期：SCr 升高至>3.0 倍基线值，或 SCr 升高≥4.0mg/dl（353.6μmol/L）并且急性升高≥0.3mg/dl（26.5μmol/L），或开始连续性血液滤过（RRT）。

与 HRS 相比，其他因素导致的 AKI 往往更容易缓解，且损伤持续时间较短，短期（30d）病死率较 HRS 低。而 HRS 患者的非移植生存率更低、预后更差。因此，即使是 SCr 的轻微升高，都要及早发现并给予尽可能的早期干预，以防止 HRS 发生。

如患者存在上消化道出血、电解质紊乱、腹水感染控制不佳、大量放腹水、大量利尿及严重呕吐、腹泻等情况，且肾功能快速减退，要考虑 HRS：①了解患者近期用药情况，将利尿剂减量或停用，停用具有潜在肾毒性药物、血管扩张药或 NSAIDs。②对可疑低血容量患者进行扩容治疗（根据临床判断可采用晶体液、人血白蛋白或血制品）。③如确诊或高度怀疑合并细菌感染，应进行细菌鉴定并给予早期抗感染治疗。④经上述措施无效，且 SCr 继续升高>基线水平 50%，>1.5mg/dl（133μmol/L）可诊断 HRS。

4.4　治疗

HRS 预后差，一旦确诊，应尽早开始治疗，防止肾功能衰竭进一步恶化。

4.4.1　一般治疗　卧床休息，给予高热量易消化饮食，密切监测血压、尿量、保持液体平衡。监测肝肾功能及临床评估伴随的肝硬化并发症状况。避免过量摄入液体，防止液体超负荷和稀释性低钠血症发生。

4.4.2　药物治疗

根据 HRS 发生的病理生理特征，药物治疗的机理是通过收缩明显扩张的内脏血管床和升高动脉压，改善循环功能，应用血管收缩药物。此类药物主要通过收缩已显著扩张的内脏血管床，改善高动力循环，增加外周动脉压力，从而增加肾血流量和 GFR。目前主要有血管加压素及其类似物（特利加压素）、α-肾上腺素能受体激动剂（米多君和去甲肾上腺素）和生长抑素类似物（奥曲肽）等。

4.4.2.1　特利加压素联合人血白蛋白　Meta 分析显示，特利加压素能改善 1 型 HRS 患者的肾功能，疗效为 40%～50%，但针对 2 型 HRS 的研究较少，少数非随机对照研究显示特利加压素治疗 2 型 HRS 患者亦可改善肾功能。国外研究表明，特利加压素联合人血白蛋白（第 1 天 1g/kg，随后 20～40g/d）效果明显，优于单用特利加压素或人血白蛋白，国内研究也有类似结果，但人血白蛋白的用量为 10～20g/d 特利加压素的起始剂量为 1mg/4～6h，如经过 3d 治疗，SCr 较基线水平未下降至少 25%，则特利加压素可逐渐加量，最大剂量可增加至 2mg/4～6h，维持治疗直至 SCr 下降<133μmol/L。治疗应答定义为：SCr 缓慢而进行

性下降至<133μmol/L，并且动脉压、尿量和血钠浓度增加。中位应答时间是 14d，患者基线 SCr 越低，治疗所需时间越短，应答率越高。应答者停药后一般复发较少见，若复发，可再使用特利加压素。

预测因素：1 型 HRS 患者基线血清胆红素<10mg/dl 和治疗 3d 后平均动脉压上升≥5mmHg 是两个独立的缩血管药物治疗应答预测因素。

4.4.2.2　生长抑素类似物、米多君联合人血白蛋白生长抑素类似物联合米多君及人血白蛋白治疗 1 型 HRS 可作为特利加压素的替代方法。米多君口服起始剂量 2.5～7.5mg/8h，生长抑素类似物 100μg/8h 皮下注射，如肾功能无改善，剂量分别增加至 12.5mg/8h 和 200μg/8h。

4.4.2.3　去甲肾上腺素联合人血白蛋白　去甲肾上腺素联合人血白蛋白去甲肾上腺素 0.5～3mg/h，人血白蛋白 10～20g/d，疗程 7～14d，对 1 型或 2 型 HRS 与特利加压素有类似的结果，但该 Meta 分析纳入的仅为几项非随机对照研究。国内的小样本非随机试验也显示去甲肾上腺素同样有效。

4.4.2.4　利尿剂与托伐普坦　临床研究证实，普通利尿剂并不能增加 HRS 患者的尿量，且有可能加重肾功能损伤。原因是 HRS 患者外周动脉扩张，有效循环血量降低，压力感受器反射使心率加快收缩加强，血液在内脏快速通过，形成高动力循环。此时，常规利尿剂治疗可激活神经-内分泌反射，刺激抗利尿激素的不适当释放，引起循环内游离水分大量潴留，导致渗透压进一步降低。托伐普坦可选择性结合非肽类血管加压素受体，抑制抗利尿激素作用而不刺激交感神经或醛固酮系统，排水不排钠。可明显增加患者的尿量且可纠正低钠血症，而不影响肾脏功能，不增加肝性脑病、食管静脉曲张破裂出血及 HRS 的发生率。

4.4.2.5　扩血管药物　外周血管扩张是肝硬化 HRS 的主要发病机制，目前对肝硬化 HRS 已不再推荐使用扩血管药物。

4.4.3　经颈静脉肝内门体分流术(TIPS) TIPS　可改善 1 型 HRS 患者的肾功能。但肝硬化腹水患者如果出现 1 型 HRS 一般病情较重，多数有 TIPS 治疗的禁忌证。理论上，TIPS 能有效控制腹水，减轻门静脉压力，因此对 2 型 HRS 患者应该有较好疗效。

4.4.4　肾脏替代治疗　研究表明，肾脏替代治疗如血液透析、连续静脉血液滤过并不能改善预后，对部分 1 型 HRS 患者可能改善肾功能。因此，肾脏替代治疗仅用于 HRS 并发严重高钾血症、代谢性酸中毒、容量超负荷时需要肾脏替代治疗时的抢救治疗。分子吸附再循环系统只对部分 1 型 HRS 患者治疗有效，约 40% 患者的肾功能可得到明显改善。

4.4.5　肝移植　肝移植是 1 型和 2 型 HRS 的首选治疗方法。移植术后 1 型 HRS 生存率约为 65%，与无 HRS 的肝硬化患者比较，生存率较低主要是由于肾功能衰竭导致。移植后应用特利加压素和(或)肾脏替代疗法可提高生存率。1 型 HRS 患者短期内病死率高，应该优先列入肝移植计划。

4.5　HRS 的预防

在肝硬化腹水患者中，细菌感染、过度使用利尿剂、大量放腹水、上消化道出血、胆汁淤积性黄疸等二次打击都可以诱发 HRS。

4.5.1　预防感染　肝硬化腹水患者尤其是静脉曲张出血者易发生细菌感染，预防性使用抗菌药物可以提高生存率。约 30% 肝硬化腹水伴 SBP 可以进展为 HRS，而预防性使用抗菌药物联合人血白蛋白可将 HRS 的发生率降为 10%。2009 年 AASLD 指南、2010 年 EASL 指南均推荐 SBP 输注人血白蛋白联合抗菌药物，减少 HRS 的发生提高生存率。

4.5.2　慎用大剂量利尿剂和大量放腹水　一般肝硬化腹水治疗为限钠饮食和合理应用利尿剂。研究显示，对血钠降低的肝硬化腹水患者在慎用利尿剂的同时，不限钠饮食，而对血钠基本正常者可先适当限钠饮食，避免因低钠血症引起的肾功能损伤。

4.5.3　慎用非选择性　β 受体阻滞剂非选择性 β 受体阻滞剂降低门静脉压力，可减少肝硬化患者静脉曲张破裂出血的风险。然而，肝硬化腹水患者合并 SBP、动脉收缩压<90mmHg、血清钠<130mmol/L 或肾功能障碍时，非选择性 β 受体阻滞剂的使用可增加血流动力学紊乱。因此，对于正在使用非选择性 β 受体阻滞剂预防食管静脉曲张破裂出血的患者出现 HRS 时，β 受体阻滞剂应暂时停用，待循环功能和肾功能改善后恢复正常应用。

推荐意见 20：肝硬化腹水患者存在上消化道出血、电解质紊乱、腹水感染、大量放腹水、大量利尿及严重呕吐、腹泻等情况，且肾功能快速减退，需考虑 HRS(C,2)。

推荐意见 21：HRS 的诊断：①肝硬化合并腹水；②无休克；③SCr 升高>基线 50%，或>1.5mg/dl

(133μmol/L);④停用利尿剂并扩容后,肾功能无改善(SCr<133μmol/L);⑤近期无肾毒性药物使用史;⑥无肾实质性疾病(A,1)。

推荐意见 22:1 型 HRS:肾功能损伤进展快速,2 周内 SCr 上升>基础水平 2 倍或>226μmol/L(2.5mg/dl),或 eGFR 下降 50% 以上<20ml/min;2 型 HRS:肾功能损伤进展缓慢,SCr 水平 133～226μmol/L(1.5～2.5mg/dl),常伴有顽固型腹水(A,1)。

推荐意见 23:1 型或 2 型 HRS 可应用特利加压素(1mg/4～6h)联合人血白蛋白(20～40g/d),治疗 3dSCr 未降低至少 25%,可逐步增加至最大剂量 2mg/4h。有效,疗程 7～14d。无效停用特利加压素。有效复发可重复应用(A,1)。

推荐意见 24:肝硬化顽固型腹水伴低钠血症的 HRS 可使用托伐普坦。HRS 患者建议暂停使用非选择性 β 受体阻滞剂。不推荐 HRS 使用血管扩张剂(C,2)。

推荐意见 25:血管收缩药物治疗无效且满足肾脏替代治疗标准的 1 型 HRS,可选择肾脏替代治疗或人工肝支持系统等。不推荐 2 型 HRS 行肾脏替代治疗(B,1)。

推荐意见 26:对血管收缩药物治疗无应答且伴大量腹水的 2 型 HRS 可行 TIPS 治疗。不推荐 1 型 HRS 行 TIPS 治疗。1 型或 2 型 HRS 均应优先纳入肝移植计划(B,1)。

5　待解决的问题

(1)提高检测腹水病原微生物的敏感性和特异性的早期诊断及快速诊断方法的研究。

(2)利尿剂、血管活性药物与人血白蛋白应用剂量、疗程及安全性评估,腹腔穿刺每次放腹水最大量的临床研究。

(3)经验性抗菌药物的应用剂量、疗程和安全性评估。

(4)肝硬化腹水患者新型利尿药物、干细胞治疗等新治疗方案研究。

(5)肠道微生态与肝硬化并发症防治的研究。

中英文缩略词表

美国肝病学会　AASLD(American Association for the Study of Liver Disease)

血管紧张素转换酶抑制剂　ACEI(angiotensin converting enzyme inhibitors)

急性肾损伤　AKI(acute kidney injury)

血管紧张素受体拮抗剂　ARB(angiotensin receptor blocker)

腹水　ascites

细菌性腹水　BA(bacterascite)

无细胞腹水浓缩回输　CART(cell-free and concentrated ascites reinfusion therapy)

肝功能分级　Child-Pugh

腹水培养阴性的中性粒细胞增多性腹水　CNNA(culture negative neutrocyticas-cites)

欧洲肝病学会　EASL(European Association for the Study of the Liver)

超广谱 β 内酰胺酶　ESBL(extended-spectrum beta-lacta-mase)

(美国)食品及药物管理局　FDA(Food and Drug Administration)

肾小球滤过率　GFR(glomerular filtration rate)

推荐分级的评估,制订与评价　GRADE(grading of recommendations as-sessment development and evaluation)

肝肾综合征　HRS(hepatorenal syndrome)

国际腹水俱乐部　ICA(International-Club of Ascites)

乳酸脱氢酶　LDH(lactic acid dehydrogenase)

多重耐药　MDR(multi-drug resistance)

中性粒细胞不增高单株细菌性腹水　MNB(monomicrobial nonneutrocytic bacterascites)

磁共振　MR(magnetic resonance)

非甾体类消炎药物　NSAIDs(nonsteroidal anti-inflammatory drugs)

院内感染自发性细菌性腹膜炎　SBP(spontanous bacterial peritonitis)

降钙素原　PCT(procalcitonin)

腹腔恶性肿瘤　peritoneal malignancy

大量放腹水后循环障碍　PICD(post-paracentesis circulatory dys-function)
中性粒细胞　PMN(polymorph nuclear)
肾素-血管紧张素-醛固酮系统　RAAS(renin-angiotensin-aldosterone system)
连续性血液滤过　RRT(renal replacement therapy)
血清-腹水白蛋白梯度　SAAG(serum-ascites albumin gradient)
自发性细菌性腹膜炎　SBP(spontaneous bacterial peritonitis)
血肌酐　SCr(serum creatinine)
转化生长因子 β　TGFβ(transforming growth factor beta)
经颈静脉肝内门体静脉分流术　TIPS(transjugular intrahepatic potorsys-temic shunt)
万古霉素耐药肠球菌　VRE(vancomycin resistant enterococci)
世界胃肠病学组织　WGO(World Gastroenterology Organization)
泛耐药　XDR(extensively drug-resistant)

第三节　黄　　疸

黄疸是指高胆红素血症,临床表现即血中胆红素增高而使巩膜、皮肤、黏膜以及其他组织和体液出现黄染,现代医学多将黄疸作为体征之一进行阐述。

本病在中医学属“阴黄”、“阳黄”范畴。

一、病因病机

(一)中医病因病机

中医学认为黄疸致病因素主要是湿邪为患,如《金匮要略·黄疸病脉证并治》云:“黄家所得,从湿得之”,从脏腑来看不外脾胃肝胆,但往往由脾胃涉及肝胆,如外感湿热之邪,郁而不达,外湿化热,蕴结脾胃,熏蒸肝胆,以致胆液不循常道,浸淫肌肤引起黄疸;脾主运化而恶湿,如饮食不节,嗜酒肥甘,脾胃受损,健运失职,或劳伤过度,气滞湿郁,湿邪阻滞中焦,肝胆之气疏泄失常,胆汁浸入血液,溢于肌肤,因而发黄。临床上有阳黄、阴黄之别,阳黄则为阳盛热重,湿从热化,湿郁热蒸,疏泄功能阻滞,胆液横溢而致,如火热极盛,热毒壅盛、邪入营血,内陷心包,多为急黄;阴黄则阴盛寒重,湿从寒化、或素有脾阳不足,或阳黄日久,胆液为湿所遏,渗溢肌肤而成。此外,常有砂、石、虫体阻滞胆道,胆液外溢而发黄者,如肝胆症状表现以热为主,亦属阳黄范围。

(二)西医病因病机

黄疸是由于血液内胆红素浓度增高而使黏膜、巩膜及皮肤染成黄色而形成的症状。按发病机制一般分为溶血性黄疸、肝细胞性黄疸和肝外梗阻性黄疸三类,其发生原因或由于红细胞破坏增加,胆红素生成过多而引起的溶血性黄疸,或肝细胞病变以致胆红素代谢失常而引起的肝细胞性黄疸;或肝内或肝外胆管系统发生机械性梗阻,影响胆红素的排泄,导致梗阻性(阻塞性)黄疸;或肝细胞有某些先天性缺陷,不能完成胆红素的正常代谢而发生的先天性非溶血性黄疸。

二、辨　　病

1. 临床表现

(1)肌肤黄染:目黄、身黄、小便黄为主要见症,但以目黄为确立本病的重要依据。

（2）皮肤瘙痒：原因为胆盐排泄受阻，滞留在血和组织中引起。故溶血性黄疸无皮肤瘙痒，肝细胞性黄疸有皮肤瘙痒，胆汁淤积性黄疸常有顽固的皮肤瘙痒。

（3）消化不良：常出现上腹饱胀、食欲缺乏、厌油、恶心、呕吐等消化不良症状。

（4）腹痛：黄疸伴右上腹绞痛多为胆石症和胆道蛔虫；黄疸伴有持续性腹痛常为癌症的一种征象；肝区隐痛或胀痛常提示病毒性肝炎。

2. 理化检查

（1）尿胆红素、尿胆原检查：在溶血性黄疸时尿胆红素阴性，在肝细胞性黄疸及胆汁淤积性黄疸时尿胆红素阳性，先天性非溶血性黄疸除 Rotor 综合征时可呈阳性外，余为阴性。尿胆原在溶血性黄疸时常明显增加，肝细胞性黄疸也可轻、中度增加或正常或减少。

（2）血液学检查：黄疸同时贫血、周围血中出现晚幼红细胞和网织红细胞增多、骨髓红细胞系统明显增生活跃，提示溶血性黄疸；黄疸不伴溶血、贫血，而有非结合胆红素增高，为先天性非溶血性胆红素增多症。血清胆红素定量 17.3 ~ 25.6μmol/L 者为隐性黄疸；血清胆红素定量大于 25.6μmol/L 者为显性黄疸。

（3）B 超：对鉴别胆汁淤积性和肝细胞性黄疸的准确率甚高，特别是对鉴别肝外、肝内胆汁淤积有很大帮助，前者胆总管和肝内胆管扩张，后者无扩张现象，且对肝外阻塞的病因，病变部位提供有价值的判断。

（4）经十二指肠镜逆行胰胆管造影（ERCP）：能直接窥视十二指肠乳头有无病变，并可取活检，还可插管造影，准确显示胆管和胰管的征象及梗阻部位，还能区分肝内、肝外梗阻。

（5）经皮肝穿刺胆道造影（PTC）：对胆道有明显扩张患者有较大诊断价值，能直接显示胆管系统病变，确定胆管阻塞的部位、程度和范围，还能做胆汁引流。

（6）电子计算机断层摄影（CT）：能显示胆管和胰管扩张，还可显示肿块的部位、范围、转移等情况，临床上高度怀疑胰头癌或壶腹周围癌时，CT 优于 B 超。

（7）放射性核素扫描：对鉴别肝外胆管阻塞性黄疸和肝细胞性黄疸有帮助，如无放射性核素进入肠腔，提示肝外胆管完全性阻塞。

（8）十二指肠引流：引流液中无胆汁，表示有完全性胆管梗阻，镜检发现白细胞较多或成堆，提示胆道炎症，红细胞增多，可能有壶腹部癌肿。

三、鉴别诊断

1. 与假性黄疸相鉴别

假性黄疸见于长期服用阿的平，进食胡萝卜、南瓜、西红柿、柑橘等含有大量胡萝卜素食物者；阿的平引起的假性黄主要为皮肤和周围巩膜黄染；胡萝卜只引起皮肤黄染，巩膜正常。实验室检查，假性黄疸者血清胆红素不升高。

2. 黄疸类型的鉴别诊断

（1）溶血性黄疸：轻度黄染，皮肤无瘙痒，脾脏肿大。有引起溶血的有关病史，如输血、用药、感染以家庭史（遗传因素）等。血液学检查除贫血外，周围血中网织红细胞增加，有多染性红细胞出现；红细胞脆性试验可阳性。骨髓检查也显示有核红细胞增生等代偿性改变。血清胆红素一般不超过 85.5μmol/L，非结合胆红素明显增高，尿胆红素阴性，尿胆原增加。见于各种溶血性贫血，如遗传性球形细胞增多症、血红蛋白病、自身免疫溶血性贫血及某些药物如伯氨喹、磺胺类引起的溶血。

（2）肝细胞性黄疸：黄疸可深可浅，可有瘙痒，尿色浅，结合性与非结合性胆红素均增高。尿胆红素阳性，尿胆原增加，转氨酶明显增高，碱性磷酸酶、胆固醇轻度升高或正常，血清铁增加。多由急慢性肝炎、肝硬化、肝癌、传染性单核细胞增多症、肝结核以及化学药品、药物中毒等引起。

（3）梗阻性黄疸：皮肤呈暗黄、黄绿或绿褐色，皮肤瘙痒，尿色深，大便呈浅灰色或白陶土色。血清胆红素明显升高，以结合性胆红素增高为主。尿中胆红素阳性，但尿胆原减少或消失。碱性磷酸酶、血清胆固醇明显升高。多因急性胆囊炎、胆石病变突然发病，胆道蛔虫病、胆管狭窄、先天性胆总管囊性扩张、肝内胆汁淤积、胰头癌、肝癌等引起。

四、方证论治

1. 麻黄连翘赤小豆汤证

主症　黄疸初起，身目俱黄；恶寒发热；舌质淡，苔薄黄而腻；脉弦滑。

兼症　恶心呕吐，食欲减退，腹胀。

病机　湿热郁表，胆腑气滞。

治法　解表散邪，除湿退黄。

方药　麻黄连翘赤小豆汤（《伤寒论》）加减。麻黄 12g，连翘 12g，赤小豆 12g，大枣 12 枚，生姜 12g，杏仁 10g，炙甘草 6g。每日 1 剂，水煎服。

加减　若湿热较重，可加茵陈、苍术；若热留未退，可加栀子、大青叶；若湿困中焦，脾胃运化功能减退，加黄连、苏叶、白蔻宣利气机而化湿浊。

2. 藿朴夏苓汤证

主症　身目皆黄，身热恶寒；胸闷口腻；小便黄；舌苔白腻，脉濡缓。

兼症　脘腹胀满，肢体倦怠。

病机　湿温初起，熏蒸肝胆。

治法　解表清热，行气化湿。

方药　藿朴夏苓汤（《医原》）加减。藿香 12g，厚朴 12g，半夏 12g，茯苓 12g，杏仁 12g，生苡仁 12g，白蔻仁 12g，猪苓 12g，淡豆豉 12g，泽泻 12g。每日 1 剂，水煎服。

加减　热重者，加茵陈、栀子、黄芩；呕恶者加橘皮、竹茹。

3. 敦煌茵陈汤证

主症　面目肌肤悉黄如金色，小便浓如煮黄柏汁，烦躁易怒，大便干结，舌红苔黄或黄腻，脉弦滑数。

兼症　口干口苦，皮肤瘙痒，胁痛，头痛眩晕。

病机　湿热内郁，肝胆火盛。

治法　清肝泻火，利湿退黄。

方药　敦煌茵陈汤（王道坤教授经验方）加减。茵陈 12g，黄芩 12g，栀子 12g，升麻 12g，龙胆草 12g，枳实 12g，柴胡 15g，虎杖 12g，大黄 6g。每日 1 剂，水煎服。

加减　小便短赤者，加竹叶、滑石；烦躁易怒，加丹皮、郁金；胁痛者，加青陈皮；皮肤瘙痒者，加白鲜皮、赤芍。

4. 甘露消毒丹证

主症　阳黄。发热目黄困倦，身黄颐肿小便短赤，舌红苔腻，脉数。

兼症　口渴，胸满腹胀。

病机　毒疠内侵，邪从湿化。

治法　利湿化浊，清热解毒。

方药　甘露消毒丹（《医效秘传》）加减。黄芩 12g，茵陈 12g，连翘 12g，石菖蒲 12g，飞滑石 12g，白蔻 12g，薄荷 12g，川贝母 12g，藿香 12g，木通 12g，射干 12g。每日 1 剂，水煎服。

加减　若恶心欲吐，加陈皮、竹茹；心中懊恼，加黄连、龙胆草；若胁下痞硬，去大枣，加牡蛎、夏枯草。

5. 茵陈四逆汤证

主症　阴黄。神疲懒言，目不欲开；腰以上自汗出，皮肤凉；脉沉细迟而无力。

次症　身体困重；背恶寒；腹胀便溏。

病机　脾肾阳虚，寒湿内生。

治法　温阳利湿退黄。

方药　茵陈四逆汤（《伤寒微旨论》）加减。茵陈蒿 12g，干姜 12g，附子 12g，甘草 12g。每日 1 剂，水煎服。

加减　寒湿在里，可加陈皮、茯苓、泽泻；腹胀便溏，呕恶纳呆，可加党参、山药、苍术、厚朴。

五、其他治疗

（一）中成药治疗

1. 市售中成药

（1）龙胆泻肝丸：清肝胆，利湿热。适用于湿热蕴结型。每次 6～9g，每日 2～3 次。

（2）逍遥丸：疏肝健脾，养血调经。适用于肝气郁结为主者。每次 6～9g，每日 3 次。

（3）大黄䗪虫丸：活血破瘀，通经消痞。适用于血痹证腹满者。每次 6g，每日 2 次。

（4）鳖甲煎丸：活血化瘀，消痞块。适用于血瘀气滞，肝脾脏大者。每次 6g，每日 2 次。

（5）杞菊地黄丸：滋肾养肝。适用于肝肾阴虚者。每次 6～9 粒，每日 2 次。

2. 医院内部制剂

健胃保肝丸：健脾益气，疏肝和胃，适用于脾胃虚弱，肝胃不和者。每次 1 丸，每日 3 次。

（二）西医治疗

1. 原发病治疗

黄疸是由各种疾病引起的，根本的治疗方法是治疗引起黄疸的原发疾病，如肝炎、肝硬化、胆石症、胰腺炎等，具体方法可参照有关疾病的治疗。

2. 对症治疗

（1）溶血性贫血：可常规使用激素类药物治疗，根据病情轻重可选用地塞米松、强的松等药。激素可降低黄疸时毒素对机体的损害，并抑制单核吞噬细胞系统，减少胆红素的生成，抑制黄疸的进展。临床上常用泼尼松龙，每日 20～30mg。

（2）肝内阻塞性黄疸者：可用考来烯胺，每次 4 克，每日 3 次。

（3）肝外阻塞性黄疸者：可选用维生素 K 及抗组胺类药。

（4）肝细胞性黄疸者：可用10% 葡萄糖液加维生素 B、C，或加入适量胰岛素及氯化钾；有感染者，积极使用抗生素抗感染治疗。

3. 药物及其他治疗

（1）保肝及利胆：肌苷能促进受损的肝细胞恢复，葡醛内酯能促进肝细胞再生，水飞蓟宾可保护肝细胞膜免受毒物损伤，门冬氨酸钾镁能加速肝细胞内三羧酸循环，辅酶 A、三磷酸腺苷能促进机体能量代谢，均有利于肝功能的改善，使血中胆红素水平下降，可酌情使用。

（2）补充血浆白蛋白：白蛋白可与血中非结合胆红素结合，形成结合胆红素，降低非结合胆红素对机体的损害。

4. 手术治疗

主要有置管引流术、肝动脉结扎、肿瘤切除术、肝动脉插管化疗、胆管-空肠吻合术等，可酌情使用。

（三）针灸疗法

（1）针刺：取阳陵泉、胆囊穴、足三里、章门、期门。呕吐宜加上脘、内关；高热加曲池、合谷。先针主穴，用强刺激；配穴用中等刺激，间歇动留针 20～30 分钟，每日 1～2 次。

（2）阳黄：取脊中、劳宫、胆俞、阳陵泉、阴陵泉、太冲。毫针刺用泻法，间歇动留针 20～30 分钟，每日 1～2 次。

（3）阴黄：取脊中、劳宫、胆俞、脾俞、中脘、足三里。毫针刺用平补平泻法，间歇动留针 20～30 分钟，每日 1～2 次；并可用灸法。

六、临床心得

（1）阳黄：慢性重型肝炎因湿热毒邪循经瘀阻，充斥三焦，留恋气分，波及营血，侵袭脾胃，发为阳黄。正如《临证指南医案》所言："阳黄所作，湿从火化，瘀热在里，胆热液泄……溺色为之变赤，黄如橘子色"。阳黄发病急骤，疸色鲜亮，身热烦躁，口渴欲饮，或呕恶不食，脘腹胀大或疼痛，大便偏干或黏滞不爽，尿赤如浓茶，舌质暗红、舌苔黄厚或黄腻。治之以泄热利湿，解毒化瘀。临床根据湿热的孰轻孰重，或以清热为主，或以利湿为主，或清热利湿并重。我们对湿重于热者用藿朴夏苓汤；热重于湿者用敦煌茵陈汤；湿热并重者用茵陈蒿汤，临床确有效验。但慢性重型肝炎毒邪蕴结，气分不解易陷营血，营阴瘀滞，故治疗当顾及解毒凉血化瘀。故依证常用甘露消毒丹与犀角地黄汤等合用，以增功效。

（2）阴黄：慢性重型肝炎病情迁延日久，毒瘀不化；或湿浊内聚，或积损致虚，脏腑、气血、阴阳衰败之象渐显，邪从寒化，发为阴黄。正如《临证指南医案》指出："阴黄所作，湿从寒化，脾阳不得化热，胆液为湿邪所困"。阴黄黄色灰暗污垢，神情倦怠，肢体困重，脘闷纳呆，腹胀，便溏，舌质暗淡、舌体胖大、舌苔白腻而滑，脉沉迟或沉迟无力。治之以温化祛黄。临证寒湿瘀阻者选茵陈四逆汤温散寒湿；湿盛阳微虚者予合理中汤温运中阳。

（3）瘀黄："初病气结在经，久病血伤入络"。慢性重型肝炎由于久病，复加湿热毒邪搏结营血，肝体因瘀积而变硬，机体因瘀阻而发黄。仲景明确指出"瘀热以行"的黄疸病机，所指黑疸、女劳疸和抵当汤证，皆因瘀血作祟；《金匮要略 · 血痹虚劳》篇"五劳虚极羸瘦，腹满不能饮食……内有干血，肌肤甲错，两目黯黑"，说明瘀黄病机不止一端，虚、瘀互为因果，是瘀黄重要病理。瘀黄所见，目黄而黯，唇青舌紫，肌肤赤缕紫癜，胁腹刺痛或腹中积块，大便色褐，舌下脉络迂曲，脉沉涩。慢性重型肝炎的门静脉高压——脾大、静脉曲张、腹水以及门静脉高压性胃肠黏膜水肿、瘀血、糜烂皆类“血瘀”之象。瘀血不去则新血不生，治当活血祛瘀。热蕴血瘀，当凉血活血；寒凝血泣，则又当温通活血；气虚而瘀，宜益气活血；阴虚血瘀，宜养阴活血。活血既有助于肝损伤修复，又能降低门脉高压，并有利于降胆红素而退黄，临床可合用血府逐瘀汤、桃红四物汤等。

七、预防与调理

中医认为肝胆气滞，肝失疏泄，胆失通降，最终导致胆汁排泄不畅，外溢目睛、皮肤而发病。就其临床所见而言，情志不遂、饮食不当、劳累过度、受凉感寒为其诱因，因此在预防方面要注意安全健康饮食，积极预防肝胆疾病。保持精神舒畅，加强体育锻炼，具体内容包括以下几方面：

（1）精神调摄：由于本病易于迁延、反复甚至恶化，因此患病后一般思想顾虑较重，多虑善怒，致使病情加重。所以医患结合，心理疏导，使患者从自身疾病的束缚中解脱出来，保持乐观自信。

（2）饮食有节：患病后食欲减退，恶心呕吐，腹胀等症明显，所以调节饮食为主要的辅助疗法。既往强调高糖、高蛋白、高热量、低脂肪饮食，以保证营养供应，但应注意要适度，不可过偏。阳黄患者适合软食或半流饮食，以起到补脾缓肝的作用；禁食酒、辛热及油腻之品。阴黄患者也应进食富于营养而易消化的饮食，禁食生冷、油腻、辛辣之品，不吃油炸、坚硬的食物，避免损伤血络。黄疸恢复期，更忌暴饮暴食，以防重伤脾胃，使病情加重。

（3）起居有常：病后机体功能紊乱，往往容易疲劳，故在急性期或慢性活动期应适当卧床休息，有利整体功能的恢复；急性期后，根据患者体力情况，适当参加体育锻炼，如练太极拳、气功之类十分必要。

对于急黄患者，由于发病急骤，传变迅速，病死率高，所以调摄护理更为重要。患者应绝对卧床休息，吃流质饮食，如恶心呕吐频发，可暂时禁食，予以补液。禁辛热、油腻、坚硬的食物，以防助热、生湿、伤络。密切观察病情变化，黄疸加深或皮肤出现紫斑为病情恶化之兆；若烦躁不安，神志恍惚，脉象变为微弱欲绝或散乱无根，为欲脱之征象，应及时抢救。

总之本病预后随原发病（胆石症、胆道蛔虫、胆道细菌感染、急慢性肝炎等）而不同，但早期发现、早期诊断、早期治疗原发病仍是预后好坏的关键所在。

八、疗效评定标准

临床痊愈　症状消失，黄疸消退，血清总胆红素恢复正常，尿三胆无异常。

显效　症状明显好转，黄疸基本消退，血清总胆红素下降，尿三胆基本正常。

有效　症状有所好转，黄疸基本消退，血清总胆红素下降。

无效　经治疗后症状无明显改善，黄疸未退，血清总胆红素，尿三胆异常。

第四节　胆　囊　炎

胆囊炎是指因细菌感染或化学性刺激引起的胆囊管阻塞及胆囊炎性病变，主要以右上腹疼痛，消化不良为主要临床表现。本病在正常人群中发生率在70%以上，女性多于男性。

胆囊炎在中医学中属“胁痛”、“胆胀”范畴。

一、病因病机

（一）中医病因病机

祖国医学认为本病可由饮食偏嗜、忧思暴怒、寒温不适，感受外邪或素体湿热内蕴，虫积以及地理水土等导致肝气郁滞，胆失通降或肝胆气滞，湿热蕴结而发病。《内经》中明确指出胁痛的发生主要是由于肝胆病变，如《灵枢·五邪》说："邪在肝，则两胁中痛。"《素问·藏气法时论》说："肝病者，两胁下痛引少腹。"胆为"中精之腑"位于胁下而附于肝与肝相表里，主输胆汁。其功能是以通降下行为顺，如因情志不调，以致肝气不疏而气血瘀滞，肝木失调达影响胆腑的通降和中清时，使胆汁郁滞于皮肤，则皮色变黄，下输膀胱则尿色变黄，胆汁滞留，久经肝火煎熬可形成砂石；饮食不节，膏粱厚味，过食油腻食物，致使脾胃运化失司，郁而化热，热与脾湿相结合，湿热相搏，阻滞中焦，导致胁痛或黄疸；感受外邪，虫积，可导致湿热蕴结中焦，蛔虫食甘肥而动，遇酸则伏，侵扰于胃肠的蛔虫，可进入胆腑，影响到胆的"中精"和"通降"，导致胆汁的郁滞，可引起胁痛成黄疸。其病变涉及的脏腑为肝、胆、脾、胃。

（二）西医病因病机

胆囊炎分急性和慢性两种，急性胆囊炎发病与胆汁淤滞和细菌感染密切相关。主要致病菌为大肠埃希菌（占60%～70%）、克雷伯菌、厌氧杆菌等革兰阴性菌，多由肠道经胆总管逆行进入胆囊，少数经门静脉系统至肝，再随胆汁流入胆囊。慢性胆囊炎一部分为急性胆囊炎迁延而成，但多数既往并无急性发作史，约70%的患者伴有结石，由于胆石刺激，加上在长期慢性炎症的基础上，有过反复多次的急性发作，可使胆囊萎缩或囊壁纤维组织增生肥厚，终致囊腔缩小、功能丧失。若胆囊管为结石、炎性粘连或瘢痕完全阻塞，胆汁无法流进胆囊，而胆囊内原有的胆汁，因胆色素逐渐被吸收，黏膜仍不断分泌无色水样黏液（白胆汁），即可形成胆囊积水，当继发感染，则演变为胆囊积脓。胆囊炎虽有急慢性之分，但临床上往往相互诱发，互为因果。

二、辨　病

（一）急性胆囊炎

1. 临床表现

（1）腹痛：右上腹绞痛，发作时可有剧烈的胆绞痛，绞痛过后呈持续性右上腹痛，常向右肩及背部放射，若胆囊管梗阻，则可有间断性胆绞痛发作。

（2）发热：胆囊化脓时可有高热和寒战，严重者可发生感染性休克。

（3）恶心、呕吐：常伴有恶心、呕吐、厌油腻等症。

（4）黄疸：出现轻度黄疸者约占20%。

（5）体征：右上腹及上腹中部肌紧张及压痛，墨菲征阳性，有时右上腹可触及肿大的胆囊或炎性包块。

2. 理化检查

（1）白细胞计数及分类：在无失水情况下，血白细胞计数可超过$20\times10^9/L$，分类中见中性粒细胞增加，若有显著核左移者，常提示病情严重。

（2）血清学检查：在胆石病或胆管炎患者可有血清胆红素、转氨酶、碱性磷酸酶、γ-谷氨酰转肽酶等升高。

(3) 血培养和血清内毒素检测:应在未使用抗生素前,先做血培养和细菌药物敏感试验,作血清内毒素测定,以便鉴定致病的细菌,利于指导临床治疗。

(4) B 型超声波检查:对于胆囊结石及胆囊炎,B 超是理想的非创伤性检查方法,诊断准确率可达 90% 以上,3cm 以上的结石可显示出典型的结石光团及声影,直径 0.1cm 的结石可见到结石光点。对于胆囊炎可发现囊壁增厚、内壁粗糙、囊腔扩大或缩小,连续观察还有助于判断临床疗效。合并急性胆管炎或重症胆管炎时超声图中可见到增粗的胆总管、增大的胆囊,还可见到胆道内的结石。

(5) 腹部 X 线检查:右上腹平片偶可见阳性结石阴影,肿大的胆囊,如并发胆囊十二指肠内瘘,可发现胆囊内积气,静脉胆道造影仅显示胆总管,胆囊则不显影。

(6) 其他:根据病情需要,必要时可选择十二指肠引流、放射性核素扫描、经皮胆囊穿刺术等检查。

(二) 慢性胆囊炎

1. 临床表现

部分患者可无症状或仅有轻度不适,大多数患者既往有胆绞痛病史。

(1) 腹痛:反复发作的上腹疼痛,多为胀痛、钝痛、隐痛,或肩胛区疼痛、右腰背部不适,发作数分钟或数小时后缓解。

(2) 消化道症状:多有右上腹不适、腹胀、恶心、嗳气、反酸、胃部灼热等消化道症状,进食油腻食物后加重,反复发作,经久难愈。

(3) 墨菲征阳性,同时可有右膈神经压痛点(在颈部右侧胸锁乳头肌两下角之间)。当胆囊肿大时右上腹可触及肿块。

2. 理化检查

(1) B 超:可见胆囊萎缩、囊壁增厚、功能丧失、胆囊缩小或变形及胆囊结石,胆囊积液患者可显示胆囊增大,胆囊管可见嵌顿性结石影。

(2) X 线:腹部平片可见阳性结石及胆囊钙化、胆囊膨胀的征象;胆囊造影可发现胆石、胆囊缩小变形、收缩功能不良、显影淡薄等慢性胆囊炎征象。

(3) 腹腔镜检查:胆囊丧失光滑透亮和蓝色的外观,变为灰白色,并有胆囊缩小和明显的粘连。

(4) 十二指肠引流:胆汁分析可有胆汁浓缩不良,镜检可见脓细胞、胆石结晶,培养可有致病菌。

(5) 其他检查:必要时可做电子计算机体层扫描、小剖腹探察、ERCP 等,以协助诊断和鉴别诊断。

(三) 分类诊断

根据患者有无结石可分为慢性结石性胆囊炎和慢性非结石性胆囊炎两型。

(1) 慢性结石性胆囊炎:符合慢性胆囊炎的症状和体征,B 超和 X 线提示胆道有结石。

(2) 慢性非结石性胆囊炎:符合慢性胆囊炎的症状和体征,B 超和 X 线提示胆道无结石。

三、鉴 别 诊 断

1. 急性胆囊炎与下列疾病相鉴别

（1）与急性胰腺炎相鉴别：急性胰腺炎有时也难与急性胆囊炎区分开来，因为二者疼痛和压痛部位相同，而且急性胰腺炎中特征性血淀粉酶升高、有的在急性胆囊炎中也可见到。但急性胰腺炎的疼痛更加剧烈，可呈刀割样痛。多在上腹正中或偏左，向腰背部放射，呕吐剧烈而频繁，有时呈干呕状。触诊可在右上腹或脐右上引起疼痛。血尿淀粉酶升高较急性胆囊炎更显著。超声示胰腺包膜水肿，胰腺呈弥漫性或局限性增大，胰腺回声减弱，胰管扩张，但需注意胆石阻塞胆总管或壶腹乳头部后可引起急性胰腺炎，后者可与急性胆囊炎同时存在。

（2）与急性胃十二指肠溃疡穿孔相鉴别：多有溃疡病史，骤然腹痛，刀割样，初在右上腹，迅速波及右下腹而弥漫至全腹，有不同程度的休克症状，伴有恶心呕吐。体检可见腹部呈舟状，呼吸运动受限，腹肌紧张呈板样强直，有压痛及反跳痛，以剑突下或右上腹部为著，叩诊肝浊音界缩小或消失。腹部透视或平片可见膈下游离气体更可确定诊断。

（3）与急性阑尾炎相鉴别：急性阑尾炎是最容易与急性胆囊炎相混淆的疾病，特别是位于肝或胆囊下的高位阑尾炎，其症状与急性胆囊炎常不易鉴别。高位阑尾炎时，发热常不显著，恶心呕吐亦较轻，胆囊区可无压痛和叩击痛。X线腹部平片如显示异位盲肠积气阴影，则有助于诊断高位阑尾炎。B超检查可发现胆囊无肿大，胆囊壁不增厚。

（4）与绞窄性小肠梗阻相鉴别：腹痛初呈阵发性增强，后呈持续性伴有恶心呕吐，停止排气排便；腹肌紧张有压痛，肠鸣音消失。X线检查可见肠腔积气，多发性阶梯状液平，腹腔内有渗液。

2. 慢性胆囊炎与下列疾病相鉴别

（1）与胃十二指肠溃疡、慢性胃炎相鉴别：均有上腹部胀满不适或疼痛、反胃等消化不良症状，上消化道钡餐造影、电子内镜和B超有助于鉴别诊断。

（2）与慢性胰腺炎相鉴别：慢性胰腺炎多有嗜酒史，通常伴有胰腺内或外分泌功能障碍，必要时做内镜逆行胰胆管造影有助于鉴别。

四、方 证 论 治

1. 疏肝和胃汤证

主症　右胁腹隐痛或胀痛；时轻时重，时作时止，随情绪变化而增减；脘腹胀满，舌苔薄白；脉弦。

兼症　口苦恶心；胃纳减少；嗳气频作。

病机　肝胆气滞，肝胃不和。

治法　疏肝利胆，健脾和胃。

方药　疏肝和胃汤（王道坤教授经验方）加减。柴胡15g，半夏12g，川芎9g，陈皮12g，枳实15g，白芍12g，甘草6g，青皮12g，生麦芽10g，鸡内金9g，莪术9g。每日1剂，水煎服。（适用于胆囊炎急性期和慢性期）

加减　胁痛重者，加青皮、川楝子；便秘者，去川芎加大黄以通腑导滞。

2. 龙胆泻肝汤证

主症　胁肋疼痛，或钝痛或胀痛；腹胀纳呆；口苦咽干；舌苔黄腻；脉弦滑数。

兼症　身目发黄；嗳腐吞酸；身重肢倦；大便秘结或溏而不爽；小便黄赤。

病机　肝胆湿热，湿热内扰。

治法　清热利湿，疏肝利胆。

方药　龙胆泻肝汤(《医方集解》)加减。龙胆草9g，黄芩12g，栀子12g，车前子12g，通草10g，泽泻10g，生地12g，当归10g，柴胡9g，大黄(后下)9g。每日1剂，水煎服。(适用于胆囊炎急性期和慢性期)

加减　夹湿见苔白腻者，加苍术、白术、厚朴、薏苡仁等以化湿健脾；伴黄疸者，加茵陈、虎杖，清热利湿退黄。

3. 膈下逐瘀汤证

主症　右胁腹部时有刺痛，痛处固定不够；舌黯红或有瘀斑；脉沉或涩。

兼症　胁下或有积块；面色晦暗；口唇紫暗；病程长，久痛不已。

病机　气滞血瘀。

治法　活血化瘀，疏肝理气。

方药　膈下逐瘀汤(《医林改错》)加减。五灵脂6g，当归10g，川芎10g，桃仁10g，丹皮10g，赤芍10g，乌药6g，延胡索10g，甘草6g，香附10g，枳壳10g，红花6g。每日1剂，水煎服。(适用于胆囊炎急性期和慢性期)

加减　若胁肋掣痛，烦热口干，舌红苔黄，加栀子、丹皮。

4. 一贯煎证

主症　胁肋隐痛，遇劳加重；舌红苔少；脉弦细数。

次症　头晕目眩；五心烦热；口干咽燥。

病机　肝阴不足。

治法　养肝柔肝，疏肝利胆。

方药　一贯煎(《续名医类案》)加减。生地15g，沙参15g，麦冬15g，当归12g，枸杞子15g，川楝子10g，茵陈10g，虎杖10g，佛手9g。每日1剂，水煎服(适用于胆囊炎慢性期)。

加减　心中烦热可加炒栀子、酸枣仁，以清热安神；头目眩晕者加菊花、女贞子以益肾养肝；肝郁血虚内热甚者，可加丹皮、山栀，取其丹栀逍遥散之意。

5. 犀角地黄汤证

主症　持续性上腹部剧痛；右上腹部拒按或可触及包块(肿大的胆囊)；舌质红绛，舌苔干枯或无苔；脉弦数或沉细而弱。

兼症　高热；神志淡漠，甚至昏迷、谵语；周身晦黄甚至有出血现象；尿色如红茶而量少。

病机　脓毒犯脏，邪热内盛。

治法　凉血活血，清热解毒，通里攻下。

方药　犀角地黄汤(《千金要方》)加味。水牛角(先煎)30g，生地15g，龙胆草12g，山栀子9g，赤芍12g，柴胡9g，丹皮12g，大黄(后下)9g，芒硝(冲服)10g，黄芩12g，枳实9g，厚朴9g。每日1剂，水煎服(适用于胆囊炎急性期)。

加减　心急烦躁甚者，加竹茹、黄连以清肝理气；黄疸重者，加茵陈、金钱草利湿退黄。

五、其他治疗

（一）中成药治疗

（1）消炎利胆片：功效消炎利胆，清热解毒。适用于肝胆湿热内蕴证。口服，一次 6 片，一日 3 次。

（2）龙胆泻肝丸：功效清肝胆利湿热。适用于肝胆湿热内蕴证。口服，一次 2 片，一日 3 次。

（3）熊胆胶囊：功效清热平肝。适用于热毒壅盛，肝胆湿热证。口服，每次2～3粒，每日 3 次。

（4）六味地黄丸：功效滋阴补肾。适用于肝阴不足证。口服，每次 1 丸，每日 2 次。

（5）清开灵注射液：功效清热解毒，化痰通络，醒神开窍。适用于湿热证。20～40ml 加入 250～500ml 生理盐水中静脉滴注，每日 1 次。

（6）茵栀黄注射液：功效清热，解毒，利湿，退黄。适用于湿热毒邪内蕴证。10～20ml 加入 250ml 生理盐水中静脉滴注，每日 1 次。

（二）西医治疗

（1）一般治疗：控制饮食，脂肪类食物可促进缩胆囊素的释放而增强胆囊的收缩，如胆道口括约肌不能及时弛缓使胆汁流出，可致不适。在急性发作期，应禁食脂肪类食物，采用高碳水化合物流质食物，富含胆固醇食物如动物的脑、肝、肾、鱼卵、蛋黄等不论在胆石病的发作期或静止期均少食为宜。无胆总管梗阻或在胆石静止期，植物油脂有利胆作用，可不必限制。

（2）病因治疗：主要是抗感染治疗。轻型胆囊炎可不必常规使用抗生素；重症感染则应酌情选用头孢菌素类、喹诺酮类等抗生素。如疑有厌氧菌感染，应加用甲硝唑、替硝唑或其他抗厌氧菌药物。

（3）对症治疗：解痉、镇痛：肌注阿托品 0.5mg 或山莨菪碱 10mg，维生素 K_1 10mg 或维生素 K_3 8mg 肌注，硝酸甘油 0.6mg 或硝苯地平 10mg 舌下含化；阿托品类或维生素 K 与镇静剂（如异丙嗪 25mg 肌内注射）联合应用，镇痛效果更佳。如上述药物仍不能止痛，可考虑肌注哌替啶 50～100mg 或美沙酮 5～10mg。

（4）外科治疗

手术指征：①有急性胆囊炎并发症者；②急性胆囊炎反复急性发作，诊断明确者；③经积极内科治疗病情继续发展并恶化者；④无手术禁忌证，且能耐受手术者。

（三）针灸疗法

（1）针刺：取双侧足三里、太冲穴，采取深刺、强刺激手法，得气后留针 20～40 分钟，每隔 10 分钟行针 1 次，可迅速缓解胆绞痛。

（2）灸法：取阳陵泉、期门、日月、肝俞、胆俞、太冲。发热配大椎、曲池合谷；胆绞痛配丘墟、足三里；胸满加膈俞、内关、丰隆。用艾条在以上穴位处施以雀啄灸，以皮肤潮红为度，每穴施灸 10 分钟，每日 2 次。

（3）耳压：主穴取胰胆、肝、十二指肠、交感，配穴取胃、肠、肝胆角。以王不留行籽贴穴按压，每次 20 分钟左右，每日 3～4 次。

六、临床心得

急慢性胆囊炎、胆道感染的主要病机为湿热蕴阻，肝胆气机郁滞，故临床治疗的关键首先要遵循“六腑以通为用”的原则，主要治法是疏肝利胆，理气解郁为主，使肝胆气机条畅，腑气得通，则病可愈。又因中焦“脾胃为气机升降的枢纽”，脾胃气机升降正常与否也是本病的发病关键之一，故治疗中时时顾护脾胃，取健脾化湿，醒脾消滞之法，使湿浊得化，脾得健运，气机升降正常，肝气得疏，胆气通降，则胆胀诸症皆除。对病程长，反复发作，或过用苦寒通下之品，损伤脾胃的慢性胆囊炎患者，表现为胁肋脘腹隐隐作痛，或不痛，唯上腹不适或胀满不适，胃纳差舌质淡，苔薄者，为脾虚肝郁，肝脾不调，治疗上主要以健脾益气扶正为主，但注意寓疏于补中，佐以疏肝理气之品，以助胆气的通降，方可选用疏肝和胃汤疗效也较满意。

急慢性胆囊炎辨证要点主症是右胁肋疼痛，时向右肩背放射，脉弦或弦数、弦细，遇情志因素或劳累易诱发，临床以女性患者多见。分型依据临床以急性胆囊炎和慢性胆囊炎急性发作者多见，其发展过程中概括为肝郁、结、热、毒，也即气滞则湿蕴、蕴结日久必化热、热盛必酿毒、热毒必耗阴，临床亦应按此作为辨证分型之依据。胆为中精之腑，附于肝，与肝相表里，略为所积，皆为有形，有形则属实邪，必须通因通用，结者宜散，留者宜攻，乃本病之常法。只是在利胆法的基础上配以疏肝解郁、清利湿热、清热泻火等法而已。至于肝阴不足、阴虚内热证，属虚实夹杂，乃因体虚，精血耗损，责之于肝，故可以服用滋养肝阴之剂，仍需兼顾疏肝利胆、理气止痛之治则。临证配合此法，往往效如桴鼓，日久方知其妙。用药选择肝郁宜疏不宜散，行走两胁之药，则非柴胡莫属。柴胡以其专入肝胆两经、味辛苦、性微寒，对于肝气郁滞之胸胁苦满以及气血久郁之证最为合适。腑气以通为顺，通则不痛；临证患者大便秘结，首选大黄，以攻积导滞，则疼痛大减，大黄因味苦性寒，又能泻火凉血，活血祛瘀，利胆退黄，实乃治疗胆囊炎之要药；龙胆草、败酱草、白花蛇舌草，其功能疏肝利胆，清热败毒，泻热通便。故对肝郁气滞，郁而化热，肝胆湿热，滞留中焦，进而湿热交蒸，蕴结不散，损伤脉络，血肉腐败，毒热化火之证，在用疏肝利胆等药物的同时加入清热解毒之品其效更佳。手术选择与中西医结合治疗属脓毒热盛期，如高热不退，甚或神昏谵语、四肢厥冷者，应采取中西医结合的办法抢救治疗；如用中西药物治疗难于奏效，属手术适应证者，则应及早施行手术，以免贻误病情。

七、预防与调理

预防胆囊炎的发生首先要养成良好的饮食卫生习惯，忌食生冷油腻之品或暴饮暴食；平素生活要有规律，起居有常，保持精神舒畅。对于已患胆囊炎患者，要积极治疗，加强基础护理，做好禁食、输液、纠正水电酸碱失衡和全身支持疗法，应用广谱抗生素。对精神过度紧张者，适当应用镇静药，以保证睡眠。病情好转后应给予低脂、低胆固醇、适量蛋白、高热量、高碳水化合物、高维生素、易消化的饮食。要针对并存疾病做必要的检查，并采取积极有效的治疗护理措施加以控制，对并存高血压病的患者，应使血压控制平稳，对并存冠心病、心律失常的患者，应做心电图检查并严格控制输液速度，必要时吸氧。对于慢性肺部感染患者，应给予抗生素控制炎症，对吸烟患者劝其戒烟，对糖尿病患者应控制血糖水平，无论患者有无糖尿病病史，均应常规检测血糖、尿糖，一旦确诊为糖尿病，即采取相应的治疗措施。一旦内科保守治疗效果不佳，要做好手术前准备。

八、疗效评定标准

临床痊愈　症状、体征全部消失，影像学检查胆囊或胆管壁的壁厚、毛糙、透声三项恢复正常。

显效　症状、体征基本消失或大部分消失，影像学检查胆囊或胆管壁的壁厚、毛糙、透声三项中2项或2项以上改善。

有效　症状、体征大部分或部分消失，影像学检查胆囊或胆管壁的壁厚、毛糙、透声三项中1项或1项以上改善。

无效　症状、体征及影像学检查均无改善。

第五节　胆　石　症

胆石症发生于胆囊、肝内胆管和胆总管，其患病率因种族、遗传、地理、饮食等因素而不同，易受各种因素的影响而反复发作，对人群健康危害严重。

胆石症属祖国医学“胆胀”、“黄胆”、“胁痛”、“胁胀”范畴。

一、病因病机

（一）中医病因病机

祖国医学很早便有关于胆道疾病的临床描述，如《灵枢》记载的“胀论”中有“胁下痛胀、口中苦、善太息”和“口苦……心胁痛，不能转侧”。《伤寒论》对本病有更深一步的论述，如“胁下硬满、干呕不能食、往来寒热”，“结胸热实，脉沉而紧，心下痛，按之石硬，小柴胡汤主之”等。中医学认为胆为中精之腑，内盛精汁，与肝互为表里。若情志不畅，气失调达，则肝郁气滞；或肝气郁结，横逆犯脾，脾失健运，湿浊内生，久而化热，阻于肝胆；或肝肾阴血不足，血虚不能养肝，使肝失调达；或过食肥甘，湿热内生等，均可导致肝胆疏泄异常，而使胆汁排泄不畅，渐至胆汁壅阻，浊质淤积为石，所以本病主要病机为肝郁气滞，瘀血停着，湿热久蕴，煎熬胆汁，聚而为石。胆石一旦形成，又能侵袭肝胆，加重肝气郁结等症状。

（二）西医病因病机

现代医学认为形成胆石的因素很多，可以是单一的因素，但多为综合因素所引起，主要有胆汁的成分改变、胆道感染、胆道梗阻、溶血、寄生虫、肝脏疾病、胆囊本身的因素等。胆石的形成机制，是上述因素导致胆汁中胆固醇或非结合胆红素的含量增加，通过寄生虫、脱落的上皮细胞或炎性细胞等的核心作用，同时加上糖蛋白及金属离子如钙的参与，最终形成胆固醇结晶或胆红素钙等，进而沉淀积聚，形成胆石。胆结石根据其化学成分分为胆固醇与胆色素两大类结石，前者又按其胆固醇成分的多少而分为纯胆固醇结石与混合性结石两种，后者按其组成与发病机制的不同而分为黑色素性结石与胆素钙结石两种。胆石症的形成受以下因素影响：

（1）饮食因素：①长期进食高蛋白、高脂肪、过油腻精细的膳食，可使胆汁中胆固醇增加，造成胆汁中胆固醇处于过饱和状态而产生胆结石。②长期低脂饮食、素食会影响机体对营养的吸收，造成胆囊肌张力减退、胆汁缺乏及营养不良，因而也会引起胆结石。③饮食中缺乏纤维素，高胆固醇饮食增加了胆道中胆固醇含量，易引发胆结石。④节食减肥，很多女性经常通过不规律的饮食来节食减肥。容易导致胆囊功能失常、胆汁中胆色素的分泌失调导致胆石症的发生。⑤长期饮酒者，可导致肝纤维化、肝硬化、脂肪肝、十二指肠乳头部水肿等病变，使得胆汁排空受阻瘀积，这也是胆石症的诱因之一。如果胆液中的胆固醇含量增高或胆盐和磷脂酰胆碱减少，它们之间的比例失调，胆固醇过剩就形成胆固醇结晶，结晶相互聚拢，越聚越多，慢慢就形成了结石。

（2）感染因素：细菌可能与胆盐再结合，促使胆盐吸收以及减小胆固醇的溶解性，在电子显微镜下多数均能发现细菌。雌激素能直接影响肝脏的酶系统，使肝细胞分泌的胆汁中胆汁酸含量减少，胆汁溶解胆固醇的能力下降，还能干扰胆囊分泌功能，造成胆汁排出受阻，胆汁瘀积，促使胆结石的发生。

(3) 肥胖及体力活动过少：肥胖者体内胆固醇转换较正常人高，使胆汁内胆固醇排泄量增多，容易析出，形成结石。活动少，胃肠蠕动受限，不利于食物的消化吸收和胆汁的排泄，导致胆固醇与胆汁酸的比例失调，胆固醇沉积，胆囊肌的收缩力下降，胆汁排放延迟，导致胆汁瘀积，胆固醇结晶析出形成胆结石。

(4) 内分泌紊乱：生活方式的改变和脂肪代谢紊乱，影响胆囊的正常收缩和舒张，绝经期前的中年妇女因为内分泌改变的关系，常影响胆汁的分泌和调节，所以胆石症的发病率较男性高，其男女比例为1∶3.1。

(5) 遗传：经临床观察部分遗传者主要因为胆汁中先天性胆盐含量过低，使胆固醇非常容易过饱和而不容易溶解、析出而成结石。

二、辨　病

1. 临床表现

(1) 腹痛：右上腹或剑突下持续性隐痛、胀痛或阵发性痉挛性剧痛，向右肩背放射。

(2) 消化道症状：恶心、呕吐、嗳气、泛酸、腹胀、食欲缺乏等消化不良症状，进食油腻食物后加重，严重时可见寒战、高热、黄疸。

(3) 查体右上腹胆囊区或剑突下有深压痛，有时可扪及肿大胆囊。

(4) B超检查发现胆囊和胆管内有结石光团和声影。

(5) 病程长，病程经过急性发作和缓解交替的特点。

凡具备第5项和前4项中2项者，即可诊断。

2. 理化检查

(1) 血常规：合并感染时白细胞计数可增高，中性粒细胞升高，缓解期可正常。

(2) X线：胆囊区腹部平片可有阳性结石阴影。

(3) B超：可显示肝内外胆管、胆囊有无扩张、扩大或有无结石。

(4) ERCP(经纤维十二指肠镜进行逆行胰胆管造影术)：可对一般X线检查无阳性发现的胆石症、肝外或肝内梗阻型黄疸、胆管癌、胰腺癌等提供诊断或鉴别诊断依据。

(5) PTC(经皮肝穿刺胆道造影术)：可显示各级胆管，有助于判定梗阻性黄疸特别是肝外阻塞的部位及原因，也是目前确诊肝内胆管结石的有效方法。

3. 分类诊断

(1) 分型：胆石症分为胆囊结石、肝外胆管(或胆总管)结石及肝内胆管结石。依靠影像学检查可以明确诊断。

(2) 分期：

1) 发作期：

临床表现：右上腹或剑突下持续性隐痛、胀痛或阵发性痉挛性剧痛，向右肩背放射，伴有恶心、呕吐、嗳气、泛酸、腹胀、食欲缺乏等消化不良症状，进食油腻食物后加重，严重时可见寒战、高热、黄疸。

血常规：合并感染时白细胞计数可增高，中性粒细胞升高，缓解期可正常。血生化：血清碱性磷酸酶或γ-谷氨酰转肽酶可升高，转氨酶亦升高，梗阻明显时血清胆红素亦较高，以直接胆红素为主。

2) 缓解期：疼痛不明显，或时发时止，可伴有嗳气、泛酸、腹胀、食欲缺乏等消化不良症状。

三、鉴别诊断

(1) 与传染性肝炎相鉴别:传染性肝炎右胁部疼痛、黄疸,易和胆石症相混,但本病常有食欲缺乏、恶心、厌油、周身乏力和低热等前驱症状,同时可见肝脾大,肝区叩击痛。化验肝功能异常,尿胆素、尿胆素原阳性。病原学、B 超检查可资鉴别。

(2) 与慢性胃炎相鉴别:上腹部隐痛、钝痛,有时可连及右上腹,伴有腹胀、吐酸等消化不良症状。本病与胆石症常同时共存,临床根据不同的病史和体征,结合 B 超及胃镜检查,可明确诊断。

(3) 与溃疡病相鉴别:溃疡病上腹部疼痛,有时可向后背放射,有溃疡病病史,常有泛酸、嗳气,疼痛与饮食有关,抗酸治疗有效。钡餐透视、胃镜、B 超检查可资鉴别。

(4) 与溃疡病穿孔相鉴别:多数有溃疡病病史,常突然发生上腹部剧烈疼痛,并很快扩散到右下腹及全腹,呈板状腹,肠鸣音消失,肝浊音界消失,X 线检查可见膈下游离气体。

(5) 与急性胰腺炎相鉴别:急性胰腺炎上腹或左上腹呈剧烈疼痛,可伴有休克,剑突下、左上腹有压痛,血、尿淀粉酶增高,B 超检查提示胰腺肿大。

(6) 与肾绞痛相鉴别:右肾结石可有右上腹绞痛,并可伴有恶心、呕吐、腹胀等胃肠症状。但肾结石疼痛部位从后方腹部开始,常沿输尿管行径方向向腹部、下腹部、腹股沟部、外阴及大腿内侧放射,肾区叩击痛明显,右上腹压痛较轻,无腹肌紧张。尿常规有大量红细胞,B 超、腹部平片或肾盂造影可资鉴别。

(7) 与胰头癌及壶腹周围癌相鉴别:胰头癌及壶腹周围癌主要表现为梗阻性黄疸,有进行性消瘦、上腹部持续性钝痛、肝大及胆囊胀大等症状。

四、方证论治

1. 茵陈蒿汤证

主症　右胁或上腹部疼痛拒按,多向右肩部放射;小便黄赤,大便不爽;身热恶寒,身目发黄;舌红苔黄腻;脉弦滑数。

兼症　口苦口黏;脘腹胀满;胸闷纳呆;恶心呕吐。

病机　肝胆湿热,气机阻滞。

治法　清热利湿,疏肝利胆。

方药　茵陈蒿汤加味。茵陈蒿 15g,栀子 9g,大黄(后下)6g,郁金 12g,蒲公英 12g,青皮 9g,枳实 9g,金钱草 30g,王不留行 20g,穿山甲 12g,威灵仙 9g,鸡内金 10g,山慈菇 9g,虎杖 15g。每日 1 剂,水煎服。

加减　发热,加黄芩、黄连、银花等;痛剧,加金铃子散;恶心呕吐,加姜半夏、左金丸;食欲缺乏,加苍术、炒谷麦芽。

2. 疏肝和胃汤证

主症　右胁或剑突下轻度疼痛,或间歇性隐痛,或绞痛,可牵扯至肩背部疼痛不适;胸闷嗳气,或伴恶心;遇怒加重;舌红苔薄白,脉弦。

兼症　食欲缺乏,口苦咽干;大便不爽。

病机　肝郁气滞。

治法　疏肝利胆,理气导滞。

方药　疏肝和胃汤(王道坤教授经验方)加味。柴胡15g,半夏12g,川芎9g,陈皮12g,枳实15g,白芍12g,甘草6g,青皮12g,生麦芽10g,王不留行20g,穿山甲12g,鸡内金9g,莪术9g。每日1剂,水煎服。

加减　胁痛较甚者加川楝子、元胡、白芷、五灵脂。食少腹胀者酌加白术、茯苓、鸡内金以健脾和胃。结石如米粒大小者,加风化硝、乌梅;结石直径大于1cm,加虎杖、皂刺、青皮。

3. 大柴胡汤证

主症　右胁部灼热疼痛;口苦咽干;小便黄赤,大便秘结;舌红苔黄厚而干;脉弦数。

兼症　面红目赤;心烦易怒。

病机　胆腑郁热。

治法　清热泻火,解郁通腑。

方药　大柴胡汤(《伤寒论》)加味。柴胡9g,黄芩12g,大黄(后下)6g,白芍12g,枳实9g,半夏9g,郁金15g,栀子9g,王不留行20g,穿山甲12g,鸡内金9g,山慈菇9g,蒲公英30g。每日1剂,水煎服。

加减　见黄疸者,重用茵陈,加栀子;疼痛较重者酌加元胡、木香行气止痛;呕吐较甚者酌加旋覆花、代赭石降逆止呕;高烧不退酌加双花、连翘以清热解毒。

4. 一贯煎证

主症　右胁隐痛或略有灼热感;午后低热,或五心烦热;双目干涩;舌红或有裂纹或见光剥苔;脉弦细或沉细。

兼症　口燥咽干;少寐多梦;急躁易怒;头晕目眩。

病机　肝阴不足,虚热内生。

治法　滋阴清热,疏肝利胆。

方药　一贯煎(《续名医类案》)加味。生地9g,沙参12g,麦冬12g,当归9g,枸杞子10g,川楝子9g,延胡索12g,郁金15g,王不留行20g,穿山甲12g,鸡内金10g,山楂12g,乌梅9g。每日1剂,水煎服。

加减　食少腹胀者酌加白术、茯苓、鸡内金以健脾和胃;食欲缺乏,加炒谷麦芽;阴虚,加石斛、玉竹等。

5. 膈下逐瘀汤证

主症　右胁部刺痛,痛有定处,拒按;入夜痛甚;舌质紫黯,或舌边有瘀斑、瘀点;脉弦涩或沉细。

兼症　口苦口干;黑粪;胸闷纳呆;大便干结;面色晦暗。

病机　瘀血阻滞。

治法　疏肝利胆,活血化瘀。

方药　膈下逐瘀汤加减。桃仁10g,红花(包)10g,柴胡10g,白芍10g,枳实9g,甘草6g,川楝子9g,延胡索12g,王不留行20g,穿山甲12g,鸡内金12g,莪术9g。每日1剂,水煎服。

加减　瘀血较重,胁下触及包块者可酌加三棱、莪术、穿山甲等增强化瘀消积之功;结石与组织粘连者,加赤芍、蒲黄、五灵脂。

6. 大承气汤证

主症　寒战高热,右胁及脘腹疼痛拒按;黄疸加重;尿短赤,大便秘结;舌质绛红或紫,质干燥,苔腻或灰黑无苔;脉弦数或细数。

兼症　神昏谵语，呼吸急促；声音低微，表情淡漠；四肢厥冷。

病机　热毒内蕴，阳明里实。

治法　清热解毒，泻火通腑。

方药　大承气汤（《伤寒论》）合茵陈蒿汤加味。大黄（后下）9g，芒硝（冲兑）9g，厚朴9g，枳实9g，茵陈蒿15g，栀子9g，蒲公英15g，金钱草5g，虎杖12g，郁金12g，青皮9g，陈皮12g。每日1剂，水煎服。

加减　胸胁痛甚加鳖甲、牡蛎；右胁刺痛，加桃仁、红花、三七；兼黄疸者，加茵陈、山栀子。

五、其他治疗

（一）中成药治疗

（1）消炎利胆片：疏肝利胆，清热解毒，通腑泄浊。每服4～6片，每日3次。

（2）胆石通：清热解毒，疏利肝胆。每服4～6片，每日3次。

（3）胆痛宁片：泻肝利胆，行气活血，利湿泄热。每次5～7片，每日3次。

（4）左金丸：功效清肝泻火降逆。每次3～6g，每日3次。

（二）西医治疗

（1）一般治疗：控制饮食，在急性发作期，应禁食脂肪类食物，采用高碳水化合物流质食物等。

（2）对症治疗：

1）消除胆绞痛：轻度的绞痛可予静卧、灌肠排气等处理。严重病例除予禁食、胃肠减压（有腹胀时）、静脉补液等一般治疗外，也可用解痉止痛剂，如硝酸甘油0.6mg，每3～4小时含于舌下，或阿托品0.5mg，每3～4小时肌内注射。最近研究认为胆绞痛与局部前列腺素的释放有关，故静脉给予吲哚美辛有良好的止痛效果。

2）其他对症治疗：控制胆汁外溢所致的瘙痒，可用炉甘石洗剂洗擦，或舌下注射去氢麦角胺1mg或能与胆酸结合的阳离子交换树脂胆酪胺（又名考来烯胺、消胆胺），初用剂量为6.0～10g/日，维持量3g/日。

（3）病因治疗：

1）增进胆汁排泌：硫酸镁，于餐后口服50%硫酸镁溶液10～15ml，每日3次；胆酸钠0.2g，每日3次，餐后服用。

2）溶石治疗，常用的溶石药物有：

鹅去氧胆酸（CDCA）：对非肥胖患者12～15mg/（kg·d），如肥胖患者，因胆道内胆固醇含量增加，则为18～20mg/（kg·d）。

熊去氧胆酸（UDCA）：剂量为8～10mg/（kg·d），如患者显著肥胖则剂量需加大。

联合治疗：CDCA 6～8mg/（kg·d），UDCA 5mg/（kg·d）。口服胆酸治疗结石的成功率大约为40%。合并肠炎、肝病或糖尿病的患者不宜应用。

下列情况不宜做溶石治疗：①胆色素或钙盐性结石；②结石大于1.5cm；③多发性结石；④口服胆囊造影不显影；⑤妊娠妇女；⑥同时伴肝病；⑦症状严重；⑧治疗9个月后无反应；⑨患者依从性差。

（4）手术治疗指征：①胆管结石伴严重梗阻、感染、中毒性休克或有肝脏并发症；②长期反复发作的梗阻和感染，经非手术治疗无效者；③X线造影发现胆道有机械性梗阻（狭窄或结石嵌顿）者；④伴有下列严重胆囊病变者：较大胆囊结石、症状发作频繁、胆囊结石嵌顿造成积水积脓、急性化脓性或坏疽性胆囊炎或穿孔伴有弥漫性腹膜炎等；⑤对无并发症的胆石症病人可用腹腔镜下胆囊切除术。

（三）针灸疗法

（1）针刺：取阳陵泉、胆囊穴、胆俞、太冲等穴，每 5～10 分钟行针 1 次，强刺激，或加用电针，留针 30 分钟，每日 1～2 次，以取止痛消炎、利胆排石的作用。

（2）耳针：取胰、胆、肝、三焦、十二指肠等穴，可用电针或耳穴压豆。

六、临 床 心 得

临床治疗胆石症的方法各异，但胆气通降与否是治疗成功的关键之一，故治疗以“通”为大法，以达到“通则不痛”。急性发作期以湿热为主，治疗上不可一味清热、止痛、退黄治其标，而忘乎标本兼治、通里攻下以排石，丧失治疗机会。同时治疗应以辨证为纲，判断正虚邪实的孰轻孰重，脾虚失运者，应以健脾益气为主，合以利胆排石；对伴胸阳不振者，心绞痛与胆绞痛同时发作（亦称“胆心综合征”），治疗时宜温胆通阳，利胆排石。总之，治胆勿忘肝脾胃，通利兼顾阴血及脾胃，使补而不滞，利而不伤正，从而达到阴阳平衡，内外相安，增强溶石化石之功。中医中药治疗胆石症的方法很多，如中药辨证治疗利胆排石外，针灸、耳压疗法或推按运经仪、中药外敷穴位治疗等，作用机制各具特点，联合治疗可明显提高疗效。

七、预防与调理

目前认为胆石症的发生与饮水质量、高脂饮食及不良饮食习惯等因素有密切关系，所以日常生活要注意健康饮食，适量运动，保持情绪开朗，可以预防本病发生。若已患此病，服药期间宜低脂、低胆固醇饮食，忌辛辣、酒精、糖类饮食；症重者，可配合西医治疗，同时密切观察疼痛的变化，应当注意慢性胆囊炎的急性发作。应当定期观察 B 超等检查指标，以排除胆囊癌，并注意胆囊萎缩等的发生，如出现疼痛性质的改变或见有黄疸，应当警惕结石梗阻或胆囊癌。若炎症反复发作，或有胆囊严重萎缩应择期手术治疗。胆石症的预后一般良好，大部分患者无明显症状时可带病延年。预防对策要注意以下几方面

（1）饮食方面：①规律饮食：一日三餐规律进食，使食物进入十二指肠时，反应性的分泌胆囊收缩素，使胆囊收缩，这时大量黏稠的和含有胆泥的胆汁被排到肠道里，因此可以预防结石的形成。②保证摄入足够量的蛋白质：蛋白质的长期摄入量不足，与胆色素结石形成有关，如果体内蛋白质长期摄入不足就会引起胆汁中的葡萄二酸的明显减少，就会发生胆色素结石，因此保证食物中含有足够的蛋白质和一定的脂肪，可以预防胆色素结石的形成。③营养适度：适当限制饮食中脂肪和胆固醇的含量，少食肥肉、动物的内脏和食油多的食物，以免胆汁中胆固醇的浓度增高。植物油含有较多的不饱和脂肪酸，有降低胆固醇的作用。④科学饮食：宜食富含维生素 A、维生素 C 的物质。维生素 A 能保持胆囊上皮组织的健全，维生素 C 能改善机体的新陈代谢，减少结石的形成及发生。⑤多饮水使胆汁稀释：有利于稀释胆汁，使胆汁排出通畅，饮水量每日 1500ml 为益，可起到预防胆结石的作用。

（2）保持胆囊的收缩功能：脂肪类食物可促进缩胆囊素的释放，能增强胆囊的收缩，可很好地预防胆囊结石的形成。

（3）控制体重：肥胖者应积极减肥，参加体育活动，食物中尽量多吃含纤维素高的食物，因为纤维素丰富的食物能增加胆盐的排泄，降低胆固醇的饱和度，抑制胆固醇的吸收，减少形成胆石的机会。

八、疗效评定标准

临床痊愈　临床症状、体征消失，影像学检查正常。

显效　右胁部或剑突下疼痛及消化道症状消失，无明显压痛，影像学检查提示胆结石体积缩小或结石数目减少。

有效　疼痛减轻，消化道症状改善，影像学检查提示胆结石有消融变化。

无效　症状未见改善，影像学检查证实结石无消融变化，甚或结石增大增多。

第六节　急性胰腺炎

急性胰腺炎(acute pancreatitis，AP)是指多种病因引起的胰酶激活，继以胰腺局部炎症反应为主要特征，伴有或不伴有其他器官功能改变的疾病。本病以 20～50 岁青壮年较多见，男女比例为 1∶2.4。临床上，大多数患者的病程呈自限性；20%～30% 患者临床经过凶险。总体死亡率为 5%～10%。起病突然，多伴有轻中度发热，蜷曲体位和前倾体位可使疼痛缓解，进食则加剧疼痛，一般解痉药不易缓解。常伴腹胀、恶心、呕吐，吐后痛不减。

本病病因包括胆道疾病、饮酒、高脂血症、壶腹乳头括约肌功能不良、药物和毒物等。我国以胆道疾病和酒精性因素多见。其病理机制尚未完全明了，现有研究认为其机制主要包括共同通道学说、十二指肠反流学说、胰胆管梗阻学说、循环障碍学说等。

本病属于中医"腹痛"、"结胸病"、"胰瘅"等范畴。

一、病因病机

(一) 中医病因病机

本病病位在脾、胃。常见的病因有以下几方面：

(1) 饮食不节：饮酒、暴食暴饮，特别是饱进肥甘厚味之餐，损伤脾胃，积滞于中，化湿生热，邪热湿食互结，导致阳明腑实；热水相结，形成实热结胸；出现腹痛，重则可熏蒸肝胆，身目悉黄。

(2) 蛔虫内扰：蛔虫窜入肝胆之道，肝气胆液蕴结，胰腑之气液不得宣泄，故气机失畅。

(3) 情志不遂：恼怒发作，肝气郁结，横逆犯脾克胃，升降失常。

以上诸因可致肝郁气滞、湿热蕴结、腑气升降失常而出现腹痛、呕吐，甚则发热，黄疸；部分患者可演变成气血暴脱，或热深厥深，或血热结块，或热迫胃络等重证，危及生命。

(二) 西医病因病机

急性胰腺炎的病因较多，且存在地区差异。在确诊急性胰腺炎基础上，应尽可能明确其病因，并努力去除病因，以防复发。

(1) 常见病因：胆石症(包括胆道微结石)、酒精、高脂血症。因为胆管和胰管共同开口于 Vater 壶腹者占 80%，汇合后进入十二指肠，这段共同管道长约 2～5mm，如果壶腹部发生阻塞，胆囊收缩胆管内压力超过胰管内压时，胆汁便可反流到胰管内激活胰酶原；急性感染分泌物的堵塞，胆道口括约肌痉挛，胆道蛔虫等。慢性阻塞如肿物压迫，或慢性炎症纤维化使壶腹部狭窄等。蛔虫、结石(有些微小结石常规检查难于发现)、水肿、痉挛或胰管纤维化是胰管堵塞的常见原因，如同时有暴饮暴食可促使胰腺分泌旺盛，因排泄不畅内压升高可导致胰泡破裂，胰酶进入间质被组织液激活而引起炎症。

(2) 其他病因：壶腹乳头括约肌功能不良、药物和毒物、ERCP 术后、十二指肠乳头旁憩室、外伤性、高钙血症、腹部手术后、胰腺分裂、壶腹周围癌、胰腺癌、血管炎、感染性(柯萨奇病毒、腮腺炎病毒、HIV、蛔虫症)、自身免疫性(系统性红斑狼疮、干燥综合征)、α_1-抗胰蛋白酶缺乏症等。各种原因引起的十二指肠腔狭窄，如肿瘤、炎症性收缩、肠系膜上动脉压迫以及环形胰腺等，均可使十二指肠阻塞，肠腔内压力升高，十二指肠液进入胰管，激活胰酶引起胰腺炎。伤寒、败血症、腮腺炎、肝炎、肠蛔虫症等传染病可并发急性胰腺炎。上腹部手术或外伤损伤胰腺或药物因素，如肾上腺皮质激素，促皮质素，氢氯噻嗪等，均可诱发急性胰腺炎的产生。酗酒者易患本病。饮酒后胰液内蛋白增多，发生蛋白栓子阻塞胰管；乙醇本身能使十二指肠黏膜发生水肿，如乳头发生水肿，则妨碍胰液排出，引起胰腺炎。

(3) 经临床与影像、生化等检查，不能确定病因者称为特发性。

二、辨　　病

1. 临床表现

(1) 腹痛：腹痛是急性胰腺炎的主要症状，位于上腹部，常向背部放射，多为急性发作，呈持续性，少数无腹痛。可伴有恶心、呕吐。发热常源于急性炎症、坏死胰腺组织继发感染、或继发真菌感染。发热、黄疸者多见于胆源性胰腺炎。

除此之外，急性胰腺炎还可伴有以下全身并发症：心动过速和低血压，或休克；肺不张、胸腔积液和呼吸衰竭，有研究表明胸腔积液的出现与急性胰腺炎严重度密切相关并提示预后不良；少尿和急性肾功能衰竭；耳鸣、复视、谵妄、语言障碍及肢体僵硬，昏迷等胰性脑病表现，可发生于起病后早期，也可发生于疾病恢复期。

(2) 体征：轻症者仅为轻压痛，重症者可出现腹膜刺激征，腹水，Grey-Turner 征，Cullen 征。少数患者因脾静脉栓塞出现门静脉高压，脾脏肿大。罕见横结肠坏死。腹部因液体积聚或假性囊肿形成可触及肿块。其他可有相应并发症所具有的体征。

2. 理化检查

(1) 血清酶学检查：强调血清淀粉酶测定的临床意义，尿淀粉酶变化仅作参考。血清淀粉酶活性高低与病情不呈相关性。患者是否开放饮食或病情程度的判断不能单纯依赖于血清淀粉酶是否降至正常，应综合判断。血清淀粉酶持续增高要注意：病情反复、并发假性囊肿或脓肿、疑有结石或肿瘤、肾功能不全、巨淀粉酶血症等。要注意鉴别其他急腹症引起的血清淀粉酶增高。血清脂肪酶活性测定具有重要临床意义，尤其当血清淀粉酶活性已经下降至正常，或其他原因引起血清淀粉酶活性增高，血清脂肪酶活性测定有互补作用。同样，血清脂肪酶活性与疾病严重度不呈正相关。

(2) 血清标志物：推荐使用 C 反应蛋白(CRP)，发病后 72 小时 CRP>150mg/L 提示胰腺组织坏死可能。动态测定血清白介素 6(IL-6)水平增高提示预后不良。

(3) 影像学诊断：在发病初期 24～48 小时行 B 超检查，可以初步判断胰腺组织形态学变化，同时有助于判断有无胆道疾病，但受急性胰腺炎时胃肠道积气的影响，对急性胰腺炎常不能作出准确判断。推荐 CT 扫描作为诊断急性胰腺炎的标准影像学方法。必要时行增强 CT(CE-CT)或动态增强 CT 检查。

根据炎症的严重程度分级为 A-E 级。

A 级：正常胰腺。

B 级：胰腺实质改变。包括局部或弥漫的腺体增大。

C 级：胰腺实质及周围炎症改变，胰周轻度渗出。

D 级：除 C 级外，胰周渗出显著，胰腺实质内或胰周单个液体积聚。

E 级：广泛的胰腺内、外积液，包括胰腺和脂肪坏死，胰腺脓肿。

A 级～C 级：临床上为轻型急性胰腺炎；D 级～E 级：临床上为重症急性胰腺炎。

必须强调临床表现在诊断急性胰腺炎中的重要地位。持续性中上腹痛、血清淀粉酶增高、影像学改变，排除其他疾病，可以诊断本病；根据病史和诱因可协助病因诊断。

（1）有导致胰酶排泄受阻或十二指肠液反流的因素，如胆总管、壶腹部或胰管内结石、蛔虫阻塞。

（2）有促使胰腺分泌增加的因素，如暴饮、暴食、大量饮酒。

（3）有感染因素，如流行性腮腺炎、伤寒、败血症等，血液中可培养或分离出细菌、病毒。

（4）此外，尚有外伤、手术、药物、内分泌及代谢等诱发因素。

三、鉴别诊断

（1）穿透性或穿孔性溃疡：有典型的溃疡病史，腹痛突然加剧，腹肌强直呈板状，X 线透视膈下有游离气体。

（2）胆石病与急性胆囊炎：典型病例为右上腹疼痛，伴黄疸，可有发热。查体右上腹有明显压痛、肌紧张及反跳痛，墨菲征阳性。B 超及 X 线胆系造影可明确诊断。

（3）急性肠梗阻：腹痛为阵发性，腹胀，肠鸣音亢进，并有气过水声。腹部 X 线平片可见气液平面。

（4）心绞痛和心肌梗死：有时疼痛可限于上腹部，酷似急性胰腺炎。但心电图显示心肌缺血或心肌梗死图像。血清酶如 CPK、GOT、LDH 在心肌梗死时升高，以及肌钙蛋白阳性而血、尿淀粉酶正常。

四、方证论治

1. 疏肝和胃汤证

主症　中上腹阵痛，或向左季胁部、左背部窜痛，呃逆、矢气则舒，恶心呕吐，可无发热及腹胀，急躁易怒。

兼症　情志抑郁，善太息，嗳气呃逆，食少纳呆，口苦咽干或咽中如有异物感，舌淡红，苔薄白或薄黄，脉弦紧或弦数。

病机　肝郁气滞。

治法　疏肝理气，宣畅气机。

方药　疏肝和胃汤（王道坤教授经验方）加味。柴胡 15g，炒枳壳 15g，白芍 12g，甘草 6g，生大黄（后下）9g，陈皮 10g，法半夏 12g，黄芩 12g，延胡索 12g，郁金 12g，丹参 20g，檀香（后下）10g。

2. 胰得乐汤证

主症　腹痛剧烈，由上腹而至脐腹，甚者从心下至少腹痛满不可近，有痞满燥实坚征象，大便秘结，舌红，苔黄厚腻或燥，脉弦数。

兼症　腹胀，恶心呕吐，口干渴，尿短赤，日晡潮热。

病机　腑实热结。

治法　清热通腑攻下。

主方　胰得乐汤(王道坤教授经验方)加减。柴胡12g,黄芩10g,生大黄(后下)12g,芍药10g,枳实9g,半夏10g,芒硝(冲)6g,厚朴9g,桃仁12g,杏仁10g,栀子9g,连翘12g。水煎服,1日1~3剂,以大便通畅,腹痛减轻为度。恶心呕吐不能服者,水煎剂保留灌肠。

3. 敦煌茵陈汤证

主症　上腹部胀痛拒按,身目俱黄,黄色鲜明,舌质红,苔黄腻,脉弦数。

兼症　呃逆,发热,口渴,口干而苦,恶心欲吐,心中懊憹,大便秘结或呈灰白色,小便短黄。

治法　清肝利胆,清利湿热。

方药　敦煌茵陈汤加减。茵陈蒿15g,栀子10g,大黄(后下)9g,龙胆草10g,黄芩12g,车前子10g,生地12g,当归10g,柴胡12g,枳实12g,延胡索12g,木香(后下)9g。

4. 泻心逐瘀汤证

主症　腹部刺痛拒按,痛有定处,或有包块,或见出血,皮肤青紫有瘀斑。

兼症　发热夜甚,口干不渴,小便短赤,大便燥结,舌质红或有瘀斑,脉弦数。

病机　瘀热互结。

治法　清热泻火,祛瘀通腑。

方药　泻心逐瘀汤(即泻心汤《伤寒论》合膈下逐瘀汤《医林改错》)加减。大黄9g,黄连12g,黄芩15g,炒五灵脂6g,当归10g,川芎10g,桃仁10g,牡丹皮12g,赤芍12g,延胡索9g,厚朴10g,芒硝(冲)6g,丹参10g。

5. 承气四逆汤证

主症　脐周剧痛,面色苍白,肢冷搐搦,喘促,便秘,小便量少甚或无尿,脉弱。

兼症　呕恶,身热,烦渴多汗,皮肤可见花斑,神志不清,舌质干绛,苔灰黑而燥。

病机　内闭外脱。

治法　通腑逐瘀,回阳救逆。

方药　小承气汤(《伤寒论》)合四逆汤(《伤寒论》)加减。生大黄(后下)9g,厚朴9g,枳实9g,熟附子6g,干姜12g,甘草6g,木瓜12g,赤芍12g,红花6g,生晒参(另炖)10g,生龙骨、生牡蛎(先煎)各30g。

五、其他疗法

(一)中成药治疗

1. 市售中成药

(1)血府逐瘀口服液:每次1支,每日2次。适用于瘀血内阻证。

茵栀黄注射液50~100ml加入5%葡萄糖盐水或生理盐水500ml静脉滴注,每日1~2次。功效清热解毒,利湿退黄,适用于黄疸者。

(2)清开灵注射液:50ml加入5%葡萄糖氯化钠注射液500ml,30~60滴/分钟,静脉滴注。功效清热解毒,醒神开窍,适用于发热神昏者。

(3)复方丹参注射液:10~20ml加入5%~10%葡萄糖液500ml,静脉滴注,每日1次。功能活血化瘀,改善循环。

(4)金佛止痛丸:每次6g,口服,每日3次。功效理气止痛,适用于气滞者。

2. 医院内部制剂

胰得乐胶囊:每次 3 粒,1 日 3 次。适用于肝郁气滞,瘀血内停证。

(二) 西医治疗

急性胰腺炎药物治疗的原则是:抑制胰腺分泌,缓解疼痛,抗胰酶疗法,纠正水、电解质紊乱,防治感染。

1. 发病初期的处理和监护

目的是纠正水、电解质紊乱,支持治疗,防止局部及全身并发症。内容包括:血常规测定、尿常规测定、粪便隐血测定、肾功能测定、肝脏功能测定;血糖测定;心电监护;血压监测;血气分析;血清电解质测定;胸片;中心静脉压测定。动态观察腹部体征和肠鸣音改变。记录 24 小时尿量和出入量变化。上述指标可根据患者具体病情作相应选择。常规禁食,对有严重腹胀,麻痹性肠梗阻者应进行胃肠减压。在患者腹痛减轻/消失、腹胀减轻/消失、肠道动力恢复/或部分恢复时可以考虑开放饮食,开始以碳水化合物为主,逐步过渡至低脂饮食,不以血清淀粉酶活性高低作为开放饮食的必要条件。

2. 补液

补液量包括基础需要量和流入组织间隙的液体量。应注意输注胶体物质和补充微量元素、维生素。

3. 镇痛

疼痛剧烈时考虑镇痛治疗。在严密观察病情下,可注射盐酸哌替啶(度冷丁)。不推荐应用吗啡或胆碱能受体拮抗剂,如阿托品、消旋山莨菪碱等,因前者会收缩胆道口括约肌,后者则会诱发或加重肠麻痹。

4. 抑制胰腺外分泌和胰酶抑制剂应用

生长抑素及其类似物(奥曲肽)可以通过直接抑制胰腺外分泌而发挥作用,主张在重症急性胰腺炎治疗中应用。奥曲肽用法:首次剂量推注 0.1mg,继以 25 ~ 50μg/h 维持治疗。生长抑素制剂用法:首次剂量 250μg,继以 250μg/h 维持;停药指征为:临床症状改善、腹痛消失,和(或)血清淀粉酶活性降至正常。H_2 受体拮抗剂和质子泵抑制剂(PPI)可通过抑制胃酸分泌而间接抑制胰腺分泌,除此之外,还可以预防应激性溃疡的发生,因此,主张在重症急性胰腺炎时使用。主张蛋白酶抑制剂早期、足量应用,可选用加贝酯等制剂。

5. 血管活性物质的应用

由于微循环障碍在急性胰腺炎,尤其重症急性胰腺炎发病中起重要作用,推荐应用改善胰腺和其他器官微循环的药物,如前列腺素 E_1 制剂、血小板活化因子拮抗剂制剂、丹参制剂等。

6. 抗生素应用

对于轻症非胆源性急性胰腺炎不推荐常规使用抗生素。对于胆源性轻症急性胰腺炎,或重症急性胰腺炎应常规使用抗生素。胰腺感染的致病菌主要为革兰阴性菌和厌氧菌等肠道常驻菌。抗生素的应用应遵循:抗菌谱为革兰阴性菌和厌氧菌为主、脂溶性强、有效通过血胰屏障等三大原则。故推荐甲硝唑联合喹诺酮类药物为一线用药,疗效不佳时改用伊木匹能或根据药敏结果选药,疗程为7～14天,特殊情况下可延长应用。要注意胰外器官继发细菌感染的诊断,根据药敏选用抗生素。要注意真菌感染的诊断,临床上无法用细菌感染来解释发热等表现时,应考虑到真菌感染的可能,可经验性应用抗真菌药,同时进行血液或体液真菌培养。

7. 营养支持

轻症急性胰腺炎患者,只需短期禁食,故不需肠内或肠外营养。重症急性胰腺炎患者常先施行肠外营养,一般7～10天,对于待病情趋向缓解,则考虑实施肠内营养。将鼻饲管放置Treitz韧带以下开始肠内营养,能量密度为4.187J/ml,如能耐受则逐步加量。应注意补充谷氨酚胺制剂。一般而言,SAP患者需要的热量为8 000～10 000 kJ/d,50%　～60%来自糖,15%～20%来自蛋白,20%～30%来自脂类,对于高脂血症患者,应减少脂肪类物质的补充。先给予要素饮食,从小剂量开始,20～30ml/h,如果能量不足,可辅以肠外营养,并观察患者的反应,如能耐受,则逐渐加大剂量,最大可达100ml/h。进行肠内营养时,应注意患者的腹痛、肠麻痹、腹部压痛等胰腺炎症状体征是否加重,并定期复查电解质、血脂、血糖、总胆红素、血清白蛋白水平、血常规及肾功能等,以评价机体代谢状况,调整肠内营养的剂量。

8. 预防和治疗肠道衰竭

对于SAP患者,应密切观察腹部体征及排便情况,监测肠鸣音的变化。及早给予促肠道动力药物,包括生大黄、硫酸镁、乳果糖等;给予微生态制剂调节肠道细菌菌群;应用谷氨酚胺制剂保护肠道黏膜屏障。同时可应用中药,如皮硝外敷。病情允许下,尽可能尽早恢复饮食或肠内营养对预防肠道衰竭具有重要意义。

9. 急性胰腺炎(胆源型ABP)的内镜治疗

推荐在有条件的单位,对于怀疑或已经证实的ABP,如果符合重症指标,和(或)有胆管炎、黄疸、胆总管扩张,或最初判断是单纯型胰腺炎、但在保守治疗中病情恶化的,应ERCP下行鼻胆管引流或EST。

10. 并发症的处理

ARDS是急性胰腺炎的严重并发症,处理包括机械通气和大剂量、短程糖皮质激素的应用,如甲基泼尼松龙,必要时行气管镜下肺泡灌洗术。急性肾功能衰竭主要是支持治疗,稳定血流动力学参数,必要时透析。低血压与高动力循环相关,处理包括密切的血流动力学监测,静脉补液,必要时使用血管活性药物。弥散性血管内凝血(DIC)时应使用肝素。急性胰腺炎有胰液积聚者,部分会发展为假性囊肿。对于胰腺假性囊肿应密切观察,部分会自行吸收,若假性囊肿直径>6 cm,且有压迫现象和临床表现,可行穿刺引流或外科手术引流。胰腺脓肿是外科手术干预的绝对指征。上消化道出血,可应用制酸剂,如H_2受体阻断剂、质子泵抑制剂。

11. 手术治疗

坏死胰腺组织继发感染者在严密观察下考虑外科手术介入。对于重症病例,主张在重症监护和强化保守治疗的基础上,患者的病情仍未稳定或进一步恶化,是进行手术治疗、或腹腔冲洗的指征。

(三)针灸疗法

(1)体针:取以下几组穴位:足三里、下巨虚、内关;中脘、梁门、阳陵泉、地机;脾俞、胃俞、中脘。呕吐重者加天突;腹胀明显者,加上巨虚。强刺激,得气后留针1小时,急性期每日2～3次。

针刺后接通电针。

(2) 耳针:取胆区、胰区、交感、神门,用强刺激手法,留针30分钟,每日3次或埋针。

(3) 灸法:隔盐灸神阙,每日1次,10次为1疗程。

(4) 三棱针:取足三里、厉兑、下脘、天枢,以三棱针点刺放血,每日1次,5次为1疗程。

六、临床心得

重症胰腺炎主要病理变化是胰腺迅速坏死,胰周组织和全身重要脏器的损害,主要有肺、肾、消化道等,其中肺功能受累最为多见,常见ARDS,其次为消化道出血、肾衰等。其发病急,病情危重,治疗颇为棘手,且预后不佳。其最大的特点,就是疾病一旦开始,病情常会不断加重,远离胰腺的脏器损害可以超过原发病灶,甚至造成多脏器功能衰竭而死亡。通过各种治疗措施,即使手术清除了胰腺坏死组织也不能阻止病情不断加重的发展趋势。这说明重症胰腺炎是一个全身性的病变,不能只着眼于局部。人体是一个有机的整体,应当从整体进行调整,应该用系统生物学观来指导治疗。调节整个白细胞系统激活的程度,从根本上消除病情加重因素。

在这方面,现代医学显现出局限性,缺乏相应的治疗药物,中医药可以发挥作用。研究证明活血化瘀、清热解毒、通里攻下的许多中药能作用于上述诸多生理病理过程,起到双向调节作用,对稳定机体内环境,控制或逆转病情有肯定的治疗效果。

治疗上既要积极控制局部病变,又要给予全身的支持疗法。一经确诊,急予禁食、胃肠减压、输液及抗生素治疗,全胃肠道肠外营养、支持呼吸等。对于水肿型急性胰腺炎,积极防治,避免发展为重型胰腺炎。更重要的是要应用中医中药的理论扶正祛邪,以宣通气机,攻里通下为主,辅以清热解毒、活血化瘀、益气养阴等。可改善临床症状,预防并治疗肠源性感染、多脏器功能衰竭等,从而降低死亡率。

在本病的治疗中,我们以宣畅气机和攻里通下为大法。以自拟胰得乐汤加减最为得力。方中柴胡、连翘、杏仁宣畅气机,透热解毒;大黄、桃仁、芒硝通导泄下。气机畅通,则气血不郁,娇脏华盖不受热毒伤害;胃肠为腑,以通为补,多气多血,最易化热,硝黄苦寒,通导泄下,则"痛随利减",热散而不害其血,自无消化道出血。气机升降有序,出入有度,自无肾衰之说。继之以清热解毒、活血化瘀;后期以调理脾胃为主。

药理研究表明,大黄可增强胃肠道推进功能,促成药物性胃肠减压,扩张胆道口括约肌,促进胆汁分泌而利胆,可全面抑制胰腺内多种消化酶分泌,抗菌解毒,抗凝血且又可止血,调节机体免疫功能等,本品使用安全,无明显毒副作用,在本病治疗中发挥着独特作用。

使用大黄时,须考虑患者的证情及体质状况。具体药量通常在6~30g甚至用至100g/d。一切应以切中病情为准。通常以大便通泄2~3次为度。具体通便次数,需视证情及体质状况而定,不可一概而论。有人说:大黄的作用是基于微环境的改变,过量大黄使机体正常微环境失去稳态而致虚;而适量大黄则使这种不利环境逆转而恢复正常,使机体稳态得到平衡。大黄宜后下,入沸水中煎沸5分钟即可。

急性胰腺炎因其临床类型不同,预后差别很大。水肿型胰腺炎常并发胰腺假性囊肿,胸腔积液,上消化道出血,败血症,但死亡率甚低,一般不超过1%。坏死型胰腺炎的死亡率仍较高,可达50%左右。在坏死型胰腺炎死亡组中,其并发症以呼吸衰竭发生率最高,其次为休克、肾功能衰竭。年龄越大,死亡率越高,60岁以上者,病死率达27.9%,表明年老体弱,预后不良。

七、疗效评定标准

1. 轻症疗效标准

(1) 主要症状:疼痛、恶心、呕吐、发热等基本消失。

(2) 主要体征:上腹压痛及反跳痛消失。

(3) 实验室检查:出现的异常条件(血淀粉酶、尿淀粉酶及血常规等)恢复正常。

根据上述标准,按痊愈、显效、有效和无效4级评定。

临床痊愈　5天内达到上述3项者为痊愈。

显效　7天内达到上述3项者为显效。

有效　10天内达到上述3项者为有效。

无效　10天以上者为无效。

总有效率=(痊愈数+显效数)/观察例数×100%

2. 重症疗效标准

(1) 主要症状:疼痛、恶心、呕吐、发热等基本消失。

(2) 主要体征:上腹压痛及反跳痛消失。

(3) 实验检查出现异常的条件(血淀粉酶、尿淀粉酶及血常规等)恢复正常。根据上述标准。按痊愈、显效、有效和无效4级评定。

临床痊愈　7天内达到上述3项为痊愈。

显效　10天内达到上述3项者为显效。

有效　14天内达到上述3项者为有效。

无效　14天以上者为无效。

总有效率=(痊愈数+显效数)/观察例数×100%

3. 证候疗效标准

所有症状都分为无、轻、中、重四级(参照附录3),在主症分别记0、2、4、6分,在次症则分别记0、1、2、3分。对于舌脉则分为正常和非正常两级,在主症分别记0、2分,在次症分别记0、1分。

临床痊愈　症状、体征消失或基本消失,证候积分减少≥95%。

显效　症状、体征明显改善,证候积分减少≥70%,但<95%。

有效　症状、体征均有好转,证候积分减少≥30%,但<70%。

无效　症状、体征均无明显好转,甚或加重,证候积分减少<30%。

八、典型病例

患者李某,男,35岁,兰州市,患者两天来持续性上腹部偏左疼痛,甚则如刀割,并向背部放射,恶心呕吐,腹胀拒按,在某医院治疗无效。于1993年11月6日收住院。入院检查,左上腹腹肌紧张、压痛明显,检查血淀粉酶710U,白细胞13 600/mm^3,中性86%。尿淀粉酶升高900U(Somogyi法,正常值:80~300U)。B超检查,提示:胰腺肿胀明显。

西医诊断为急性胰腺炎。11月6日初诊:症见发热,体温38.5℃,左上腹部持续性剧烈疼痛、拒按,并放射至背部2天,满头大汗,口渴欲饮,饮水则吐,大便秘结,4日未解,小便黄赤,脉象弦数，舌苔黄腻。

辨证　阳明腑实，气机不畅。

治法　宣畅气机，解毒攻下。

处方　胰得乐汤加减。柴胡15g，黄芩12g，生白芍15g，生大黄（后下）10g，元明粉（冲）9g，桃仁12g，连翘15g，旱半夏15g。2剂，鲜姜15g，水煎服，每日1剂。

二诊　11月8日，服药后，大便第一天1次，不畅。第2天解3次，该日晨1次。左上腹持续剧痛减轻，热退，呕吐已平，表气已和，阳明之结已解。测血清淀粉酶300U（Somogyi法，正常值：40～180U）；尿淀粉酶210U（Somogyi法，正常值：80～300U）；B超检查：可见胰腺肿胀明显减轻。注意饮食，防止反复，原方加减治疗。柴胡9g，黄芩9g，生白芍9g，炒枳实9g，生大黄6g，桃仁10g，法半夏9g，延胡索9g，川楝子9g，生甘草9g。3剂，水煎服。

三诊　11月11日，连服宣畅气机、攻下阳明之药五剂后，左上腹剧痛基本控制，知饥思食，饮入不呕，大便每日1次，病渐恢复，改用理气和胃法，以除余邪。柴胡6g，白芍9g，制香附9g，法半夏9g，陈皮6g，枳实12g，生山楂15g，延胡索9g，郁金6g，生甘草3g。7剂。嘱可进少量清淡饮食。

四诊　11月20日，病者经化验复查，血清淀粉酶110U（Somogyi法，正常值：40～180U）；尿淀粉酶210U（Somogyi法，正常值：80～300U）；B超检查：可见胰腺轻度肿胀。上方去延胡索、郁金，加神曲12g，北沙参15g。7剂。嘱服胰得乐胶囊每次3粒，1日3次，连服两个月。随访，15年来，再未发作。

急性胰腺炎诊治指南（2014）（节录）

中华医学会外科学分会胰腺外科学组

中华医学会外科学分会胰腺外科学组于2000年制定了我国《重症急性胰腺炎诊治草案》，在2004年召开的第十届全国胰腺外科学术研讨会上，重点讨论了该草案的增补和修订内容，2006年更名为《重症急性胰腺炎诊治指南》，同年11月经中华医学会外科学分会胰腺外科学组全体委员会议集体讨论通过，并于2007年发布。自该指南发布以来，急性胰腺炎（acute pancreatitis，AP）的规范化诊治取得了很好的效果。近年来，AP严重度分级方法、局部相关并发症定义、外科干预时机和方式等均发生了明显的变化，为此有必要对《重症急性胰腺炎诊治指南》进行增补和修订，以进一步规范急性胰腺炎诊治过程。修订后的指南更名为《急性胰腺炎诊治指南（2014）》，且依照新的AP分类标准，主要讨论中重症和重症急性胰腺炎的临床特点和治疗。

1　AP的临床诊断

1.1　定义　AP是指多种病因引起的胰酶激活，继以胰腺局部炎症反应为主要特征，病情较重者可发生全身炎症反应综合征（systemic inflammatory response syndrome，SIRS），并可伴有器官功能障碍的疾病。

1.2　临床表现　AP的主要症状多为急性发作的持续性上腹部剧烈疼痛，常向背部放射，常伴有腹胀及恶心呕吐。临床体征轻者仅表现为轻压痛，重者可出现腹膜刺激征、腹水，偶见腰肋部皮下淤斑征（Grey-Turner征）和脐周皮下淤斑征（Cullen征）。腹部因液体积聚或假性囊肿形成可触及肿块。可以并发一个或多个脏器功能障碍，也可伴有严重的代谢功能紊乱。增强CT为诊断AP有效检查方法，Balthazar CT评级（表1）、改良的CT严重指数评分（modified CT severityindex，MCTSI）（表2）常用于炎症反应及坏死程度的判断。B超及腹腔穿刺对AP诊断有一定帮助。

表1　Balthazar CT评级

Balthazar CT分级	CT表现
A级	胰腺正常
B级	胰腺局部或弥漫性肿大，但胰周正常
C级	胰腺局部或弥漫性肿大，胰周脂肪结缔组织炎症性改变

续表

Balthazar CT 分级	CT 表现
D 级	胰腺局部或弥漫性肿大，胰周脂肪结缔组织炎症性改变，胰腺实质内或睢周单发性积液
E 级	广泛的胰腺内、外积液，包括胰腺和脂肪坏死，胰腺脓肿

表 2　改良的 CT 严重指数评分（MCTSI）标准

特片	评分
胰腺炎症反应	
正常胰腺	0
胰腺和（或）胰周炎性改变	2
单发或多个积液区或胰周脂肪坏死	4
胰腺坏死	
无胰腺坏死	0
坏死范围≤30%	2
坏死范围>30%	2
胰外并发症，包括胸腔积液、腹水、血管或胃肠道受累等	

注：MCTSI 评分为炎性反应与坏死评分之和

1.3　诊断标准　临床上符合以下 3 项特征中的 2 项，即可诊断 AP：①与 AP 相符合的腹痛；②血清淀粉酶和（或）脂肪酶活性至少高于正常上限值 3 倍；③腹部影像学检查符合 AP 影像学改变。

2　AP 的病理分型及严重度分级

2.1　病理分型

2.1.1　间质水肿型胰腺炎（interstitial edematous pancreatitis）多数 AP 病人由于炎性水肿引起弥漫性或局限性胰腺肿大，CT 表现为胰腺实质均匀强化，但胰周脂肪间隙模糊，可伴有胰周积液。

2.1.2　坏死型胰腺炎（necrotizing pancreatitis）部分 AP 病人伴有胰腺实质和（或）胰周组织坏死。胰腺灌注损伤和胰周坏死的演变需要数天，早期增强 CT 有可能低估胰腺及胰周坏死的程度，起病 1 周后的增强 CT 更有价值。

2.2　严重程度分级

2.2.1　轻症急性胰腺炎（mild acute pancreatitis，MAP）占 AP 的多数，不伴有器官功能衰竭及局部或全身并发症，通常在 1 ~ 2 周内恢复，病死率极低。

2.2.2　中重症急性胰腺炎（moderately severe acute pancreatitis，MSAP）伴有一过性（ ≤48 h）的器官功能障碍。早期病死率低，后期如坏死组织合并感染，病死率增高。

2.2.3　重症急性胰腺炎（severe acute pancreatitis，SAP）约占 AP 的 5% ~10%，伴有持续（>48 h）的器官功能衰竭。SAP 早期病死率高，如后期合并感染则病死率更高。器官功能衰竭的诊断标准依据改良 Marshall 评分系统，任何器官评分≥ 2 分可定义存在器官功能衰竭（表 3）。

表 3　改良 Marshall 评分系统

器官或系统	评分				
	0	1	2	3	4
呼吸（PaO_2/FiO_2）	>400	301 ~400	201 ~300	101 ~200	≤101
肾脏[1)]					
血肌酐，μmol/L	≤134	134 ~169	170 ~310	311 ~439	>439
血肌酐，mg/dL	≤1.4	1.4 ~1.8	1.9 ~3.6	3.6 ~4.9	>4.9

续表

器官或系统	评分				
	0	1	2	3	4
心血管(收缩压,mmHg)2)					
非机械通气的病人,FiO_2 可按以下估算:					
吸氧(L/min)	FiO_2(%)				
2	25				
4	30				
6～8	40				
9～10	50				

注:1)既往有慢性肾功能衰竭病人的评分依据基线肾功能进一步恶化的程度而定,对于基线血肌酐 134μmol/L 或 1.4mg/dL 者尚无正式的修订方案;2)未使用正性肌力药物 1mmHg=0.133 kPa

3　AP 的病程分期

3.1　早期(急性期)　发病至 2 周,此期以 SIRS 和器官功能衰竭为主要表现,构成第一个死亡高峰。治疗的重点是加强重症监护、稳定内环境及器官功能保护。

3.2　中期(演进期)　发病 2～4 周,以胰周液体积聚或坏死性液体积聚为主要表现。此期坏死灶多为无菌性,也可能合并感染。此期治疗的重点是感染的综合防治。

3.3　后期(感染期)　发病 4 周以后,可发生胰腺及胰周坏死组织合并感染、全身细菌感染、深部真菌感染等,继而可引起感染性出血、消化道瘘等并发症。此期构成重症病人的第二个死亡高峰,治疗的重点是感染的控制及并发症的外科处理。

4　全身及局部并发症

4.1　全身并发症　AP 病程进展过程中可引发全身性并发症,包括 SIRS、脓毒症(sepsis)、多器官功能障碍综合征(multiple organ dysfunction syndrome, MDOS)、多器官功能衰竭(multiple organ failure, MOF)及腹腔间隔室综合征(abdominal compartment syndrome, ACS)等。

4.2　局部并发症

4.2.1　急性胰周液体积聚(acute peripancreatic fluid collection, APFC)　发生于病程早期,表现为胰周或胰腺远隔间隙液体积聚,并缺乏完整包膜,可以单发或多发。

4.2.2　急性坏死物积聚(acute necrotic collection, ANC)　发生于病程早期,表现为混合有液体和坏死组织的积聚,坏死物包括胰腺实质或胰周组织的坏死。

4.2.3　包裹性坏死(walled-off necrosis, WON)　是一种包含胰腺和(或)胰周坏死组织且具有界限清晰炎性包膜的囊实性结构,多发生于 AP 起病 4 周后。

4.2.4　胰腺假性囊肿(pancreatic pseudocyst)　有完整非上皮性包膜包裹的液体积聚,起病 4 周后假性囊肿的包膜逐渐形成。以上每种局部并发症存在无菌性及感染性两种情况。其中 ANC 和 WON 继发感染称为感染性坏死(infected necrosis)。

5　治疗

5.1　针对病因的治疗

5.1.1　胆源性急性胰腺炎　胆石症是目前国内 AP 的主要致病因素,凡有胆道结石梗阻者需要及时解除梗阻,治疗方式包括经内镜或手术治疗。有胆囊结石的轻症急性胰腺炎病人,应在病情控制后尽早行胆囊切除术;而坏死性胰腺炎病人可在后期行坏死组织清除术时一并处理或病情控制后择期处理。

5.1.2　高脂血症性急性胰腺炎　急性胰腺炎并静脉乳糜状血或血甘油三酯> 11.3 mmol/L 可明确诊断,需要短时间降低甘油三酯水平,尽量降至 5.65 mmol/L 以下。这类病人要限用脂肪乳剂,避免应用可能升高血脂的药物。治疗上可以采用小剂量低分子肝素和胰岛素,或血脂吸附和血浆置换快速降脂。

5.1.3　其他病因　高血钙性胰腺炎多与甲状旁腺功能亢进有关,需要行降钙治疗。胰腺解剖和生理异常、药物、胰腺肿瘤等原因引起者予以对应处理。

5.2 非手术治疗

5.2.1 一般治疗 包括禁食、胃肠减压，药物治疗包括解痉、镇痛、蛋白酶抑制剂和胰酶抑制治疗，如生长抑素及其类似物。

5.2.2 液体复苏及重症监护治疗 液体复苏、维持水电解质平衡和加强监护治疗是早期治疗的重点，由于 SIRS 引起毛细血管渗漏综合征(capillary leak syndrome, CLS)，导致血液成分大量渗出，造成血容量丢失与血液浓缩。复苏液首选乳酸林格液，对于需要快速复苏的病人可适量选用代血浆制剂。扩容治疗需避免液体复苏不足或过度，可通过动态监测中心静脉压(CVP) 或肺毛细血管楔压(PWCP)、心率、血压、尿量、红细胞比容(HCT)及混合静脉血氧饱和度(SvO2)等作为指导。

5.2.3 器官功能的维护治疗 ①针对呼吸衰竭的治疗：给予鼻导管或面罩吸氧，维持氧饱和度在95%以上，动态监测血气分析结果，必要时应用机械通气。②针对急性肾功能衰竭的治疗：早期预防急性肾功能衰竭主要是容量复苏等支持治疗，稳定血流动力学；治疗急性肾功能衰竭主要采用连续肾脏替代疗法(continuous renal replacement therapy，CRRT)。③其他器官功能的支持：如出现肝功能异常时可予以保肝药物，急性胃黏膜损伤需应用质子泵抑制剂或 H2 受体拮抗剂。

5.2.4 营养支持 肠功能恢复前，可酌情选用肠外营养；一旦肠功能恢复，就要尽早进行肠内营养。采用鼻腔肠管或鼻胃管输注法，注意营养制剂的配方、温度、浓度和输注速度，并依据耐受情况进行调整。

5.2.5 抗生素应用 AP 病人不推荐静脉使用抗生素以预防感染。针对部分易感人群(如胆道梗阻、高龄、免疫低下等)可能发生的肠源性细菌易位，可选择喹诺酮类、头孢菌素、碳青霉烯类及甲硝唑等预防感染。

5.2.6 中药治疗 可以使用中医中药治疗促进胃肠功能恢复及胰腺炎症的吸收，包括理气攻下的中药内服、外敷或灌肠等。

5.3 ACS 的治疗 MSAP 或 SAP 病人可合并 ACS，当腹内压(intra-abdominal pressure, IAP)>20 mmHg 时常伴有新发器官功能衰竭，因而成为 MSAP 或 SAP 死亡的重要原因之一。测定 IAP 简便、实用的方法是经导尿管膀胱测压法：病人平卧，以耻骨联合作为 0 点，排空膀胱后，通过导尿管向膀胱内滴入 50 ml 生理盐水，测得平衡时水柱高度即为 IAP。ACS 的治疗原则是及时采用有效的措施缓解腹内压，包括胃肠道减压及导泻、镇痛镇静、使用肌松剂及床边血滤减轻组织水肿，B 超或 CT 引导下腹腔内与腹膜后引流减轻腹腔压力。不建议在 AP 早期将 ACS 作为开腹手术的指征。

5.4 手术治疗 外科治疗主要针对胰腺局部并发症继发感染或产生压迫症状，如消化道梗阻、胆道梗阻等，以及胰瘘、消化道瘘、假性动脉瘤破裂出血等其他并发症。胰腺及胰周无菌性坏死积液无症状者无需手术治疗。

5.4.1 胰腺或胰周感染性坏死的手术指征及时机 临床上出现脓毒血症，CT 检查出现气泡征，细针穿刺抽吸物涂片或培养找到细菌或真菌者，可诊断为感染性坏死，需考虑手术治疗。手术治疗应遵循延期原则，一旦判断坏死感染可立即行针对性抗生素治疗，严密观察抗感染的疗效，稳定者可延缓手术。B 超或 CT 导向下经皮穿刺引流(percutaneous catheter drainage, PCD)胰腺或胰周感染的脓液，缓解中毒症状，可作为手术前的过渡治疗。有研究结果表明，早期手术治疗显著增加手术次数、术后并发症发生率及病死率。

5.4.2 胰腺和胰周感染性坏死的手术方式 胰腺感染性坏死的手术方式可分为 PCD、内镜、微创手术和开放手术。微创手术主要包括小切口手术、视频辅助手术(腹腔镜、肾镜等)。开放手术包括经腹或经腹膜后途径的胰腺坏死组织清除并置管引流。对于有胆道结石病人，可考虑加做胆囊切除或胆总管切开取石，建议术中放置空肠营养管。胰腺感染性坏死病情复杂多样，各种手术方式须遵循个体化原则单独或联合应用。

5.4.3 局部并发症的治疗原则 ①APFC 和 ANC：无症状者无需手术治疗；症状明显，出现胃肠道压迫症状，影响肠内营养或进食者，或继发感染者，可在 B 超或 CT 引导下行 PCD 治疗，感染或压迫症状不缓解需进一步手术处理。②WON：无菌性 WON，原则上不手术治疗，随访观察；发生感染时，可行 PCD 或手术治疗。③胰腺假性囊肿：继发感染者治疗与 WON 相同，无症状，不作处理，随访观察；若体积增大出现压迫症状则需外科治疗。外科治疗方法以内引流手术为主，内引流手术可在腹腔镜下手术或开腹手术。

5.4.4 其他并发症的治疗 胰瘘多由胰腺炎症、坏死、感染导致胰管破裂引起。胰瘘的治疗包括通畅引流和抑制胰腺分泌以及内镜和外科手术治疗。腹腔大出血时，条件具备的首选血管造影检查明确出血部位，如为动脉性(假性动脉瘤)出血则行栓塞术。未明确出血部位或栓塞失败者可考虑积极手术止血或填塞止血。同时做好凝血机制的监测和纠正。消化道瘘可来源于 AP 本身，但也可能与手术操作有关，以结肠瘘最为常见。治疗与肠瘘治疗原则相同，包括通畅引流及造口转流手术。

《急性胰腺炎诊治指南(2014)》执笔者：王春友，李非

参考文献(略)

第七节 慢性胰腺炎

慢性胰腺炎是一种反复性或持续性病变，胰腺呈局灶性坏死，广泛纤维化及胰管内结石形成或弥漫性钙化，引起胰泡和胰岛细胞萎缩或消失。以反复发作的剧烈腹痛、腹部包块、黄疸、脂肪泻、肉质泻、糖尿病等为临床特点，很难根治，一般患者预后不良。

慢性胰腺炎属于中医的“胁痛”、“腹痛”、“胃脘痛”、“阳明腑实证”，“结胸证”等范畴。

一、病因病机

(一) 中医病因病机

本病急性期的病机主要是肝郁气滞，湿热蕴结肝胆，脾胃实热和热实结胸及胆道被阻，按八纲辨证属阳证、里证、热证、实证。但病久反复发作则可导致脾胃虚弱，脾失健运，此属于本病的慢性恢复期。

中医一般认为本病病位在肝、胆、脾、胃。常见的发病因素大致有以下几方面：

(1) 饮食不节暴食暴饮，特别是饱进甘肥膏粱之餐，损伤脾胃，积滞于中，化湿生热，邪热湿食互结，导致阳明腑实；热水相结，形成实热结胸；出现腹痛，重则可熏蒸肝胆，身目悉黄。

(2) 饮酒：酒精性辛热走窜，《本草纲目》谓：“痛饮则伤神耗血，损胃亡津，生痰动火”。

(3) 蛔虫内扰：蛔虫窜入肝胆之道，肝气胆液蕴结，胰腑之气液不得宣泄，故气机失畅，清津变浊，流通者滞，顺行者逆。

(4) 六淫之邪：感受外邪，日久内传，中焦气机紊乱，胰腑功能失调。

(5) 七情：情志不遂，恼怒发作，可伤肝脾，肝气郁结，横逆犯脾克胃，升降失常，浊液上犯。

以上诸因可致肝郁气滞、湿热蕴结、腑气升降失常而出现腹痛、呕吐，甚则发热，黄疸；部分病人可演变成气血暴脱，或热深厥深，或血热结块，或热迫胃络等重证危及生命。

(二) 西医病因病机

我国以胆道疾病(结石、炎症、蛔虫)为主要病因，西方国家与慢性酒精中毒有关。上述致病因素的长期存在，使胰腺炎症反复发作而呈慢性经过，最终导致慢性胰腺炎。其次，肠道炎性病变、肝硬化、营养不良、噻唑类药等也可诱发本病。尚有不少患者病因未明。

二、辨　病

1. 临床表现

(1) 腹痛：常见，占 90% 左右，多呈间歇性发作，少数呈持续性，疼痛多位于上腹部，可向背

部、双侧季肋部、前胸、肩胛等处放散，饭后或饱餐后可诱发，仰卧位时加重，前倾、坐位减轻。发作时可伴有发热或黄疸。间歇期可无症状，或仅有消化不良表现。少数患者以隐袭慢性炎症方式进行，临床上可不发生腹痛。

（2）胰腺外分泌不足的表现：患者可出现食欲减退、腹胀、不耐油腻食物等，大便次数频繁、量多，色淡，有恶臭。长期腹泻致患者消瘦、营养不良及维生素 A、D、E、K 缺乏等症状。

（3）胰腺内分泌不足的表现：10% ～20% 患者有显著糖尿病症状，如多饮、多食、多尿、体重减轻等。约 50% 患者发生隐性糖尿病，葡萄糖耐量试验结果异常。

2. 理化检查

血清淀粉酶及脂肪酶定量除急性发作期，一般不增高，粪便镜检可见脂肪滴及未消化的肌纤维，部分患者可有尿糖阳性，空腹血糖增高。

（1）胰腺外分泌功能试验

1）胰泌素试验：用胰泌素刺激胰腺后，观察胰液分泌量，碳酸氢钠和胰酶的含量。

2）胰功肽试验：当胰腺外分泌功能减退，糜蛋白酶分泌不足时，可致尿 PABA 含量减少，约为正常量的 60% 。此方法简便易行，近来多用此法。

3）血清胆囊收缩素-胰泌素正常值 60pg/ml。

（2）胰岛功能检查：空腹血糖升高，葡萄糖耐量试验可呈糖尿病耐量曲线。尿糖可出现阳性。

（3）X 线检查：腹部平片有时在胰腺部位可显示钙化的斑点，上消化道造影可显示"C"袢扩大，胃、十二指肠受压征象。

（4）影像检查：是近年来诊断慢性胰腺炎的重要手段，B 超和 CT 检查可见胰腺增大或缩小，部分病例可发现有钙化灶，结石或囊肿等异常现象。

三、鉴 别 诊 断

（1）急性胰腺炎与消化性溃疡、胆囊炎及胆石症、急性肠梗阻的鉴别（表 14-7-1）。

表 14-7-1　西医常见急腹症的鉴别

	急性胰腺炎	消化性溃疡	胆结石及胆囊炎	急性肠梗阻
病史	常见暴饮暴食后，突发上腹痛，可有胆结石病史	突发急性上腹剧痛，迅速弥散至右下腹及全腹，可有溃疡病史	常于脂肪餐后诱发右上腹疼痛，可向右肩放射，常有类似发作史	为阵发性绞痛，有缓解期，常有腹部手术或肠结核史（多在粘连基础上发生）
体征	腹部压痛，反跳痛及轻度肌紧张，肠鸣音减弱，可有烦躁休克征象	上腹部压痛，反跳痛，腹肌呈板样强直，患者不敢转侧，肝浊音界缩小或消失	右上腹压痛，反跳痛及肌紧张阳性，可伴有黄疸	腹胀，肠鸣音亢进，但腹部压痛不明显（麻痹性肠梗阻肠鸣音不亢进）
实验室与其他检查	血液、尿中淀粉酶明显增高	X 线下可见膈下游离气带，血清淀粉酶偏高	淀粉酶轻度增高，X 线、B 超可发现胆囊炎或胆结石	淀粉酶正常或轻度偏高，X 线显示水气并存的水平梯样征象

（2）慢性胰腺炎与慢性结肠炎的鉴别：慢性溃疡性结肠炎以腹胀痛、便脓血、大便次数多为特点，大便常规检查有脓细胞或白细胞等，以此可资鉴别。

四、方证论治

1. 疏肝和胃汤证

主症　中上腹阵痛，或向左季胁部、左背部窜痛，呃逆、矢气则舒，恶心呕吐，可无发热及腹胀，急躁易怒。

兼症　情志抑郁，善太息，嗳气呃逆，食少纳呆，口苦咽干或咽中如有异物感，舌淡红，苔薄白或薄黄，脉弦紧或弦数。

病机　肝郁气滞。

治法　疏肝理气。

方药　疏肝和胃汤（王道坤教授经验方）加味。柴胡9g，陈皮10g，炒枳壳6g，白芍6g，甘草5g，生大黄（后下）9g，法半夏9g，黄芩12g，延胡索12g，郁金12g，檀香（后下）10g，砂仁（后下）5g。

2. 大柴胡汤证

主症　腹痛剧烈，由上腹而至脐腹，甚者从心下至少腹痛满不可近，有痞满燥实坚征象，大便秘结，舌红，苔黄厚腻或燥。

兼症　腹胀，恶心呕吐，口干渴，尿短赤，日晡潮热，脉洪数或弦数。

病机　腑实热结。

治法　清热通腑攻下。

方药　大柴胡汤（《伤寒论》）加减。柴胡9g，黄芩10g，生大黄（后下）9g，芍药10g，枳实9g，半夏10g，芒硝（冲）10g，厚朴9g，红花9g，桃仁12g，黄连6g，栀子9g，连翘12g。

3. 龙胆泻肝汤证

主症　上腹部胀痛拒按，腹满胁痛，倦怠，身目俱黄，黄色鲜明，舌质红，苔薄黄或黄腻。

兼症　呃逆，发热，口渴，口干而苦，恶心欲吐，心中懊侬，大便秘结或呈灰白色，小便短黄，脉弦数。

病机　肝胆湿热

治法　清肝利胆，清利湿热

方药　龙胆泻肝汤（《医方集解》）加减。龙胆草10g，黄芩12g，车前子10g，通草10g，生地10g，当归10g，柴胡9g，茵陈蒿10g，栀子10g，大黄（后下）9g，枳实9g，延胡索12g，木香（后下）9g，黄连10g。

4. 泻心汤证

主症　腹部刺痛拒按，痛有定处，或有包块，或见出血，皮肤青紫有瘀斑。

兼症　发热夜甚，口干不渴，小便短赤，大便燥结，舌质红或有瘀斑，脉弦数或涩。

病机　瘀热互结。

治法　清热泻火，祛瘀通腑。

方药　泻心汤（《伤寒论》）合膈下逐瘀汤（《医林改错》）加减。大黄9g，黄连12g，黄芩15g，炒五灵脂6g，桃仁10g，牡丹皮12g，赤芍12g，延胡索9g，红花10g，水牛角（先煎）30g，厚朴10g，芒硝（冲）10g，丹参10g。

5. 小承气汤合四逆汤证

主症　脐周剧痛，面色苍白，肢冷搐搦，喘促，大便不通，小便量少甚或无尿。

兼症　呕恶，身热，烦渴多汗，皮肤可见花斑，神志不清，舌质干绛，苔灰黑而燥，脉沉细而弱。

病机　内闭外脱。

治法　通腑逐瘀，回阳救逆。

方药　小承气汤（《伤寒论》）合四逆汤（《伤寒论》）加减。生大黄（后下）9g，厚朴9g，枳实9g，熟附子6g，干姜12g，甘草6g，葛根12g，赤芍12g，红花6g，生晒参（另炖）10g，代赭石15g，生牡蛎（先煎）30g。

五、其他治疗

（一）中成药

（1）中药灌肠方法：运用中药方剂通腑止痛汤保留灌肠起理气止痛作用，每日100～150ml，据病情3～4次/日。

（2）皮硝外敷治疗：1次/日，剂量50～100g/次。皮硝外敷的作用机制为消炎止痛、凉血活血、清热解毒，对改善胰腺肿胀、缓解胀痛有辅助治疗作用。外敷于腰腹部疼痛最剧烈处或经CT、B超提示渗液最多的部位，至发病后两周左右，B超显示渗液减少时停用。

（二）西医治疗

积极治疗者可缓解症状，但不易根治。晚期多死于并发症。如胰腺衰竭、糖尿病、胆道化脓性感染等，少数可演变为胰腺癌。

（1）一般治疗：饮食宜清淡低脂肪饮食，禁酒、避免饱餐。轻症急性胰腺炎患者，只需短期禁食，故不需肠内或肠外营养。重症急性胰腺炎患者常先施行肠外营养，一般7～10天，待病情趋向缓解，则考虑实施肠内营养。将鼻饲管放置Treitz韧带以下开始肠内营养，能量密度为4.187J/ml，如能耐受则逐步加量。应注意补充谷氨酰胺制剂。一般而言，重症急性胰腺炎（SAP）患者需要的热量为8 000～10 000 kJ/d，50%～60%来自糖，15%～20%来自蛋白，20%～30%来自脂类，对于高脂血症患者，应减少脂肪类物质的补充。先给予要素饮食，从小剂量开始，20～30ml/h，如果能量不足，可辅以肠外营养，并观察患者的反应，如能耐受，则逐渐加大剂量，最大可达100ml/h。进行肠内营养时，应注意患者的腹痛、肠麻痹、腹部压痛等胰腺炎症状体征是否加重，并定期复查电解质、血脂、血糖、总胆红素、血清白蛋白水平、血常规及肾功能等，以评价机体代谢状况，调整肠内营养的剂量。

（2）发病初期的处理和监护：目的是纠正水、电解质紊乱，支持治疗，防止局部及全身并发症。内容包括：血常规测定、尿常规测定、粪便隐血测定、肾功能测定、肝脏功能测定、血糖测定、心电监护、血压监测、血气分析、血清电解质测定、胸片、中心静脉压测定。动态观察腹部体征和肠鸣音改变。记录24小时尿量和出入量变化。上述指标可根据患者具体病情作相应选择。常规禁食，对有严重腹胀，麻痹性肠梗阻者应进行胃肠减压。在患者腹痛减轻/消失、腹胀减轻/消失、肠道动力恢复/部分恢复时可以考虑开放饮食，开始以碳水化合物为主，逐步过渡至低脂饮食，不以血清淀粉酶活性高低作为开放饮食的必要条件。

（3）补液：补液量包括基础需要量和流入组织间隙的液体量。应注意输注胶体物质和补充微量元素、维生素。

（4）镇痛：疼痛剧烈时考虑镇痛治疗。在严密观察病情下，可注射盐酸哌替啶（度冷丁）。不推荐应用吗啡或胆碱能受体拮抗剂，如阿托品、消旋山莨菪碱等，因前者会收缩奥狄氏括约肌，后者则会诱发或加重肠麻痹。

（5）抑制胰腺外分泌和胰酶抑制剂应用：生长抑素及其类似物（奥曲肽）可以通过直接抑制胰

腺外分泌而发挥作用,主张在重症急性胰腺炎治疗中应用。奥曲肽用法:首次剂量推注0.1mg,继以25~50μg/h维持治疗。生长抑素制剂用法:首次剂量250μg,继以250μg/h维持;停药指征为:临床症状改善、腹痛消失,和(或)血清淀粉酶活性降至正常。H_2受体拮抗剂和质子泵抑制剂(PPI)可通过抑制胃酸分泌而间接抑制胰腺分泌,除此之外,还可以预防应激性溃疡的发生,因此,主张在重症急性胰腺炎时使用。主张蛋白酶抑制剂早期、足量应用,可选用加贝酯等制剂。

(6)血管活性物质的应用:由于微循环障碍在急性胰腺炎,尤其重症急性胰腺炎发病中起重要作用,推荐应用改善胰腺和其他器官微循环的药物,如前列腺素E_1制剂、血小板活化因子拮抗剂制剂、丹参制剂等。

(7)抗生素应用:对于轻症非胆源性急性胰腺炎不推荐常规使用抗生素。对于胆源性轻症急性胰腺炎,或重症急性胰腺炎应常规使用抗生素。胰腺感染的致病菌主要为革兰阴性菌和厌氧菌等肠道常驻菌。抗生素的应用应遵循:抗菌谱为革兰阴性菌和厌氧菌为主、脂溶性强、有效通过血胰屏障等三大原则。故推荐甲硝唑联合喹诺酮类药物为一线用药,疗效不佳时改用伊木匹能或根据药敏结果选药,疗程为7 ~ 14天,特殊情况下可延长应用。要注意胰外器官继发细菌感染的诊断,根据药敏选用抗生素。要注意真菌感染的诊断,临床上无法用细菌感染来解释发热等表现时,应考虑到真菌感染的可能,可经验性应用抗真菌药,同时进行血液或体液真菌培养。

(8)预防和治疗肠道衰竭:对于重症急性胰腺炎(SAP)患者,应密切观察腹部体征及排便情况,监测肠鸣音的变化。及早给予促肠道动力药物,包括生大黄、硫酸镁、乳果糖等;给予微生态制剂调节肠道细菌菌群;应用谷氨酚胺制剂保护肠道黏膜屏障。同时可应用中药,如皮硝外敷。病情允许下,尽可能尽早恢复饮食或肠内营养对预防肠道衰竭具有重要意义。

(9)并发症的处理:急性呼吸窘迫综合征(ARDS)是急性胰腺炎的严重并发症,处理包括机械通气和大剂量、短程糖皮质激素的应用,如甲基泼尼松龙,必要时行气管镜下肺泡灌洗术。急性肾功能衰竭主要是支持治疗,稳定血流动力学参数,必要时透析。低血压与高动力循环相关,处理包括密切的血流动力学监测,静脉补液,必要时使用血管活性药物。弥散性血管内凝血(DIC)时应使用肝素。急性胰腺炎有胰液积聚者,部分会发展为假性囊肿。对于胰腺假性囊肿应密切观察,部分会自行吸收,若假性囊肿直径>6cm,且有压迫现象和临床表现,可行穿刺引流或外科手术引流。胰腺脓肿是外科手术干预的绝对指征。上消化道出血,可应用制酸剂,如H_2受体阻断剂、质子泵抑制剂。

(10)手术治疗:坏死胰腺组织继发感染者在严密观察下考虑外科手术介入。对于重症病例,主张在重症监护和强化保守治疗的基础上,患者的病情仍未稳定或进一步恶化,是进行手术治疗、或腹腔冲洗的指征。适应证为:①伴有剧烈顽固性疼痛经内科治疗无效者;②胰腺有假性囊肿或结石者;③伴有可手术治疗的胆道病变,如结石、胆管狭窄;④慢性胰腺炎引起难以消退的阻塞性黄疸者;⑤不能排除胰腺癌者。

六、临床心得

目前西医对本病治疗疗效不高。笔者通过多年的临床实践,认识到处理好湿、气、热、瘀这四个致病因素,对缩短本病的疗程及巩固远期疗效十分重要。本病属中医胃脘痛范畴。气机失畅,胃气失降是本病的主要病机。其因有:湿浊内停脾胃,气机阻滞失降;情志不畅,肝气郁滞,郁而乘脾,肝脾失调致脾胃气机失畅而发为本病。症见:腹部胀痛拒按,时轻时重,反复发作,痛及胁背,恼怒则病情加重,矢气痛减,嗳气频作,舌淡苔白脉弦。通畅气机是治疗本病的重要方法,我们常用疏肝和胃汤,本方疏肝解郁,理气止痛,可加木香以增行气之力。若大便干结,可加大黄通里攻下。本病反复发作,病程较长。久病则正气多亏,脾胃虚弱。脾失健运则水湿不化,水湿内停是产生本病的基础。症见:上腹隐隐作痛,大便稀溏,纳少,厌油腻,身倦,苔白腻或滑,脉濡或滑。常用陈平汤治之,方中苍术运脾燥湿,厚朴除湿消胀,陈皮利气行痰,半夏化痰散结,甘草调和补中。综合本方具有健脾燥湿,行气除胀之功。由于湿因脾虚而生,故治疗可加参芪等益气健脾之品。本病病情反复,病史较长,久病入络,因此活血通络是治疗本病的又一个重要方面,不可忽视。湿阻络瘀症见:上腹部持续疼痛,时有刺痛,痛位固定拒按,入夜加重,或上腹部扪及囊状包块,纳差,饱胀,舌暗有瘀点,脉弦细或涩。治当活血化瘀,行气止痛,方用膈下逐瘀汤加减,有包块者加三棱、莪术、水蛭,瘀热者加丹皮。笔者临床也常将红花、丹参、川芎等活血化瘀之品加入以上各法中,可收事半功倍之效。

七、预防与调理

(1)饮食遵循低脂肪,高蛋白,高维生素,高碳水化合物和无刺激性、易消化等原则。急性发作期应禁食1~3天,可静脉补充营养,以免引起对胰腺的刺激;缓解后可给予无脂肪低蛋白的流质,如果汁、米汤、藕粉、面汤、蜜水、番茄汁、西瓜汁、绿豆汤等;病情稳定后,可给低脂肪半流质食物,如鱼、虾、鸡、鸭、瘦肉、豆及豆制品和含维生素A、B、C丰富的新鲜蔬菜水果。要坚持少吃多餐原则。绝对禁酒,忌油炸食品和高脂肪、忌辛辣食物。

(2)心理护理:急性胰腺炎发病急、住院时间长、费用高,治疗和护理也较困难,患者表现出恐惧、焦虑等不良心理反应。所以,我们要加强健康教育的力度,强调用四心(信心、恒心、耐心、诚心)做好心理护理。通过健康教育让患者了解此病治疗方法和预后,树立战胜疾病的信心,保持心情舒畅。告诉患者此病病程较长,讲解早期应绝对禁食,在恢复期也应节制饮食,要有恒心。向患者耐心细致的讲解本病的病因病机、并发症及预后,告诉患者只要积极配合治疗,本病是可以治愈的。

八、疗效评定标准

(一)临床疗效标准

1. 轻症疗效标准

(1)主要症状:疼痛、恶心、呕吐、发热等基本消失。

(2)主要体征:上腹压痛及反跳痛消失。

(3)实验室检查:出现的异常指标(血淀粉酶、尿淀粉酶及血常规等)恢复正常。根据上述标准,按痊愈、显效、有效和无效4级评定。

临床痊愈　5天内达到上述3项者为痊愈。

显效　7天内达到上述3项者为显效。

有效　10天内达到上述3项者为有效。

无效　10天以上者为无效。

总有效率=(痊愈数+显效数)/观察例数×100%

2. 重症疗效标准

(1)主要症状:疼痛、恶心、呕吐、发热等基本消失。

(2)主要体征:上腹压痛及反跳痛消失。

(3)实验检查出现异常的指标(血淀粉酶、尿淀粉酶及血常规等)恢复正常。根据上述标准,按痊愈、显效、有效和无效4级评定。

临床痊愈　7天内达到上述3项为痊愈。

显效　10天内达到上述3项者为显效。

有效　14天内达到上述3项者为有效。

无效　14天以上者为无效。

总有效率=(痊愈数+显效数)/观察例数×100%

(二) 证候疗效标准

所有症状都分为无、轻、中、重四级(参照附录3),在主症分别记0、2、4、6分,在次症则分别记0、1、2、3分。对于舌脉则分为正常和非正常两级,在主症分别记0、2分,在次症分别记0、1分。

临床痊愈　症状、体征消失或基本消失,证候积分减少≥95%。

显效　症状、体征明显改善,证候积分减少≥70%,但<95%。

有效　症状、体征均有好转,证候积分减少≥30%,但<70%。

无效　症状、体征均无明显好转,甚或加重,证候积分减少<30%。

第八节　酒精性肝病

酒精性肝病是由于长期大量饮酒所致的肝脏疾病。初期通常表现为脂肪肝,进而可发展成酒精性肝炎、酒精性肝纤维化和酒精性肝硬化;严重酗酒时可诱发广泛肝细胞坏死甚或肝功能衰竭。该病是我国常见的肝脏疾病之一,是中青年死亡的主要原因,严重危害人民健康。根据流行病学调查,我国一般人群饮酒率为59.5%,酒精性肝病发病率约占饮酒者20%,且有逐年上升趋势。本病在西方国家是第1大肝病,在我国是仅次于病毒性肝炎的第2大肝病。该病又常和乙型或丙型病毒性肝炎合并存在,起到叠加的致病作用,更易并发肝硬化及肝癌,成为一种严重危害人民健康的疾病。因此加强对酒精性肝病的防治已成为一项重要课题。

中医学对摄入酒精造成肝脏损害的病变认识由来已久。中医学无特殊病名与酒精性肝病相对应,但根据病因及临床特点,常将其归属为“伤酒”、“酒痞”、“酒疸”、“酒臌”等范畴。

一、病因病机

(一) 中医病因病机

中医认为,酒为有毒之品,味甘、苦、辛,性温,过饮必伤脾胃肝胆而引起疾病。《本草求真》云:“酒,其味有甘有辛,有苦有淡,而性皆热,若恣饮不节,则损烁精,发怒助欲,湿热生病,殆不堪言。”《诸病源候论》也认为:“酒精有毒,有复大热,饮之过多,故毒热气渗溢经络,浸溢脏腑,而生诸病也。”《内经》亦指出“以酒为浆”可致病。

本病病因病机是饮酒过度导致脾胃损伤、湿热内蕴、脾失健运、气机不畅、气血失和、痰浊内生、气血痰搏结而致病,根据其病机演变及证候特点,结合西医分型,可将其发展转归分为三期。

(1) 初期:饮酒太过,伤及脾胃,连及肝胆,受纳运化失职,气机升降失常,致气滞、痰浊、血瘀病理产物形成而成胁痛、胃痞之症。病初多以湿阻、气滞为主,病位多为肝胃。辨证多为肝气郁结,痰湿内阻。此期相当于轻型酒精性肝病或酒精性脂肪肝阶段。

(2) 中期:病程迁延,或失治误治,湿热浊毒之邪留滞中焦,蕴而不化,聚而为痰,进一步阻滞气血运行,而致气滞、痰浊、血瘀相互搏结,形成痞块,停于胁下。病在肝脾。辨证多为肝郁血瘀兼有湿热。此期相当于酒精性肝炎、酒精性肝纤维化或早期肝硬化阶段。

(3) 后期:纵酒不止,肝脾损伤日久,病及于肾。脾伤则痰湿蕴结,肝伤则气滞血瘀,肾伤则水湿内停,合而致气血水停聚腹中,而成腹大膨隆之酒臌。病位为肝脾肾三脏。此时邪气亢盛,正气日衰,辨证多属本需标实之肝肾阴虚,脾肾阳虚,肝脾血瘀,脾虚水停等。此期相当于酒精性肝硬化阶段。

(二) 西医病因病机

乙醇具有直接的肝毒性,它在肝细胞内代谢产生的毒性产物及引起的代谢紊乱是导致酒精性肝病的主要原因。酒精性肝病根据临床及病理可分为轻型酒精性肝病、酒精性脂肪肝、酒精性肝炎、酒精性肝纤维化、酒精性肝硬化五个阶段。

二、辨　病

1. 临床诊断标准

(1) 有长期饮酒史,一般超过5年,折合酒精量男性≥40g/d,女性≥20g/d,或2周内有大量饮酒史,折合酒精量>80g/d。但应注意性别、遗传易感性等因素的影响。酒精量换算公式为:g=饮酒量(ml)×酒精含量(%)×0.8。

(2) 临床症状为非特异性、可无症状、或有右上腹胀痛、食欲缺乏、乏力、体重减轻、黄疸等。随着病情加重,可有神经、精神、蜘蛛痣、肝掌等症状和体征。

(3) 血清天冬氨酸氨基转移酶(AST)、丙氨酸氨基转移酶(ALT)、γ-谷氨酰转肽酶(GGT)、总胆红素(TBIL)、凝血酶原时间(PT)和平均红细胞容积(MCV)等指标升高,禁酒后这些指标可明显下降,通常4周内基本恢复正常,AST/ALT>2,有助于诊断。

(4) 肝脏B超或CT检查有典型表现。

(5) 排除嗜肝病毒的感染、药物和中毒性肝损伤等。

符合第1、2、3项和第5项或第1、2、4项和第5项可诊断酒精性肝病;仅符合第1、2项和第5项可疑诊酒精性肝病。

符合酒精性肝病临床诊断标准者,其临床分型诊断如下:

(1) 轻症酒精性肝病:肝脏生物化学、影像学和组织病理学检查基本正常或轻微异常。

(2) 酒精性脂肪肝:影像学诊断符合脂肪肝标准,血清ALT、AST可轻微异常。

(3) 酒精性肝炎血清ALT、AST或GGT升高,可有血清TBIL增高。重症酒精性肝炎是指酒精性肝炎中,合并肝昏迷、肺炎、急性肾功能衰竭、上消化道出血,可伴有内毒素血症。

(4) 酒精性肝纤维化:症状及影像学无特殊。未做病理检查时,应结合饮酒史、血清纤维化标志物(透明质酸、Ⅲ型胶原、Ⅳ型胶原、层粘连蛋白)、GGT、AST/ALT、胆固醇、载脂蛋白A_1、TBIL、α_2巨球蛋白、铁蛋白、稳态模式胰岛素抵抗等改变,这些指标十分敏感,应联合检测。

(5) 酒精性肝硬化有肝硬化的临床表现和血清生物化学指标的改变。

2. 影像学诊断

影像学检查用于反映肝脏脂肪浸润的分布类型,粗略判断弥漫性脂肪肝的程度,提示是否存在显性肝硬化,但其不能区分单纯性脂肪肝与脂肪性肝炎,且难以检出<33%的肝细胞脂肪变。应注意弥漫性肝脏回声增强以及密度降低也可见于肝硬化等慢性肝病。

(1) B超诊断:

1) 肝区近场回声弥漫性增强(强于肾脏和脾脏),远场回声逐渐衰减。

2) 肝内管道结构显示不清。

3）肝脏轻至中度肿大，边缘角圆钝。

4）彩色多普勒血流显像提示肝内彩色血流信号减少或不易显示，但肝内血管走向正常。

5）肝右叶包膜及横膈回声显示不清或不完整。

具备上述第1项及第2～4项中一项者为轻度脂肪肝；具备上述第1项及第2～4项中两项者为中度脂肪肝；具备上述第1项以及2～4项中两项和第5项者为重度脂肪肝。

（2）CT诊断：弥漫性肝脏密度降低，肝脏与脾脏的CT值之比小于或等于1。弥漫性肝脏密度降低，肝/脾CT比值≤1.0但大于0.7者为轻度；肝/脾CT比值≤0.7但大于0.5者为中度；肝/脾CT比值≤0.5者为重度。

（3）组织病理学诊断：酒精性肝病病理学改变主要为大泡性或大泡性为主伴小泡性的混合性肝细胞脂肪变性。依据病变肝组织是否伴有炎症反应和纤维化，可分为单纯性脂肪肝、酒精性肝炎肝纤维化和肝硬化。

三、鉴别诊断

酒精性脂肪肝、酒精性肝硬化与其他原因引起的脂肪肝与肝硬化，应依靠病史、症状，体征及其辅助检查予以鉴别。

（1）急性胰腺炎：急性酒精性肝炎患者往往以发热、腹痛、呕吐症状而趋医求治，易与相混淆。虽二者均可因饮酒而引起，并且血清淀粉酶均可升高，但急性胰腺炎起病较急，腹痛最突出，淀粉酶升高较早而较显著，一般鉴别不难。

（2）急性黄疸型病毒性肝炎：本病有发热（黄疸期间），白细胞增多，而谷丙转氨酶活性正常或轻度升高，谷草转氨酶的活性升高明显，可以之明辨。

四、方证论治

1. 龙胆泻肝汤证

主症　轻者可无症状，或仅有腹胀、乏力、肝区不适、纳呆、腹泻，偶有黄疸、水肿，肥胖，肝肿大，质软，表面光滑，边缘纯，有压痛，舌红，苔黄腻，脉弦滑。相当于轻症酒精性肝病或酒精性脂肪肝。

病机　湿热内蕴，肝胃郁热，胆郁痰阻。

治法　清热利湿。

方药　龙胆泻肝丸加减。龙胆草10g，黄芩12g，栀子6g，大黄6g，金钱草15g，柴胡15g，茵陈12g，甘草10g，生地12g，当归12g，葛根15g，神曲15g。

加减　肝胃郁热者，治宜疏肝和胃、清热化湿，加黄连、吴萸、薄荷、白芍。证属胆郁痰阻者，加竹茹、枳实、法半夏。

2. 苓桂术甘汤证

主症　乏力纳呆，肝区疼痛，腹痛腹泻，发热黄疸，肝脾大，腹水畏食，肝掌、蜘蛛痣，神昏震颤，舌暗红，苔黄腻，脉弦细。相当于酒精性肝炎、酒精性肝纤维化、酒精性肝硬化代偿期。

病机　食滞痰阻。

治法　消食化痰，理气导滞。

方药　苓桂术甘汤加减。茯苓15g，桂枝10g，白术15g，神曲15g，山楂12g，连翘12g，法半夏10g，陈皮12g，莱菔子12g，葛根15g，甘草6g

加减　气滞血瘀者,加桃仁、红花、当归、赤芍、川芎。肝脾大者,加丝瓜络、牡蛎、鳖甲等。

3. 隔下逐瘀汤证

主症　肝掌,蜘蛛痣,腹水,肝脾大,伴有心悸气短,脘腹胀痛,神昏震颤,唇甲色淡等,舌红、淡红、暗红或淡暗,苔白腻、黄腻或少苔,脉沉细、弦细或细涩。相当于酒精性肝硬化失代偿期。多与酒精性脂肪肝、酒精性肝炎并存。

病机　肝脾血瘀。

治法　活血软坚,利水祛湿。

方药　膈下逐瘀汤加减。桃仁 12g,红花 12g,当归 12g,川芎 10g,元胡 10g,香附 10g,甘草 10g,枳壳 12g,茯苓 15g,猪苓 12g,白术 30g,葛根 15g,神曲 15g。

加减　脾肾阳虚者,加木瓜、厚朴、制附片、干姜;肝肾阴虚者,加枸杞子、麦冬、沙参、酸枣仁、山药、龟板等。

五、其他治疗

(一)中成药治疗

1. 市售中成药

(1)苦黄注射液:剂量宜从 10ml 开始,逐日增加。适用于湿热证候者,症见黄疸,口苦,厌油,尿黄,乏力等,舌质红,苔黄腻。

(2)清开灵注射液:剂量宜从 10ml 开始,逐日增加。药理试验表明本品具有解热、镇静、抗惊厥及免疫调节作用;对肝损伤有保护作用。

(3)大黄䗪虫丸:常用于慢性肝炎肝纤维化以及早期肝硬化,症见瘀血内停,腹部肿块,肌肤甲错,目眶黯黑,潮热羸瘦,经闭不行。

(4)利肝隆冲剂:疏肝解郁,清热解毒。症见胁肋胀痛,口苦,尿黄,眠差等证,舌质红,苔黄。

2. 医院内部制剂

健胃保肝丸:一次 1 丸,一日 3 次。适用于慢性肝炎、肝纤维化以及早期肝硬化而见肝胃不和证者。

(二)西医治疗

治疗酒精性肝病的治疗原则是:戒酒和营养支持,减轻酒精性肝病的严重程度;改善已存在的继发性营养不良和对症治疗酒精性肝硬化及其并发症。

(1)戒酒:戒酒是治疗酒精性肝病的最主要措施。戒酒过程中应注意戒断综合征(包括酒精依赖者,神经精神症状的出现与戒酒有关,多呈急性发作过程,常有四肢抖动及出汗等症状,严重者有戒酒性抽搐或癫痫样痉挛发作)的发生。

(2)营养支持:酒精性肝病患者需良好的营养支持,在戒酒的基础上应提供高蛋白,低脂饮食,并注意补充维生素 B、维生素 C、维生素 K 及叶酸。

(3)药物治疗:

1)糖皮质激素可改善重症酒精性肝炎患者的生存率。

2)美他多辛可加速酒精从血清中清除,有助于改善酒精中毒症状和行为异常。

3)多烯磷脂酰胆碱对酒精性肝病患者有防止组织学恶化的趋势。甘草酸制剂、水飞蓟素类和多烯磷脂酰胆碱等药物有不同程度的抗氧化、抗炎、保护肝细胞膜及细胞器等作用,临床应用可改善肝脏生化学指标。但不宜同时应用多种抗炎保肝药物，以免加重肝脏负担及因药物间相互作用而引起不良反应。

4）酒精性肝病患者肝脏常伴有肝纤维化的病理改变，应重视抗肝纤维化治疗。对现有多个抗肝纤维化中成药或方剂，今后应根据循证医学原理，按照新药临床研究规范进行大样本、随机、双盲临床试验，并重视肝组织学检查结果，以客观评估其疗效和安全性。

5）积极处理酒精性肝硬化的并发症（如门静脉高压、食管胃底静脉曲张、自发性细菌性腹膜炎、肝性脑病和肝细胞肝癌等）。

6）严重酒精性肝硬化患者可考虑肝移植，要求患者肝移植前戒酒3～6个月。

六、临床心得

酒精性肝病的病机演变复杂，临床症状变化多端，证型重叠交错，因而在辨证时，须结合患者的病程和嗜酒程度，谨守病机，审时度势，明辨虚实，根据疾病发展的不同阶段和证候特点，制定扶正、祛邪之法。扶正有益肝气、养肝阴、补脾、益肾之不同，祛邪有解酒毒、祛湿热、化痰浊、理气、祛瘀之异。一般来说，疾病初期宜清化湿热、利胆退黄；中期宜行气活血、消癖化痰；后期宜扶正祛邪，攻补兼施，做到补虚不忘实，泄实不忘虚。然本病是由酒之湿热二性，蕴积化毒，贼戕脏腑所致，故其治疗大法，当在辨证论治的基础上，配合解酒毒药物，以分清湿热。化解酒毒当首重脾胃，使其从肌块透发，或从小便分利，排出体外。既要发挥辨证论治的特色，又要重视在不同病证中突出解酒毒的作用，才能更好达到治疗目的。

上述三期出现黄疸者，即为"酒疸"，其病机多为嗜酒过度，湿热郁蒸，胆汁外溢，浸淫肌肤而成。治宜在上方基础上加用茵陈、赤芍、栀子、金钱草以利胆、活血、退黄。

现代药理研究证实，葛根、黄连、黄芩、白豆蔻、丁香、桃仁、牡蛎等中药均有清解酒毒之功，可在辨证治疗的基础上加用。

酒精性肝硬化病因病机为纵酒日久，气、血、痰日久不化，肝脾不调，久则及肾，肝、脾俱损，气、血、水凝聚腹中而成酒臌。中药可予柴胡、枳实、丹参、茯苓、车前子、泽泻、益母草、莪术、鳖甲、焦三仙等，疏肝理气，活血利水，消食和胃，以改善胁痛、腹胀、黄疸、纳呆、厌油腻、腹水等症状，促进肝纤维化逆转，肝硬化得到控制，肝硬化腹水即可随之消退。

七、预防与调理

（1）评价：有多种方法用于评价酒精性肝病的严重程度及近期存活率，目前有以下几种方法：Child Pugh积分系统、凝血酶原时间、胆红素判别函数（Maddrey判别函数）和终末期肝病模型（MELD）分级等，其中Maddrey判别函数有较高价值，其判别函数公式为4.6×PT（s）差值+TBIL（mg/dl）。

（2）饮食原则：

1）控制热量摄入，以便把肝细胞内的脂肪氧化消耗。肥胖者应逐步减肥，使体重降至标准体重范围内。

2）限制脂肪和碳水化合物摄入，食用糖的摄入不宜过多。

3）高蛋白饮食，高蛋白可保护肝细胞，并能促进肝细胞的修复与再生。

4）保证新鲜蔬菜，尤其是绿叶蔬菜供应，以满足机体对维生素的需要。

5）限制食盐，每天以6g为宜。

6）适量饮水，以促进机体代谢及代谢废物的排泄。

7）含有甲硫氨基酸丰富的食物，如小米、芝麻、菠菜等食品可促进体内磷脂合成，协助肝细胞内脂肪的转变。

8）忌辛辣和刺激性食物。

酒精性肝病诊疗指南

酒精性肝病是由于长期大量饮酒所致的肝脏疾病。初期通常表现为脂肪肝，进而可发展成酒精性肝炎、酒精性肝纤维化和酒精性肝硬化；严重酗酒时可诱发广泛肝细胞坏死甚或肝功能衰竭；该病是我国常见的肝脏疾病之一，严重危害人民健康。为进一步规范酒精性肝病的诊断和治疗，中华医学会肝病学分会脂肪肝和酒精性肝病学组组织国内有关专家，在参考国内外最新研究成果的基础上，按照循证医学的原则，制订了本《指南》。其中推荐的意见所依据的证据等级共分为3个级别5个等次，见表1，文中以括号内斜体罗马数字表示。

表1　推荐意见的证据分级

证据等级	定义
Ⅰ	随机对照试验
Ⅱ-1	非随机对照试验
Ⅱ-2	分组或病例对照分析研究
Ⅱ-3	多时间系列，明显非对照实验
Ⅲ	专家、权威的意见和经验，流行病学描述

本《指南》旨在帮助医生对酒精性肝病诊治作出正确决策，并非强制性标准；也不可能包括或解决该病诊治中的所有问题。因此，临床医生在针对某一具体患者时，应充分了解本病的最佳临床证据和现有医疗资源，并在全面考虑患者的具体病情及其意愿的基础上，根据自己的知识和经验，制定合理的诊疗方案。由于酒精性肝病的研究进展迅速，本《指南》仍将根据需要不断更新和完善。

一、酒精性肝病临床诊断标准

1. 有长期饮酒史，一般超过5年，折合酒精量男性≥40g/d，女性≥20g/d；或2周内有大量饮酒史，折合酒精量>80g/d。但应注意性别、遗传易感性等因素的影响。酒精量换算公式为：g=饮酒量(ml)×酒精含量(%)×0.8。

2. 临床症状为非特异性，可无症状，或有右上腹胀痛，食欲不振、乏力、体重减轻、黄疸等；随着病情加重，可有神经精神、蜘蛛痣、肝掌等症状和体征。

3. 血清天冬氨酸氨基转移酶(AST)、丙氨酸氨基转移酶(ALT)、谷氨酰转肽酶(GGT)、总胆红素、凝血酶原时间和平均红细胞容积(MCV)等指标升高，禁酒后这些指标可明显下降，通常4周内基本恢复正常，AST/ALT>2，有助于诊断。

4. 肝脏B超或CT检查有典型表现。

5. 排除嗜肝病毒的感染、药物和中毒性肝损伤等。

符合1、2、3和5条或1、2、4和5条可诊断酒精性肝病；仅符合1、2和5条可疑诊酒精性肝病。

符合酒精性肝病临床诊断标准者，其临床分型诊断如下：

1. 轻症酒精性肝病：肝脏生物化学、影像学和组织病理学检查基本正常或轻微异常。

2. 酒精性脂肪肝：影像学诊断符合脂肪肝标准，血清ALT、AST可轻微异常。

3. 酒精性肝炎：血清ALT、AST或GGT升高，可有血清总胆红素增高。重症酒精性肝炎是指酒精性肝炎中，合并肝昏迷、肺炎、急性肾功能衰竭、上消化道出血，可伴有内毒素血症。

4. 酒精性肝纤维化：症状及影像学无特殊。未做病理时，应结合饮酒史、血清纤维化标志(透明质酸、Ⅲ型胶原、Ⅳ型胶原、层黏连蛋白)、GGT、AST/ALT、胆固醇、载脂蛋白-Al、总胆红素、α_2巨球蛋白、铁蛋白、稳态模式胰岛素抵抗等改变，这些指标非十分敏感，应联合检测。

5. 酒精性肝硬化：有肝硬化的临床表现和血清生物化学指标的改变。

二、影像学诊断

影像学检查用于反映肝脏脂肪浸润的分布类型,粗略判断弥漫性脂肪肝的程度,提示是否存在显性肝硬化,但其不能区分单纯性脂肪肝与脂肪性肝炎,且难以检出<33% 的肝细胞脂肪变。应注意弥漫性肝脏回声增强以及密度降低也可见于肝硬化等慢性肝病。

(一)B 超诊断

1. 肝区近场回声弥漫性增强(强于肾脏和脾脏),远场回声逐渐衰减;

2. 肝内管道结构显示不清;

3. 肝脏轻至中度肿大,边缘两圆钝;

4. 彩色多普勒血流显象提示肝内彩色血流信号减少或不易显示,但肝内血管走向正常;

5. 肝右叶包膜及横隔回声显示不清或不完整。

具备上述第 1 项及第 2 ~4 项中一项者为轻度脂肪肝;具备上述第 1 项及第 2 ~4 项中两项者为中度脂肪肝;具备上述第 1 项以及 2 ~4 项中两项和第 5 项者为重度脂肪肝。

(二)CT 诊断

弥漫性肝脏密度降低,肝脏与脾脏的 CT 值之比小于或等于 1。弥漫性肝脏密度降低,肝/脾 CT 比值≤1. 0 但大于 0. 7 者为轻度;肝/脾 CT 比值≤0. 7 但大于 0. 5 者为中度;肝/脾 CT 比值≤0. 5 者为重度。

三、组织病理学诊断

酒情性肝病病理学改变主要为大泡性或大泡性为主伴小泡性的混合性肝细胞脂肪变性。依据病变肝组织是否伴有炎症反应和纤维化,可分为:单纯性脂肪肝、酒精性肝炎肝纤维化和肝硬化。

(一)单纯性脂肪肝

依据肝细胞脂肪变性占据所获取肝组织标本量的范围,分为 4 度(F_{0-4}):F0<5% 肝细胞脂肪变;F_1 5% ~30% 肝细胞脂肪变;凡 $F_2$31% ~50% 肝细胞脂肪变性;凡 $F_3$51% ~75% 肝细胞脂肪变;凡 $F_4$75% 以上肝细胞脂肪变。

(二)酒精性肝炎肝纤维化

酒精性肝炎的脂肪肝程度与单纯性脂肪肝一致,分为 4 度(F_{0-4});依据炎症程度分为 4 级(G_{0-4}):G_0无炎症;G_1腺泡 3 带呈现少数气球样肝细胞,腺泡内散在个别点灶状坏死和中央静脉周围炎;G_2腺泡 3 带明显气球样肝细胞,腺泡内点灶状坏死增多,出现 Mallory 小体,门管区轻-中度炎症;G_3腺泡 3 带广泛的气球样肝细胞,腺泡内点灶状坏死明显,出现 Mallory 小体和凋亡小体,门管区中度炎症伴/或门管区周围炎症;G_4融合性坏死和/或桥接坏死。

依据纤维化的范围和形态,肝纤维化分为 4 期(S_{0-4}):S_0无纤维化;S_1腺泡 3 带局灶性或广泛的窦周/细胞周纤维化和中央静脉周围纤维化;S_2纤维化扩展到门管区,中央静脉周围硬化性玻璃样坏死,局灶性或广泛的门管区星芒状纤维化;S_3腺泡内广泛纤维化,局灶性或广泛的桥接纤维化;S_4肝硬化。

酒精性肝炎肝纤维化组织病理学诊断报告

酒精性肝炎-F($_{0-4}$)G($_{0-4}$)S($_{0-4}$)

注:F:脂肪肝分度;C:炎症分级;S:纤维化分期

(三)肝硬化

肝小叶结构完全毁损,代之以假小叶形成和广泛纤维化,大体为小结节性肝硬化。根据纤维间隔有否界面性肝炎,分为活动性和静止性。

四、酒精性肝病的治疗

(一)评估方法

有多种方法用于评价酒精性肝病的严重程度及近期存活率,目前有以下几种方法:Child-Pugh 积分系统、凝血酶原时间-胆红素判别函数(Maddrey 判别函数)和终末期肝病模型(MELDF)分级等,其中 Maddrey 判别函数有较高价值,其判别函数公式为:4. 6×凝血酶原时间差值(秒)+血清胆红素(mg/dl)。

(二)治疗

酒精性肝病的治疗原则是:戒酒和营养支持,减轻酒精性肝病的严重程度;改善已存在的继发性营养不良和对症治疗对酒精性肝硬化及其并发症。

1. 戒酒:戒酒是治疗酒精性肝病的最主要措施。戒酒过程中应注意戒断综合征(包括酒精依赖者,神经精神症状的出现与戒酒有关,多呈急性发作过程,常有四肌抖动及出汗等症状,严重者有戒酒性抽烟或癫痫样痉挛发作)的发生。

2. 营养支持:酒精性肝病患者需良好的营养支持,在戒酒的基础上应提供高蛋白、低脂饮食,并注意补充维生素B、C、K及叶酸。

3. 药物治疗:

(1)糖皮质类固醇可改善重症酒精性肝炎患者的生存率。

(2)美他多辛可加速酒精从血清中清除,有助于改善酒精中毒症状和行为异常。

(3)多烯磷脂酸胆碱对酒精性肝病患者有防止组织学恶化的趋势。甘草酸制剂、水飞蓟素类和多烯磷脂酰胆碱等药物有不同程度的抗氧化、抗炎、保护肝细胞膜及细胞器等作用,临床应用可改善肝脏生化学指标。但不宜同时应用多种抗炎保肝药物,以免加重肝脏负担及因药物间相互作用而引起不良反应。

(4)酒精性肝病患者肝脏常伴有肝纤维化的病理改变,应重视抗肝纤维化治疗。对现有多个抗肝纤维化中成药或方剂今后应根据循证医学原理,按照新药临床研究规范(GCP)进行大样本、随机、双盲临床试验,并重视肝组织学检查结果,以客观评估其疗效和安全性。

(5)积极处理酒精性肝硬化的并发症(如门脉高压、食管胃底静脉曲张、自发性细菌性腹膜炎、肝性脑病和肝细胞肝癌等)。

(6)严重酒精性肝硬化患者可考虑肝移植,要求患者肝移植前戒酒3~6个月。

原发性肝癌诊疗规范(2017年版,节录)

一、概述

原发性肝癌是目前我国第四位的常见恶性肿瘤及第三位的肿瘤致死病因,严重威胁我国人民的生命和健康。原发性肝癌主要包括肝细胞癌(Hepatocellular Carcinoma,HCC)、肝内胆管癌(Intrahepatic Cholangiocarcinoma,ICC)和HCC-ICC混合型三种不同病理类型,三者在发病机制、生物学行为、组织学形态、治疗方法以及预后等方面差异较大,其中肝细胞癌占到85%~90%以上,因此本规范中的"肝癌"指肝细胞癌。

二、筛查和诊断

(一)高危人群的监测筛查:

对肝癌高危人群的筛查,有助于早期发现、早期诊断、早期治疗,是提高肝癌疗效的关键。在我国,肝癌的高危人群主要包括:具有乙型肝炎病毒(Hepatitis B virus,HBV)和(或)丙型肝炎病毒(Hepatitis C virus,HCV)感染、长期酗酒、非酒精脂肪性肝炎、食用被黄曲霉毒素污染食物、各种原因引起的肝硬化以及有肝癌家族史等的人群,尤其是年龄40岁以上的男性风险更大。血清甲胎蛋白(Alpha-fetoprotein,AFP)和肝脏超声检查是早期筛查的主要手段,建议高危人群每隔6个月进行至少一次检查。

(二)肝癌的影像学检查:

各种影像学检查手段各有特点,应该强调综合应用、优势互补、全面评估。

1. 超声检查(Ultrasonography, US):

腹部超声检查因操作简便、灵活直观、无创便携等特点,是临床上最常用的肝脏影像学检查方法。常规超声筛查可以早期、敏感地检出肝内可疑占位性病变,准确鉴别是囊性或实质性占位,并观察肝内或腹部有无其他相关转移灶。彩色多普勒血流成像不仅可以观察病灶内血供,也可明确病灶与肝内重要血管的毗邻关系,为临床治疗方法的选择及手术方案的制定提供重要信息。实时超声造影技术可以揭示肝肿瘤的血流动力学改变,帮助鉴别和诊断不同性质的肝肿瘤,凭借实时显像和多切面显像的灵活特性,在评价肝肿瘤的微血管灌注和引导介入治疗方面具有优势。

2. X线计算机断层成像(Computed Tomography, CT):

常规采用平扫+增强扫描方式(常用碘对比剂),其检出和诊断小肝癌能力总体略逊于磁共振成像。目前除常见应用于肝癌临床诊断及分期外,更多应用于肝癌局部治疗的疗效评价,特别对经肝动脉化疗栓塞(Transarterial chemoembolization,TACE)后碘油沉积观察有优势。同时,借助CT的三维肝体积和肿瘤体积测量、肺和骨等其他脏器转移评价,临床应用广泛。

3. 磁共振成像(Magnetic Resonance Imaging, MRI):

常规采用平扫+增强扫描方式(常用对比剂Gd-DTPA),因其具有无辐射影响,组织分辨率高,可以多方位、多序列参数成像，并具有形态结合功能（包括弥散加权成像、灌注加权成像和波谱分析）综合成像技术能力，成为临床肝癌检出、诊断和疗效评价的常用影像技术。若结合肝细胞特异性对比剂（Gd-EOB-DTPA）使用，可提高≤1.0cm 肝癌的检出率和对肝癌诊断及鉴别诊断的准确性。

在 MRI 或 CT 增强扫描动脉期（主要在动脉晚期），肝癌呈不均匀明显强化，偶可呈均匀明显强化，尤其是≤5.0cm 的肝癌，门脉期和/或实质平衡期扫描肿瘤强化明显减弱或降低，这种“快进快出”的增强方式是肝癌诊断的特点。

肝癌 MRI 和 CT 诊断，尚需结合其它征象（如假包膜等），尤其是 MRI 其他序列上相关征象进行综合判断，方能提高肝癌诊断准确性。

4. 数字减影血管造影（Digital Subtraction Angiography, DSA）：

DSA 是一种侵入性创伤性检查，多主张采用经选择性或超选择性肝动脉进行 DSA 检查，该技术更多用于肝癌局部治疗或急性肝癌破裂出血治疗等。肝癌在 DSA 的主要表现是肿瘤血管和肿瘤染色，还可以明确显示肝肿瘤数目、大小及其血供情况。DSA 能够为血管解剖变异和重要血管解剖关系以及门静脉浸润提供正确客观的信息，对于判断手术切除的可能性和彻底性以及决定合理的治疗方案有重要价值。

5. 核医学影像检查：

（1）正电子发射计算机断层成像（Positron Emission Tomography/CT, PET/CT）：氟-18-脱氧葡萄糖（^{18}F-FDG）PET/CT 全身显像的优势在于：①对肿瘤进行分期，通过一次检查能够全面评价淋巴结转移及远处器官的转移（证据等级 1）；②再分期，因 PET 功能影像不受解剖结构的影响，可准确显示解剖结构发生变化后或者是解剖结构复杂部位的复发转移灶（证据等级 2）；③疗效评价，对于抑制肿瘤活性的靶向药物，疗效评价更加敏感、准确（证据等级 2）；④指导放疗生物靶区的勾画、穿刺活检部位（证据等级 2）；⑤评价肿瘤的恶性程度和预后（证据等级 2）。碳-11 标记的乙酸盐（^{11}C-acetate）或胆碱（^{11}C-choline）PET 显像可提高对高分化肝癌诊断的灵敏度，与^{18}F-FDG PET/CT 显像具有互补作用。

（2）发射单光子计算机断层扫描仪（SPECT-CT）：SPECT/CT 已逐渐替代 SPECT 成为核医学单光子显像的主流设备，选择全身平面显像所发现的病灶，再进行局部 SPECT/CT 融合影像检查，可同时获得病灶部位的 SPECT 和诊断 CT 图像，诊断准确性得以显著提高。

6. 肝穿刺活检：

具有典型肝癌影像学特征的占位性病变，符合肝癌的临床诊断标准的病人，通常不需要以诊断为目的肝穿刺活检。对于缺乏典型肝癌影像学特征的占位性病变，肝穿刺活检可获得病理诊断，对于确立肝癌的诊断、指导治疗、判断预后非常重要。

肝穿刺活检需要在超声或 CT 引导下进行，可采用 18G 或 16G 肝穿刺空芯针活检获得组织学诊断，也可用细针穿刺获得细胞学诊断。肝穿刺活检主要的风险是出血或针道种植。因此，术前应检查血小板和凝血功能，对于有严重出血倾向或严重心肺、脑、肾疾患和全身衰竭的病人，应避免肝穿刺活检。为了避免肿瘤结节破裂和针道种植，在选择穿刺路径需要经过正常的肝组织，避免直接穿刺肝脏表面的结节。推荐在肿瘤和肿瘤旁肝组织分别穿刺 1 条组织，以便客观对照提高诊断准确性。肝穿刺的病理诊断存在一定的假阴性率，阴性结果不能完全排除肝癌的可能。

（三）肝癌的血清学分子标记物：

血清甲胎蛋白（Alpha-fetoprotein, AFP）是当前诊断肝癌常用而又重要的方法。诊断标准：AFP≥400μg/L，排除慢性或活动性肝炎、肝硬化、睾丸或卵巢胚胎源性肿瘤以及怀孕等。AFP 低度升高者，应作动态观察，并与肝功能变化对比分析，有助于诊断。约 30% 的肝癌病人 AFP 水平正常，检测甲胎蛋白异质体，有助于提高诊断率。其他常用的肝癌诊断分子标志物：包括 α-L-岩藻苷酶、异常凝血酶原等。

（四）肝癌的病理学诊断：

1. 肝癌病理学诊断标准：

肝脏占位病灶或者肝外转移灶活检或手术切除组织标本，经病理组织学和/或细胞学检查诊断为肝癌。病理诊断须与临床证据相结合，全面了解病人的 HBV/HCV 感染史、肿瘤标志物以及影像学检查等信息。

2. 肝癌病理诊断规范：

肝癌病理诊断规范由标本处理、标本取材、病理检查和病理报告等部分组成。

（1）标本处理要点：①手术医生应在病理申请单上标注送检标本的部位、种类和数量，对手术切缘和重要病变可用染料染色或缝线加以标记；②尽可能将肿瘤标本在离体 30 min 以内完整送达病理科切开固定；③10% 中性福尔马林溶液固定 12～24 小时。

（2）标本取材要点：肝癌周边区域是肿瘤生物学行为的代表性区域。为此，应采用“7 点”基线取材法（图 1），在肿瘤的 12 点、3 点、6 点和 9 点位置上于癌与癌旁肝组织交界处取材按 1∶1 取材；在肿瘤内部至少取材 1 块；对距肿瘤边缘≤1cm（近癌旁）和>1cm（远癌旁）范围内的肝组织分别取材 1 块。鉴于多结节性肝癌具有单中心和多中心两种起源方式，在不能除外由肝内转移引起的卫星结节的情况下，单个肿瘤最大直径≤3cm 的肝癌，应全部取材检查。实际取材的部位和数量还须根据肿瘤的直径和数量等情况考虑（证据等级 2）。

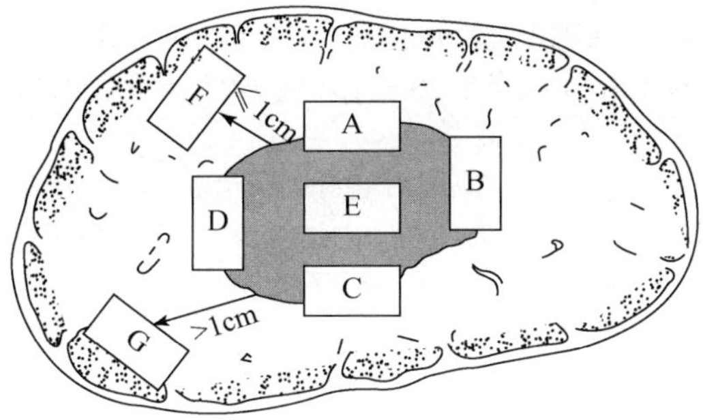

图 1　肝脏肿瘤标本基线取材部位示意图

（3）病理描述要点：

①大体标本描述：重点描述肿瘤的大小、数量、颜色、质地、与血管和胆管的关系、包膜状况、周围肝组织病变、肝硬化类型、肿瘤至切缘的距离以及切缘受累情况等。

②显微镜下描述：肝癌的诊断参照 WHO2010 版，重点描述以下内容：肝癌的分化程度：可采用国际上常用的 Edmondson-Steiner 四级（I–IV）分级法；肝癌的组织学类型：常见有细梁型、粗梁型、假腺管型和团片型等；肝癌的特殊细胞类型：如透明细胞型、富脂型、梭形细胞型和未分化型等；肿瘤坏死（如肝动脉化疗栓塞治疗后）、淋巴细胞浸润及间质纤维化的范围和程度；肝癌生长方式：包括癌周浸润、包膜侵犯或突破、微血管侵犯和卫星结节等；慢性肝病评估：肝癌常伴随不同程度的慢性病毒性肝炎或肝硬化，推荐采用较为简便的 Scheuer 评分系统和中国慢性病毒性肝炎组织学分级和分期标准。

微血管侵犯（Microvascular invasion，MVI）是指在显微镜下于内皮细胞衬覆的脉管腔内见到癌细胞巢团，以门静脉分支为主（含包膜内血管）（证据等级 1）；病理分级方法：M0：未发现 MVI；M1（低危组）：≤5 个 MVI，且发生于近癌旁肝组织；M2（高危组）：> 5 个 MVI，或 MVI 发生于远癌旁肝组织。MVI 是评估肝癌复发风险和选择治疗方案的重要参考依据，应作为常规病理检查指标（证据等级 2）。

③免疫组化检查：常用的肝细胞性标志物有 Hep Par-1、GPC-3、CD10、Arg-1 和 GS 等；常用的胆管细胞标志物有 CK7、CK19 和 MUC-1 等。需要合理组合使用免疫组化标志物，对 HCC 与 ICC，以及原发性肝癌与转移性肝癌进行鉴别诊断。

④特殊类型肝癌：混合型肝癌：在同一个肿瘤结节内同时存在 HCC 和 ICC 两种组织学成分；双表型肝癌：HCC 同时表达胆管癌蛋白标志物；纤维板层型肝癌：癌细胞富含嗜酸性颗粒状胞浆，癌组织被平行排列的板层状胶原纤维组织分隔成巢状。

3. 肝癌病理诊断报告：

由大体标本描述、显微镜下描述、免疫组化检查结果、典型病理照片及病理诊断名称等部分组成。此外，还可附有与肝癌克隆起源、药物靶点检测、生物学行为评估以及预后判断等相关的分子病理学检查结果，提供临床参考。

（五）肝癌的临床诊断标准及路线图：

乙型或丙型肝炎以及肝硬化是肝癌的高危因素，对于肝脏占位性病变的诊断和鉴别诊断有重要的价值。近年来，非酒精性脂肪性肝炎（NASH）与肝癌的关系越来越引起重视。

AFP 在缺乏敏感的影像学方法情况下曾用于肝癌的临床诊断，如果 AFP≥400μg/L，在排除妊娠、慢性或活动性肝病以及生殖腺胚胎源性肿瘤情况下，则高度提示肝癌。

结合肝癌发生的高危因素、影像学特征以及血清学分子标记物，依据路线图的步骤对肝癌做出临床诊断。

1. 有乙型肝炎或丙型肝炎，或者有任何原因引起肝硬化者，至少每隔 6 个月进行一次超声及 AFP 检测，发现肝内直径≤2cm 结节，动态增强 MRI、动态增强 CT、超声造影及普美显动态增强 MRI 四项检查中至少有两项显示有动脉期病灶明显强化、门脉或延迟期强化下降的"快进快出"的肝癌典型特征，则可做出肝癌的临床诊断；对于发现肝内直径>2cm 的结节，则上述四种影像学检查中只要有一项有典型的肝癌特征，即可临床诊断为肝癌。

2. 有乙型肝炎或丙型肝炎，或者有任何原因引起肝硬化者，随访发现肝内直径≤2cm 结节，若上述四种影像学检查中无或只有一项检查有典型的肝癌特征，可进行肝穿刺活检或每 2～3 个月密切的影像学随访以确立诊断；对于发现肝内直径>2cm 的结节，上述四种影像学检查无典型的肝癌特征，则需进行肝穿刺活检以确立诊断。

3. 有乙型肝炎或丙型肝炎，或者有任何原因引起肝硬化者，如 AFP 升高，特别是持续增高，应该进行上述四种影像学检查以确立肝癌的诊断，如未发现肝内结节，在排除妊娠、活动性肝病、生殖胚胎源性肿瘤以上消化道癌的前提下，应该密切随访 AFP 水平以及每隔 2～3 个月一次的影像学复查。

三、分期

肝癌的分期对于预后的评估、合理治疗方案的选择至关重要。影响肝癌病人预后的因素很多，包括肿瘤因素、病人一般情况及肝功能情况，据此国外有多种的分期方案，如：BCLC、TNM、JSH、APASL 等分期。依据中国的具体国情及实践积累，推荐下述肝癌的分期方案，包括：Ia 期、Ib 期、IIa 期、IIb 期、IIIa 期、IIIb 期、IV 期。

四、治疗

肝癌治疗领域的特点是多种方法、多个学科共存，而以治疗手段的分科诊疗体制与实现有序规范的肝癌治疗之间存在一定的矛盾。因此肝癌诊疗须重视多学科诊疗团队的模式，从而避免单科治疗的局限性，为病人提供一站式医疗服务、促进学科交流，并促进建立在多学科共识基础上的治疗原则和指南。合理治疗方法的选择需要有高级别循证依据支持，但也需要同时考虑地区和经济水平差异。

（一）肝切除术：

肝癌的外科治疗是肝癌病人获得长期生存最重要的手段，主要包括肝切除术和肝移植术。

1. 肝切除术的基本原则：

（1）彻底性：完整切除肿瘤，使切缘无残留肿瘤；

（2）安全性：保留有足够功能肝组织（具有良好血供以及良好的血液和胆汁回流）以术后肝功能代偿，降低手术死亡率及手术并发症。

2. 术前肝功能储备的评估：

在术前应对病人的全身情况及肝功能储备进行全面评价：常采用美国东部肿瘤协作组提出的功能状态评分（ECOG PS）来评估病人的全身情况；采用 Child-Pugh 评分、吲哚氰绿（ICG）清除试验或瞬时弹性成像测定肝脏硬度评价肝功能储备情况；如预期保留肝组织体积较小，则采用 CT 和/或 MRI 测定剩余肝的体积，并计算剩余肝体积占标准化肝脏体积的百分比。一般认为 Child-Pugh A 级、ICG15<20%～30% 是实施手术切除的必要条件；余肝体积须占标准肝体积的 40% 以上（肝硬化病人），或 30% 以上（无肝硬化病人）也是实施手术切除的必要条件。

3. 肝癌切除的适应证：

（1）肝脏储备功能良好的 Ia 期、Ib 期和 IIa 期肝癌是手术切除的首选适应证，尽管有以往研究显示对于直径≤3cm 肝癌，切除和射频消融疗效无差异（证据等级 1），但最近的研究显示外科切除的远期疗效更好（证据等级 1）。

（2）在部分 IIb 期和 IIIa 期肝癌病人中，手术切除有可能获得比其他治疗方式更好的效果（证据等级 1），但需更为谨慎的术前评估。对于多发性肝癌，相关研究显示，在满足手术安全性的条件下，肿瘤数目≤3 枚的多发性肝癌病人可能从手术获益（证据等级 1）；若肿瘤数目>3 枚，即使已手术切除，在多数情况下其疗效也并不优于 TACE 等非手术治疗。

(3)对于其他 IIb 期和 IIIa 期肝癌,如有以下情况也可考虑手术切除,如肿瘤数目>3 枚,但肿瘤局限在同一段或同侧半肝者,或可同时行术中射频消融处理切除范围外的病灶;合并门静脉主干或分支癌栓者,若肿瘤局限于半肝,且预期术中癌栓可完整切除或取净,可考虑手术切除肿瘤并经门静脉取栓,术后再结合 TACE、门静脉化疗或其他全身治疗措施;如合并胆管癌栓且伴有梗阻性黄疸,肝内病灶亦可切除的病人;伴有肝门部淋巴结转移者,切除肿瘤的同时行淋巴结清扫或术后外放射治疗;周围脏器受侵犯,但可一并切除者。

此外,对于术中探查不适宜切除的肝癌,可考虑术中肝动脉结扎(已少用,有时用于肝癌破裂出血时的手术止血)和(或)肝动脉、门静脉插管化疗、或术中其他的局部治疗措施等。

4. 肝癌根治性切除标准:

(1)术中判断标准:①肝静脉、门静脉、胆管以及下腔静脉未见肉眼癌栓;②无邻近脏器侵犯,无肝门淋巴结或远处转移;③肝脏切缘距肿瘤边界>1cm;如切缘< 1cm,但切除肝断面组织学检查无肿瘤细胞残留,即切缘阴性。

(2)术后判断标准:①术后 2 个月行超声、CT、MRI(必须有其中两项)检查未发现肿瘤病灶;②如术前 AFP 升高,则要求术后 2 个月 AFP 定量测定,其水平在正常范围(极个别病人 AFP 降至正常的时间超过 2 个月)。

5. 手术切除技术:

常用的肝切除主要是包括入肝和出肝血流控制技术、肝脏离断技术以及止血技术。手术技术方面,有经验的医师可开展腹腔镜或机器人辅助微创肝切除术。微创手术具有创伤小和术后恢复快等优点(证据等级 2),但其长期疗效仍需要与传统的开腹手术进行前瞻性的多中心的随机对照研究。经腹腔镜行肝癌切除的指征:①病变位于 CouinaudII、III、IVb、V、VI 段;②病变大小以不影响第一和第二肝门的解剖为准,一般不超过 10cm;③有丰富经验的医师可逐步开展腹腔镜半肝切除、肝 3 叶切除和 CouinaudI、VII、VIII 段肝切除。

切除范围较大导致余肝体积过少或顾忌余肝的功能,是阻碍根治性切除的主要原因。为了提高肝癌的可切除性,可采用如下方法:

(1)术前 TACE 可使部分病人的肿瘤缩小后再切除;

(2)经门静脉栓塞(Portal vein thrombosis,PVE)或门静脉结扎(Portal vein ligation,PVL)主瘤所在半肝,使余肝代偿性增大后再切除。临床报告其并发症不多,因需 4 ~6 周时间等待对侧肝组织体积增大,为减少等待期间肿瘤进展的风险,可考虑与 TACE 联合。

(3)联合肝脏分隔和门静脉结扎的二步肝切除术(Associating liver partition and portal vein ligation for staged hepatectomy,ALPPS)是近年发展的新技术,适合于预期残余肝脏体积占标准肝体积不足 30% ~40% 的病人,经过 I 期的肝脏分隔或离断和患侧门静脉分支结扎后,健侧剩余肝脏体积(future liver reserve,FLR)一般在 1 ~2 周后增生 30% ~70% 以上,FLR 占标准肝脏体积至少 30% 以上,可接受安全的 II 期切除。术前评估非常重要,需要考虑肝硬化的程度、病人年龄、短期承受两次手术的能力和肿瘤快速进展的风险;此外可借助腹腔镜技术或消融技术等降低二次手术的创伤。ALPPS 的禁忌证:①存在不可切除的肝外转移灶;②严重的门静脉高压症;③全身麻醉高风险病人以及一般状况较差不能耐受大手术的病人;④I 期手术后 FLR 中有肉眼可见肝癌结节。ALPPS 应用可在短期内提高肝癌的切除率,但同时也存在高并发症发生率及死亡率,应谨慎、合理地选择手术对象。

(4)对于开腹后探查发现肝硬化较重、肿瘤位置深在、多结节的肿瘤,术中消融可降低手术风险。

解剖性切除与非解剖性切除均为常用的手术技术。对于巨大肿瘤,可采用不游离肝周韧带的前径路肝切除法。对于多发性肿瘤,可采用手术切除结合术中消融(如术中射频等)方式治疗,切除肝脏边缘肿瘤,消融深部肿瘤。对于门静脉癌栓者,行门静脉取栓术时应暂时阻断健侧门静脉血流,防止癌栓播散。对于肝静脉癌栓或腔静脉癌栓者,可行全肝血流阻断,尽可能整块去除癌栓。合并右心房癌栓者,可开胸切开右心房取出癌栓,同时切除肝肿瘤。合并腔静脉或右心房癌栓时手术风险较大,应慎重选择。对于肝癌伴胆管癌栓者,在去除癌栓的同时,若肿瘤已部分侵犯胆管壁,则应同时切除受累胆管并重建胆道,以降低局部复发率。

6. 术前治疗:

对于不可切除肝癌,肝动脉结扎插管、TACE、外放射等治疗可能导致肿瘤降期从而使部分病人获得手术切除的机会,降期后切除的肝癌病人可能获得较好的长期生存效果。对于可切除肝癌,术前 TACE 并不能改善病人生存(证据等级 2)。

7. 术后治疗(转移复发的防治):

肝癌手术切除后 5 年肿瘤复发转移率高达 40% ~70%,这与术前可能已存在微小播散灶或者多中心发生有关,故所有病人术后需要接受密切随访。一旦发现肿瘤复发,根据肿瘤复发的特征,可以选择再次手术切除、局部消融、TACE、放疗或系统治疗等,延长病人生存期。对于高危复发者,有临床研究证实术后 TACE 治疗有一定的效果,能发现并控制术后肝内微小残癌(证据等级 4),但该结论需要进一步证实。此外,对于伴有门静脉癌栓病人术后经门静脉置管化疗联合肝动脉化疗栓塞,也可延长病人生存。尽管有临床随机研究提示,干扰素 α 可减少复发延长生存(证据等级 1),但仍存争议,目前仅推荐应用于合并慢性乙肝背景的肝癌术后病人。有报道发现肝癌 miR-26a 表达与干扰素 α 辅助治疗的疗效相关,该结果也需要进一步多中心随机对照证实。亦有大会报道,国内多中心随机平行对照研究结果表明,中药槐耳颗粒对肝癌根治性切除术后的病人有一定的预防复发转移作用。

(二)肝移植术

1. 肝癌肝移植适应证:

肝移植是肝癌根治性治疗手段之一,尤其适用于有失代偿肝硬化背景、不适合切除的小肝癌病人。合适的适应证是提高肝癌肝移植疗效,保证宝贵的供肝资源得到公平合理应用的关键。

关于肝移植适应证,国际上主要采用米兰(Milan)标准,美国加州大学旧金山分校(UCSF)标准等。国内尚无统一标准,已有多家单位和学者陆续提出了不同的标准,包括杭州标准、上海复旦标准、华西标准和三亚共识等。各家标准对于无大血管侵犯、淋巴结转移及肝外转移的要求都比较一致,但是对于肿瘤的大小和数目的要求不尽相同。上述国内标准均不同程度地扩大了肝癌肝移植的适用范围,可使更多的肝癌病人因肝移植手术受益,并未明显降低术后总体生存率和无瘤生存率。但仍需多中心协作研究以支持和证明,从而获得高级别的循证医学证据。经专家组充分讨论,现阶段本规范推荐采用 UCSF 标准。

2. 肝癌肝移植术后复发的预防:

肝癌肝移植术后的肿瘤复发明显减低了移植后生存率。其危险因素包括肿瘤分期、血管侵犯、AFP 水平、免疫抑制剂累积用药剂量量等。减少移植后早期钙调磷酸酶抑制剂的用量可能降低肿瘤复发率(证据等级 2)。肝癌肝移植采用 mTOR 抑制剂的免疫抑制方案亦可能预防肿瘤复发,提高生存率(证据等级 2),但尚需多中心随机临床研究的进一步证实。

(三)局部消融治疗

尽管外科手术是肝癌的首选治疗方法,但因肝癌病人大多合并有肝硬化,或者在确诊时大部分病人已达中晚期,能获得手术切除机会的病人约 20% ~30%。近年来广泛应用的局部消融治疗,具有创伤小、疗效确切的特点,使一些不耐受手术切除的肝癌病人亦可获得根治的机会。

局部消融治疗是借助医学影像技术的引导对肿瘤靶向定位,局部采用物理或化学的方法直接杀灭肿瘤组织的一类治疗手段。主要包括射频消融(Radiofrequency ablation,RFA)、微波消融(Microwave ablation,MWA)、冷冻治疗、高功率超声聚焦消融(High power focused ultrasound ablation,HIFU)以及无水乙醇注射治疗(Percutaneous ethanol injection,PEI)等。局部消融最常用超声引导,具有方便、实时、高效的特点。CT 及 MRI 结合多模态影像系统可用于观察超声无法探及的病灶。CT 及 MRI 引导技术还可应用于肺、肾上腺、骨等转移灶的消融等。

消融的路径有经皮、腹腔镜、或开腹三种方式。大多数的小肝癌可以经皮穿刺消融,具有经济、方便、微创的特点。位于肝包膜下的肝癌,特别是突出肝包膜外的肝癌,经皮穿刺消融风险较大,或者影像学引导困难的肝癌,可考虑经开腹消融和经腹腔镜消融的方法。

局部消融治疗适用于单个肿瘤直径≤5cm;或肿瘤结节不超过 3 个、最大肿瘤直径≤3cm;无血管、胆管和邻近器官侵犯以及远处转移(证据等级 1),肝功能分级为 Child-Pugh A 或 B 级的肝癌病人,可获得根治性的治疗效果。对于不能手术切除的直径 3 ~7cm 的单发肿瘤或多发肿瘤,可联合 TACE(证据等级 1)。

1. 常见消融手段包括：

（1）RFA：是肝癌微创治疗的最具代表性消融方式，其优点是操作方便，住院时间短，疗效确切，花费相对较低，特别适用于高龄病人。对于直径≤3cm 肝癌病人，RFA 的无瘤生存率略逊于手术切除（证据等级1）。与 PEI 相比，RFA 具有根治率高、所需治疗次数少和远期生存率高的显著优势。RFA 治疗的精髓是对肿瘤整体灭活并尽量减少正常肝组织损伤，其前提是对肿瘤浸润范围和卫星灶的确认。因此，十分强调治疗前精确的影像学检查。超声造影技术有助于确认肿瘤的实际大小和形态，界定肿瘤浸润范围，检出微小肝癌和卫星灶，为制定消融方案灭活肿瘤提供了可靠的参考依据。

（2）MWA：是我国常用的热消融方法，在局部疗效、并发症发生率以及远期生存方面与 RFA 相比都无显著差异。其特点是消融效率高，避免 RFA 所存在的"热沉效应"。现在的 MWA 技术也能一次性灭活肿瘤，血供丰富的肿瘤，可先凝固阻断肿瘤主要滋养血管，再灭活肿瘤，可以提高疗效。建立温度监控系统可以调控有效热场范围，保证凝固效果。随机对照研究显示，两者之间无论是在局部疗效和并发症方面，还是生存率方面都无统计学差异（证据等级 1），MWA 和 RFA，这两种消融方式的选择可根据肿瘤的大小、位置，选择更适宜的消融方式（证据等级 3）。

（3）PEI：适用于直径≤3cm 以内肝癌的治疗，局部复发率高于 RFA，但 PEI 对直径≤2cm 的肝癌消融效果确切，远期疗效类似于 RFA。PEI 的优点是安全，特别适用于癌灶贴近肝门、胆囊及胃肠道组织，而热消融治疗（RFA 和 MWA）可能容易造成损伤的情况下。

2. 基本技术要求需要注意以下方面：

（1）操作医师必须经过严格培训和足够的实践积累，治疗前应该全面而充分地评估病人的全身状况，肝功能状态，肿瘤的大小、位置、数目等。要注意肿瘤与邻近器官的关系，制定合理的穿刺路径及消融范围，在保证安全的前提下，达到足够的安全范围。

（2）根据肿瘤的大小、位置，强调选择适合的影像引导技术（超声或 CT）和消融手段（RFA、MWA 或 PEI）。

（3）肿瘤距肝门部肝总管、左右肝管的距离应至少为 5mm。不推荐对>5cm 的病灶单纯施行消融治疗。对于多个病灶或更大的肿瘤，根据病人肝功能状况，采取治疗前 TACE+消融联合治疗，效果优于单纯的消融治疗。

（4）消融范围应力求包括 5mm 的癌旁组织，以获得"安全边缘"，彻底杀灭肿瘤。对于边界不清晰、形状不规则的浸润型癌或转移癌灶，在邻近肝组织及结构条件许可的情况下，建议适当扩大消融范围。

3. 对于直径≤5cm 的肝癌治疗选择：

数项临床前瞻性随机对照和系统回顾性分析显示，手术切除宜首选（证据等级 1）。在临床实践中，应该根据病人的一般状况和肝功能，肿瘤的大小、数目、位置决定，以及从事消融治疗的医师的技术和经验，全面考虑后选择合适的初始治疗手段。通常认为，如果病人能够耐受肝切除术，以及肝癌位置表浅或位于肝脏边缘，应首选手术切除。局部消融可作为手术切除之外的另一种治疗选择。对于 2～3 个癌灶位于不同区域、或者位居肝脏深部或中央型≤5cm 的肝癌，局部消融可以达到手术切除疗效，获得微创下根治性消融。

4. 肝癌消融治疗后应重视的评估和随访：

评估局部疗效的规范方法是在消融后 1 个月左右，复查肝脏动态增强 CT 或 MRI，或者超声造影，以评价消融效果。消融效果可分为：①完全消融（Complete response，CR）：经动态增强 CT 或 MRI 扫描，或者超声造影随访，肿瘤所在区域为低密度（超声表现为高回声），动脉期未见强化；②不完全消融（In-complete response，ICR）：经动态增强 CT 或 MRI 扫描，或者超声造影随访，肿瘤病灶内局部动脉期有强化，提示有肿瘤残留。对治疗后有肿瘤残留者，可以进行再次消融治疗；若 2 次消融后仍有肿瘤残留，视为消融治疗失败，应放弃消融疗法，改用其他疗法。完全消融后应定期随访复查，通常情况下每隔 2～3 月复查肿瘤标志物、彩超、MRI 或 CT，以便及时发现可能的局部复发病灶和肝内新发病灶，利用经皮消融微创安全和简便易于反复施行的优点，有效地控制肿瘤进展。

（四）TACE 治疗

TACE 治疗在国内亦称介入疗法、介入治疗 Interventional treatment ），目前被公认为肝癌非手术治疗的最常用方法之一（证据等级 1）。

1. 基本原则：

（1）要求在数字减影血管造影机下进行；（2）必须严格掌握临床适应证；（3）必须强调超选择插管至肿瘤的供养血管内治疗；（4）必须强调保护病人的肝功能；（5）必须强调治疗的规范化和个体化；（6）如经过4～5次 TACE 治疗后，肿瘤仍继续进展，应考虑换用或联合其他治疗方法，如外科手术、局部消融和系统治疗以及放疗等。

2. 适应证：

（1）Ⅱb 期、Ⅲa 期和Ⅲb 期的部分病人，肝功能分级 Child-PughA 或 B 级，ECOG 评分 0-2；（2）可以手术切除，但由于其他原因（如高龄、严重肝硬化等）不能或不愿接受手术的Ⅰb 期和Ⅱa 期病人；（3）多发结节型肝癌；（4）门静脉主干未完全阻塞，或虽完全阻塞但肝动脉与门静脉间代偿性侧支血管形成；（5）肝肿瘤破裂出血或肝动脉-门脉静分流造成门静脉高压出血；（6）控制局部疼痛、出血以及栓堵动静脉瘘；（7）肝癌切除术后，DSA 造影可以早期发现残癌或复发灶，并给予介入治疗。

3. 禁忌证：

（1）肝功能严重障碍（Child-Pugh C 级），包括黄疸、肝性脑病、难治性腹水或肝肾综合征；（2）凝血功能严重减退，且无法纠正；（3）门静脉主干完全被癌栓栓塞，且侧支血管形成少；（4）合并活动性肝炎或严重感染且不能同时治疗者；（5）肿瘤远处广泛转移，估计生存期<3 个月者；（6）恶液质或多器官功能衰竭者；（7）肿瘤占全肝比例≥70% 癌灶（如果肝功能基本正常，可考虑采用少量碘油乳剂分次栓塞）；（8）外周血白细胞和血小板显著减少，白细胞 $<3.0\times10^9/L$（非绝对禁忌，如脾功能亢进者，与化疗性白细胞减少有所不同），血小板 $<50\times10^9/L$；（9）肾功能障碍：肌酐>2mg/dl 或者肌酐清除率<30ml/min。

4. 操作程序要点和分类（证据等级 3）：

（1）肝动脉造影，通常采用 Seldinger 方法，经皮穿刺股动脉插管，导管置于腹腔干或肝总动脉行 DSA 造影，造影图像采集应包括动脉期、实质期及静脉期；应做肠系膜上动脉造影、注意寻找侧枝供血。仔细分析造影表现，明确肿瘤的部位、大小、数目以及供血动脉。

（2）根据肝动脉插管化疗、栓塞操作的不同，通常分为：①肝动脉灌注化疗：经肿瘤供血动脉灌注化疗，常用化疗药物有蒽环类、铂类等。②肝动脉栓塞：单纯用栓塞剂堵塞肝肿瘤的供血动脉。③肝动脉化疗栓塞：把化疗药物与栓塞剂混合在一起，经肿瘤的供血动脉支注入。TACE 治疗最常用的栓塞剂就是碘油乳剂、标准化明胶海绵颗粒，还有药物洗脱微球。先灌注一部分化疗药物，一般灌注时间不应<20 min。然后将另一部分化疗药物与碘油混合成乳剂进行栓塞。碘油用量一般为 5～20 ml，不超过 30 ml。在透视监视下依据肿瘤区碘油沉积是否浓密、瘤周是否已出现门静脉小分支影为界限。在碘油乳剂栓塞后加用颗粒性栓塞剂（如：标准化明胶海绵颗粒、微球、聚乙烯醇颗粒等）。提倡使用超液化乙碘油与化疗药物充分混合成乳剂，尽量避免栓塞剂返流栓塞正常肝组织或进入非靶器官。栓塞时应尽量栓塞肿瘤的所有供养血管，以尽量使肿瘤去血管化。

5. TACE 术后常见不良反应：

栓塞后综合征，是 TACE 治疗的最常见不良反应，主要表现为发热、疼痛、恶心和呕吐等。发热、疼痛的发生原因是肝动脉被栓塞后引起局部组织缺血、坏死，而恶心、呕吐主要与化疗药物有关。此外，还有穿刺部位出血、白细胞下降、一过性肝功能异常、肾功能损害以及排尿困难等其他常见不良反应。介入治疗术后的不良反应会持续 5～7 天，经对症治疗后大多数病人可以完全恢复。

6. 疗效评价：

根据实体瘤 mRECIST 评价标准以及 EASL 评价标准评估肝癌疗效，长期疗效指标为病人总生存时间（Overall survival，OS）；短期疗效：评价指标为肿瘤的影像学应答和手术至疾病进展时间（Time to progress，TTP）。

7. 影响 TACE 远期疗效的主要因素包括：

①肝硬化程度、肝功能状态；②血清 AFP 水平；③肿瘤的容积和负荷量；④肿瘤包膜是否完整；⑤门静脉有无癌栓；⑥肿瘤血供情况；⑦肿瘤的病理分型。

8. 随访及 TACE 间隔期间治疗：

一般建议第一次 TACE 治疗后 3～6 周时复查 CT 和（或）MRI、肿瘤相关标志物、肝肾功能和血常规检查等；若影像学检查显示肝脏的瘤灶内的碘油沉积浓密、瘤组织坏死并且无增大和无新病灶，暂时不做

TACE 治疗。至于后续 TACE 治疗的频率应依随访结果而定，主要包括病人对上一次治疗的反应、肝功能和体能状况的变化。随访时间可间隔 1～3 个月或更长时间，依据 CT 和(或)MRI 动态增强扫描评价肝脏肿瘤的存活情况，以决定是否需要再次进行 TACE 治疗。目前主张综合 TACE 治疗，即 TACE 联合其它治疗方法，目的是控制肿瘤、提高病人生活质量和让病人带瘤长期生存。

9. TACE 治疗时注意点：

(1)提倡用微导管超选择性插管。插入肿瘤的供血动脉支，精准地注入碘油乳剂和颗粒性栓塞剂，提高疗效和保护肝功能。

(2)可使用门静脉内支架置放术和碘-125 粒子条或碘-125 粒子门静脉支架置放术，有效处理门静脉主干癌栓(证据等级 2)。

(3)TACE 联合消融治疗：目前有两种 TACE 联合热消融治疗方式。①序贯消融：先行 TACE 治疗，术后 1～4 周内加用射频或微波消融。②同步消融：在 TACE 治疗时，同时给予射频或微波消融，可以明显提高临床疗效，并减轻肝功能损伤(证据等级 2)。

(4)颗粒性栓塞剂的应用：包括标准化明胶海绵颗粒、聚乙烯醇颗粒、微球、药物洗脱微球等。常规 TACE 常使用标准化明胶海绵微粒与碘油联合。药物性洗脱微球(Drug-eluting beads，DEB)是一种新的栓塞剂，可携带化疗药物。文献报道 DEB 在肿瘤客观有效率及总获益率方面具有优势。但是，近期文献报道结果显示两种方法治疗肝癌的疗效无显著性差异。

(5)重视局部加局部治疗和局部联合全身治疗：①TACE 联合消融(RFA、MWA 等)治疗(证据等级 2)；②TACE 联合放射治疗(证据等级 2)：主要指门静脉主干癌栓、下腔静脉癌栓和局限性大肝癌介入治疗后的治疗；③TACE 联合 II 期外科手术切除：大肝癌或巨块型肝癌在 TACE 治疗后缩小并获得手术机会时，推荐外科手术切除(证据等级 3)；④TACE 联合全身治疗：包括联合分子靶向药物三氧化二砷、放射免疫靶向药物、基因治疗、免疫治疗及全身化疗等。

(五)放射治疗

放射治疗(简称放疗)分为外放疗和内放疗。外放疗是利用放疗设备产生的射线(光子或粒子)从体外对肿瘤照射。内放疗是利用放射性核素，经机体管道或通过针道植入肿瘤内。

1. 外放射治疗：

(1)适应证：

对伴有门静脉/下腔静脉癌栓或肝外转移的 IIIa 期、IIIb 期肝癌病人，多属于姑息性放疗，有一部分病人肿瘤缩小或降期，可获得手术切除机会(证据等级 3)。肝外转移包括淋巴结转移、肺转移、骨转移、肾上腺转移、脑转移、腹膜和胸腔内膜转移等，也可用于等待肝癌肝移植前的治疗。对肝外转移的病人，外放疗可减轻疼痛、梗阻或出血等症状，使肿瘤发展减缓，从而延长生存期(证据等级 3)。中央型肝癌切缘距肿瘤 ≤1cm 的窄切缘术后可以辅助放疗(证据等级 3)。

(2)照射靶区：

大体肿瘤体积(Gross Tumor Volume，GTV)在增强 CT 中定义，必要时也需要参考 MRI 影像。肝癌出现淋巴引流区转移较少见，因此，临床靶体积(Clinical Target Volume，CTV)不包括淋巴引流区。对于已经出现淋巴结转移的病人，必须包括其下一站的淋巴引流区，作为 CTV。其余情况(如局限于肝内、癌栓、肾上腺、肺转移等)的 CTV 为影像学可见的病灶外扩 2 到 4 mm。肿瘤移动度可以通过透视评估，但 4D 模拟 CT 技术更为准确。在常规放疗技术情况下，计划靶体积(Planning Target Volume，PTV)一般在 CTV 基础上外放 5～15 mm。

肝内靶区的勾划必须有动脉相、静脉相互相参考；MRI 对肝内病灶较清楚，PET/CT 可以了解肝外病灶情况，靶区的确定尽量多种影像学资料互相参考。肝癌放疗野设计的一个重要原则是充分利用正常肝组织所具有的强大再生能力，在设计放射野时，尤其是大肝癌，最好能保留一部分正常肝组织不受照射，从而使部分正常肝组织能得到再生。

(3)照射剂量和正常组织耐受剂量：

立体定向放疗时，肝功能为 Child-Pugh A 级，正常肝体积超过 700 ml，<15 Gy×3 次，正常肝>800 ml，<18 Gy×3 次是安全剂量；一般推荐放疗剂量≥30～60 Gy/3～6 次。对姑息性放疗的肝癌病人，肿瘤的放疗剂量基本上取决于全肝和/或周围胃肠道的耐受量，大部分的报道以 40～70Gy 常规分割剂量。

正常组织耐受剂量：肝功能为 Child-Pugh A 者，常规分割放疗时，全肝的耐受量为 28 ~ 30 Gy，或非常规低分割放疗（每次分割剂量 4 ~ 8 Gy）全肝的耐受量为 23 Gy。肝功能为 Child-Pugh B 者，肝脏对射线的耐受量明显下降。由于亚洲 HCC 病人常伴有肝硬化和脾功能亢进，导致胃肠道瘀血和凝血功能差，胃肠道的放射耐受剂量低于 RTOG 推荐的剂量。

（4）放疗技术：

建议应用三维适形放疗（3-D Conformal radiotherapy，CRT）、调强放疗（Intensity modulated radiation therapy，IMRT）、图像引导放疗（Image guided radiation therapy，IGRT）或立体定向放疗（Stereotactic body radiation therapy，SBRT）。图像引导下的调强放射治疗技术优于三维适形放疗，螺旋断层放疗设备作为图像引导下的调强放疗，适合多发病灶的肝癌病人。肝癌的立体定向放射治疗必须满足以下条件：有四维 CT 的影像设备引导或肿瘤追踪系统，非常精确的病人体位固定，放射治疗前的个体化图像校正，放射治疗设备能聚焦到肿瘤以及肿瘤之外的射线梯度下降快。目前缺乏较高级别的临床资料支持质子放疗在肝癌病人的生存率优于光子。

呼吸运动是导致肝脏肿瘤在放疗过程中运动和形变的主要原因。目前可采取多种技术以减少呼吸运动带来的影响，如门控技术、实时追踪技术和呼吸控制技术，根据四维 CT 确定内靶区（Internal target volume，ITV）等等。腹部加压简单易行，减少肝脏的呼吸动度，压腹部位在剑突与脐连线上半部，可最大程度减小肝脏呼吸动度。

2. 内放射治疗：

放射性粒子植入是局部治疗肝癌的一种有效方法，包括^{90}Y 微球疗法、^{131}I 单克隆抗体、放射性碘化油、^{125}I 粒子植入等，放射性粒子可持续产生低能 X 射线、γ 射线或 β 射线，在肿瘤组织内或在受肿瘤侵犯的管腔（门静脉、下腔静脉或胆道）内植入放射性粒子后，通过持续低剂量辐射，最大程度杀伤肿瘤细胞。粒子植入技术包括组织间植入、门静脉植入、下腔静脉植入和胆道内植入，分别治疗肝内病灶、门静脉癌栓、下腔静脉癌栓和胆管内癌或癌栓。

（六）全身治疗

对于没有禁忌证的晚期肝癌病人，全身治疗可以减轻肿瘤负荷，改善肿瘤相关症状，提高生活质量，延长生存时间。

1. 抗肿瘤治疗及其疗效评价

（1）分子靶向药物：

迄今为止，索拉非尼仍然是唯一获得批准治疗晚期肝癌的分子靶向药物。两项大型国际多中心 III 期临床试验均充分证明了索拉非尼对于不同国家地区、不同肝病背景的晚期肝癌都具有一定的生存获益（证据等级 1）。常规推荐用法为 400mg，po. ，bid，应用时需注意对肝功能的影响。最常见的不良反应为腹泻、体重下降、手足综合征、皮疹、心肌缺血以及高血压等（证据等级 1），一般发生在治疗开始后的 2 ~ 6 周内，可用于肝功能 Child A、B 级的病人（证据等级 1）。而相对于肝功能 Child B 级，ChildA 级的病人生存获益更明显。

（2）系统化疗：

传统的细胞毒性药物，包括阿霉素、表阿霉素、氟尿嘧啶、顺铂和丝裂霉素等，在肝癌中的单药或传统联合用药有效率均不高，且毒副作用大，可重复性差。一个主要原因为化疗药物不但会激活乙肝病毒复制，还会损害病人的肝功能，加重肝炎肝硬化，导致化疗无法带来生存效益。

根据 EACH 研究后期随访的数据，含奥沙利铂的 FOLFOX4 方案在整体反应率、疾病控制率、无进展生存期、总生存期方面，均优于传统化疗药物阿霉素，且耐受性和安全性较好（证据等级 2）。因此，奥沙利铂在我国被批准用于治疗不适合手术切除或局部治疗的局部晚期和转移性肝癌。

化疗适应证主要为：①合并有肝外转移的晚期病人；②虽为局部病变，但不适合手术治疗和 TACE 者，如肝脏弥漫性病变或肝血管变异；③合并门静脉主干或下腔静脉瘤栓者；④多次 TACE 后肝血管阻塞和（或）TACE 治疗后复发的病人。

化疗禁忌证为：①ECOG PS 评分>2，Child-Pugh 评分>7 分；②白细胞计数<3. 0 X 10^9/L 或中性粒细胞计数<l. 5×10^9/L，血小板计数<60×10^9/L，血红蛋白<90g/L；③肝、肾功能明显异常，氨基转移酶（AST 或 ALT）>5 倍正常值和/或胆红素显著升高>2 倍正常值，血清白蛋白<28g/L，肌酐（Cr）≥正常值上限，肌酐清

除率(CCr)<50ml/min;④具有感染发热、出血倾向、中-大量腹腔积液和肝性脑病。

其他药物:三氧化二砷治疗中晚期原发性肝癌具有一定的姑息治疗作用(证据等级3)。在临床应用时,应注意监测肝肾毒性。

(3)免疫治疗:

肝癌免疫治疗主要包括免疫调节剂[干扰素α、胸腺肽α1(胸腺法新)等]、免疫检查点阻断剂(CTLA-4阻断剂、PD-1/PD-L1阻断剂等)、肿瘤疫苗(树突细胞疫苗等)、细胞免疫治疗(细胞因子诱导的杀伤细胞,即CIK)。这些治疗手段均有一定的抗肿瘤作用,但尚待大规模的临床研究加以验证。

(4)中医药:

中医中药治疗能够改善症状,提高机体的抵抗力,减轻放化疗不良反应,提高生活质量。除了采用传统的辨证论治、服用汤剂之外,我国药监部门业已批准了若干种现代中药制剂如槐耳颗粒、康莱特、华蟾素、榄香烯、肝复乐等用于治疗肝癌,具有一定的疗效,病人的依从性、安全性和耐受性均较好(证据等级4)。但是,这些药物尚缺乏高级别的循证医学证据加以充分支持。

(5)全身治疗的疗效评估:

对于化疗病人,仍然采用Recist 1.1标准,可同时参考血清学肿瘤标记(AFP)以及肿瘤坏死程度的变化,一般在治疗期间每6~8周进行影像学评估,同时通过动态观察病人的症状、体征、治疗相关不良反应进行综合评估。鉴于索拉非尼、TACE治疗很少能改变肿瘤大小,故建议采用以肿瘤血管生成和密度改变为基础的疗效评估标准(mRecist标准)。对于免疫治疗的评价,可参照irRC (immune-related response criteria)标准。

2. 抗病毒治疗及其他保肝治疗:

合并有乙肝病毒感染且复制活跃的肝癌病人,口服核苷(酸)类似物抗病毒治疗非常重要。宜选择强效低耐药的药物如恩替卡韦、替比夫定或替诺福韦脂等。TACE治疗可能引起乙型肝炎病毒复制活跃,目前推荐在治疗前即开始应用抗病毒药物。抗病毒治疗还可以降低术后复发率(证据等级1)。因此,抗病毒治疗应贯穿肝癌治疗的全过程。

肝癌病人在自然病程中或者治疗过程中可能会伴随肝功能异常,因此应及时适当的应用保肝药物,如异甘草酸镁注射液(甘草酸二铵肠溶胶囊)、复方甘草酸苷、还原型谷胱甘肽、多磷脂酰胆碱等;抗炎治疗药物如广谱水解酶抑制剂乌司他丁等;利胆类药物如腺苷蛋氨酸、熊去氧胆酸等。这些药物可以保护肝功能、提高治疗安全性、降低并发症、改善生活质量。

3. 对症支持治疗:

适度的康复运动可以增强机体的免疫功能。另外,应加强对症支持治疗,包括在晚期肝癌病人中的积极镇痛、纠正贫血、纠正低白蛋白血症、加强营养支持,控制合并糖尿病病人的血糖,处理腹水、黄疸、肝性脑病、消化道出血等伴随症状。

对于晚期肝癌病人,应理解病人者及家属的心态,采取积极的措施调整其相应的状态,把消极心理转化为积极心理,通过舒缓疗护让其享有安全感、舒适感而减少抑郁与焦虑。

第十五章　脾胃系统肿瘤临床方证论治研究

第一节　中医药治疗肿瘤的策略与优势

目前治疗肿瘤的疗效不佳,预期疗效更不理想,我们应当认真反思,该抛弃的方法应当勇敢地放弃,寻求新的有效方法。我们都应该做“上工”,从战略上向前移,即重点放在癌前病变的防治上。《内经》云:“上工不治已病治未病,不治已乱治未乱。”如果把重点放在治疗中晚期肿瘤上,则贻误了治疗时机。

然而,生活中又不得不治疗中晚期肿瘤患者。其中一类是经过以化疗为主的西医治疗后,疗效评价为无效或患者难以耐受化疗的晚期肿瘤。如晚期非小细胞肺癌,近期有效率仅为30%,如果证明是属于化疗不敏感的肿瘤,就不应一律进行二线和三线试验性化疗,而应选用中医药治疗。第二类是年龄较大、体质较差或重要脏器功能受损等,难以耐受常规剂量的联合化疗和放疗的晚期肿瘤患者;或者是根治性手术后处于康复期的肿瘤患者和带瘤生存期的中晚期癌症患者,进行中医药个体化治疗。

近几年来,肿瘤专家们对中医治疗肿瘤的民间验方、单方、古方进行了系统的整理,确定了300多种中草药和200多个复方,研制出一系列具有确切疗效的国家级抗癌新药。进入21世纪,又利用先进的药物分析和提纯技术,从中药中提取出几十种抗肿瘤有效成分。从分子水平对这些成分进行重新配伍,并且将与癌细胞有亲和力的物质与抗癌药物相结合。患者在服用后,药物被选择性地运向癌靶区,发挥作用,一定会取得重大突破。

第二节　中医学对肿瘤病因病机的认识

根据历代医学家对肿瘤病因的认识和论述,结合临床实际,可以将肿瘤的病因概括为内伤病因和外邪因素。内伤病因包括正气亏虚和精神情志失调;外源病因包括外邪侵袭和饮食所伤。

(一) 内伤病因

1. 正气亏虚

正气,是指人体的生命功能,相对病邪而言则是指抗病和康复能力。它是由人体的脏腑经络、气血津液、生理活动的综合作用而产生的。正气亏虚的形成是由于先天禀赋不足或后天失养,致使机体“精气夺则虚”。《内经》说:“正气存内,邪不可干”,“邪之所凑,其气必虚”。这说明,机体正气亏虚,脏腑经络功能紊乱失常,各种致病因素才能入侵而发生肿瘤。隋代巢元方《诸病源候论》中说:“积聚由阴阳不和,脏腑虚弱,受于风邪,搏于脏腑之气所为也”;金代张元素《活法机要》曰:“壮人无积,虚人则有之,脾胃虚弱,气血两衰,四时有感,皆能成积”;明代张景岳也说:“脾胃不足及虚弱失调之人,皆有积聚之病”;明代李中梓《医宗必读》中亦谓:“积之成者,正气不足,而后邪气踞之”。以上论述,说明人体正气亏虚是肿瘤发病的内在因素。正气亏虚还与年龄有一定关系,年龄越大,正气越亏,经络脏腑功能越弱,肿瘤的发病率就越高。明代申斗垣谓:“癌发四十岁以上,血亏气衰,厚味过多所生。”最新癌症预防报告已确定身体脂肪过多与癌症危险性增加密切相关。

现代医学研究发现在机体的免疫功能下降时易患肿瘤,这种功能体现在对抗原性异物的识别与清除上。当机体受到抗原性异物的刺激时,免疫系统可通过免疫黏附等多种形式对抗原信息发生应答,并对其清除。包括清除那些发生突变的新生细胞,即肿瘤细胞。当机体的免疫功能状态低下时这种清除能力也随之下降。免疫监视学说指出了以下情况易于发生肿瘤:①免疫缺陷,尤其是细胞免疫缺陷或者大量使用免疫抑制剂者,其肿瘤发生率明显升高。②幼儿期(免疫系统功能尚未成熟)和老年期(免疫系统功能降低),其肿瘤的发生率较其他年龄组高。③经抗淋巴细胞血清处理或者胸腺摘除的小鼠肿瘤发生率升高。基因学说认为,人细胞染色体中的P53基因、Rb基因、DCC基因、APC基因、MTS1基因等因为缺失或突变而失效时则抑癌功能丧失,不能抑制原癌基因发生的突变,转位和扩增,从而导致癌基因的激活,结果便是肿瘤的增长。这些研究结果与中医学的"正气存内,邪不可干","邪之所凑,其气必虚"等观点是基本吻合的。

2. 情志失调

人体的精神情志活动,在中医理论里分为喜、怒、忧、思、悲、恐、惊七类,称为七情。在一般情况下,属于生理活动的范围,并不足以致病。但是,由于长期的精神刺激或者突然受到剧烈的精神创伤,超出了生理活动所能调节的正常范围,以致造成人体内在的阴阳气血、脏腑经络的功能失调,导致疾病发生。正如《素问·举痛论》说:"百病生于气也,怒则气上,喜则气缓,悲则气消,恐则气下……惊则气乱……思则气结矣";《素问·阴阳应象大论》说:"喜伤心,怒伤肝,思伤脾,悲伤肺,恐伤肾";《素问·玉机真脏论》谓:"忧、恐、悲、喜、怒,令人不得以其次,故令人有大病矣"。朱丹溪在《丹溪心法》中指出:"气血冲和,万病不生;一有怫郁,诸病生焉。故人身诸病多生于郁。"可见在精神情志失调的情况下,常常导致相应的脏腑气机逆乱,气血失调,功能失常。人们在日常的生活、工作中,如工作环境不如意、突然的不幸遭遇(如丧偶、离婚、失去亲人等)等均可造成情绪不悦而致病。因此,精神情志失调是导致癌肿发生的一个重要内伤病因。如关于乳岩病因的记载,元代朱震亨《格致余论》说:"忧怒抑郁,朝夕积累,脾气消阻。肝气积滞,遂成隐核……又名乳岩";清代王维德《外科证治全生集》指出(乳岩)是"阴寒结痰,此因哀哭忧愁,患难惊恐所致"。关于噎膈病因,《素问·通评虚实论》说:"隔塞闭绝,上下不通,则暴忧之病也"。明代邵达《订补明医指掌》亦说:"(噎膈)多起于忧郁,忧郁则气结于胸,继而生痰,久则痰结成块,胶于上焦,……而病已成矣";金代窦汉卿《疮疡经验全书》说:"茧唇皆由六气、七情相感而成,或忧思太过,忧思过深则心火焦炽";清代高秉钧《疡科心得集》说:"舌疳者……由心绪烦扰则生火,思虑伤脾则气郁,郁甚而成斯疾,其证最恶";清代高思敬《外科问答》谓:"筋瘤……此证得自郁怒伤肝,忧虑伤脾伤肺","翻花岩,与乳岩仿佛,由肝郁不舒,木火鸱张而得,甚不易治"。以上文献的论述,说明了乳岩、噎膈、茧唇、舌疳、筋瘤、翻花岩等各类癌肿的发病都与精神情志失调密切相关。

现代医学近年来越来越重视对心理因素致癌机制的研究,当人受到严重精神刺激后,对内分泌系统的功能有明显的影响,本来稳定的内环境失去了平衡,正常组织细胞突变,畸形成长,更难抵御外环境的种种不良刺激,对癌症的发生、发展起着重要作用。不良情绪刺激,可影响人体免疫系统功能,如体液免疫、特异性免疫、非特异性免疫监视功能障碍和免疫能力缺损,不能及时发现并消灭发生突变的细胞株而发生癌症。美国本松博士调查了500名癌症患者都有明显的精神创伤史,结果发现:如果人每天处于高度紧张环境中,就会引起血液中皮质酯酮的浓度迅速增加,导致免疫器官中T、B淋巴细胞和其他免疫成分的破坏,不能及时消除体内突变细胞,发生癌症的可能性就明显增加。我国山西省曾报道:食管癌患者中56.5%有忧虑、生气的消极情绪,在发病前有重大精神刺激者为52%。

（二）外邪因素

1. 外邪因素

外邪是指：风邪、寒邪、暑邪、湿邪、燥邪、火邪六种外感病邪，称之“六淫”。中医学对外邪病因致癌的认识是很早的。《灵枢·九针论》谓：“四时八风客于经脉之中，为瘤病者也”；《灵枢·百病始生》指出：“积之所生，得寒乃生，厥乃成积也”；《灵枢·刺节真邪》曰：“虚邪入至于身也深，寒与热相搏，久留而肉著，……邪气居其间而不及，发为筋瘤……肠瘤……昔瘤”；隋代《诸病源候论》说：“恶核者，内里忽有核累累如梅李，小如豆粒，……此风邪夹毒所成”；清代《医宗金鉴》指出唇癌（茧唇）的成因是“积火积聚而成”。

中医学的外邪致癌因素大概包括了西医学中的以下四种致癌因素：

（1）病毒感染因素：近年来国内外学者经过较长时间的研究，病毒在肿瘤发生中的作用已经得到证实和肯定。与人类肿瘤密切相关的病毒有乙型肝炎病毒、乳头状瘤病毒、EB 病毒及 T 系淋巴系病毒（HTL-V-I、HTL-V-Ⅱ）、免疫缺陷病毒（HIV）、霉菌（如黄曲霉素）等。例如，单纯疱疹样病毒和乳头状瘤病毒是两种与人类宫颈癌有密切关系的 DNA 病毒；人类 T 系淋巴病毒 I 型（HTL-V-I）可以引起一种特殊型的人类白血病，即 T 细胞白血病淋巴瘤（HTLL）。

（2）烟草、油烟污染致癌因素：早在 50 年代国内外学者就明确指出吸烟者发生肿瘤的危险性为非吸烟者的 10 倍，其危险性随着吸烟量的增加而加大。吸烟不仅与肺癌有关，也会引起其他癌症，它使发生喉癌的危险性增加 8 倍，口腔和咽部的癌症增加 4 倍，食管癌及胃癌增加 3 倍，膀胱癌和胰腺癌增加 2 倍。香烟中的烟焦油具有化学致癌性，吸烟引起癌症的总比例约为 30% 左右。

（3）环境致癌因素：这类致癌因素主要是环境被致癌物所污染。环境污染所引起的癌症残废率占总癌症死亡率的 20% 左右。大气污染与肺癌较密切。最近有关专家对上海市和云南宣威县女性肺癌人群作了调查，结果吸烟者分别只占 33.9% 和 0.2% 以下。专家们认为，中国女性肺癌病因更多的是来自简陋炉灶中的燃料对室内空气的污染。如石棉工人中的肺癌和间皮瘤、氯烯聚合工人中的肝血管瘤及橡胶工业中长期接触有机溶剂的工人易患髓性白血病等。

2. 饮食营养因素

（1）饮食失宜：饮食过量，或者暴饮暴食，或过食肥甘厚味，都会造成气血流通受阻，产生诸病。《素问·生气通天论》说：“膏粱之变，足生大丁。”如果摄食过少（包括进食没有规律），致使生化之源不足，气血得不到足够的补充，造成气血虚弱，脏腑失养，致使外邪入侵，导致包括肿瘤在内的各种疾病发生。

（2）饮食不洁：由于不注意饮食卫生，食用腐败霉变的食品，或常吃腌制熏烤之物。毒邪屡屡损伤肌体肠胃，久伏体内，而致恶变。

（3）饮食偏嗜：人们饮食的五味必须适宜，平时不能偏嗜，更不能嗜酒过度。如果长期嗜好某种食物，就会造成相应脏腑功能偏盛，久之可以破坏五脏之间的协调平衡而出现各种病变。《素问·五脏生成篇》说：“多食咸，则脉凝泣而变色；多食苦，则皮槁而毛拔；多食辛，则脉结而爪枯；多食酸，则肉胝而唇揭；多食甘，则骨痛而发落”；喻嘉言在《医门法律》中指出：“过饮滚酒，多成膈症”；清代何梦瑶《医碥》说：“酒客多噎膈，好热者尤多，以热伤津液，咽管干涩，食不得深入也”，“好热者，多患膈症”。以上论述说明了长期过度饮酒，嗜食生冷、炙煿膏粱之品就会损伤脾胃，蓄毒体内，郁热伤津，气机不利，脉络不通，毒邪与痰瘀互结，引发肿瘤。

近年来对饮食营养与癌症的关系研究已引起了国内外医学界和营养学界的高度重视，他们通过大量的调查结果进行统计分析认为：硒或维生素 C 等营养状况越差，食管癌与胃癌的病死率越高,胡萝卜素摄入量越少,胃癌病死率越高;血中胆固醇越高,肝癌、结肠癌、直肠癌和肺癌死亡率越高;人体对致癌物亚硝胺的摄入量越多,往往食管癌、肝癌、结肠癌、直肠癌患者的病死率就越高。流行病学研究还表明,西方人由于长期食用高脂膳食,乳腺癌、前列腺癌和结肠癌发病率明显高于东方人。饮食的习惯对癌症的发生也有重要的影响,长期大量饮酒并抽烟者,消化系统和呼吸系统肿瘤发生率大大增加。我国林县为食管癌高发区,这与居民长期吃酸菜的习惯有很大的关系。南京医学院研究了启东县秦谭乡居民饮水类型与常见癌症的发病关系,发现饮井水者癌症发病率低,饮河水者发病率明显增高。

第三节 脾胃学说在消化系统肿瘤治疗中的作用

中医学治疗癌症,要想获得突破性的进展,必须以系统论的观点来看待疾病,必须不断吸收现代科学技术的最新成果,以全面综合的方法来治疗,避免千人一方或千人一药的弊病,使肿瘤的治疗更符合临床实际。

方证治癌,以辨证论治为基础,吸收现代科学的最新成果,综合考虑患者体质、病理类型和病变部位,病的性质来立法选方用药。达到既治疗原发性疾病,又要兼顾个性化的诸证。但是,肿瘤的治疗是一个系统的治疗,不可能用单一的治疗方法或治疗方案就可以治愈肿瘤。

(一)癌变的预防

预防癌变,主要是对人体亚健康状态和癌前状态的调节,属中医学"治未病"的思想。

肿瘤的发生是一个复杂的疾病过程,最后可导致患者全身功能低下、代谢失衡和组织破坏。尽管有各种的外界致癌因素,但归根到底,能导致癌变的关键还是取决于人体各脏腑、经络、组织的功能失调,内环境的被破坏。在"内虚"的诸方面中,脾胃虚弱引起的气虚血亏是重要的病理基础。许多研究结果表明,在消化道肿瘤如食管癌、胃癌等发病之前,患者往往有因饮食不节或食用霉变食物等引起的脾胃损伤及慢性炎症等变化,使黏膜正常防御屏障失去作用。在外来的、物理的、化学的致癌物质长期作用下,逐渐产生癌变。慢性胃炎,特别是萎缩性胃炎、胃溃疡等恶变过程中所表现的多种脾胃证型,如肝胃不和、脾胃虚弱、脾虚湿蕴,均可在癌前期见到。此时,如果得到积极有效的治疗,是可以预防癌变的。主要措施是实脾和胃,应遵循"四季脾旺不受邪"的理论,及时采取相应措施。"脾旺"主要指脾气健旺而言,从近几年研究脾气虚本质的研究成果证明,健脾可以提高机体的免疫功能。我们临床常用六君子汤加减治疗,最为有效。

其次,有的患者体魄非常健壮,突然检查发现肿瘤,原因可能是素喜食肥甘厚味,但大便秘结,糟粕不能及时排出体外,聚而成毒,热毒内盛;或者情怀抑郁,爱生闷气,气滞而久则痰凝血瘀。若平时能积极调理这些亚健康状态,可能对预防癌变会有积极的意义。因为气血贵通不贵滞,正如朱丹溪所云:"气血冲和,百病不生,一有怫郁,诸病生焉。"因此,我们主要用疏肝和胃汤,疏肝和胃,通调气血,酌加清热解毒之品,如大黄、连翘、三棱、莪术、柴胡、郁金等。实质上这也是实脾和胃保胃气的一种方法,"是不补之中真补存焉"。

再次,如患者经常口燥咽干,五心烦热,检查又无异常,属肝肾阴虚,可常服六味地黄丸。

另外,平时改变生活习惯也很重要。主要的经验是:"多吃鱼虾限烟酒,青菜黄豆天天有,薯类五谷茶耳菇,标准体重九十九(能活九十九岁,意为高寿)。"

(二)癌症的治疗

1. 治疗方法

目前,主要有外科手术治疗、化疗、放疗、介入治疗、中医药治疗、中西医结合治疗等方法。具体应用如下：

（1）外科手术治疗：切除肿瘤。此法只适合用于早期病灶较小的肿瘤，而且切除的越完整越好，一般可达到根治目的。首选手术治疗的癌肿，除血液系统的恶性肿瘤（如白血病、恶性淋巴瘤）外，大多数实体瘤都可以采用手术疗法。没有发生局部和远处转移的早、中期癌症，瘤体一般较小，更适宜手术治疗。一些对放疗敏感的鳞癌，原则上可以不手术，采用放疗同样可达到手术治癌的效果。另外，一些高度恶性的癌瘤，虽然体积很小，但易发生远处转移，可改用放疗或化疗。已经转移扩散的中晚期肿瘤，手术弊大于利，此时，手术的目的更多的是为了解除肿瘤引起的梗阻、出血等合并症。手术切除肿块，短期疗效很好，早期肿瘤手术切除后，可以获得临床治愈。但手术无法切除肉眼看不见的微小病灶和转移扩散的癌细胞，研究已经证明：手术会刺激肿瘤生长，加速肿瘤转移。所以对于肿瘤患者而言，手术切除只是第一步，更重要的是在手术后，要有防止复发和转移的后续治疗。

（2）放射治疗（简称放疗）：是利用电离辐射治疗恶性肿瘤的方法。放疗具有杀死局部肿瘤细胞的作用，对于一些对放射敏感的肿瘤如鼻咽癌等是首选的治疗方法，另外还用于肿瘤骨转移疼痛的止痛治疗。放疗后肌肉、神经损伤的后遗症较多、恢复难度大。近年来兴起的伽玛刀、X线刀、光子刀等，其实也是一些类似的射线，也属于放射治疗的范畴，也具有严格的适应证。

（3）化学药物治疗（简称化疗）：是指用化学药物治疗癌症的方法。化疗具有全身作用，对多种肿瘤都有一定的疗效，能够明显缩小肿块、防治转移和复发。目前化疗药已超过50种，许多化疗药物来源于植物或人工合成。常用的有：表柔比星、多柔比星、柔红霉素、丝裂霉素、氟尿嘧啶等。这些药物经常以不同的强度联合应用，但副作用较大，尤其是对骨髓的抑制，使白细胞下降，具有一定的风险，要严格掌握药物的用量，要由肿瘤专业医生来施行化疗。应用得好，化疗并不是那么可怕。

（4）介入疗法：肿瘤的介入疗法是指在X线电视、CT、B超等影像技术的导向下，将特制的导管插入人体病变区，经导管进行药物灌注、局部栓塞或引流减压等，以达到治疗肿瘤或缓解症状的一种方法。

（5）中医药治疗：中医中药已成为癌症治疗、康复的重要手段。中医药可以增强人体免疫力、抑制肿瘤生长，还可以减轻放、化疗的副作用，但对肿瘤细胞的杀伤力较弱，近期疗效不如其他疗法。

（6）生物疗法（又称免疫治疗）：是新的治疗方法，通过身体内固有的免疫抗病能力去抵御恶性肿瘤。生物疗法，如干扰素、白介素-Ⅱ等，对部分肿瘤如肾癌、黑色素瘤等有一定的疗效，但价格较昂贵，对许多肿瘤疗效不确切，不宜用作一线治疗。

2. 肿瘤患者手术前后的治疗

（1）术前：调理脾胃可为手术创造条件。目前，治疗胃癌、肺癌、肠癌等实体瘤，还是以手术为主的中西医结合治疗方案效果最好。一些病人患病后，已有脾胃失调、食欲缺乏。术前调理脾胃，使其增进饮食、改善体质，可为手术创造良好条件，特别是消化道肿瘤患者，脾胃本身受邪，经过中药调理，术前症状会有所减轻，手术后就更易于康复。有人观察研究补气中药黄芪注射液对消化道恶性肿瘤者术前末梢血液中T淋巴细胞酯酶活性的作用，发现患者应用黄芪注射液后，血液中T淋巴细胞酯酶活性明显增强，T细胞总数明显增多。这样就能使患者在术前提高机体的免疫功能和抗感染能力，对减少术后复发或感染均有价值，值得进一步观察研究。有人将复方生脉注射液（人参、麦冬、五味子、附子）应用于肺癌患者术前注射，发现用药后手术切除标本中癌巢内外淋巴细胞、浆细胞和多种核异物巨细胞反应明显增强，并通过免疫机制使整个癌细胞坏死自溶。根据国内外文献报告，癌周免疫反应强弱是肿瘤患者预后的一个指标，癌周免疫细胞反应的增强,可使术后患者五年生存率提高。

（2）术后:肿瘤患者手术后气血大伤,术后一般表现为气短乏力、自汗、纳少、腹胀等证,胃肠肿瘤手术切除后患者更为明显。此时予以健脾益气。我们习用归脾汤加减治疗。重用生黄芪以补气固表,党参白术、云苓以健脾益气。枳壳、焦三仙、内金和胃助消,陈皮、厚朴理气消胀,浮小麦、枣仁以宁心敛汗。如术后舌红少苔,胃阴大伤、津液匮乏者可加天花粉、麦冬、天冬等。如术后营卫不调,虚汗较多者,可用桂枝汤合玉屏风散加五味子、牡蛎、浮小麦等。常能很快改善症状,使患者体力精神大为好转,为术后进一步治疗打下基础。

有人观察肿瘤患者术后应用参芪注射液的作用,发现胃癌患者手术后加用参芪注射液者与不用参芪注射液的对照组对比,用药组自觉症状明显好转,体力恢复及食欲增强,均明显优于对照组。术后绝大部分患者的细胞免疫功能低下,而用参芪注射液者的细胞免疫功能迅速恢复正常,说明人参、黄芪对术后患者体力恢复大有裨益。

3. 后续治疗

手术切除是治疗肿瘤的重要手段,早期无转移的肿瘤手术后常可达到根治的目的,如果癌病变属于中晚期,癌细胞可能已在体内扩散,此时手术则不能达到根治的目的,术后易复发。淋巴转移和血行转移是癌转移的常见途径,如果肿瘤为原位癌,手术治疗可以完全治愈。但早期癌很难被发现,一旦发现大都已到了中晚期,许多癌细胞已经进入血液循环系统和淋巴系统到达远处器官,所以肿块消失并不代表着完全治愈,必须进行后续治疗,比如化疗、放疗、介入治疗、中药、中西医结合治疗等。

4. 对放化疗综合征的治疗

（1）放疗时常见的毒副作用有:

1）一般反应:可表现为食欲缺乏、疲乏无力、头痛头昏、免疫功能低下等。

2）消化道反应:可表现为恶心、呕吐、胃脘不适、腹胀、腹泻等。

3）血象反应:可表现为周围血中白细胞数降低、血小板减少等骨髓抑制现象。

4）局部反应:由于身体各组织部位对放射线的耐受性不同,且放射线的类型、剂量、照射面积也不同,所以各组织部位的表现也不一致。

5）照射范围的皮肤放射反应:一般分为三度:一度放射皮肤反应为干性皮炎,照射区内皮肤出现红斑、发痒、脱毛,并有色素沉着、毛囊扩张,类似痤疮样改变。二度皮肤放射反应为湿性皮炎,皮肤充血水肿,出现大小不等的透明水疱,破溃后可向外渗液,自觉烧灼剧痛。三度皮肤放射反应为放射性溃疡,这是最严重的反射性皮肤损伤,皮肤出现较深度的溃疡及糜烂,自觉剧痛,溃疡难以愈合,常需切除植皮。

黏膜出现的放射反应与皮肤相似,但因黏膜修复力强,不易造成太大损伤。

唾腺对放射线很敏感,受放射线照射后腺体破坏,分泌减少,极易发生口干,有时口干难以消除。

眼睛的晶状体对放射线十分敏感,小剂量的放射线会使晶状体混浊,发生白内障。眼角膜在较大剂量照射后会发生溃疡。

骨骼在接受一定量放射线照射后容易发生骨质疏松,受外力时容易发生骨折。正在生长发育阶段的骨组织对放射线非常敏感,小剂量的放射线就会使生长受到抑制,以致发育停止,造成畸形。

脑对放射线能耐受中等剂量,大剂量放射线则会引起脑萎缩、脑坏死。脊髓对放射线有一定的耐受性,超越耐受剂量会发生放射性脊髓炎、轻者可出现感觉与运动障碍,重者可偏瘫、截瘫。

肺的损伤在早期为放射性肺炎,晚期放射性肺纤维化,患者会胸闷气短,咳嗽咳痰,甚至发热,肺功能降低等表现。

(2) 化疗时常见的毒副作用:骨髓抑制,最初多表现为白细胞下降,其中尤以粒细胞更为明显。随着剂量的增加,血小板和红细胞也会受到影响,有的甚至可发生再生障碍性贫血。因而在进行放疗和化疗过程中,应定期检查血常规。消化道反应,如口干、食欲减退、恶心、呕吐腹痛或腹泻等,但几天以后大都可逐渐缓解。免疫功能降低,抗感染能力下降。皮肤、黏膜损害,如皮肤干燥、红斑、口腔溃疡、色素沉着、脱发及指甲变形等。某些药物对神经系统、肝、肾、肺等重要器官可发生危害。

(3) 方证论治:中医药治疗消化道放化疗综合征,具有增效、减毒、减轻副作用和改善骨髓造血、肝肾功能、消除消化道症状及增强体质和免疫功能等作用。临床所见虚多实少,放疗者多见阴虚内热,化疗者多见阳虚内寒。首见伤脾损胃,出现纳呆乏力,畏食便溏,继则恶心呕吐,腹泻腹痛;再甚则伤肾损肝,症见头昏眼花,毛发脱落,腰膝酸软等。

症见呃逆不止,胃脘嘈杂,腹痛时作,舌淡红,苔薄黄,脉弦或涩;或有胸胁串痛,呃逆口苦,宜柔肝理气,和胃止痛。用疏肝和胃汤加减治疗。药物有柴胡、白芍、茯苓、当归、半夏、竹茹、木香、甘草。兼见呃逆或恶心呕吐甚,加丁香、柿蒂;痛甚,加元胡;便秘,可加芒硝、枳实;如腹痛如针刺,拒按,舌暗有瘀斑,加三棱、莪术、桃仁等。

如症见头昏眼花,心悸怔忡,面色苍白,毛发脱落,舌淡,苔薄,脉细弱无力者,宜补气养血。方用八珍汤加味,药物有党参、茯苓、熟地黄、白芍、女贞子、白术、当归、川芎、补骨脂、阿胶、黄芪、甘草。如纳呆,加鸡内金、麦芽、谷芽;腹胀,加陈皮、厚朴;呕吐,加干姜、半夏。

如症见头昏耳鸣,心烦不安,腰膝酸软,口干,舌红、苔少,脉细数,宜滋补肝肾之阴。用一贯煎加味,药物有熟地黄、北沙参、枸杞子、麦冬、山茱萸、女贞子、黄精、鸡血藤、当归、川楝等。如苔光如镜,加鳖甲、龟板、玄参、知母。

如症见食少乏力,毛发脱落,头昏,便溏,腰膝酸软,四肢浮肿,舌淡胖,苔薄,脉沉细无力,为脾肾两虚。宜用补脾益肾汤加减,药物有党参、白术、茯苓、山药、白扁豆、炮附子、肉桂、淫羊藿、鸡血藤、女贞子等。

(三) 防止肿瘤的复发和转移

为了增强体质,防止肿瘤的复发和转移,术后应长期坚持中医药调理。多年来,越来越多的资料证明,免疫功能缺陷或降低有利于癌的复发和转移,同时癌症形成后患者的免疫功能进一步受到抑制,癌症患者免疫功能的好坏,与预后息息相关。癌症术后患者,按辨病与辨证相结合的原则,仍以健脾和胃,滋补肝肾,扶正祛邪为要招。长期应用有助于患者正气的恢复,提高机体免疫力,对清除体内有害自由基及预防肿瘤复发等均有一定的作用,使体内保持一个稳定的"阴平阳秘"的内环境,从而防止肿瘤的复发和转移,提高癌症患者的远期治疗效果。

临床较常见的有三种情况,方证治疗如下:

(1) 健脾丸证:患者食少乏力,气短懒言,不耐操劳,面色萎黄,舌淡脉弱。证属脾胃气虚,气血不足。治宜实脾和胃,滋补化源。方用健脾丸加减,药物是人参、白术、茯苓、黄芪、法半夏、陈皮、枳壳、山药、甘草、白花蛇舌草、仙鹤草等。

(2) 敦煌大宝汤证:症见患者面色无华,神疲乏力,畏寒怕冷,心悸气短,懒言头晕,舌苔薄白;舌质淡,边有齿痕,脉细无力。治宜健脾补肾。药用敦煌大宝汤(自拟经验良方)加减,如黄芪、人参、猪苓、茯苓、白术、甘草、当归、熟地、枸杞、鹿胶、白蜜等。

(3) 疏肝和胃汤证:主要见于思想负担过重的患者。症见上腹胀痛不适,嗳气呃逆,情绪焦虑,生气加重,喜太息,饮食减少,舌淡苔白,脉弦。治宜疏肝理气,和胃降逆。同时必须多作思想工作多开导。药用疏肝和胃汤加减,柴胡、陈皮、炒枳壳、白芍、炙甘草、乌贼骨、鸡内金、清半夏、代赭石、旋覆花、白花蛇舌草、金钱草、合欢花、郁金等。食少乏力,再加人参、白术、黄芪,腰背疼痛、加枸杞、鹿胶等。

(四) 带瘤生存者的治疗

带瘤生存者,是指凡癌症晚期不能手术且不耐受放、化疗的患者,或不接受放、化疗的患者。这里是一般性的治疗,详见各个癌症的方证论治。治疗的目的是减轻临床症状和患者的痛苦,提高生存质量,延长生存期。晚期患者以温补脾胃汤证、膈下逐瘀汤证和枳壳益胃汤证较为常见,而且各证均多伴有疼痛。

(1) 温补脾胃汤证:症见患者脘膈痞闷,呕吐痰涎,食生冷疼痛加剧,进热食则舒,大便时结时溏,面色无华,神疲肢凉,舌淡而胖,有齿印,苔白滑润或白厚腻,脉沉细。属脾胃虚寒,痰湿阻胃。治宜温中和胃,燥湿化痰。常用温补脾胃汤加减。药物如熟附子、炮姜、砂仁、肉豆蔻、人参、白术、茯苓、黄芪、法半夏、陈皮、枳实等。

(2) 膈下逐瘀汤证:症见腹部肿块,脘痛剧烈,神疲乏力,形体消瘦,肌肤甲错,眼眶黯黑,舌质黯淡有瘀斑,脉细涩,属气血亏虚,瘀血内阻。治宜益气养血,化瘀消积。常用膈下逐瘀汤,药物有红参、白术、黄芪、当归、白芍、川芎、熟地黄、甘草、阿胶、蜂房、五灵脂、生蒲黄、桃仁、红花、莪术等。

(3) 枳壳益胃汤证:症见胃脘嘈杂灼热,食后痛胀,或呕血、便血,口干,五心烦热,便结尿赤,舌苔花剥、无苔、舌质红,脉细数,属胃热阴伤,灼伤胃络。治宜养阴清热,凉血止血。常用药物有枳壳、西洋参、沙参、麦门冬、生地黄、玉竹、山药、甘草、仙鹤草、地榆炭、三七粉等。

另外,关于癌症疼痛的治疗。癌症晚期多伴有疼痛,常由气滞、血瘀、痰阻、瘀毒等引起"不通则痛"。据其病机分别采用理气止痛、化瘀止痛、化痰通络止痛、解毒通瘀止痛等法,可分别加柴胡、香附、厚朴;桃仁、红花、赤芍、延胡索;法半夏、天麻、白芥子;天葵、半枝莲、全蝎等。

其次,关于加强抗癌作用的治疗,在方证论治的基础上,可选用下列药物加强抗癌的作用:白花蛇舌草、半边莲、半枝莲、全蝎、蜈蚣、三棱、莪术、山慈菇、藤梨根、蛇莓、龙葵等。

(五) 典型病例

(1) 白某,大学教授,1996 年身患胃癌和大肠癌,于某医院手术切除,后进行化疗两个疗程,于次年复查,发现肾萎缩至核桃大,肝功肾功均很差,全身浮肿。主治医生预测能生存 6 个月。后来患者改为中医药治疗,服用健脾益气和补肾功能的中药,一直坚持十多年,现体力强壮,红光满面,精神焕发,居然肝肾功能均恢复至正常,而且萎缩了的左肾又恢复到原来的大小。真是人间奇迹。

(2) 右侧腹股沟腺泡状横纹肌肉瘤:

张某,女,4 岁。1990 年 7 月 27 日初诊。右腿根疼痛 50 天,初证见小孩走路跛行,其母发现右侧腹股沟有一条索状肿块,压之疼痛,去村卫生所消炎治疗五天无效果,6 月 10 日去县医院就诊,外科查后诊为"囊肿",行手术切除,并取活检,结果为"右侧腹股沟腺泡状横纹肌肉瘤"。术后 40 天局部又长出一条索状肿块,大小 5cm×10cm,随来兰州就诊,某医院肿瘤科就诊后,其诊断同前,建议放疗。给予钴 60 放疗二周,未做化疗,述预后不良。随即来我处诊治,证见行走时跛行,说腿根疼痛,舌红绛苔少,脉细数。

辨证 肝肾阴虚,虚火灼津,痰气凝滞。

治法 滋养肝肾,化痰散结。

处方 元参 12g,生地 15g,麦冬 10g,北沙参 12g,山萸肉 6g,红藤 12g,生薏仁 24g,陈皮 10g,白花蛇舌草 10g,枳壳 6g,浙贝 12g,苦参 6g,山慈菇 10g。7 剂,每日 1 剂,并嘱配合放疗 14 天。

二诊 经放疗及服中药一周后,肿块缩小,疼痛减轻,舌脉如前,原方加生牡蛎 12g,又服七剂。

三诊　肿块明显缩小,但放疗后局部皮肤焦灼状,色暗,遂停止放疗。见放疗后并未出现脱发、失眠、恶心、食欲减退的表现,患者精神如前,王教授通过该方加减一年半的精心治疗,肿块消失,于1992年3月来兰州复查,肿瘤消失,至今已十余年,观体魄,无不适。正在复读高三准备参加2008年的高考。

(张新旦　整理)

第四节　食　管　癌

食管癌(carcinoma of esophagus)是指位于下咽部到食管胃结合部之间的、起源于鳞状上皮和柱状上皮的恶性肿瘤,其中鳞癌约占90%,腺癌约占10%。食管癌是人类常见的恶性消化道肿瘤之一,全世界每年约30万死于该病。我国是高发地区,尤以华北太行山地区为多,每年因食管癌死亡者约15万人,其死亡率仅次于胃癌,居第二位。占全部恶性肿瘤死亡总数近1/4。食管癌在食管上、中、下三段均可发生,以中段最多见(57.2%),下段次之(29.6%),上段较少见(13.1%)。食管癌与贲门癌的发生率比例大约在(4~5)∶1之间,临床以进行性吞咽困难为特征。本病的发病率随年龄的增加而增高,80%的食管癌病人的年龄大于40岁。

本病属于中医学“噎膈”范畴,吞咽有发梗而无呕吐者为噎;饮食难入或食入即吐者为膈。噎证可单独出现,亦可为膈证之前驱,故多噎膈并称。

一、病因病机

(一)中医病因病机

本病的病位在食管,亦称咽管或谷道、食道,属胃气所主。在明代,皇甫云洲从咽喉至胸膈部位结构异常角度论证噎膈的病理,他在《明医指掌》中说:“痰结成块,胶于上焦,食道窄狭,不能宽畅,饮则可入,食则难入而病已成矣”。《古今医案按》引叶天士“食管窄隘使然”之说,很明确指出噎膈的基本病理改变为食管内长了有形之物,而使食管狭窄。但就其发病机制而言,除胃以外,又与肝脾肾三脏密切有关。现综合历代医家论述,分析如下:

1. 忧思郁结

历代医家重视精神因素对噎膈发病的影响,认为忧愁思虑恚怒等情志郁结均可诱发本病。如《内经素问·通评虚实论》首先提出:“隔塞闭绝,上下不通,则暴忧之病也”;隋代巢元方《诸病源候论》认为:“此由忧恚所致,忧恚则气结,气结则不宣流,使噎”;皇甫云洲《明医指掌》叙述噎膈病机与痰气有关,得出了“噎病多起于忧郁,忧郁则气结于胸臆而生痰,久则痰结成块,胶于上焦”的结论。可见忧思可伤脾,大凡情志不遂、七情郁结均使脾伤气结,气结则津液不得输布,液凝为痰,痰气交阻,逆而不降,久为噎膈。恚怒能伤肝,肝伤则疏泄条达功能失常,肝脾不和,聚液成痰,气结痰阻,冲气上千,阻于谷道,初则食饮难进,继则食下随涎上涌。

2. 食饮乖度

到了宋代,严用和提出了“食饮乖度”为噎膈成因的见解,他在《济生方》中说:“逸则气神安;劳则气神耗。倘或寒温失宜,食饮乖度,七情伤感,气神俱扰,使阳气先结,阴气后乱,阴阳不和,脏腑生病,结于胸膈则成膈气;留于咽嗌则成五噎。”他为后人探索噎膈病因拓展了新思路,从饮食不节,生活失慎等方面奠定了噎膈成因的基础。从此后世医家亦有较多的论述,如元代朱丹溪

《丹溪心法》:“夫气之为病,或饮食不谨,内伤七情,或食味过厚,偏助阳气,积成膈热”;明代李延《医学入门》:“病因……饮食淫欲或因杂病误服辛温燥药”;明代徐春甫《古今医统》:“膈噎始因酒色过度,继以七情所伤”;明代叶文龄《医学统旨》:“酒面炙煿、黏滑难化之物,滞于中宫,损伤脾胃,渐成痞满吞酸,甚则为噎膈反胃”;清代李用粹《证治汇补》:“因忧郁失志及膏粱厚味,醇酒淫欲……噎膈所由成也”。可见饮食不节,过伤胃脾导致噎膈形成。

3. 瘀血内阻

明代以后的医家认为噎膈发生多与瘀血有关。如明代张三锡《医学六要》提出:“年高噎膈,饮食屈曲下行,胃口有蓄血也”;明代王肯堂《证治准绳 · 噎病》认为:“食物下咽,屈曲自膈而下,梗涩作微痛,多是瘀血”;清代徐灵胎《医学十二种》指出:“噎膈之证,必有瘀血顽痰逆气,阻隔胃气”。在此前后有人将噎分五种:有气滞者,有血瘀者,有火炎者,有痰凝者,有食积者。亦表示血瘀成为噎膈发病的主要因素之一。由上可鉴由于血瘀蕴结,阻隔胃腑,脾气不升,胃气失降,食入难下而成噎膈。亦可由恚怒伤肝,肝伤则气郁,气郁则血液运行不畅,积为血瘀,气郁可以化火,炼液成痰,胃腑痰瘀积热,可以耗阴伤津,阴津枯槁,呈现痰积、瘀阻、津伤、血燥之象,由于瘀毒蓄阻,灼伤咽管,成为噎膈。

4. 本虚正衰

祖国医学家认为正气虚衰是诸病发生的根源,正如《素问 · 刺法论》所说:“正气存内,邪不可干”。就噎膈而言,与肝、脾、肾三脏关系密切,主要与脾虚使气血化源告竭,肝气失疏可化火伤阴,肾精枯槁不能濡养咽嗌,凡此皆为噎膈发生的重要因素。

(二) 西医病因病机

目前本病的确切病因尚未完全清楚,但可能与下列因素有关:

(1) 饮食习惯:长期吸烟和饮烈性酒,长期吃热烫食物,食物过硬而咀嚼不细等与食管癌的发生有一定关系。

(2) 致癌物质:亚硝胺类化合物是一组很强的致癌物质,实践证明,食用酸菜量与食管癌发病率成正比;霉变食物可以诱发实验动物患食管癌。玉米、小麦、花生易为真菌污染,并能促进亚硝胺及其前体的合成,可以诱发致癌。

(3) 遗传因素:人群的易感性与遗传和环境条件有关,食管癌具有比较显著的家庭聚集现象,高发地区连续三代或三代以上出现食管癌患者的家庭屡见不鲜。

(4) 癌前病变及其他疾病因素:如慢性食管炎症、食管上皮增生、食管黏膜损伤、食管憩室、食管溃疡、食管白斑、食管瘢痕狭窄、裂孔疝、贲门失弛缓症等均被认为是食管癌的癌前病变或癌前疾病。

(5) 营养和微量元素:膳食中缺乏维生素、蛋白质及必需脂肪酸,可以使食管黏膜增生、间变,进一步可引起癌变。微量元素铁、钼、锌等的缺少也和食管癌发生有关。

目前对食管癌发病机制的了解还很不够,食管癌的发生和发展属多因素引起的多阶段过程。一般由食管黏膜上皮轻度增生到重度增生发展为癌。此过程在一定条件下也可能逆转、抑制和阻断上皮增生。然而,如果高发环境和饮食习惯不能转变,致癌和促癌因素持续存在,癌前期病变难以消除,则必然使癌基因激活(激活途径有基因扩增、重排、易位、缺失、插入及点突变等)和抗癌基因灭活(通过丢失、重排及突变)等机制参与下,成为食管癌的癌变过程而引起发病,并可由原位癌发展成为浸润癌。

二、辨　　病

1. 临床表现

（1）胸骨后疼痛：早期症状多见胸骨后疼痛，常被忽视。可有下咽食物时有哽噎感；或食管内疼痛闷胀感。患者在吞咽时常可出现胸骨后，背或上腹部疼痛。如果疼痛为持续性，常常是癌肿穿破食管壁，向周围组织侵犯的结果。

（2）进行性吞咽困难：咽下困难是食管癌的主要症状。随着病情的发展可出现进行性吞咽困难。

（3）呕吐：呕吐物多为食物或泡沫状唾液及食管黏液等，偶然亦可见到因癌肿侵犯血管引起的呕血；穿入大动脉可大量呕血致死。

（4）消瘦：表现为消瘦和体重减轻。皮肤弹性消失，出现贫血，日渐衰弱。

（5）晚期症状：病情如继续发展可以侵犯气管，形成食管气管瘘则吞咽时呛咳，甚至发生肺炎。压迫喉返神经则引起声音嘶哑。

2. 理化检查

（1）实验室检查：早期血、尿、粪三大常规正常；晚期可出现贫血、粪潜血阳性、电解质紊乱和低蛋白血症等。

（2）食管的 X 线检查：食管钡餐造影检查，是诊断食管肿瘤最简便、实用而有效的方法。通过 X 线检查，可以得到定性、定位及定型的诊断，同时还可以根据病变的形态、范围和部位了解病灶侵犯周围脏器的程度，有助于制定临床治疗计划。

（3）食管镜检查：内镜检查是目前在食管癌诊断中最常用，效果良好的一种方法。早期多表现为局限性糜烂，边界不太清楚，局部黏膜充血。有粗糙小颗粒，其他如小肿物、小溃疡、小斑块等少见。检查过程中用甲苯胺蓝或 Lugol 碘液染色可提高诊断率。中晚期表现为结节或菜花样肿物，黏膜充血水肿或苍白发僵，触之易出血，还可见溃疡、管腔狭窄。镜下对病灶做刷检或取活组织做病理检查，可确诊。

1）病理分型：A 髓质型：伸入食管壁全层，并向管腔生长，造成重度、中度阻塞，恶性度最高。B 缩窄型（或称硬化型）：环形生长，有重度阻塞症状，在阻塞之上的食管明显扩张，中度恶性。C 蕈伞型：偏平型癌瘤向食管腔内发展，呈蕈伞状，一般不向食管外层生长，恶性度低。D 溃疡型：癌瘤大多向食管外层生长，腐败脱落后形成溃疡，阻塞症状较少。

2）组织分型：鳞癌、腺癌、未分化癌、癌肉瘤。

3）分期：0 期、Ⅰ期、Ⅱa 期、Ⅱb 期、Ⅲ期、Ⅳ期、Ⅳa 期、Ⅳb 期。

（4）食管超声内镜检查：可确定食管壁病变浸润深度，并有助于区别病变位于食管壁内还是壁外，观察壁外异常肿大的淋巴结。

（5）胸部 CT 和 MRI 检查：可判断有无邻近脏器转移，有无气管、支气管受侵，心包或主动脉受侵，纵隔及腹腔淋巴结以及肝脏有无转移。

三、鉴别诊断

（1）食管良性狭窄：X 线钡餐检查可见管腔狭窄，但边缘整齐，无钡影残缺征象。食管镜检查可确定诊断。

（2）反流性食管炎：食管镜检查见黏膜炎症、糜烂或溃疡、但无癌瘤证据。

(3) 食管贲门失弛缓症:X线钡餐检查所见贲门梗阻呈梭状或漏斗状,边缘光滑吸入亚硝酸异戊酯后贲门暂时舒张,可使钡剂顺利通过。

四、方 证 论 治

当察其虚实标本主次诊治。初期属实,重在理气化痰行瘀以治标;后期以正虚为主,重在滋阴润燥,或补气温阳以治本。适当配合有关抗癌的单方治疗。

1. 启膈散证

主症 吞咽困难,进行性加重。

兼症 胸膈胀闷或隐痛,嗳气则舒,或伴大便艰涩,口干咽燥,舌红苔薄白,脉细弦。本证多见于食管癌早期。

病机 痰气交阻,升降失常。

治法 理气化痰、消瘀润燥。

方药 启膈散加减。北沙参 15g,丹参 15g,郁金 9g,砂仁(杵)3g,全瓜蒌 30g,代赭石(杵碎先煎)30g,石打穿 15g。

加减 气郁化火,心烦口苦去砂仁,加黄连 3g,炒山栀 9g,山豆根 12g。大便不通暂加生大黄 6g,莱菔子(炒研)15g。吞咽发噎哽者,可加枳壳、瓜蒌、刀豆子、煅瓦楞;胸膈痞闷甚者,可加柴胡、木香、陈皮、半夏;呕吐痰涎甚者,可加姜半夏、陈皮、竹茹、茯苓;口干舌燥者,可加生地、玄参、麦冬、花粉。

2. 通幽汤证

主症 饮食难下,或食入即吐,呕吐痰涎,甚则如赤豆汁。

兼症 胸膈疼痛有定处,形体明显消瘦,肌肤枯槁,舌质紫,脉细涩。本证多见于食管癌的中、晚期。

病机 阴虚血结,痰瘀梗塞。

治法 活血消瘀,滋阴软坚。

方药 通幽汤加减。干地黄 15g,全当归 9g,桃仁(杵碎)9g,丹参 12g,五灵脂 9g,川郁金 9g,海藻 9g,蜣螂 6g。

加减 若痰涎呕吐很多,加海蛤粉 12g,法半夏 9g,全瓜蒌 30g。若舌红无苔,心烦口干,粪如羊屎的,加诃子肉 6g,石斛 15g,半边莲 15g,并可另用五汁安中饮频频呷服;胸骨后疼痛甚者,可加青皮、木香、延胡索、五灵脂等;瘀血积滞、大便秘结者,可加当归、桃仁、大黄。

3. 温补脾胃汤证

主症 饮水难下,泛吐大量黏液白沫。

兼症 形体消瘦,精神衰颓,面浮足肿,腹脘作胀,间有腹泻,舌淡脉弱。本证多见于食道癌晚期。

病机 气液枯竭,癌肿阻塞。

治法 益气温脾,开通道路。

方药 温补脾胃汤(王道坤教授经验方)加减。人参 15g,黄芪 15g,白术、旱半夏各 15g,丁香、干姜各 3g,茯苓 12g,灵芝 15g,甘草 3g。食管通(含服)1g。食管通方组成:冰片、硼砂、硇砂、玄明粉、火硝,按 1:2:2:2:3 组成研末,每天三次,饭前含服 0.6~1g。

加减 呕恶不止,加代赭石(杵碎先煎)30g,旋覆花(布包煎)16g;神疲倦怠气虚者,可加独参汤;饮食难入者,可用五汁饮(芦根汁、生姜汁、韭汁、沉香汁、竹沥)频频呷服;食入即吐者,可加旋覆花、代赭石、姜半夏等;呕吐痰涎者,可加化橘红、杏仁泥、法半夏、胆南星、白芥子。

五、临床心得

本病的发病机制主要为气滞血瘀和正虚瘀阻。治疗本病应用活血化瘀、扶养脾肾和清热解毒等疗法进行治疗。《素问·阴阳别论篇》曰:"三阳结,谓之膈……膈者,胸膈阻塞,饮食不下也";又说:"……肾水既干,阳火偏盛,熬煎津液而致三阳热结而成膈";叶天士指出:"噎膈一证……或恣意饮酒以致阳气内结,阴血内枯而成";张景岳说:"脾肾不足之人,多有积聚之病。……凡治噎膈大法,当以脾肾为主,治脾者宜从温养,治肾者宜从滋润"。我们临床上常遵此论治。

若放疗过程中患者有骨髓抑制引起的白细胞下降、血小板减少和贫血症状,此乃为高热灼阴、津液气血亏虚之证;治宜养阴生津、滋补肝肾之法;可用黄芪、太子参、人参、当归、生地黄、熟地黄、阿胶、枸杞子、女贞子、旱莲草、龙眼肉、紫河车、黄精、首乌、山萸肉等药。

若放疗期间出现咽干舌燥以及放射性食管炎等症状,可用养阴生津、清热解毒药,如生地黄、玄参、麦冬、花粉、石斛、芦根、山豆根、草河车、半枝莲、白花蛇舌草、金银花等。

此外,化疗过程中常见患者有消化道症状,如恶心呕吐、食欲缺乏、腹胀、腹泻等症状,此为化疗药物刺激引起的脾胃不和之证;宜用健脾和胃之法,药物如橘皮、竹茹、姜半夏、苏叶、黄连、党参、白术、茯苓、甘草、木香、砂仁、焦三仙等。若化疗期间出现骨髓抑制、全身衰弱以及炎性反应,如发热、患部疼痛、口腔黏膜溃疡、静脉炎等症状,可用益气养血、滋补肝肾、清热解毒之法;药物有生黄芪、北沙参、西洋参、熟地黄、当归、白芍、女贞子、旱莲草、黄精、首乌、金银花、连翘、黄芩、生石膏、知母、青蒿等药。

六、其他治疗

(一)中成药(市售)治疗

(1)复方天仙胶囊(吉林通化白山制药厂出品):具有清热解毒、散结止痛、补气养血之功能,适用于食管癌患者。本品与放疗、化疗配合使用可明显提高治疗效果,减轻由放疗、化疗引起的毒副作用,并可提高机体免疫功能。每日三次,每次2~4粒,饭后半小时用蜂蜜水或温开水送服(吞咽困难者可将药粉倒出服用)。每个疗程为一个月,停药3~7天再继续服用。孕妇忌服。

(2)抗瘤消炎胶囊(中日友好医院处方,河北紫薇山制药厂加工):又名加味犀黄胶囊,具有开窍解毒、消肿止痛之功能,适用于常见肿瘤。服法:每日两次,每次三粒,温开水送服。孕妇忌服。

(二)西医治疗

1. 治疗原则

(1)依据癌的分期、位置、细胞类型、生物学特性和患者周身状况,全面考虑确定。早期手术仍为可望治愈的首选方案。

(2)根治性切除:主要适用于0~Ⅱ期和部分Ⅲ期(T3 N1 M0)患者,虽局部外侵明显(T3),只要癌尚局限,患者条件允许,应力争彻底切除肿瘤及相应淋巴结,以达根治目的。

(3)姑息性切除:是指癌已侵及毗邻组织(T4)并有区域淋巴结明显转移(N1),或伴有主要脏器的功能障碍,难以施行根治性切除,亦应争取原发灶的姑息切除,以利术后应用综合治疗,延长生存时间。

（4）减灶手术：一般用于癌周器官已有严重浸润未能切除的病例，可按术中具体情况，采用食管胃转流术，胃或空肠造瘘或腔内置管等减灶手术，术后辅助放疗或化疗等综合治疗。

（5）治疗前必须取组织学诊断，明确细胞类型。

2. 治疗方案的选择

（1）食管早期鳞癌（黏膜癌和黏膜下癌）根治性切除后，病理证实无淋巴结转移者，手术后无需常规应用放疗或化疗。

（2）中晚期癌，瘤体较大，外侵明显，特别是细胞分化程度较差者，手术前给以放疗、化疗，可以提高切除率和远期生存率。

（3）食管小细胞癌，由于其高度恶性和早期广泛转移的特性，多于术后短期内死亡，故一般应以非手术疗法为主。

（4）手术中如有明显癌残留，做好金属标记，术后辅以局部照射，或术中植入^{125}I。

（5）对拒绝手术或手术未能切除者，可行放疗、化疗或介入性治疗，或中西医结合药物治疗。

（6）一般除不适于根治性切除者（T4）外，均应争取行颈部吻合，同时作全纵隔淋巴结清除。

（三）针灸疗法

（1）针刺疗法：天鼎、止呕（位于廉泉与天突连线之中点，有止呕化痰的作用，针刺时针尖刺向天突）、巨阙、上脘、中脘为主穴；内关、足三里、风门、厥阴俞、督俞（右）、肠俞、肝俞（左）、脾俞（右）、胆俞、渊腋等穴为配穴；同时加服中草药急性子、半枝莲、红枣、陈皮、半夏、茯苓、苍术、党参、黄芪、桂枝，水煎服。对晚期食管癌患者有明显疗效。

（2）吞冰球扩张食管疗法：本法适用于食管癌术后吻合口狭窄或食管癌复发梗阻之患者。取凉开水制成小冰块一杯，以手温促其表面溶化成光滑的小冰球，随做随吞，开始冰球直径可为0.5cm，逐渐加大，直到使劲下咽刚能吞下为度，每日可吞3～5次；待应用熟练后也可用质地坚硬的冰棍，在口中溶化成圆形冰球立即下吞，也能起到扩张食管的作用。

七、预防与调理

1. 调畅情志

在各种消化道肿瘤患者中确有部分患者在日常生活和工作中存在生闷气，情绪抑郁、激动、情绪压抑等现象，从而影响气机升降出入诱发胸闷脘堵、两胁串痛、饮食发噎、呃逆呕吐等肝郁气滞、肝胃不和之症状，进而导致血瘀水停。因此，坚持陶冶情操，保持情绪开朗，遇事不急躁，培养良好的文化修养，做到“恬淡虚无，真气从之，精神内守，病安从来”，也是预防的关键所在。

2. 养成良好的生活习惯

在食管癌发病病因中有很多是与不良生活习惯和嗜好有关的，如长期大量饮酒、吸烟和不良的饮食习惯。某些酒精饮料中含有亚硝胺致癌物质，烟草焦油中含有多种致癌物质。所以，节制烟酒也是预防食管癌的措施之一。另外，粗糙食物或较硬、过热的食物及快速进食等也是引起食管癌的因素之一。所以，要改变“粗、硬、热、快”的不良饮食习惯，可以吃较软易消化的食物，吃温热的食物，要细嚼慢咽，有利于胃肠道的吸收与消化。另外，也不要吃含有亚硝胺的食物，如发霉的酸菜、咸菜、酸奶疙瘩以及炸焦的食物。建议多吃新鲜蔬菜和水果，以增加机体对维生素

C 的摄入量。

3. 积极治疗癌前疾患

对癌前疾患，如食管炎、白斑、息肉、憩室、瘢痕性狭窄以及贲门失弛缓症和裂孔疝等，虽然是一些良性疾患，但对食管癌和贲门癌的发生有促进作用，甚或引致癌变。有这些癌前疾患的患者，应按辨证论治的原则进行治疗。

4. 体育锻炼

适量的体育锻炼可增强体质，提高机体的抗病能力，对预防肿瘤有积极作用。可根据自己的体力与爱好，参加有氧运动，晨起慢跑、晚间散步，做广播体操、太极拳、八段锦、易筋经、养生气功等。

一旦经过临床确诊的食管癌患者，多数已失去治愈的机会。对早期发现者若能及时进行手术治疗、放射线治疗和中药治疗，是可能提高五年存活率的。若发现食管癌较晚，失去手术的机会，完全用中药对症处理，也可改善部分症状，减轻患者痛苦，延长存活时间。

八、疗效评定标准

1. 临床疗效标准

食管癌的疗效判定标准国内均采用中国抗癌协会第一次全国食管癌学术会议修订的药物治疗食管癌的临床疗效标准。

（1）近期疗效评定标准：

完全缓解（CR）　可测量的肿瘤完全消失，内镜检查未见病灶，涂片及活检均未见癌细胞。持续超过 1 个月。

部分缓解（PR）　可测量的肿瘤缩小>50%，无新病灶出现，持续超过 1 个月。

微效（MR）　可测量的肿瘤缩小≥25%，但<50%，无新病灶出现，持续 15 天超过 1 个月。

稳定　可测量的肿瘤缩小<25%，无新病灶出现，持续超过 1 个月。

恶化　可测量的肿瘤发展或有新病灶出现。

（2）远期疗效评定：自开始治疗至死亡或末次随诊的时间为治疗后生存时间。可以“月”为单位计算治疗后生存月数，或以“年”为单位计算治疗后 1、2、3、4、5 年生存率。

2. 证候疗效标准

所有症状都分为无、轻、中、重四级（参照附录 3），在主症分别记 0、2、4、6 分，在次症则分别记 0、1、2、3 分。对于舌脉则分为正常和非正常两级，在主症分别记 0、2 分，在次症分别记 0、1 分。

临床痊愈　症状、体征消失或基本消失，证候积分减少≥95%。

显效　症状、体征明显改善，证候积分减少≥70%，但<95%。

有效　症状、体征均有好转，证候积分减少≥30%，但<70%。

无效　症状、体征均无明显好转，甚或加重，证候积分减少<30%。

中国早期食管癌筛查及内镜诊治

专家共识意见（2014 年，北京）（节录）

中华医学会消化内镜学分会　中国抗癌协会肿瘤内镜专业委员会

一、引言

食管癌（esophageal cancer，EC）是起源于食管黏膜上皮的恶性肿瘤，是临床常见的恶性肿瘤之一。在全球范围内，食管癌的发病率在恶性肿瘤中居第8位，死亡率居第6位。我国是食管癌最高发的国家之一，每年食管癌新发病例超过22万例，死亡约20万例，提高我国食管癌诊疗水平是艰巨而紧迫的医学研究难题。

目前，90%以上的食管癌患者确诊时已进展至中晚期，生活质量低，总体5年生存率不足20%。而仅累及黏膜层和黏膜下浅层的早期食管癌通常经内镜下微创治疗即可根治，取得与外科手术相当的疗效，且具有创伤小、痛苦少、恢复快的优势，患者5年生存率可>95%。“中国癌症预防与控制规划纲要(2004—2010)”明确指出，癌症的早期发现、早期诊断和早期治疗是降低死亡率、提高生存率的主要策略。在提高早期病变检出率和诊断率的基础上进行内镜下早期治疗，是改善食管癌患者预后、节约国家医疗资源、减轻家庭和社会负担的有效途径。

近年来，国际上关于食管癌的共识意见主要有美国国家综合癌症网络(National Comprehensive Cancer Network，NCCN)的“食管和食管胃连接处癌临床处理指南”、欧洲肿瘤学会(European Societyfor Medical Oncology，ESMO)的“食管癌诊断、治疗和随访临床实践指南”和日本食道学会(Japan Esophageal Society)的“食管癌诊断和治疗指南”。为指导我国食管癌高发区筛查工作和规范食管癌的临床诊疗，国家卫生部先后颁布了“上消化道癌筛查及早诊早治技术方案”和“食管癌规范化诊治指南(试行)”，中国抗癌协会食管癌专业委员会在2013年出版了“食管癌规范化诊治指南”。然而，目前我国仍缺乏针对早期食管癌筛查、内镜诊治等内容的共识意见，因此，中华医学会消化内镜学分会联合中国抗癌协会肿瘤内镜专业委员会，组织我国消化、内镜、外科、肿瘤、病理等多学科专家，共同制订了本共识意见。

二、定义和术语

1. 食管癌前疾病和癌前病变：食管癌前疾病(precancerous diseases)指与食管癌相关并有一定癌变率的良性疾病，包括慢性食管炎、Barrett食管、食管白斑症、食管憩室、贲门失弛缓症、反流性食管炎、各种原因导致的食管良性狭窄等。癌前病变(precancerous lesions)指已证实与食管癌发生密切相关的病理变化，食管鳞状上皮异型增生与鳞状细胞癌(以下简称鳞癌)发生密切相关，属鳞癌的癌前病变，Barrett食管相关异型增生则是腺癌的癌前病变。

2. 上皮内瘤变和异型增生：世界卫生组织(WHO)肿瘤组织学分类(2000年第3版)将上皮内瘤变的概念引入胃肠道癌前病变和早期癌的诊断，拟代替异型增生(dysplasia)等名词。低级别上皮内瘤变(low-grade intraepithelial neoplasia，LGIN)相当于轻、中度异型增生，高级别上皮内瘤变(high-grade intraepithelial neoplasia，HGIN)则相当于重度异型增生和原位癌。一项随访13.5年的队列研究提示，食管鳞状上皮轻、中度异型增生癌变率分别为25%和50%左右，重度异型增生癌变率约为75%，故部分中国病理学家仍主张使用三级分类方法，将食管鳞癌的癌前病变分为轻、中、重度异型增生，建议病理报告中同时列出两种分级标准的诊断结论。异型增生与既往使用的术语不典型增生为同义词，处理原则相同。

3. Barrett食管：指食管下段的复层鳞状上皮被化生的单层柱状上皮所替代的一种病理现象，可伴有肠上皮化生。

4. 表浅型食管癌(superficial esophageal cancer)：指局限于黏膜层和黏膜下层，有或无淋巴结转移的食管癌(T1a和T1b期食管癌)。

5. 早期食管癌(early esophageal cancer)：目前国内较为公认的定义指病灶局限于黏膜层和黏膜下层，不伴有淋巴结转移的食管癌。

6. 食管癌组织病理学分型：常见组织病理学类型为鳞癌和腺癌，鳞癌亚型包括基底细胞样鳞癌、疣状癌、梭形细胞鳞癌(肉瘤样癌)等；其他少见类型包括神经内分泌癌(小细胞癌、大细胞癌)、腺鳞癌、涎腺型癌(腺样囊性癌、黏液表皮样癌等来源于食管腺体)。鳞癌和腺癌根据其分化程度分为高分化、中分化和低分化。

7. 整块切除(en bloc resection)：病灶在内镜下被整块切除并获得单块标本。

8. 水平/垂直切缘阳性：内镜下切除的标本固定后每隔2～3mm垂直切片，标本侧切缘有肿瘤细胞浸润为水平切缘阳性，基底切缘见肿瘤细胞浸润则称为垂直切缘阳性。

9. 完全切除(complete resection/RO resection)：切除标本的水平和垂直切缘均为阴性。

10. 治愈性切除(curative resection)：切除标本的水平和垂直切缘均为阴性且无淋巴结转移风险。

11. 残留(residual)：指术后6个月以内原切除部位以及周围1cm内发现肿瘤病灶。

12. 局部复发(local recurrence)：指术后6个月以上原切除部位以及周围1cm内发现肿瘤病灶。

13. 同时性多原发食管癌(synchronous multiple esophageal cancers)：指内镜治疗后12个月以内在原切

除部位 1cm 以外发现的新食管癌病灶，可能源自治疗时遗漏的微小癌灶。

14. 异时性多原发食管癌（metachronous multiple esophageal cancers）：指内镜治疗后超过 12 个月在原切除部位 1cm 以外发现的新食管癌病灶。

三、流行病学

据 2014 年世界癌症报告统计，食管癌发病率居恶性肿瘤的第 8 位，在 2012 年约有 45.6 万新发病例，占全球新发恶性肿瘤病例的 3%；食管癌居世界癌症死因第 6 位，2012 年死亡病例约 40 万，占全球癌症死亡人数的 5%。按伤残调整寿命年估计，世界食管癌负荷占所有恶性肿瘤负荷的 5%，居恶性肿瘤负荷第 8 位。非洲东部和南部以及东亚地区发病率最高，非洲中、西部以及中美洲则为低发地区。世界范围内食管癌主要的病理类型为鳞癌和腺癌，鳞癌多位于食管中、上段，腺癌则多位于食管下段。食管癌高发区多属欠发达地区，鳞癌占 90% 以上；而在北美、西欧等发达国家，腺癌比例超过半数，且呈持续上升趋势。

《中国肿瘤登记年报》2009 年数据显示，在我国肿瘤登记地区，食管癌是继胃癌、结直肠癌和肝癌之后最常见的消化道肿瘤，发病率为 22.14/10 万，同期死亡率为 16.77/10 万，居恶性肿瘤死亡率的第 4 位。我国食管癌病理学类型以鳞癌为主，比例超过 90%。鉴于我国食管癌多为鳞癌，在本共识正文第四至第九部分中，如未特殊说明，食管癌均指食管鳞癌，只在第十部分对食管腺癌进行简要介绍。GLOBOCAN2012 最新数据显示，我国食管鳞癌新发病例数约占世界新发鳞癌总数的 53%，腺癌则占 18%。我国食管癌发病地区差异明显，高发区与周边相对低发区形成鲜明对比，构成我国食管癌最典型的流行病学特征。高发省份为河北、河南、山西、福建，其次为新疆、江苏、甘肃、安徽等。食管癌最密集区域位于河北、河南、山西三省交界的太行山南侧，尤以磁县为著，在秦岭、大别山、川北、闽粤、苏北、新疆等地也有相对集中的高发区。男性食管癌发病率与死亡率均高于女性，男女比例接近 2∶1，农村发病率与死亡率较城市约高 1.7 倍，年龄标化后两者差距超过 2 倍。在食管癌高发区，患者发病和死亡年龄较非高发区提前 10 年左右。我国食管癌登记资料和全国第三次死因调查数据显示，近年来食管癌发病率和死亡率总体呈下降趋势，与国家在食管癌高发区持续推行人群筛查和针对特定危险因素进行干预有关。然而，某些地区食管癌筛查和早诊早治项目的推广力度还有待加强，同时诸如吸烟、饮酒、环境污染等新的危险因素影响日趋增长，食管癌发病率下降非常缓慢，防控形势依然严峻。目前，我国食管癌发病数和死亡数均约占世界同期数据的 49%。近期，我国发布了目前国内最大规模的肿瘤 5 年生存随访数据，17 个肿瘤登记地区超过 1.6 万例食管癌患者的年龄标化 5 年相对生存率仅为 20.9%，男性为 19.9%，女性为 23.6%，早期食管癌所占比例低是患者预后不良的重要原因。按伤残调整寿命年计算，我国食管癌负荷沉重，约为世界平均水平的 2 倍。

四、危险因素

食管癌的具体病因尚不明确，但有关其发病危险因素的研究已取得一定进展。目前认为食管癌的发生、发展是饮食和生活方式、人口学因素、环境与遗传因素、感染因素等若干因素协同作用的结果。

（一）食管癌的危险因素

1. 饮食和生活方式：食管癌的发病与饮食因素密切相关。吸烟、饮酒、口腔卫生差等不良生活方式也被认为与食管癌发病潜在相关。

（1）饮食因素：食物生产、加工和储存过程中均有可能受到真菌污染。研究报道，我国食管癌高发区食物中存在严重的真菌污染，且多为不同菌株的混合污染。其作用机制包括产生促癌毒素或促进食物中亚硝胺合成并与其协同致癌。腌制食品和红肉类与食管癌发生风险升高相关，高温食物、辛辣和油炸食品亦可增加食管癌发生风险。

（2）吸烟和饮酒因素：吸烟、饮酒是食管鳞癌明确的危险因素。吸烟导致食管鳞癌的可能机制包括对食管细胞的基因毒性作用和长期吸烟所致的亚硝胺累积效应。戒烟可显著降低食管鳞癌的发生率。重度饮酒者发生食管鳞癌的风险明显升高。Meta 分析显示，吸烟与饮酒可协同作用，进一步提高食管鳞癌的发生率。

（3）口腔卫生因素：对我国食管癌高发区人群的调查发现，多数居民口腔卫生差，易发生龋齿或缺齿，口腔内细菌滋生，亚硝胺类物质含量较高，增加罹患食管鳞癌的风险。此外，口腔卫生不良可与萎缩性胃炎协同作用，增加食管鳞癌的发生风险。

2. 人口学因素：我国食管癌发病率随年龄增长而逐渐增加。男性患者食管癌的诊断年龄早于女性患者。2014 年世界癌症报告数据提示，男性食管癌发病率和死亡率约为女性的 2～4 倍。

我国男性食管癌发病率和死亡率也高于女性，男女比例接近 2∶1。

3. 家族史和遗传易感性：我国食管癌高发区存在明显的家族聚集现象，可能与患者具有共同的遗传背景有关，也可能是由患者及其家属共同暴露于特定的环境因素所致。国外研究尚未发现食管癌尤其是食管鳞癌有明显的家族聚集倾向。食管鳞癌发生、发展的确切机制尚未阐明，可能与食管鳞癌患者部分染色体、基因异常有关。最新研究发现了多个食管鳞癌易感位点，这些位点的多态性与饮酒协同作用，直接影响食管鳞癌的发生。

4. 感染因素：人类乳头瘤病毒(humanpapillomavirus，HPV)感染是一些食管癌高发区的重要致病因素，尤其是 HPV-16 与食管鳞癌发生呈正相关，HPV 感染者罹患食管鳞癌的风险较普通人群升高近 3 倍。

5. 其他因素：胃黏膜萎缩患者罹患食管鳞癌的风险较普通人群人高 2 倍。头颈部和上呼吸道鳞癌与食管鳞癌同时或异时发生的概率分别为 14% 和 3%，对头颈部癌患者常规行内镜筛查可提高食管癌早期诊断率。贲门失弛缓症患者进展为食管鳞癌的风险是普通人群的 16～33 倍。胼胝症患者食管鳞癌风险显著升高。另外，1% ～4% 的食管癌患者有吞服酸、碱等导致的食管腐蚀性损伤病史。

(二)食管癌的报警症状

食管癌可能的报警症状包括：胸骨后疼痛不适、进食通过缓慢并有滞留感或哽噎感、进行性吞咽困难、上腹部隐痛不适、消化道出血(呕血、黑便等)、消瘦等。我国台湾地区一项研究显示，体质量减轻、消化道出血、吞咽困难和年龄>45 岁与消化不良人群上消化道癌的发生密切相关。国内有学者对超过 10 万例的上消化道内镜数据进行分析，结果显示报警症状对该人群上消化道肿瘤的预测价值有限，仅吞咽困难症状有重要提示作用。但出现吞咽困难症状时绝大多数肿瘤已进展至中晚期，因此在我国，报警症状并不能作为上消化道内镜检查必要性的决定因素。考虑我国内镜检查费用较低、普及率较高的国情，建议对有上消化道症状的患者及时行内镜检查以降低肿瘤漏诊率。

五、筛查

我国食管癌发病和死亡人数均居世界首位，20 世纪 50 年代以来，食管癌筛查和早诊早治一直受到国家卫生主管部门的重视。在食管癌高发区，食管癌筛查和早诊早治工作已初见成效。在非高发区，开展大规模人群普查并不符合我国国情，提高各级医疗机构肿瘤机会性筛查的检出率是现阶段较为可行的策略。

(一)筛查对象

根据我国国情、食管癌危险因素及其流行病学特征，符合下列①和②～⑥中任一项者应列为食管癌高危人群，建议作为筛查对象：①年龄>40 岁；②来自食管癌高发区；③有上消化道症状；④有食管癌家族史；⑤患有食管癌前疾病或癌前病变；⑥具有其他食管癌高危因素(吸烟、重度饮酒、头颈部或呼吸道鳞癌等)。

(二)筛查方法

内镜和活检病理检查是目前诊断早期食管癌的金标准。内镜下可直观地观察食管黏膜改变，评估癌肿状态，拍摄或录制病变影像资料，并可通过染色、放大等方法评估病灶性质、部位、边界和范围，一步到位地完成筛查和早期诊断。内镜下食管黏膜碘染色加指示性活检的组合操作技术已成为我国现阶段最实用有效的筛查方法。电子染色内镜等内镜新技术在早期食管癌筛查中的应用价值尚处于评估阶段，既往使用的食管拉网细胞学检查、上消化道钡餐等筛查方法因诊断效能以及接受度等问题，已基本被淘汰，不作推荐。

六、内镜精查

(一)检查前准备

1. 检查前患者应禁食≥6h，禁水>2h，有梗阻或不完全梗阻症状者应延长禁食、禁水时间。

2. 检查前应取得知情同意，并向患者做好解释工作，消除患者的恐惧感，嘱其平静呼吸，不要吞咽唾液，避免不必要的恶心反应。

3. 检查前 10～20min 可给予患者黏液祛除剂(如链酶蛋白酶)和祛泡剂(如西甲硅油)口服，以清除上消化道内黏液和气泡，改善视野，提高微小病变的检出率。

4. 检查前 5min 给予 1% 盐酸达克罗宁胶浆或 1% 利多卡因胶浆 5～10mL 含服，或咽部喷雾麻醉。有条件的单位可在麻醉师配合下使用静脉镇静或麻醉，可提高受检者对内镜检查的接受度。

(二)内镜检查过程

1. 患者取左侧卧位，头部略向前倾，双腿屈曲。检查者应注意安抚和鼓励受检者，以期配合检查。经口插镜后，内镜直视下从距门齿 16cm 开始缓慢循腔进镜，仔细观察每一厘米的食管黏膜状态，注意黏膜色泽、光滑度、蠕动和内腔的形状，并完成后续对胃、十二指肠的检查。尽量在进镜时观察未被内镜摩擦的正常黏膜和黏膜病灶的原始状态。检查过程中，如腔内附有黏液、唾液或气泡，应用清水或黏液祛除剂和祛泡剂及时冲洗吸引后再继续观察。如发现病变则需确定病变的具体部位、范围和形态，并详细描述，同时拍照记录。

2. 如进镜时受检者咽反射强烈，观察颈段食管内腔较为困难，在退镜至此处时，嘱受检者屏气数秒，可使颈段食管良好扩张，便于观察。进入距门齿约 40cm 的胃食管交界区时可嘱受检者深吸气后屏气数秒，胃食管交界区向食管侧移动，较易观察并可在直视下摄片。

3. 保证内镜图片数量和质量：为保证完全观察清楚整个上消化道，目前较为公认的摄影法推荐留图 40 张。观察食管时每隔 5cm 至少拍摄一幅图片。如发现病灶，需额外留图。同时，需保证每张图片的清晰度。

（三）内镜检查技术

1. 普通白光内镜：食管黏膜病灶有以下几种状态：①红区，即边界清楚的红色灶区，底部平坦；②糜烂灶，多为边界清楚、稍凹陷的红色糜烂状病灶；③斑块，多为类白色、边界清楚、稍隆起的斑块状病灶；④结节，直径在 1cm 以内，隆起的表面黏膜粗糙或糜烂状的结节病灶；⑤黏膜粗糙，指局部黏膜粗糙不规则、无明确边界的状态；⑥局部黏膜上皮增厚的病灶，常遮盖其下的血管纹理，显示黏膜血管网紊乱、缺失或截断等特点。内镜医师应提高对上述特征的认识，在检查时注意观察黏膜的细微变化，锁定可疑区域是开展后续精查的基础。

2. 色素内镜：将各种染料散布或喷洒在食管黏膜表面，使病灶与正常黏膜在颜色上形成鲜明对比，能更清晰地显示病灶范围，便于进行指示性活检。色素内镜常用染料有碘液、甲苯胺蓝等，可单一染色，也可联合使用。

（1）碘染色：正常鳞状上皮细胞内富含糖原，遇碘可变成深棕色，而早期食管癌以及异型增生组织内糖原含量减少甚至消失，呈现不同程度的淡染或不染区。根据病变着色深浅、范围以及边缘形态进行指示性活检，可提高高危人群早期鳞癌和异型增生的检出率。该法不适用于碘过敏、甲亢患者。

（2）甲苯胺蓝染色：因肿瘤细胞增殖活跃，富含核酸类物质，易被碱性染料甲苯胺蓝染色，而正常细胞核内遗传物质相对较少，遇甲苯胺蓝着色不明显。与碘染色相比，甲苯胺蓝染色对操作技术要求更高，耗时长，假阳性率较高，在国内并不常用。

（3）联合染色：单一染色对早期食管癌及其癌前病变的检出效率受到染色原理、染色剂浓度等因素影响，而联合染色法可使各染色方法取长补短，如碘液-甲苯胺蓝染色法和碘液-亚甲蓝染色法检出早期食管鳞癌及其癌前病变的准确率高于单一碘染色，对病变浸润程度的评估也有一定价值。

3. 电子染色内镜：通过特殊的光学处理实现对食管黏膜的电子染色，较白光内镜能更清楚地显示黏膜表面结构、微血管形态和病变范围，又可弥补色素内镜的染色剂不良反应、染色耗时长等不足。电子染色内镜与普通白光内镜之间可实现反复切换对比观察，操作更为简便。

窄带成像技术（narrow band imaging，NBI）已广泛应用于临床，其对早期食管癌的诊断价值已得到公认。NBI 在食管鳞癌筛查方面较普通白光内镜有明显优势，另有研究报道，其诊断食管鳞癌的准确性和特异性优于碘染色，但尚需更多研究进一步证实。利用 NBI 结合放大内镜观察食管上皮乳头内毛细血管袢（intrapapillary capillary loops，IPCL）和黏膜微细结构有助于更好地区分病变与正常黏膜以及评估病变浸润深度，已成为早期食管癌内镜精查的重要手段。

智能分光比色技术（flexiblespectral imaging color enhancement，FICE）将白光分解成不同波段，可进行多达 50 种光谱组合，从而获得不同黏膜病变的最佳图像，能较清晰地显示 IPCL，可作为碘染色的重要补充。高清智能电子染色内镜技术（IScan）增强了不同性质黏膜间颜色的对比，在表面增强、对比度、色调处理方面有了很大提升。蓝激光成像技术（blue laser imaging，BLI）联合使用 410nm、450nm 两种波长激光，可获得黏膜表浅和深部血管以及黏膜结构的高清图像，得到更大的景深并保证明亮度，改善早期食管鳞癌与周围正常黏膜的对比度，并可结合放大技术精细观察。上述技术在食管癌筛查和精查中的应用有待深入研究。

4. 放大内镜（magnifying endoscopy）：放大内镜是在普通内镜的前端配置有一个可调焦距的放大系统，可将食管黏膜放大几十甚至上百倍，有利于观察组织表面显微结构和黏膜微血管网形态特征的细微变化，尤其是在与电子染色内镜相结合时，对黏膜特征的显示更为清楚，可提高早期食管癌诊断的准确性，指导治疗方式的选择。

5. 共聚焦激光显微内镜（confocallaserendo-microscopy，CLE）：可将组织放大至 1000 倍，从微观角度显示细胞和亚细胞结构，在无需活检的情况下即可从组织学层面区分病变与非病变区域，实现“光学活检”。

CLE 可实时提供早期食管癌的组织学图像，且精确度较高，省去了病理活检步骤，大大缩短了诊断时间。利用 CLE 三维重建技术对食管鳞状上皮表面成熟度进行评分，可有效区分鳞状上皮内瘤变与非肿瘤上皮。

6. 自发荧光内镜（auto fluorescence imaging，AFI）：可将正常组织与病变组织自发荧光光谱间的差异转换为成像颜色的差异而加以区分。但其对设备要求较高，检出食管鳞状上皮异型增生的敏感性和阳性预测值较低，目前临床应用较少。

早期食管癌的内镜精查应以普通白光内镜检查为基础，全面细致地观察食管的各个部分。根据各医院的设备状况和内镜医师经验，综合使用染色内镜、放大内镜、CLE 等特殊技术，可进一步突显早期食管癌的内镜下表现，并有助于了解病变范围、浸润深度和病理类型，指导治疗方案的选择。早期食管癌内镜精查流程见图 5。

（四）早期食管癌及其癌前病变的内镜下分型和病变层次分类

1. 病变内镜下分型：依照 2002 年巴黎分型标准和 2005 年巴黎分型标准更新版，表浅型食管癌及其癌前病变（Type0）分为隆起型病变（0-Ⅰ）、平坦型病变（0-Ⅱ）和凹陷型病变（0-Ⅲ）。0-Ⅰ型又分为有蒂型（0-Ⅰp）和无蒂型（0-Ⅰs）。0-Ⅱ型根据病灶轻微隆起、平坦、轻微凹陷分为 0-Ⅱa、0-Ⅱb 和 0-Ⅱc 三个亚型。0-Ⅰ型与 0-Ⅱa 型病变的界限为隆起高度达到 1.0mm（与张开活检钳单个钳片厚度 1.2mm 比较），0-Ⅲ型与 0-Ⅱc 型界限为凹陷深度达到 0.5mm（与张开活检钳单个钳片厚度的一半 0.6mm 比较）。同时具有轻微隆起和轻微凹陷的病灶根据隆起/凹陷比例分为 0-Ⅱc+Ⅱa 和 0-Ⅱa+Ⅱc 型；凹陷和轻微凹陷结合的病灶根据凹陷/轻微凹陷比例分为 0-Ⅱc+Ⅲ和 0-Ⅲ+Ⅱc 型（图 6）。

2. 病变层次分类：病变仅局限于上皮内（epithe-lium，EP），未突破基底膜者，为 M1（原位癌/重度异型增生；Tis）。早期食管癌分为黏膜内癌和黏膜下癌：黏膜内癌分为 M2 和 M3，M2 指病变突破基底膜，浸润黏膜固有层（lamina propria mucosa，LPM），M3 指病变浸润黏膜肌层（muscularis mucosa，MM）；黏膜下癌分为 SM1、SM2 和 SM3，SM1 指病变浸润黏膜下层上 1/3，SM2 指病变浸润黏膜下层中 1/3，SM3 指病变浸润黏膜下层下 1/3。对于内镜下切除的食管鳞癌标本，以 200μm 作为区分黏膜下浅层和深层浸润的临界值。

3. 病变内镜下形态与病变层次的关系：黏膜内癌通常表现为 0-Ⅱb 型、0-Ⅱa 型和 0-Ⅱc 型，病灶表面光滑或呈规则的小颗粒状；黏膜下癌通常为 0-Ⅰ型和 0-Ⅲ型，病灶表面呈不规则粗颗粒状或凹凸不平小结节状。应用上述标准，可初步预测病变所达层次。我国学者将早期食管癌病理形态分为隐伏型（充血型）、糜烂型、斑块型和乳头型：隐伏型多为原位癌；糜烂型大部分为原位癌，部分为早期浸润癌，癌细胞分化较差；斑块型最多见，大部分为早期浸润癌，癌细胞分化较好；乳头型主要为早期浸润癌，癌细胞分化一般较好。

（五）活组织病理检查

内镜下发现可疑病变应行活检，活检块数根据病变范围和大小确定。提倡应用色素内镜、新型内镜技术进行指示性活检。黏膜活检取材要求标本应足够大，深度尽可能达到黏膜肌层。与术后病理诊断相比，活检病理诊断存在一定比例的诊断误差（绝大部分为诊断不足），经仔细评估必要时可行内镜下诊断性切除。详情参见“中国消化内镜活组织检查与病理学检查规范专家共识（草案）”。

七、术前评估

病灶范围、病变层次和淋巴结转移评估术前准确判断肿瘤浸润深度、范围以及有无淋巴结转移是选择合理治疗方式和评估预后的先决条件。目前，判断肿瘤范围主要借助色素内镜和电子染色内镜，对病变层次的评估则主要依靠内镜超声、IPCL 分型、病变内镜下形态等信息，但目前缺乏统一的标准，操作者经验水平易对诊断结果产生影响，准确的评估仍依据切除标本的病理诊断。

1. 内镜超声（endoscopic ultra sound，EUS）：EUS 下早期食管癌的典型表现为局限于黏膜层且不超过黏膜下层的低回声病灶。EUS 可清楚显示食管壁层次结构的改变、浸润深度和病变与邻近脏器的关系，T 分期的准确率可达 74%～86%，但对病变浸润深度的诊断准确性易受病变大小和部位的影响。EUS 诊断局部淋巴结转移的敏感性为 80%，明显高于 CT（50%）和 PET（57%），但特异性（70%）略低于后两者（分别为 83% 和 85%）；对食管癌腹腔淋巴结转移的诊断敏感性和特异性均高于 CT。内镜超声引导下细针抽吸术（EUS-guidedfine-needleaspiration，EUS-FNA）可进一步提高对可疑淋巴结转移的诊断效能。由于超声波穿透力有限，EUS 难以用于远处转移的评估，应结合 CT、MRI 或 PET-CT 等影像学检查进行评估。

2. 电子染色内镜联合放大内镜观察食管病变微血管等结构：NBI 联合放大内镜可清楚显示食管上皮 IPCL 的形态变化。最常用的 IPCL 分型为井上晴洋分型：Ⅰ型，形态规则，代表正常鳞状上皮黏膜；Ⅱ型，出现扩张和(或)延长表现,多为炎症性改变和非肿瘤组织;Ⅲ型,血管形态有轻微改变;Ⅳ型,出现扩张、迂曲、管径粗细不均或形态不规则改变中的2种或3种;V1型,同时出现扩张、迂曲、管径粗细不均和形态不规则四种改变;V2型,在V1型病变的基础上出现血管延长,原血管袢结构尚完整;V3型,IPCL不规则并伴有血管袢结构的部分破坏;VN型,出现增粗明显的新生肿瘤血管,原血管袢结构完全破坏。中、重度异型增生多表现为Ⅲ型、Ⅳ型,V型则提示癌变。V1、V2型病变一般未浸润黏膜肌层,是内镜下切除的良好适应证;V3型多浸润至M3和SM1,是内镜下切除的相对适应证;而VN型病变不适合内镜下切除,推荐行外科手术治疗。其他分型如表浅型食管病变微细血管分型(micro vascular patterns,MVP),除观察微血管形态外还考虑了乏血管区域(avascular area,AVA)的范围。日本食道学会结合上述两种分型的优点提出了更为简洁的新分型,初步验证发现其评估表浅食管鳞癌浸润深度的平均准确率达90%。

3. CT:是目前国内在进行食管癌临床分期时应

用最为普遍的影像学手段。CT扫描对食管癌术前T分期和N分期的诊断准确率>70%,对局部淋巴结和腹腔淋巴结转移的诊断敏感性均不如EUS,诊断远处转移的敏感性和特异性则分别为52%和91%。因此,临床上CT扫描常用于明确有无远处转移和转移部位,也可辅助EUS评估淋巴结转移状态。

4. MRI:MRI对食管癌T分期和N分期的诊断效能与CT相当,但扫描时间长,易受心脏、大血管搏动和呼吸运动影响产生伪影,可能影响肿瘤的T分期,且价格较CT昂贵,故一般不作为首选检查。

5. PET-CT:是PET和CT的同机融合,可同时评价病变的解剖结构异常和代谢功能异常。PET-CT在检测食管癌远处转移方面具有明显优势,但对早期食管癌的诊断价值有限,且检查费用高,国内不将其作为术前评估的常规手段。考虑到成本-效益因素,本共识推荐应用EUS等内镜技术联合增强CT获得病变层次、淋巴结转移和远处转移的信息,完善食管癌的术前分期。电子染色内镜联合放大内镜的精细观察是较有前景的术前评估方式,建议有条件的医疗单位开展进一步研究。

病理分型标准和临床处理原则参照1998年维也纳胃肠道上皮性肿瘤病理分型标准及其修订版(2002年),根据内镜和病理诊断,选择不同的临床处理方式(表1)。

表1　胃肠道上皮性肿瘤维也纳分型(修订版)

分类	诊断	临床处理
1	无肿瘤/异型增生	随访
2	不确定有无肿瘤/异型增生	随访
3	低级别上皮内瘤变 低级别腺瘤 低级别异型增生	随访或内镜下切除[a]
4	高级别上皮内瘤变 4.1　高级别腺瘤/异型增生 4.2　非浸润癌(原位癌) 4.3　可疑浸润癌 4.4　黏膜内癌	内镜下切除或外科手术局部切除[a]
5	黏膜下浸润癌	手术切除[a]

a 处理方式的选择应综合考虑病变大小、浸润深度(通过内镜、放射影像学或EUS等评估)以及患者年龄、伴随疾病等因素

八、内镜下非切除治疗

射频消融术(radio frequency ablation,RFA)利用电磁波的热效应发挥治疗作用,使组织脱水、干燥和凝固坏死,从而达到治疗目的,在多发、病变较长或累及食管全周的早期食管癌及其癌前病变的治疗中具有明显优势,其作用均匀,且治疗深度控制在10μm左右,降低了穿孔和术后狭窄的发生率。初步研究结果显示,RFA可用于Ⅱb型病变,且治疗前活检证实为食管鳞状上皮细胞中度和(或)重度异型增生以及局限于M2层的中-高分化鳞癌。符合条件的早期食管鳞癌及其癌前病变RFA术后12个月完全缓解率可达97%。但目前尚缺乏RFA对早期平坦型食管鳞癌疗效的大样本研究,长期疗效需进一步验证。环周型消

融系统多应用于多发、延伸较长或环周病变的治疗,治疗过程包括记录消融位置、测量食管内径、置入消融导管进行消融等步骤,依据病变和第一次消融情况,可在清除已消融病变黏膜后行第二次消融(图10);局灶型消融系统则多应用于局灶性病变和术后残余灶的处理,无需经过测量步骤。

食管癌的内镜下非切除治疗方法还包括光动力疗法(photo dynamic therapy,PDT)、APC、激光疗法、热探头治疗、冷冻疗法等,这些技术既可单独使用,也可与内镜切除术联合应用。PDT是利用特定激光激发选择性聚集于肿瘤组织的光敏剂产生单态氧,通过物理、化学、免疫等复杂机制导致肿瘤坏死的疗法,可用于处理大面积早期多灶病变,应注意光敏反应、术后穿孔、狭窄等不良事件。APC是一种非接触性热凝固方法,可有效处理食管癌前病变,应用于早期食管癌则需严格掌握适应证。非切除治疗方法致肿瘤毁损,不能获得组织标本进行精确的病理学评估,无法明确肿瘤是否完整切除,更无法判定肿瘤的转移风险,因此治疗后需密切随访,长期疗效还有待进一步研究证实。

九、早期食管腺癌

食管腺癌在我国食管癌中所占比例小,仅约1.2% ~6.5%。吸烟是食管腺癌的重要危险因素,而重度饮酒并非食管腺癌的危险因素。另外,有症状的胃食管反流病、Barrett食管、肥胖等也与食管腺癌的发生密切相关。而口服抗氧化剂、食用新鲜水果蔬菜可能降低Barrett食管发病率,进而减少食管腺癌的发生风险。幽门螺杆菌感染与食管腺癌发生呈负相关。

内镜联合活检病理检查是早期食管腺癌的重要诊断方法。色素内镜、电子染色内镜、CLE、AFI等在提高Barrett食管和早期食管腺癌的检出率方面亦各有优势。

早期食管腺癌的内镜下分型同鳞癌,但其0-Ⅰ型与0-Ⅱa型病变的界限为隆起高度达2.5mm(闭合活检钳厚度),0-Ⅲ型与0-Ⅱc型病变的界限为凹陷深度达1.2mm(张开活检钳单个钳片厚度)。

早期食管腺癌的治疗可参考食管鳞癌的治疗,表浅型食管腺癌内镜切除可获良好预后。与鳞癌相比,RFA技术在早期食管腺癌和Barrett食管伴异型增生的治疗中应用更为成熟,效果也更加确切。在伴有异型增生的Barrett食管的治疗中,RFA疗效与EMR相当,且具有更低的术后狭窄发生率。另外,EMR后辅助RFA治疗可在切除Barrett病灶后对周围可疑区域进行预防性处理,从而显著降低复发率和癌变率,长期完全缓解率可达95%。

第五节　胃　　癌

胃癌是起源于胃上皮的恶性肿瘤。是我国最常见的恶性肿瘤之一。在某些地区如甘肃河西走廊、胶东半岛、江浙沿海一带,占消化道恶性肿瘤的第一或第二位。发病年龄以40~60岁为最多,男性多于女性。我国每年约有16万人死于胃癌。1993年的第二次恶性肿瘤死亡抽样调查结果为胃癌仍高居死亡率首位。1996年我国肿瘤防治办公室公布,胃癌死亡率为25.21/10万。占同期恶性肿瘤总数的23.26%。早中期根治术后辅助化疗是近年研究热点。胃癌好发于幽门区特别是幽门窦,其次为胃小弯,再次为胃贲门部,胃体及大弯侧甚少。

胃癌属于中医“反胃”、“噎膈”、“胃脘痛”等范畴。

一、病因病机

(一)中医病因病机

本病的发生常与情志、饮食及久病不愈等因素有关。

(1)情志不调:七情过激,或思虑过度,劳伤心脾,或郁怒伤肝,致气滞血瘀,痰浊、瘀血互结,阻隔胃气,升降失常,日久而成噎膈、反胃之病。肝气乘脾可引起胃痛、呕吐、不思饮食。损伤血络,可导致呕血、黑粪等症,日久亦可发为胃癌。

(2)饮食不节:嗜酒无度、恣食肥甘辛辣香燥之品,或恣食生冷,日久损伤脾胃,脾不健运,聚湿生痰,痰凝气阻血瘀,发为胃癌。

(3) 老年肾虚：脾胃为后天之本，气血生化之源，有赖肾之元气温煦濡养，肾阳不足，脾胃失于温煦，虚寒内生，阳气不足以化气行水，则气滞、湿聚、血瘀交结日久，发为本病。肾阴不足，胃失濡润，气滞血瘀亦可发为胃癌。

本病病位在胃，但与肝、脾、肾三脏功能失调有密切的关系，其发病以脾、肾虚衰为本，复因情志、饮食所伤，形成气滞、血瘀、痰浊互结而成。胃癌多属本虚标实之证，本虚为气血、阴阳不足；标实为气滞、血瘀、痰浊内蕴。初期以邪实为主，中期为虚实夹杂，晚期为气血阴阳衰微。

(二) 西医病因病机

目前胃癌的病因尚未明确。一般认为胃癌的发生与下列因素有关。

(1) 饮食习惯：摄入新鲜水果、蔬菜、乳制品和蛋白质不足。而是长期吃烟熏和腌制的鱼肉、咸菜、进食霉变食物和过多摄入食盐。因为在咸菜、腌制鱼肉等食品中，广泛含有硝酸盐，硝酸盐在胃内被细菌的还原酶转变成亚硝酸盐，再与胺结合成亚硝胺，亚硝胺长期作用于胃黏膜可致癌变。当胃酸偏低时，有利于亚硝胺的还原过程而易于发病；富含维生素 C 的新鲜水果、蔬菜能抑制亚硝酸盐与胺的结合发挥其抗癌变的作用。

(2) 癌前病变：根据长期的临床观察，某些胃部疾病易演变成胃癌，如慢性萎缩性胃炎，以及胃切除后因胆汁反流引起的残胃萎缩性胃炎，恶性贫血中的胃体萎缩性胃炎及腺瘤型胃息肉、少数有恶化倾向的胃溃疡患者。

(3) 幽门螺杆菌感染：1994 年世界卫生组织属下的国际癌肿研究机构(IARC)宣布幽门螺杆菌感染(Hp)是人类胃癌的 Ⅰ 类(即肯定的)致癌原。Hp 是一种硝酸盐还原剂，促成亚硝胺合成而致癌。

(4) 环境因素：环境因素与胃癌发病可能有关。生活在高纬度寒冷地区，因水源、土壤中硝酸盐含量较高。煤矿、石棉区居民，翻砂工、锻工、煤气工人等人群发病率较高。胃癌的发生有家族聚集的倾向，可能与长期生活在同一环境因素有一定的关系。

(5) 此外，某些微量元素缺乏(如碘)、免疫功能障碍、过度嗜好烟酒，均有增加胃癌发生的危险。

胃癌好发于胃窦部(58%)，其次为贲门(20%)，胃体区相对较少(15%)，全胃或大部分胃(7%)。早期胃癌，病变仅局限于黏膜或黏膜下层，常在胃镜检查时发现。病变范围侵及肌层者称中期，已侵及浆膜层或浆膜层外组织者称为晚期。中、晚期又合称为进展期。进展期胃癌的形态可分为溃疡型、溃疡浸润型、息肉型、弥漫浸润型和浅表扩散型。

胃癌的转移途径最早、最常见的是淋巴转移，除有幽门、胃部周围淋巴结转移外，还可通过胸导管向左锁骨上淋巴结转移，发生此种转移称为魏尔啸结节。其次是可直接蔓延至相邻器官。也可以通过血行播散，常累及于肝、肺、腹膜及肾上腺，腹腔内种植于肠壁、盆腔。病理组织学分类，一般将胃癌分为腺癌(包括乳头状腺癌、管状腺癌、黏膜腺癌和印戒细胞癌)、腺鳞癌、鳞状细胞癌、类癌、未分化癌。

二、辨　病

1. 临床表现

胃癌的早期 70% 以上的患者症状常不明显，缺乏特征性，易与溃疡病等混淆。

(1) 早期症状：

1) 上腹部痛：是最常见的症状，常被忽略。为压迫感或隐痛，有时痛较明显。不同于溃疡病为明显的规律性疼痛，进食后加重，制酸剂不能缓解。

2）畏食:近期出现无其他疾病可以解释的畏食,尤其是厌恶肉食,检查肝功能正常。

3）乏力消瘦:疲乏无力出现的较早,不明原因的消瘦。

4）恶心呕吐:患者常有恶心、呕吐。呕吐的发生与癌肿的部位有关,如在幽门部引起幽门梗阻症状,呕吐频繁,内容物为宿食,有时含有脱落的癌表面组织及渗血,呈酱色;如癌瘤近贲门部,则可感吞咽困难,食物反流。有时最早的症状即为呕血或黑粪。

（2）晚期表现:

1）乏力、畏食、恶心、消瘦、贫血等,晚期呈恶病质状态。为癌肿增殖而发生能量消耗与代谢障碍所致。

2）上腹部疼痛、呕血、黑粪、贫血。多为胃癌溃烂,消化道出血、穿孔等所致。

3）进食困难或朝食暮吐。癌肿位于贲门可引起进食困难;幽门或胃窦肿瘤造成梗阻可引起朝食暮吐,且呕吐量大,内有大量宿食。

4）腹水、肝大、黄疸。为癌肿扩散转移引起的症状。

（3）体征:早期胃癌可无任何体征,中晚期癌以上腹部压痛最常见。不少患者可扪及上腹部肿块和左锁骨上及左腋下淋巴结肿大;晚期肝转移者可扪及肝大且表面不规则。

2. 理化检查

（1）胃镜检查:是诊断早期胃癌最重要的手段。不仅能确定部位,同时可进行组织学活检,可以确定原发肿瘤的浸润深度和分期。

1）早期胃癌的表现

表浅型:表现为黏膜充血、糜烂。

隆起型:病变呈颗粒状、息肉状、乳头状隆起,黏膜呈苍白或充血糜烂,与周围分界不清。

凹陷型:病变呈糜烂、溃疡凹陷状,与周围界限多较清楚,溃疡内黏膜可呈高低不平、附有污秽、出血等,周围黏膜增粗、紊乱、纠集等。

2）进展期胃癌的表现:常具有胃癌典型表现,诊断不难。

隆起型:病变直径较大,形态不规则,呈菜花或菊花状。表面粗糙,凹凸不平,常有溃疡、出血。

凹陷型:常为肿块中央溃疡,形态多不规则,边缘模糊不清,基底粗糙,有渗出和坏死。可伴黏膜发红、水肿、糜烂,皱襞中断或呈杵状,顶端可呈虫蚀样。

另外需注意弥漫浸润型(皮革胃)胃癌,有时胃黏膜完好,仅可发现胃壁僵硬,蠕动不明显,易于造成误诊,需结合X线辅助诊断。

（2）X线检查:是诊断胃癌重要方法之一。有两种方法:传统的黏膜法、充盈法、挤压法和现代的气钡双重造影。前者对于较大的病灶诊断价值较高,可见到胃黏膜皱襞紊乱、中断、充盈缺损,胃蠕动减弱或消失等改变,但易漏诊较小的病灶;后者简便、经济、敏感,可以发现1cm以下的病灶,但年老体弱者不易耐受。

1）早期胃癌的X线表现:

隆起型(Ⅰ型):肿瘤呈圆形或椭圆形向腔内凸起,形成充盈缺损,较小。

浅表型(Ⅱ型):肿瘤为不规则的轻微隆起或凹陷、黏膜中断、纠集。

溃疡型(Ⅲ型):肿瘤呈浅溃疡改变,表现为大小不等的不规则凹陷、边缘呈锯齿状。

2）进展期胃癌的X线表现:

增生型:肿瘤呈巨块向腔内生长,表现为充盈缺损、多不规则、胃壁僵硬且蠕动差。

浸润型:肿瘤沿胃壁浸润性生长,表现为黏膜破坏、紊乱、蠕动消失、胃腔狭窄,严重者呈“皮革胃”改变。

溃疡型:表现为不规则龛影,周围有环堤、边缘不齐、常见指压征。

混合型:具有上述多种改变。

(3) 超声检查:

1) 贲门癌声像图特征:可见贲门壁增厚,呈低回声或等回声;饮水后可见贲门壁呈块状、结节蕈伞状、条带状增厚等。

2) 胃癌声像图特征:可表现为胃壁不同程度增厚;向腔内隆起;肿瘤局部黏膜中断、模糊、胃壁层次结构不规则;胃壁蠕动减缓或消失;合并溃疡可见肿瘤表面回声增粗增强,呈火山口样凹陷;晚期胃癌可呈"假肾征",胃充盈后呈"面包圈征"。

3) 肝和淋巴结转移的诊断:可诊断直径1cm以上的肝转移灶,表现为类圆形强回声或低回声多灶结节,典型声像图为"牛眼征"或"同心圆"结构。超声可显示贲门旁、小弯侧、肝动脉、脾门、腹主动脉周围等部位的淋巴结,大于0.7cm以上的淋巴结一般能显示,转移淋巴结多呈低回声,边界较清晰,呈单发或多发融合状。

(4) CT 检查: CT 对腹腔淋巴结转移有较好的诊断意义,表现为增大的淋巴结呈蚕食状或囊状、密度不均、或呈串珠状排列、或对血管产生压迫等,多表示淋巴结转移。

(5) PET:常用的显影剂为^{18}F 标记的氟-脱氧葡萄糖(^{18}F-FDG)。由于恶性肿瘤的无氧糖酵解增高,对^{18}F-FDG 摄取增高,表现为肿瘤组织的异常放射性浓聚。^{18}F-FDG 显像对原发恶性肿瘤的诊断及良恶肿块的鉴别具有较高的准确性和特异性。PET 对于明确有无远处转移及临床分期有一定意义。

3. 分类诊断

(1) 胃癌的组织学分型:常见的类型包括乳头状腺癌、管状腺癌、低分化腺癌、印戒细胞癌、黏液癌;少见的类型包括腺鳞癌、鳞癌、类癌,其他还有未分化癌、胃肝样腺癌等。

(2) 胃癌的分期:

1) TNM 分期:参考 2003 年美国癌症联合委员会(American Joint Committee on Cancer, AJCC)。

T　原发肿瘤

Tx　原发肿瘤不能被估计

T0　无原发肿瘤的证据

Tis　黏膜内癌。肿瘤未侵及上皮基底层

T1　肿瘤侵及上皮基底层或黏膜下层

T2　肿瘤侵犯固有肌层或浆膜下

T2　a 肿瘤侵及肌层;b 肿瘤侵及浆膜下

T3　肿瘤侵到浆膜外,但没有侵及周围结构

T4　肿瘤侵及周围组织

N　区域淋巴结(至少检查 15 个淋巴结)

Nx　对局部淋巴结不能作出估计

N0　区域淋巴结无转移

N1　区域淋巴结转移 1 ~ 6 个

N2　区域淋巴结转移 7 ~ 15 个

N3　区域淋巴结转移超过 15 个

M　远处转移

Mx　远处转移不能评价

M0　无远处转移

M1　远处转移

2）临床分期：

0	Tis	N0	M0
Ⅰa 期	T1	N0	M0
Ⅰb 期	T1	N1	M0
	T2a/b	N0	M0
Ⅱ期	T1	N2	M0
	T2a/b	N1	M0
	T3	N0	M0
Ⅲa 期	T2a/b	N2	M0
	T3	N1	M0
	T4	N0	M0
Ⅲb 期	T3	N2	M0
Ⅳ期	T1～3	N3	M0
	T4	N1～3	M0
	任何 T	任何 N	M1

肿瘤侵及肌层伴有胃结肠韧带或肝胃韧带，或大小网膜，没有脏腹膜受侵被归为 T2；如果有脏腹膜受侵，归为 T3。

周围脏器包括脾、横结肠、肝、膈、胰腺、腹壁、肾上腺、肾、小肠和后腹膜。内部浸润至十二指肠或食管，为局部浸润。

3）组织学分级：

Gx　分级不能评价

G1　高分化

G2　中分化

G3　低分化

G4　未分化

（3）胃癌的分型：

1）早期胃癌：

Ⅰ型　隆起型

Ⅱ型　平坦型

Ⅱa 型　浅表隆起型

Ⅱb 型　浅表平坦型

Ⅱc 型　浅表凹陷型

Ⅲ型　凹陷型

混合型：Ⅱa+Ⅲ，Ⅲ+Ⅱc

2）进展期胃癌：

Ⅰ型　肿块型

Ⅱ型　局限溃疡型

Ⅲ型　浸润溃疡型

Ⅳ型　未定型

三、鉴别诊断

（1）胃溃疡病：胃癌多见于 40 岁以上的老年人，平均发病年龄为 48 岁，而胃溃疡病在 40 岁左右。从胃脘痛症状来看,典型的溃疡病痛有定时,或者时好时坏,而胃癌疼痛症状持续加重;如较长期典型溃疡者近期疼痛性质改变,应考虑胃溃疡有恶变的可能。胃癌患者体重下降,乏力、面色苍白等症状较溃疡者突出,有的患者出现转移灶。胃癌患者往往胃酸缺乏,而胃溃疡患者则胃酸升高。溃疡一般小于2cm,而胃癌溃疡直径大于2.5cm。最后诊断应靠病理组织活检确诊。

(2) 胃息肉:胃息肉患者亦可见胃脘部轻微疼痛与不适。较大息肉可导致幽门梗阻。胃息肉表面糜烂、溃疡,患者可出现便血等症状。其与胃癌的鉴别主要通过纤维内镜、病理组织活检及胃脱落细胞检查。

(3) 慢性胃炎:严重胃窦炎可引起胃痉挛出现胃脘剧痛,X线检查亦显示充盈缺损,往往被误诊为胃癌。胃镜检查有鉴别诊断价值。

四、方证论治

胃癌患者一旦诊断明确,临床各期均应争取手术切除为主,手术治疗是根治早期胃癌最有效的方法。手术一般以胃大部分切除术为好(全胃切除术远期疗效并不提高)。若癌肿不能切除而有幽门或贲门梗阻者,可以做胃空肠吻合术,或胃造瘘术,以解除梗阻,减轻痛苦。

国内报道根治性切除胃癌总的5年生存率为32.6%,Ⅰa为81.2%,Ⅰb为76.9%,Ⅱ为50.4%,Ⅲa期24.4%,Ⅲb期5.6%,Ⅳ为5.2%。

胃癌中期患者往往出现胃脘刺痛、纳食不多、食后痛剧、脘胀拒按或有心下痞块等,此期属于正气渐衰、邪气渐盛,为正邪交争阶段,是胃癌的进展期,肿瘤发展较快。对此阶段患者,中医治疗应采用扶正与祛邪相结合的原则,两者不可偏废。

胃癌晚期患者形体消瘦,疲乏无力,呕血便血,胃脘剧痛,已是正气虚损、毒邪炽盛。其突出特点是虚多实多,中医治疗应以扶持正气为主,适当祛邪,切忌攻伐太过,因过于攻伐则更伤正气,只能缓缓图之。

中晚期或术后的患者,应该坚持长期中医药调理,对于扶助患者之正气,防止肿瘤复发与转移,具有特别重要的意义。

1. 逍遥散证

主症 胃脘胀痛,不欲饮食,两胁胀满或胀痛。

兼症 时有呕吐呃逆,情志抑郁,善太息;舌苔薄白,脉弦或弦细。

病机 肝胃不和,气滞毒瘀。

治法 舒肝和胃,降逆止痛。

方药 逍遥散(《太平惠民和剂局方》)加减。柴胡6g,当归10g,白芍12g,青皮12g,北沙参12g,茯苓12g,白术9g,甘草6g,郁金9g,鸡内金9g,白花蛇舌草15g,藤梨根30g。

加减 疼痛甚者加川楝子、元胡;嗳气较频者加用沉香、旋覆花。

2. 温胆汤证

主症 胃脘痞闷,呕吐痰涎,进食噎阻不利,舌苔白腻,脉滑。

兼症 纳呆,大便时结时溏,舌体胖大有齿痕。

病机 痰湿阻滞,痰瘀互结。

治法 健脾燥湿,化痰散结。

方药 温胆汤(《太平惠民和剂局方》)加减。法半夏9g,陈皮9g,茯苓12g,枳实12g,郁金12g,浙贝母12g,全瓜蒌12g,炒薏苡仁15g,炒莱菔子15g,山慈菇12g,淡竹茹12g

3. 膈下逐瘀汤证

主症　胃脘刺痛，拒按，进食噎阻。舌苔薄白或薄黄，舌质紫暗或瘀斑，脉沉细或涩。

兼症　上腹可扪及肿块，呕血，便血，肌肤甲错。

病机　气血阻滞，痰瘀互结。

治法　活血化瘀，行气止痛。

方药　膈下逐瘀汤（《医林改错》）加减。生地 12g，五灵脂 9g，桃仁 12g，赤芍 12g，甘草 6g，红花 9g，枳壳 12g，柴胡 6g，川牛膝 12g，生蒲黄（包煎）9g，干蟾皮 9g，山楂 15g，仙鹤草 15g。

4. 竹叶石膏汤证

主症　胃脘隐痛灼热，口干喜冷饮，饥不欲食。舌红少津，苔少，脉细数。

兼症　大便干结，手足心热，剥苔，无苔。

病机　热盛津伤，痰热互结。

治法　清热生津，化痰散结。

方药　竹叶石膏汤（《伤寒论》）加减。淡竹叶 9g，生石膏（先煎）30g，半夏 9g，麦门冬 12g，太子参 18g，南北沙参各 12g，天花粉 15g，陈皮 9g，白花蛇舌草 30g，川贝母 15g。

加减　胃脘胀满者加香橼、佛手；胃脘灼痛嘈杂者加瓦楞子、象贝母；大便燥结者加火麻仁、郁李仁。

5. 温补脾胃汤证

主症　胃脘隐痛，绵绵不休，喜温喜按，朝食暮吐或暮食朝吐，舌淡胖，边有齿痕，苔薄白，脉沉细无力。

兼症　面色无华，泛吐清水，神疲纳差，四肢不温，大便溏薄。

病机　脾胃虚寒。

治法　温中散寒，健脾益胃。

方药　温补脾胃汤（自拟经验良方）加减。生黄芪 15g，干姜 9g，桂枝 9g，白芍 10g，红参 10g，白术 15g，炙甘草 5g，茯苓 10g，姜半夏 10g，砂仁 6g，吴茱萸 3g，陈皮 9g，乌蛇粉（分冲）10g。

加减　痛甚、肢冷、呕吐者，可用附子、丁香；呕吐频繁者加用陈皮、旱半夏。

6. 敦煌大宝汤证

主症　面色无华，神疲乏力，心悸气短，舌质淡，脉细无力。

兼症　消瘦自汗，懒言头晕，舌苔薄白，边有齿痕。

病机　毒伤气血，脾肾虚损。

治法　补气养血，健脾补肾。

方药　敦煌大宝汤（自拟经验良方）加减。人参 10g，猪茯苓、白术、甘草、当归、熟地、川芎、芍药、麦冬、枸杞各 6g，鹿胶（烊化）6g，白蜜（烊化）10g。

加减　神疲气短者加倍人参；呕吐频繁者加用旋覆花、代赭石、姜旱半夏。

五、其他治疗

（一）中成药治疗

1. 市售中成药

（1）天仙丸：适用于消化道恶性肿瘤患者，每日 3 次，每次 4 ~ 8 粒。

（2）鸦胆子乳剂：用于晚期胃癌患者，可缓解症状，稳定病灶。每日3次，每次10ml。

（3）平消片：仙鹤草、枳壳、郁金、干漆、五灵脂、火硝、白矾、马钱子等药为主。每日3次，每次4片。

（4）贞芪扶正冲剂：每日3次，每次1包。用于中晚期胃癌化疗患者，有扶正减毒之作用。

（5）二半白注射液：由白花蛇舌草、半枝莲、半边莲、猪殃殃、龙葵等。制成注射液，含生药2g/ml。静脉滴注，每日1次，20次为1个疗程。该注射液具有抗癌作用，适用胃癌患者。动物实验证明本方对W256、U14、EAC等均有一定疗效。有报道治疗胃癌41例，总有效率82.4%。

（6）喜树碱钠盐注射液：喜树制剂，每支2ml，含喜树碱10mg。静脉注射或静脉滴注，每日1次，总剂量100mg。本品用于治疗胃癌。药理研究喜树碱主要作用于细胞的DNA合成期，使s期细胞致死；较高浓度时，可抑制核的有丝分裂，对恶性细胞的影响大于正常细胞。国内数百例临床研究报道，治疗胃癌总有效率60%，可改善症状，缩小瘤块。

（7）丹参注射液：丹参注射制剂，含生药1.5g/ml。每次30ml加入5%葡萄糖注射液250～500ml中，加温至43℃，从化疗管或化疗泵中快速滴入腹腔，每日1次，连续5次。本品活血化瘀、抗癌，适用于胃癌术后患者。

丹参广泛用于气滞血瘀、热毒内蕴型消化道肿瘤和白血病等多种癌症，其抗肿瘤成分紫丹参甲素对肿瘤细胞有抑制作用，可促进组织的修复与再生，控制腹膜表面渗透出和纤维素机化形成粘连；对肿瘤转移和复发具有防治作用。胃癌术后腹腔内复发和肝转移是导致患者死亡的主要原因，腹腔内应用抗癌药物的意义值得探索。

2. 医院内部制剂

（1）加味犀黄胶囊：每日3次，每次3～5粒。

（2）敦煌石室大宝胶囊：每日3次，每次3～5粒。

（二）西医治疗

（1）手术切除：胃癌的诊断一旦确立，即应尽早争取根治性手术。对早期胃癌，首选胃大部分切除术，如已有淋巴结转移，应同时加以清扫。进展期胃癌，未发现有远端转移者，应尽可能手术切除，结合患者具体情况，有些尚须做扩大根治术。已有远端转移者可做姑息性手术，以保证消化道通畅，改善营养，达到提高生存质量、延长生命的目的。

（2）化疗：化疗对胃癌有一定疗效。化学药物常用于辅助手术治疗，在术前、术中或术后使用，能抑制癌细胞扩散和杀伤残存的癌细胞，提高治疗效果。然而对于失去手术机会或仅做姑息性手术的患者给予化学治疗为主的综合疗法，可以使病情缓解，延长生存期。常用的药物有氟尿嘧啶（5-FU）及其衍生物、丝裂霉素（MMC）、多柔比星（ADM）、亚硝脲类（洛莫司汀，司莫司汀）和顺铂（PPD）。这些药物单用有效率仅为10%～20%，联合应用能提高疗效，常用的化疗方案有：

1）FM方案：5-FU 300mg/m^2（体表面积），静脉滴注；MMC 6mg/m^2（体表面积），静脉滴注冲入。

每周1次，8次为1个疗程。也可以用FT-207代替5-FU，剂量为16mg/kg（体重），每日3次口服，连续用2个月。

2）MFC方案：MMC 3～4mg/m^2（体表面积），静脉冲入；5-FU 300mg/m^2（体表面积），静脉滴注；Ara-C 300mg/m^2（体表面积），静脉滴注。

最初2周，每周2次，以后每周1次，8到10周为1个疗程。

3）FAP方案：5-FU 600mg/m^2（体表面积），静脉滴注第1日；ADM 30mg/m^2（体表面积），静脉冲入第1日；PPD 40mg/m^2（体表面积），静脉滴注，第1～5日。

每周为1个疗程，可重复使用3～4次。

化疗时配合中医中药治疗可减轻化疗的毒副作用,保护患者的胃肠功能、骨髓造血功能及免疫功能,增强化疗效果。

(3) 放疗:胃癌的放疗法开展较晚,但实践证明,手术前放疗对防止术后复发转移有所裨益。

(三) 针灸治疗

1. 针刺止痛

(1) 取穴:足三里。主治:胃癌疼痛。方法:令患者呈针刺治疗体位,取双侧足三里穴,进行常规消毒,采用高压消毒后的无菌毫针 2.5 ~ 3.0cm,采用提、插、捻、转手法,对不同程度的患者采取不同程度的补泻方法,补其不足,泻其有余,做到针刺后得气为宜,针刺效果达到疼痛缓解或消失,每次时间为 10 ~ 15 分钟,每日 1 次,2 周为 1 疗程。

现代医学认为癌症疼痛与机体免疫力有一定的关系。足三里穴是足阳明胃经的俞穴,由于邪气中阻使胃气不通,针刺足三里可以疏通胃肠,也可以提高机体的免疫机制,增强抗癌作用。李凌用针刺足三里治疗胃癌腹痛 50 例,治愈率 80% ,总有效率 92% 。

(2) 取穴:足三里、梁丘、内关、合谷、阿是穴。

胸胁痛甚者加膻中、大包或支沟、阳陵泉;后背痛甚者,加身柱或后溪、悬钟。

操作:每次选 4 ~5 个主穴及 2 ~4 个配穴,左右交替,平补平泻法,留针 20 分钟;1 级疼痛者,每天针 1 次,Ⅱ ~ Ⅲ级疼痛者,每天针 2 ~3 次,连续 2 周为 1 疗程。

2. 艾灸方

(1) 穴位:神阙、督脉经。

(2) 方法:神阙隔姜灸,督脉经铺蒜泥加艾灸。灸量以身有微汗,鼻闻蒜味为度,复用毛巾拭干,避风将息 30 分钟,每周施术三次。

六、临床心得

我们认为胃癌的成因与正气虚衰、脾胃功能失调有关。因此,为防止本病的发生,日常生活中应尽量避免对脾胃功能有损害的饮食及不良进食习惯。认真防治胃癌癌前病变,如萎缩性胃炎、胃巨大息肉、胃溃疡等疾病,这样才能从根本上改变目前治疗胃癌的被动局面,真正做到"不治已病治未病"的战略转移。治疗胃癌的重要措施在于健脾,健脾益气应该贯穿治疗的始终。

中医中药可延长中晚期胃癌患者的生存期,提高生存质量,缓解胃癌症状,很有优势,应该提高全社会对这个问题的认识。患者应该树立接受中医药综合治疗的坚定信念,实现良好效果。

目前存在的问题首先是诊断手段亟待创新。胃癌的早期 70% 以上的患者症状常不明显,缺乏特征性,易与溃疡病等混淆。症状出现的迟早和癌肿的部位、类型有关。胃癌早期诊断对预后关系极大。而目前的确诊手段比较痛苦,因此多数患者在"不得已时"才能接受"胃镜检查",也是发现晚的一个主要因素。

我们认为治疗胃癌应当放弃放化疗。目前胃癌患者的自然生存期平均为 12.9 个月。I 期胃癌患者的 5 年生存率为 90% ;Ⅱ期者为 48% ,Ⅲ期者为 8% ,Ⅳ期者为 4% ,胃癌患者的平均 5 年生存率为 25% 左右。最近一篇 Meta 分析结果显示辅助化疗对生存期有较小的益处。中晚期胃癌 5 年、10 年生存率分别只有 9.9% 和 1.4% 。近 10 年来晚期胃癌化疗水平虽然有一些进步,近期客观有效率进一步提高,单药达 20% 以上,两药合并 30% 以上,三药在 40% 以上,但中位生存期仍在 8 ~10 个月,对于术前、术中放疗或术后辅助性放疗可否增加生存期尚无明确结论。因此，不少患者是“走着进来，抬着出去”。我们医务工作者应该认真反思，应该科学地防癌抗癌，不被“时尚”所惑。应该“以人为本，治病救人”。

胃癌的中医药治疗方法已由小规模的个例总结，发展到较大规模的前瞻性研究，胃癌的中医学特征，相应的分型治疗原则，在全国范围内渐趋于统一。通过大量的临床与实验研究，创出健脾益肾冲剂、升血汤、参芪扶正冲剂等一批具有对化疗增效减毒作用的中药制剂；研制了一批如川红注射液、139-Ⅲ抗癌注射液等非胃肠道给药制剂，大大提高了抗癌疗效，开拓了中医药制剂抗癌的新思路与途径。胃癌抗癌治疗中，应高度重视对患者的支持治疗，如高能量静脉营养，纠正水电解质及酸碱平衡，防治感染及其他并发症。

当然，从总体上来说，单纯中医药疗法征服胃癌尚需要长期艰苦的探索，尤其是中医药对于晚期胃癌的疗效，尚有待进一步提高。

七、预防与调理

（1）饮食调理：应给胃癌患者食用清淡养胃之饮食，同时要少量多餐，调剂口味，防止患者饥饱失常。现举药膳方如下：

1）黑木耳人参汤：鸡脯肉300克，人参10克，海参100克，黑木耳、香菇、冬笋各50克，黄酒、盐、味精、蛋清各适量。人参加500ml清水，隔水蒸20分钟备用。把鸡脯肉、海参、香菇、冬笋切成条状，鸡肉用黄酒、盐、蛋清、淀粉调匀，过油。海参、香菇、冬笋滑炒片刻，出锅。在锅里放100ml上汤，将炒过的所有原料倒入，并倒入人参汁，调味，煮5分钟即可食用。本方补益气血、抗癌祛邪，主治胃癌所致贫血、白细胞减少者。据现代药理研究海参中含海参苷，对癌细胞有杀伤作用，酸性黏多糖可促进和恢复癌症患者的免疫力，促进骨髓造血功能；人参中的人参皂苷等有抗癌及促进免疫功能的效果。两者合用达到扶正抗癌的效果。

2）燕窝椰子盅：大椰子1个，鸡腿肉200克，水发燕窝，水发鲍鱼各60克，火腿肉、蘑菇、奶油、黄酒各40克。将大椰子剥皮，锯开顶部去汁，保留椰肉。鸡肉切块，与鲍鱼、燕窝、蘑菇、火腿、黄酒、食盐少许一起放入椰子内，倒满开水，盖上椰帽，蒸4小时，将奶油倒入，调味即成。本方补脾益胃、滋阴退热，适用于胃癌术后患者。燕窝甘平，大补阴液；鲍鱼甘咸而平，能清退虚热；椰肉甘平，善能补气养阴；鸡肉、蘑菇补血醒胃，均对胃癌术后康复极为有利。

（2）心理调理：患者由于疾病所带来的痛苦及治疗所需要的大量费用以及对癌的片面认识等诸多因素的影响，承受着巨大的心理压力，医务人员要注意患者的心理情绪，多与患者接触交谈，使患者树立战胜癌症的必胜信念，或者请那些长期与癌症作斗争取得康复的患者与新近得病的患者相互交流，往往取得良好效果。

（3）生活调理：应帮助患者保持起居有节、情绪乐观，鼓励他们适当参加力所能及的活动；若身体情况许可，还可以从事饭后散步，练习气功，甚至做轻便的工作等。

八、疗效评定标准

1. 临床疗效标准

（1）肿瘤疗效评定标准：

完全缓解（CR）　肿块完全消失持续4周。

部分缓解（PR）　肿块缩小50%以上，时间不少于4周。

稳定（NC）　肿块缩小不及50%或增大未超过25%。

进展（PD）　肿块增大25%以上或出现新的病灶。

（2）止痛疗效评定标准：

0 度　疼痛未缓解。

1 度　轻度缓解（疼痛减轻约 25%）。

2 度　中度缓解（疼痛减轻约 50%）。

3 度　明显缓解（疼痛减轻 75% 以上）。

4 度　完全缓解（疼痛消失）。

疼痛缓解率指 3 度、4 度缓解率之和。

（3）腹水疗效评定标准：

完全缓解（CR）　治疗后积液完全消失，持续 4 周以上。

部分缓解（PR）　治疗后积液减少>50%，持续 4 周以上。

无效（NC）　未达到以上标准或积液减少后短期内又增长到原来水平。

进展（PD）　积液较前增多。

2. 证候疗效标准

所有症状都分为无、轻、中、重四级（参照附录 3），在主症分别记 0、2、4、6 分，在次症则分别记 0、1、2、3 分。对于舌脉则分为正常和非正常两级。在主症分别记 0、2 分，在次症分别记 0、1 分。

临床痊愈　症状、体征消失或基本消失，证候积分减少>95%。

显效　症状、体征明显改善，证候积分减少>70%，但<95%。

有效　症状、体征均有好转，证候积分减少≥30%，但<70%。

无效　症状、体征均无明显好转，甚或加重，证候积分减少<30%。

中国早期胃癌筛查及内镜诊治

共识意见（2014 年，长沙）（节录）

中华医学会消化内镜分会　中国抗癌协会肿瘤内镜专业委员会

一、引言

胃癌系起源于胃粘膜上皮的恶性肿瘤，是危害我国人民健康的重大疾病之一。我国幅员辽阔、人口众多，成人幽门螺旋杆菌（Helicobacter pylori，H. pylori）感染率高达 40% ~60%，属于胃癌高发国家，每年胃癌新发病率约 40 万例，死亡约 35 万例，新发和死亡均占全世界胃癌病例的 40%，降低我国胃癌的发病率和死亡率是亟待解决的重大公共卫生问题。

胃癌的预后与诊治时机密切相关，进展期胃癌即使接受了以外科手术为主的综合治疗，5 年生存率仍低于 30%，且生活质量低，给家庭及国家带来沉重的负担；而大部分早期胃癌在内镜下即可获得根治性治疗，5 年生存率超过 90%，大大节约了医疗资源，但是目前我国早期胃癌的诊治率低于 10%，远远低于日本（70%）和韩国（50%）。《中国癌症预防与控制规划纲要（2004—2010）》明确指出，癌症的早期发现、早期诊断及早期治疗是降低死亡率及提高生存率的主要策略。因此，在胃癌高发人群中进行筛查和内镜早诊早治，是改变我国胃癌诊治严峻形势的高效可行途径。

目前，国际上胃癌相关共识主要有美国国家综合癌症网络（NCCN）指南，欧洲肿瘤内科学会（ESOM）、肿瘤外科学会（ESSO）、肿瘤放射学会（ESTRO）联合诊治随访指南和日本胃癌学会指南，2011 年我国卫生部颁布《胃癌诊疗规范（2011 版）》，随后印发了指导市、县级医院和农村居民重大疾病医疗保障的《胃癌规范化诊疗指南（试行）》，但国内尚缺乏涵盖胃癌筛查与内镜早期诊治等内容的共识意见。为此，由中华医学会消化内镜学分会联合中国抗癌协会肿瘤内镜专业委员会，组织我国消化、内镜、病理、外科、肿瘤等多学科专家共同制定该共识意见。

二、定义及术语

1. 本共识所称的胃癌包括食管胃交界部癌（贲门癌）。

2. 早期胃癌：①早期胃癌(early gastric cancer)：癌组织仅局限于胃粘膜层或黏膜下层，不论有无淋巴结转移。②早期胃癌的特殊类型：微小胃癌(micro gastric cancer)：病灶直径≤5mm 的早期胃癌；小胃癌(small gastric cancer)：病灶直径>5–10mm 的早期胃癌。

3. 胃癌前状态(precancerous condition)：包括癌前疾病(precancerous diseases)和癌前病变(precancerous lesions)两个概念。前者指与胃癌相关的胃良性疾病，有发生胃癌的危险性，为临床概念，如慢性萎缩性胃炎、胃溃疡、胃息肉、手术后胃、Menetrier 病(肥厚性胃炎)、恶性贫血等；后者指已证实与胃癌发生密切相关的病理变化，即异型增生(上皮内瘤变)，为病理学概念。

4. 上皮内瘤变(intraepithelial neoplasia)：国际抗癌联盟(IARC)于 2000 年版《消化系统肿瘤病理学和遗传学》中，把上皮内瘤变的概念引入胃肠道癌前病变和早期癌。上皮内瘤变是一种形态学上以细胞学和结构学异常、遗传学上以基因克隆性改变、生物学行为上以易进展为具有侵袭和转移能力的浸润性癌为特征的癌前病变。上皮内瘤变分为二级，即低级别(low-grade intraepithelial neoplasia，LGIN)和高级别(high-grade intraepithelial neoplasia，HGIN)。LGIN 相当于轻度和中度异型增生，HGIN 相当于重度异型增生和原位癌。

5. 整块切除(en bloc resection)：病灶在内镜下被整块切除并获得单块标本。

6. 水平/垂直切缘阳性：内镜下切除的标本固定后每隔 2mm 垂直切片，若标本侧切缘有肿瘤细胞浸润为水平切缘阳性，若基底切缘有肿瘤细胞浸润则称为垂直切缘阳性。

7. 完全切除(complete resection/R0 resection)：整块切除标本水平和垂直切缘均为阴性称为完全切除。

8. 治愈性切除(curative resection)：达到完全切除且无淋巴结转移风险。

9. 局部复发(local recurrence)：指术后 6 个月以上原切除部位及周围 1cm 内发现肿瘤病灶。

10. 残留(residual)：指术后 6 个月内原切除部位及周围 1cm 内病理发现肿瘤病灶。

11. 同时性复发(synchronous recurrence)：指胃癌内镜治疗后 12 个月内发现新的病灶：即内镜治疗时已存在但被遗漏的、术后 12 个月内经内镜发现的继发性病灶。

12. 异时性复发(metachronous recurrence)：指治疗后超过 12 个月发现新的病灶。大部分病灶出现在胃内原发病灶的临近部位，且病理组织类型相同。

三、流行病学

据 2008 年世界癌症报告统计，胃癌发病率居全球恶性肿瘤第 4 位，在恶性肿瘤死亡原因中高居第 2 位。东亚、南美、东欧为胃癌高发区，而北美、澳大利亚、新西兰为低发区。近 30 年世界各国特别是欧美国家胃癌发病率和死亡率总体呈下降趋势，近端胃癌相对升高。而由于世界人口的不断增长和老龄化，胃癌绝对死亡人数已从 1985 年的 64 万上升为 2008 年的 98.9 万。按伤残调整寿命年，世界胃癌负担仍居恶性肿瘤前列。

据《中国肿瘤登记年表》报道，胃癌是我国 2009 年肿瘤登记地区最常见的消化道肿瘤之一，发病率为 36.21/10 万，同期胃癌的死亡率为 25.88/10 万，占恶性肿瘤死亡率的第 3 位。我国胃癌地区分布广泛，以西北地区和东南沿海较为集中，多地散在典型高发区，地区差异明显；男性发病率和死亡率约为女性的 2 倍，农村比城市高出 60% ~70%，以 40—60 岁多见，死亡率水平随年龄增长而增加。近 20 余年来我国的胃癌发病率呈下降趋势，以远端胃癌下降为主，而近端贲门胃底部癌并未下降，在部分食管癌高发区有上升趋势的报道。20 世纪 70 年代至 20 世纪 90 年代我国胃癌死亡一直稳居恶性肿瘤死因的第一位，因本世纪肺癌和肝癌发病率及死亡率的快速上升，胃癌退居第三位，但我国胃癌绝对死亡数仍占世界同期胃癌死亡数的 40% 以上。

在日本和韩国，因有国家癌症筛查项目，检出的早期胃癌占全部胃癌的比例可达 50%。而中国和西方国家的早期胃癌检出病例只占胃癌的 5% ~20%。2007 年中国上海不同等级的 10 各医疗机构的早期胃癌门诊筛选结果显示，胃癌的检出率为 2.01%，其中早期胃癌占检出病例的 9.61%。因我国并未大规模开展胃癌普查和筛查项目，目前多进行门诊有症状患者的胃镜筛查，总体上同日韩相比差距明显。

四、危险因素

胃癌的发生是多因素参与、多步骤演变的复杂病理过程，是人口学因素、生活饮食因素、遗传基因、感染因素和环境因素等相互作用的综合结果。对胃癌病因学和危险因素的研究不仅有利于胃癌的一级防护，更为正确区分胃癌高危人群，有针对性地进行二级预防提供了重要依据。

第六节 原发性肝癌

原发性肝癌(primary carcinoma of the liver)是指发生于肝细胞或肝内胆管上皮细胞的癌变。是我国常见恶性肿瘤之一。死亡率高,在恶性肿瘤死亡顺位中仅次于胃、食道而居第三位,在部分地区的农村中则占第二位,仅次于胃癌。我国每年死于肝癌约11万人,占全世界肝癌死亡人数的45%。由于依靠血清甲胎蛋白(AFP)检测结合超声显像对高危人群的监测,使肝癌在亚临床阶段即可得出诊断,早期切除的远期效果尤为显著。加之积极综合治疗,已使肝癌的五年生存率有了显著提高。本病在任何年龄均可发生,以40~49岁年龄段发病多见;男性发病多于女性,男女发病的比例为(2~5):1。

本病属于中医“积聚”、“黄疸”、“臌胀”等范畴。

一、病因病机

(一)中医病因病机

本病乃本虚标实之证。系因外感六淫疫疠、饮食失调、七情劳倦内伤、脏腑虚损、气血不和,以致气滞血瘀,湿聚痰凝而成。是与体内的正气不足和外来的邪气滞留有关,是内因与外因相互作用的病理产物,病理基础为脾虚气滞。

内因:七情所伤、情感不舒、喜怒不常、忧愁等易致肝失调达,肝郁伤脾,脾虚气滞,气滞血瘀,邪毒凝聚,日久成积。

外因:外感六淫疫疠(如乙肝病毒、肝寄生虫、工业生活污染等),留于体内,损伤正气(如免疫功能、肝硬化等),气血失和,脾胃不调,气滞血瘀,气血痰凝,日久成积。

不内不外因:饮食失调如偏食、嗜辛辣、过食酸味(如腌菜)或饮食不洁如饮用被工业化学致癌物污染的水,易于损伤脾胃,脾虚气滞,气滞血瘀,运化失司,聚湿成痰,日久聚结成积。

经过大量的临床观察研究,大部分学者认为脾胃失调是本病病理基础,在发病早期以脾虚为主,中期出现气滞、血瘀、湿热、热毒,后期可出现阴、津亏虚之候。

(二)西医病因病机

到目前为止,肝癌的病因病机还不十分清楚。近年来比较集中在慢性肝病和化学因素两大方面。

(1)病毒性肝炎:涉及乙型(HBV)、丙型(HCV)与丁型(HDV)3种。临床统计显示肝炎病毒与肝癌关系密切,其致癌机制目前尚未明了,现多数学者认为HBV的DNA含有增强子和启动子,HBV的部分基因可整合入肝细胞染色体中,并激活肝癌基因而诱发肝细胞突发致癌,同时肝炎病毒产物(HBsAg)亦有激活细胞基因的作用而促使细胞转化。

(2)黄曲霉毒素(AFT):我国流行病学调查发现,肝癌多发于温湿地带,尤其是多食玉米、花生的地区。食谱调查显示肝癌死亡率与进食玉米、花生、花生油相关。而与大米、水果、蔬菜、蛋白质、纤维素无关。动物实验反应证实黄曲霉毒素可诱发肝癌。黄曲霉毒素具有致突变致畸致癌作用,1990年国际癌症中心将AFT正式定为致癌剂。值得重视的是不少资料显示黄曲霉毒素与HBV有协同作用。

(3)饮水污染:近年进行了大量的水质分析,已发现水中有多种有机致癌、促癌、致突变物。如:六氯苯、苯并芘、多氯联苯、氯仿、二溴乙烷、二氯乙烯、氯乙烯、四氯甲烷、萜并芘等。近年还发现一些淡水藻毒素如蓝绿藻等有明显的促肝癌作用。

（4）原癌基因的激活与抑癌基因的失活：互相制约的原癌基因与抑癌基因是细胞增殖、分化、组织再生和个体发育所必需的。癌症是由病毒或化学致癌物的作用使原癌基因激活成癌基因及抑癌基因的失活引起细胞生长失控所形成。目前发现肝癌至少有原癌基因、生长因子和生长因子受体的异常表达。

（5）其他：如澳大利亚的肝癌患者与铁代谢紊乱有关，白血病患者，肝癌危险性为正常人的200倍，其重要性与HBV相仿，白血病亦可同样引起肝硬化、再导致肝癌。此外遗传、免疫功能失调也有一定的关系。

二、辨　　病

原发性肝癌的临床诊断与分期标准参照2001年9月第八届全国肝癌学术会议。

1. 临床表现

（1）症状：主要表现为右上腹或下腹钝痛、锐痛或剧痛。进行性食欲缺乏、发热、乏力、消瘦及恶病质。常有慢性乙型、丙型肝炎，肝硬化等病史。

（2）体征：体格检查有黄疸、蜘蛛痣。肝进行性肿大，可触及质硬的结节或包块并有压痛。肝区可有血管杂音。脾大，腹水。

（3）可伴有自发性低血糖症，红细胞增多症，高钙血症等。

（4）Ⅰ期和小肝癌可无明显肝癌的症状和体征，称亚临床肝癌。

2. 理化检查

（1）甲胎蛋白（AFP）：凡AFP>500μg/L，持续4周或AFP>200μg/L持续8周。同时能排除妊娠、生殖系胚胎源性肿瘤、活动性肝病及转移性肝癌，应高度怀疑本病。

（2）异常凝血酶原（DCP）：约70%的肝癌患者DCP>300。

（3）影像学检查：B超是最常用的肝癌筛查方法。CT对肝癌的定性、定位及直径较小的肝癌诊断意义较大。磁共振、选择性肝血管造影、放射性核素显像也可作为诊断本病的手段。

（4）腹腔镜和经皮细针穿刺活检：需严格掌握适应证，有导致癌结节破裂出血、针道种植等危险。

3. 分型

（1）我国肝癌病理协作组将本病分为块状型、结节型、小癌型和弥漫型。

（2）组织学分型为：肝细胞性肝癌、胆管细胞性肝癌和混合型肝癌。

4. 分期

（1）Ⅰa：单个肿瘤最大直径≤3.0cm，无癌栓、腹腔淋巴结及远处转移；肝功能分级Child A。

（2）Ⅰb：单个或两个肿瘤最大直径之和≤5.0cm，在半肝，无癌栓、腹腔淋巴结及远处转移；肝功能分级Child A。

（3）Ⅱa：单个或两个肿瘤最大直径之和≤10.0cm，在半肝或两个肿瘤最大直径之和≤5.0cm，在左、右两半肝无癌栓、腹腔淋巴结及远处转移；肝功能分级Child A。

（4）Ⅱb：单个或两个肿瘤最大直径之和>10.0cm，在半肝，或两个肿瘤最大直径之和>5cm，在左、右两半肝，或多个肿瘤，无癌栓、腹腔淋巴结及远处转移；肝功能分级Child A。肿瘤情况任意，有门静脉分支、肝静脉或胆管癌栓和（或）肝功能分级Child B。

（5）Ⅲa：肿瘤情况任意，有门脉主干或下腔静脉癌栓、腹腔淋巴结或远处转移之一；肝功能分级 Child A 或 B。

(6) Ⅲb：肿瘤情况任意，癌栓、转移情况任意；肝功能分级 Child C。

三、方证论治

1. 疏肝和胃汤证

主症　右胁闷胀窜痛；情志抑郁，善太息；烦躁易怒；右胁下有痞块；舌苔薄腻；脉弦。

兼症　纳呆食少；嗳气；时有呕恶。

病机　肝郁气滞。

治法　舒肝健脾，活血化瘀。

方药　疏肝和胃汤加减。柴胡 12g，陈皮 9g，半夏 12g，川芎 10g，青皮 12g，枳壳 15g，芍药 15g，炙甘草 6g，佛手 12g。

加减　嗳气频作，加旋覆花、代赭石；痞块坚硬，加软坚散结药，夏枯草、牡蛎、鳖甲。

2. 复元活血汤证

主症　胁下痞块巨大；胁痛处不移，拒按；脘腹胀满；面色晦暗；脉弦涩。

兼症　纳呆食少；神疲乏力；形体消瘦；大便溏结不调。

病机　气滞血瘀，痰瘀互结。

治法　行气活血，化瘀消积。

方药　复元活血汤(《医学发明》)加减。柴胡 12g，当归 15g，桃仁 10g，红花 10g，三棱 9g，莪术 9g，瓜蒌根 12g，枳实 12g，甘草 6g。

加减　神疲乏力重者，加生黄芪、人参、白术；疼痛剧烈者，加延胡索、全蝎；腹胀加炒莱菔子、大腹皮。

3. 敦煌茵陈汤证

主症　胁下痞块；目睛黄亮；脘腹胀痛；呕恶；食欲缺乏；尿少而黄；舌红苔黄腻；脉滑数或弦滑。

兼症　体倦身重；厌恶油腻；大便溏泄不爽；身热；口苦。

病机　湿热郁结，气机不畅。

治法　清热利湿，泻火解毒。

方药　敦煌茵陈汤(《医宗真髓·敦煌医方》)加味。茵陈 10g，栀子 9g，大黄 6g，柴胡 9g，枳实 9g，蒲公英 15g，白花蛇舌草 15g，半夏 9g，白芍 15g，土茯苓 15g，龙胆草 6g。

加减　疼痛加全蝎、延胡索、白芥子；小便不利加猪苓、车前子；不欲饮食加陈皮、焦三仙；呕恶苔腻，加藿香、佩兰。

4. 一贯煎证

主症　胸胁灼痛，五心烦热，形体消瘦，胁下痞块，口苦咽燥，舌红少苔，或光剥，脉细而数。

兼症　食少，腹臌胀，青筋暴露，出血，低热盗汗。

病机　阴虚内热，气血郁滞。

治法　养血柔肝，凉血解毒。

方药　一贯煎(《续名医类案》)加减。生地黄 12g，沙参 10g，麦冬 10g，当归 10g，枸杞子 12g，川楝子 6g，三棱 9g，莪术 9g，半枝莲 15g，甘草 6g，瓜蒌根 15g。

加减　五心烦热加地骨皮、竹叶、柏子仁。出血加白茅根、茜草。腹胀明显加大腹皮、台乌药。

四、临床心得

肝癌无特效疗法,目前治疗主要还是针对早期肝癌的手术切除,对于晚期肝癌和复发而不能再次手术的肝癌则尚无治疗良策。中医药可通过调整机体阴阳气血平衡,扶正祛邪的方法,达到延长生存期和提高生活质量的目的。

中医学认为肝癌的发生主要与以下病因有关:七情内伤、饮食劳倦、六淫邪毒、久病转化等。肝癌的基本病机为肝郁气滞,脾虚不运,气、血、痰、湿、热、毒等相互结聚,阻塞肝络,日久而成癌肿。若脾失运化,水湿内停,水谷不化,停为痰浊,可加重痰和瘀的形成,促使癌肿加速生长。若病久,脾气亏虚日重,运化失职,水湿内停,上犯于肺,致肺气不宣,水道不通,会进一步加剧水湿内停;水为阴邪,日久必将伤及肾阳,阳虚水湿不化,水湿停聚腹内肠间,成为痰饮,则可见腹部日隆,而成臌胀;若癌肿逐渐增大,阻塞气机,气滞血瘀逐渐加重,可见胁下刺痛或胀痛;阻塞胆道,胆汁外溢,可见白睛黄染或身目俱黄;进一步损伤脾气,致化源告竭,则脏腑气血虚亏日益加重,而无力克化癌肿,可见人体日渐消瘦,腹大胀满;若痰瘀毒热日久不消,久之也可耗伤肝肾之阴,气血日竭,致气阴两伤,可见面色黧黑、腹大如鼓,或面色。治疗应以疏肝理气、通畅气机,健脾养血,祛瘀止痛为主要治则,在治疗中要特别注意保胃气和实脾土以及理气止痛。前者常合用四君、二陈;后者常加四物、四逆。止痛或选择通络止痛药如乌梢蛇、白花蛇、天仙藤、络石藤等,或涤痰通络止痛,选加白附子、天南星、旱半夏、皂荚、白芥子、枳实,蜈蚣、全蝎、地龙等;理气止痛酌情选用陈皮、柴胡、郁金、乌药、香附、枳壳。

五、其他治疗

(一) 中成药治疗

(1) 肝复乐:每次6片(每片含生药0.5g),每日3次,口服。适用于兼有肝郁脾虚证的各型肝癌。

(2) 犀黄丸:每次6g,每日1~2次,米醋送下。适用于瘀毒蕴结为主的肝癌。

(3) 艾迪注射液:50~100ml,加入生理盐水或5%葡萄糖注射液500ml中,每日1次,静脉滴注。适用于癌瘤侵袭,正气不足。

(4) 华蟾素注射液:10~20ml,加入生理盐水或5%葡萄糖注射液250ml中,每日3次,静脉滴注。适用于中晚期肝癌者。

(5) 康艾注射液:40~60ml,加入0.9%生理盐水250ml中,静脉滴注,每日1次,10~15日为1疗程,连续应用2~4个疗程。功能益气扶正,增强机体免疫功能。适用于肝癌热毒较重,肝区疼痛者。

(二) 西医治疗

肝癌治疗的目的有三:一为根治,二为延长生存期,三为减轻痛苦。

(1) 一般处理:肝癌患者应适当活动,在肝功能严重障碍时应限制活动。鼓励患者进食高维生素(维生素C、B、K)、高蛋白饮食,尽量少用静脉高营养输给。肝功能严重不足或肝肾综合征时则应限制蛋白质的供给,并提供必要的营养。

(2) 外科治疗:外科治疗的作用有:①大小肝癌的切除;②通过手术进行各种肝癌的局部治疗;③通过手术为术后各种综合性治疗创造条件;④对亚临床期复发或转移的再切除;⑤对综合

治疗后缩小的肝癌Ⅱ期手术切除；⑥肝癌并发症的治疗。

肝移植手术，操作复杂，效果差，易于复发，仅纤维板层型肝癌效果较好。切除以外的姑息性外科治疗包括、冷冻、激光或微波治疗。目前的趋势表现为越来越多地通过外科手术进行局部治疗，且多种姑息性外科的合并应用明显优于单一应用。

(3) 介入治疗经皮肤动脉穿刺肝动脉栓塞术：近年发展迅速，被认为是不宜手术治疗肝癌患者的最好疗法。通过治疗可使10% ~26%的患者可以获得Ⅱ期手术机会。

(4) 放射治疗。

(5) 化疗：

1) 全身化疗：常用5-氟尿嘧啶，丝裂霉素等，效果较差。

2) 口服给药：口服给药实际上是通过门静脉给药，常用替加氟(FT-207)。

3) 肛门给药：是最近的一种给药途径，通过栓剂通过肛门经门静脉作用于肿瘤，常用替加氟栓剂。

4) 肝动脉内给药：肝动脉内化疗有两种途经，一种是经手术插管至患侧肝动脉(通常合并肝动脉结扎)将化疗泵置于腹壁皮下，此法可每天或隔天给药。二是经皮穿刺股动脉插管至肝动脉一次性较大剂量给药，反复使用。疗效以前者较好，所用药物目前倾向于顺氯铵铂，通常每天PPD10 ~20mg，7 ~10天1疗程，休息10天可重复，总量不超过500mg，其次选用5-氟尿嘧啶，或氟尿苷(FU-DR)，每天或隔天500mg，共5 ~10g。其他可选用丝裂霉素、多柔比星、甲氨蝶呤。但肝硬化严重者以前二者较为稳妥。

(6) 生物反应修饰剂：随着肝癌的发展，机体免疫功能下降，表现为OT试验、淋巴细胞转化试验、自然杀伤细胞、巨噬细胞、淋巴因子激活杀伤细胞等免疫指标的下降。国内曾先后试用过瘤苗、胚肝细胞、胸腺素、转移因子、免疫核酸、卡介苗（BCG)、小棒状杆菌、左旋咪唑等，但均未获显著疗效。近年来采用干扰素、白介素2、肿瘤浸润淋巴细胞及古老的混合菌苗。

(7) 导向治疗：肝癌的导向治疗是治疗肝癌的一种新方法，是目前研究最活跃的领域之一。导向治疗是用对肝癌有亲和力的抗体或化合物作载体，通过物理作用导向(如磁)或通过肿瘤血管特性导向(如碘油)，再与有杀伤肿瘤作用的“弹头”(如放射性核素、化疗药物、毒蛋白、RBM等)制成交联物，以达到较多杀伤肿瘤而较少损害正常组织的目的。

(8) 对症治疗：腹水可用利尿剂，以口服为主，多种交替。注意补钾，有门静脉主干癌栓者腹水常难以控制，通常不宜抽水。癌性发热可用吲哚美辛，且宜小量持续应用调节剂量以达到基本控制癌热为度。合并感染者可加用抗生素。癌痛可用止痛剂，采用三阶梯止痛法，常用吲哚美辛、双氯芬酸、可待因、吗啡等。

(三) 针灸治疗

取穴：针刺期门、章门、支沟、阳陵泉、足三里、太冲等穴以理气活血止痛，辅助治疗肝癌两胁疼痛(用泻法)。

若右胁或两胁疼痛较重，而寸口脉大一倍于人迎，为厥阴肝经邪气盛，可针刺章门、期门、太冲等穴，浅刺，用泻法；阳陵泉、京门等穴，浅刺，用补法。

六、预防与调理

对肝癌的不断研究，使其由不治之症变为部分可治之症，由单一治疗到综合治疗，由单纯消灭癌到攻补兼施同时兼顾提高机体免疫功能等转化。90年代肝癌临床研究可概括为“早期、积极、综合、特异”。“特异”治疗的研究可能是一个重要的趋势，其目标将使大肝癌变成小肝癌，使更多的不能切除肝癌成为可切除，使更多的患者从不治变为部分可治转化。“积极”则在于利用多种方法使不能切除的肝癌缩小后二期手术，及复发转移者的再切除。“早查、早诊、早治”仍是90年代乃至下一个世纪初能大幅度提高疗效的途径。有乙肝背景的中年人仍将是我国的高危人群，鼓励高危人群主动定期检查，定期体检是我国发现小肝癌的主要途径。AFP和超声作为早查早诊手段仍有其生命力。其他的新的肝癌标记以及PCB技术使极微量标志物得以测出，可能有助于提高早期诊断水平。在早治中，多种模式将代替单一的切除模式，尤其是各种局部疗法还大有发展余地。

七、疗效评定标准

根据卫生部编制的《中国常见恶性肿瘤诊治规范》第二分册“原发性肝癌”中疗效标准，结合中医药治疗肝癌不仅治“病”，更重视治“人”的特点，制定以下疗效评价标准，可根据具体情况选用一项或几项标准联合应用。

1. 治后生存期(治后生存率)

治疗后生存期的长短反映了治疗的最终效果，所以是最有价值的疗效标准。治疗后生存期，是指从治疗日开始，至死亡或末次随访日期为止。应根据试验的目的和要求，观察各期原发性肝癌治疗后2个月(仅限于三期病例)、6个月、1年或更长时间的生存期、中位生存期及生存率。

2. 证候疗效标准

所有症状都分为无、轻、中、重四级(参照附录3)，在主症分别记0、2、4、6分，在兼症则分别记0、1、2、3分。对于舌脉则分为正常和非正常两级，在主症分别记0、2分，在兼症分别记0、1分。

临床痊愈　症状、体征消失或基本消失，证候积分减少≥95%。

显效　症状、体征明显改善，证候积分减少≥70%，但<95%。

有效　症状、体征均有好转，证候积分减少≥30%，但<70%。

无效　症状、体征均无明显好转，甚或加重，证候积分减少<30%。

3. 肿瘤体积的变化作为疗效评定标准

完全缓解　可见肿瘤消失并持续1个月以上。

部分缓解　肿瘤两个最大的相互垂直的直径乘积缩小50%以上，并持续1个月以上。

稳定　肿瘤两个最大的相互垂直的直径乘积缩小不足50%，或增大不超过25%，并持续1个月以上。

恶化　肿瘤两个最大的相互垂直的直径乘积增大超过25%。

4. 体重变化的评分标准

增加或下降　疗程结束后，体重增加或减少≥1kg者。

稳定　疗程结束后，体重增减<1kg者。

应注意除外水肿、腹水等干扰因素。

5. 免疫功能评价标准

各项指标经治疗前、后比较：

提高　治疗后较治疗前由异常提高≥10%，或由异常恢复到正常。

下降　治疗后较治疗前由异常下降≥10%，或由正常转变为异常。

稳定　治疗后较治疗前上升、下降不足10%者或维持在正常范围。

肝癌规范化诊治指南(节录)

(试行)

一、范围

本指南规定了原发性肝癌(简称肝癌)的规范化诊治流程、诊断依据、诊断、鉴别诊断、治疗原则和治疗方案。

本指南适用于具备相应资质的市、县级常见肿瘤规范化诊疗试点医院及其医务人员对肝癌的诊断和治疗。

二、术语和定义

下列术语和定义适用于本指南。

肝细胞肝癌 hepatocellular carcinoma

三、缩略语

下列缩略语适用于本指南:

HCC:(hepatocellular carcinoma)肝细胞肝癌

AFP:(a-fetoprotein)甲胎蛋白

CEA:(carcinoembryonic antigen)癌胚抗原

CA19-9:(Carbohydrate Atigen 19-9)糖抗原 19-9

ICG15:(Indo Cyanine Green)吲哚氰绿 15 分钟潴留率

HBV:(hepatitisB virus)乙肝病毒

HCV:(hepatitisC virus)丙肝病毒

TAIT:(transarterial interventional therapy)经肝动脉介入治疗

3DCRT:(3-dimensional conformal radiation therapy)三维适形放疗

IMRT:(intensity modulated radiation therapy)调强适形放疗

四、诊治流程(图 1,2)

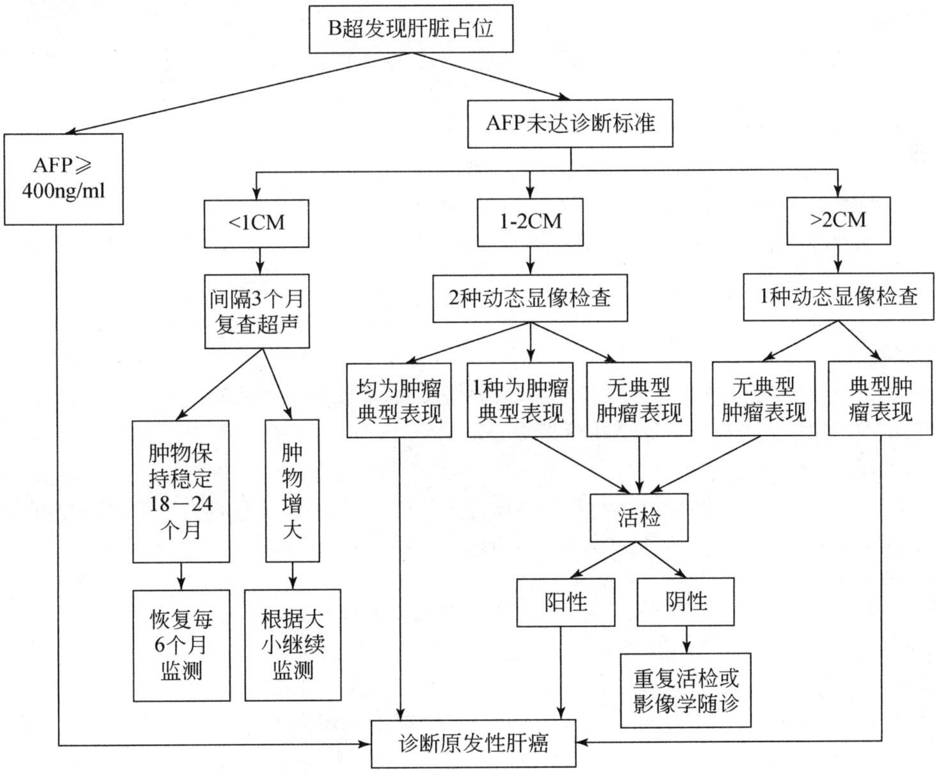

图 1　肝癌诊断流程

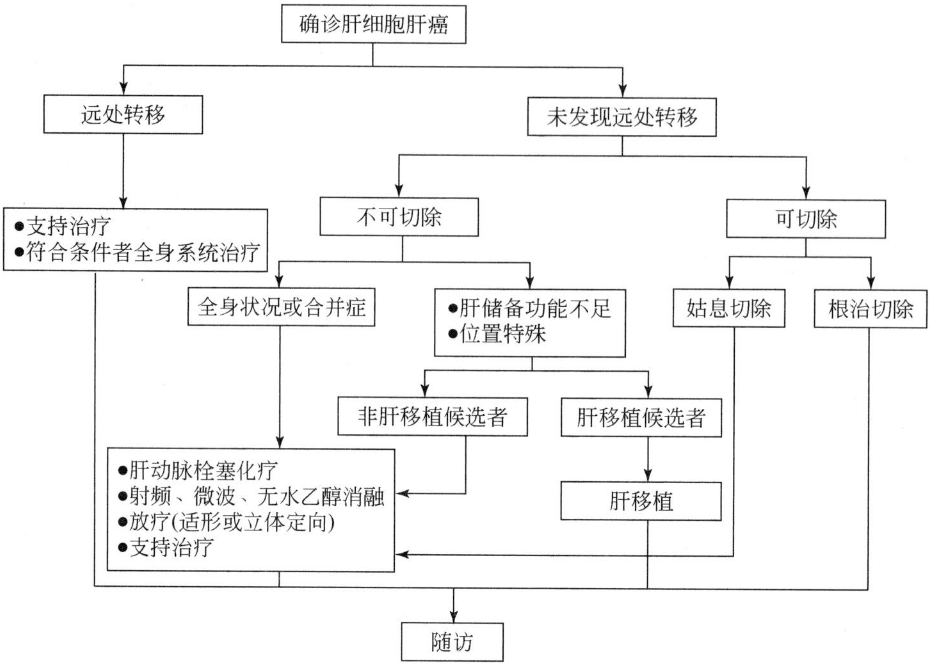

图 2 肝癌治疗流程

五、诊断依据

(一)高危因素。

有乙型/丙型肝炎或酒精性肝硬化、黄曲霉毒素接触史、饮水污染史者,是肝癌的高危人群。

(二)症状。

具备高危因素,合并肝痛、腹胀、纳差、乏力、消瘦、黄疸、腹水者,应高度警惕肝癌可能。

(三)体征。

1. 多数肝癌患者无明显相关阳性体征。

2. 合并高危因素者,出现肝大伴或不伴结节、上腹肿块、黄疸、腹水、脾大等,应警惕肝癌可能。

3. 肝掌、蜘蛛痣、血管痣和腹壁静脉曲张等为肝硬化体征。

4. 临床诊断为肝癌的病人近期出现咳嗽、咯血、骨痛、病理性骨折、左锁骨上淋巴结肿大等提示远处转移的可能。

(四)辅助检查。

1. 血液生化检查

对于原发性肝癌,可能出现血液碱性磷酸酶、谷草转氨酶、乳酸脱氢酶或胆红素升高、白蛋白降低等肝脏功能改变以及淋巴细胞亚群等免疫指标的改变。

2. 肿瘤标志物检查

AFP(甲胎蛋白)是肝癌诊断中最好的肿瘤标记。AFP>400ng/ml 一个月;或 AFP>200ng/ml 持续二个月,排除妊娠和生殖腺胚胎癌者,高度警惕肝癌,应通过影像学检查确诊。

3. 影像学检查

腹部超声扫描:超声扫描无创、方便、经济,可用于对高危人群的筛查。术中超声可以发现小病灶及判断肿瘤与血管的关系。超声导引下穿刺活检可以直接获取组织学诊断。

CT 检查:目前是肝癌诊断和鉴别诊断最重要的影像检查方法。用来观察肝癌形态及血供状况、肝癌的检出、定性、分期以及肝癌治疗后复查。而平扫价值有限,可用来观察脂肪变、出血和碘油栓塞后沉积情况。增强扫描应视为常规,可行直接增强扫描,视情况需要加扫平扫。

MRI 检查:是肝癌影像诊断的有力补充,随着磁共振技术的发展越来越重要。对脂肪肝、肝硬化背景下的肝癌检出及定性、肝癌介入治疗后肿瘤残留及复发的判断具有优势。MRI 平扫组织分辨率高，可对病变的内部结构进行分析，增强扫描可了解肿瘤的血供情况，平扫与增强扫描结合更有助于肝癌的诊断。

选择性血管造影：曾经对评估肝细胞肝癌有关键性作用，但随着螺旋 CT，特别是多排螺旋 CT 及 MR 动态增强扫描的临床应用，选择性血管造影对肝癌的诊断价值逐渐被替代，目前其主要价值为经动脉化疗及栓塞治疗。

ECT 有助于肝癌骨转移的诊断。

4. 病理学检查

腹腔镜和经皮细针穿刺活检，不建议作为常规，在有适应证的情况下，可在有条件的医院或上级医院分别采用以协助诊断。

六、肝癌的分类和分期

（一）肝癌的 TNM 分期

表 1　分期组合

美国癌症联合委员会（AJCC）对肝肿瘤（包括肝内胆管）的 TNM 分期 原发肿瘤（T） T_X：原发肿瘤无法评估 T_0：无原发肿瘤的证据 T_1：单发肿瘤无血管受侵 T_2：单发肿瘤有血管受侵或多发肿瘤最大者<=5cm T_3：多发肿瘤直径>5cm 或肿瘤侵及门静脉或肝静脉的主干 T_4：肿瘤直接侵犯除胆囊外的临近器官或穿透脏层腹膜 区域淋巴结（N） Nx：区域淋巴结无法评估 N_0：无淋巴结转移 N_1：区域淋巴结转移 远处转移（M）： Mx：远处转移无法评估 M_0：无远处转移 M_1：有远处转移	Ⅰ期 T1 N0 M0 Ⅱ期 T2 N0 M0 ⅢA 期 T3 N0 M0 ⅢB T4 N0 M0 ⅢC 任意 T N1 M0 Ⅳ期 任意 T 任意 N M1 组织学分级（G） GX：分化程度无法评估 G1：高分化 G2：中分化 G3：低分化 G4：未分化 纤维化分级（F） Ishak 定义的纤维化评分具有对总生存期预后评估价值，故推荐应用。此评分系统共 0-6 级。 F0：纤维化得分 0-4 分（没有-中度纤维化） F1：纤维化得分 5-6 分（严重纤维化或肝硬化）

（二）肝癌的巴塞罗那分期

HCC 分期	肿瘤特点	肝功能/临床表现	治疗方式	自然病程（生存）
极早期	单一病<2cm 无微血管受累/扩散	Child-Pugh A PST 0	治愈性切除术	5 年生存率几乎 100%
早期	单一病灶或 3 个结节，<3cm	Child-Pugh A-B PST 0	治愈性切除术 肝移植 经皮消融术	5 年生存率 50%～75%
中期	体积大/多个病灶 大血管受累/肝外转移（-）	Child-Pugh A/B PST 0 肿瘤相关症状（-）	动脉栓塞化疗	3 年生存率 50%

续表

HCC 分期	肿瘤特点	肝功能/临床表现	治疗方式	自然病程(生存)
晚期	大血管受累/肝外转移(+)	PS 1-2 肿瘤相关症状(+)	进入新药 临床研究	1 年生存率 50%
终末期	广泛转移	Child-Pugh C PST >2	对症治疗	中位生存期<3 个月

(三)肝和肝内胆管肿瘤组织学分类(WHO 2000)

上皮性肿瘤	
良性	
肝细胞腺瘤	8170/0
局灶性结节状增生	
肝内胆管腺瘤	8160/0
肝内胆管囊腺瘤	8161/0
胆道乳头状瘤病	8264/0
恶性	
肝细胞性肝癌(肝细胞癌)	8170/3
肝内胆管细胞癌(周围性胆管癌)	8160/3
胆管囊腺癌	8161/3
混合型肝细胞癌和胆管细胞癌	8180/3
肝母细胞瘤	8970/3
未分化癌	8020/3
非上皮性肿瘤	
良性	
血管平滑肌脂肪瘤	8860/0
淋巴管瘤和淋巴管瘤病	9170/3
血管瘤	9120/0
婴儿型血管内皮瘤	9130/0
恶性	
上皮样血管内皮瘤	9133/1
血管肉瘤	9120/3
胚胎性肉瘤(未分化肉瘤)	8991/3
横纹肌肉瘤	8900/3
其他	
杂类肿瘤	
孤立性纤维性肿瘤	8815/0
畸胎瘤	9080/1
卵黄囊瘤(内胚窦瘤)	9071/3
癌肉瘤	8980/3

续表

Kaposi 肉瘤	9140/3
横纹肌样瘤	8963/3
其他	
造血和淋巴样肿瘤	
继发性肿瘤	
上皮异常改变	
肝细胞不典型增生(肝细胞改变)	
大细胞型(大细胞改变)	
小细胞型(小细胞改变)	
不典型增生结节(腺瘤样增生)	
低级别	
高级别(非典型腺瘤样增生)	
胆管异常	
增生(胆管上皮和胆管周围腺体)	
不典型增生(胆管上皮和胆管周围腺体)	
上皮内癌(原位癌)	
杂类病变	
间叶错构瘤	
结节性改变(结节性再生性增生)	
炎性假瘤	

七、诊断

(一)高危人群的监测

35～40 岁以上的 HBV、HCV 感染者,中老年男性中 HBV 载量高者、HCV 感染者、HBV 和 HCV 重叠感染者、嗜酒者、合并糖尿病或肥胖者以及有直系亲属肝癌家族史者,均为肝癌的高危人群,应该严密监测,每 6 个月行 AFP 及肝脏超声检查一次。

(二)肝癌诊断策略

1. 若出现 AFP≥400μg/L 持续 1 个月或≥200μg/L 持续 2 月,影像学检查发现肝内占位,且 B 超、CT 或 MRI,至少有 1 项有典型的肝癌表现,可以诊断为肝癌。

2. 肝癌高危人群若影像学检查发现肝内占位,且 B 超、CT 或 MRI 至少 2 项有典型的肝癌表现,无论 AFP 是否升高,均可以诊断为肝癌。

3. 肝内占位性病变,AFP 无升高且影像学检查无肝癌特征性表现,若肿瘤直径<1cm 可严密观察。若肿瘤直径>2cm 或逐渐增大,可考虑在有条件的医院或转上级医院行 B 超引导下穿刺活检。

(三)肝癌的临床诊断标准

1. 虽无肝癌其他证据 AFP≥400ng/ml 持续 1 个月或≥200ng/ml 持续 2 个月,并可排除妊娠和生殖腺胚胎癌、无肝病活动证据者。

2. 有肝癌临床表现,能排除妊娠、生殖系胚胎源性肿瘤、活动性肝病及转移性肝癌,并有两种影像学检查显示占位性病变有肝癌特征或有两种肝癌标志物(ALP、γ-GT、DCP、AFU 及 CA19-9 等)阳性及一种影像学检查显示占位性病变具有肝癌特征的者。

3. 有肝癌的临床表现并有肯定的肝外转移病灶(包括肉眼可见的血性腹水或在其中发现癌细胞)并能排除转移性肝癌者。

八、鉴别诊断

（一）AFP 阳性患者的鉴别诊断

1. 慢性肝病

如肝炎、肝硬化，应对患者血清 AFP 水平进行动态观察，肝病活动时 AFP 多与 ALT 同向活动，多为一过性升高或呈反复波动性，一般不超过 400μg/L，时间也较短暂；如 AFP 与 ALT 异向活动和（或）AFP 持续高浓度，则应警惕 HCC 可能。

2. 妊娠、生殖腺或胚胎型等肿瘤

鉴别主要通过病史、体检以及腹盆腔 B 超、CT 检查。

3. 某些消化系统肿瘤

某些发生于胃、胰腺、肠道的肿瘤也会引起血清 AFP 升高。鉴别诊断除详细的病史、体检和影像学检查外，测定血清 AFP 异质体则有助于鉴别肿瘤的来源。如产 AFP 胃癌中 AFP 以扁豆凝集索非结合型为主。

（二）AFP 阴性的 HCC 患者鉴别诊断

1. 继发性肝癌

多见于消化道肿瘤转移，多无肝病背景，病史可能有便血、饱胀不适、贫血、体重下降等消化道肿瘤症状，肿瘤标志物检查 AFP 阴性，而 CEA、CA199、CA242 等消化道肿瘤标志物可能升高。影像学检查也有一定特点：①常为多发占位，而肝细胞肝癌多为单发；②典型转移瘤影像可见"牛眼征"，（肿物周边有晕环，中央因乏血供而呈低回声或低密度）；③CT 增强或肝动脉造影可见肿瘤血管较少，血供不如肝细胞肝癌；④消化道内镜或造影可能发现胃肠道的原发病变。

2. 胆管细胞癌

多无肝病背景，CEA、CA199 等肿瘤标志物可能升高。影像学检查最有意义的是 CT 增强扫描，肿物血供不如肝细胞肝癌丰富，且纤维成分较多，呈"快进慢出"，周边有时可见扩张的末梢胆管。

3. 肝肉瘤

常无肝病背景，影像学检查显示为血供丰富的均质实性占位，不易与 AFP 阴性的肝细胞肝癌相鉴别。

4. 肝良性肿瘤

（1）肝腺瘤：常无肝病背景，女性多，常有口服避孕药史，与高分化的肝细胞肝癌不易鉴别，对鉴别较有意义的检查是 99mTc 核素扫描，肝腺瘤能摄取核素，且延迟相呈强阳性显像。

（2）肝血管瘤：常无肝病背景，女性多，CT 增强扫描见自占位周边开始强充填，呈"快进慢出"，与肝细胞肝癌的"快进快出"区别，MRI 可见典型的"灯泡征"。

（3）肝脓肿：常有痢疾或化脓性疾病病史而无肝病史，有或曾经有感染表现，超声在未液化或脓稠时常与肝癌混淆，在液化后则呈液平面，应与肝癌中央坏死鉴别。肝动脉造影无肿瘤血管与染色。

（4）肝包虫：常具有多年病史、牧区生活以及狗、羊接触史，叩诊有震颤即"包虫囊震颤"是特征性表现，包虫皮内试验（Casoni 试验）为特异性试验，阳性率达 90% ~95%，B 超检查在囊性占位腔内可发现漂浮子囊的强回声，CT 有时可见囊壁钙化的头结。由于诱发严重的过敏反应，不宜行穿刺活检。

第七节　胰　腺　癌

胰腺癌（carcinoma of pancreas）是指原发于胰腺的恶性肿瘤，可以发生于胰腺任何部位，而胰头癌占 60% ~70%、胰体次之占 20% ~30%，而胰尾最少约 5% ~10%，还有约 5% 为全胰癌。该病恶性度高，病程短，一般出现症状时已属晚期，并很快发生转移。侵犯邻近脏器，胰头癌的远处转移较少而局部浸润较早，体尾部癌易通过脾静脉广泛转移至肺或胸腔淋巴结。临床表现多样，缺乏特异性，早期诊断较困难，治疗效果不理想，死亡率很高，各国统计五年生存率仅 2% ~10%，胰腺癌发病率在世界范围内均有增高趋势。

本病属于中医学的"伏梁"、"黄疸"、"癥瘕"、"积聚"等范畴。

一、病因病机

胰腺癌的发病原因与发病机制迄今尚未阐明。一般认为可能是由于多种因素长期共同作用的结果。调查资料提示本病与吸烟、饮食中脂肪和蛋白质摄入过多、酗酒、某些化学致癌物、内分泌代谢紊乱及遗传等因素有关。

情志失调、饮食不节等均可诱发本病。根据肿瘤在胰腺内的部位,可表现为不同的临床特点。如近壶腹部者,较早地出现黄疸和腹痛;体尾部者如出现黄疸则多为晚期,且其腹痛多系腹膜后神经受累之故,疼痛十分剧烈。

二、辨　　病

1. 临床表现

(1) 上腹胀满、疼痛不适:此为最主要的临床症状。上腹不适出现较早,但限制进食量可以减轻症状,所以常被忽视。当肿瘤侵及后腹膜神经组织时,患者出现腰背疼痛,有时呈束带感,且在仰卧位时加重,而弯腰或前倾体位时缓解。弯腰、前倾、侧卧位稍可缓解,这种典型胰性腹痛体位说明肿瘤已属晚期。

(2) 体重锐减:在胰腺癌中表现最为突出是体重快速、进行性下降为特点。

(3) 血栓性静脉炎:胰腺癌患者可有血管血栓形成,多发于下肢,并可以此为首发症状。胰体、尾癌较胰头癌更多见。

(4) 症状性糖尿:胰腺癌患者可以在出现各种症状之前几个月表现出糖尿病征象,或原有糖尿病者突然病情加重,血糖难以控制,此时血糖突然无规则的改变可能是胰腺癌的首发症状。

(5) 黄疸:多发于胰头癌,其黄疸为阻塞性,伴白陶土大便或深黄色尿。由于胆盐沉积于皮肤或胆盐使周围细胞分泌蛋白酶,均可出现全身皮肤瘙痒。

(6) 体征:早期胰腺癌无明显体征,中晚期可出现:①肝大:如出现黄疸时常伴有因胆汁淤积而致的肝大,肝脏表面光滑质地坚硬,在晚期患者出现肝大时,要考虑胰腺癌肝转移。②腹部肿块:胰腺肿块可呈结节状或硬块,多不活动。体尾部出现肿块的可能性增大。③腹水:晚期患者可有腹水或左锁骨上淋巴结转移。由于癌瘤或转移淋巴结压迫门静脉或因门静脉、肝静脉发生血栓而引起腹水,营养不良低蛋白血症也可引起腹水。

2. 理化检查(图 15-1)

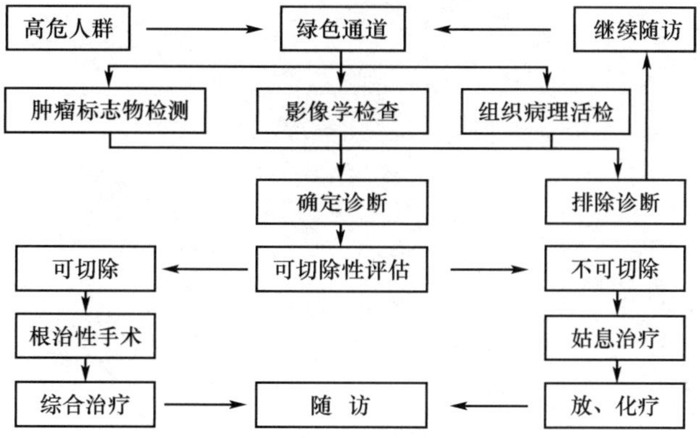

图 15-1　胰腺癌诊治流程

（1）B 超检查：是最普遍的初步检查手段，对肝内外胆管有无扩张较为敏感。

（2）一般检查：包括血、尿和粪便常规、肝功能、血糖、葡萄糖耐量等。

（3）血清学肿瘤相关抗原检查：糖抗原决定簇 CA19-9 水平>100U/ml 诊断胰腺癌的准确性大于 90%。CA19-9 同样可用来判断预后及治疗过程监测。CA19-9 通常表达于胰腺和肝胆疾病及其他许多恶性肿瘤，虽然它不是肿瘤特异性的，但是 CA19-9 的上升水平对于胰腺癌与胰腺炎性疾病的鉴别很有帮助，而且 CA19-9 水平的持续下降与手术或化疗后的胰腺癌患者的生存期有关。

（4）CT 检查：对胰腺癌检查的敏感性可达 90%，能明确肿瘤浸润范围及转移情况。

（5）MRI：可以作为 CT 检查的补充，MRCP（磁共振胰胆管造影）对胰腺癌的诊断与 ERCP（逆行胰胆管造影）相似，而且无创，无并发症。

（6）ERCP：对胰腺癌的诊断优于 B 超和 CT，尤其是对胰头癌、胰胆管浸润的显示最有价值。

（7）组织细胞学检查：B 超或 CT 引导下的细针穿刺，细胞学检查和组织病理检查特异性达 100%，几乎没有假阳性。

3. 胰腺癌分类

根据胰腺癌发生的部位分为胰头癌、胰体、胰尾癌与全胰腺癌。

4. 胰腺癌分期

国际抗癌联盟（UICC）和美国肿瘤联合委员会（AJCC）于 2002 年公布了第 6 版 TNM 分期系统，目前已得到广泛的认可，详细内容如下：

（1）TNM 分期系统：

T：原发肿瘤

Tx　不能测到原发肿瘤

T0　无原发肿瘤的证据

Tis　原位癌

T1　肿瘤局限于胰腺，最大径≤2cm*

T2　肿瘤局限于胰腺，最大径>2cm*

T3　肿瘤扩展至胰腺外，但未累及腹腔动脉和肠系膜上动脉

T4　肿瘤侵犯腹腔动脉和肠系膜上动脉

N：区域淋巴结

Nx　不能测到区域淋巴结

N0　无区域淋巴结转移

N1　区域淋巴结转移

M：远处转移

Mx　不能测到远处转移

M0　无远处转移

M1　远处转移

（2）分期：

0 期	Tis	N0	M0
ⅠA 期	T1	N0	M0
ⅠB 期	T2	N0	M0

* 经 CT 测量（最大径），或切除标本经病理学分析

ⅡA期	T3	N0	M0
ⅡB期	T1T2T3	N1	M0
Ⅲ期	T4	任何N	M0
Ⅳ期	任何T	任何N	M1

5. 胰腺癌的病理分级(Kloppel 等,1982 年)

(1) Ⅰ级:组织学:分化良好,管状结构有大量黏液产生。细胞学:核呈极性排列,很少多形性,核仁小,核分裂相(+)。细微结构:有丰富的粗面内质网,分泌颗粒及小泡,微绒毛位于细胞顶端。

(2) Ⅱ级:组织学:多形性,管状结构,局灶性黏液产生。细胞学:细胞及核呈多形性,核仁大小不等,核分裂相(++)。细微结构:内质网分泌颗粒及小泡,微绒毛的数量及结构有很大变化。

(3) Ⅲ级:组织学:未分化细胞积聚,很少管状排列少量黏液产生。细胞学:核多形性,核增大,核仁大,核分裂相(+++)。细微结构:同Ⅱ级,形成多泡性小体,溶酶体裂解,微绒毛无极性分布。

6. 胰腺癌诊治流程

图 15-1。

三、方 证 论 治

1. 疏肝和胃汤证

主症　上腹胀痛不适;腰背疼痛,体重快速下降,情绪焦虑;脉弦。

兼症　生气加重,喜太息,饮食减少,嗳气呃逆,舌淡苔白。

病机　肝胃不和。

治法　疏肝理气,和胃降逆。

方药　疏肝和胃汤(王道坤教授经验方)加减。柴胡 9g,陈皮 9g,炒枳壳 15g,白芍 10g,炙甘草 5g,乌贼骨 9g,鸡内金 9g,清半夏 9g,代赭石(先煎)15g,旋覆花 10g,白花蛇舌草 30g,金钱草 15g。

2. 膈下逐瘀汤证

主症　舌质紫黯,舌有瘀斑,舌下青筋迂曲;胃脘坠胀刺痛,痛有定处(阵发加剧,入夜尤甚),呕血或黑粪;脉弦涩。

兼症　久痛不已,情绪抑郁不舒,饮食减少,恶心,呕吐,面色晦暗,肌肤甲错。

病机　瘀阻胃络。

治法　行气化瘀。

方药　膈下逐瘀汤(《医林改错》)加减。五灵脂 10g,当归 10g,川芎 9g,桃仁 9g,赤芍 10g,红花 6g,乌药 9g,延胡索 9g,香附 9g,枳壳 9g,炮山甲 12g,甘草 6g,黄芪 15g,白术 10g。

3. 敦煌茵陈汤证

主症　目睛黄亮,脘腹胀痛,呈束带状,仰卧位加重,大便色白和绿色,腹中痞块,小便黄赤,

舌红苔黄腻,脉濡数。

兼症　体倦身重,皮肤瘙痒,体重减轻,厌恶油腻,身热口苦。

病机　脾胃湿热。

治法　清热利湿。

方药　敦煌茵陈汤(《医宗真髓·敦煌医方》)加味。茵陈10g,栀子9g,大黄(后下)6g,柴胡9g,枳实9g,蒲公英15g,白花蛇舌草15g,半夏9g,白芍15g,茯苓10g,胆草6g,六一散(包)30g,半枝莲15g。

4. 犀角地黄汤证

主症　身热发黄,腹胀腰胁剧痛,身目俱黄色深,不能平卧,腹中积块质硬,舌质紫红,舌苔黄,脉弦数。

兼症　身热不退,烦渴,彻夜不眠,小便黄赤,有烧灼感,大便秘结,呕血或便血。

病机　热毒炽盛,迫血妄行。

治法　清热解毒,化瘀止痛。

方药　犀角地黄汤(《备急千金要方》)加减。水牛角(先煎)30g,生地20g,白芍15g,丹皮10g,五灵脂6g,三七粉(冲服)6g,竹叶10g,白茅根15g,半枝莲15g,金钱草30g,元胡10g,川楝子6g。

加减　高烧不退,加服安宫牛黄丸,一日2次,一次1丸。

5. 温脾汤证

主症　腹痛剧烈,得热痛缓,畏寒喜暖,腹部包块,恶心,呕吐,腹部胀满,停止排便,舌黯,苔白或白腻,脉沉紧或弦紧。

兼症　面色青晦,胸闷,嗳气,四肢不温。

病机　寒凝气聚。

治法　温中通腑。

方药　温脾汤(《备急千金要方》)加味。炮附子9g,细辛3g,生大黄(后下)10g,芒硝(冲兑)10g,干姜9g,木香6g,肉桂3g,乌药9g,香附10g,焦三仙15g,丹参10g,延胡12g。

加减　若脘腹冷痛,喜温喜按,去生大黄、芒硝,加桂枝、细辛;痛剧者加全蝎。

6. 一贯煎证

主症　腹胀隐痛,腹部包块,灼热,口燥咽干,饥不欲食,舌红少津,脉细数。

兼症　胃脘嘈杂,脘痞不舒,干呕呃逆,小便黄,大便干结。

病机　胃阴不足。

治法　益胃和中,养阴生津。

方药　一贯煎加减。生地15g,太子参15g,北沙参10g,麦冬10g,当归10g,炒川楝6g,枸杞子10g,鸡内金9g,陈皮9g,乌梅10g,半夏曲10g,白花蛇舌草20g,茵陈20g。

加减　如五心烦热,有盗汗者,加地骨皮12g、龟板15g、山萸肉15g。

四、临床心得

当疑及胰腺癌的诊断时,应先行B超检查,发现可疑点时即予以ERCP或CT检查甚至剖腹探查,有条件者可在B超或CI引导下行细针穿刺细胞学检查。尽快确诊。

目前,胰腺癌的治疗仍应以手术治疗为主。胰头癌的切除率低,且预后不佳。如果有重度黄疸应先做2～3周的胆道引流,降低黄疸及恢复肝功能。由于胰腺癌发现晚而转移早,手术切除率低只有5%～25%,且手术死亡率高,故5年生存率仅不及5%,预后很差。因此,治疗方面应注意综合治疗。建议尽早服用中医药治疗。上腹部剧痛和体力不支是其主要方面,在这方面中医药有很大优势。胰腺癌临床表现主要是疼痛,因病致虚,故止痛为第一要务,"通则不痛",所以应据证求因,属气滞血瘀者,加柴胡、郁金、延胡、麝香;属寒凝气滞者,加用细辛、姜黄、附片、川乌等。属热毒瘀阻者,选黄连解毒汤、全蝎、乌梢蛇等。

五、其他疗法

(一)中成药治疗

1. 市售中成药

(1)片仔癀:每次2片,每日2～3次。适用于热毒血瘀证。

(2)华蟾素片:每次2片,每日3次。适用于中晚期肿瘤。

(3)大黄䗪虫丸:每次3g,每日1～2次。适用于瘀血内停证。

(4)平消胶囊:每次4～8粒,每日3次。适用于热毒内蕴,瘀血内阻证。

(5)生脉注射液:20～60ml,每日1～2次。适用于气阴两亏证。

(6)复方苦参注射液:12ml,每日2次。20日为一周期,1～2个周期为一疗程。适用于湿热内结脏腑,热迫血行。

(7)黄芪注射液:10～20ml加入5%葡萄糖注射液100～200ml,静脉滴注,每日1次。适用于气虚证。

(8)康莱特注射液:缓慢静脉滴注200ml,每日1次。适用于气阴两虚,肝郁湿困证。

(9)艾迪注射液:50～100ml,每日1次。适用于癌瘤侵袭,正气不足证。

(10)华蟾素注射液:10～20ml,每日3次。适用于中晚期肿瘤。

2. 医院内部制剂

(1)敦煌石室大宝胶囊:每次3～5粒,每日3次。适用于气血两虚。

(2)加味犀黄胶囊:每次3～5粒,每日3次。适用于热毒内蕴。

(二)西医治疗

胰腺癌的治疗仍以手术治疗为主。胰头癌的切除率低,只有5%～25%,且预后不佳。

1. 手术治疗

术前准备;当患者有营养不良时,则首先应改善营养,常用鼻饲胃肠营养和胃肠外营养,补充一些要素饮食、氨基酸和葡萄糖等。如果有重度黄疸应先做胆道引流,降低黄疸及恢复肝功能。通常约需2～3周。可以先行经皮肝穿胆道置管术,再行根治术。

2. 手术方式的选择

术前要进行可切除性的评估。

(1)首选胰十二指肠切除术(Whipple术),因为其局部复发率高达50%～75%,可通过广泛性淋巴结清扫(整块切除幽门、胆总管、主动脉旁淋巴结等)降低复发率和死亡率。其次选区域性胰腺切除术,切除全部胰腺组织和周围的软组织及淋巴结、肝门以下的胆道或部分相邻器官。尽量少行全胰切除术,因为该手术后生活质量下降或产生难以控制的脆性糖尿病，非常棘手。

（2）对于较晚期的肿瘤，可选姑息性手术。术后并发症主要有胰漏或胰瘘、胆瘘、术后并发出血和腹腔感染等。

（3）经术前检查发现不能手术者，可通过内镜或经肝放置胆道支架（如可扩张性金属支架）行胆道减压。对于不能经内镜放置者，可经肝放置。为缓解晚期胰腺癌所引起的顽固性腰背疼痛，可用95%乙醇溶液或0.2%亚甲蓝液，每侧不超过10 ml封闭内脏神经。

3. 化学治疗

为方便手术和化疗，临床上多采用以影像学检查结果为依据的分类法：Ⅰ期为可手术切除的胰腺癌，Ⅱ期是局部进展期胰腺癌，Ⅲ期是远处转移的胰腺癌。临床上80%以上是Ⅱ期和Ⅲ期病变。对于Ⅰ期，手术治疗是最佳也是唯一的可治愈方法。Ⅱ期者，可以先放疗、化疗，部分（约10%）可重获手术机会。Ⅲ期患者则适合做全身化疗。

尽管化疗对胰腺癌的疗效有限，但仍可用以5-FU为主的化疗方案。如对晚期者试用6周FAM方案，用多柔比星、丝裂霉素和5-FU化疗止痛效果较佳。随着动脉插管造影检查开展，放置永久性动脉插管进行术后化疗，导管插入直到胃十二指肠动脉根部，泵出注入亚甲蓝2～4 ml，可减轻疼痛和延长患者生命。但要注意出现局部的并发症，如导管阻塞、血管阻塞、导管移位、感染等。

4. 放射治疗

分根治性和姑息性。前者可做术前辅助治疗，缩小肿块以利于切除，适用于Ⅰ、Ⅱ期患者。后者适用于无法切除且有严重腰酸背痛者放疗后可缓解或消除。具体的方法包括外照射法、组织间照射法和术中照射法。行术中放疗（IORT），可以降低局部复发率，但并不能提高生存率。

手术后放疗和化疗同时进行则可明显改善治疗效果。每阶段放疗的前3天，每天予以5-FU，放疗的总剂量为40Gy，分2次使用。每次间隔2周。此时一定要口服中药扶正之剂，起到减毒增效增强体质的作用。

5. 生物治疗

主要是细胞因子和抑癌基因治疗胰腺癌的试验和临床研究报道。细胞因子包括白细胞介素-2、干扰素和肿瘤坏死因子。免疫活性细胞包括LAK细胞和TIL细胞等。

六、疗效评定标准

（一）临床疗效标准

1. 实体瘤的近期疗效标准

（1）可测量的病变：

1）完全缓解（CR）：可见的病变完全消失，超过1个月。

2）部分缓解（PR）：肿块缩小50%以上，时间不少于4周。测量可采用双径测量或单径测量。

A. 双径测量：

单个病变：肿瘤面积（指肿块两个最大垂径的乘积）缩小≥50%。

多个病变：多个肿块两最大垂径乘积之和减少50%以上。

B. 单径测量:线状肿块测得数值减少 50% 以上。

无变化(NC):肿块缩小不及 50% 或增大未超过 25% 。

进展(PD):一个或多个病变增大 25% 以上或出现新病变。

(2) 不可测量的病变(可估价的病变):

CR 所有症状、体征完全消失至少 4 周。

PR 肿瘤大小估计减少≥50% 至少 4 周。

NC 病情无明显变化至少 4 周,肿瘤大小估计增大不到 25% ,减少不足 50% 。

PD 新病灶出现或原有病变估计增大≥25% 。

(3) 缓解时间:

CR 自开始判定 CR 起至肿瘤开始出现复发时的时间。

PR 自开始判定 PR 起至肿瘤两径乘积增大到治疗前 1/2 以上时的时间。

2. 行为状况评价标准

以卡劳夫斯基(Karnofsky)行为状况评分标准为指标,在治疗前及每个疗程结束后均进行评分。

提高、改善　在疗程结束后较治疗前行为状况评分增加≥10 分。

稳定　在疗程结束后较治疗前行为状况评分增减在 10 分以内。

降低　在疗程结束后较治疗前行为状况评分减少≥10 分。

附　卡劳夫斯基行为状况评分标准

100　正常,无症状及体征。

90　能进行正常活动,有轻微症状及体征。

80　勉强可进行正常活动,有一些症状或体征。

70　生活可自理,但不能维持正常生活或工作。

60　有时需人扶助,但大多数时间可自理。

50　常需人照料。

40　生活不能自理,需特别照顾。

30　生活严重不能自理。

20　病重,需住院积极支持治疗。

10　病危,临近死亡。

3. 体重变化的评价标准

提高、改善　在疗程结束后较治疗前体重增加≥1kg。

稳定　在疗程结束后较治疗前体重增减不足 1kg。

降低　在疗程结束后较治疗前体重减少≥1kg。

(二) 证候疗效标准

所有症状都分为无、轻、中、重四级(参照附录 3),在主症分别记 0、2、4、6 分,在次症则分别记 0、1、2、3 分。对于舌脉则分为正常和非正常两级,在主症分别记 0、2 分,在次症分别记 0、1 分。

临床痊愈　症状、体征消失或基本消失,证候积分减少≥95% 。

显效　症状、体征明显改善,证候积分减少≥70% ,但<95% 。

有效　症状、体征均有好转,证候积分减少≥30% ,但<70% 。

无效　症状、体征均无明显好转，甚或加重，证候积分减少<30%。

胰腺癌综合诊治中国专家共识（2014 年版）（节录）

中国临床肿瘤学会胰腺癌专家委员会

1　前言

据世界卫生组织统计，2008 年全球胰腺癌发病率和死亡率分别列恶性肿瘤第 13 位、第 7 位。2013 年最新统计数据显示，在发达国家（美国）胰腺癌新发估计病例数列男性第 10 位，女性第 9 位，占恶性肿瘤死亡率的第 4 位。据《2012 中国肿瘤登记年报》统计，2009 年胰腺癌占我国恶性肿瘤发病率和死亡率的第 7 位和第 6 位。在我国上海等经济发达地区，胰腺癌新发估计病例数列男性第 6 位，女性第 7 位，并且呈快速上升趋势。

一般认为吸烟、高脂饮食和体重指数超标可能是胰腺癌的主要危险因素。另外，糖尿病、过量饮酒以及慢性胰腺炎等与胰腺癌的发生也有一定关系。

国内、外的研究表明，大约 60% 的胰腺癌患者在确定诊断时已发生远处转移，25% 患者为局部晚期，不能行根治性切除术，中位生存期仅为 6～9 个月；能够手术切除的仅 15%，中位生存期 15 个月，5 年生存率 5% 左右。

由于我国幅员辽阔，各地医药卫生事业发展不平衡，各级医院的医疗水平参差不齐，为了进一步规范胰腺癌的诊断与治疗，提高多学科综合诊治水平，改善患者生活质量和延长生存时间，中国临床肿瘤学会（CSCO）胰腺癌专家委员会组织国内胰腺癌专业领域多学科专家制订《胰腺癌综合诊治中国专家共识》（以下简称为共识）。

本共识仅适用于胰腺导管上皮来源的恶性肿瘤（胰腺癌）。

注 1：推荐等级原则

Grade A：具有较强的证据，即有 1 个Ⅲ期随机对照试验证据，或 2 个或以上Ⅱ期随机对照试验且结果较为一致，全部专家达成共识推荐；

Grade B：具有证据，即有 1 个或以上Ⅱ期或Ⅲ期随机对照试验，超过半数专家达成共识推荐；

Grade C：尚无证据，超过半数的专家达成共识推荐；

Grade D：尚无证据，少于半数的专家达成共识推荐。

注 2：本共识不能涵盖所有可能的临床情况，鉴于各期胰腺癌预后都较差，建议各阶段的患者均可考虑参加临床研究。

2　多学科综合诊治原则及流程

2.1　多学科综合诊治原则　在胰腺癌的诊治过程中，强调遵循多学科综合诊治的原则，肿瘤内科、肿瘤外科、放疗科、影像科和病理科等学科专家共同参与，根据肿瘤的分子生物学特征、病理类型和临床分期等，结合患者的体能状况等进行全面的评估，制定科学、合理的诊疗计划，积极应用手术、放疗、化疗、介入以及分子靶向药物等手段综合治疗，以期达到治愈或控制肿瘤发展、改善患者生活质量、延长生存时间的目的。

注：胰腺癌患者的体能状况评估有别于其他肿瘤，全面体能状态评估应该包括体能状态评分（performance status，PS）、疼痛、胆道梗阻和营养状况四个方面。

体能状态良好具体标准如下：①PS 评分≤2 分；②疼痛控制良好，疼痛数字分级法（NRS）评估值≤3；③胆道通畅；④体重稳定。

2.2　多学科综合诊治流程参见图 1。

3　胰腺癌的诊断与鉴别诊断

3.1　临床表现　多数胰腺癌患者起病隐匿，早期症状不典型，可以表现为上腹部不适、隐痛、消化不良或腹泻，常易与其他消化系统疾病相混淆。

（1）疼痛：常表现为不同程度、不同方式的上腹部或腰背部疼痛，有时以夜间为甚，可以呈束带状分布。

（2）黄疸：不明原因的梗阻性黄疸，进行性加重，多见于胰头部肿瘤。

（3）体重下降：多数患者可以出现不明原因的消瘦、体重减轻，往往在短期内体重较快地下降。

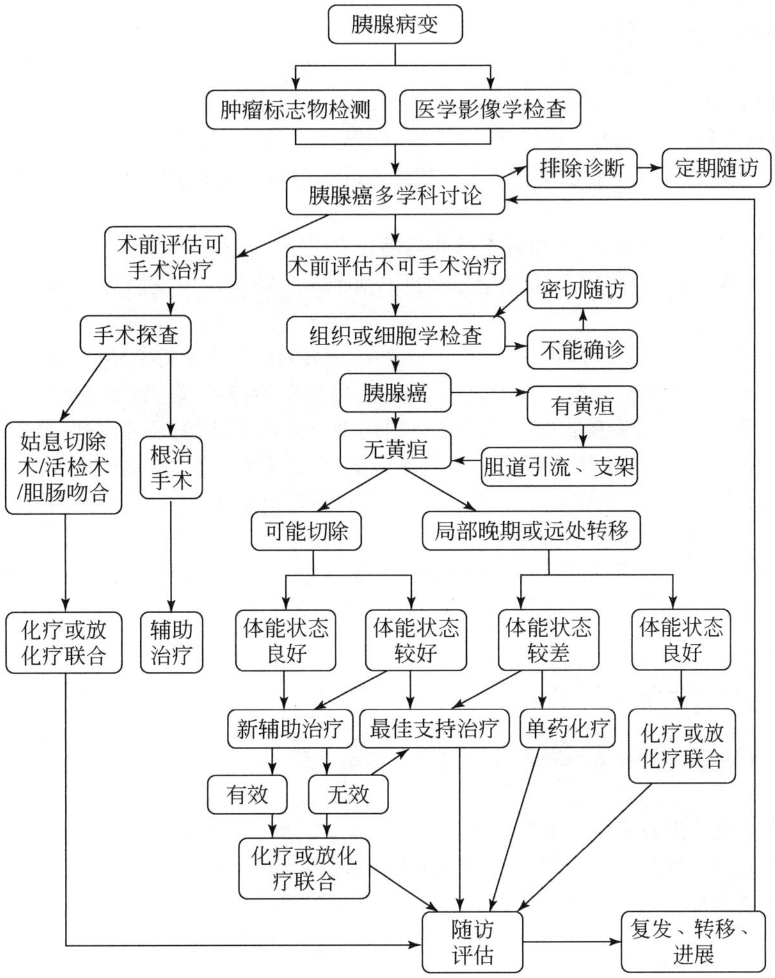

图1　胰腺癌多学科综合诊治流程图

(4)厌食、消化不良和腹泻等症状:近期出现不能解释的消化不良症状。

3.2　体格检查　早期一般无明显体征,当疾病处于进展期时,可以出现黄疸、肝脏增大、胆囊肿大、上腹部肿块以及腹腔积液等阳性体征。

3.3　实验室检查

(1)生化检查:早期无特异性血生化指标改变,肿瘤阻塞胆管时可引起血胆红素升高,伴有丙氨酸氨基转移酶(ALT)、天门冬氨酸氨基转移酶(AST)、γ-谷氨酰转肽酶(γ-GT)及碱性磷酸酶(AKP)等酶学改变。

(2)血液肿瘤标志物检查:临床上常用的与胰腺癌诊断相关肿瘤标志物有糖类抗原 CA19-9、癌胚抗原(CEA)、糖类抗原 CA50 和糖类抗原 CA242 等,其中 CA19-9 可以≥正常值的 10 倍。对于 CA19-9 升高者,应排除胆道梗阻和胆系感染才具有诊断意义。

3.4　影像学检查　协助诊断胰腺癌的医学影像学技术和手段较多,包括 B 超、CT、MRI、ERCP、PETCT 和 EUS 等,其特点各不相同。根据病情,选择恰当的影像学技术是诊断胰腺占位的前提。由于各种检查技术的特点不同,选择时应遵循"完整(显示整个胰腺)、精细(层厚 2~3mm 的薄层扫描)、动态(动态增强、定期随访)、立体(多轴面重建,全面了解毗邻关系)"的基本原则。

(1)B 超检查:简单、方便、实时和无创,可用于胰腺癌的初步诊断和随访,对肝脏、胆管和较大的胰腺肿块具有较高诊断价值。超声造影技术可用于胰腺癌的早期诊断。

(2)CT/CTA:是诊断胰腺疾病的常用影像技术。不同 CT 扫描技术的侧重点各异:①上腹部平扫及增强扫描可显示较大的胰腺肿瘤和肝脏、胰腺旁淋巴结；②中腹部薄层动态增强/胰腺薄层动态增强（扫描层厚度≤3mm）是诊断胰腺病变的最佳 CT 技术；③多平面重建（MPR）是显示胰腺肿块毗邻关系的最佳技术；④CT 血管造影（CTA）是显示胰腺相关血管病变的理想技术。

（3）MRI/MRCP/MRA：是诊断胰腺疾病的常用影像技术。①常规上腹部平扫及增强扫描：主要用于显示较大的胰腺肿瘤和肝脏、胰腺旁淋巴结；②中腹部薄层动态增强/胰腺薄层动态增强：是显示胰腺肿瘤的最佳 MRI 技术，在显示合并的水肿性胰腺炎方面优于 CT；③MRCP：与中腹部 MRI 薄层动态增强联合应用，诊断价值更高。

（4）ERCP：可以发现胰管狭窄、梗阻或充盈缺损等异常。

（5）PET-CT：主要价值在于辨别“胰腺占位”的代谢活性，另外在发现胰腺外转移方面也具有明显优势。

（6）EUS：可以判断胰腺病变与周围组织结构的关系，引导对病变采取穿刺活检、引流等诊治操作。

3.5　组织病理学与细胞学检查　组织病理学和/或细胞学检查是确诊胰腺癌的唯一依据和金标准。因此，应尽可能在制订治疗方案前获得细胞学或组织病理学检查结果，但是考虑到临床实际情况，有时无法获得组织病理学或细胞学依据以明确诊断，可以结合病史、临床表现、实验室检查和影像学检查，由多学科专家讨论后慎重做出临床初步诊断，并且动态观察；而讨论后仍无法诊断时必须严密随访复查。

获得组织病理学或细胞学标本的方法：

（1）手术：直视下活检，是获取病理组织学诊断的可靠方法。

（2）脱落细胞学检查：可以通过胰管细胞刷检、胰液收集检查、腹腔积液化验等方法获得细胞病理资料。

（3）穿刺活检术：如无法手术患者，治疗前推荐在影像介导下，局部穿刺获得组织病理学或细胞学标本。

注：拟行手术切除的患者通常不需先获得病理学诊断支持，但在进行放、化疗等治疗前应明确病理学诊断。

4　胰腺癌的病理类型及分期

4.1　组织学类型　参照 2010 年第 4 版 WHO 消化系统肿瘤新分类。

（1）起源于胰腺导管上皮的恶性肿瘤（适用于本共识的胰腺癌病理类型）：

导管腺癌

腺鳞癌

胶样癌（粘液性非囊性癌）

肝样腺癌

髓样癌

印戒细胞癌

未分化癌

未分化癌伴破骨巨细胞样反应

（2）起源于非胰腺导管上皮的恶性肿瘤

腺泡细胞癌

腺泡细胞囊腺癌

导管内乳头状粘液性肿瘤伴浸润性癌

混合性腺泡-导管癌

混合性腺泡-神经内分泌癌

混合性腺泡-神经内分泌-导管癌

混合性导管-神经内分泌癌

粘液性囊性肿瘤伴浸润性癌

胰母细胞瘤

浆液性囊腺癌

实性-假乳头状肿瘤

4.2　分期

4.2.1　胰腺肿瘤 TNM 分期(AJCC 第 7 版)参见表 1。

4.2.2　胰腺癌的病理分期(AJCC 第 7 版)参见表 2。

表 1　胰腺肿瘤的 TNM 分期

T-原发肿瘤
T_x原发肿瘤无法评估
T_0无原发肿瘤证据
Tis 原位癌(包括 PanIN-3)
T_1肿瘤局限于胰腺内,最大径≤2cm
T_2肿瘤局限于胰腺内,最大径>2cm
T_3肿瘤浸润至胰腺外
T_4肿瘤累及腹腔干或肠系膜上动脉
N-区域淋巴结
Nx 区域淋巴结无法评估
N_0无区域淋巴结转移
N_1有区域淋巴结转移
M-远处转移
M_0无远处转移
M_1有远处转移

表 2　胰腺癌的病理分期

分期	T	N	M
0	T_{is}	N_0	M_0
ⅠA	T_1	N_0	M_0
ⅠB	T_2	N_0	M_0
ⅡA	T_3	N_0	M_0
ⅡB	T_1、T_2、T_3	N_1	M_0
Ⅲ	T_4	Any N	M_0
Ⅳ	Any T	Any N	M_1

5.4　其他治疗建议　以下治疗方法尚缺乏充分的和高级别的循证医学证据,建议积极组织或参与多中心临床研究。

5.4.1　介入治疗　由于胰腺癌的供血多为乏血供和多支细小动脉供血等特征,介入治疗效果有限,推荐证据不足,可以采取超选择性供血动脉灌注化疗或栓塞做特殊治疗;对肝转移性病变可根据供血特征分别行供血动脉灌注化疗或化疗栓塞;但尚缺乏高级别的循证医学证据,需要进行大样本多中心临床研究以明确介入治疗的指征和意义。

适应证:

(1)梗阻性黄疸(胆管引流术或内支架置入术);

(2)不宜手术或者不愿意手术、接受其他方法治疗或术后复发的患者;

(3)控制疼痛、出血等疾病相关症状;

(4)灌注化疗作为特殊形式的新辅助疗。

禁忌证:

(1)相对禁忌证:①造影剂轻度过敏;②KPS 评分<70 分或 ECOG 评分>2 分;③有出血和凝血功能障碍

性疾病不能纠正及有出血倾向者；④白细胞<4.0×10^9/L，血小板<80×10^9/L。

（2）绝对禁忌证：①肝肾功能严重障碍：总胆红素>51μmol/L、ALT>120U/L；②有明显出血倾向者：凝血酶原时间<40%或血小板<50×10^9/L；③中等或大量腹腔积液、全身多处转移；④全身情况衰竭者。

5.4.2　姑息治疗与营养支持　提高胰腺癌患者的生活质量是姑息治疗的重要目标。对于胰腺癌终末期患者应给予姑息治疗，其目的是减轻临床症状和提高患者生活质量。终末期肿瘤患者的症状可以大致归为两类，一类是疼痛，包括肿瘤引起的癌痛和器官累及引起的其他疼痛，如消化道中胆道梗阻引起的痉挛痛等；另一类是乏力相关症状，主要是由于营养摄入不足或代谢异常引起的营养不良。

疼痛是胰腺癌最常见的症状之一，疼痛控制良好也是患者体能状况较好的标志之一。在明确疼痛的原因和排除外科急症后，要明确是否为癌痛。考虑癌痛者，根据WHO三阶梯镇痛的五大原则予以足量镇痛。

营养不良甚至恶液质在胰腺癌终末期患者中极为多见。应首先对患者进行恶液质的诊断与分期：恶液质前期，即体重下降≤5%并存在厌食或糖耐量下降等；恶液质期，即6个月内体重下降>5%，或基础BMI<20者体重下降>2%，或有肌肉减少症者体重下降>2%；难治期，即预计生存<3个月，PS评分低，对抗肿瘤治疗无反应的终末状态。

在判定全身营养状况和患者胃肠道功能状况基础上制订营养治疗计划。生命体征平稳而自主进食障碍者，如患者有意愿时应予营养治疗，其中存在胃肠道功能者以肠内营养为主。无胃肠道功能者可选择胃肠外营养，一旦肠道功能恢复，或肠内营养治疗能满足患者能量及营养素需要量，即停止胃肠外营养治疗。营养治疗同时应监测24h出入量、水肿或脱水、血电解质等。生命体征不稳和多脏器衰竭者原则上不考虑系统性的营养治疗。

糖皮质激素类药物和醋酸甲地孕酮能够增加食欲。酌情选用能够逆转恶液质异常代谢的代谢调节剂，目前使用的药物包括鱼油不饱和脂肪酸（EPA）、二十二碳六烯酸（DHA）和沙利度胺等。

5.4.3　中医药治疗　中医药是胰腺癌综合治疗的组成之一，与西医药相比，并非着眼于直接杀灭癌细胞，而是注重于“扶正”调理。中医药有助于增强机体的抗癌能力，降低放、化疗的毒性，改善临床症状，提高患者生活质量，并有可能延长生存期，可以作为胰腺癌治疗的重要辅助手段；但是目前中医药治疗胰腺癌的循证医学证据不多，尚缺乏高级别的证据加以支持，需要积极进行探索和大型随机对照的临床研究。

（1）中医药治疗胰腺癌的适应证：①早期胰腺癌根治术后的巩固治疗；②中晚期胰腺癌姑息性手术、放化疗后的巩固或维持治疗，或与放化疗的联合应用；③晚期胰腺癌无法手术或放化疗患者的治疗。

（2）辨证论治：目前尚无胰腺癌的辨证分型统一标准，最常见的证型有湿热毒盛型、气滞血瘀型、脾虚湿阻型和阴虚内热型，治疗上宜辨病与辨证相结合，实行个体化诊疗，以提高临床疗效。

1）湿热毒盛型：症见身目黄染，心烦易怒，口干口苦，食少腹胀，或胁肋疼痛，小便黄赤，大便干结，舌红苔黄腻，脉弦滑或滑数。治宜清热利湿，解毒退黄，茵陈蒿汤合黄连解毒汤加减。

2）气滞血瘀型：症见胁背疼痛，持续胀痛或刺痛，或窜及两胁，或有胁下结块，脘腹胀满，饮食减少，舌质紫暗或有瘀斑，苔薄白，脉弦涩。治宜行气活血，软坚散结，膈下逐瘀汤加减。

3）脾虚湿阻型：脘腹胀满或膨隆，食后加重，纳食减少，胁下或有隐痛不适，大便溏薄，舌苔白腻，脉细弦。治宜健脾益气，化湿行气，香砂六君子汤加减。

4）阴虚内热型：脘腹疼痛，五心烦热，或盗汗，口干咽燥，头昏目眩，大便干结，舌红少苔，脉细数。治宜滋养肝肾，清火散结，知柏地黄汤加减。

（3）现代中药制剂的应用：除辨证论治使用汤剂外，一些现代中药制剂如包括康莱特、榄香烯乳、华蟾素及消癌平等，对于胰腺癌亦有一定控制肿瘤发展、减轻患者症状和改善生活质量的用，可以酌情选择使用；但是这些药物治疗胰腺癌尚缺乏的高级别循证医学证据，需要临床上进一步观察和研究，积累资料。

6　胰腺癌的随访

对于临床上怀疑胰腺癌，尚难以与慢性胰腺炎、胰腺囊肿等疾病鉴别诊断时，应密切进行CT/MRI、PET-CT等影像学随访和CA19-9等血清肿瘤标记物检查；推荐随访的时间为每2～3个月1次。

对于胰腺癌术后患者，术后第1年，每3个月随访1次；第2～3年，每3～6个月随访1次；之后每6个月1次进行全面检查，以便尽早发现肿瘤复发或转移。对于晚期或转移性胰腺癌患者，应至少每2～3个月随访1次。

7　结语

本共识力求简单实用、科学严谨，具有普遍适用性；偏重于临床实践，积极推荐多学科协作联合诊治模式。希望通过本共识的制定，能为广大临床医师提供工作参考。随着更多的高级别的临床研究进展和结果公布，专家委员会将及时对共识的内容进行更新和补充，以期不断提高我国胰腺癌的诊治水平。

主要执笔：王理伟　陈栋晖　潘宏铭　王俭

审阅专家：秦叔逵　赵玉沛　李琦　楼文辉　张智弘　白永瑞　倪泉兴　蒋国梁

编写专家：略

癌症疼痛诊疗规范

（2011年版）

一、概述

疼痛是癌症患者最常见的症状之一，严重影响癌症患者的生活质量。初诊癌症患者疼痛发生率约为25%；晚期癌症患者的疼痛发生率约为60%～80%，其中1/3的患者为重度疼痛。癌症疼痛（以下简称癌痛）如果得不到缓解，患者将感到极度不适，可能会引起或加重患者的焦虑、抑郁、乏力、失眠、食欲减退等症状，严重影响患者日常活动、自理能力、交往能力及整体生活质量。

为进一步规范我国癌痛诊疗行为，完善重大疾病规范化诊疗体系，提高医疗机构癌痛诊疗水平，改善癌症患者生活质量，保障医疗质量和医疗安全，特制定本规范。

二、癌痛病因、机制及分类

（一）癌痛病因

癌痛的原因多样，大致可分为以下三类：

1. 肿瘤相关性疼痛：因肿瘤直接侵犯压迫局部组织，肿瘤转移累及骨等组织所致。

2. 抗肿瘤治疗相关性疼痛：常见于手术、创伤性检查操作、放射治疗，以及细胞毒化疗药物治疗后产生。

3. 非肿瘤因素性疼痛：包括其他合并症、并发症等非肿瘤因素所致的疼痛。

（二）癌痛机制与分类

1. 疼痛按病理生理学机制主要分为两种类型：伤害感受性疼痛及神经病理性疼痛。

（1）伤害感受性疼痛是因有害刺激作用于躯体或脏器组织，使该结构受损而导致的疼痛。伤害感受性疼痛与实际发生的组织损伤或潜在的损伤相关，是机体对损伤所表现出的生理性痛觉神经信息传导与应答的过程。伤害感受性疼痛包括躯体痛和内脏痛。躯体性疼痛常表现为钝痛、锐痛或者压迫性疼痛。内脏痛通常表现为定位不够准确的弥漫性疼痛和绞痛。

（2）神经病理性疼痛是由于外周神经或中枢神经受损，痛觉传递神经纤维或疼痛中枢产生异常神经冲动所致。神经病理性疼痛常被表现为刺痛、烧灼样痛、放电样痛、枪击样疼痛、麻木痛、麻刺痛、枪击样疼痛。幻觉痛、中枢性坠、胀痛，常合并自发性疼痛、触诱发痛、痛觉过敏和痛觉超敏。治疗后慢性疼痛也属于神经病理性疼痛。

2. 疼痛按发病持续时间分为急性疼痛和慢性疼痛：癌症疼痛大多表现为慢性疼痛。与急性疼痛相比较，慢性疼痛持续时间长，病因不明确，疼痛程度与组织损伤程度可呈分离现象，可伴有痛觉过敏、异常疼痛、常规止痛治疗疗效不佳等特点。慢性疼痛与急性疼痛的发生机制既有共性也有差异。慢性疼痛的发生，除伤害感受性疼痛的基本传导调制过程外，还可表现出不同于急性疼痛的神经病理性疼痛机制，如伤害感受器过度兴奋、受损神经异位电活动、痛觉传导中枢机制敏感性过度增强、离子通道和受体表达异常、中枢神经系统重构等。

三、癌痛评估

癌痛评估是合理、有效进行止痛治疗的前提。癌症疼痛评估应当遵循“常规、量化、全面、动态”评估的原则。

（一）常规评估原则

癌痛常规评估是指医护人员主动询问癌症患者有无疼痛，常规评估疼痛病情，并进行相应的病历记录，应当在患者入院后8小时内完成。对于有疼痛症状的癌症患者，应当将疼痛评估列入护理常规监测和记录的内容。疼痛常规评估应当鉴别疼痛爆发性发作的原因，例如需要特殊处理的病理性骨折、脑转移、感染以及肠梗阻等急症所致的疼痛。

（二）量化评估原则

癌痛量化评估是指使用疼痛程度评估量表等量化标准来评估患者疼痛主观感受程度，需要患者密切配合。量化评估疼痛时，应当重点评估最近24小时内患者最严重和最轻的疼痛程度，以及通常情况的疼痛程度。量化评估应当在患者入院后8小时内完成。癌痛量化评估通常使用数字分级法（NRS）、面部表情评估量表法及主诉疼痛程度分级法（VRS）三种方法。

1. 数字分级法（NRS）：使用《疼痛程度数字评估量表》（见图1）对患者疼痛程度进行评估。将疼痛程度用0-10个数字依次表示，0表示无疼痛，10表示最剧烈的疼痛。交由患者自己选择一个最能代表自身疼痛程度的数字，或由医护人员询问患者：你的疼痛有多严重？由医护人员根据患者对疼痛的描述选择相应的数字。按照疼痛对应的数字将疼痛程度分为：轻度疼痛（1-3），中度疼痛（4-6），重度疼痛（7-10）。

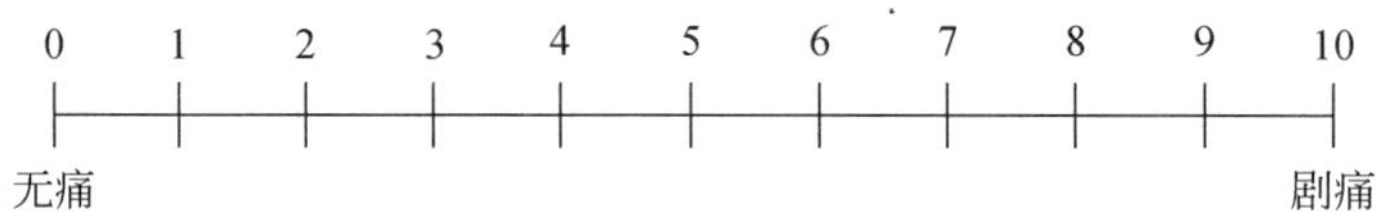

图1　疼痛程度数字评估量表

2. 面部表情疼痛评分量表法：由医护人员根据患者疼痛时的面部表情状态，对照《面部表情疼痛评分量表》（见图2）进行疼痛评估，适用于表达困难的患者，如儿童、老年人，以及存在语言或文化差异或其他交流障碍的患者。

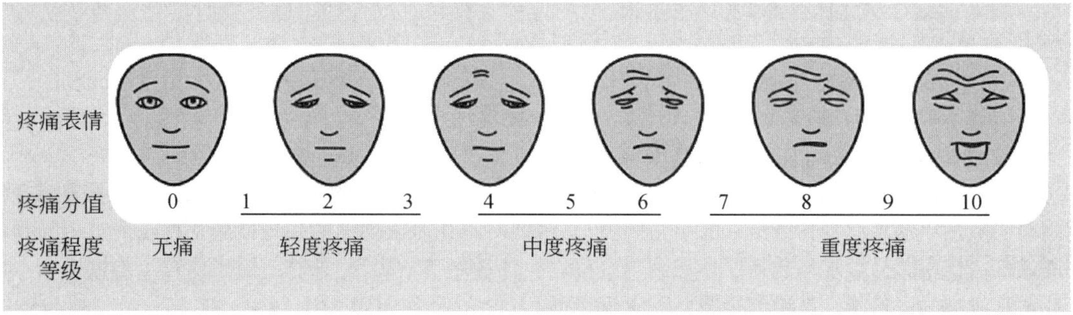

图2　面部表情疼痛评分量表

3. 主诉疼痛程度分级法（VRS）：根据患者对疼痛的主诉，将疼痛程度分为轻度、中度、重度三类。

（1）轻度疼痛：有疼痛但可忍受，生活正常，睡眠无干扰。

（2）中度疼痛：疼痛明显，不能忍受，要求服用镇痛药物，睡眠受干扰。

（3）重度疼痛：疼痛剧烈，不能忍受，需用镇痛药物，睡眠受严重干扰，可伴自主神经紊乱或被动体位。

（三）全面评估原则

癌痛全面评估是指对癌症患者疼痛病情及相关病情进行全面评估，包括疼痛病因及类型（躯体性、内脏性或神经病理性），疼痛发作情况（疼痛性质、加重或减轻的因素），止痛治疗情况，重要器官功能情况，心理精神情况，家庭及社会支持情况，以及既往史（如精神病史，药物滥用史）等。应当在患者入院后24小时内进行首次全面评估，在治疗过程中，应当在给予止痛治疗3天内或达到稳定缓解状态时进行再次全面评估，原则上不少于2次/月。

癌痛全面评估通常使用《简明疼痛评估量表（BPI）》（见附件1），评估疼痛及其对患者情绪、睡眠、活动能力、食欲、日常生活、行走能力、与他人交往等生活质量的影响。应当重视和鼓励患者描述对止痛治疗的需求及顾虑，并根据患者病情和意愿，制定患者功能和生活质量最优化目标，进行个体化的疼痛治疗。

（四）动态评估原则

癌痛动态评估是指持续、动态评估癌痛患者的疼痛症状变化情况，包括评估疼痛程度、性质变化情况，爆发性疼痛发作情况，疼痛减轻及加重因素，以及止痛治疗的不良反应等。动态评估对于药物止痛治疗剂量滴定尤为重要。在止痛治疗期间，应当记录用药种类及剂量滴定、疼痛程度及病情变化。

四、癌痛治疗

（一）治疗原则

癌痛应当采用综合治疗的原则，根据患者的病情和身体状况，有效应用止痛治疗手段，持续、有效地消除疼痛，预防和控制药物的不良反应，降低疼痛及治疗带来的心理负担，以期最大限度地提高患者生活质量。

（二）治疗方法

癌痛的治疗方法包括：病因治疗、药物止痛治疗和非药物治疗。

1. 病因治疗。针对引起癌症疼痛的病因进行治疗。癌痛疼痛的主要病因是癌症本身、并发症等。针对癌症患者给予抗癌治疗，如手术、放射治疗或化学治疗等，可能解除癌症疼痛。

2. 药物止痛治疗。

（1）原则。根据世界卫生组织（WHO）癌痛三阶梯止痛治疗指南，癌痛药物止痛治疗的五项基本原则如下：

1）口服给药。口服为最常见的给药途径。对不宜口服病人可用其他给药途径，如吗啡皮下注射、病人自控镇痛，较方便的方法有透皮贴剂等。

2）按阶梯用药。指应当根据患者疼痛程度，有针对性地选用不同强度的镇痛药物。

①轻度疼痛：可选用非甾体类抗炎药物（NSAID）。

②中度疼痛：可选用弱阿片类药物，并可合用非甾体类抗炎药物。

③重度疼痛：可选用强阿片类药，并可合用非甾体类抗炎药物。

在使用阿片类药物的同时，合用非甾体类抗炎药物，可以增强阿片类药物的止痛效果，并可减少阿片类药物用量。如果能达到良好的镇痛效果，且无严重的不良反应，轻度和中度疼痛也可考虑使用强阿片类药物。如果患者诊断为神经病理性疼痛，应首选三环类抗抑郁药物或抗惊厥类药物等。

3）按时用药。指按规定时间间隔规律性给予止痛药。按时给药有助于维持稳定、有效的血药浓度。目前，控缓释药物临床使用日益广泛，强调以控缓释阿片药物作为基础用药的止痛方法，在滴定和出现爆发痛时，可给予速释阿片类药物对症处理。

4）个体化给药。指按照患者病情和癌痛缓解药物剂量，制定个体化用药方案。使用阿片类药物时，由于个体差异，阿片类药物无理想标准用药剂量，应当根据患者的病情，使用足够剂量药物，使疼痛得到缓解。同时，还应鉴别是否有神经病理性疼痛的性质，考虑联合用药可能。

5）注意具体细节。对使用止痛药的患者要加强监护，密切观察其疼痛缓解程度和机体反应情况，注意药物联合应用的相互作用，并及时采取必要措施尽可能减少药物的不良反应，以期提高患者的生活质量。

（2）药物选择与使用方法。应当根据癌症患者疼痛的程度、性质、正在接受的治疗、伴随疾病等情况，合理选择止痛药物和辅助药物，个体化调整用药剂量、给药频率，防治不良反应，以期获得最佳止痛效果，减少不良反应发生。

1）非甾体类抗炎药物。是癌痛治疗的基本药物，不同非甾体类抗炎药有相似的作用机制，具有止痛和抗炎作用，常用于缓解轻度疼痛，或与阿片类药物联合用于缓解中、重度疼痛。常用于癌痛治疗的非甾体类抗炎药包括：布洛芬，双氯芬酸，对乙酰氨基酚，吲哚美辛，塞来昔布等。

非甾体类抗炎药常见的不良反应有：消化性溃疡、消化道出血、血小板功能障碍、肾功能损伤、肝功能损伤等。其不良反应的发生，与用药剂量及使用持续时间相关。非甾体类抗炎药的日限制剂量为：布洛芬2400mg/d，对乙酰氨基酚2000mg/d，塞来昔布400mg/d。使用非甾体类抗炎药，用药剂量达到一定水平以上时，增加用药剂量并不能增强其止痛效果，但药物毒性反应将明显增加。因此，如果需要长期使用非甾体类抗炎药，或日用剂量已达到限制性用量时，应考虑更换为阿片类止痛药；如为联合用药，则只增加阿片类止痛药用药剂量。

2）阿片类药物。是中、重度疼痛治疗的首选药物。目前，临床上常用于癌痛治疗的短效阿片类药物为吗啡即释片，长效阿片类药物为吗啡缓释片、羟考酮缓释片、芬太尼透皮贴剂等。对于慢性癌痛治疗，推荐选择阿片受体激动剂类药物。长期用药阿片类止痛药时，首选口服给药途径，有明确指征时可选用透皮吸收途径给药，也可临时皮下注射用药，必要时可自控镇痛给药。

①初始剂量滴定。阿片类止痛药的疗效及安全性存在较大个体差异，需要逐渐调整剂量，以获得最佳用药剂量，称为剂量滴定。对于初次使用阿片类药物止痛的患者，按照如下原则进行滴定：使用吗啡即释片进行治疗；根据疼痛程度，拟定初始固定剂量 5～15mg，Q4h；用药后疼痛不缓解或缓解不满意，应于 1 小时后根据疼痛程度给予滴定剂量（见表 1），密切观察疼痛程度及不良反应。第一天治疗结束后，计算第二天药物剂量：次日总固定量=前 24 小时总固定量+前日总滴定量。第二天治疗时，将计算所得次日总固定量分 6 次口服，次日滴定量为前 24 小时总固定量的 10%～20%。依法逐日调整剂量，直到疼痛评分稳定在 0–3 分。如果出现不可控制的不良反应，疼痛强度 < 4，应该考虑将滴定剂量下调 25%，并重新评价病情。

表 1　剂量滴定增加幅度参考标准

疼痛强度（NRS）	剂量滴定增加幅度
7～10	50%～100%
4～6	25%～50%
2～3	≤25%

对于未使用过阿片类药物的中、重度癌痛患者，推荐初始用药选择短效制剂，个体化滴定用药剂量，当用药剂量调整到理想止痛及安全的剂量水平时，可考虑换用等效剂量的长效阿片类止痛药。

对于已使用阿片类药物治疗疼痛的患者，根据患者疼痛强度，按照表 1 要求进行滴定。

对疼痛病情相对稳定的患者，可考虑使用阿片类药物控释剂作为背景给药，在此基础上备用短效阿片类药物，用于治疗爆发性疼痛。

②维持用药。我国常用的长效阿片类药物包括：吗啡缓释片、羟考酮缓释片、芬太尼透皮贴剂等。在应用长效阿片类药物期间，应当备用短效阿片类止痛药。当患者因病情变化，长效止痛药物剂量不足时，或发生爆发性疼痛时，立即给予短效阿片类药物，用于解救治疗及剂量滴定。解救剂量为前 24 小时用药总量的 10%～20%。每日短效阿片解救用药次数大于 3 次时，应当考虑将前 24 小时解救用药换算成长效阿片类药按时给药。

阿片类药物之间的剂量换算，可参照换算系数表（见表 2）。换用另一种阿片类药时，仍然需要仔细观察病情，并个体化滴定用药剂量。

表 2　阿片类药物剂量换算表

药物	非胃肠给药	口服	等效剂量
吗啡	10mg	30mg	非胃肠道：口服=1：3
可待因	130mg	200mg	非胃肠道：口服=1：1.2 吗啡（口服）：可待因（口服）=1：6.5
羟考酮	10mg		吗啡（口服）：羟考酮（口服）=（1.5～2）：1
芬太尼透皮贴剂	25μg/h（透皮吸收）		芬太尼透皮贴剂 μg/h，q72h 剂量=1/2×口服吗啡 mg/d 剂量

如需减少或停用阿片类药物,则采用逐渐减量法,即先减量30%,两天后再减少25%,直到每天剂量相当于30mg口服吗啡的药量,继续服用两天后即可停药。

③不良反应防治。阿片类药的不良反应主要包括:便秘、恶心、呕吐、嗜睡、瘙痒、头晕、尿潴留、谵妄、认知障碍、呼吸抑制等。除便秘外,阿片类药物的不良反应大多是暂时性或可耐受的。应把预防和处理阿片类止痛药不良反应作为止痛治疗计划的重要组成部分。恶心、呕吐、嗜睡、头晕等不良反应,大多出现在未使用过阿片类药物患者的用药最初几天。初用阿片类药物的数天内,可考虑同时给予甲氧氯普胺(胃复安)等止吐药预防恶心、呕吐,如无恶心症状,则可停用止吐药。便秘症状通常会持续发生于阿片类药物止痛治疗全过程,多数患者需要使用缓泻剂防治便秘。出现过度镇静、精神异常等不良反应,需要减少阿片类药物用药剂量。用药过程中,应当注意肾功能不全、高血钙症、代谢异常、合用精神类药物等因素的影响。

3)辅助用药。辅助镇痛药物包括:抗惊厥类药物、抗抑郁类药物、皮质激素、N-甲基-D-天冬氨酸受体(NMDA)拮抗剂和局部麻醉药。辅助药物能够增强阿片类药物止痛效果,或产生直接镇痛作用。辅助镇痛药常用于辅助治疗神经病理性疼痛、骨痛、内脏痛。辅助用药的种类选择及剂量调整,需要个体化对待。常用于神经病理性疼痛的辅助药物主要有:

①抗惊厥类药物:用于神经损伤所致的撕裂痛、放电样疼痛及烧灼痛,如卡马西平、加巴喷丁、普瑞巴林。加巴喷丁100~300mg口服,每日1次,逐步增量至300~600mg,每日3次,最大剂量为3600mg/d;普瑞巴林75~150mg,每日2~3次,最大剂量600mg/d。

②三环类抗抑郁药:用于中枢性或外周神经损伤所致的麻木样痛、灼痛,该类药物也可以改善心情、改善睡眠,如阿米替林、度洛西汀,文拉法辛等。阿米替林12.5~25mg口服,每晚1次,逐步增至最佳治疗剂量。

药物止痛治疗期间,应当在病历中记录疼痛评分变化及药物的不良反应,以确保患者癌痛安全、有效、持续缓解。

3. 非药物治疗。用于癌痛治疗的非药物治疗方法主要有:介入治疗、针灸、经皮穴位电刺激等物理治疗、认知-行为训练、社会心理支持治疗等。适当应用非药物疗法,可作为药物止痛治疗的有益补充,与止痛药物治疗联用,可增加止痛治疗的效果。

介入治疗是指神经阻滞、神经松解术、经皮椎体成形术、神经损毁性手术、神经刺激疗法、射频消融术等干预性治疗措施。硬膜外、椎管内、神经丛阻滞等途径给药,可通过单神经阻滞而有效控制癌痛,减轻阿片类药物的胃肠道反应,降低阿片类药物的使用剂量。介入治疗前应当综合评估患者的预期生存时间及体能状况、是否存在抗肿瘤治疗指征、介入治疗的潜在获益和风险等。

五、患者及家属宣教

癌痛治疗过程中,患者及家属的理解和配合至关重要,应当有针对性的开展止痛知识宣传教育。重点宣教以下内容:鼓励患者主动向医护人员描述疼痛的程度;止痛治疗是肿瘤综合治疗的重要部分,忍痛对患者有害无益;多数癌痛可通过药物治疗有效控制,患者应当在医师指导下进行止痛治疗,规律服药,不宜自行调整止痛药剂量和止痛方案;吗啡及其同类药物是癌痛治疗的常用药物,在癌痛治疗时应用吗啡类药物引起成瘾的现象极为罕见;应当确保药物安全放置;止痛治疗时要密切观察疗效和药物的不良反应,随时与医务人员沟通,调整治疗目标及治疗措施;应当定期复诊或随访。

简明疼痛评估量表(BPI)

患者姓名:________　病案号:________　诊断:________

评估时间:________　评估医师:________

1. 大多数人一生中都有过疼痛经历(如轻微头痛、扭伤后痛、牙痛)。除这些常见的疼痛外,现在您是否还感到有别的类型的疼痛?　(1)是　(2)否

2. 请您在下图中标出您的疼痛部位,并在疼痛最剧烈的部位以“X”标出。

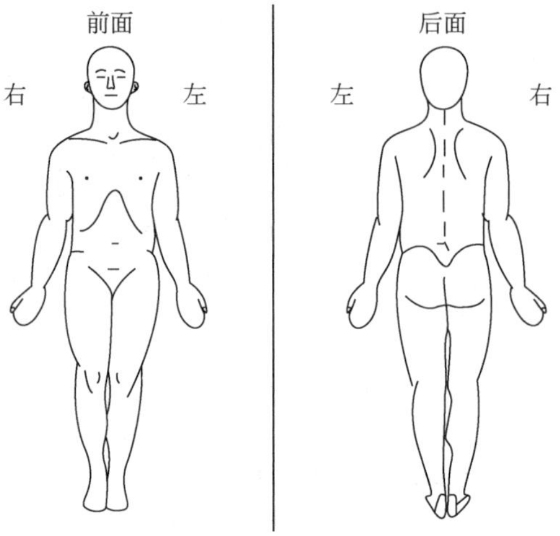

3. 请选择下面的一个数字,以表示过去 24 小时内您疼痛最剧烈的程度。

(不痛)0 1 2 3 4 5 6 7 8 9 10(最剧烈)

4. 请选择下面的一个数字,以表示过去 24 小时内您疼痛最轻微的程度。

(不痛)0 1 2 3 4 5 6 7 8 9 10(最剧烈)

5. 请选择下面的一个数字,以表示过去 24 小时内您疼痛的平均程度。

(不痛)0 1 2 3 4 5 6 7 8 9 10(最剧烈)

6. 请选择下面的一个数字,以表示您目前的疼痛程度。

(不痛)0 1 2 3 4 5 6 7 8 9 10(最剧烈)

7. 您希望接受何种药物或治疗控制您的疼痛?

---

8. 在过去的 24 小时内,由于药物或治疗的作用,您的疼痛缓解了多少?请选择下面的一个百分数,以表示疼痛缓解的程度。

(无缓解)0 10% 20% 30% 40% 50% 60% 70% 80% 90% 100%(完全缓解)

9. 请选择下面的一个数字,以表示过去 24 小时内疼痛对您的影响

(1)对日常生活的影响

(无影响)0 1 2 3 4 5 6 7 8 9 10(完全影响)

(2)对情绪的影响

(无影响)0 1 2 3 4 5 6 7 8 9 10(完全影响)

(3)对行走能力的影响

(无影响)0 1 2 3 4 5 6 7 8 9 10(完全影响)

(4)对日常工作的影响(包括外出工作和家务劳动)

(无影响)0 1 2 3 4 5 6 7 8 9 10(完全影响)

(5)对与他人关系的影响

(无影响)0 1 2 3 4 5 6 7 8 9 10(完全影响)

(6)对睡眠的影响

(无影响)0 1 2 3 4 5 6 7 8 9 10(完全影响)

(7)对生活兴趣的影响

(无影响)0 1 2 3 4 5 6 7 8 9 10(完全影响)

第八节　大　肠　癌

大肠癌系原发于结肠、直肠的恶性肿瘤。临床首见症状有便血和腹痛，以及全身乏力、体重减轻和贫血，腹部扪及肿块等。大肠癌的病因尚不完全清楚。目前认为与高脂低纤维饮食、大量饮酒和进食腌制食品、结肠息肉、结肠慢性炎症、胆囊切除术及遗传因素等有关。大肠癌是我国常见的恶性肿瘤，且发病率呈上升趋势，美国占恶性肿瘤的第二位，上海第三位。本病好发年龄趋向老龄化，70 年代中位年龄 50 岁，90 年代 65 岁。本病以低位大肠癌多见，直肠癌约占大肠癌的 3/5，其中 80% 以上的直肠癌距肛门 8cm 以下。近年好发部位趋向近侧结肠。

本病属于中医“脏毒”、“积聚”、“肠蕈”等范畴。

一、辨　病

1. 临床表现

早期大肠癌多无症状，随着癌肿的增大与继发病的发生才出现症状。主要症状：

（1）排便改变：常有便血或腹泻，一日 3～5 次，或有便秘或腹泻与便秘交替出现；或有痢疾样脓血便，里急后重，粪便变细。

（2）腹部肿块：大肠癌腹部肿块以右腹多见，肿块质硬，压痛明显。

（3）腹痛不适：由于肠痉挛，或继发肠梗阻，或晚期有腹膜后转移导致腹痛不适。浸润腰骶神经丛时常有腰骶尾部持续性疼痛。

（4）全身症状：有发热、消瘦、贫血、黄疸、腹水等。

2. 理化检查

（1）直肠指诊：对直肠癌的诊断极为重要，有 50% ～60% 的大肠癌可经直肠指检发现肿块。检查时应了解肛门或直肠有无狭窄，如发现有肿块，应明确其部位、大小、形态、硬度、基底部活动度，黏膜是否光滑，是否固定于骶骨、盆骨。直肠指诊可扪及肠腔内菜花状硬块，或边缘隆起、中心凹陷的溃疡，或肠腔环状狭窄，指套常染有血和黏液。

（2）粪便隐血试验：可作为大肠癌普查初筛方法和结肠疾病的常规检查。试验前 4 天进食无肉类和多纤维蔬菜的饮食，然后连续检查 3 天大便，每次取 2 个标本。

（3）结肠 X 线检查：结肠气钡双重对比造影可发现充盈缺损、肠壁僵硬、肠管狭窄、不规则龛影等征象。

（4）乙状结肠镜检查：可直接见到肛管、直肠和乙状结肠中段以下的肿瘤。

（5）电子结肠镜检查：可观察全部结肠，直达回盲部，直视下钳取可疑病变，或收集冲洗液或擦刷下来的脱落细胞进行细胞学检查，有利于早期及微小结肠癌的发现。

3. 分类诊断

（1）早期大肠癌的肉眼分型：

1）息肉隆起型（Ⅰ型）：根据肿瘤蒂的形态，也可进一步分为有蒂型、广基型两个亚型。息肉隆起型在组织学上多为黏膜内癌。

2）扁平隆起型（Ⅱ型）：肿瘤如分币状隆起于黏膜表面。此型多为黏膜下层癌。

3）扁平隆起伴溃疡型（Ⅲ型）：肿瘤如小盘状，边缘隆起，中心凹陷。此型均为黏膜下层癌。

（2）进展期大肠癌的分型：

1）隆起型：凡肿瘤的主体向肠腔内突出者，均属本型。

2）溃疡型：肿瘤形成较深（深达或超出肌层）之溃疡者均属此型。根据溃疡之外形及生长情况又可分为局限溃疡型和浸润溃疡型。

3）浸润型：肿瘤向肠壁各层弥漫浸润，使局部肠壁增厚，但表面常无明显溃疡或隆起。肿瘤可累及肠管全周，常伴纤维组织异常增生，有时致肠管周径明显缩小，形成环状狭窄，此时局部浆膜面可见到因纤维组织牵引而形成的缩窄环。

4）胶样型：肿瘤外形不一或隆起，或伴有溃疡形成，但外观及切面均呈半透明胶胨状。

（3）大肠癌的组织学类型：

1）乳头状腺癌：癌细胞呈粗细不等的乳头状结构，乳头中央为中心索。根据其生长方式又可分为两种类型：①腺癌组织向黏膜表面生长呈绒毛状；②为肿瘤深部腺腔扩大呈囊状，囊内呈乳头状增生。乳头状腺癌预后较好，故从一般腺癌中划分出来。

2）管状腺癌：癌组织呈腺管状结构者，根据其分化程度分为高分化腺癌、中分化腺癌和低分化腺癌三级。

3）黏液腺癌：以癌组织内出现大量黏液为特征。根据其形态又可分为两种恶型：①表现为大片“黏液湖”形成，其中漂浮小堆癌细胞；②表现为囊腺状结构，囊内充满黏液，囊壁衬覆分化较好的黏液柱状上皮。后者可伴有高分化腺癌或乳头状腺癌。

4）印戒细胞癌：肿瘤由弥漫成片的印戒细胞构成，不形成腺管状结构。

5）未分化癌：癌细胞弥漫成片或呈团块状，不形成腺管状或其他组织结构。

6）腺鳞癌：腺癌和鳞癌见于同一瘤内，两种成分充分混合，而非碰撞性肿瘤。腺癌伴小灶性鳞化的，仍属腺癌。

7）鳞状细胞癌：是一种完全由鳞状细胞所组成的罕见的结肠肿瘤。

（4）Dukes 分期：

1）A 期：A1 为癌灶限于黏膜层或黏膜下层，相当于早期癌；A2 为癌灶侵犯浅肌层；A3 为癌灶侵犯深肌层。

2）B 期：癌灶穿出深肌层，侵及浆膜层、浆膜外或直肠周围组织，但尚能整块切除。

3）C 期：癌灶已伴有淋巴结转移，但尚可作根治术。

4）D 期：已出现远处淋巴结如锁骨上主动脉及髂血管旁淋巴结广泛转移；远处脏器如肝、肺、肾、脑等转移；腹膜广泛转移；邻近器官广泛浸润而无法切除者。

（5）临床分期标准：0 期、Ⅰ期、Ⅱ期、Ⅲ期、Ⅳ期。

二、鉴别诊断

（1）慢性结肠炎症：慢性结肠炎、非特异性溃疡性结肠炎和慢性痢疾，均可表现为便秘腹泻交替、腹痛、便脓血，左下腹可扪及条索状肿物。其鉴别点是非结肠癌者病情时好时坏，病程长，腹痛即泻，泻后痛止，肿物时有时无；而结肠癌则呈进行性加重，腹痛时多不泄泻，不泻时腹亦痛，肿物不消且日益增大。明确诊断要靠 X 线造影和结肠镜检查，并经病理证实。但少数溃疡性结肠炎可癌变，另有少数人可合并结肠癌，故对可疑者应定期复查。

（2）结肠腺瘤和结肠息肉：二者均系良性肿瘤性病变，肿物增大表面破溃时其临床症状与结肠癌不易区别，只有通过结肠镜检查及活检病理证实。对小的腺瘤、息肉，应密切观察，或在纤维结肠镜下切除；对多发性家族性息肉病和巨大息肉，癌变机会增多，应予手术切除。

三、方证论治

综合治疗是治疗结肠癌的根本原则,手术疗法在其中起主导作用。故凡无手术禁忌证的早中期结肠癌患者,均应首先考虑手术治疗,才有可能治愈。A1 期术后者可单用中药治疗,A2、A3 期、B 期、C 期等术后者应予以化疗加中药,D 期者以化疗加中药为主,作姑息手术或放疗。中医药可应用于各期患者,或配合手术和化疗,以方证论治为主,辨证与辨病相结合,单方、成药均有一定疗效。

1. 大承气汤证

主症　腹痛时作时止,或隐痛绵绵不休,或急发攻逐走窜,得矢气排便而缓;大便干稀不调时多时少。

兼症　腹内结块不显,形体如常,纳食不减;舌淡红苔薄白,脉平或见弦。重症则腹痛暴发,攻逐走窜剧烈,如割如绞,无矢气,不排便,腹痛拒按,呕吐频繁,此类证候多见中早期大肠癌患者,大肠功能紊乱或有不同程度的肠梗阻存在者。

病机　肠腑气结。

治法　行气导滞、泻下通结。

方药　大承气汤加味。枳实 12g,厚朴 12g,大黄 10g,芒硝(烊化)6g,莱菔子 15g,木香 10g,元胡 10g,川楝子 6g,炙甘草 6g,红藤 15g,半枝莲 15g。

加减　便干有热者,重用生大黄、芒硝;便软溏者,改用熟大黄,去芒硝,或改用番泻叶、麻仁等;燥结甚者,加甘遂末;寒结者,加巴豆霜。

2. 槐角地榆丸证

主症　腹痛腹泻,大便带血,腹部扪及包块,坚实不移。舌质暗,苔黄腻;脉滑数。

兼症　便夹黏液,里急后重,阵发性腹部绞痛、拒按。

病机　湿毒瘀结,肠略受损。

治法　清肠利湿,化瘀解毒。

方药　槐角地榆丸(《外科大成》)加减。槐角 9g,地榆 15g,枳壳 9g,黄芩 9g,生地黄 15g,黄连 9g,当归尾 6g,金银花 15g,桃仁 9g,红花 6g,薏苡仁 30g,红藤 30g,生甘草 3g。

加减　里急后重严重者,加木香、香附;腹部绞痛,加白芍。

3. 膈下逐瘀汤证

主症　腹痛腹胀,腹块坚硬不移,呕血或黑粪;舌质紫暗,舌下静脉迂曲,脉弦涩。

兼症　久痛不已,入夜痛甚。便下紫黑或脓血,肌肤甲错。

病机　瘀阻肠络。

治法　行气活血,解毒化瘀。

方药　膈下逐瘀汤(《医林改错》)加减。五灵脂 10g,当归 10g,川芎 9g,桃仁 9g,红花 6g,乌药 9g,延胡索 9g,枳壳 9g,甘草 6g,黄芪 15g,白术 10g,败酱草 15g,半边莲 15g。

加减　舌苔厚,加焦三仙 15g,砂仁 6g。呕血多者,加用十灰散。

4. 滋阴降火汤证

主症　腹痛便血,排便不爽,五心烦热,舌红少苔,脉细数。

兼症　里急后重,时流臭水,失眠多梦,口干咽燥,尿黄便干。

病机　阴虚火旺,热毒内盛。

治法　滋阴降火，清热解毒。

方药　滋阴降火汤（自拟方）加味。生地 15g，熟地 15g，山药 30g 龟板 15g，山茱萸 12g，丹皮 10g，泽泻 9g，知母 12g，肉桂 15g，黄柏 12g，生甘草 5g，山慈菇 9g，薏苡仁 15g，地榆 15g，石榴皮 9g，白花蛇舌草 30g。

加减　出血重者，加炒地榆、槐米、仙鹤草。失眠多梦，加枣仁、夜交藤。

5. 八珍汤证

主症　气短乏力，头晕目眩，腹痛隐隐，腹中包块坚硬不移，大便色黑，或夹有脓血；舌淡，苔薄，脉弱。

兼症　面色苍白，心悸失眠，脱肛下坠。

病机　气血两虚。

治法　补气生血，扶正解毒。

方药　八珍汤（《正体类要》）加减。红参 15g，熟地 15g，白术 10g，茯苓 15g，当归 10g，白芍 10g，川芎 6g，阿胶（烊化）15g，黄芪 15g，大枣 15g，山药 20g，白花蛇舌草 30g，仙鹤草 12g，炙甘草 3g。

加减　出血，加侧柏炭、三七粉等；出血急暴者，配合十灰散、云南白药；心悸失眠，加枣仁、远志；脱肛下坠，加升麻、桔梗。

四、临床心得

肠道恶性肿瘤肠癌如能早期发现，应及早手术治疗，对于患者生存期的延长、临床治愈的机会比其他恶性肿瘤为多。因此，手术治疗本病应首选，一旦确诊，除全身状况不适应手术而又有广泛转移者外，均应手术。但是，结肠癌为渐进消耗病证，早期病症不著，形体劳作如常，纳食好，舌脉无异，虽有瘤块内生，正能胜邪，很难发现。中晚期则证候明显且较一致。所以往往发现较晚。发现的要点是如果患者有腹痛，腹内有包块，便秘与腹泻交替，黏液血便，这是结肠癌的主要证候，早期未必全见，要结合舌脉，尽早通过理化检查明确诊断。若仅有阵阵腹痛，腹泻与便秘交替，形体如常，劳作自如，此为肠腑气滞；若兼下痢臭秽，口渴舌红苔黄腻，为湿热内结。应当高度警惕。

本病由热毒瘀阻肠道而成。治以清肠解毒、抗癌通瘀为法，但应结合体质随症加减。槐角地榆汤证临床十分常见，我习用槐角地榆汤加减治疗该病。常用药味有槐角、地榆、白花蛇舌草、半枝莲、败酱草、土茯苓各 30g，红藤、生苡仁各 15g，炙乳香 6g。

加减方法是：便血酌加槐花炭、地榆、侧柏炭各 9g。腹痛，里急后重，酌加木香 5g，台乌药 6g。大便有黏液，加赤芍 9g，黄连 3g。大便秘结不通，加生大黄（后下）9g，元明粉（冲服）6g，或皂角子 9g。

值得提醒的一点是，若患者腹痛急剧，便闭无矢气，呕吐不止，腹见肠形结块，为肠腑急症。若便血如注不止，或黑粪如漆量多日久，皆需紧急处理，顷刻即变，切勿大意。

五、其他治疗

（一）中成药

1. 市售中成药

（1）地榆槐角丸：每次 1 丸，每日 2 次。用于脏腑湿热，大肠火盛，肠风便血，痔疮漏疮，湿热便秘,肛门肿痛。

（2）香连化滞丸:每次2丸,每日2次。用于湿热凝滞引起的里急后重,腹痛下痢。

（3）贞芪扶正胶囊:每次6粒,每日2次。用于久病虚损,气阴不足。配合手术、放射治疗、化学治疗,促进正常功能的恢复。

（4）增生平:每日2~3次,每次4~8片。功能清热解毒,化瘀散结。适用于大肠癌患者有便干舌暗、脉弦滑等热瘀内结表现者。

（5）平消胶囊:每日2~3次,每次4~8粒。功能活血化瘀,止痛散结,清热解毒,扶正祛邪,对肿瘤具有一定的缓解症状,可起到缩小瘤体、抑制肿瘤生长、提高人体免疫力、延长患者生命的作用。适用于中晚期肠癌。

（6）肝复乐:每日3次,每次6粒。功能健脾理气,化瘀软坚,清热解毒。适用于大肠癌肝转移者。

（7）金克(槐耳颗粒)冲剂:每次1袋,每日3次,冲服。1个月为1疗程。功能扶正活血,适用于肠癌的辅助治疗。

（8）金龙胶囊:每次4~6粒,每日3次。功能扶正祛邪,破瘀散结,清热解毒。适用于中晚期肠癌。

2. 医院内部制剂

（1）敦煌石室大宝胶囊:口服,每次3粒,每日2次。用于久病虚损,阳气不足。配合手术、放射治疗、化学治疗,促进正常功能的恢复。

（2）加味犀黄胶囊:口服,每次3~5粒,每日2次。用于癌瘤侵袭。

（二）保留灌肠

（1）鸦胆子15粒,白及15g,苦参、白头翁、徐长卿、乳香、没药各30g,加水1000ml,煎至300~500ml,放至温热约37℃时,保留灌肠,隔日1次,对肠癌者有效。

（2）槐花、鸦胆子各15g,皂角刺、血竭各10g,白花蛇舌草、生大黄、败酱草各40g,加水煎汁200ml,灌肠保留1~2小时。对肠癌者有效。

（三）西医治疗

（1）手术治疗,手术切除肿瘤。

（2）化疗。

（3）放疗。

（四）针灸治疗

（1）治疗放疗骨髓抑制:主穴:足三里、三阴交、血海、膈俞;配穴:太冲、太溪。行多补少泻手法,每日或隔日针刺1次,6次为一疗程,一般治疗1~3疗程。

（2）治疗放疗胃肠道反应:主穴:内关、曲池、足三里。手法以提插捻转为主,留针15~30分钟,在放疗开始前同时进行,隔日1次。

（3）治疗放疗、化疗直肠、膀胱反应:主穴:合谷、天枢、上巨虚、足三里;配穴:里急后重者加气海;黏液便者加阳陵泉、三阴交;血便者加下巨虚。行平补平泻手法,得气后留针20分钟,每日针1次,1~2周为1疗程。

（4）以体针疗法取穴治疗肠癌术后癃闭,解除患者小便闭塞不通、小便不利等症状。方法:取三阴交、膀胱俞、太溪、阴陵泉等穴位,直刺,提插捻转,行平补平泻法。

（5）大肠癌术后肠梗阻,取穴:内关、足三里、天枢、下巨虚中脘。平补平泻,留针30分钟,每日 1 次，连续针 3 次。

(6) 耳穴按压疗法治疗化疗胃肠道反应：恶心呕吐者取内分泌、胃；食欲缺乏取胃、内分泌、交感；呃逆取食道、贲门。配穴：可取肾、贲门、食道；脾俞、胃。方法：用胶布将王不留行贴于穴上，每日按摩 3 ~ 4 次，每贴 7 日。

(7) 电针疗法取穴：曲池、合谷、足三里、三阴交、内关、中脘、脾俞、胃俞，治疗化疗后胃肠反应。

（五）外敷治疗

(1) 将人参 15g，补骨脂 10g，当归 10g，桃仁 10g，熟附子 6g，干姜 6g，血竭 6g 组成，共研末，用生理盐水调敷于双脾俞、胃俞、肾俞等穴位贴敷，治疗白细胞减少症。

(2) 隔姜灸：脾俞、肾俞、胃俞、膈俞，可治疗白细胞减少症。

六、预防与调理

根据可能诱发的病因，积极采取预防措施：

(1) 及时治疗肛瘘、多发性肠息肉等可能引起癌变的疾病。

(2) 积极治疗慢性肠道炎症疾病。必要时作直肠指检，以早期发现肠癌，及早治疗。

七、疗效评定标准

1. 肿瘤客观疗效标准

完全缓解(CR)　肿瘤可见病灶经治疗后完全消失，不少于 4 周。

部分缓解(PR)　肿瘤可见病灶经治疗后缩小 50% 以上，持续缓解达 4 周或 4 周以上，同时无新病灶出现。

稳定(NC)　肿瘤可见病灶经治疗后缩小不超过 50%，或增大不超过 25%。

进展(PD)　肿瘤病灶较治疗前增大超过 25%，或出现新病灶。

有效率 = CR + PR。

2. 证候疗效标准

所有症状都分为无、轻、中、重四级(参照附录 3)，在主症分别记 0、2、4、6 分，在次症则分别记 0、1、2、3 分。对于舌脉则分为正常和非正常两级，在主症分别记 0、2 分，在次症分别记 0、1 分。

临床痊愈　症状、体征消失或基本消失，证候积分减少 ≥95%。

显效　症状、体征明显改善，证候积分减少 ≥70%，但 ≤95%。

有效　症状、体征均有好转，证候积分减少 ≥30%，但 <70%。

无效　症状、体征均无明显好转甚或加重征候积分减少 <30%。

3. 行为状况评分标准

以 Karnofsky 行为状况评分标准为指标，在治疗前及每个疗程结束后均予评分。

提高　凡在疗程结束后较治疗前评分增加 >10 分者。

降低　凡在疗程结束后较治疗前评分减少 ≥10 分者。

稳定　凡在疗程结束后较治疗前评分增加或减少 <10 分者。

4. 体重

增加或下降　凡在疗程结束后,体重增加或减少≥1kg。

稳定　凡在疗程结束后体重增加或减少<1kg者。

5. 免疫功能评价

各项指标经治疗前后比较:

提高　治疗后较治疗前提高≥10%,或由异常恢复到正常。

下降　治疗后较治疗前下降≥10%,或由正常转变为异常。

稳定　治疗后较治疗前上升或下降<10%者或维持在正常范围。

按语　结直肠癌是我国最常见的恶性肿瘤之一,发病率和死亡呈逐年增高之势。20世纪90年代始,国内结直肠外科陆续成立,结直肠癌治疗模式日趋标准化、规范化。然而,我国结直肠癌的治疗仍存在较大的地域不平衡性,各级医:对其手术方式和放化疗方案等选择上存在一定的差异。为提高我国结直肠癌的总体诊治水平,《中国结直肠癌诊疗规范》(以下简称《规范》)应运而生。第一版《规范》首次发布于2010年(见我刊第13卷865原875页),由国家卫计委医政司牵头委托中华医学会组织专家进行制订,是一部依据国际结直肠癌相关指南并适合我国具体情况的诊疗规范。5年来,在国家卫计委的大力支持下,中华医学会和中国抗癌协会等学术组织通过各种形式对《规范》进行了各地巡讲,有效地规范了各级医:对结直肠癌的诊疗行为。

随着结直肠癌诊治领域新技术新药物的不断涌现,国际上的结直肠癌诊治指南也在不断更新。因此,国家卫计委医政管理局决定对第一版《规范》进行了修订。此次《规范》由我国结直肠癌领域的学科带头人顾晋教授和汪建平教授为组长成立修订小组,邀请我国结直肠癌领域的专家在广泛征求意见的前提下,历经多次讨论,3次集体会议,几经易稿,终于形成了《中国结直肠癌诊疗规范(2015版)》。

此次《规范》修订的意义主要在于体现国内外结直肠癌诊疗技术的进展和观念,同时,修订了旧版《规范》中存在的一些瑕疵和疏漏,并考虑到我国地域广泛、经济水平和医学水平的差异,对内容作了精简和细化。《规范》修订不追求"高、大、上",尽量做到既符合目前国际结直肠癌诊疗的潮流,又能够接我国地气。

(顾　晋　汪建平)

中国结直肠癌诊疗规范(2015版)(节录)

国家卫生计生委医政医管局　中华医学会肿瘤学分会

一、概述

我国结直肠癌(colorectai cancer,CRC)的发病率和死亡率均保持上升趋势。2011年结直肠癌的发病率和死亡率分别为23.03/10万和11.11/10万。其中,城市地区远高于农村,且结肠癌的发病率上升显著。多数患者发现时已属于中晚期。

为进一步规范我国结直肠癌诊疗行为,提高医疗机构结直肠癌诊疗水平,改善结直肠癌患者预后,保障医疗质量和医疗安全,特制定本规范。

二、诊断技术与应用

(一)临床表现

早期结直肠癌可无明显症状,病情发展到一定程度可出现下列症状:

1. 排粪习惯改变。

2. 粪便性状改变(变细、血便、黏液便等)。

3. 腹痛或腹部不适。

4. 腹部肿块。

5. 肠梗阻相关症状。

6. 贫血及全身症状:如消瘦、乏力、低热等。

(二)疾病史和家族史

1. 结直肠癌发病可能与以下疾病相关:溃疡性结肠炎、结直肠息肉病、结直肠腺瘤、悦则燥澡灶病、血吸虫病等,应详细询问患者相关病史。

2. 遗传性结直肠癌发病率约占总体结直肠癌发病率的6%左右,应详细询问患者相关家族病史:遗传性非息肉病性结直肠癌,家族性腺瘤性息肉病,黑斑息肉综合征、幼年性息肉病。

(三)体格检查

1. 一般状况评价、全身浅表淋巴结情况。

2. 腹部视诊和触诊,检查有无肠型、肠蠕动波、腹部肿块。

3. 直肠指检:凡疑似结直肠癌者必须常规作肛门直肠指检。了解直肠肿瘤大小、质地、占肠壁周径的范围、基底部活动度、距肛缘的距离、肿瘤向肠外浸润状况、与周围脏器的关系、有无盆底种植等。指检时必须仔细触摸,避免漏诊;触摸轻柔,切忌挤压,观察是否指套血染。

(四)实验室检查

1. 血常规:了解有无贫血。

2. 尿常规:观察有无血尿,结合泌尿系影像学检查了解肿瘤是否侵犯泌尿系统。

3. 粪便常规:注意有无红细胞、脓细胞。

4. 粪便隐血试验:针对消化道少量出血的诊断有重要价值。

5. 血液生化及肝功能。

6. 结直肠癌患者在诊断、治疗前、评价疗效、随访时必须检测CEA、CA19-9;有肝转移患者建议检测AFP;疑有卵巢转移患者建议检测CA125。

(五)内镜检查

直肠镜和乙状结肠镜适用于病变位置较低的结直肠病变。

所有疑似结直肠癌患者均推荐结肠镜检查,但以下情况除外:

1. 一般状况不佳,难以耐受。

2. 急性腹膜炎、肠穿孔、腹腔内广泛粘连。

3. 肛周或严重肠道感染。

4. 妇女妊娠期和月经期。

内镜检查报告必须包括:进镜深度、肿物大小、距肛缘位置、形态、局部浸润的范围,对可疑病变必须行病理学活组织检查。

由于结肠肠管在检查时可能出现皱缩,因此内镜所见肿物远侧距离肛缘距离可能存在误差,建议结合CT、MRI或钡剂灌肠明确病灶部位。

(六)影像学检查

1. 结肠钡剂灌肠检查,特别是气钡双重造影检查是诊断结直肠癌的重要手段。但疑有肠梗阻的患者应当谨慎选择。

2. B型超声:腹部超声检查可了解患者有无复发转移,具有方便快捷的优越性。

3. CT检查:CT检查的作用在于明确病变侵犯肠壁的深度,向壁外蔓延的范围和远处转移的部位。目前,结直肠癌的CT检查推荐用于以下几个方面:

(1)提供结直肠恶性肿瘤的分期。

(2)发现复发肿瘤。

(3)评价肿瘤对各种治疗的反应。

(4)阐明钡剂灌肠或内镜发现的肠壁内和外在性压迫性病变的内部结构,明确其性质。

(5)对钡剂灌肠检查发现的腹内肿块作出评价,明确肿块的来源及其与周围脏器的关系。

(6)可判断肿瘤位置。

4. MRI检查:MRI检查的适应证同CT检查。推荐MRI作为直肠癌常规检查项目用于以下几方面:

(1)直肠癌的术前分期。

(2)结直肠癌肝转移病灶的评价。

(3)怀疑腹膜以及肝被膜下病灶。

5. 经直肠腔内超声检查:推荐直肠腔内超声或内镜超声检查为中低位直肠癌诊断及分期的常规检查。

6. PET-CT:不推荐常规使用,但对于病情复杂、常规检查无法明确诊断的患者可作为有效的辅助检查。术前检查提示为Ⅲ期以上肿瘤,为了解有无远处转移,推荐使用。

7. 排泄性尿路造影:不推荐术前常规检查,仅适用于肿瘤较大可能侵及尿路的患者。

(七)病理组织学检查

病理活检明确占位性质是结直肠癌治疗的依据。活检诊断为浸润性癌的病例进行规范性结直肠癌治疗。如因活检取材的限制,活检病理不能确定浸润深度,诊断为高级别上皮内瘤变的病例,建议临床医师综合其他临床情况包括有无脉管癌栓和癌周的淋巴细胞反应等,确定治疗方案。确定为复发或转移性结直肠癌时,推荐检测肿瘤组织Ras基因及其他相关基因状态以指导进一步治疗。

(八)开腹或腹腔镜探查术

如下情况,建议行开腹或腹腔镜探查术:

1. 经过各种诊断手段尚不能明确诊断且高度怀疑结直肠肿瘤。

2. 出现肠梗阻,进行保守治疗无效。

3. 可疑出现肠穿孔。

4. 保守治疗无效的下消化道大出血。

(九)结直肠癌的诊断步骤

诊断结束后推荐行cTNM分期。

(十)结直肠癌的鉴别诊断

1. 结肠癌主要与以下疾病进行鉴别:

(1)炎性肠病。本病可以出现腹泻、黏液粪便、脓血粪便、排粪次数增多、腹胀、腹痛、消瘦、贫血等症状,伴有感染者尚可有发热等中毒症状,与结肠癌的症状相似,结肠镜检查及活检是有效的鉴别方法。

(2)阑尾炎。回盲部癌可因局部疼痛和压痛而误诊为阑尾炎。特别是晚期回盲部癌,局部常发生坏死溃烂和感染,临床表现有体温升高,白细胞计数增高,局部压痛或触及肿块,常诊断为阑尾脓肿,需注意鉴别。

(3)肠结核。在我国较常见,好发部位在回肠末端、盲肠及升结肠。常见症状有腹痛和腹泻、便秘交替出现,部分患者可有低热、贫血、消瘦、乏力,腹部肿块,与结肠癌症状相似。但肠结核患者全身症状更加明显,如午后低热或不规则发热、盗汗、消瘦乏力,需注意鉴别。

(4)结肠息肉。主要症状可以是便血,有些患者还可有脓血样粪便,与结肠癌相似,钡剂灌肠检查可表现为充盈缺损,行结肠镜检查并取活组织送病理检查是有效的鉴别方法。

(5)血吸虫性肉芽肿。少数病例可癌变。结合血吸虫感染病史,粪便中虫卵检查,以及钡剂灌肠和纤维结肠镜检查及活检可以帮助鉴别。

(6)阿米巴肉芽肿。可有肠梗阻症状或查体扪及腹部肿块与结肠癌相似。本病患者行粪便检查时可找到阿米巴滋养体及包囊,钡剂灌肠检查常可见巨大的单边缺损或圆形切迹。

(7)淋巴瘤。好发于回肠末端和盲肠及升结肠,也可发生于降结肠及直肠。淋巴瘤与结肠癌的病史及临床表现方面相似,但由于黏膜相对比较完整,出血较少见。鉴别诊断主要依靠结肠镜下的活组织检查以明确诊断。

2. 直肠癌除与以上疾病鉴别以外,尚需与下列疾病鉴别:

(1)痔。痔一般多为无痛性便血,血色鲜红不与大便相混合,直肠癌便血常伴有黏液而出现黏液血便和直肠刺激症状。对便血病例必须常规行直肠指检。

(2)肛瘘。肛瘘常由肛窦炎而形成肛周脓肿所致。患者有肛周脓肿病史,局部红肿疼痛,与直肠癌症状差异较明显,鉴别比较容易。

(3)阿米巴肠炎。症状为腹痛、腹泻,病变累及直肠可伴里急后重。粪便为暗红色或紫红色血液及黏液。肠炎可致肉芽及纤维组织增生,使肠壁增厚,肠腔狭窄,易误诊为直肠癌,纤维结肠镜检查及活检为有效鉴别手段。

(4)直肠息肉。主要症状是便血,结肠镜检查及活检为有效鉴别手段。

三、病理评估

(一)标本固定标准

1. 固定液:推荐使用10%中性缓冲甲醛固定液,避免使用含有重金属的固定液。

2. 固定液量:必须≥所固定标本体积的5~10倍。

3. 固定温度:正常室温。

4. 固定时间:标本应尽快剖开固定,离体到开始固定的时间不宜超过30min。建议由病理医师进行标本剖开。

内镜下切除腺瘤或活检标本:≥6h,≤48h。

手术标本:≥12h,≤48h。

(二)取材要求

1. 活检标本:

(1)核对临床送检标本数量,送检活检标本必须全部取材。

(2)将标本包于纱布或柔软的透水纸中以免丢失。

(3)每个蜡块内包括不超过5粒活检标本,并依据组织大小适当调整。

2. 内镜下切除的腺瘤标本:

(1)建议送检标本由手术医师用墨汁标记蒂部切缘后,展平钉板并放入固定液中进行标本固定。

(2)推荐记录肿瘤的大小,各方位距切缘的距离。

(3)息肉切除标本的取材:首先要明确息肉的切缘、有无蒂部以及蒂部的直径。分为无蒂(Is)和亚蒂(Isp)型息肉,取材时要考虑到蒂切缘能够客观正确地评价。

建议按如下方式取材:当蒂切缘直径跃>2mm时,在距离蒂切缘的中心约1mm处垂直于蒂切缘水平面切开标本,再平行此切面,间隔2~3mm将标本全部取材;蒂切缘直径≤2mm时,不要垂直切开蒂部,沿蒂切缘水平方向截取完整横断面,然后再垂直于蒂切缘水平面、间隔2~3mm对全部标本取材。推荐按同一包埋方向全部取材。记录组织块对应的方位。

3. 手术标本。

(1)肠壁及肿瘤。

①描述并记录肿瘤大体类型。沿肠壁长轴、垂直于肠壁切取肿瘤标本,肿瘤组织充分取材,视肿瘤大小、浸润深度、不同质地、颜色等区域分别取材,肿瘤浸润最深处至少1块全层厚度肿瘤及肠壁组织,以判断肿瘤侵犯的最深层次,尤其需要注意浆膜受累情况。切取能够显示肿瘤与邻近黏膜关系的组织。

②切取远侧、近侧手术切缘。推荐切取系膜/环周切缘,对于可疑系膜/环周切缘阳性的病例,建议按手术医师用墨汁标记的部分切取。建议尽量对不同切缘区分标记。

③记录肿瘤距远侧及近侧切缘的距离。

④肠标本如包含回盲部或肛管、肛门,应当于回盲瓣、齿状线、肛缘取材,阑尾也需取材;如肿瘤累及上述部位,切取充分显示病变程度的组织块。

⑤行中低位直肠癌根治术时需要完整切除直肠系膜,推荐病理医师对手术标本进行系统检查,包括系膜的完整性、环周切缘是否有肿瘤侵犯,这是评价全直肠系膜切除手术质量的重要指标。

(2)淋巴结:建议外科医师根据局部解剖体征和术中所见,分组送检淋巴结,有利于淋巴结引流区域的定位;在未接到手术医师分组送检医嘱或标记的情况下,病理医师按照以下原则检出标本中的淋巴结:

全部淋巴结均需取材(建议检出至少12枚淋巴结。接受过术前治疗患者的淋巴结可以低于12枚)。所有肉眼阴性的淋巴结应当完整送检,肉眼阳性的淋巴结可部分切取送检。

(3)推荐取材组织块体积:不大于2cm×1.5cm×0.3cm。

(三)取材后标本处理原则和保留时限

1. 剩余标本的保存:取材剩余组织保存在标准固定液中,并始终保持充分的固定液量和甲醛浓度,避免标本干枯或因固定液量不足或浓度降低而致组织腐变;以备根据镜下观察诊断需求而随时补充取材;或以备在病理诊断报告签发后接到临床反馈信息时复查大体标本或补充取材。

2. 剩余标本处理的时限:建议在病理诊断报告签发2周后,未接到临床反馈信息,未发生因会诊意见分歧而要求复审等情形后,可由医生自行处理。

3. 科研单位及有条件的单位最好低温保存活组织及蜡块,以备进一步研究的应用。

(四)病理类型

1. 早期结直肠癌:癌细胞穿透结直肠黏膜肌层浸润至黏膜下层,但未累及固有肌层,无论有无淋巴结转移,称为早期结直肠癌(pT_1)。上皮重度异型增生及不能判断浸润深度的病变称高级别上皮内瘤变,如癌组织浸润固有膜则称黏膜内癌。

建议对早期结直肠癌的黏膜下层浸润深度进行测量并分级,即SM1(黏膜下层浸润深度≤1mm)和SM2(黏膜下层浸润深度>1mm)。

2. 进展期结直肠癌的大体类型:

(1)隆起型。凡肿瘤的主体向肠腔内突出者,均属本型。

(2)溃疡型。肿瘤形成深达或贯穿肌层之溃疡者均属此型。

(3)浸润型。肿瘤向肠壁各层弥漫浸润,使局部肠壁增厚,但表面常无明显溃疡或隆起。

3. 组织学类型:

(1)腺癌。

(2)黏液腺癌。

(3)印戒细胞癌。

(4)鳞癌。

(5)腺鳞癌。

(6)髓样癌。

(7)未分化癌。

(8)其他。

(9)癌,不能确定类型。

4. 组织学分级。

结直肠癌组织学分级标准见表1。

表1　结直肠癌组织学分级标准(依据2010版WHO)

标准	分化程度	数字化分级[a]	描述性分级
>95%腺管形成	高分化	1	低级别
5.%~95%腺管形成	中分化	2	低级别
0.49%腺管形成	低分化	3	高级别
高水平微卫星不稳定	不等	不等	低级别

a 未分化癌(4级)这一类别指无腺管形成、黏液产生、神经内分泌、鳞状或肉瘤样分化

(五)病理报告内容

1. 活检标本的病理报告内容和要求:

(1)患者基本信息及送检信息。

(2)如有上皮内瘤变(异型增生),报告分级。

(3)如为浸润性癌,区分组织学类型。

(4)确定为结直肠癌时,建议检测错配修复(MMR)蛋白(MLH1,MSH2,MSH6,PMS2)及Ki-67的表达情况。

临床医师应当了解受活检取材深度限制,活检病理不能完全确定浸润深度,故肿瘤组织可能为局限于黏膜内的高级别上皮内瘤变或黏膜内癌。

2. 内镜下切除的腺瘤标本的病理报告内容和要求：

(1)患者基本信息及送检信息。

(2)肿瘤的大小。

(3)上皮内瘤变(异型增生)的分级。

(4)如为浸润性癌，报告癌组织的组织学分型、分级、浸润深度、切缘情况、脉管侵犯情况、错配修复(MMR)蛋白(MLH1，MSH2，MSH6，PMS2)表达情况。

pT1、3与4级分化、脉管侵犯、切缘阳性，临床应当再行外科手术扩大切除范围。其他情况肠镜下切除已足够，但术后需定期随访。

预后良好的组织学特征包括：1或2级分化，无血管、淋巴管浸润，"切缘阴性"。

预后不良的组织学特征包括：3或4级分化，血管、淋巴管浸润，"切缘阳性"。

阳性切缘定义为：肿瘤距切缘小于1mm或电刀切缘可见癌细胞。

3. 手术标本的病理报告内容和要求：

(1)患者基本信息及送检信息。

(2)大体情况：肿瘤大小、大体类型、肉眼所见浸润深度、切除肠管两端距肿瘤远近端的长度。

(3)肿瘤分化程度(肿瘤分型、分级)。

(4)肿瘤浸润深度(T分期)(T分期或ypT是根据有活力的肿瘤细胞来决定的，经过新辅助治疗的标本内无细胞的黏液湖不认为是肿瘤残留)。

(5)检出淋巴结数目以及阳性淋巴结数目(N分期)；以及淋巴结外肿瘤种植(ENTD，Extra Nodal Tumor Deposit)，即指沉积于远离原发肿瘤边缘的结直肠周围脂肪组织内的不规则肿瘤实性结节，没有残余淋巴结组织学证据，但分布于肿瘤的淋巴引流途径上。

(6)近端切缘和远端切缘的状况。

(7)建议报告系膜辕环周切缘的状况(如果肿瘤距切缘很近，应当在显微镜下测量并报告肿瘤与切缘的距离，肿瘤距切缘1mm以内报切缘阳性)。

(8)新辅助放疗和(或)化疗疗效评估

0	完全反应	无肿瘤残留
1	中度反应	少量肿瘤残留
2	低度反应	大部分肿瘤残留
3	无反应	

(9)脉管侵犯情况(以V代表血管，V1为镜下血管浸润，V2为肉眼血管浸润，L代表淋巴管)。建议尽量区分血管与淋巴管浸润。

(10)神经侵犯。

(11)错配修复(MMR)蛋白(MLH1，MSH2，MSH6，PMS2)表达情况。建议选择检测错配修复蛋白的基因状态和甲基化状态。

(12)确定为复发或转移性结直肠癌时，推荐检测K-ras、N-ras、BRAF基因状态。如无手术切除标本可从活检标本中测定。

完整的病理报告的前提是临床医师填写详细的病理诊断申请单，详细描述手术所见及相关临床辅助检查结果并清楚标记淋巴结。临床画师与病理医师的相互交流、信任和配合是建立正确分期和指导临床治疗的基础。

结直肠癌 TNM 分期

美国癌症联合委员会(AJCC)/国际抗癌联盟(UICC)

结直肠癌TNM分期系统(2010年第七版)

原发肿瘤(T)

T_x　原发肿瘤无法评价

T_0　无原发肿瘤证据

T_{is}　原位癌：局限于上皮内或侵犯黏膜固有层

T_1　肿瘤侵犯黏膜下层

T_2　肿瘤侵犯固有肌层

T_3　肿瘤穿透固有肌层到达浆膜下层，或侵犯无腹膜覆盖的结直肠旁组织

T_{4a}　肿瘤穿透腹膜脏层

T_{4b}　肿瘤直接侵犯或粘连于其他器官或结构

区域淋巴结（N）

N_x　区域淋巴结无法评价

N_0　无区域淋巴结转移

N_1　有1～3枚区域淋巴结转移

N_{1a}　有1枚区域淋巴结转移

N_{1b}　有2～3枚区域淋巴结转移

N_{1c}　浆膜下、肠系膜、无腹膜覆盖结肠辕直肠周围组织内有肿瘤种植（TD，tumor deposit），无区域淋巴结转移

N_2　有4枚以上区域淋巴结转移

N_{2a}　4～6枚区域淋巴结转移

N_{2b}　7枚及更多区域淋巴结转移

远处转移（M）

M_0　无远处转移

M_1　有远处转移

M_{1a}　远处转移局限于单个器官或部位（如肝，肺，卵巢，非区域淋巴结）

M_{1b}　远处转移分布于一个以上的器官辕部位或腹膜转移

注：1. cTNM是临床分期，pTNM是病理分期；前缀y用于接受新辅助（术前）治疗后的肿瘤分期（如ypTNM），病理学完全缓解的患者分期为$ypT_0N_0cM_0$，可能类似于0期或1期。前缀r用于经治疗获得一段无瘤间期后复发的患者（rTNM）。

Dukes B期包括预后较好（ⅡA）和预后较差（ⅡB、ⅡC）两类患者，Dukes C期也同样（任何N+）。MAC是改良Astler-Coller分期。

2. Tis包括肿瘤细胞局限于腺体基底膜（上皮内）或黏膜固有层（黏膜内），未穿过黏膜肌层到达黏膜下层。

3. T_4的直接侵犯包括穿透浆膜侵犯其他肠段，并得到镜下诊断的证实（如盲肠癌侵犯乙状结肠），或者位于腹膜后或腹膜下肠管的肿瘤，穿破肠壁固有基层后直接侵犯其他的脏器或结构，例如降结肠后壁的肿瘤侵犯左肾或侧腹壁，或者中下段直肠癌侵犯前列腺、精囊腺、宫颈或阴道。

4. 肿瘤肉眼上与其他器官或结构粘连则分期为cT_{4b}。但是，若显微镜下该粘连处未见肿瘤存在则分期为pT_3。V和L亚分期用于表明是否存在血管和淋巴管浸润，而PN则用以表示神经浸润（可以是部位特异性的）。

近年研究中草药抗癌作用纲要

据报道，有500多种中草药有抗癌作用。通过实验研究给予评价最高的药物有：补骨脂、败酱草、漏芦、蕲蛇、三七、千金子、女贞子、旱莲草、天花粉、五倍子、蒲黄、五灵脂、没药、龙葵、地龙、壁虎、西洋参、藏红花、阿魏、茜草、茵陈、扁豆、紫河车、黄芪、蝉蜕、瞿麦等。

确定有明显抑制癌症作用的药物有：

三七：有极明显的广谱治癌作用，同时止痛止血。

干漆：有广谱治癌作用。

土大黄：止血，通便，对白血病、肠癌、骨髓癌有治疗作用。

土鳖：有广谱治癌作用。

大蒜：有治疗肺癌作用。

山豆根：有广谱治癌作用。
山慈菇：消肿散结，有广谱治癌作用。
千金子：有治疗皮肤癌、脑癌作用。
马勃：可治疗恶性淋巴癌。
马齿苋：有治疗食管癌、肠癌作用。
天冬：治疗乳腺癌，防止乳腺癌手术后转移。
天葵子：用于治疗纵隔、鼻咽、甲状腺、乳腺、淋巴癌有效。
天南星：治疗食管癌。
天仙子：有杀死癌细胞作用。
五味子：可治疗血癌。
五灵脂：有抗肿瘤，增加免疫功能作用。
乌梅：可抑制癌症，增加免疫功能，治疗食管、直肠癌，消除多种息肉。
牛黄：可治疗舌癌。
甘松：可治疗皮肤癌。
龙葵：可治疗多种癌症，升高白细胞，消除胸、腹水、镇咳。
仙鹤草：有细胞毒样作用。
白英：有广谱抗癌作用。
白矾：抑制癌细胞增生。
蛇舌草：有广谱抗癌作用。
半枝莲：抑制白血病，抗基因突变，促进免疫功能增强。
地龙：很强抗癌活性，增高白细胞，调节免疫功能。
西洋参：具有抗癌活性，对于各种泌尿、生殖系统癌有效。
藏红花：有细胞毒样作用，对于癌性出血和其他出血均有作用。
肉桂：治疗血癌、卵巢囊肿。
花蕊石：治疗乳腺癌广泛转移。
没药：有抑制癌症作用，促使癌细胞逆转，提高免疫功能。
诃子：有抑制癌细胞增生作用。
补骨脂：抑制癌细胞增生，升高白细胞，增加红血球，提高免疫功能，刺激骨髓。
阿魏：抑制癌细胞增生，升高白细胞、血小板，治疗血管瘤。
鸡血藤：升高白细胞、血小板，对肝癌、骨癌有治疗作用。
败酱草：有强烈抑制癌细胞增生作用，促使癌细胞转化为正常细胞。
鱼腥草：抑制癌症扩散，增强免疫功能，止咳，消除胸水。
栀子：可治疗肝癌。
茜草：有强烈抑制癌细胞增生作用，明显升高白细胞，治疗绒毛上皮癌。
荜茇：治疗纵隔肿瘤。
旱莲草：抑制癌细胞增生，增加免疫力，诱生干扰素，治疗肝癌。
威灵仙：治疗乳腺癌、肺部鳞癌、未分化癌、黑色素癌、食管癌。
骨碎补：治疗骨癌。
蚤休：治疗肝癌，肺癌疼痛。
穿山甲：治疗胰腺癌。
穿山龙：治疗甲状腺瘤伴甲亢。
扁豆：治疗各种癌。
儿茶：治疗扁桃体癌。
绞股蓝：有广泛抑制癌细胞扩散作用，避免白细胞减少。
莪术：广泛抑制癌细胞增生。
徐长卿：治疗骨癌。

海龙:治疗女性生殖器癌、胃癌。

海马:治疗乳腺癌。

海螵蛸:治疗绒毛膜上皮癌。

桑椹子:治疗肠癌,能激活淋巴细胞。

菝葜:治疗消化道癌。

黄芪:提高免疫功能,治疗放化疗白细胞减少。

淫羊藿:治疗肺癌、外阴白斑。

琥珀:具有各种抗癌作用,治疗阴茎肿瘤。

葶苈子:有消除和抑制癌性腹水作用。

硫黄:治疗消化道癌。

紫草:治疗各种癌症和白血病。

紫河车:提高免疫功能,含干扰素,有抗癌,抗病毒作用。

紫花地丁:治疗泌尿、生殖系统癌症。

紫石英:治疗子宫癌、膀胱癌等。

锁阳:有增强免疫功能,增强骨髓造血功能的作用。

蒲黄:有多种抗癌作用。

蜈蚣:能治疗多种癌症。

蜂乳:能抑制癌细胞增生,对增加免疫功能极为有利。

蜣螂:治疗肝癌、食管癌。

蝉蜕:有高度抗癌活性,明显镇痛作用。

漏芦:抗肝癌、乳腺癌、胃癌,增加免疫功能。

熊胆:能够抑制癌细胞增生。

蕲蛇:具有强烈的生理活性,应用得当,疗效十分确切,在抗癌、扶正祛邪、消炎方面有独特疗效,镇痛效果比吗啡要强,更持久。

僵蚕:有治疗脑癌、声带癌、鼻咽癌、乳腺癌等作用。

薏苡仁:有抑制癌细胞增生的作用。

壁虎:是安全有效的抗癌药,用于食管癌有根治者,又因为可抗结核、消慢性炎症、愈合瘘管等,对伴有炎症者,或炎症引起肿块包块者,当重点考虑,对子宫肌瘤、卵巢囊肿伴有炎症者,也可试用。

瞿麦:有强烈抑制癌细胞增生作用,治疗膀胱癌、子宫肌瘤等。

蟾蜍:可治疗胃癌、肝癌、何杰金病、白血病、颈部转移癌肿及各种肿瘤放疗后的辅助治疗。

蟾酥:能抑制颧上下颌未分化癌、间皮癌、胃癌、肝癌等肿瘤细胞的呼吸,对白血病细胞有抑制作用,防止放化疗引起的白细胞下降,有类似肾上腺作用。

鳖甲:治疗肝癌,慢粒型白血病。

露蜂房:治疗乳腺癌、骨癌、子宫颈癌、肝癌等。

麝香:治疗脑癌、卵巢癌、子宫颈癌、肺癌、肝癌等。

尚有很多药物临床用于治疗癌症有效,如:八月札、九香虫、三棱、川乌、马钱子、鹿角霜、猫爪草、白芥子、铁扫把、土贝母、全蝎、枳实等。

一、按作用部位分类

1. 抗肺癌中药:半枝莲,天葵子,八月札,八角莲,石上柏,铁树叶,广豆根,美登木,楤木,守宫,蟾蜍皮,了哥王,僵蚕,马钱子,凤尾草,芙蓉叶,紫草,寻骨风,泽漆,莪术,牛黄,斑蝥,牡蛎,龟板,皂刺,肺形草,夏枯草,棉花根,南沙参,北沙参,麦冬,贝母,天冬,补骨脂,全瓜蒌,海藻,马勃,藤梨根,山葡萄根,薏苡仁,天南星。

2. 抗肝癌中药:三棱,莪术,王不留行,水红花子,半边莲,杠板归,冬凌草,喜树,美登木,泽漆,土茯苓,墓头回,八月札,白花蛇舌草,半枝莲,干蟾皮,斑蝥,牡蛎,穿山甲,龟板,鳖甲,水蛭,地鳖虫,蛇莓,野葡萄根,漏芦,铁树叶,八角莲,牛黄,夏枯草,海藻,人参,棉花根,矮地茶,天花粉,龙胆草,川楝子,茵陈,郁金。

3. 抗胃癌中药:三棱,莪术,藤梨根,山葡萄根,水红花子,急性子,水杨梅根,黄药子,半边莲,半枝莲,龙葵，白英，土茯苓，薏苡仁，柘木，八月札，铁树叶，白花蛇舌草，马钱子，杠板归，芙蓉叶，蜣螂，水蛭，守宫，楤木，斑蝥，牡蛎，海藻，喜树，漏芦，棉花根，矮地茶，旱莲草，石打穿，瓦楞子，猴菇菌，鸡内金，全瓜蒌，半夏。

4. 抗胰腺癌中药：瓜蒌，半枝莲，藤梨根，八月札，鸟不宿，佛甲草，大黄，羊蹄叶，金钱草，土茯苓。

5. 抗食管癌中药：冬凌草，藤梨根，守宫，水蛭，斑蝥，蜣螂，黄药子，急性子，三棱，莪术，葵树子，蟾蜍皮，皂角刺，杠板归，柘木，马钱子，瞿麦，威灵仙，丝瓜络，韭菜子，瓜篓，山葡萄根，生半夏，天南星。

6. 抗肠癌中药：藤梨根，白花蛇舌草，半边莲，水红花子，水杨梅根，山葡萄藤，八月札，杠板归，莪术，蜣螂，黄药子，大黄，羊蹄根，凤尾草，椿根皮，土茯苓，喜树，皂角刺，柘木，楤木，马钱子，凤尾草，苦参，败酱草，红藤，诃子树，补骨脂，薏苡仁。

7. 抗乳腺癌中药：王不留行，山慈故，穿山甲，夏枯草，山葡萄根，瓜蒌，漏芦，蛇莓，魔芋，八角莲，蒲公英，八月札，了哥王，穿心莲，土鳖虫，蟾酥，天葵子，斑蝥，露蜂房，野艾，猫爪草，猪殃殃，生槐花，枇杷叶，天冬，五倍子，芙蓉叶。

8. 抗鼻咽癌中药：石上柏，苍耳子，铁树叶，葵树子，半枝莲，龙葵，白英，蛇莓，蛇六谷，蜣螂，露蜂房，草河车，马勃，紫参，大麻，鹅不食草，蒲公英，土茯苓。

9. 抗白血病中药：三尖杉，喜树，长春花，青黛，大青叶，墓头回，雷公藤，猪殃殃，牛黄，山豆根，狗舌草，紫草，番木瓜，雄草，黄精，龙胆草，羊蹄根，野百合，凤尾草，土鳖虫，生龙骨，当归芦荟丸，牛黄解毒丸。

10. 抗恶性淋巴瘤中药：长春花，野葡萄藤，了哥王，魔芋，泽漆，羊蹄根，天葵子，水杨梅根，蟾蜍皮，蛇六谷，守宫，穿山甲，生牡蛎，龟板，鳖甲，皂角刺，黄药子，苍耳子，猫爪草，夏枯草，僵蚕，海藻、薏苡仁。

11. 抗宫颈癌中药：水杨梅根，椿根皮，墓头回，八角莲，水蛭，干蟾皮，土鳖虫，莪术，白花蛇舌草，铁树叶，石上柏，了哥王，穿山甲，皂角刺，瞿麦，寻骨风，凤尾草，三白草，紫草，茜草根，旱莲草，山豆根，马齿苋，黄柏，女贞子，薏苡仁，半夏。

12. 抗卵巢癌中药：八角莲，三棱，莪术，半枝莲，白花蛇舌草，桃仁，红花，夏枯草，海藻，水蛭。

13. 抗绒毛膜上皮癌中药：紫草，葵树子，石上柏，天花粉，王不留行，马鞭草，海藻，土茯苓，薏苡仁。

14. 抗甲状腺癌中药；山慈菇，夏枯草，黄药子，王不留行，蛇莓，昆布，海藻，苍耳草，猫爪草，蒲包根，水红花子，牡蛎，海蛤壳，天南星。

15. 抗骨肉瘤中药：土鳖虫，蜈蚣，露蜂房，白英，白花蛇舌草，蚤休（七叶一枝花），穿山甲，木瓜，马钱子，苍耳草，威灵仙，寻骨风，三棱，莪术，马鞭草，补骨脂，骨碎补，土茯苓。

16. 抗膀胱癌中药：半枝莲，半边莲，白花蛇舌草，龙葵，杠板归，凤尾草，天葵子，白英，蜣螂，山葡萄根，棉花根，山豆根，蛇莓，瞿麦，土茯苓。

17. 抗皮肤癌中药：雄黄，蟾酥，野百合，苦参，羊蹄根，八角莲，狗舌草，斑蝥，鸦胆子，苍耳子，马钱子，明矾，马鞭草，了哥王，山慈故，石蒜，石见穿，白花蛇舌草，半边莲，全蝎，麝香，铁树叶，蜈蚣，土茯苓，薏苡仁，半夏。

18. 抗脑肿瘤中药：牛黄，蛇六谷，葵书子，魔芋，石上柏，苍耳子，苍耳草，鱼脑石，蚤休（七叶一枝花），龙葵，白英，蛇莓，三七，马钱子，水红花子，土茯苓，守宫，蜈蚣，生天南星，生半夏。

19. 通用药：白花蛇舌草，半枝莲，白英，龙葵，藤梨根，蚤休（七叶一枝花），拳参（红蚤休），土茯苓，石见穿（紫参），石打穿（黄毛耳草），山葡萄根，三棱，莪术，山慈故，野百合（农吉利），冬凌草，水红花子，肿节风，八月札，铁树叶，葵树子，蛇莓，露蜂房，守宫，蟾蜍皮，斑蝥，蜣螂，黄药子，八角莲，墓头回，败酱草，猪苓，薏苡仁，麝香，山豆根，山尖杉，石上柏，魔芋，生天南星，生半夏。

20. 扶正增效药：人参，党参，西洋参，黄芪，冬虫夏草，灵芝，银耳，香菇，白术，山药，龟板，鳖甲等增强功能免疫药。

二、按功能分类

1. 解毒抗癌中草药：牛黄，射干，山豆根，马勃，七叶一枝花，苍耳子，白花蛇舌草，白英，半枝莲，龙葵，草河车，石上柏，藤梨根，紫草根，蛇莓，青黛，苦参，马鞭草，猪殃殃，蒲公英，断肠草，农吉利，墓头回，椿根皮，凤尾草，天葵子，乌梅，大蒜，柘木，八月扎，干蟾皮，雄黄，金刚藤，鸦胆子，草珊瑚，仙人掌，鱼腥草，金银花，野菊花，败酱草，白头翁，金荞麦，马齿苋，半边莲，贯众，板兰根，石蒜，了哥王，八角莲，鬼针草，大青叶，土茯苓，无花果，秦皮，黄芩，天花粉，徐长卿，毛花杨桃，穿心莲，黄连。

2. 软坚散结抗癌中草药：山慈菇，夏枯草，牡蛎，海藻，猫爪草，僵蚕，马钱子，昆布，海蛤壳，喜树，蜣螂，鳖甲，壁虎，海带，斑蝥，急性子，葵树子，天南星，黄药子，瓜蒌。

3. 活血化瘀抗癌中草药：石见穿，蛰虫，赤芍，麝香，丹参，莪术，水蛭，王不留行，铁树叶，石竹根，蟛蜞菊，山楂。

4. 化痰抗癌中草药：马兜铃，硇砂，皂刺，魔芋，紫菀，皂角菌，杏仁，半夏，禹白附，桔梗，紫苏子，枇杷叶，葶苈子。

5. 利水渗湿抗癌中草药：茯苓，猪苓，木瓜，木通，泽泻，淡竹叶，野葡萄藤，石打穿，垂盆草，泽漆，石韦，瞿麦。

6. 扶正抗癌中草药：人参，白术，薏苡仁，山茱萸，百合，天冬，补骨脂，龟板，芦笋，西洋参，灵芝，黄芪，当归，香蕈，瓜蒂，甘薯，胡桃仁，大枣。

7. 止痛抗癌中草药：川乌，五加皮，小茴香，九里香，姜黄，郁金，防己，全蝎，威灵仙，白芍。

8. 止血抗癌中草药：三七，仙鹤草，茜草，蒲葵，大蓟，小蓟。

9. 其他抗癌中草药：干姜，诃子，芦荟，石菖蒲，砒石，芙蓉叶，鹅不食草，三尖杉，长春花。

抗肿瘤坏死因子 α 单克隆抗体治疗炎症性肠病专家共识(2017)

炎症性肠病(inflammatory bowel disease，IBD)是一组病因尚不明确的慢性非特异性肠道炎性疾病，包括溃疡性结肠炎(ulcerative colitis，US)和克罗恩病(Crohn's disease，CD)。治疗 IBD 的抗肿瘤坏死因子 α(tumor necrosis factor-α，TNF-α)单克隆抗体包括人鼠嵌合体 IgG1 单克隆抗体英夫利西单克隆抗体(infliximab，IFX)、全人源化单克隆抗体阿达木单克隆抗体(adalimumab，ADA)和聚乙二醇人源化单克隆抗体的抗原结合片段(fragment of antigen binding，Fab)赛妥珠单克隆抗体(certolizumab pegol，CZP)。目前，仅 IFX 于 2007 年经我国国家食品药品监督管理局(State Food and Drug Administration，SFDA)正式批准应用于 CD 治疗，ADA 尚处于 SFDA 申请审批阶段。鉴于近 10 年的经验积累和国内外的研究结果，2011 年制订的《英夫利西治疗克罗恩病的推荐方案(2011 年)》已不能满足当前的临床需求。因此，中华医学会消化病学分会 IBD 学组于 2016 年 11 月组织专家就原推荐方案进行证据补充、修订、讨论、投票后，提出抗 TNF 单克隆抗体治疗 IBD 的专家共识 2017 年补充修订版如下。

一、适应证

1. 非狭窄非穿透型克罗恩病

中至重度活动性 CD，对糖皮质激素(以下简称激素)治疗无效或激素依赖者，和(或)免疫抑制剂(如硫唑嘌呤等)治疗无效者，或不能耐受上述药物治疗(存在禁忌证或严重不良反应)者。

对确诊时具有预测疾病预后不良高危因素的 CD 患者，可早期应用抗 TNF 药物。预后不良的高危因素包括：①伴肛周病变；②病变范围广泛，小肠受累长度>100cm；③伴食管、胃、十二指肠病变；④发病年龄<40 岁；⑤首次发病即需要激素治疗。

下列临床情况可作为优先推荐使用抗 TNF 药物的指征：①考虑因疾病活动并发的消化道出血；②广泛结肠受累，存在结肠深大溃疡；③肠外表现突出(如关节、皮肤损害)者；④有妊娠愿望的育龄期患者；⑤接受过激素治疗而复发频繁(每年≥2 次复发)；⑥病程<2 年；⑦存在炎性非纤维性狭窄性病变。

2. 瘘管型克罗恩病

CD 合并肠皮瘘、肛瘘或直肠阴道瘘经传统治疗(包括充分的外科引流、抗菌药物、免疫抑制剂等)无效者。复杂肛瘘经充分外科引流和抗感染治疗，建议早期应用抗 TNF 药物。

3. 儿童及青少年克罗恩病

上述适应证同样适用于 6～17 岁的儿童和青少年 CD 患者。此外，儿童和青少年 CD 患者具有如下危险因素，建议早期使用：①经足量激素和/或全肠内营养诱导，病情仍持续活动；②明显生长迟缓，身高 Z 评分>-2.5；③合并严重骨质疏松症。

对于 6 岁以下发病的极早发性 CD 患儿，建议需排除遗传缺陷和免疫缺陷病导致的 CD 样表现，传统药物和肠内营养治疗失败后，方可在有条件的医疗机构谨慎使用抗 TNF 药物。使用前需签署知情同意书并进行论理备案。

4. 肠切除术后克罗恩病

抗 TNF 药物的早期干预有助于预防 CD 术后内镜和临床复发。CD 肠切除术后早期复发的危险因素包括:①吸烟;②肠道切除手术史;③穿透型 CD;④伴肛周病变;⑤肠切除组织病理可见肉芽肿;⑥肠切除术后仍存在活动性肠道病变。

5. 溃疡性结肠炎

抗 TNF 药物适用于以下 UC 患者的治疗:①静脉激素抵抗的重度活动性 UC;②激素依赖活动性 UC 免疫抑制剂无效或不耐受(存在禁忌证或严重不良反应)者;③活动性 UC 伴突出肠外表现(如关节炎、坏疽性脓皮病、结节红斑等)者。65 岁以上老年 UC 患者应用抗 TNF 药物合并感染风险可能增加,建议用药前充分权衡手术和药物治疗风险。

以上适应证的推荐是基于临床研究证据,并考虑抗 TNF 药物应用的效益-风险比及费用-效益比,依据国际有关共识并结合我国应用经验和实际情况而制定。

二、禁忌证

抗 TNF 药物治疗前应排除以下禁忌证:①过敏:对 IFX、其他鼠源蛋白或 IFX 中任何药物成分过敏或对 ADA 或其制剂中其他成分过敏;②感染:活动性结核病或其他活动性感染(包括败血症、腹腔和/或腹膜后感染或脓肿、肛周脓肿等 CD 病发症、机会性感染如巨细胞病毒、难辨梭状芽孢杆菌感染等);③中重度心力衰竭(纽约心脏病学会心功能分级Ⅲ/Ⅳ级);④神经系统脱髓鞘病变;⑤近 3 个月内接受过活疫苗接种。

三、用药前筛查

抗 TNF 治疗前需完善活动性感染的筛查,特别需注意结核分枝杆菌和慢性乙型肝炎病毒(Hepatitis Bvirus,HBV)感染。

1. 结核分枝杆菌感染

抗 TNF 治疗期间患者新发结核感染、潜伏结核感染再激活的风险增加。因此,应用抗 TNF 药物前须详细询问结核病史、结核病接触史,并对结核病进行筛查。检查应包括胸部影像学(推荐胸部 CT)和结核菌素试验,有条件者建议行结核分枝杆菌抗原特异性 T 细胞酶联免疫斑点试验(T cell cnzymc-linked immune-spot assay,T-SPOT. TB)。诊断为潜伏结核感染的患者,在抗 TNF 治疗前建议给予 1 ~ 2 种结核杀菌药预防性抗结核治疗 3 周,抗 TNF 治疗时继续用该抗结核方案 6 ~ 9 个月。既往陈旧性结核患者在抗 TNF 治疗期间是否预防性抗结核治疗,建议根据既往治疗等情况采取个体化方案,并与专科医师讨论后决定。在抗 TNF 治疗期间,应至少每年评估结核风险,警惕肺外结核和播散性结核。治疗期间一旦诊断活动性结核,应立即停用抗 TNF 药物,并予规范抗结核治疗。

2. 慢性乙型肝炎病毒感染

参照《慢性乙型肝炎防治指南(2015 年更新版)》关于慢性 HBV 感染者使用免疫抑制剂的处理意见,抗 TNF 治疗前均应筛查血清 HBV 标志物和肝功能。包括乙型肝炎表面抗原(HBsAg)、表面抗体(抗-HBs)、e 抗原(HBeAg)、e 抗体(抗-HBe)、核心抗体(抗-HBc),并对 HBsAg 阳性、抗-HBc 阳性者定量检测 HBV-DNA。高病毒载量是发生 HBV 再激活最重要的危险因素。HBsAg 阳性且肝功能正常患者,不论 HBV-DNA 水平,均需预防性使用核苷酸类药物进行抗病毒治疗,推荐在抗 TNF 治疗前 2 周开始,持续至抗 TNF 药物停用后至少 6 个月,并建议选用强效低耐药的抗病毒药物如恩替卡韦或替诺福韦。对潜在 HBV 携带(HBsAg 阴性、抗-HBc 阳性)的患者,不推荐预防性抗病毒治疗,在抗 TNF 药物治疗过程中定期(每 3 个月)监测 HBV 血清学指标和 HBV-DNA,若出现病毒再激活需抗病毒治疗。如 HBV 血清学标记物均阴性(抗-HBs 和抗-HBc 阴性),推荐于抗 TNF 治疗前接种 HBV 疫苗。

四、使用方法

1. 诱导和维持缓解的剂量和疗程

IFX:在第 0、2、6 周以 5mg/kg 剂量静脉注射诱导缓解,随后每隔 8 周给予相同剂量的维持治疗。治疗过程中药物剂量应随体质量增长而相应调整。长期规律使用 IFX 可有效维持缓解。若根据症状变化不定期间歇给药,可致疗效下降、不良反应增加。因此推荐定期规律给药的长期维持疗法。判断 IFX 原发无应答的时间应不早于初次使用后的第 14 周。原发无应答的预测因素,包括病程长、疾病表现复杂(如纤维性狭窄并发肠梗阻、肠内瘘等)、低体质量指数、低白蛋白血症等。

ADA:建议初始(第 1 天)剂量为 160mg[1d 内皮下注射 40mg×4 支,或连续 2d 皮下注射(40mg×2 支)/d]。第 2 次用药为初次用药 2 周后(第 15 天),给予 ADA80mg。第 2 次用药 2 周后(第 29 天),开始隔周 40mg 维持治疗。对于 UC 患者,仅在治疗 8 周时(第 57 天)达到临床缓解的患者继续维持用药。目前 ADA 尚处于我国 SFDA 审批中,使用方法仅供参考。

2. 药物联合治疗

与激素联用:在使用抗 TNF 药物前正在接受激素治疗者,在开始抗 TNF 治疗时应继续原治疗。在取得临床完全缓解后可将激素逐步减量至停用。

与免疫抑制剂联用:IFX 治疗早期(前 6 个月)联合使用免疫抑制剂(硫唑嘌呤)可降低其免疫原性,提高临床缓解率和黏膜愈合率。但长期联合治疗可能增加机会性感染和淋巴瘤的发生风险,老年患者及年轻患者(<25 岁)联合治疗需谨慎。选择单药或联合治疗,建议根据临床情况给予个体化治疗方案。

3. 继发失效的处理和优化治疗方案

继发失效指患者对 IFX 存在初始应答,之后随时间应答反应逐渐减弱。临床上表现为克罗恩病疾病活动指数(Crohn's disease activity index,CDAI)升高>70 分且总分>175 分,或 CDAI 升高≥35%,或由于疾病活动需要更换新的治疗方案。IFX 治疗中继发失效与药物的免疫原性相关,可首先考虑优化药物剂量,增加剂量或缩短疗程。如优化剂量仍无效,需考虑换用另一种抗 TNF 药物。有条件的单位可根据药物浓度(即 IFX 谷浓度和抗 IFX 抗体水平)监测结果进行个体化优化治疗。IFX 谷浓度低而抗 IFX 抗体水平高,建议 IFX 联合免疫抑制剂或同类药物转换治疗;IFX 谷浓度低且抗 IFX 抗体水平低,建议强化 IFX 剂量;IFX 谷浓度高而抗 IFX 抗体水平低,建议跨类别转换治疗。鉴于国内尚缺乏统一的药物浓度检测方法和结果的指导意见,结果的判读需与临床实际情况相结合。

4. 停药和复发风险

目前,尚缺乏足够证据给出何时停用 IFX 的推荐意见。对 IFX 维持治疗达 1 年、保持临床无激素缓解、黏膜愈合、C 反应蛋白正常者,可考虑停用 IFX,继以免疫抑制剂维持。停药后复发患者重新给予 IFX,80%患者可再次获得临床应答,但输注反应和过敏反应发生率可能增高。

5. 临床观察

疗效评估:评估指标主要包括 CDAI(简化 CDAI 或最佳 CDAI)和肛周克罗恩病疾病活动指数(perianal Crohn's disease activity index,PCDAI),内镜下病变及其范围[克罗恩病内镜严重程度指数(Crohn's disease endoscopic index of severity,CDEIS)或简化的克罗恩病内镜下评分(simple endoscopic score for CD,SES-CD)],黏膜愈合情况(活动性溃疡完全消失),以及血清炎性反应指标(C 反应蛋白和红细胞沉降率)。UC 可应用改良的 Mayo 评分系统,评价临床活动程度、内镜下活动度评分和黏膜愈合情况。

6. 不良反应观察:详见下文。

随访项目:每次给药前记录患者的症状和体征、血常规、肝功能、C 反应蛋白、红细胞沉降率。结肠镜宜在 IFX 诱导缓解第 3 次给药后 4 周进行,并在维持治疗疗程中每年进行 1 次(可视病情提前或延后)。治疗过程中至少每年进行结核风险评估(如 T-SPOT. TB、胸部影像学检查等),高危患者可酌情缩短风险评估间隔。

五、不良反应

1. 药物输注反应

IFX 的药物输注反应发生率约为 3% ~5%,其中严重反应发生率约为 0.1% ~1%。目前认为抗 IFX 抗体的产生与药物输注反应密切相关。输注反应发生在药物输注期间和停止输注 2h 内。输注速度不宜过快。对曾经发生过 IFX 输注反应者在给药前 30min 先予抗组胺药和(或)激素可预防输注反应。对发生输注反应者暂停给药,视反应程度给予处理,反应完全缓解后可继续输注,但输注速度需减慢。多数患者经上述处理后可完成药物输注。

2. 迟发型变态反应(血清病样反应)

发生率约为 1% ~2%,多发生在给药后 3 ~14d,临床表现为肌肉痛、关节痛、发热、皮肤发红、荨麻疹、瘙痒、面部水肿、四肢水肿等血清病样反应。症状多可自行消退,必要时可给予短期激素治疗。对曾发生过迟发型变态反应者,再次给药时应于给药前 30min 和给药后予激素口服。经上述处理后仍再发者应停药。

3. 自身抗体及药物性红斑狼疮

综合报道显示有高达 40% 的接受治疗者出现血清抗核抗体、15% 出现抗双链 DNA 抗体。药物性红斑狼疮的发生率约为 1%,一般表现为关节炎、多浆膜腔炎、面部蝶形红斑等,罕有肾或中枢神经系统受累表现,一般在停药后迅速缓解。产生自身抗体者无需停药。若出现药物性红斑狼疮则应停药。

4. 感染

机会性感染可涉及全身,最多见的是呼吸系统和泌尿系统感染。病原学包括病毒、细菌、真菌等。XIF治疗中的严重感染更多见于同时联合使用激素者。用药前需严格排除感染,用药期间严密监测感染发生,对用药期间合并严重感染如肺炎、败血症者,宜在感染彻底控制 3 ~6 个月后再继续 IFX 治疗。应高度警惕抗 TNF 治疗后结核分枝杆菌感染的发生。

5. 恶性肿瘤

抗 TNF 药物与巯嘌呤类联用可增加淋巴增殖性疾病的发生风险。抗 TNF 药物增加黑色素瘤发生风险。目前尚无证据显示单用抗 TNF 药物增加淋巴增殖性疾病或实体肿瘤的发生风险,但并不排除这种可能。抗 TNF 治疗前需排除淋巴瘤或其他恶性肿瘤(包括现症和既往史),治疗期间须注意监测。

6. 皮肤反应

抗 TNF 治疗中可出现皮肤不良反应,如湿疹、银屑病反应等。若局部外用药物治疗效果不理想,需考虑停药,停药后多缓解。

7. 神经系统受损

抗 TNF 治疗期间若出现神经系统脱髓鞘病变,如视神经炎、横贯性脊髓炎、多发性硬化及格林巴利综合征等,应立即停药,与相关专科医师共同讨论给予治疗。

8. 肝功能异常

抗 TNF 药物可致药物诱导肝损伤、自身免疫性肝炎等,出现下列情况需考虑停药:①血清谷丙转氨酶或谷草转氨酶>8 倍参考值上限(upper limit of normal value, ULN);②血清谷丙转氨酶或谷草转氨酶>5ULN,持续 2 周;③血清谷丙转氨酶或谷草转氨酶>3ULN,且总胆红素>2ULN 或国际标准化比值>5;④血清谷丙转氨酶或谷草转氨酶>3ULN,伴疲劳及消化道症状等逐渐加重,和/或嗜酸性粒细胞增多(>5%)。

9. 血液系统异常

1.1% ~5.7% 的患者可出现白细胞减少,0.5% ~1.9% 出现血小板减少,需请血液专科医师会评估停药指征。如出现全血细胞减少和再生障碍性贫血,应及时停药,请血液专科医师参与诊治。

六、特殊问题

1. 妊娠期和哺乳期用药

准备生育和妊娠早、中期予抗 TNF 治疗是相对安全的,为降低抗 TNF 药物通过胎盘对胎儿可能造成的影响,建议在妊娠 22 ~24 周时停药。出生前曾通过母体暴露于 TNF 的新生儿,在出生后 6 个月内不可接种活疫苗,接种灭活疫苗不受影响。IFX 不进入乳汁,哺乳期使用 IFX 对婴儿无影响。

2. 有恶性肿瘤病史的患者

有恶性肿瘤病史(不包括淋巴增殖性疾病)的患者,若病程超过 5 年且无复发迹象,经与肿瘤科医师共同严格评估肿瘤性质、复发风险后,方可考虑推荐使用抗 TNF 药物,且治疗期间和治疗后需严格监控随访。

3. 抗肿瘤坏死因子治疗中的手术问题

抗 TNF 治疗中或治疗后腹部手术术后并发症发生率是否增高尚无定论。正在使用 IFX 的患者,如需行择期肠道切除或其他手术治疗,建议在每 8 周一次的维持治疗期间,选择 IFX 输注之后 4 ~6 周进行手术。术后 4 周在无并发症发生的情况下,可继续 IFX 治疗。

4. 疫苗接种

近 3 个月内接受过活疫苗接种者禁用抗 TNF 药物,使用抗 TNF 药物期间禁忌接种活疫苗。常用的活疫苗有:脊髓灰质炎病毒活疫苗、麻疹疫苗、腮腺炎病毒疫苗、风疹病毒、水痘疫苗、卡介苗、乙脑疫苗。可按疫苗接种计划接种灭活疫苗,但有影响接种有效性的可能。推荐 CD 患儿在按照疫苗接种指导原则完成所有疫苗接种后 3 个月再开始抗 TNF 治疗。

附录1　萎胃灵对动物模型影响及长期毒性的实验研究

一、萎胃灵对慢性萎缩性胃炎癌前病变模型实验大鼠的血清 SOD、血清 MDA、血清 IL-2 含量及胃黏膜形态学的影响

根据 WHO 1978 年胃肠病学专家会议指出，胃癌前病变包括两个方面：①癌前状态，指一些发生胃癌的危险性明显增加的临床情况，如慢性萎缩性胃炎、胃息肉、手术后残胃、胃溃疡等；②癌前病变，指一类容易发生癌变的胃黏膜病理组织变化，即胃黏膜的异型增生和肠上皮化生。人体从慢性胃炎演变为胃癌的规律是：浅表性胃炎→萎缩性胃炎→肠化生和（或）不典型增生→胃癌。所以，目前公认为在慢性萎缩性胃炎基础上胃黏膜伴存的肠上皮化生和（或）不典型增生是胃癌前病变。及早识别和控制 CAG 癌前病变的发展，对预防胃癌的发生有战略意义。

随着中医药治疗 CAG 癌前病变的研究的不断深入，大量资料已证实 CAG 癌前病变经治疗是可以逆转的。萎胃灵方剂是王道坤教授运用敦煌医方并结合多年临床经验，将枳术汤与厚朴生姜半夏甘草人参汤合方并加入活血化瘀解毒之品创立而成，具有固本祛邪、活血化瘀、预防癌变之功效，临床验证有很好疗效。本实验复制了大鼠慢性萎缩性胃炎癌前病变的动物模型，拟从实验大鼠的血清 SOD、MDA、IL-2 含量及组织形态学变化探讨萎胃灵对慢性萎缩性胃炎癌前病变的疗效及逆转机制，同时也为临床治疗提供实验依据。

1　实验材料

1.1　实验动物与分组

健康 Wister 大鼠雌雄各半共 66 只，体重（180±20）克，购自本校 SPF 级实验室。随机取正常大鼠 10 只作为空白组，其余 56 只大鼠开始造模。其间共杀检 6 只大鼠以判断造模情况。造模成功后，将模型大鼠按体重编号，用随机数字表法分为五组。模型组 10 只，大剂量组 10 只，中剂量组 10 只，小剂量组 10 只，养胃颗粒对照组 10 只。

1.2　药品和试剂

萎胃灵：由甘肃中医学院附属医院药剂科制备，批号 041023。

养胃颗粒：正大青春宝药业有限公司，批号 0503015。

盐酸雷尼替丁胶囊：江西汇仁药业有限公司，批号 0411084。

MNNG：瑞士 Fluka 公司生产，购于北京化学试剂公司，批号 68051。

标准饲料：甘肃中医学院实验中心 SPF 级实验室制备。

超氧化物歧化酶试剂盒：南京建成医学生物研究所，批号 20050911。

丙二醛试剂盒：南京建成医学生物研究所，批号 20050830。

白细胞介素-2：北京科美东雅生物技术有限公司，批号 050924

1.3 仪器

051105 电子分析天平，赛多利斯公司生产。

UV-2401PC 岛津紫外分光光度计，日本生产。

Primo 电动高速离心机，德国生产。

HH-601 恒温水浴锅，金坛市恒丰仪器厂生产。

FT-630G 微机多探头 γ 计数器，北京核仪器厂生产。

KDC-2044 低速冷冻离心机，科大创新股份有限公司中佳分公司生产。

2 实验方法

2.1 动物造模及给药方法

在 SPF 级实验室中，实验动物分笼喂养，每笼三至五只。参照李春启等的实验方法，采用综合法造模，具体步骤如下：①用灭菌水将 MNNG 配成 0.1mg/ml 的浓度给大鼠自由饮用，每日配制一次。②采用饥饱失常喂养法：2 天足量喂养，1 天禁食。③按 0.03% 将雷尼替丁粉掺入标准饲料中喂养。造模 60 天后，每隔一周杀检模型组一至两只大鼠，取胃黏膜做病理检查，判定肠化生的情况。至第 12 周，大鼠胃黏膜肠化生形成后开始治疗。治疗疗程 90 天。模型组每日灭菌水灌胃，灌胃容积 10ml/kg。对照组：给以养胃颗粒治疗，按人每日剂量的 5 倍等效剂量治疗；萎胃灵大剂量组：给以萎胃灵 15 倍等效剂量治疗；萎胃灵中剂量组：给以萎胃灵 10 倍等效剂量治疗；萎胃灵小剂量组：给以萎胃灵 5 倍等效剂量治疗。按照体表面积换算给药。

2.2 标本采集

治疗 90 天后，禁食不禁水 24 小时后杀检全部大鼠。将所有的大鼠股动脉取血 5 ml，37℃ 水中放置 30 分钟，以 3500 转/分离心 10 分钟，分离血清 4℃ 冰箱保存，检测血清 SOD、血清 MDA、血清 IL-2。将胃组织放于 4% 甲醛溶液中固定，做石蜡切片。

2.3 实验指标测定

血清 SOD 测定：采用比色法测定，参照试剂盒说明书进行操作。

血清 MDA 测定：采用比色法测定，参照试剂盒说明书进行操作。

血清 IL-2 测定：放射免疫法测定，参照试剂盒说明书进行操作。

胃组织形态学：经 HE、AB-PAS 染色，光镜下观察。

2.4 统计处理

计量资料均以均数±标准差（$\bar{x}\pm s$）表示，多样本均数的比较采用单因素方差分析（one-way ANOVA），组间比较，方差齐性检验用 homageneity of variance test，如果方差齐用 LSD，方差不齐用 Tamhane T2 统计方法，采用 SPSS 11.5 统计软件进行分析。变量的关联性采用线性相关（regression linear）分析。等级资料的比较采用 Ridit 分析。

3 结果

3.1 各组大鼠血清 SOD 含量比较

由表 1 可见与正常组比较，模型组血清 SOD 水平显著降低，其余组经萎胃灵和养胃颗粒治疗后，SOD 水平显著升高，作用以小剂量组和养胃颗粒组为优（附表 1-1）。

附表 1-1　各组大鼠血清 SOD 含量比较($\bar{x}\pm s$)

组别	动物数(只)	剂量(g/kg)	SOD(U/ml)
正常组	10	—	215.80±30.68
模型组	10	—	172.38±14.39*
WWL 大剂量组	10	4.86	207.86±28.79△
WWL 中剂量组	10	3.24	219.05±9.96△△
WWL 小剂量组	10	1.62	223.35±12.41△△
YWK 组	10	6.75	227.49±11.76△△

注:与正常组比较 * $P<0.05$;与模型组比较△△$P<0.01$,△$P<0.05$

3.2　各组大鼠血清 MDA 含量比较

由附表 1-2 可见,与正常组比较,模型组大鼠血清 MDA 含量显著上升;与模型组比较,萎胃灵大、中、小剂量组和养胃颗粒组均可显著降低大鼠血清 MDA 含量;萎胃灵大、中、小剂量组相比较,对血清 MDA 含量的影响无量效关系。

附表 1-2　各组大鼠血清 MDA 含量比较($\bar{x}\pm s$)

组别	动物数(只)	剂量(g/kg)	MDA(nmol/ml)
正常组	10	——	8.39±0.54
模型组	10	——	9.39±0.56*
WWL 大剂量组	10	4.86	8.51±0.64△△
WWL 中剂量组	10	3.24	8.30±0.70△△
WWL 小剂量组	10	1.62	8.37±0.49△△
YWK 组	10	6.75	8.10±0.53△△

注:与正常组比较 * $P<0.01$;与模型组比较△△$P<0.01$

3.3　各组大鼠血清 SOD 和 MDA 的相关性分析

将所有大鼠的血清 SOD 含量与 MDA 含量进行相关性分析,得到 $y=500.22-33.89x$ 的直线方程,相关系数 $r=-0.89$,$P<0.01$,二者呈典型的负相关(见图附 1-1)。

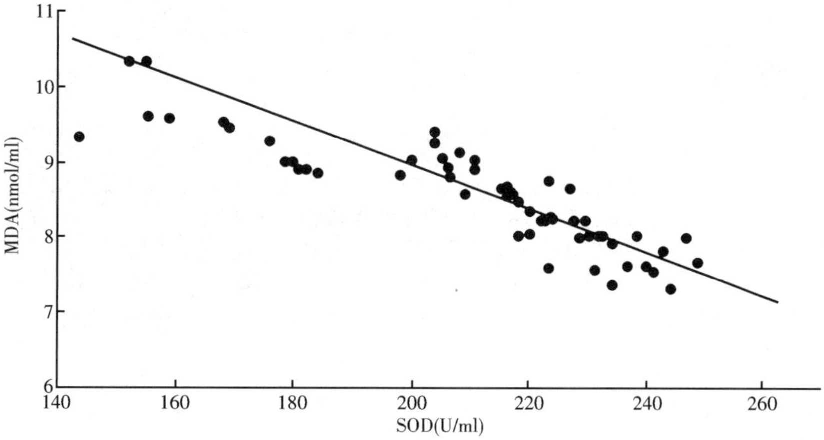

图附 1-1　血清 SOD 和 MDA 的相关性分析曲线

3.4　各组大鼠血清 IL-2 含量比较

由附表 1-3 可见,与正常组比较,模型组血清 IL-2 水平显著降低,与模型组比较,萎胃灵大、中、小剂量组和养胃颗粒组均可显著升高大鼠血清 IL-2 水平,以小剂量组为优。

附表 1-3　各组大鼠血清 IL-2 含量比较($\bar{x}\pm s$)

组别	动物数(只)	剂量(g/kg)	IL-2(ng/ml)
正常组	10	—	0.98±0.27
模型组	10	—	0.54±0.13*
WWL 大剂量组	10	4.86	1.39±0.39△△
WWL 中剂量组	10	3.24	1.03±0.35△
WWL 小剂量组	10	1.62	1.42±0.54△△
YWK 组	10	6.75	1.02±0.17△△

注:与正常组比较 * $P<0.01$;与模型组比较△△$P<0.01$,△$P<0.05$

3.5　各组大鼠病理组织学改变比较(病理切片见彩图 1 ~ 彩图 14)

HE 染色结果:细胞核呈蓝色,细胞质、肌肉、结缔组织、红细胞和嗜伊红颗粒呈不同程度的红色,钙盐和各种微生物也可染成蓝色或紫蓝色。

AB-PAS 染色结果:即奥辛蓝-过碘酸雪夫染色(PAS 将中性黏多糖染作红色,奥辛蓝将酸性黏多糖染作蓝色),中性黏液物质呈红色,酸性黏液物质呈蓝色,所以反应阳性细胞呈蓝色。中性和酸性黏液的混合物质呈紫红色,以此区分出,组间肠化生的大鼠数,与 HE 染色镜下观察到的数目一致。

附表 1-4、附表 1-5、图附 1-2、图附 1-3 经 Ridit 分析,以模型组 R=0.5,腺体萎缩的 R 值区间分别为 $R_{大剂量组}=(-0.13,0.23)$,$R_{中剂量组}=(-0.18,0.18)$,$R_{小剂量组}=(-0.18,0.18)$,$R_{对照组}=(-0.13,0.23)$,$R_{空白组}=(-0.18,0.18)$;腺体肠化的 R 值区间分别为 $R_{大剂量组}=(-0.15,0.21)$,$R_{中剂量组}=(-0.18,0.18)$,$R_{小剂量组}=(-0.15,0.21)$,$R_{对照组}=(-0.025,0.335)$,$R_{空白组}=(-0.18,0.18)$。与模型组比较均有显著差异($P<0.01$)。

附表 1-4　HE 染色动物胃腺体萎缩情况

组别	*n*	腺体萎缩动物数			
		无	轻	中	重
模型组	10	0	0	5	5
大剂量组	10	1	7	2	0
中剂量组	10	3	7	0	0
小剂量组	10	0	8	2	0
对照组	10	0	7	2	1

附表 1-5　AB-PAS 染色动物胃腺体肠化情况

组别	*n*	腺体肠化动物数			
		无	轻	中	重
模型组	10	0	0	3	7
大剂量组	10	1	7	2	0
中剂量组	10	7	3	0	0
小剂量组	10	1	7	2	0
对照组	10	0	3	6	1

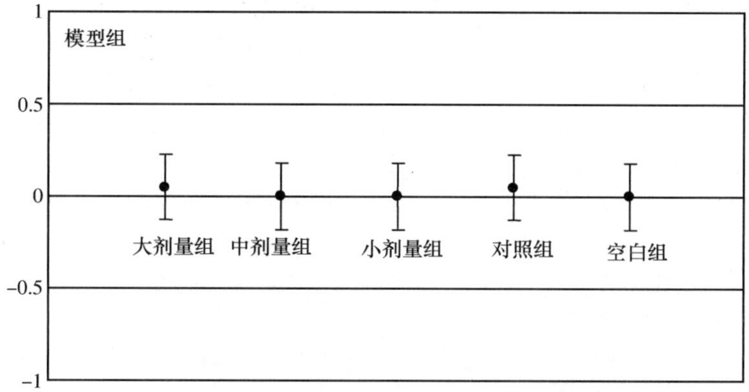

图附 1-2　胃腺体萎缩影响的 Ridit 分析

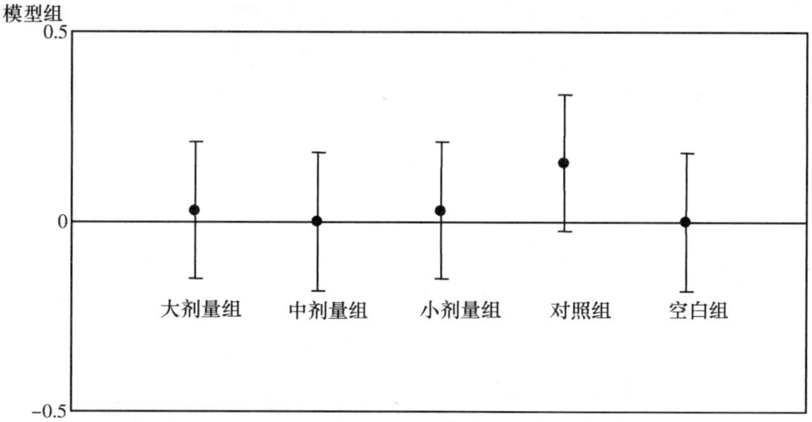

图附 1-3　胃腺体肠化影响的 Ridit 分析

4　讨论

MNNG 是一种不依赖酶的代谢而直接作用于胃肠黏膜上皮引起癌变的活性致癌剂，可能通过损伤细胞 DNA，引起细胞 DNA 突变频率增高，诱发脂质过氧化或导致癌基因异常表达所致。从形态定量角度分析，MNNG 诱发大鼠腺胃黏膜癌变与人胃黏膜癌变有同样的形态学改变过程。所以常用来诱发大鼠实验性胃癌及癌前病变的发生。

CAG 各证型发生机制与免疫功能紊乱有密切关系，章梅等通过动物实验发现，CAG 脾虚证普遍存在非特异性免疫功能异常，主要为巨噬细胞含量异常，溶菌酶活性降低，白细胞吞噬功能低下，柯晓等对 CAG 患者观察免疫学指标淋巴细胞转化率、T 淋巴细胞亚群（CD_3、CD_4、CD_8），发现虚证患者淋巴细胞转化率、CD_4 均显著降低，细胞免疫功能减弱。穆永臣等研究发现 CAG 组与正常组相比，免疫黏附促进因子百分率降低，红细胞免疫复合物花环率与免疫黏附抵制因子百分率增高。

IL-2 是 T 淋巴细胞在抗原的刺激下，形成和释放的一组具有多种生物活性的可溶性介质，是在白细胞间发挥作用的淋巴因子，调节淋巴细胞激活、增生和分化，起上调细胞免疫作用，是免疫调节的枢纽。IL-2 参与单核细胞的活化、功能性 T 辅助细胞亚群的代谢与补充以及正常单核和 T 细胞相互作用。IL-2 本身并无直接杀伤肿瘤细胞的作用，而是通过诱导和激活 NK、LAK、TIL、CTL 等抗癌细胞的细胞毒作用及诱导效应细胞分泌 TNF、IFN 等细胞因子而杀伤肿瘤细胞，也可能通过刺激抗体的生成而发挥抗肿瘤作用。所以通过测定 IL-2 含量高低就可以判断机体的免疫调节能力。

自由基是机体代谢的产物，在生物体内不断产生，也不断被清除。在病理状态下，外源性因素刺激机体产生的自由基增多或内源性自产生和清除失去平衡就会对机体造成损伤。研究表明,大鼠受 MNNG 攻击的早期反应主要是过氧化反应增强,蓄积在体内的 FR 可以生成脂质过氧化物(LPO),引起细胞的老化、死亡。还能造成遗传信息的改变,DNA 突发等途径诱发癌变。在这些损害中,脂质过氧化是 FR 引起胃黏膜组织损伤的主要机制,LPO 代表了脂类与 FR 反应的中间产物,MDA 则是终末产物之一。因此通过测定 MDA 在体内的水平,间接判定自由基的产生、生物活性、病理损伤过程及抗氧化物质对 FR 活性的抑制等情况。

机体具有自由基的清除系统,包括低分子清除剂和酶性清除剂两种。SOD 是体内自由基清除系统中最重要的酶类之一,SOD 在胃壁细胞内活性很高,其作用的重要意义在于清除 H_2O_2 和 OH^- 的前身 O_2^-,可以歧化 O_2^-,生成 H_2O_2 从而保护细胞不受毒性 FR 的损伤,若 SOD 减少或活性降低,则机体清除 FR 的能力下降。

萎胃灵胶囊由人参、白术等药组成,特点是标本兼治,虚实共调,消补兼施。

现代药理研究结果证明人参可诱导癌细胞凋亡,有刺激单核巨噬细胞系统的吞噬功能,增加补体、抗体含量,在细胞免疫、体液免疫方面,增强机体免疫功能,抑制肿瘤细胞生长。对 IL-2、IL-3、IL-4 的产生均有促进作用,对 NK-IL-2-IFN-γ 网有调节效应,以增强和诱发抗癌效应细胞活性。白术现代药理研究证明有强壮消化脏器功能,使正常小肠张力增高,促进胃排空及小肠推进功能的作用。白术水煎液在体外对胃癌细胞及白术挥发油成分在体外对食管癌细胞也有较强的杀灭作用。

甘草具有调节自主神经机体免疫功能,增加网状内皮细胞吞噬率和病原微生物诱生干扰素能力,促进新陈代谢,增强胃肠道黏膜屏障,修复损伤组织功能等作用。

本实验研究结果表明萎胃灵能显著升高实验大鼠血清 IL-2、血清 SOD,显著降低实验大鼠血清 MDA,因而具有提高机体抗氧化、清除自由基能力,调节机体免疫功能,可以阻断甚至逆转慢性萎缩性胃炎癌前病变的发展,是治疗慢性萎缩性胃炎癌前病变的有效药物。

二、萎胃灵对大鼠长期毒性实验研究

1 实验目的

按临床萎胃灵治疗慢性萎缩性胃炎及其癌前病变用药期(一个疗程)为 3 个月,而依据长期毒性试验要求,给药时间应为临床试验用药期的 2 ~ 3 倍。故我们采用 SPF 级 Wister 大鼠连续 180 天灌胃给药并于实验后期(180 天)及停药后 30 天分别检测大鼠的一般状况、体重变化、脏器系数、血常规、血液生化以及主要脏器损害等长毒指标,对萎胃灵安全性作出正确评价,为临床用药提供科学依据,保证用药安全。

2 实验材料

2.1 实验动物

健康 Wister 大鼠 80 只,雌雄各半,体重 100 ~ 120g,购自本校 SPF 级实验室。

2.2 药品及试剂

萎胃灵:由甘肃中医学院附属医院药剂科制备,批号 041023。
标准饲料:甘肃中医学院实验中心 SPF 级实验室制备。
白蛋白(ALB)测定试剂盒:中生北控生物科技股份有限公司,批号 251551。
碱性磷酸酶(ALP)测定试剂盒:中生北控生物科技股份有限公司,批号 030021。
谷丙转氨酶(ALT)测定试剂盒:中生北控生物科技股份有限公司,批号 010081。
谷草转氨酶(AST)测定试剂盒:中生北控生物科技股份有限公司,批号 020031。

尿素氮(BUN)测定试剂盒：中生北控生物科技股份有限公司,批号280041。
总胆固醇(CHO)测定试剂盒：中生北控生物科技股份有限公司,批号180381。
肌酐(Cre)测定试剂盒：中生北控生物科技股份有限公司,批号320401。
总胆红素(T-BIL)测定试剂盒：中生北控生物科技股份有限公司,批号300221。
总蛋白(TP)测定试剂盒：中生北控生物科技股份有限公司,批号261621。
葡萄糖(GLU)测定试剂盒：中生北控生物科技股份有限公司,批号240921。
白蛋白(GLB)测定试剂盒：中生北控生物科技股份有限公司,批号250813。
Na^+测定试剂盒:北京北化康泰临床试剂有限公司,批号310025。
K^+测定试剂盒：北京北化康泰临床试剂有限公司,批号190587。
Cl^-测定试剂盒:中生北控生物科技股份有限公司,批号260317。
三酰甘油试剂盒:中生北控生物科技股份有限公司,批号210502。
肌酸磷酸激酶试剂盒:中生北控生物科技股份有限公司,批号160154。

2.3　主要实验仪器

Primo 电动高速离心机(德国生产)。
AL C YON-300 全自动血液生化分析仪(美国雅培生产)。
全自动血细胞记数仪(瑞典麦道尼克生产)。

3　实验设计与实验方法

3.1　动物分组

按体重编号用随机数字表法将80只大鼠分为4组,分别为大剂量组、中剂量组、小剂量组、正常对照组,每组20只(雌雄各半)。

3.2　实验方法及给药

在SPF级实验室中实验动物分笼喂养,每笼五只。自由饮水,自由摄食标准块状饲料。灌胃给药,每天一次,连续180天,每次均用温水(40～50℃)将散剂冲成悬液,每次按2ml/100g给药,灌胃容积10ml/kg。并按体重调整给药量和给药体积,对照组给以等体积水。萎胃灵大剂量组：给以萎胃灵60倍等效剂量治疗。萎胃灵中剂量组:给以萎胃灵30倍等效剂量治疗。萎胃灵小剂量组:给以萎胃灵15倍等效剂量治疗。按照体表面积换算给药。全部实验过程分两个阶段,即试验末期及停药观察期。观察动物的一般情况、进食及大小便,每10天称体重1次。

3.3　标本采集与处理

于实验第180天每组随机取10只动物,股动脉取血,进行红细胞、白细胞、血红蛋白等血象检查,同时进行总蛋白、球蛋白、白蛋白、丙氨酸氨基移位酶、天门冬酸氨基移位酶、碱性磷酸酶、血糖、总胆红素、总胆固醇、肌酐、尿素氮、三酰甘油、肌酸磷酸激酶、钠离子浓度、钾离子浓度、氯离子浓度等生化指标检查。

解剖动物进行心、肝、脾、肺、肾、脑、垂体、气管、子宫、卵巢、肾上腺、睾丸、附睾、食管、胸腺、胃、大小肠、胰腺、乳腺、脊髓、坐骨神经、膀胱、淋巴结、颌下腺、甲状腺、甲状旁腺、主动脉、骨髓、前列腺等主要脏器尸检。肉眼观察并称重,测其脏器权重系数(脏器重量/体重)。脏器经中性甲醛固定后,于相同部位分别取一块组织,按常规方法做石蜡切片,HE染色,并进行病理组织学镜检,记录组织改变。

剩余动物留作恢复观察。在停药一个月时取血,进行血象和血液生化检验并解剖动物行上述检测。

4 统计学处理

计量资料均以均数±标准差($\bar{x}\pm s$)表示，多样本均数的比较采用单因数方差分析(one-way ANOVA)，组间比较，方差齐性检验用 homogeneity of variance test，如果方差齐用 LSD，方差不齐用 Tamhane T_2 统计方法，采用 SPSS 11.5 统计软件进行分析。

5 实验结果与分析

5.1 一般状况及死亡情况

除正常组有一例动物死亡(系灌胃不当所致)外，连续灌胃给药 6 月和停药 1 月后大鼠的一般情况良好，毛发、饮食、大小便、分泌物和排泄物以及行为活动等均无异常。

5.2 对大鼠体重增长的影响

每 10 天称一次体重，各组动物体重均有明显增加，各给药组及对照组动物体重净增长值之间无显著性差异($P>0.05$)，结果见附表 1-6。

附表 1-6　萎胃灵胶囊对大鼠体重的影响($\bar{x}\pm s$)

时间(天)	大剂量组	中剂量组	小剂量组	正常组
0	110.73±5.78	111.81±5.48	110.08±5.96	111.78±5.04
10	120.87±5.66	122.29±5.61	119.47±6.72	121.47±6.17
20	130.45±6.17	131.89±7.01	129.38±8.68	131.52±7.81
30	138.92±8.97	142.31±8.59	139.25±10.19	142.07±9.24
40	148.58±9.29	151.71±9.71	148.11±11.46	150.77±10.47
50	157.87±9.40	160.78±10.92	156.70±12.69	159.44±11.64
60	162.37±11.20	168.95±12.77	164.85±13.94	168.69±12.68
70	177.86±11.58	177.12±14.33	172.52±14.78	177.12±13.97
80	190.63±13.38	186.81±15.35	181.29±15.48	186.54±14.65
90	196.01±12.29	198.33±16.62	192.01±16.25	198.07±15.61
100	203.58±11.79	207.68±16.36	200.77±16.52	204.84±16.51
110	214.81±11.65	218.25±16.48	211.39±16.90	215.06±16.32
120	225.54±11.88	229.35±15.95	221.99±16.37	225.41±16.60
130	229.29±25.15	239.17±16.90	232.49±15.81	235.18±16.13
140	244.67±10.62	248.83±16.67	242.69±16.07	245.31±15.83
150	254.03±11.31	258.71±16.39	252.65±15.82	255.55±15.49
160	260.07±13.47	268.71±16.13	262.57±15.94	266.12±15.21
170	270.36±13.49	269.27±16.50	263.23±16.67	265.48±15.32
180	280.39±13.32	280.15±17.10	273.77±16.76	276.44±15.66
190	285.52±15.25	283.78±22.58	278.38±16.27	283.43±20.89
200	297.86±15.08	294.32±22.79	288.78±17.00	292.13±21.21
210	307.66±16.99	304.28±22.58	298.76±16.24	301.85±21.13

注：正常组与大、中、小各组间均值比较 $P>0.05$

5.3 血液常规检查结果

两次检查结果表明,给药组与对照组比较,大鼠白细胞(WBC)、红细胞(RBC)、血红蛋白(HGB)、血小板(PLT)及WBC分类[淋巴细胞(L)、中性粒细胞(N)],经统计学处理,组间无显著差异(P>0.05),结果见附表1-7。

附表1-7 萎胃灵胶囊对大鼠血常规的影响($\bar{x}$±s)

时间	组别	WBC(×10⁹/L)	WBC分类		RBC(×10¹²/L)	HGB(g/L)	PLT(×10⁹/L)
			L(×10⁹/L)	N(×10⁹/L)			
给药6个月后(n=10)	大剂量组	2.16±0.80	2.26±1.04	0.06±0.12	2.20±0.96	46.00±19.67	347.8±115.16
	中剂量组	2.28±0.79	2.25±0.92	0.07±0.73	2.34±0.86	46.10±15.87	321.00±85.83
	小剂量组	1.80±0.75	1.76±0.96	0.06±0.33	1.78±1.23	42.70±22.66	348.5±142.61
	正常组	1.41±0.48	1.57±0.44	0.08±0.03	1.46±0.25	36.80±4.61	353.80±58.95
给药6个月后停药1个月(n=10)	大剂量组	1.96±0.90	1.88±0.86	0.04±0.05	2.26±0.72	48.80±12.51	302.2±111.22
	中剂量组	1.66±0.71	1.60±0.74	0.02±0.04	2.32±0.51	39.80±12.99	255.40±52.94
	小剂量组	1.72±0.44	1.68±1.07	0.04±0.05	2.34±0.39	43.80±23.45	263.40±87.62
	正常组	1.60±0.71	1.64±0.84	0.04±0.05	1.76±0.57	41.00±14.47	256.40±81.21

注:正常组与大、中、小各组间均值比较 P>0.05

5.4 对血液生化的影响

给药6个月及停药1个月,检测大鼠总蛋白(TP)、球蛋白(G)、白蛋白(ALB)、丙氨酸氨基移位酶(ALT)、天门冬酸氨基移位酶(AST)、碱性磷酸酶(ALP)、血糖(GLU)、总胆红素(T-BIL)、总胆固醇(CHO)、肌酐(CRE)、尿素氮(BUN)、三酰甘油(TG)、肌酸磷酸激酶(CPK)、钠离子浓度(Na^+)、钾离子浓度(K^+)、氯离子浓度(Cl^-)等,结果各剂量组动物不同时期上述指标与对照组相比无显著性差异(P>0.05),结果见附表1-8。

附表1-8 萎胃灵胶囊对大鼠血液生化的影响($\bar{x}$±s)

时间	组别	TP(g/L)	ALB(g/L)	G(g/L)	ALT(U/L)	AST(U/L)	ALP(U/L)
给药6个月后(n=10)	大剂量组	89.47±2.96	30.66±1.72	0.52±0.02	66.52±4.31	174.42±22.55	65.50±14.20
	中剂量组	86.27±1.67	29.73±1.37	0.53±0.03	64.95±5.51	165.34±18.52	62.30±6.20
	小剂量组	89.77±5.78	31.40±1.75	0.53±0.04	62.69±5.58	156.60±23.08	70.00±12.12
	正常组	84.42±5.80	29.03±2.95	0.51±0.05	61.22±12.87	162.81±22.70	65.70±9.53
给药6个月停药1个月后(n=10)	大剂量组	90.50±5.04	28.32±1.82	0.46±0.01	48.07±2.71	170.16±11.54	58.20±10.38
	中剂量组	87.16±5.81	28.79±3.25	0.48±0.02	48.46±5.33	183.06±51.42	70.60±13.79
	小剂量组	91.6±7.76	29.82±2.96	0.48±0.02	45.37±5.92	168.62±14.06	62.00±13.69
	正常组	88.53±5.74	28.35±2.22	0.48±0.01	49.30±5.37	164.25±10.59	66.75±17.06

时间	组别	T-BIL(μmol/L)	CHO(mmol/L)	BUN(mmol/L)	Cr(μmol/L)	GLU(mmol/L)
给药6个月后(n=10)	大剂量组	7.11±1.95	3.63±0.34	9.26±0.67	40.92±6.91	3.46±0.34
	中剂量组	5.96±1.43	3.83±0.50	9.01±0.93	39.88±6.53	3.29±0.78
	小剂量组	6.32±2.23	3.65±0.57	8.34±1.04	39.88±6.53	3.64±0.51
	正常组	6.53±1.22	3.49±0.48	8.54±0.97	41.79±7.13	3.96±0.58

续表

时间	组别	T-BIL(μmol/L)	CHO(mmol/L)	BUN(mmol/L)	Cr(μmol/L)	GLU(mmol/L)
给药6个月停药1个月后(n=10)	大剂量组	6.98±1.09	3.55±0.23	8.06±0.86	50.20±5.81	4.16±0.41
	中剂量组	7.58±1.17	3.79±0.54	7.89±1.02	49.42±5.36	4.14±0.51
	小剂量组	7.48±0.72	3.82±0.57	7.72±1.19	49.68±5.85	4.16±0.33
	正常组	7.38±0.90	3.58±0.36	7.95±0.31	46.48±6.44	4.45±0.31

时间	组别	CPK(U/L)	TG(mmol/L)	K^+(mmol/L)	Na^+(mmol/L)	Cl^-(mmol/L)
给药6个月后(n=10)	大剂量组	790.0±246.73	2.67±0.96	6.07±0.54	123.99±16.36	110.08±6.73
	中剂量组	765.8±175.11	3.06±1.24	6.17±0.44	123.56±8.02	111.48±8.88
	小剂量组	815.4±296.72	2.69±1.23	6.42±1.07	118.93±23.48	112.77±8.86
	正常组	840.9±172.82	3.50±1.28	6.67±0.57	119.40±16.79	105.67±7.23
给药6个月停药1个月后(n=10)	大剂量组	872.6±181.85	2.75±0.70	5.89±0.50	92.03±7.20	107.64±4.76
	中剂量组	812.4±160.60	2.08±0.68	5.44±1.11	88.24±7.70	99.79±7.23
	小剂量组	823.2±204.36	1.97±0.60	5.47±1.05	85.88±5.85	103.91±9.42
	正常组	955.7±141.88	2.51±0.65	6.12±0.71	87.54±4.49	106.21±5.29

注：正常组与大、中、小各组间均值比较 $P>0.05$

5.5 对主要脏器重量和脏器系数及病理切片的影响

给药6个月及给药6个月后停药1个月，解剖动物取其心、肝、脾、肺、肾、脑、垂体、气管、子宫、卵巢、肾上腺、睾丸、附睾、食管、胸腺、胃、大小肠、胰腺、乳腺、脊髓、坐骨神经、膀胱、淋巴结、颌下腺、甲状腺、甲状旁腺、主动脉、骨髓、前列腺等主要脏器。先肉眼观察其大小、形状、色泽、质地、包膜等与对照组比较均无异常改变；再将各脏器称重，计算脏器系数（各占体重的百分比），病理检查（固定于10%甲醛液中常规脱水、石蜡包埋，切片、HE染色、光镜下观察），各用药组与对照组比较镜下均未见有意义的病理变化及中毒性病理改变。给药6个月及给药6个月后停药1个月的脏器重量、脏器系数组间比较无显著性差异（$P>0.05$），结果见附表1-9。

附表1-9　萎胃灵胶囊对大鼠主要脏器系数的影响($\bar{x}$±s)

时间	组别	脏器占体重的百分比(%)				
		心	肝	脾	肺	肾
给药6个月后(n=10)	大剂量组	0.363±0.027	2.452±0.264	0.595±0.031	0.815±0.113	0.509±0.108
	中剂量组	0.340±0.036	2.500±0.407	0.609±0.018	0.884±0.074	0.559±0.086
	小剂量组	0.367±0.027	2.594±0.363	0.608±0.024	0.853±0.083	0.539±0.075
	正常组	0.373±0.024	2.738±0.316	0.574±0.013	0.870±0.056	0.594±0.042
给药6个月停药1个月后(n=10)	大剂量组	0.494±0.024	3.036±0.417	0.613±0.026	0.790±0.057	0.608±0.022
	中剂量组	0.480±0.029	2.665±0.437	0.575±0.026	0.825±0.049	0.625±0.034
	小剂量组	0.449±0.039	3.168±0.103	0.586±0.022	0.781±0.020	0.593±0.019
	正常组	0.429±0.077	3.032±0.137	0.623±0.034	0.847±0.035	0.558±0.056

续表

时间	组别	脏器占体重的百分比(%)					
		脑	胸腺	肾上腺	睾丸(附睾)	卵巢	子宫
给药6个月后($n=10$)	大剂量组	0.551±0.059	0.182±0.041	0.032±0.011	1.786±0.127	0.074±0.004	0.16±0.05
	中剂量组	0.609±0.051	0.160±0.010	0.036±0.009	1.622±0.022	0.071±0.006	0.19±0.07
	小剂量组	0.601±0.053	0.174±0.016	0.038±0.019	1.707±0.147	0.075±0.005	0.15±0.03
	正常组	0.590±0.044	0.172±0.014	0.034±0.009	1.626±0.096	0.073±0.006	0.17±0.04
给药6个月停药1个月后($n=10$)	大剂量组	0.634±0.014	0.161±0.003	0.033±0.011	1.489±0.086	0.0722±0.004	0.18±0.10
	中剂量组	0.620±0.016	0.159±0.004	0.028±0.009	1.580±0.049	0.071±0.018	0.17±0.06
	小剂量组	0.619±0.018	0.163±0.007	0.029±0.009	1.457±0.089	0.065±0.010	0.21±0.10
	正常组	0.596±0.153	0.160±0.003	0.031±0.004	1.451±0.000	0.068±0.005	0.16±0.08

注:正常组与大、中、小各组间均值比较 $P>0.05$

6 实验结论

①萎胃灵采用大(3.6g/kg)、中(1.8g/kg)、小(0.9g/kg)三个剂量经180天每日灌胃给药一次,长期毒性实验观察。给药期间,各组动物的活动、毛色、饮水、摄食、粪便及体重增长、常规血液学与血液生化指标检测均正常,与空白对照组比较无显著性差异($P>0.05$)。②给药180天及停药30天后分别处死的各组动物,对其心、肝、脾、肺、肾、脑、垂体、气管、子宫、卵巢、肾上腺、睾丸、附睾、食管、胸腺、胃、肠、胰腺、乳腺、脊髓、坐骨神经、膀胱、淋巴结、颌下腺、甲状腺、甲状旁腺、主动脉、骨髓、前列腺等进行肉眼观察及病理切片检查,上述29项器官均未见异常。③以上结果表明:在大于人临床用药量15倍以上连续给药6个月,未引起大白鼠病理性改变,剂量增至人用药量60倍时,也未引起器质性改变,而且停药30天后也未见蓄积毒性引起的后遗效应,因此可以认为该药是有较高安全性的。

附录2　敦煌石室大宝胶囊对衰老大鼠血清MDA含量、SOD、脑组织GSH-Px、MAO-B、Na^+-K^+-ATP酶活性及果蝇寿命影响的实验研究及其机制探讨

敦煌石室大宝胶囊是王道坤教授通过长期的临床实践，倡脾肾虚弱、痰瘀内生的衰老学说，发掘敦煌医学中养生秘籍，根据明代名医薛己“滋化源”和清代大家叶天士“甘药培中，血肉填精”的养生理论和实践经验，确立健脾益气、强肾填精、涤痰祛瘀、安和五脏的治疗大法，并从敦煌石窟遗书中选方化裁而组成。该方经临床应用，不仅能够显著缓解衰老过程及老年病中的多种症状，而且能有效防治各种虚劳病症。为进一步探讨该药延缓衰老的作用机制，笔者选用大鼠及果蝇进行了实验研究，并对其作用机制进行了初步探讨。

1　实验材料

1.1　实验动物

采用普通级Wistar大鼠60只，体重(180±20)g，雌雄各半，标准饲料喂养。动物及饲料均由兰州大学医学院医学实验中心提供(医动字第14-006号)。

野生型Oregon K品系黑腹果蝇(由兰州大学细胞遗传实验室提供)。

1.2　药品及试剂

敦煌石室大宝胶囊，批号：010402(兰州佛慈制药股份有限公司提供)。

脑复康，批号：20040346(天津金世制药有限公司)。

D-半乳糖，批号：911025(中国医药公司北京采购供应站)。

超氧化物歧化酶(SOD)试剂盒，批号20040628；丙二醛(MDA)试剂盒，批号20040519；谷胱甘肽过氧化酶(GSH-Px)试剂盒，批号20040630；B型单胺氧化酶(MAO-B)试剂盒，批号20040701；Na^+-K^+-ATP酶试剂盒，批号20040618；考马斯亮蓝蛋白测定试剂盒，批号20040618(以上试剂盒均由南京建成医学生物研究所提供)。

1.3　主要实验仪器

722型紫外光分光光度仪；721型可见光分光光度计。

2　实验方法与结果

2.1　动物分组

取体重(180±20)g Wistar大鼠60只，按体重编号，用随机数字表法分为正常组、模型组、DHDB大剂量组、DHDB中剂量组、DHDB小剂量组、NFK组，每组10只，雌雄各半。

取500只8小时内羽化未交配的备用果蝇随机分为正常组、NFK组和DHDB大、中、小三个剂量组，每组雌雄果蝇各50只，雌雄分开，用普通培养基在温度为(25±1)℃、相对湿度为45% ~

65% 的条件下饲养备用。

2.2 造模方法

亚急性衰老模型造模方法：正常组每日皮下注射等量生理盐水外，其余各组颈部皮下注射 *D*-半乳糖 0.125g/kg 一次，连续 40 天。

基础饲料：玉米粉 10%、红糖 13.5%、琼脂 1.5%、苯甲酸 0.15%、干酵母粉 1%、水 73.85%。

加药剂饲料：各组培养基含敦煌石室大宝胶囊的浓度为 0%、0.01%、0.03%、0.10%；含脑复康的浓度为 0.03%；等效剂量折算参考文献。按试验浓度（每 100g 基础饲料中）分别称取 0.00g、0.01g、0.03g、0.10g 胶囊粉及脑复康 0.03g，分别加入溶化未凝固的培养基中充分调匀备用。

2.3 给药及饲养

灌胃给药。正常组、模型组给予等量蒸馏水灌胃；分别予大宝大、中、小剂量组 0.8g/(kg·d)，0.4g/(kg·d) 和 0.16g/(kg·d) 大宝药剂 1ml，等效剂量按人与动物体型系数折算（相当于成人剂量的 10 倍、5 倍和 2 倍）；给予脑复康组 0.4g/(kg·d) 脑复康药剂 1ml（相当于成人剂量的 5 倍）。各组均以普通饲料喂养，连续灌胃 40 天。

将基础饲料加入 100ml 三角烧杯中，厚度 0.5～1cm，用多层无菌的棉布封口，置于温度 25℃、湿度 65% 培养箱内孵化，8 小时内孵出成虫为未交配成虫，即处女蝇。将收集的处女蝇放入麻醉瓶内，把蘸有乙醚的脱脂棉球放入带有内径 1mm 针头的 10ml 注射器内，来回抽动，将乙醚蒸气打入三角烧杯中，严防液态乙醚打入，待果蝇完全麻醉后，倒入消毒的白瓷盘中，选择个体大小相近果蝇，依雌雄分组。每管 25 只，每试验组雌、雄果蝇各 50 只。先喂饲普通培养基，1 周后换上带有不同浓度受试物的培养基，放入育温箱内培养。

2.4 标本采集与检测

各组动物最后 1 次灌胃，禁食不禁水 24 小时后全部杀检。血清标本制备和脑组织匀浆常规技术制备。

血清 SOD、MDA、脑组织 GSH-Px、MAO-B、Na^+-K^+-ATP 酶测定：采用比色法测定，参照试剂盒说明书进行操作。

每天一次定时统计果蝇存活数、死亡数，直到全部死亡，计算平均寿命及平均最高寿命。

2.5 统计学处理

所有数据均输入计算机，采用 SPSS 11.0 统计软件处理，实验数据以均数±标准差（$\bar{x}\pm s$）表示，根据方差齐性采用单因素方差分析（one-way ANOVA），$P<0.05$，有统计学意义。

2.6 实验结果

2.6.1 对衰老大鼠 SOD、MDA、GSH-Px、MAO-B、Na^+-K^+-ATP 酶等影响的实验

（1）各组大鼠血清 SOD 活力的比较：由附表 2-1、图附 2-1 可见，与正常组比较，模型组血清 SOD 计数水平显著降低；其余组经脑复康和敦煌石室大宝胶囊治疗后，SOD 计数水平显著升高，其作用以大剂量为优。

附表 2-1　各组大鼠血清 SOD 活力的比较($\bar{x}\pm s$)

组别	动物数(只)	剂量(g/kg)	SOD(U/ml)
正常组	10	——	150.31±11.36
模型组	10	——	135.33±15.20**
DHDB 大剂量组	10	0.80	157.25±10.52△△
DHDB 中剂量组	10	0.40	149.06±10.20△
DHDB 小剂量组	10	0.16	145.78±12.17△★
NFK 组	10	0.40	146.71±13.11△

注:与正常组比较**$P<0.01$;与模型组比较△$P<0.05$,△△$P<0.01$;与大剂量组比较★$P<0.05$

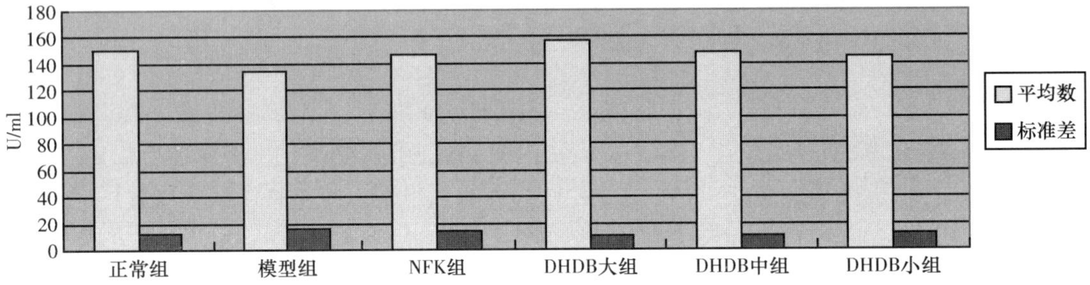

图附 2-1　各组大鼠血清 SOD 活力比较

(2) 各组大鼠血清 MDA 含量的比较:由附表 2-2、图附 2-2 可见,与正常组比较,模型组大鼠血清 MDA 含量显著上升;与模型组比较,敦煌石室大宝胶囊大、中、小剂量组和脑复康组均可显著降低大鼠血清 MDA 含量;敦煌石室大宝胶囊大、中、小剂量组相比较,对血清 MDA 含量的影响无量效关系。

附表 2-2　各组大鼠血清 MDA 含量的比较($\bar{x}\pm s$)

组别	动物数(只)	剂量(g/kg)	MDA(nmol/ml)
正常组	10	——	5.17±1.28
模型组	10	——	6.86±1.02**
DHDB 大剂量组	10	0.80	4.90±1.13△△
DHDB 中剂量组	10	0.40	4.97±1.36△△
DHDB 小剂量组	10	0.16	5.48±0.79△
NFK 组	10	0.40	5.42±1.31△△

注:与正常组比较**$P<0.01$;与模型组比较△$P<0.05$;△△$P<0.01$

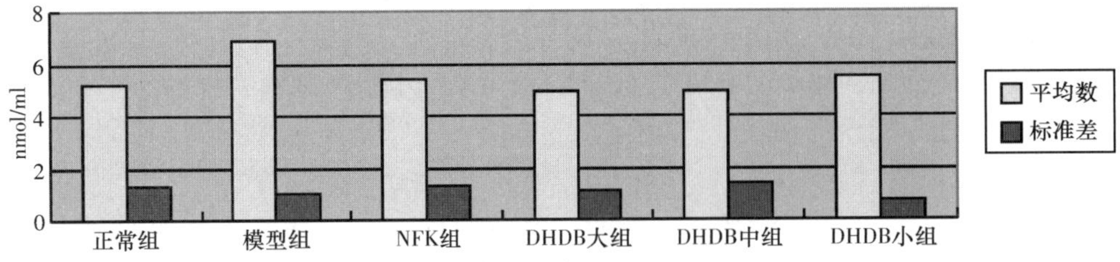

图附 2-2　各组大鼠血清 MDA 含量的比较

(3) 各组大鼠脑组织 GSH-Px 活力的比较:由附表 2-3、图附 2-3 可见,与正常组比较,模型组大鼠脑组织 GSH-Px 活力显著降低;与模型组比较,敦煌石室大宝胶囊大、中剂量组和脑复康组均可显著升高大鼠脑组织 GSH-Px 活性，且以大剂量作用为优。

附表 2-3　各组大鼠脑组织 GSH-Px 活力的比较($\bar{x}\pm s$)

组别	动物数(只)	剂量(g/kg)	GSH-Px(U/ml)
正常组	10	—	267.15±25.93
模型组	10	—	185.76±36.06**
DHDB 大剂量组	10	0.80	254.97±24.50△△
DHDB 中剂量组	10	0.40	246.49±50.28△△
DHDB 小剂量组	10	0.16	204.83±55.74★
NFK 组	10	0.40	251.44±51.98△△

注：与正常组比较＊＊$P<0.01$；与模型组比较△△$P<0.01$，与大剂量组比较★$P<0.05$

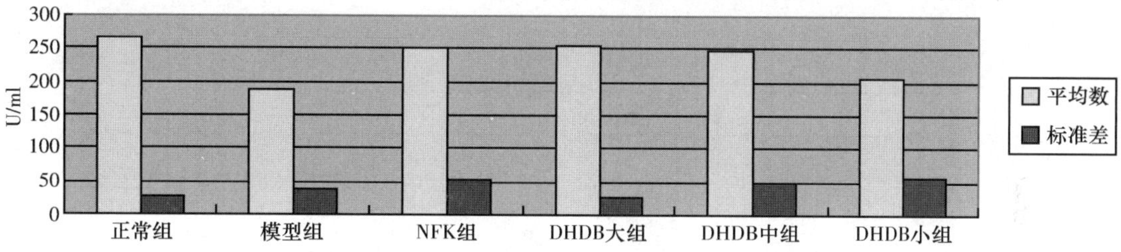

图附 2-3　各组大鼠脑组织 GSH-Px 活力的比较

(4) 各组大鼠脑组织 MAO-B 活力的比较：由附表 2-4、图附 2-4 可见，与正常组比较，模型组大鼠脑组织 MAO-B 活力显著升高；与模型组比较，敦煌石室大宝胶囊大、中、小剂量组和脑复康组均可显著降低大鼠脑组织 MAO-B 活性，且以大剂量作用为优。

附表 2-4　各组大鼠脑组织 MAO-B 活力的比较($\bar{x}\pm s$)

组别	动物数(只)	剂量(g/kg)	MAO-B (U/h/mgprot)
正常组	10	—	15.13±1.76
模型组	10	—	18.59±1.53**
DHDB 大剂量组	10	0.80	14.08±1.78△△
DHDB 中剂量组	10	0.40	15.52±1.21△△
DHDB 小剂量组	10	0.16	16.13±1.80△△★
NFK 组	10	0.40	14.10±2.27△△

注：与正常组比较＊＊$P<0.01$；与模型组比较△△$P<0.01$，与大剂量组比较★$P<0.05$

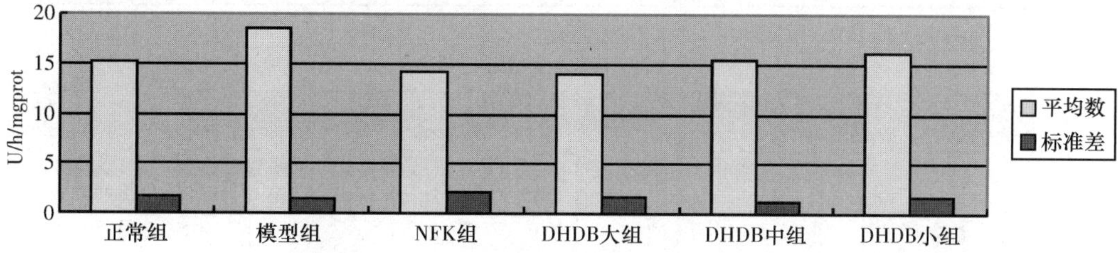

图附 2-4　各组大鼠脑组织 MAO-B 活力的比较

(5) 各组大鼠脑组织 Na^+-K^+-ATP 酶活力的比较：由附表 2-5、图附 2-5 可见，与正常组比较，模型组大鼠脑组织 Na^+-K^+-ATP 酶活力显著降低；与模型组比较，敦煌石室大宝胶囊大、中剂量组和脑复康组均可显著升高大鼠脑组织 Na^+-K^+-ATP 酶活性，对大鼠脑组织 Na^+-K^+-ATP 酶活性的影响无量效关系。

附表 2-5　各组大鼠脑组织 Na^+-K^+-ATP 酶活力的比较($\bar{x}\pm s$)

组别	动物数(只)	剂量(g/kg)	Na^+-K^+-ATP(μmolPi/mgprot)
正常组	10	—	4.13±1.86
模型组	10	—	1.71±0.85**
DHDB 大剂量组	10	0.80	4.01±1.22△△
DHDB 中剂量组	10	0.40	3.65±1.83△△
DHDB 小剂量组	10	0.16	3.01±1.27
NFK 组	10	0.40	3.99±1.84△△

注:与正常组比较 * * $P<0.01$;与模型组比较△△$P<0.01$

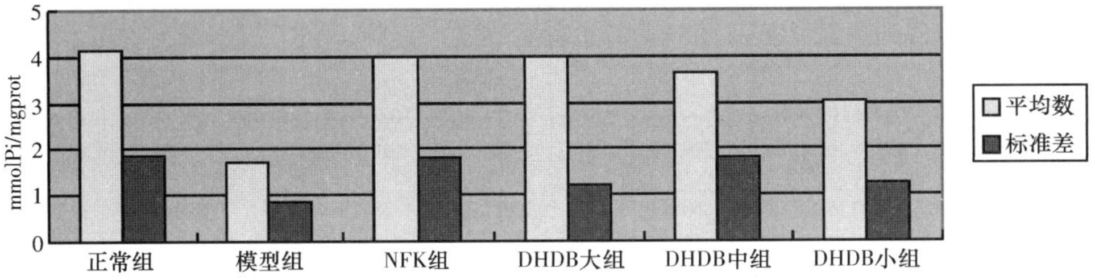

图附 2-5　各组大鼠脑组织 Na^+-K^+-ATP 酶活力的比较

(6) 各组大鼠胸腺指数的比较:由附表 2-6、图附 2-6 可见,与正常组比较,模型组大鼠胸腺指数显著降低;与模型组比较,敦煌石室大宝胶囊大剂量组和脑复康组均可显著升高大鼠胸腺指数。

附表 2-6　各组大鼠胸腺指数的比较($\bar{x}\pm s$)

组别	动物数(只)	剂量(g/kg)	胸腺指数(mg/kg)
正常组	10	—	1.50±0.15
模型组	10	—	1.31±0.14**
DHDB 大剂量组	10	0.80	1.48±0.15△
DHDB 中剂量组	10	0.40	1.44±0.14
DHDB 小剂量组	10	0.16	1.35±0.16
NFK 组	10	0.40	1.47±0.19△

注:与正常组比较 * * $P<0.01$;与模型组比较△$P<0.05$

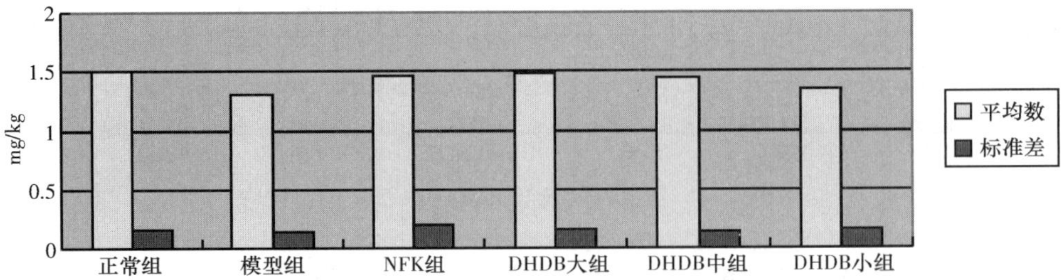

图附 2-6　各组大鼠胸腺指数的比较

（7）光镜下各组大鼠胸腺组织形态学结构的变化

1）正常组：胸腺皮、髓质区分清晰，皮质的淋巴细胞及上皮网状细胞密集，髓质中的淋巴细胞较稀疏（见图附 2-7）。

2）模型组：胸腺皮质及髓质均萎缩，皮、髓质分界较清，淋巴细胞及上皮性网状细胞减少（见图附 2-8）。

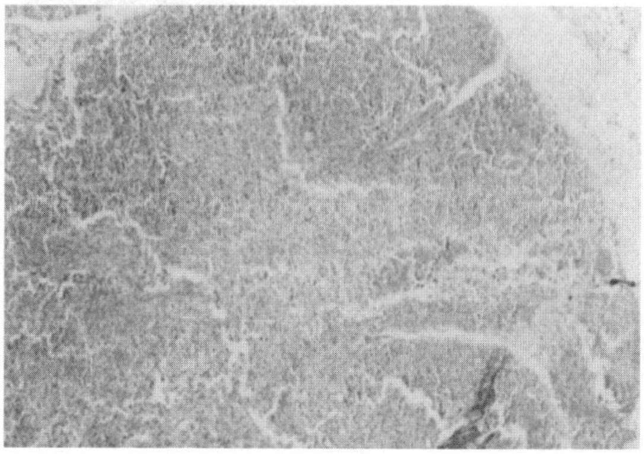

图附 2-7 正常组×10 HE 染色皮、髓质区分清晰，皮质的淋巴细胞及上皮网状细胞密集，髓质中的淋巴细胞较稀疏

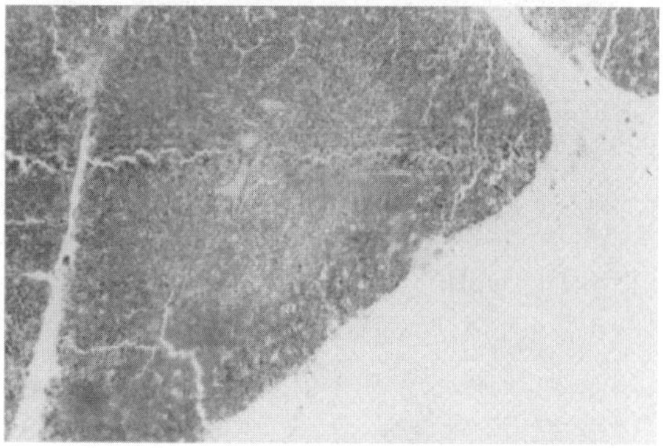

图附 2-8 模型组×10 HE 染色皮质及髓质均萎缩，皮、髓质分界较清，淋巴细胞及上皮性网状细胞减少

3）DHDB 大剂量组：胸腺皮、髓质区分较模型组稍清晰，皮质厚度接近正常，皮、髓质界限清晰，皮质淋巴细胞数量较密集（见图附 2-9）。

4）DHDB 中剂量组：胸腺皮质厚度基本正常，皮、髓质界限较清晰，皮质淋巴细胞数量较密集（见图附 2-10）。

5）DHDB 小剂量组：胸腺皮质厚度较正常组略薄，皮、髓质界限清晰，皮质淋巴细胞数量较密集（见图附 2-11）。

6）NFK 组：胸腺皮质较模型组厚度接近正常，未见萎缩，皮、髓质界限较清晰，皮质淋巴细胞数量较少（见图附 2-12）。

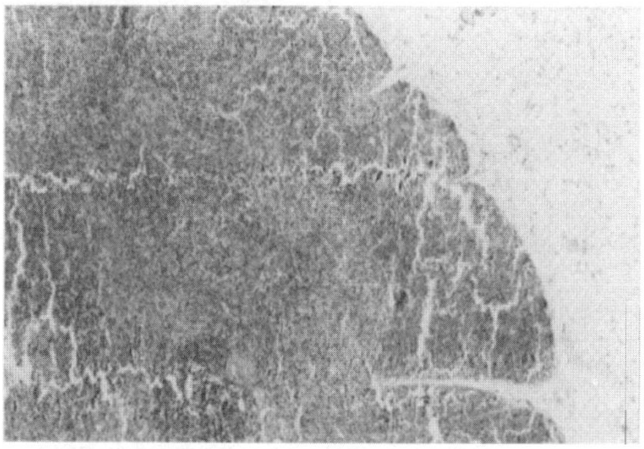

图附 2-9 DHDB 大组×10 HE 染色皮、髓质区分较模型组清晰，皮质厚度接近正常，皮、髓质界限清晰，皮质淋巴细胞数量较密集

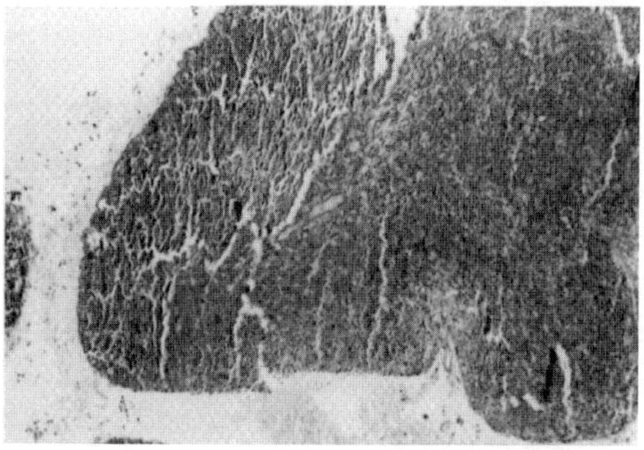

图附 2-10 DHDB 中组×10 HE 染色皮质厚度基本正常，皮、髓质界限清晰，皮质淋巴细胞数量较密集

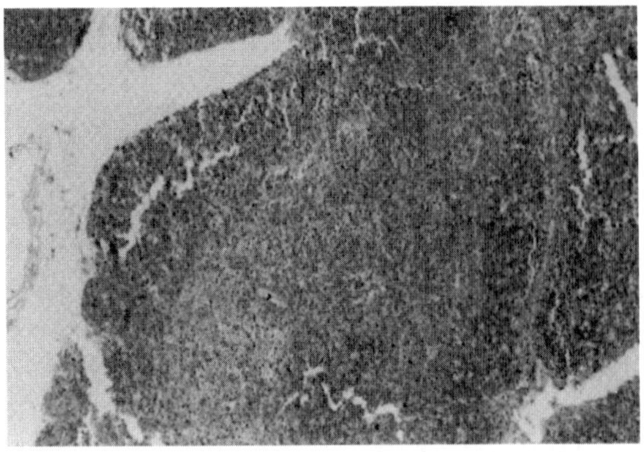

图附 2-11　DHDB 小组×10　HE 染色皮质厚度较正常组略薄，皮、髓质界限较清晰，皮质淋巴细胞数量较密集

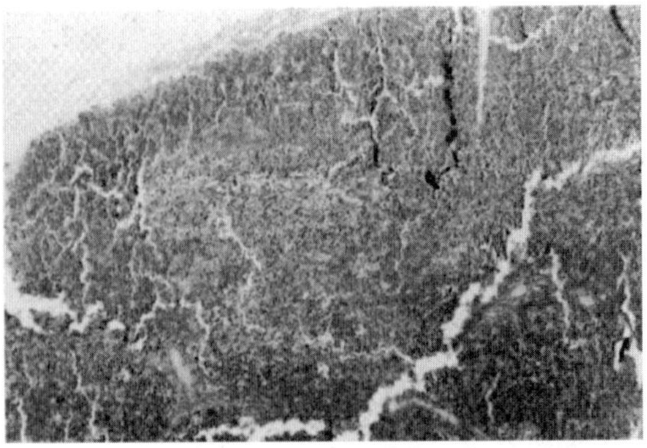

图附 2-12　NFK 组×10　HE 染色皮质较模型组厚度接近正常，未见萎缩，皮、髓质界限较清晰，皮质淋巴细胞数量较少

2.6.2　果蝇寿命实验

（1）各组果蝇平均寿命结果比较：从附表 2-7、图附 2-13 可见，与正常组比较，敦煌石室大宝胶囊大、中剂量组和脑复康组显著延长了雄性及雌性果蝇的平均寿命。

附表 2-7　各组果蝇平均寿命结果比较($\bar{x}\pm s$)

组别	剂量(g/100g)	平均寿命(天)	
		雌性	雄性
正常组	—	39.86±12.46〈47〉	37.72±14.62〈39〉
DHDB 大剂量组	0.10	47.10±12.07〈43〉**	45.24±13.71〈45〉**
DHDB 中剂量组	0.03	45.68±12.98〈46〉*	44.52±13.47〈36〉*
DHDB 小剂量组	0.01	44.60±14.38〈47〉	41.62±14.42〈46〉
NFK 组	0.03	45.60±13.44〈42〉*	45.18±14.46〈48〉**

注：与正常组比较 * $P<0.05$，** $P<0.01$，<>内为果蝇实际数目

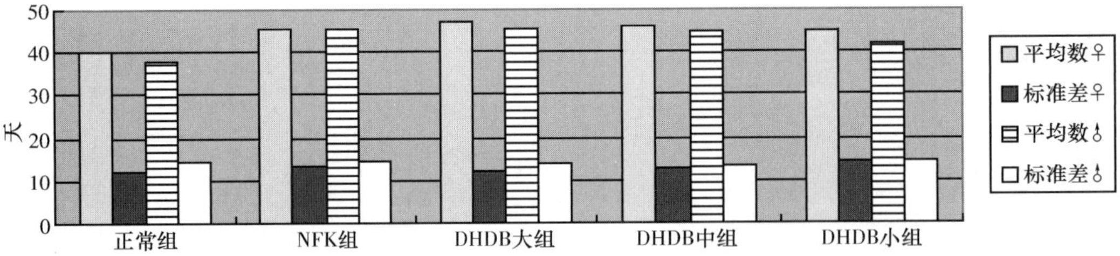

图附 2-13　各组果蝇平均寿命结果比较

（2）各组果蝇平均最高寿命结果比较：从附表 2-8、图附 2-14 可见，与正常组比较，敦煌石室大宝胶囊大剂量组和脑复康组显著延长了雌性果蝇的平均最高寿命。与正常组比较，敦煌石室大宝胶囊大、中剂量组和脑复康组显著延长了雄性果蝇的平均最高寿命；敦煌石室大宝胶囊大、中、小剂量组间比较，大剂量组作用为优。

附表 2-8　各组果蝇平均最高寿命结果比较($\bar{x}\pm s$)

组别	果蝇数(只)	剂量(g/100g)	平均最高寿命(天)	
			雌性	雄性
正常组	10	——	59. 20±2. 86	58. 80±3. 49
DHDB 大剂量组	10	0. 10	66. 00±2. 83**	66. 20±2. 49**
DHDB 中剂量组	10	0. 03	62. 40±3. 36★	63. 00±3. 54*
DHDB 小剂量组	10	0. 01	62. 20±2. 39★	61. 20±2. 95★
NFK 组	10	0. 03	65. 40±1. 52**	65. 80±2. 28**

注:与正常组比较 * $P<0.05$, ** $P<0.01$,与大剂量组比较★$P<0.05$;各实验组果蝇统计数目雌雄各半

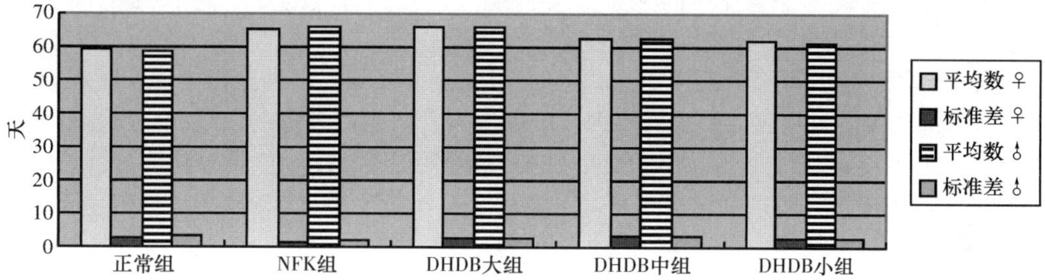

图附 2-14　各组果蝇平均最高寿命结果的比较

3　讨论

3.1　导师的学术思想

导师王道坤教授在研究祖国医学和敦煌医学的基础上,总结多年的临床经验,并结合现代医学对衰老的认识,认为衰老虽由于多种原因所致,但肾脾两虚、精气亏虚、痰浊瘀血内阻是衰老的主要机制,其病机总属本虚标实。因此,提出强肾填精、健脾益气、涤痰祛瘀、安和五脏的治疗大法,并凝练敦煌医学和祖国医学之精华化裁组方,该方经临床应用效果显著。

3. 1. 1　病机特点

自《内经》以来,历代医家均首肯人的寿命长短在于肾气盛衰。《素问 · 上古天真论》以女子七岁,丈夫八岁为基数,详述了人体生长发育各个阶段的生理特征,并以“肾气”的消长盛衰说明人体生长、发育、衰老的变化,强调衰老与否及衰老的速度、寿命的长短与肾气的盛衰密切相关。

导师承《内经》衰老理论,认为衰老的发生主要在于脾虚肾虚。肾脾两虚致衰是由于肾之阳气和肾之精气虚少、亏损,继而“五脏之阳非此不能发,五脏之阴非此不能滋”;脾气脾阳不足,运化无权,五脏气血津液生化无源所导致的衰老状态和衰老过程。在脏腑则肾为先天之本,因为肾藏精,为人身阴阳之根本,生命之源;脾为后天之本,乃后天精血之化源。诚如张景岳在论述肾脾辨证关系时说:“人之始生,本乎精血之源;人之既生,由水谷之养。非精血无以立形体之基,非水谷无以成形体之壮。精血之司在命门,水谷之司在脾胃,故命门得先天之气,脾胃得后天之气也。是以水谷之海,本赖先天为之主,而精血之海,又必赖后天为之资。”

精血在先天来自父母的遗传,在后天来自自身的化生;从精气血而言则精血同源,精气互生,气血互生。精气(血)旺则神旺,精气(血)衰则神衰。同时肾气需不断地得到后天之精的充养,尤其后天脾胃之气是否正常将直接影响肾气的盛衰。脾胃虚衰、气血不足,必然导致肾虚而促进衰老,即所谓“脾胃既损,是真气元气败坏,促人之寿”。导师根据《素问 · 生气通天论》“阳气者,若天与日,失其所,则折寿而不彰”理论,尤其强调肾阳在人的生命活动中的重要作用。肾阳旺

盛，温煦五官九窍、皮肤肌肉、四肢百骸、脏腑气血，使生命生生不息。正如张景岳说："天之大宝，只此一丸红日；人之大宝，只此一息真阳"，突出了固护肾阳对延缓衰老的意义。

同时人之精、津、气、血贵在流通，循环不息则身健寿长；若人之精、津、气、血有滞，脏腑失养，便可早衰。肾脾两虚是衰老机体正气亏虚的本质，然虚久必瘀，如阳气虚，阴气盛则可致血脉凝滞，阴血亏少，脉道枯涩；或阴虚火旺，煎熬血液，亦致血脉瘀滞。而肾为先天之本，元阴元阳之所藏，一旦虚损，必致血脉瘀滞。脾为后天之本，气血主化之源，若虚损，主化无源，气虚必不行血而致血瘀。可见随着机体生长壮老的发展，肾脾两虚，血由盛而衰，也预示着机体衰老过程中潜在的瘀血存在。正如《灵枢·天年》中所说"血气虚，脉不通。真邪相攻，乱而相引，故中寿而尽也。"

脾除主运化之外，病理上为生痰之源。导师认为中年以后痰浊的发生与脏腑功能低下有密切关系，而痰浊是衰老病变过程中的又一重要的病理产物。日久则变生它病，耗伤正气，正如《汤头歌诀·除痰之剂》曰："百病皆由痰作祟"。

总之，衰老的发生以肾脾两虚为主，同时与五脏功能的强弱盛衰息息相关。五脏虚损不但是衰老的生理特征，也是导致衰老的重要原因。脏腑虚损日久则因虚致实，导致痰、瘀、湿等病理产物滋生，以至虚实夹杂，变生它病，加速衰老。因此，肾脾两虚是衰老的基本病理特征，瘀血痰浊是衰老的必然趋势。

3.1.2　治疗大法

针对衰老的病机特点，导师提出了强肾填精、健脾益气、涤痰祛瘀、安和五脏的治疗大法。治本，以健脾益气、强肾填精、安和五脏为主，先后天同补，脾健则气血生化有源，五脏得养；肾强则精气充足，髓海得养，筋骨强健，阴阳调匀；治标以涤痰祛瘀为主，使气机、血脉、水道通畅，气血流通，五脏得养，脏腑强健。《中藏经·论服饵得失·第四十五》曰："其本实者，得宣通之性必延其寿；其本虚者，得补虚之情必长其年。"故以通为补不仅可以达到延年益寿，同时体现出在整体观念的指导下标本兼治、消补同施的治疗思想。

导师认为针对衰老，单纯应用补或消都有失偏颇，若单用补益之剂，则有呆滞助邪之弊，使痰瘀更重，加速衰老；若单用消散之剂，则易损伤正气，耗散精气，伤及五脏，肾脾更虚。为避"虚虚实实"之戒，本法体现了"扶正不留邪，祛邪不伤正"的用药原则。

3.1.3　组方特点

基于以上病机特点和治疗大法，敦煌石室大宝胶囊是导师王道坤教授从"敦煌石窟遗书"中发掘并经化裁而组成的经验良方，具有强肾填精、健脾益气、涤痰祛瘀、安和五脏之功效。

本方以熟地黄、黄芪二味为君。由于气血同源，精血互化，阴阳互根，所以气虚者，阳亦渐衰；血虚者，精也不足。

熟地黄甘温，归肝、肾经。温补肝肾，益精养血，并以补肾填精，补血生精见长，能协黄芪峻补阴阳，以生化气血精髓。精血是人体最根本的物质基础，所以地黄能培补下元而有固本作用。黄芪味甘性温，归脾肺经。既能补脾肺之气，又能补气生血，固表止汗，为治疗脾肺气虚、乏力懒言等证之主要药，李时珍称它为"补药之长"，故用量较重。然而黄芪补气，其性温升而动，可以助火；而地黄补血，其性黏腻，主静，每易腻膈。二者相伍，兴利除弊，相得益彰，为健脾补肾、益气生血之要药，反映出配伍之妙。

本方之另一特色是应用了大黄和猪牙皂，以通为补。大黄，味苦而寒，归脾、肺、大肠、肝、心经，功能泻下攻积，解毒，活血祛瘀；猪牙皂，甘平辛通，归肺、大肠经，功能祛痰开窍；二者相伍，降气涤痰，通利肠胃。正如金元大家张子和所云："陈莝去而肠胃洁，癥瘕尽而营卫昌，不补之中真补存焉"，"下药乃补药也"。这也反映了中医学"补"法的丰富内涵。

总之，该复方突出肾脾双补，消补兼施在延缓衰老中的重要作用。同时按照君臣佐使的组方原则，配伍严密，共奏健脾补肾、益气生血、涤痰祛瘀之效。经临床多年应用，实践证明该方是一个补而不滞，温而不燥的安全有效良方。

3.2　敦煌大宝胶囊的作用机制探讨

通过实验研究结果分析，结合现代医学医学研究，拟从以下方面进行其作用机制探讨。

3.2.1　抗氧化，清除自由基作用

衰老是生物体在其生命后期阶段所出现的进行性、全身性、多因素共同作用的循序渐进的退化过程。

自由基学说认为引起人体衰老的主要原因是人体细胞代谢过程中不断产生的自由基，因其具有高度的化学活性，并能与活细胞的大部分发生反应，损伤 DNA 分子，造成键的断裂，使细胞死亡或发生突变。此外生物膜脂质结构中含丰富的不饱和脂肪酸，它们具有稳定的膜液态流动性和调节正常物质交换的功能。当体液或细胞间液出现过剩的自由基时，极易促使膜内多不饱和脂肪酸发生脂质过氧化反应，引起膜结构和生理功能的紊乱，这种现象是衰老和疾病的重要根源之一。而 SOD、GSH-Px 作为体内重要的抗氧化酶，它能促使超氧化物阴离子自由基变为过氧化氢和氧离子，从而减少脂质过氧化反应，使机体细胞和组织免受损害。过氧化脂质的分解产物之一便是 MDA，它能使膜交联和聚集，并最终导致 DNA 的交联，引起突变。但自由基的含量随增龄而积累，体内清除自由基的各种酶如 SOD、GSH-Px 随增龄而衰减。老化机体抗自由基损伤的能力明显下降，过氧化脂质大量堆积，通过测定 MDA 可以间接反映体内自由基产生和老化程度，因而把 LPO 及其分解产物 MDA 作为评价衰老的指标之一。

本实验结果表明，敦煌石室大宝胶囊可显著升高 SOD、GSH-Px 的活性，降低 MDA 含量和 MAO-B 活性，提示敦煌石室大宝胶囊可能通过其显著的抗氧化、清除自由基能力，避免交联病理损害的形成，从而达到保护组织细胞，延缓细胞衰老甚至死亡的目的。

3.2.2　调节脑细胞胺类神经递质代谢功能

大脑衰老中心学说认为，控制衰老的中心是神经内分泌轴和多种神经递质。MAO 是一种广泛分布于动物组织（如脑、肝、肾、脾、血液等）中的胺类神经递质（包括多巴胺、去甲肾上腺素和 5-羟色胺等）分解酶。它能够催化内源性或外源性单胺类物质代谢，使其失去生理活性，调节胺类神经递质的含量。现已知单胺氧化酶主要有以 MAO-A 和 MAO-B 两种，在脑中，MAO-A 存在于神经元细胞中，而 MAO-B 则是胶原细胞 MAO 的主要形式。一般来说，5-HT 主要受 MAO-A 调控，而 NE、DA 则是 MAO-A 和 MAO-B 的共同底物。随着年龄的增加，人脑中神经元细胞不断丢失，而被增生的胶原细胞所替代，从而导致了 MAO-B 活性上升及单胺能调节作用下降，出现了神经生理功能的退化和某些行为的改变，结果出现衰老。而 MAOI 具有抑制 MAO-B 保护脑神经递质的作用，并增加脑内 CA 含量。

本实验结果表明，敦煌石室大宝胶囊可显著降低 MAO-B 活性，提示敦煌石室大宝胶囊可能通过调节脑组织单胺类神经递质以及脑组织能量代谢达到延缓脑细胞衰老的目的。

3.2.3　调整脑细胞膜钠泵功能

Na^+-K^+-ATP 酶又叫钠泵，是位于细胞膜上的一种糖蛋白，与 ATP 分解和细胞内、外钠钾离子的转运密切相关，还可阻断影响膜泵功能的不利因素，它在物质的运送，能量转换以及信息传递等方面具有重要作用，所以是一种重要的生物酶。细胞膜上的钠泵活动的意义是：①由钠泵活动造成的细胞内高 K^+，是许多代谢反应进行的必需条件；②限制细胞外大量 Na^+进入膜内而造成渗透压失衡，过多水分子进入膜内引起细胞的肿胀；③它能够建立起一种势能储备。细胞由物质代谢所获得的能量，先以化学能的形式储存在 ATP 的高能磷酸键之中：当钠泵蛋白质分解 ATP 时，此能量用于使离子作逆电化学势跨膜移动，于是能量又发生转换，以膜两侧出现了具有高电化学势的离子（分别为 K^+和 Na^+）而以势能的形式储存起来。也就是说泵出膜外的 Na^+由于其高浓度而有再进入膜内的趋势，膜内高浓度的 K^+、则有再有再移了膜的趋势，这就是一种势能储备。

由钠泵造成的离子势能储备，可用于细胞的其他耗能过程。

Na^+-K^+-ATP 活性可反应细胞膜钙泵的功能，细胞膜 Na^+-K^+-ATP 通过泵入 Na^+，泵出 Ca^{2+}，在维持细胞内 Ca^{2+} 平衡中有着重要的作用。该酶活性降低可导致细胞内 Ca^{2+} 浓度升高，而增高的细胞内 Ca^{2+} 又可在膜内侧与 Ca^{2+} 竞争结合位点，而抑制该酶的活性。细胞内 Ca^{2+} 水平过高或钙超载就会引起钙依赖性生理生化反应超常运转，使 ATP 耗竭，线粒体破坏，并产生大量自由基，从而使细胞受损，导致细胞衰老，甚至死亡。同时，增龄过程中脑组织细胞结构的变化，Na^+-K^+-ATP 酶活性衰减，所以通过提高 Na^+-K^+-ATP 活性，调节衰老时神经细胞离子平衡紊乱，降低细胞内异常增高的 Ca^{2+} 浓度，也可起到延缓衰老的作用。

本实验结果表明，敦煌石室大宝胶囊可显著升高 Na^+-K^+-ATP 酶活性，提示敦煌石室大宝胶囊可能通过调节脑组织细胞膜功能和能量代谢达到延缓脑细胞衰老的目的。

3.2.4　保护免疫器官

研究表明，机体的衰老与免疫功能降低程度为平行关系。机体在性成熟后其免疫功能随年龄增长而下降，首先表现为免疫器官如骨髓、脾脏、淋巴结，尤其是免疫中心器官胸腺退变。老年人的胸腺随年龄而缩小，重量减轻，胸腺分泌减少，由其分化产生的免疫 T 细胞及亚群明显减少，免疫力明显降低，从而引起机体的病变和衰老。

前期药效学研究表明：敦煌石室大宝胶囊对正常小鼠和用 ^{60}Co、环磷酰胺造成的免疫功能低下模型小鼠均有增强其细胞免疫和体液免疫的功能（由兰州医学院毒理检测中心提供，2001.07.06～2001.11.20）。

本实验结果亦表明，模型组大鼠胸腺指数显著下降并伴胸腺组织萎缩的病理变化，提示衰老大鼠免疫器官的衰变；敦煌石室大宝胶囊可显著升高胸腺指数，说明敦煌石室大宝胶囊可能通过保护免疫器官，维持免疫功能而达到延缓衰老的作用。

鉴于中药复方成分复杂，药理药效机制更是复杂，其作用更是多靶点、多层次，不可能用一两种机制解释清楚，而且衰老本身是多因素、多环节的生理病理演变过程，所以防治中需要整体调节，标本兼治，才能充分体现中医药的优势和特色。

4　结论

（1）模型组大鼠血清 SOD、脑组织 GSH-Px、Na^+-K^+-ATP 酶活性显著下降，而血清 MDA 含量、MAO-B 活性显著升高，与文献报道一致，提示模型组大鼠抗氧化、清除自由基能力显著下降，体内过氧化产物蓄积，脑细胞能量代谢功能以及免疫器官受到抑制。

（2）敦煌石室大宝胶囊可显著升高 SOD、GSH-Px 活性，降低 MDA 含量，提示敦煌石室大宝胶囊具有抗氧化、清除自由基能力。

（3）敦煌石室大宝胶囊可显著升高 Na^+-K^+-ATP 酶活性，提示敦煌石室大宝胶囊能对抗由于自由基、过氧化物作用所引起的脑细胞膜功能的异常和能量代谢的障碍。

（4）敦煌石室大宝胶囊可显著降低 MAO-B 活性，提示敦煌石室大宝胶囊可通过调节脑组胺类神经递质来保护脑细胞。

（5）敦煌石室大宝胶囊可显著升高胸腺指数，提示敦煌石室大宝胶囊能降低 *D*-半乳糖所致衰老大鼠胸腺组织萎缩的病理变化。

（6）敦煌石室大宝胶囊可显著延长果蝇平均寿命和平均最高寿命，提示敦煌石室大宝胶囊具有延长生命周期的作用。

附　主要药效学试验

（1）对免疫功能的影响：实验证明该药不仅能有效的提高荷瘤小鼠细胞免疫，而且还能增强荷瘤小鼠体液免疫（BC），可广泛作用于免疫过程的不同环节，增强免疫功能。该药具有非常确切的多功能的免疫增强作用。

通过该药对荷瘤小鼠对钴 60、环磷酰胺引起的免疫功能障碍的影响的试验，结果表明，该药大、中、小剂量组均可提高钴 60、环磷酰胺所致免疫功能障碍。并提示小剂量组对环磷酰胺所致免疫功能低下疗效较显著；而大、中剂量组对钴 60 照射组疗效非常显著。为临床上用此药扶正固本纠正放疗、化疗毒副作用疗效显著找到了科学依据。

（2）对荷瘤小鼠生物调节因子的影响，用干扰素、白细胞介素等作指标，疗效也特别显著。

（3）对荷瘤小鼠的抗癌作用，用腹水型移植性小鼠肺癌试验，对延长荷瘤小鼠生存时间，与对照组相比，经连续重复三次试验，疗效也十分明显。而且不增加瘤的生长。

（4）耐缺氧：通过该药在常压下小鼠耐缺氧实验，试验结果表明，该药可显著延长小鼠常压下耐缺氧时间，并有一定剂量反应关系，大剂量比贞芪扶正冲剂作用强得多。

（5）抗疲劳：小鼠游泳试验，通过 21 天连续大剂量给药，结果表明，该药抗疲劳作用非常显著（$P<0.001$）。

（6）对虚证病理模型的影响：该药对利舍平及放血引起的阳虚、脾虚、血虚有明显补益作用。

（7）其他：试验结果表明，该药能降低血细胞中脂质过氧化产物——丙二醛（NDA）的含量，增加超氧化物歧化酶（SOD）的活性，大剂量和中等剂量组，这种作用更为明显。说明该药具有确切的延缓衰老作用。

临床和药理实验证明，该药有健脾补肾，化痰祛湿，益气生血，安和五脏之功用。

附录3　消化病中医临床症状分级量化表

在本书编写过程中，为临床和科研的需要，编委会研究决定摘录了有权威性的2002年5月《中药新药临床研究指导原则（试行）》中消化系统疾病和中医证候的症状分级量化表（见以下各表）以及中华医学会组织编写的《中医消化病诊疗指南》临床症状分级量化表，供读者在临床和阅读过程中参考使用。

附表3-1　慢性萎缩性胃炎的症状分级量化表

症状	轻	中	重
胃脘或胁肋胀满	轻微胃胀，时作时止，不影响工作及休息	胃胀可忍，发作频繁。影响工作及休息	胃胀难忍，持续不止，需服用理气消导药缓解
胃痛	轻微胃痛，时作时止，不影响工作及休息	胃痛可忍，发作频繁，影响工作及休息	胃痛难忍，持续不止，需服用止痛药缓解
嗳气反酸	偶有嗳气吞酸	时有嗳气吞酸	频频嗳气吞酸
大便稀溏	大便不成形	每日2~3次，便溏	每日4次以上，便稀溏
乏力	肢体倦怠，可坚持轻体力工作	四肢乏力，勉强坚持日常活动	全身无力，终日不愿活动
口干口苦	偶觉口干口苦	晨起口干口苦	整日觉口干口苦
恶心呕吐	偶有恶心	时有恶心，偶有呕吐	频频恶心，有时呕吐
胃中嘈杂	偶觉嘈杂	晨起嘈杂	整日嘈杂
痛处拒按	痛处稍有拒按	胃部痛处拒按	痛处明显拒按
饮食减少	食量减少1/4	食量减少1/3	食量减少1/2
胸闷	轻微胸闷	胸闷明显，时有叹息	胸闷如窒
大便不畅	大便稍有不畅	大便不畅	大便滞涩难出
气短	活动时有气短	活动时稍多气短	未活动也气短
懒言	不问不答	问多答少	不愿答言
呕吐清水	偶有呕吐清水	有时呕吐清水	经常呕吐清水
口淡	口稍淡	口淡饮食乏味	口淡不欲饮食
尿黄	小便稍黄	小便黄而少	小便深黄，尿量明显减少
干呕	偶见干呕	干呕时作	经常干呕
大便干燥	大便干燥，每日1次	大便干燥，两日1次	大便干结，数日1次
黑粪	偶有黑粪	黑粪量稍多，一日2~3次	黑粪量多
面色暗滞	面色偏暗	面色暗	面色晦暗

附表3-2　慢性非特异性溃疡性结肠炎的症状分级量化表

症状	轻	中	重
腹泻	每日少于3次	每日3~6次	每日7次以上
脓血便	少量脓血	脓血便为主	全部脓血便或便新鲜血
腹痛	轻微，隐痛，偶发	隐痛或胀痛，每日发作数次	剧痛或绞痛，反复发作

续表

症状	轻	中	重
腹胀	偶有腹胀或食后腹胀	腹胀较重,每日达6小时	整日腹胀或腹胀如鼓
里急后重	偶感	腹泻时伴有	持续坠胀,难忍
发热	体温≤38℃	体温38℃~39℃	体温>39℃
食少	饮食稍有减少	饮食减少	饮食明显减少
腰酸	晨起腰酸,捶打可止	持续腰酸,劳则加重	腰酸如折,休息不止
膝软	微觉膝软无力	膝软不任重物	膝软不欲行走
胸肋胀痛	偶尔疼痛,半小时内可缓解	每于情绪波动时发生胀痛	呈刺痛性质,需服止痛药
大便秘结	偏硬,1~2日1次	硬结便难,3~5日大便1次	硬结难解异常,5日以上大便1次
盗汗	头部汗出为主,偶尔出现	胸背潮湿,反复出现	周身潮湿如水洗,经常出现
腹内包块	按之微硬,轻微疼痛	按之较硬,疼痛	按之坚硬,剧痛拒按
肛门灼热	灼热感较轻。时作时止	灼热感可忍,持续不止	灼热感难忍,坐卧不宁
溲赤	小便稍黄	小便黄而少	小便黄赤不利
肢体倦怠	倦怠较轻,不耐劳力,可坚持轻体力活动	倦怠较甚,勉强支持日常活动	四肢无力,不能坚持日常活动
神疲懒言	精神不振,不喜多言,不问不答	精神疲乏,思睡,懒于言语,多问少答	精神极度疲乏,偶语
形寒肢冷	体温经常不能达到正常水平,不论冬夏手足发凉	经常性怕冷或冬天手足冰冷欠暖,需多添衣服	自觉怕冷
嗳气	嗳气每日少于4次	嗳气每日4~10次	嗳气每日多于10次
五心烦热	手足心发热	手足欲露衣被外,时有心烦	手足握冷则舒,心烦不宁
头晕眼花	偶尔发生	经常发生	反复发作,不易缓解
肌肤甲错	偶尔见于身体局部	身体多处均可见到	全身出现
月经异常	轻度痛经,经血色黑,血块较多,或经期紊乱	痛经,经血色黑,血块较多,或经期紊乱	闭经

附表3-3　痞满证的症状分级量化表

症状	轻	中	重
胃脘或脘腹胀满	轻微胀满,时作时止,不影响工作及休息	胀满明显但可忍受,时有发作,影响工作及休息	胀满难忍,持续不止,常需服用理气消导药缓解
胃脘疼痛	轻微胃痛,时作时止,不影响工作及休息	胃痛可忍,发作频繁,影响工作及休息	胃痛难忍,持续不止,常需服用止痛药缓解
嗳气吞酸	偶有嗳气吞酸	时有嗳气吞酸	频频嗳气吞酸
饮食减少	食量减少1/4	食量减少1/3	食量减少1/2
口苦口干	偶觉口干口苦	晨起口干口苦	整日觉口干口苦
疲乏无力	肢体倦怠,可坚持轻体力工作	四肢乏力,勉强坚持日常活动	全身无力,终日不愿活动
恶心呕吐	偶有恶心	时有恶心,偶有呕吐	频频恶心,有时呕吐
胃中嘈杂	偶觉嘈杂	晨起嘈杂	整日嘈杂
胸闷	轻微胸闷	胸闷明显,时有叹息	胸闷如窒
喜太息	偶有太息	精神刺激则太息发作	太息频作

续表

症状	轻	中	重
大便不畅	大便稍有不畅	大便不畅	大便明显不畅
身重困倦	肢体稍感困重	四肢困重,不愿活动	肢体困倦,沉重难动
大便稀溏	大便不成形	每日 2～3 次,便溏	每日 4 次以上,便稀溏
小便短黄	小便稍黄	小便黄而少	小便深黄,尿量明显减少

附表 3-4　泄泻的症状分级量化表

症状	轻	中	重
大便泄泻	大便不成形,每日 3～4 次	大便稀溏,每日 5～10 次	大便如水样,每日 10 次以上
腹胀腹痛	偶有轻微腹胀腹痛	脘腹胀痛较重,但能忍受	剧烈腹胀腹痛,不能忍受,需服药控制
肠鸣	偶有肠鸣	时有肠鸣	肠鸣持续不已
脘腹痞满	食后脘痞腹满。半小时内自行缓解	食后脘痞腹满,2 小内自行缓解	整日脘痞腹满
食欲缺乏	食欲较差,食量减少低于 1/3	食欲不佳,食量减少 1/3 以上	终日不欲进食,食量较病前减少 1/2
倦怠乏力	倦怠较轻,不耐劳力,可坚持轻体力活动	倦怠较甚,勉强支持日常活动	四肢无力,不能坚持日常活动
神疲懒言	精神不振,不喜多言,不问不答	精神疲乏,思睡,懒于言语,多问少答	精神极度疲乏,偶语
口渴	偶觉口渴	时有口渴	整日觉口渴
嗳气	每日少于 4 次	每日 4～10 次	每日多于 10 次
小便短黄	小便稍黄	小便黄而少	小便深黄,尿量明显减少
畏寒肢冷	手足微感发冷	四肢发冷明显	全身发冷,得温不解
腰膝酸痛	偶有发作	反复发作	持续发作,不易缓解

附表 3-5　病毒性肝炎的症状分级量化表

症状	轻	中	重
胁肋疼痛	隐隐作痛,不影响正常工作	疼痛较重,影响生活	疼痛剧烈,难以忍受
肝脾大	肋下小于 1cm	肋下 1～2cm	肋下大于 2cm
身目发黄	色淡黄	色黄	色深黄
脘痞腹胀行缓解	食后脘痞腹满,半小时内自行缓解	食后脘痞腹满,2 小时内	整日脘痞腹满
食欲缺乏	食欲较差,食量减少低于 1/3	食欲不佳,食量减少 1/3 以上	终日不欲进食,较病前减少 1/2
倦怠乏力	肢体倦怠,可坚持轻体力工作	四肢乏力,勉强坚持日常活动	全身无力,终日不愿活动
神疲懒言	精神不振,不喜多言,不问不答	精神疲乏,思睡,懒于言语,多问少答	精神极度疲乏,偶语
口干而苦	偶觉口干口苦	晨起口干口苦	整日觉口干口苦
烦躁易怒	有时情绪不稳,烦躁发怒	易烦躁发怒,但多数能控制	经常烦躁发怒,难以自我控制

续表

症状	轻	中	重
恶心呕吐	偶有恶心	时有恶心,偶有呕吐	频频恶心,有时呕吐
嗳气	每日小于4次	每日4~10次	每日多于10次
大便稀溏,蜘蛛痣,肝掌	大便不成形,每日2~3次偶见蜘蛛痣	稀便,每日4~5次,或稀便有2~4个蜘蛛痣,可见肝掌	每日5次以上,溏便,周身多个蜘蛛痣,并见肝掌

附表3-6　消化性溃疡的症状分级量化表

症状	轻	中	重
胃脘疼痛	时有疼痛,较轻,持续时间短;或注意才发觉,每日疼痛在1小时以内	疼痛尚可忍受,不影响工作,每日疼痛在2小时以内	疼痛剧烈,持续时间长,每日疼痛半日以上,影响工作与休息
胸胁胀满	胸胁稍有胀满,可自行缓解	胸胁胀满明显,部分影响日常生活	胸胁胀满,影响日常生活工作和休息,需对症治疗
食少纳差	食欲减退,食量未减少	食欲差,食量减少1/3以上	无食欲,食量减少1/2以上
嗳气吞酸	偶有嗳气吞酸	时有嗳气吞酸	频频嗳气吞酸
大便溏	大便不成形	每日2~3次,便溏	每日4次以上,便稀溏
喜太息	偶有太息	精神刺激则太息发作	太息频作
胸闷	偶有胸闷	时有胸闷	整日胸闷
情绪抑郁或烦躁易怒	偶有情绪抑郁或烦躁	易情绪低落,抑郁或烦躁易怒	经常情绪低落,抑郁,或烦躁易怒,难以自我控制
大便干结	偏硬,每日1次	大便干结,2~4日1次	大便干结难解,5~7日1次
口干口苦	偶觉口干口苦	晨起口干口苦	整日觉口干口苦
倦怠乏力	肢体倦怠,可坚持轻体力工作	四肢乏力,勉强坚持日常活动	全身无力,终日不愿活动
畏寒肢冷	手足发冷	四肢发冷明显	全身发冷,得温不解

附表3-7　脾气虚证的症状分级量化表

症状	轻	中	重
食少纳呆	没有食欲,但保持原饭量	无食欲,食量较病前减少1/3	饭量减少2/3以上
体倦乏力	肢体倦怠,可坚持轻体力工作	四肢乏力,勉强坚持日常活动	全身无力,终日不愿活动
食后腹胀	轻微腹胀,半小时内减轻或消失,不影响生活,不需服对症药物	腹胀不适,在半小时至1小时以内较甚,部分影响日常生活,需服对症药物	腹胀较甚,2小时仍不能好转,生活受影响,需服对症药物,效果不佳
大便异常	软便或稍烂,成堆不成形,2~3次/日	烂便,溏便,4~5次/日或稀便1~2次/日	稀便,3次/日以上
神疲懒言	精神不振,不喜多言,不问不答	精神疲乏,思睡,懒于言语,多问少答	精神极度疲乏,偶语
口淡不渴	偶觉口淡乏味	时觉口淡乏味,饮水较平日减少	持续口淡乏味,整日无口渴感
腹痛绵绵	偶有隐隐腹痛	有时隐隐腹痛,持续时间不超过2小时	腹痛较明显,持续时间超过2小时,或绵绵不休
恶心呕吐	偶有恶心	时有恶心,偶有呕吐	频频恶心,有时呕吐

续表

症状	轻	中	重
脘闷	食后脘闷,半小时内自行缓解	食后脘闷,2 小时内自行缓解	整日脘闷腹胀
肠鸣	偶有肠鸣	有时肠鸣	整日肠鸣亢进
面色萎黄	面色黄而少泽	面色萎黄而少泽	面色枯黄不泽
浮肿	面目或下肢稍浮肿	面目四肢浮肿	全身明显浮肿
排便无力	排便费力	临厕努挣方出	临厕数次努挣难出

附表 3-8　肝郁脾虚证的症状分级量化表

症状	轻	中	重
脘胁胀痛	偶尔发生胀痛,半小时内可自行缓解	每日疼痛时间少于 2 小时	呈持续痛,需服止痛药
腹胀	食后腹胀,半小时内可自行缓解	食后腹胀少于 1 小时	腹胀不休
食少	纳差	食量较平时减少 1/3 以下	食量较平时减少 1/2 以上
便溏不爽	大便不成形	大便稍溏,每日 1 次	大便呈糊状,每日多于 2 次
情绪抑郁或烦躁易怒	偶有情绪抑郁或烦躁	易情绪低落,抑郁或烦躁易怒	经常情绪低落抑郁,或烦躁易怒,难以自我控制
喜太息	偶有太息	精神刺激则太息发作	太息频作
肠鸣矢气	肠鸣矢气偶有发生	肠鸣矢气发作较频	肠鸣矢气频作
腹痛欲泄泻后痛减	偶有发生	经常发作,遇精神刺激加重	每日发作

附表 3-9　肝胃不和证的症状分级量化表

症状	轻	中	重
脘胁胀满或胀痛	偶尔胀闷不适,时间短,可自行缓解	呈胀闷隐痛,疼痛时间较长,偶需或不需服药	反复发作,疼痛剧烈,需服药缓解
吞酸	偶有吞酸	时有吞酸	频频吞酸
嗳气	每日 3 次以下	每日 4 ~ 9 次	每日 9 次以上
呃逆	每日 3 次以下	每日 4 ~ 9 次	每日 9 次以上
情致抑郁	偶尔发生	时有发生,但尚能控制	经常发生,需服药治疗
不欲食	偶尔不欲食	时有不欲食	经常不欲食
喜太息	偶尔发生	时有发生	经常发生
胃中嘈杂	偶尔发生	时有发生	经常发生

附表 3-10　寒湿困脾证的症状分级量化表

症状	轻	中	重
脘腹痞闷	食后脘闷腹胀,半小时内自行缓解	食后脘闷腹胀,2 小时内自行缓解	持续脘闷腹胀
口淡不渴	偶觉口淡乏味	时觉口淡乏味,饮水较平日减少	持续口淡乏味,整日无口渴感
口腻	偶觉口腻	有时觉口中黏腻	持续口中黏腻
食少纳呆	食欲较差,食量减少低于 1/3	食欲不佳,食量减少 1/3 ~ 1/2	终日不欲进食,食量较病前减少 1/2 以上

续表

症状	轻	中	重
大便溏泄	每日1次,烂便成形	每日2~4次,稀溏,不成形	每日5次以上,成稀水样
头身困重	稍觉闲重,不影响活动	困重较明显,活动减少	困重明显,不欲活动
怯寒	微恶风	怯寒不加衣	怯寒要加衣
腹满	偶有腹满	时有腹满,每次不超过4小时	每日腹满超过4小时,或持续不减
腹痛	偶有隐痛	2~3次/日发作,疼痛较明显,但能忍受	反复发作,疼痛剧烈,难以忍受
肠鸣	偶有肠鸣	有时肠鸣	整日肠鸣亢进
肢体浮肿	面目或下肢稍浮肿	面目四肢浮肿	全身明显浮肿
恶心呕吐	偶有恶心	时有恶心,偶有呕吐	频频恶心,有时呕吐
身目发黄	目黄而身稍黄	身目色黄	身目色深黄
带下量多	白带较平时稍增	白带较平时增多	白带较平时明显增多

附表3-11　湿热蕴脾证的症状分级量化表

症状	轻	中	重
脘腹痞闷	食后脘闷腹胀,半小时内自行缓解	食后脘闷腹胀,2小时内自行缓解	持续脘闷腹胀
口渴少饮	偶觉口渴	有时觉口渴,但不思饮水	整日口渴明显,但不思饮水
食少纳呆	食欲较差,食量减少1/3	食欲不佳,食量减少1/3~1/2	终日不欲进食,食量较病前减少1/2以上
便溏不爽	大便不成形,每日1~2次,便时稍觉不爽	大便稀溏,每日3~4次,便时不爽	大便溏泄,每日4次以上,便时不爽
肢体困重	稍觉困重,不影响活动	困重较明显,活动减少	困重明显,不欲活动
身热不扬	觉发热,按时稍热	全身发热,按之较热	全身烘热,按之烫手
腹满	偶有腹满	时有腹满,每次不超过4小时	每日腹满超过4小时,或持续不减
恶心呕吐	偶有恶心	时有恶心,偶有呕吐	频频恶心,有时呕吐
身目发黄	目黄而身稍黄	身目色黄	身目色深黄

附表3-12　胃热证的症状分级量化表

症状	轻	中	重
胃脘灼热	胃脘偶有隐隐灼热感	胃脘时有隐隐灼热感,持续时间不超过2小时	胃脘灼热感明显,持续时间超过2小时
胃脘疼痛	有时隐痛,每日持续不超过2小时	疼痛较明显,尚能忍受,时发时止,或隐痛,每日持续在2小时以上	疼痛剧烈,难以忍受,需服药缓解,或疼痛明显
口渴喜饮	偶觉口干,饮水量增加不明显	有时口干,饮水量较平时增加1/2~1倍	口干明显,饮水量较平时增加1倍以上
口臭	自觉有口臭	旁人可闻及明显口臭	明显口臭,令人难近

续表

症状	轻	中	重
消谷善饥	饥饿感较平时有所增加，食量增加1/2以上	每于食后2小时有饥饿感，食量增加1/2以上，1倍以下	整日饥饿感，食量1倍以上
牙龈肿痛	局限1个牙位范围，不注意时不觉痛	超出1个牙位，红肿热痛明显，尚可忍受	超出2个牙位，红肿热痛难忍，影响工作和休息
呕血或齿衄	偶尔出现，出血量少	每3日出现1次以上，出血量较少	每日或每2日出现1次以上，出血量较多
大便秘结	偏硬，每日1次	硬结，便难，2～3日大便1次	硬结，伴腹胀，难解异常，3日以上大便1次
小便短黄	小便黄	小便短黄稍热	小便短赤灼热

附表 3-13　胃阴虚证的症状分级量化表

症状	轻	中	重
口燥咽干	偶觉口干	时觉口干咽燥	明显口干咽燥，持续不解
饥不欲食	时有饥饿感，但食量无减少	经常饥饿感，且食量减少1/3以上，2/3以下	整日饥饿感，且食量减少2/3以上
胃脘灼热	胃脘偶有隐隐灼热感	胃脘时有隐隐灼热感，持续时间不超过2小时	胃脘灼热感明显，持续时间超过2小时
胃脘隐痛	偶有隐痛，持续时间不超过1小时	时有隐痛，持续时间1～2小时	疼痛明显，持续时间超过2小时
胃脘嘈杂	偶有	每日均有发生	每日多次发生，甚则持续不缓解
脘痞不舒	偶有	每日均有发生，但时发时止	整日脘痞不舒，持续不解
干呕呃逆	偶有	有时发生	频频发生
大便干结	偏硬，每日1次	硬结，便难，2～3日大便1次	硬结，伴腹胀，难解异常，3日以上大便1次

附表 3-14　气虚证的症状分级量化表

症状	轻	中	重
气短	活动后气短	稍动即气短	不动即气短
神疲	精神不振	精神疲倦，勉强坚持日常活动	精神委靡不振，不能坚持日常活动
乏力	劳则即乏	动则即乏	不动亦乏
自汗	皮肤微潮	皮肤潮湿	汗出
懒言	不喜多言	懒于言语	不欲言语
面色淡白，萎黄	淡白	淡白无华	苍白或萎黄
头晕眼花	偶尔发生	经常发生	反复发作，不易缓解
心悸	偶尔发生	时有发生	经常发生
失眠	睡眠易醒，或睡而不实，晨醒过早，不影响工作	每日睡眠少于4小时，但能坚持正常工作	彻夜不眠，难以坚持正常工作
手足麻木	偶尔发生	经常发生	反复发作，不易缓解
月经量少、色淡	可月经延期，量少、色淡	月经延期，量少色淡	可出现闭经
脉象	细	细而无力	细数无力或芤
舌质	淡	淡白	白

附表3-15　血瘀证的症状分级量化表

症状	轻	中	重
刺痛、痛有定处,拒按	偶尔发生,半小时内可自行缓解	每日疼痛时间少于3小时,按之痛甚,服一般药可缓解	持续疼痛,疼痛难禁,拒按,需服用止痛药缓解
脉络瘀血	1个部位少量脉络瘀血	2个以上部位脉络瘀血	3个以上部位或肢端末梢脉络瘀血
皮下瘀斑	全身2处以下瘀斑,因碰撞而起	全身3处以上瘀斑	全身3处以上瘀斑青紫,自行发生
癥积	按之微硬,轻微疼痛	按之较硬,疼痛	按之坚硬,疼痛拒按,或自觉疼痛
出血	少量出血	中量出血	多个部位或重创出血
舌质紫黯,瘀斑、瘀点	舌体舌质红,有瘀点	舌质紫黯,舌体瘀斑、瘀点	舌青紫,或舌下静脉粗张
涩脉或无脉	脉涩	细涩	无脉,细涩或结代
肌肤甲错	手足皮肤粗糙,不起鳞屑	手足皮肤粗糙起鳞屑	全身多处皮肤粗糙,鳞屑脱落
肢体麻木或偏瘫	偶有麻木,可自行缓解	自觉肢体麻木,不能缓解,轻度偏瘫	肢体麻木,偏瘫或双侧瘫痪
善忘	偶有健忘	近事遗忘	远事遗忘

附录4　消化系统疾病临床症状分级量化表

在本书编写过程中,为临床和科研的需要,编委会研究决定摘录了有权威性的2002年5月《中药新药临床研究指导原则(试行)》中消化系统疾病和中医证候的症状分级量化表(见以下各表)以及中华医学会组织编写的《中医消化病诊疗指南》临床症状分级量化表,供读者在临床和阅读过程中参考使用。

1. 慢性萎缩性胃炎的症状分级量化表

症状	轻	中	重
胃脘或胁肋胀满	轻微胃胀,时作时止,不影响工作及休息	胃胀可忍,发作频繁。影响工作及休息	胃胀难忍,持续不止,需服用理气消导药缓解
胃痛	轻微胃痛,时作时止,不影响工作及休息	胃痛可忍,发作频繁,影响工作及休息	胃痛难忍,持续不止,需服用止痛药缓解
嗳气反酸	偶有嗳气吞酸	时有嗳气吞酸	频频嗳气吞酸
大便稀溏	大便不成形	每日2~3次,便溏	每日4次以上.便稀溏
乏力	肢体倦怠,可坚持轻体力工作	四肢乏力,勉强坚持日常活动	全身无力,终日不愿活动
口干口苦	偶觉口干口苦	晨起口干口苦	整日觉口干口苦
恶心呕吐	偶有恶心	时有恶心。偶有呕吐	频频恶心.有时呕吐
胃中嘈杂	偶觉嘈杂	晨起嘈杂	整日嘈杂
痛处拒按	痛处稍有拒按	胃部痛处拒按	痛处明显拒按
饮食减少	食量减少1/4	食量减少1/3	食量减少1/2
胸闷	轻微胸闷	胸闷明显,时有叹息	胸闷如窒
大便不畅	大便稍有不畅	大便不畅	大便滞涩难出
气短	活动时有气短	活动时稍多气短	未活动也气短
懒言	不问不答	问多答少	不愿答言
呕吐清水	偶有呕吐清水	有时呕吐清水	经常呕吐清水
口淡	口稍淡	口淡饮食乏味	口淡不欲饮食
尿黄	小便稍黄	小便黄而少	小便深黄,尿量明显减少
干呕	偶见干呕	干呕时作	经常干呕
大便干燥	大便干燥,每日1次	大便干燥,两日1次	大便干结,数日1次
黑便	偶有黑便	黑便量稍多,一日2–3次	黑便量多
面色暗滞	面色偏黯	面色黯	面色晦黯

2. 慢性非特异性溃疡性结肠炎的症状分级量化表

症状	轻	中	重
腹泻	每日少于3次	每日3~6次	每日7次以上

续表

症状	轻	中	重
脓血便	少量脓血	脓血便为主	全部脓血便或便新鲜血
腹痛	轻微,隐痛,偶发	隐痛或胀痛,每日发作数次	剧痛或绞痛,反复发作
腹胀	偶有腹胀或食后腹胀	腹胀较重,每日达6小时	整日腹胀或腹胀如鼓
里急后重	偶感	腹泻时伴有	持续坠胀,难忍
发热	体温≤38℃	体温38~39℃	体温>39℃
食少	饮食稍有减少	饮食减少	饮食明显减少
腰酸	晨起腰酸。捶打可止	持续腰酸,劳则加重	腰酸如折,休息不止
膝软	微觉膝软无力	膝软不任重物	膝软不欲行走
胸肋胀痛	偶尔疼痛,半小时内可缓解	每于情绪波动时发生胀痛	呈刺痛性质,需服止痛药
大便秘结	偏硬,1~2日1次	硬结便难,3~5日大便1次	硬结难解异常,5日以上大便1次
盗汗	头部汗出为主,偶尔出现	胸背潮湿,反复出现	周身潮湿如水洗,经常出现
腹内包块	按之微硬. 轻微疼痛	按之较硬,疼痛	按之坚硬,剧痛拒按
肛门灼热	灼热感较轻。时作时止	灼热感可忍,持续不止	灼热感难忍,坐卧不宁
溲赤	小便稍黄	小便黄而少	小便黄赤不利
肢体倦怠	倦怠较轻,不耐劳力,可坚持轻体力活动	倦怠较甚,勉强支持日常活动	四肢无力,不能坚持日常活动
神疲懒言	精神不振,不喜多言,不问不答	精神疲乏,思睡,懒于言语,多问少答	精神极度疲乏,偶语
形寒肢冷	体温经常不能达到正常水平. 不论冬夏手足发凉	经常性怕冷或冬天手足冰冷欠暖,需多添衣服	自觉怕冷
嗳气	嗳气每日少于4次	嗳气每日4~10次	嗳气每日多于10次
五心烦热	手足心发热	手足欲露衣被外,时有心烦	手足握冷则舒,心烦不宁
头晕眼花	偶尔发生	经常发生	反复发作,不易缓解
肌肤甲错	偶尔见于身体局部	身体多处均可见到	全身出现
月经异常	轻度痛经,经血色黑,血块较多,或经期紊乱	痛经,经血色黑,血块较多,或经期紊乱	闭经

3. 痞满证的症状分级量化表

症状	轻	中	重
胃脘或脘腹胀满	轻微胀满,时作时止,不影响工作及休息	胀满明显但可忍受,时有发作,影响工作及休息	胀满难忍,持续不止,常需服用理气消导药缓解
胃脘疼痛	轻微胃痛,时作时止,不影响工作及休息	胃痛可忍,发作频繁,影响工作及休息	胃痛难忍,持续不止,常需服用止痛药缓解
嗳气吞酸	偶有嗳气吞酸	时有嗳气吞酸	频频嗳气吞酸
饮食减少	食量减少1/4	食量减少1/3	食量减少1/2
口苦口干	偶觉口干口苦	晨起口干口苦	整日觉口干口苦

续表

症状	轻	中	重
疲乏无力	肢体倦怠,可坚持轻体力工作	四肢乏力,勉强坚持日常活动	全身无力,终日不愿活动
恶心呕吐	偶有恶心	时有恶心,偶有呕吐	频频恶心,有时呕吐
胃中嘈杂	偶觉嘈杂	晨起嘈杂	整日嘈杂
胸闷	轻微胸闷	胸闷明显。时有叹息	胸闷如窒
喜太息	偶有太息	精神刺激则太息发作	太息频作
大便不畅	大便稍有不畅	大便不畅	大便明显不畅
身重困倦	肢体稍感困重	四肢困重,不愿活动	肢体困倦,沉重难动
大便稀溏	大便不成形	每日2～3次,便溏	每日4次以上,便稀溏
小便短黄	小便稍黄	小便黄而少	小便深黄,尿量明显减少

4. 泄泻的症状分级量化表

症状	轻	中	重
大便泄泻	大便不成形,每日3～4次	大便稀溏,每日5～10	大便如水样,每日10次以上
腹胀腹痛	偶有轻微腹胀腹痛	脘腹胀痛较重,但能忍受	剧烈腹胀腹痛.不能忍受,需服药控制
肠鸣	偶有肠鸣	时有肠鸣	肠鸣持续不已
脘腹痞满	食后脘痞腹满。半小时内自行缓解	食后脘痞腹满,2小内自行缓解	整日脘痞腹满
食欲不振	食欲较差,食量减少低于1/3	食欲不佳,食量减少1/3以上	终日不欲进食,食量较病前减少1/2
倦怠乏力	倦怠较轻,不耐劳力,可坚持轻体力活动	倦怠较甚,勉强支持日常活动	四肢无力,不能坚持日常活动
神疲懒言	精神不振,不喜多言,不问不答	精神疲乏,思睡,懒于言语,多问少答	精神极度疲乏,偶语
口渴	偶觉口渴	时有口渴	整日觉口渴
嗳气	每日少于4次	每日4-10次	每日多于10次
小便短黄	小便稍黄	小便黄而少	小便深黄.尿量明显减少
畏寒肢冷	手足微感发冷	四肢发冷明显	全身发冷,得温不解
腰膝酸痛	偶有发作	反复发作	持续发作,不易缓解

5. 病毒性肝炎的症状分级量化表

症状	轻	中	重
胁肋疼痛	隐隐作痛,不影响正常工作	疼痛较重,影响生活	疼痛剧烈,难以忍受
肝脾肿大	肋下小于1cm	肋下1～2cm	肋下大于2cm
身目发黄	色淡黄	色黄	色深黄

续表

症状	轻	中	重
脘痞腹胀行缓解	食后脘痞腹满，半小时内自行缓解	食后脘痞腹满，2小时内	整日脘痞腹满
食欲不振	食欲较差，食量减少低于1/3	食欲不佳，食量减少1/3以上	终日不欲进食，较病前减少1/2
倦怠乏力	肢体倦怠，可坚持轻体力工作	四肢乏力，勉强坚持日常活动	全身无力，终日不愿活动
神疲懒言	精神不振，不喜多言，不问答	精神疲乏，思睡，懒于言语，多问少答	精神极度疲乏，偶语
口干而苦	偶觉口干口苦	晨起口干口苦	整日觉口干口苦
烦躁易怒	有时情绪不稳，烦躁发怒	易烦躁发怒，但多数能控制	经常烦躁发怒，难以自我控制
恶心呕吐	偶有恶心	时有恶心，偶有呕吐	频频恶心，有时呕吐
嗳气	每日小于4次	每日4～10次	每日多于10次
大便稀溏	大便不成形，每日2～3次	稀便，每日4～5次，或稀便	每日5次以上，溏便
蛛痣肝掌	偶见蜘蛛痣	有2～4个蜘蛛痣，可见肝掌	周身多个蜘蛛痣，并见肝掌

6. 消化性溃疡的症状分级量化表

症状	轻	中	重
胃脘疼痛	时有疼痛，较轻，持续时间短．或注意才发觉，每日疼痛在1小时以内	疼痛尚可忍受，不影响工作，每日疼痛在2小时以内	疼痛剧烈，持续时间长，每日疼痛半日以上，影响工作与休息
胸胁胀满	胸胁稍有胀满。可自行缓解	胸胁胀满明显，部分影响日常生活	胸胁胀满，影响日常生活工作和休息，需对症治疗
食少纳差	食欲减退，食量未减少	食欲差，食量减少1/3以上	无食欲，食量减少1/2以上
嗳气吞酸	偶有嗳气吞酸	时有嗳气吞酸	频频嗳气吞酸
大便溏	大便不成形	每日2-3次，便溏	每日4次以上，便稀溏
喜太息	偶有太息	精神刺激则太息发作	太息频作
胸闷	偶有胸闷	时有胸闷	整日胸闷
情绪抑郁或烦躁易怒	偶有情绪抑郁或烦躁	易情绪低落，抑郁或烦躁易怒	经常情绪低落，抑郁，或烦躁易怒，难以自我控制
大便干结	偏硬，每日1次	大便干结，2～4日1次	大便干结难解，5～7次
口干口苦	偶觉口干口苦	晨起口干口苦	整日觉口干口苦
倦怠乏力	肢体倦怠，可坚持轻体力工作	四肢乏力，勉强坚持日常活动	全身无力，终日不愿活动
畏寒肢冷	手足发冷	四肢发冷明显	全身发冷．得温不解

7. 脾气虚证的症状分级量化表

症状	轻	中	重
食少纳呆	没有食欲,但保持原饭量	无食欲,食量较病前减少 1/3	饭量减少 2/3 以上
体倦乏力	肢体倦怠,可坚持轻体力工作	四肢乏力,勉强坚持日常活动	全身无力,终日不愿活动
食后腹胀	轻微腹胀,半小时内减轻或消失,不影响生活,不需服对症药物	腹胀不适在半小时至 1 小时以内较甚,部分影响日常生活,需服对症药物	腹胀较甚,2 小时仍不能好转,生活受影响,需服对症药物,效果不佳
大便异常	软便或稍烂,成堆不成形,2 ~ 3 次/13	烂便,溏便,4 ~ 5 次/天. 或稀便 1 ~ 2 次/B	稀便 3 次/H 以上
神疲懒言	精神不振,不喜多言,不问不答	精神疲乏,思睡. 懒于言语. 多问少答	精神极度疲乏,偶语
口淡不渴	偶觉口淡乏味	时觉口淡乏味,饮水较平日减少	持续口淡乏味,整日无口渴感
腹痛绵绵	偶有隐隐腹痛	有时隐隐腹痛,持续时间不超过 2 小时	腹痛较明显. 持续时间超过 2 小时. 或绵绵不休
恶心呕吐	偶有恶心	时有恶心,偶有呕吐	频频恶心. 有时呕吐
脘闷	食后脘闷,半小时内自行缓解	食后脘闷,2 小时内自行缓解	整日脘闷腹胀
肠鸣	偶有肠鸣	有时肠鸣	整日肠鸣亢进
面色萎黄	面色黄而少泽	面色萎黄而少泽	面色枯黄不泽
浮肿	面目或下肢稍浮肿	面目四肢浮肿	全身明显浮肿
排便无力	排便费力	临厕努挣方出	临厕数次努挣难出

8. 肝郁脾虚证的症状分级量化表

症状	轻	中	重
脘胁胀痛	偶尔发生胀痛,半小时内可自行缓解	每日疼痛时间少于 2 小时	呈持续痛,需服止痛药
腹胀	食后腹胀,半小时内可自行缓解	食后腹胀少于 1 小时	腹胀不休
食少	纳差	食量较平时减少 1/3 以下	食量较平时减少 1/2 以上
便溏不爽	大便不成形	大便稍溏,每日 1 次	大便呈糊状,每日多于 2 次
情绪抑郁或烦	偶有情绪抑郁或烦躁	易情绪低落,抑郁或烦躁易怒	经常情绪低落,抑郁. 或烦躁易怒,难以自我控制
喜太息	偶有太息	精神刺激则太息发作	太息频作
肠鸣矢气	肠鸣矢气偶有发生	肠鸣矢气发作较频	肠鸣矢气频作
腹痛欲泻泄后痛减	偶有发生	经常发作,遇精神刺激加重	每日发作

9. 肝胃不和证的症状分级量化表

症状	轻	中	重
脘胁胀满或胀痛	偶尔胀闷不适,时间短,可自行缓解	呈胀闷隐痛,疼痛时间较长,偶需或不	反复发作,疼痛剧烈,需服药需服药缓解
吞酸	偶有吞酸	时有吞酸	频频吞酸
嗳气	每日3次以下	每日4~9次	每日9次以上
呃逆	每日3次以下	每日4~9次	每日9次以上
情致抑郁	偶尔发生	时有发生,但尚能控制	经常发生,需服药治疗
不欲食	偶尔不欲食	时有不欲食	经常不欲食
喜太息	偶尔发生	时有发生	经常发生
胃中嘈杂	偶尔发生	时有发生	经常发生

10. 寒湿困脾证的症状分级量化表

症状	轻	中	重
脘腹痞闷	食后脘闷腹胀,半小时内自行缓解	食后脘闷腹胀,2小时内自行缓解	持续脘闷腹胀
口淡不渴	偶觉口淡乏味	时觉口淡乏味,饮水较平日减少	持续口淡乏味. 整日无口渴感
口腻	偶觉口腻	有时觉口中黏腻	持续口中黏腻
食少纳呆	食欲较差,食量减少低于1/3	食欲不佳,食量减少1/3~1/2	终日不欲进食,食量较病前减少1/2以上
大便溏泄	每日1次,烂便成形	每日2~4次,稀溏,不成形	每日5次以上,成稀水样
头身困重	稍觉闲重,不影响活动	困重较明显,活动减少	困重明显,不欲活动
怯寒	微恶风	怯寒不加衣	怯寒要加衣
腹满	偶有腹满	时有腹满,每次不超过4小时	每日腹满超过4小时。或持续不减
腹痛	偶有隐痛	2~3次/日发作,疼痛较明显,但能忍受	反复发作,疼痛剧烈. 难以忍受
肠鸣	偶有肠鸣	有时肠鸣	整日肠鸡亢进
肢体浮肿	面目或下肢稍浮肿	面目四肢浮肿	全身明显浮肿
恶心呕吐	偶有恶心	时有恶心,偶有呕吐	频频恶心,有时呕吐
身目发黄	目黄而身稍黄	身目色黄	身目色深黄
带下量多	自带较平时稍增	白带较平时增多	白带较平时明显增多

11. 湿热蕴脾证的症状分级量化表

症状	轻	中	重
腕腹痞闷	食后脘闷腹胀,半小时内自行缓解	食后脘闷腹胀,2 小时内自行缓解	持续脘闷腹胀
口渴少饮	偶觉口渴	有时觉口渴,但不思饮水	整日口渴明显,但不思饮水
食少纳呆	食欲较差,于 1/3	食量减少低食欲不佳,食量减少 1/3 ~ 1/2	终日不欲进食,食量较病前减少 1/2 以上
便溏不爽	大便不成形,每日 1 ~ 2 次,便时稍觉不爽	大便稀溏,每日 3 ~ 4 次,便时不爽	大便溏泄,每日 4 次以上,便时不爽
肢体困重	稍觉困重,不影响活动	困重较明显,活动减少	困重明显,不欲活动
身热不扬	觉发热,按时稍热	全身发热,按之较热	全身烘热。按之烫手
腹满	偶有腹满	时有腹满,每次不超过 4 小时	每日腹满超过 4 小时。或持续不减
恶心呕吐	偶有恶心	时有恶心,偶有呕吐	频频恶心,有时呕吐
身目发黄	目黄而身稍黄	身目色黄	身目色深黄

12. 胃热证的症状分级量化表

症状	轻	中	重
胃脘灼热	胃脘偶有隐隐灼热感	胃脘时有隐隐灼热感,持续时间不超过 2 小时	胃脘灼热感明显,持续时间超过 2 小时
胃脘疼痛	有时隐痛,每日持续不超过 2 小时	疼痛较明显,尚能忍受,时发时止,或隐痛,每日持续在 2 小时以上	疼痛剧烈,难以忍受,需服药缓解,或疼痛明显
口渴喜饮	偶觉口干,饮水量增加不明显	有时口干,饮水量较平时增加 1/2 ~ 1 倍	口干明显。饮水量较平时增加 1 倍以上
口臭	自觉有口臭	旁人可闻及明显口臭	明显口臭,令人难近
消谷善饥	饥饿感较平时有所增加,食量增加 1/2 以上	每于食后 2 小时有饥饿感,食量增加 1/2 以上,1 倍以下	整日饥饿感,食量 1 倍以上
牙龈肿痛	局限 1 个牙位范围,不注意时不觉痛	超出 1 个牙位,红肿热痛明显,尚可忍受	超出 2 个牙位。红肿热痛难忍,影响工作和休息
呕血或齿衄	偶尔出现,出血量少	每3 日出现 1 次以上,出血量较少	每日或每 2 日出现 1 次以上,出血量较多
大便秘结	偏硬,每日 1 次	硬结,便难,2 ~ 3 日大便 1 次	硬结,伴腹胀. 难解异常,3 日以上大便 1 次
小便短黄	小便黄	小便短黄稍热	小便短赤灼热

13. 胃阴虚证的症状分级量化表

症状	轻	中	重
口燥咽干	偶觉口干	时觉口干咽燥	明显口干咽燥.持续不解
饥不欲食	时有饥饿感,但食量无减少	经常饥饿感,且食量减少1/3以上,2/3以下	整日饥饿感.且食量减少2/3以上
胃脘灼热	胃脘偶有隐隐灼热感	胃脘时有隐隐灼热感。持续时间不超过2小时	胃脘灼热感明显。持续时间超过2小时
胃脘隐痛	偶有隐痛,持续时间不超过1小时	时有隐痛.持续时间1~2小时	疼痛明显,持续时间超过2小时
胃脘嘈杂	偶有	每日均有发生	每日多次发生,甚则持续不缓解
脘痞不舒	偶有	每日均有发生,但时发时止	整日脘痞不舒,持续不解
干呕呃逆	偶有	有时发生	频频发生
大便干结	偏硬,每日1次	硬结,便难,2~3日大便1次	硬结,伴腹胀,难解异常,3日以上大便1次

14. 气虚证的症状分级量化表

症状	轻	中	重
气短	活动后气短	稍动即气短	不动即气短
神疲	精神不振	精神疲倦,勉强坚持日常活动	精神萎靡不振. 不能坚持日常活动
乏力	劳则即乏	动则即乏	不动亦乏
自汗	皮肤微潮	皮肤潮湿	汗出
懒言	不喜多言	懒于言语	不欲言语
面色淡白,萎黄	淡白	淡白无华	苍白或萎黄
头晕眼花	偶尔发生	经常发生	反复发作,不易缓解
心悸	偶尔发生	时有发生	经常发生
失眠	睡眠易醒,或睡而不实,晨醒过早,不影响工作	每日睡眠少于4小时,但能坚持正常工作	彻夜不眠,难以坚持正常工作
手足麻木	偶尔发生	经常发生	反复发作,不易缓解
月经量少、色淡	可月经延期,量少、色淡	月经延期,量少色淡	可出现闭经
脉象	细	细而无力	细数无力或芤
舌质	淡	淡白	白

15. 血瘀证的症状分级量化表

症状	轻	中	重
刺痛、痛有定处，拒按	偶尔发生，半小时内可自行缓解	每日疼痛时间少于3小时，按之痛甚，服一般药可缓解	持续疼痛。疼痛难禁，拒按，需服用止痛药缓解
脉络瘀血	1个部位少量脉络瘀血	2个以上部位脉络瘀血	3个以上部位或肢端末梢脉络瘀血
皮下瘀斑	全身2处以下瘀斑，因碰撞而起	全身3处以上瘀斑	全身3处以上瘀斑青紫，自行发生
癥积	按之微硬，轻微疼痛	按之较硬，疼痛	按之坚硬，疼痛拒按；或自觉疼痛
出血	少量出血	中量出血	多个部位或重创出血
舌质紫黯，瘀斑、瘀点	舌体舌质红，有瘀点	舌质紫黯，舌体瘀斑、瘀点	舌青紫，或舌下静脉粗张
涩脉或无脉	脉涩	细涩	无脉。细涩或结代
肌肤甲错	手足皮肤粗糙，不起鳞屑	手足皮肤粗糙起鳞屑	全身多处皮肤粗糙，鳞屑脱落
肢体麻木或偏瘫	偶有麻木，可自行缓解	自觉肢体麻木，不能缓解，轻度偏瘫	肢体麻木，偏瘫或双侧瘫痪
善忘	偶有健忘	近事遗忘	远事遗忘

主要参考文献

北京协和医院.2005.消化内科诊疗常规.北京:人民卫生出版社.
北京中医学院.1964.中医各家学说讲义.上海:上海科学技术出版社.
陈灏珠.2005.实用内科学.第12版.北京:人民卫生出版社.
陈小野.2003.脾气虚证动物模型初步规范化的造模方法和思路.中国中医基础医学杂志,9(1):3 ~5.
成无己(金).1997.注解伤寒论.沈阳:辽宁科学技术出版社.
邓铁涛,等.1987.中医诊断学.北京:人民卫生出版社.
董建华.1986.临证治验.北京:中国友谊出版公司.
樊雅莉,等.2002.大鼠脾气虚证模型初步规范化的部分细胞免疫功能研究.中国中医基础医学杂志,8(10):63 ~66.
郭永洁,等.2004.90例慢性胃炎湿热证的临床病理指标观察.上海中医药杂志,38(3):21 ~22.
郭仲夫,等.1986.黄帝内经讲解.北京:光明日报出版社.
国家药典委员会.2005.中华人民共和国药典(一部).北京:化学工业出版社.
何迎春,邱根全.2003.味觉异常患者血液中微量元素、无机离子水平变化及其中医辨证.中国中医药信息杂志,10(10):14 ~15.
江月斐,等.2005.腹泻型肠易激综合征脾胃湿热证与脾气虚证肠道微生态初步研究.福建中医学院学报,15(2):1 ~3.
蒋国良.2004.现代临床肿瘤学.上海:上海科学技术文献出版社.
李杲(金).1997.脾胃论.沈阳:辽宁科学技术出版社.
李合国,等.2007.脾胃湿热证临床研究新进展.上海中医药杂志,41(1):82 ~83.
李俊,王佳勇,罗翌.2000.消化性溃疡活动期脾胃湿热证胃液及血前列腺素 E_2 水平的研究.中国中西医结合脾胃杂志,(1):23.
李乾构,等.2006.中医消化病诊疗指南.北京:中国中医药出版社.
龙致贤.1996.北京中医药大学中医学家专集.北京:人民卫生出版社.
鲁兆麟.1996.中医各家学说.北京:北京医科大学、中国协和医科大学联合出版社.
陆文明.2004.临床胃肠疾病超声诊断学.西安:第四军医大学出版社.
罗云坚,等.2000.消化科专病中医临床诊治.北京:人民卫生出版社.
罗云坚,等.2007.中医临床治疗特色与优势指南.北京:人民卫生出版社.
梅武轩,等.2007.慢性浅表性胃炎脾胃湿热证与胃黏膜水通道蛋白3、4基因表达的相关性研究.中国中西医结合杂志,27(10):891 ~893.
潘国宗,等.1999.北京上海胃食管反流症状的流行病学调查.中华消化杂志,19(4):223 ~236.
秦建设,等.2007.脾阳虚证大鼠肝组织中端粒长度变化的实验研究.辽宁中医药大学学报,9(2):143 ~144.
秦建设.2007.脾阳虚证大鼠模型肝组织GSH-Px活性、端粒长度变化的实验研究.辽宁中医药大学硕士学位论文.
任德权.2002.临床实用中成药.北京:人民卫生出版社.
孙伟兴.1998.临床疾病诊断依据治愈好转标准.第2版.北京:人民军医出版社.
孙燕.2001.内科肿瘤学.北京:人民卫生出版社.
王道坤,等.1995.医宗真髓.兰州:甘肃民族出版社.
王孟英(清).1997.温热经纬.沈阳:辽宁科学技术出版社.
王绵之.2005.方剂学讲稿.北京:人民卫生出版社.
王兴鹏,等.2005.慢性胰腺炎诊治指南(2005年南京).胰腺病学,5(2):104 ~106.
王永炎.2002.中医内科学.上海:上海科学技术出版社.
危北海,等.2003.中西医结合消化病学.北京:人民卫生出版社.
危北海.1993.中医脾胃学说应用研究.北京:北京出版社.
吴恩惠.2003.医学影像学.第5版.北京:人民卫生出版社.
吴阶平,等.2002.黄家驷外科学(中册).第6版.北京:人民卫生出版社.
吴孟超.1992.腹部外科学.上海:上海科学技术文献出版社.

吴瑭(清). 1997. 温病条辨. 沈阳:辽宁科学技术出版社.
颜正华,等. 2006. 中药学. 第 2 版. 北京:人民卫生出版社.
杨春波,等. 2007. 现代中医消化病学. 福州:福建科学技术出版社.
杨继洲(明). 1973. 针灸大成. 北京:人民卫生出版社.
胰腺疾病学组. 2004. 中国急性胰腺炎诊治指南(草案). 胰腺病学,4(1):35 ~37.
张介宾(明) . 1959. 景岳全书. 上海:上海科学技术出版社.
张介宾(明). 1964. 类经. 北京:人民卫生出版社.
张声生. 2006. 专科专病名医临证经验丛书 · 脾胃病. 第 2 版. 北京:人民卫生出版社.
张子和(金). 1997. 儒门事亲. 沈阳:辽宁科学技术出版社.
赵恩俭,等. 1990. 中医脉诊学. 天津:天津科学技术出版社.
郑小伟,等. 2006. 三种脾气虚证模型大鼠血清胃泌素及胃窦 G 细胞的比较研究. 中华中医药杂志,21(6):338 ~340.
中华人民共和国国家标准——中医临床诊疗术语. 治法部分(GB/T16751. 3—1997). 北京:中国标准出版社,1997.
中华人民共和国卫生部医政司. 1995. 中国常见恶性肿瘤诊治规范(第三分册). 北京:北京医科大学、中国协和医科大学联合出版社,1 ~36.
中华医学会. 2005. 临床诊疗指南 · 消化系统疾病分册. 北京:人民卫生出版社.
中华医学会传染病与寄生虫学分会肝病学分会. 2001. 病毒性肝炎的诊断标准. 中西医结合肝病杂志,11(1):56.
周凡,葛振华,任彦. 2004. 慢性浅表性胃炎脾胃湿热证患者舌苔脱落细胞 CDK4 和 CDK6 的表达及意义. 福建中医学院学报,14(4):6 ~7.
周信有,等. 1988. 决生死秘要. 第 2 版. 兰州:甘肃科学技术出版社.
周永生,等. 2003. 脾气虚证动物模型规范化的初步研究——部分免疫功能方面. 实验动物科学与管理,20(2):1 ~5.
朱文锋. 1999. 中医内科疾病诊疗常规. 长沙:湖南科学技术出版社.